Psychiatrie der Gegenwart 1

4. Auflage

Herausgeber:
H. Helmchen
F. Henn
H. Lauter
N. Sartorius

Springer
*Berlin
Heidelberg
New York
Barcelona
Hongkong
London
Mailand
Paris
Singapur
Tokio*

Grundlagen der Psychiatrie

H. Helmchen · F. Henn
H. Lauter · N. Sartorius

Herausgeber

J. Aldenhoff · U. Baumann · Th. Becker · B. Bogerts · K.H. Brisch
J.D. Brodie · A. Buchheim · U. Ehlert · H.M. Emrich · P. Falkai
R. Gardner · J.A. Gingrich · G. Goldenberg · D. Hellhammer
R. Hen · A.S. Henderson · F. Henn · I. Heuser · R.J. Hitzemann
H. Kächele · M. Knapp · A. Kraus · O. Lipp · P. McGuffin
W.T. McKinney · J. Mendlewicz · R. Michels · Ch. Mundt
M.C. O'Donovan · M. Perrez · D. Ploog · N. Sartorius
W. Schiefenhövel · R. Schlösser · G. Schmücker · J. Siegrist
D. Souery · M. Spitzer · W. Strik

Mitarbeiter

Mit 42 Abbildungen
und 26 Tabellen

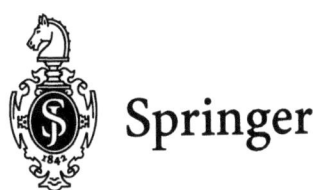

Prof. Dr.
HANFRIED HELMCHEN
Freie Universität Berlin
Psychiatrische Klinik
Eschenallee 3
D-14050 Berlin

Prof. Dr.
HANS LAUTER
Stievestraße 5
D-80369 München

Prof. Dr. Dr.
FRITZ HENN
Zentralinstitut für Seelische Gesundheit
Postfach 12 21 20
D-68072 Mannheim

Prof. Dr. Dr.
NORMAN SARTORIUS
DÉPARTEMENT DE PSYCHIATRIE
Hôpitaux Universitaires de Genève
Boulevard St.-Georges 16–18
CH-1205 Genève

ISBN-13: 978-3-642-64290-6 e-ISBN-13: 978-3-642-60174-3
DOI: 10.1007/978-3-642-60174-3

Die Deutsche Bibliothek – CIP-Einheitsaufnahme
Psychiatrie der Gegenwart/Hrsg.: Hanfried Helmchen ... – Berlin; Heidelberg; New York; Barcelona; Hongkong; London; Mailand; Paris; Singapur; Tokio: Springer

Bd. 1. Grundlagen der Psychiatrie. – 4. Aufl. – 1999

Dieses Werk ist urheberrechtlich geschützt. Die dadurch begründeten Rechte, insbesondere die der Übersetzung, des Nachdrucks, des Vortrags, der Entnahme von Abbildungen und Tabellen, der Funksendung, der Mikroverfilmung oder der Vervielfältigung auf anderen Wegen und der Speicherung in Datenverarbeitungsanlagen, bleiben, auch bei nur auszugsweiser Verwertung, vorbehalten. Eine Vervielfältigung dieses Werkes oder von Teilen dieses Werkes ist auch im Einzelfall nur in den Grenzen der gesetzlichen Bestimmungen des Urheberrechtsgesetzes der Bundesrepublik Deutschland vom 9. September 1965 in der jeweils geltenden Fassung zulässig. Sie ist grundsätzlich vergütungspflichtig. Zuwiderhandlungen unterliegen den Strafbestimmungen des Urheberrechtsgesetzes.

© Springer-Verlag Berlin Heidelberg 1999

Die Wiedergabe von Gebrauchsnamen, Handelsnamen, Warenbezeichnungen usw. in diesem Werk berechtigt auch ohne besondere Kennzeichnung nicht zu der Annahme, daß solche Namen im Sinne der Warenzeichen- und Markenschutz-Gesetzgebung als frei zu betrachten wären und daher von jedermann benutzt werden dürften.

Produkthaftung: Für Angaben über Dosierungsanweisungen und Applikationsformen kann vom Verlag keine Gewähr übernommen werden. Derartige Angaben müssen vom jeweiligen Anwender im Einzelfall anhand anderer Literaturstellen auf ihre Richtigkeit überprüft werden.

Umschlaggestaltung: e STUDIO CALAMAR, Pau/Girona
Layout: e STUDIO CALAMAR, Pau/Girona
Satz: K + V Fotosatz GmbH, Beerfelden

SPIN: 10469280   26/3134 – 5 4 3 2 1 0 – Gedruckt auf säurefreiem Papier

Vorwort zur 4. Auflage

Fünfzehn Jahre nach dem Ende des zweiten Weltkrieges wurde mit der ersten Auflage von *Psychiatrie der Gegenwart* der Versuch unternommen, den damaligen Stand der Psychiatrie zusammenfassend darzustellen und damit auch die weitgehend zerstörten Verbindungen der deutschen Psychiatrie zum internationalen Kenntnisstand wieder zu eröffnen. Sozialpsychiatrische Ansätze, aber auch zunehmend empirische Forschungsergebnisse bestimmten die rund 10 Jahre später erschienene zweite Auflage. Die verstärkte Beachtung wissenschaftlich kontrollierter Empirie charakterisierte die in den 80er Jahren publizierte dritte Auflage ebenso wie auch die Bedeutung der Psychotherapie in der Psychiatrie. Ihr war ein eigener Band gewidmet, während in der nun vorliegenden vierten Auflage die inzwischen erfolgte Integration der Psychotherapie in die Psychiatrie darin ihren Ausdruck findet, daß die verschiedenen psychotherapeutischen Verfahren vermehrt störungsspezifisch dargestellt werden. Die vierte Auflage enthält am Ende der „Dekade des Gehirns" das aktuelle Wissen der biologischen Basis der Psychiatrie. Sie lenkt aber auch den Blick auf die vielschichtigen psychiatrisch relevanten soziokulturellen Probleme unserer heutigen Welt und auf die Internationalisierung unseres Fachgebietes.

Die vierte Auflage der *Psychiatrie der Gegenwart* vermittelt den aktuellen Stand des wissenschaftlich kontrollierten psychiatrischen Wissens ebenso wie auch den der erfahrungsbegründeten ärztlich-psychiatrischen Kunst. Sie stellt die gegenwärtige Forschung in ihren Brennpunkten, Konzepten, Kontroversen und methodischen Innovationen sowie Entwicklungstrends und Perspektiven für die Zukunft psychiatrischen Handelns und Forschens dar. Sie zielt darauf, die Vielfalt aller Gebiete psychiatrischer Tätigkeit darzustellen, allerdings nicht umfassend, sondern paradigmatisch: es geht um konzeptuelle Klärung und Öffnung von Perspektiven. Dabei kommen bewährte Konzepte ebenso wie neue theoretische Entwicklungen, natur- ebenso wie kulturwissenschaftliche Methoden und Ansätze, die subjektive Wirklichkeit der erlebten Innenwelt ebenso wie die objektive Realität der physischen (einschließlich der eigenen körperlichen) und sozialen Umwelt zur Geltung, sofern sie für das psychiatrische Handeln Bedeutung gewonnen oder begründete Aussicht haben, psychiatrisches Handeln zu beeinflussen. Die *Psychiatrie der Gegenwart* liefert somit das aktuelle Wissen um die biologischen, psychologischen und sozialen Grundlagen der psychischen Störungen und versucht, deren Interaktion als relevante Wissensgrundlage der Psychiatrie darzustellen. Sie legt dabei besonderes Gewicht auf zukunftsträchtige Entwicklungen durch neue Erkenntnisse der Molekularbiologie und Genetik, durch neue Methoden im Bereich der bildgebenden Hirndiagnostik, durch Einbeziehung neuester neuropsychologischer Forschungsergebnisse. Damit will die *Psychiatrie der Gegenwart* dem angehenden wie dem erfahrenen, dem praktisch tätigen wie dem forschenden Psychiater das Instrumentarium an die Hand geben, der Vielfalt und Häufigkeit psychischer Störsyndrome mit Kompetenz zu begegnen und dem psychisch Kranken ein sorgfältiger und verläßlicher Partner zu sein.

Die *Psychiatrie der Gegenwart* kommt zwar aus der Tradition der deutschsprachigen Psychiatrie, spiegelt aber mit dieser vierten Auflage die internationale Entwicklung mit Autoren aus vielen Regionen der Welt wider. Deshalb erscheint sie auch erstmalig zweisprachig: als *Psychiatrie der Gegenwart* und als *Contemporary Psychiatry*. Reizvoll ist dabei der Vergleich dieser unterschiedlichen Traditionen, der eher deskriptiv-pragmatischen englischsprachigen Welt mit der eher analytisch-geistesgeschichtlichen Sichtweise deutschsprachiger Autoren.

Diese vierte Auflage der *Psychiatrie der Gegenwart* folgt einem neuen Konzept insofern, als viele Themen aus unterschiedlichen Perspektiven behandelt werden: aus der Perspektive verschiedener Disziplinen (Bände 1 und 2), im Rahmen besonderer Situationen und Lebensabschnitte (Band 3) und unter dem Aspekt spezifischer psychiatrischer Krankheiten und Störungen (Band 4-6).

Obwohl die Bände in einem inneren Zusammenhang stehen, hat doch jeder Band eine erhebliche Selbständigkeit. So werden in Band 1 (‚Grundlagen der Psychiatrie') die wissenschaftlichen Grundlagen- und Nachbardisziplinen der Psychiatrie – Kultur- und Sozialwissenschaften, Neurowissenschaften, Psychopathologie, Epidemiologie und Genetik – behandelt. In Band 2 (‚Allgemeine Psychiatrie') werden die Klassifikation und Diagnostik, Vorbeugung und Behandlung psychischer Krankheiten, psychiatrische Versorgungssysteme, rechtliche und ethische Fragen in der Psychiatrie, und die Qualifizierung des Psychiaters und des psychiatrischen Handelns dargestellt.

Da in der sich regional rasch wandelnden, multikulturell differenzierenden und gleichzeitig zunehmend global interagierenden Welt eine Fülle spezieller psychiatrischer Probleme an Bedeutung gewonnen hat und auch neuartige Problemfelder mit psychiatrischer Relevanz aufgetreten sind (demographischer Wandel, Verfolgung, Folter und Gewalt), beschäftigt sich der gesamte Band 3 (‚Psychiatrie spezieller Lebenssituationen') mit der Psychiatrie verschiedener Lebensabschnitte, insbesondere der Entwicklung in Kindheit und Jugend einerseits und dem Altern und Alter andererseits, weiter mit der Psychiatrie in speziellen Situationen (z. B. Lagerhaft, Katastrophen, besondere Umweltbedingungen), und nicht zuletzt mit kulturspezifischen und geschlechtsabhängigen psychischen Störungen sowie mit der Komorbidität psychischer Störungen und mit der geistigen Behinderung.

Die spezielle Psychiatrie wird in weiteren 3 Bänden dargestellt, in Band 4 (,Psychische Störungen bei somatischen Krankheiten') die Demenzen, Delirien, organischen Wesensänderungen sowie die psychischen Störungen bei körperlichen Erkrankungen, auch bei neuartigen Krankheiten und Situationen (wie bei AIDS oder in der Transplantationsmedizin), in Band 5 (,Schizophrene und affektive Störungen') Klinik, Verlauf, Epidemiologie, Pathogenese und Behandlung schizophrener, schizoaffektiver, schizophrenieähnlicher sowie manischer und depressiver Störungen einschließlich der Rehabilitation und Versorgung der an diesen Krankheiten Leidenden, und in Band 6 (,Erlebens- und Verhaltensstörungen, Abhängigkeit und Suizid') Angst- und Zwangsstörungen, somatoforme und neurasthenische Störungen, Suizid und Parasuizid, Anpassungsstörungen, Störungen des Eß-, Schlaf- und Sexualverhaltens, Persönlichkeitsstörungen und Verhaltensstörungen sowie Mißbrauch und Abhängigkeit von Alkohol, Tabak und anderen psychotropen Substanzen.

Die *Psychiatrie der Gegenwart* ist keine Enzyklopädie. Sie behandelt weder alle Gebiete psychiatrischer Tätigkeit in eigenen Beiträgen, noch sind die Kapitel selbst in jedem Falle umfassend. Vielmehr wollen sie Anregungen und Hilfen zum eigenen Weiterstudium wesentlicher Literatur geben. Denn umfassende Literaturübersichten können heute nicht mehr aktuell sein und sind in Zeiten des schnellen Zugriffs zu Literatur-Datenbanken auch weniger wichtig als konzeptuelle Ordnung: es geht um Kristallisationskerne für das heute unverzichtbar gewordene lebenslange eigenständige Lernen in einer kontinuierlichen medizinischen Fortbildung, die der Reflektion der eigenen Erfahrung und der kritischen Aneignung wissenschaftlich kontrollierten Wissens (,evidenced-based medicine') dient.

Die *Psychiatrie der Gegenwart* geht davon aus, daß Diagnosen hilfreich sind, indem sie die klinische Arbeit erleichtern und Vergleiche der Befunde verschiedener Untersucher erlauben, ohne daß sie notwendigerweise eine ätiologische Bestimmung enthalten. Deshalb haben die Herausgeber darauf geachtet, der Internationalen Klassifikation der Krankheiten (ICD-10) ebenso wie wichtigen nationalen Klassifikationen psychischer Störungen, insbesondere dem DSM-IV der amerikanischen psychiatrischen Fachgesellschaft (APA), zu folgen. Da manche Autoren die eine, andere Autoren die andere Klassifikation bevorzugen, wurde für die Vergleichbarkeit beider Diagnostiksysteme durch Vergleichstabellen zwischen ICD-10 und DSM-IV Sorge getragen. Darüber hinaus haben die Herausgeber sich bemüht, wo immer möglich auch andere klinische Terminologien in der Überzeugung zu berücksichtigen, daß Klassifikationen psychischer Störungen nur Konventionen, also Ausdruck des Wissens und der Überzeugungen einer Gruppe von Psychiatern zu einem bestimmten Zeitpunkt sind und sich schnell wandeln können. Sie sollten deshalb als nichts anderes angesehen werden denn als Hilfen für die psychiatrische Entscheidungsfindung und die Kommunikation zwischen all denen, die in der Psychiatrie tätig sind. Diese Kommunikation gewinnt an Bedeutung angesichts der immer notwendiger werdenden Kontakte zwischen Psychiatern aus unterschiedlichen Kulturen. Dabei werden nicht nur kulturell bedingte Verschiedenheiten, sondern auch die teilweise bedrückend extremen Unterschiede in der Verteilung von

Ressourcen deutlich, und zwar nicht nur zwischen Ländern sehr unterschiedlichen Entwicklungsstandes, sondern auch innerhalb von Industrienationen. Diese Kenntnisse relativieren manchen eigenen Standpunkt und warnen vor unzulässigen Verallgemeinerungen.

Abschließend seien noch einige technische Hinweise gegeben: Leseempfehlungen (*) verweisen auf besonders empfehlenswerte Übersichtsartikel und herausragende Originalarbeiten; Marginalien sollen jeweils die Kernprobleme einer Seite markieren und damit dem Leser einen Sofortüberblick ermöglichen; Querverweise auf andere Kapitel bilden auch die erforderliche Vernetzung der zahlreichen partikularen Wissensgebiete der Psychiatrie ab; schließlich sollte bei aller Bemühung um eine einheitliche Makrostruktur des Werkes in Gliederung und Layout doch die Individualität der Autoren erkennbar bleiben, um auch darin die Vielfalt der Psychiatrie in ihren Erscheinungsformen und Zugangsweisen deutlich zu machen.

Die Herausgeber fühlen sich der langjährigen Tradition der *Psychiatrie der Gegenwart* verpflichtet und gedenken vor allem ihrer inzwischen verstorbenen Vorgänger Erik Strömgren, Karl Peter Kisker und Joachim Ernst Meyer, welche die letzten beiden Auflagen maßgeblich geprägt haben.

Am Ende einer sich über 5 Jahre hinziehenden intensiven und vielfältigen Arbeit gilt der Dank der Herausgeber den Autoren ebenso wie den Mitarbeitern des Springer-Verlages. Viele Autoren haben sowohl die Änderungswünsche der Herausgeber sehr konstruktiv aufgegriffen; einige, erfreulicherweise sehr pünktliche Autoren haben dankenswerterweise große Geduld gegenüber den gelegentlich längeren Bearbeitungszeiten und erneute Bemühungen um eine Aktualisierung mancher Manuskripte aufgebracht. Das Werk selbst wäre nicht zustande gekommen ohne die Initiative von Dr. Thomas Thiekötter, das Engagement von Dr. Heike Berger sowie den in der Schlußphase unermüdlichen Einsatz von Renate Scheddin und den zahlreichen Mitarbeitern des Verlages, von denen insbesondere Meike Seeker, Miriam Feldhaus, Stefanie Zöller und Gisela Zech dankbar genannt sein sollen.

Heidelberg, im Mai 1999

HANFRIED HELMCHEN
FRITZ HENN
HANS LAUTER
NORMAN SARTORIUS

Inhaltsverzeichnis

Disziplinübergreifende Grundlagen

1 Psychopathologie heute 3
  CH. MUNDT und M. SPITZER

2 Prinzipien psychiatrischer Epidemiologie 45
  A. S. HENDERSON

Neurowissenschaften

3 Populationsgenetik 79
  O. LIPP, D. SOUERY und J. MENDLEWICZ

4 Neue Methoden und Ergebnisse bei der molekularen Genetik
  schwerer psychischer Erkrankungen 109
  M. C. O'DONOVAN und P. MCGUFFIN

5 Transgene Mäuse zur molekularbiologischen Untersuchung
  spezifisch genetischer Einflüsse auf das Verhalten 131
  J. A. GINGRICH und R. HEN

6 Neurochemie: Basis der Psychopharmakologie 171
  F. HENN und R. J. HITZEMANN

7 Zelluläre Grundlagen seelischer Störungen 213
  J. ALDENHOFF

8 Psychoneuroendokrinologie 235
  I. HEUSER

9 Psychiatrische Neurophysiologie 251
  W. STRIK

10 Neuroanatomische und neuropathologische Grundlagen
   psychischer Störungen 277
   B. BOGERTS und P. FALKAI

11 Bildgebende Verfahren 311
R. Schlösser und J.D. Brodie

Sozial- und Verhaltenswissenschaften

12 Psychologie und ihre Bedeutung für die Psychiatrie 365
U. Baumann und M. Perrez

**13 Neuropsychologie des Gedächtnisses
und der zentralen Kontrolle** 387
G. Goldenberg

14 Lernpsychologie 411
D. Hellhammer und U. Ehlert

15 Soziologie und Psychiatrie 429
J. Siegrist

16 Wirtschaftliche Evaluation der psychiatrischen Versorgung ... 441
M. Knapp

17 Ökologie und Psychiatrie 473
Th. Becker und N. Sartorius

18 Ethologie und die Anwendung von Tiermodellen 507
R. Gardner und W.T. McKinney

19 Evolutionsbiologie der Emotionen 525
D. Ploog

Kulturwissenschaften

**20 Philosophische Anthropologie als Grundlagenwissenschaft
der Psychiatrie** 557
H.M. Emrich und W. Schiefenhövel

21 Phänomenologisch-anthropologische Psychiatrie 577
A. Kraus

**22 Entwicklung, Bindung und Beziehung –
Neuere Konzepte zur Psychoanalyse** 605
H. Kächele, A. Buchheim, G. Schmücker und K.H. Brisch

23 Psychoanalyse in der Praxis 631
R. Michels

Sachverzeichnis 651

Mitarbeiterverzeichnis

ALDENHOFF, J., Prof. Dr., Christian-Albrechts-Universität,
Klinik für Psychiatrie und Psychotherapie, Niemannsweg 14, D-24104 Kiel

BAUMANN, U., Prof. Dr., Institut für Psychologie der Universität
Salzburg, Abteilung für Klinische Psychologie, Hellbrunnerstraße 34,
A-5020 Salzburg, Österreich

BECKER, TH., PD Dr., Universität Leipzig, Klinik und Poliklinik für
Psychiatrie, Liebigstraße 22, D-04103 Leipzig

BOGERTS, B., Prof. Dr., Medizinische Fakultät der Otto-von-Guericke-
Universität Magdeburg, Klinik für Psychiatrie, Leipziger Straße 44,
D-38120 Magdeburg

BRISCH, K. H., Dr., Universität Ulm, Abteilung Psychotherapie
und Psychosomatische Medizin, Frauensteige 14a, D-89075 Ulm

BRODIE, J. D., Prof. Dr., New York University Medical Center,
Department of Psychiatry, 550 First Avenue, New York, NY 10016, USA

BUCHHEIM, A., Dipl.-Psych., Universität Ulm, Abteilung Psychotherapie
und Psychosomatische Medizin, Frauensteige 14a, D-89075 Ulm

EHLERT, U., Prof. Dr., Universität Zürich, Klinische Psychologie,
Zürichbergstraße 43, CH-8032 Zürich, Schweiz

EMRICH, H. M., Prof. Dr., Medizinische Hochschule Hannover,
Psychiatrische Klinik der Universität, Carl-Neuberg-Straße 1,
D-30625 Hannover

FALKAI, P., Prof. Dr., Universität Bonn, Zentrum für Nervenheilkunde,
Abteilung für Medizinische Psychologie, Sigmund-Freud-Straße 25,
D-53105 Bonn

GARDNER, R., Prof. Dr., The University of Texas Medical Branch,
Department of Psychiatry and Behavioral Sciences,
4.450 Graves Building, Galveston, TX 77555-0428, USA

GINGRICH, J. A., Dr., Columbia University, Department of Psychiatry,
722 West 168th Street, New York, NY 10032, USA

GOLDENBERG, G., Prof. Dr., Städtisches Krankenhaus München-Bogen-
hausen, Abteilung für Neuropsychologie, Englschalkinger Straße 77,
D-81925 München

HELLHAMMER, D., Prof. Dr., Universität Trier, Fachbereich I – Psychologie, FPP, D-54286 Trier

HEN, R., Columbia University, Center for Neurobiology and Behavior, P.I. Annex, 722 West 168th Street, New York, NY 10032, USA

HENDERSON, A.S., Prof. Dr., The Australian National University, NH&MRC, Social Psychiatry Unit, Canberra, ACT 0200, Australia

HENN, F., Prof. Dr. Dr., Zentralinstitut für Seelische Gesundheit, Postfach 12 21 20, D-68072 Mannheim

HEUSER, I., Prof. Dr. Dipl.-Psych., Psychiatrische Klinik am Zentralinstitut für Seelische Gesundheit, Postfach 12 21 20, D-68072 Mannheim

HITZEMANN, R.J., Prof. Dr., SUNY at Stony Brook School of Medicine, Department of Psychiatry and Behavioral Science, Health Sciences Center T10, Stony Brook, NY 11794-8101, USA

KÄCHELE, H., Prof. Dr., Klinikum der Universität Ulm, Universitätsklinik und Poliklinik für Psychiatrie, Psychotherapie und Psychosomatik, Am Hochsträß 8, D-59081 Ulm

KNAPP, M., Prof., The London School of Economics and Political Science, Personal Social Services Research Unit, Houghton Street, London, WC2A 2AE, United Kingdom

KRAUS, A., Prof. Dr., Psychiatrische Klinik der Ruprecht-Karls-Universität Heidelberg, Voßstraße 4, D-69115 Heidelberg

LIPP, O., Dr. Hopital Louis-H. Lafontaine, 7401 Hochelaga E, Montréal, Québec H1N 3M5, Canada

MCGUFFIN, P., Prof., University of Wales College of Medicineological Medicine, Division of Psychological Medicine, Health Park, Cardiff, CF4 4XN, United Kingdom

MCKINNEY, W.T., Prof. Dr., Northwestern University Medical School, The Asher Center, 303 East Chicago Avenue, Chicago, IL 60611-3008, USA

MENDLEWICZ, J., Prof. Dr. Dr., Clinical University of Brussels, Hôpital Erasme, Department of Psychiatry, 808 Route de Lennick, B-1070 Brussels, Belgium

MICHELS, R., Prof., The New York Hospital-Cornell Medical Center, Department of Psychiatry, 418 East 71st Street, New York, NY 10021, USA

MUNDT, CH., Prof. Dr., Psychiatrische Klinik der Ruprecht-Karls-Universität Heidelberg, Voßstraße 4, D-69115 Heidelberg

O'DONOVAN, M.C., Dr., University of Wales College of Medicine, Department of Psychological Medicine, Health Park, Cardiff, CF4 4XN, United Kingdom

PERREZ, M., Prof. Dr., Universität Fribourg, Psychologisches Institut, Rue de Faucigny 2, CH-1700 Fribourg, Schweiz

PLOOG, D., Prof. Dr., Max-Planck-Institut für Psychiatrie, Kraepelinstraße 2, D-80804 München

SARTORIUS, N., Prof. Dr. Dr., Hôpitaux Universitaires de Genève, Département de Psychiatrie, Bd. St. George 16–18, CH-1205 Genève, Schweiz

SCHIEFENHÖVEL, W., Prof. Dr., Max-Planck-Institut, Forschungsstelle für Humanethologie, D-82346 Andechs

SCHLÖSSER, R., Dr., Johannes Gutenberg-Universität Mainz, Psychiatrische Klinik und Poliklinik, Untere Zahlbacher Straße 8, D-55131 Mainz

SCHMÜCKER, G., Klinikum der Universität Ulm, Universitätsklinik und Poliklinik für Psychiatrie, Psychotherapie und Psychosomatik, Am Hochsträß 8, D-59081 Ulm

SIEGRIST, J., Prof. Dr., Medizinische Einrichtungen der Heinrich-Heine-Universität Düsseldorf, Institut für Medizinische Soziologie, Postfach 10 10 07, D-40001 Düsseldorf

SOUERY, D., Clinical University of Brussels, Hôpital Erasme, Department of Psychiatry, 808 Route de Lennick, B-1070 Brussels, Belgium

SPITZER, M., Prof. Dr. Dr., Psychiatrische Klinik der Universität Ulm, Leimgrubenweg 12–14, D-89075 Ulm

STRIK, W., Prof. Dr., Universitäre Psychiatrische Dienste Bern (UPD), Direktion Ost, Bolligenstrasse 111, CH-3000 Bern, Schweiz

Disziplinübergreifende Grundlagen

KAPITEL 1
Psychopathologie heute

CH. MUNDT und M. SPITZER

1	Vorbemerkung: Psychopathologie im Umbruch	4
2	Klassifikation: die operationalen Diagnosesysteme	4
2.1	Bisher abzusehende Folgen – Reliabilität	4
2.2	Wandel der Begrifflichkeit – Validität	7
2.3	Komorbiditätsforschung	8
2.4	Zusammenfassende Kritik	10
3	Besondere Weiterentwicklungen und Neuerungen im Umkreis der Klassifikationsforschung	12
4	Zunehmende Bedeutung der Entwicklungspsychopathologie und Persönlichkeitsforschung	16
5	Phänomenologische, anthropologische und philosophisch geprägte Psychopathologie	19
6	Pathopsychologie und andere Beiträge der klinischen Psychologie	22
7	Psychopathologie und kognitive Neurowissenschaft	23
7.1	Natur- und Geisteswissenschaften: Methoden	23
7.2	Forschungsergebnisse	24
7.2.1	Halluzinationen	25
7.2.2	Zwänge	27
7.2.3	Formale Denkstörungen	28
7.3	Brain maps: Struktur und Dynamik	28
7.3.1	Zur Struktur kortikaler Karten: Neuroplastizität	29
7.3.2	Bedeutungskarten	30
7.3.3	Neurobiologisch motivierte Psychotherapie	32
7.3.4	Dynamik: Neuromodulation	33
8	Psychopathologie und Psychotherapie	35
9	Schlußfolgerungen und Ausblick	38
10	Literatur	40

1 Vorbemerkung: Psychopathologie im Umbruch

Die folgende Standortbestimmung schließt unmittelbar an das Vorläuferkapitel in *Psychiatrie der Gegenwart* von 1989 an. Das dort und damals beherrschende Thema war der Methodendualismus, der die psychopathologische Forschung beunruhigt, bewegt und schließlich gewandelt und aufgefächert hat. Das damals vorgeschlagene Wechselschrittmodell ist nur vereinzelt aufgegriffen worden (Frommer 1996). Die vorherrschende Entwicklungstendenz des Faches ist vielmehr die Auffächerung in eine Vielfalt von Forschungsparadigmen mit eindeutiger Dominanz der Grundprinzipien des logischen Empirismus geworden. Die modernen Klassifikationsmanuale haben dazu einen wesentlichen Beitrag geliefert. Die Analyse der heutigen Situation und ihrer immanenten Entwicklungstendenzen wird die damals geführte Grundsatzdebatte der allgemeinen Psychopathologie und die anschließende systematische Sichtung der speziellen Psychopathologie nicht wiederholen. Sie wird sich vielmehr direkt den seither entwickelten Neuerungen zuwenden und sie u. a. aus der Sicht der damals beschriebenen Methodenprobleme heraus bewerten.

Die Zielrichtung und die Strategien gegenwärtigen Forschungsstrebens in der Psychopathologie zeigen sich mit ihren Ergebnissen und Begrenzungen besonders deutlich in zwei Bereichen: der Klassifikationsforschung und den experimentellen Ansätzen mit Einschluß von bildgebenden Verfahren. Auf sie soll deshalb ausführlicher eingegangen werden.

Wechselschrittmodell

Logischer Empirismus

2 Klassifikation: die operationalen Diagnosesysteme

Obgleich der Klassifikation ein eigenes Kapitel in dieser Ausgabe der *Psychiatrie der Gegenwart* gewidmet ist (s. Kap. 2, Bd. 2), bedarf die Standortbestimmung der Psychopathologie auch an dieser Stelle noch einmal eines bewertenden Blickes auf diesen Forschungsbereich.

Die Einführung von ICD-10 und DSM-IV und ihre jetzt anlaufende Umsetzung in Klinik und Forschung haben die in der deutschsprachigen Psychiatrie sehr kontroverse Diskussion um operationale Diagnosesysteme wieder aufflammen lassen (vgl. Gross et al. 1997).

Kontroverse Diskussion operationaler Klassifikationssysteme

2.1 Bisher abzusehende Folgen – Reliabilität

Bereits 1974 hatten Spitzer u. Fleiss als ultimative Forschungsziele psychopathologischer Klassifikationsforschung Validität und Reliabilität vorgesehen. Reliabilität garantiere keine Validität, begrenze sie aber. Die Verbindung dieses Forschungsziels mit dem medizinischen Krankheitsmodell von Kraepelin (vgl. Avenarius 1979) und einer auf deskriptive Psychopathologie im Sinne der Symptominventare reduzierten Rezeption von Jaspers (1965) führte zu der gewollten Auflösung der Wahrnehmung von ganzheitlichen Wesenstypologien zugunsten von Mosaikbildungen aus Einzelphänomenen, deren Kombination somit quantitativ und unabhängig von Vorurteilen aller Art – nosologischen, ätiologischen, patho-

Auflösung der Wahrnehmung von ganzheitlichen Wesenstypologien zugunsten von Mosaikbildungen aus Einzelphänomenen

genetischen – überprüft werden konnte. Bereits bis zum Erscheinen der Neuauflagen von DSM und ICD waren damit neue Befunde und Sichtweisen auf nosologische Gruppen erarbeitet worden, aber auch – z.T. heftig kritisierte – Verluste alter Konzepte in Kauf zu nehmen. So stellten Mombour et al. 1990 fest, daß die Konzentration auf deskriptive Ziele zu Lasten von Konzeptionen in Feldversuchen akzeptiert worden sei; dies war allerdings bei jenen Autoren, die motiviert waren, an diesen Studien teilzunehmen, auch nicht anders zu erwarten.

Übereinstimmend finden die Autoren in mehreren Reliabilitätsstudien (Mombour et al. 1990; Freyberger et al. 1990; Sartorius et al. 1993; Dilling u. Dittmann 1990; Mezzich 1992), daß sich hohe Übereinstimmungen zwischen Untersuchern und Zentren ($\kappa > 0{,}80$) feststellen lassen, abgesehen von bestimmten Persönlichkeitsstörungen, die in der WHO-Studie im Vergleich zwischen verschiedenen Zentren nur einen κ-Wert von 0,52 erreichen. Sartorius meint, daß ein kurzes Sichvertrautmachen mit dem neuen Manual ausreiche, um eine hohe Übereinstimmung zu erreichen. Auch passe die ICD-10 gut zu den Diagnosegewohnheiten in den europäischen und außereuropäischen Ländern, denen sich die ICD besonders verpflichtet fühlt, v.a. auch zu denen der dritten Welt. Diese Aussage von Sartorius widerspricht wiederum der in der Literatur zunehmenden Grundsatzkritik an den Instrumenten.

Ergebnisse von Reliabilitätsstudien

Die erreichte Reliabilität ist in anderen Feldstudien nämlich wesentlich geringer. Freyberger merkt kritisch an, daß die Werte für Persönlichkeitsstörungen, Demenz vom Alzheimer-Typ, Drogenabhängigkeit und Depression unbefriedigend seien. Für die mittelschwere depressive Episode wird gar nur ein κ-Wert von 0,17 zwischen 134 Klinikern aus 10 Zentren in Deutschland erreicht. Freyberger weist außerdem darauf hin, daß es aufgrund der Aufsplitterung der Kategorie dissoziative Störungen besondere Schwierigkeiten mit der Einordnung entsprechender Phänomene gegeben habe.

Das Ziel der Verbesserung der Reliabilität der Klassifikationsmanuale hat dazu geführt, daß mehrere Gruppen an der Entwicklung einer „Familie von Erhebungsinstrumenten" („family of instruments") arbeiten. Dazu gehören Symptomchecklisten, systematische Selbst- und Fremdbeurteilungsinstrumente mit detaillierten Benutzungsanweisungen und schließlich standardisierte Interviews, die bis zum Wortlaut der Fragestellungen das diagnostische Gespräch vorgeben. So wurden z.B. von Maurer et al. (1991) die *Schedules for Clinical Assessment in Neuropsychiatry (SCAN)* geprüft, eine Interviewform, die aus dem von Wing et al. (1990) entwickelten *Present State Examination (PSE)* hervorgegangen ist. Die *SCAN* enthalten auch eine Auswertungsanleitung, die für die ICD und das DSM diagnostische Kategorien aus den explorierten Symptomen herleitet. Geplant ist ein „modulares System", das polydiagnostisch angelegt ist und nach Datenquellen differenziert.

Entwicklung einer „Familie von Erhebungsinstrumenten"

Wie in vielen Berichten über Reliabilitätsstudien findet sich in der Arbeit von Maurer et al. (1991) lediglich eine systemimmanente Kritik: Die *SCAN* seien noch zu lang, die Sprungvermerke bei Normalbefund bzw. Verneinung unzulänglich, der Schriftsatz solle zwischen Frage und Kom-

Fokussierung auf Diagnostik

mentar differenzieren. Unreflektiert bleiben hingegen beispielsweise die Prägung des Kontaktes zum Patienten durch die Prozedur mit ihrer Fokussierung auf Diagnostik und nicht primär auf Therapie bzw. spontan vorgebrachte Patientenbelange sowie die Probleme der Strukturierung als solcher, die das in der psychotherapeutischen Diagnostik so wichtige freie Wechselspiel hermeneutischer Akte zwischen Patient und Therapeut primär ausschließt (vgl. auch Saß 1987: „Probleme an der Datenquelle bleiben unreflektiert."). Die persönliche Erfahrung mit unterschiedliche Reliabilität erzielenden Anwendern standardisierter Interviews zeigt, daß die intuitiven Begleitwahrnehmungen, die beispielsweise über wiederholtes Nachfragen in die Schlußdiagnostik mit eingehen, dann doch trotz Standardisierung einen hohen Stellenwert gewinnen.

Ein weiteres von der WHO entwickeltes und favorisiertes Interview zur Erfassung von Persönlichkeitsstörungen ist der *International Personality Disorder Examination (IPDE)*; Dilling fügt noch das *Composite International Diagnostic Interview (CIDI)* an. SCAN und IPDE haben den Nachteil sehr langer Erhebungszeiten, Minimum bei Normalbefund 1 h, sonst bis zu 3 h und mehr. Als vorläufiger Schlußpunkt der „family of instruments" ist ein Lexikon in Arbeit, das die im DSM und in der ICD verwandten psychopathologischen Begriffe erläutert und damit auch einen Beitrag zu ihrer Verabsolutierung leistet.

Verbesserung der Praktikabilität

Wie die Sicherung der Reliabilität hat auch die Praktikabilität für die Verbreitung und Anwendbarkeit der Instrumente eine besondere Bedeutung. Dilling u. Dittmann (1990) weisen in diesem Zusammenhang darauf hin, daß das neue Zahlengerüst Raum für 1000 Klassifikationen lasse, von denen bisher nur etwa zwei Drittel besetzt seien. Weitere Einfügungen würden damit keine Neuauflage nötig machen. Auch die Annäherung an die Struktur des DSM hinsichtlich der Ausweitung des Demenzbegriffs, des Fallenlassens des qualitativen Elementes der endogenen Depression und einiger anderer älterer psychopathologischer Konzepte wird als „verbesserte Praktikabilität" angesehen.

Vermehrung der Kategorien

Es wird also der Reliabilität – hier insbesondere der Vergleichbarkeit von anhand des DSM diagnostizierenden Studien – eine hohe Priorität eingeräumt, während der Validitätsdiskussion eher aus dem Weg gegangen wird, u.a. durch Vermehrung der Kategorien bis hin zu „Schwierigkeiten mit dem Chef" auf der Achse psychosozialer Faktoren der ICD. Denkt man an das hohe theoretische Niveau, das gerade die Konzeptualisierung psychosozialer Auslösefaktoren in der deutschsprachigen Psychopathologie schon einmal erreicht hatte (Kisker 1960; Tellenbach 1983), ist eine solche Kategorisierung gewöhnungsbedürftig. Es bleibt die Frage, welchen Erkenntnisgewinn die empirische „Beforschung" der Häufigkeitsverteilung solcher Kategorien über die Kategorien der Achse I bringt, wenn das Abstraktionsniveau einer Störung in Form einer Grundstörung nicht hypostasiert werden darf. Aus diesem Grund war es beispielsweise früher verpönt, dem Stehlen, der Kleptomanie, den Rang einer Diagnose zuzuerkennen (vgl. Mundt 1986); es konnte beispielsweise als Ausdruck der sog. Grundstörung „Enthemmung bei Frontalhirnsyndrom" oder als Ausdruck einer Konfliktlage bei neurotischen Störungen bestenfalls als Symptom kategorisiert werden. Der dazu notwendige interpretative Akt wurde der Reliabilitätssicherung geopfert.

2.2 Wandel der Begrifflichkeit – Valididät

Dilling u. Dittmann (1990) haben die konzeptionellen Veränderungen gegenüber den traditionellen, zu erheblichen Teilen von Autoren der Heidelberger Schule mitgeprägten diagnostischen Begriffen ausgeführt: Die Unterteilung in Psychosen und Neurosen wurde aufgegeben, um die Forschung von ätiologischen, pathogenetischen und nosologischen Implikationen dieser Kategorien zu befreien. Es wurde durchgehend der Gebrauch des Ausdrucks „Störung" verwendet, eine Unstimmigkeit insofern, als eigentlich Kraepelins medizinisches Krankheitsmodell der Intention des DSM seit seiner 3. Fassung zugrunde liegt (vgl. Saß et al. 1994), so daß man annehmen könnte, mit dieser Auflösung des Krankheitsbegriffs würde eher wieder auf das biopsychosoziale Modell Adolf Meyers verwiesen, das DSM-I und DSM-II geprägt hat (Meyer 1960).

Konzeptionelle Veränderungen

Darüber hinaus wird diese Begrifflichkeit jetzt auch zum Spielball von standespolitischen Kämpfen zwischen Psychologen und Psychiatern. Baumann (1996) sieht in diesen Begriffen der Manuale einen „Aufgabenverteilungsplan" der Ärzte. Fydrich et al. (1996, S. 3) sehen in dem Begriff „Komorbidität" eine „Wiedereinführung des medizinischen Krankheitsmodells durch die Hintertür". Hier entsteht eine der Forschung hinderliche, nominalistische Überbewertung der Terminologie im Dienste standespolitischer Auseinandersetzungen.

Überbewertung der Terminologie

Die qualitative Differenzierung von Depressionskategorien in neurotisch-endogen oder reaktiv-endogen wurde zugunsten einer quantitativen Abstufung aufgegeben. Die Einteilung der Schweregrade habe sich allerdings als schwierig erwiesen (Dilling u. Dittmann 1990). Die schwere Form entspreche am ehesten der früheren endogenen Depression in der ICD, im DSM-IV die Major-Depression mit melancholischen Merkmalen; mit dieser Formulierung wurde der Verwechselbarkeit mit dem Typus melancholicus im Sinne von Tellenbach (1983) bei der Übersetzung Rechnung getragen. Die Dysthymie entspreche am ehesten der früheren neurotischen Depression, allerdings um das Zeitkriterium bereichert, eine Gleichsetzung, die Saß (1987, 1994) bezüglich der entsprechenden DSM-IV-Kategorie als unzutreffend ansieht. Es zeigen sich hier Tendenzen der unterschiedlichen psychopathologischen Schulen, die jeweils eigenen Traditionen im neuen System „unterzubringen", ohne sie aufzugeben.

Quantitative Abstufung anstelle qualitativer Differenzierung

Bei der Einteilung der organischen psychischen Störungen wurde die Unterteilung in akut vs. chronisch und reversibel vs. irreversibel aufgegeben, ebenfalls zugunsten eines rein deskriptiven Vorgehens. Die ICD hat sich konsequenterweise dem weiteren Demenzbegriff des DSM angeschlossen, wenn Irreversibilität und fehlende Krankheitseinsicht als traditionelle Kriterien wegfallen. Auch die immer schon umstrittene Konzeption der Durchgangssyndrome von Wieck (1961), die um die fehlende Bewußtseinstrübung und Reversibilität gebaut waren, fällt damit weg.

Demenz

Entsprechende Schwierigkeiten gibt es jetzt mit der Reliabilität der Demenzdiagnose (Freyberger et al. 1990). Damit wird für Forschungszwecke dann doch auf spezielle Erhebungsbögen (*NADCA, AMCA* etc.; McKhann et al. 1984) zurückgegriffen.

Auch das entsprechende DSM-IV-Kapitel geht von der Beschränkung auf Deskription ab. Es findet sich eine starke Vermengung mit ätiologischen Ordnungsprinzipien mit dem Effekt, daß keines der beiden Prinzipien wirklich durchgehalten wird. Dies hängt mit der nur „lockeren" Verbindung von Ätiologie und psychopathologischem Erscheinungsbild, der Unspezifität der exogenen Reaktionstypen im Sinne von Bonhoeffer (1910) und ihrer Ausdrucksgemeinschaft mit nicht oder weniger organisch bestimmten „Störungen", etwa den früheren Neurosen und Psychopathien, zusammen.

Schizophrenie

Das Schizophreniekapitel umfaßt nun auch schizotype und wahnhafte Störungen, die früher einmal psychopathischen bzw. persönlichkeitsbedingten Störungen zugeordnet worden waren. Neu hinzugekommen sind die undifferenzierte Schizophrenie und die postschizophrene Depression. Bedauert wird von Dilling u. Dittmann (1990), daß es im DSM-IV eine Differenz des Zeitkriteriums von 1 Monat bis zu 6 Monaten gibt.

Neurotische Störungen

Das Kapitel „Neurotische, Belastungs- und somatoforme Störungen" der ICD-10 durchbricht die Philosophie der modernen Klassifikationssysteme einmal mehr insofern, als es ätiologische und deskriptive Elemente bei der Definiton der Syndrome durchmischt; ähnlich dem Kapitel „Psychologische und hormonelle Störungen", in dem Eßstörungen und sexuelle Störungen subsumiert wurden.

Persönlichkeitsstörungen

Unter den Persönlichkeitsstörungen fehlt die alte zyklothyme oder thymopathische Persönlichkeitsstörung, die als Zyklothymia unter den affektiven Erkrankungen wieder auftaucht. Auch die akzentuierte Persönlichkeit ist auf internationales Anraten weggefallen, wohl wegen ihres stigmatisierenden Charakters und der schwierigen transkulturellen Standardisierung. Die Kategorien pathologisches Stehlen, Brandstiften und Spielen wurden – trotz der ungünstigen Erfahrungen mit Kriterien des Sozialverhaltens für die Definition von psychopathologischen Syndromen, z. B. bei der dissozialen Persönlichkeit – ebenso wie die artifizielle Störung – falsches Deutsch zudem – neu aufgenommen.

Als symptomatisch für den Vorrang der Reliabilität vor der Validität wird von Dilling u. Dittmann (1990) kritisch angemerkt, daß trotz eingehender und guter klinischer Beschreibung für den Ausprägungsgrad geistiger Behinderung dann der Intelligenzquotient als Definitionskriterium verwendet wird, obgleich gerade von Psychologen diese Metrifizierung immer wieder relativiert wird.

2.3 Komorbiditätsforschung

Trennung von Symptom- und Persönlichkeitsebene

Ein wesentliches Forschungsziel, das mit den modernen Klassifikationssystemen verfolgt wurde, war die Komorbiditätsforschung, v. a. die Trennung von Symptom- und Persönlichkeitsebene, aber auch Symptom- bzw. Persönlichkeitsebene einerseits von der Ebene psychosozialer Faktoren andererseits. Sie hat z. B. zur Renaissance der Traumatheorie geführt, beispielsweise durch Entdeckung der Häufung dissoziativer Störungen nach schweren Traumatisierungen. Die reliablere Diagnostik von Persönlichkeitsstörungen hat neben einer Frequenz von 10–12% in nichtklinischen Populationen, etwa 27% bei somatoformen Störungen und zwischen 40 und 50% bei Angst- und affektiven Störungen (Fydrich et al. 1996) ergeben, wobei sehr unterschiedliche Cluster vertreten sein können: bei schweren affektiven Störungen am häufigsten Cluster C, also dependent vermeidende Persönlichkeitsstörung, am seltensten Cluster A, also schizoide, schizothyme und paranoide Persönlichkeitsstörungen.

Abgrenzung der Ebene psychosozialer Faktoren

Die Tatsache, daß weniger als 30% der Zwangssyndrome (Fiedler 1995) mit zwanghafter Persönlichkeitsstörung und der dissoziativen Störungen mit histrionischen Persönlichkeitsstörungen verbunden sind, führte zu einer differenzierten Sicht der Ätiologie der Störungen. Die Studien über posttraumatische Belastungsreaktionen (Fiedler 1995) haben gezeigt, daß dissoziative Phänomene häufige, prognostisch ungünstige Folgen einer Traumatisierung sind, ohne daß notwendigerweise eine histrionische Primärpersönlichkeit bestanden haben muß. Hinsichtlich der aufgegebenen qualitativen Differenzierung von Depressionen könnte sich über die Persönlichkeitstypologie eine Renaissance dieser Differenzierung ergeben. Eine weitgehend unauffällige Primärpersönlichkeit wird im DSM-IV nämlich für die Major-Depression mit Melancholie erwähnt; ein Kriterium, das neben Zeichen einer bei einer schwächeren Ausprägung tatsächlich schwer zu fassenden Autonomisierung der Abwandlung des Selbst- und Weltverhältnisses schon von Weitbrecht (1966) und K. Schneider (1976) als Kriterium für Endogenität beigezogen worden war.

Differenziertere Sicht der Ätiologie von Störungen

Das theoretische und strategische Problem der modernen Klassifikationssysteme zeigt sich hier besonders deutlich: Eine konsequente Beschränkung der Depressionsdefinition auf deskriptive Kriterien macht diese Diagnose auch beispielsweise bei Opiatabhängigen und Kokainnutzern anwendbar; so ist die Komorbidität von Kokainabhängigkeit und Depression in den USA Gegenstand einer Flut von Publikationen. Auch Komorbidität von Depression und Schizophrenie wird dadurch theoretisch möglich. Bei letzterer wurde inkonsequenterweise aber eine eigene Kategorie postschizophrene Depression eingeführt.

Der weitgehende Wegfall von Ordnungsprinzipien wie der früheren Schichtenregel von Jaspers, die eine Hierarchisierung nach hypostasierten Schweregraden einer Erkrankung vorsah, läßt eine gewisse Unordnung der Kategorienbildungen bis zur Etablierung einer empirisch besser fundierten Neuordnung entstehen, die aber wiederum nicht ohne Vorannahmen auskommen wird. Fydrich et al. (1996) treten deshalb für eine Auflösung der Persönlichkeitsstörung als Kategorie ein, und zwar zugunsten einer dimensional-quantitativen Erfassung von Persönlichkeitszügen mit Grenzwerten der Ausprägung zur Charakterisierung von Kollektiven, die Übergangsfälle zwischen sozial noch akzeptierten und als pathologisch angesehenen Persönlichkeiten enthalten. Sie würden dann ausschließlich nach Kategorien der Symptomebene bzw. von Inter-

Konsequenzen des Wegfalls von Ordnungsprinzipien

aktionscharakteristika definiert sein und nicht nach gleichzeitig medizinischen Kriterien, wie es etwa der frühere Begriff der Pseudopsychopathie vorsah.

2.4 Zusammenfassende Kritik

Wesentlicher Beitrag moderner Klassifikationssysteme zur Vergleichbarkeit epidemiologischer Befunde

Positiv ist zunächst festzuhalten, daß die modernen Klassifikationssysteme einen essentiellen Beitrag zur Vergleichbarkeit epidemiologischer Befunde für Therapie, Forschung, Verwaltung und Qualitätssicherung geleistet haben. Neue Erkenntnisse, die mit der Philosophie der Achsentrennung gewonnen wurden, betreffen v. a. die Relativierung des Zusammenhangs von Persönlichkeit und Symptomen bei den vormaligen Neurosen, die Renaissance der Traumabedeutung in der Post-traumatic-stress-disorder-(PTSD-)Forschung und eine Entstigmatisierung sozial besonders belastender Diagnosen. Obwohl die operationalen Klassifikationssysteme für eine empirisch-sinnverbindend arbeitende Psychopathologie grundlegend sind und weiterhin gebraucht werden, überwiegen aber kritische Einwendungen. Sie gewinnen nur Relevanz vor dem Hintergrund der Anspruchsausweitung der Manuale.

Problem der Instrumentalisierung

Den übergeordneten Vorbehalt hat Saß (1994, 1987) geäußert, der meinte, die modernen Klassifikationsmanuale stellten eine Instrumentalisierung der Psychopathologie als Wissenschaftszweig der Psychiatrie für einen anderen Wissenschaftszweig, die biologische Psychiatrie, dar mit der Folge des Verlustes einer „reinen Psychopathologie" (Janzarik 1988), des ordnenden Denkens in funktionellen und strukturellen Zusammenhängen des Seelenlebens.

Beschränkung des Merkmalsniveaus

Mit dem Vorrang der Reliabilität vor der Validität (vgl. Spitzer u. Fleiss 1974) ist eine Beschränkung des Merkmalsniveaus vorgegeben, die z. T. zu Rückschritten gegenüber einer schon einmal erreichten Differenziertheit geführt hat. Da Verhaltens- und Ausdruckssymptome reliabler zu klassifizieren sind als Erlebnissymptome, entsteht ein Ungleichgewicht zugunsten von Verhaltenssymptomen und der dafür stehenden Methodik objektivierender Vorgehensweisen zuungunsten der ideographisch geprägten psychopathologischen Tradition, die sich mehr mit seelischen Innenwelten befaßt hat. Dies alles wäre kein Unheil, gäbe es nicht die aus praktischen Gründen entstehende Eigendynamik des expandierenden Geltungsanspruchs der Manuale (vgl. Blashfield u. Fuller 1996).

Unschärfe der Begriffe

Der diskrete Charakter vieler seelischer Phänomene führt zu einer Restunschärfe der Begriffsbestimmungen (vgl. Birley 1990), der Konzepte, wie beispielsweise das der Prägnanztypen (vgl. Kraus 1991), gerecht zu werden versuchten. Diese Grenze sollte nicht zu ins Leere laufenden Perfektionsritualen und methodologischer Überfrachtung der Vorgehensweisen führen.

Vernachlässigung klinischer Evidenz

Die Vernachlässigung von aus klinischer Evidenz abgeleiteten Konzepten führt zu einer Verarmung an Ideen und durch Redaktionspolitik zur Ausgrenzung eines Teilgebietes der Psychopathologie.

1 Psychopathologie heute

Die „Pseudovoraussetzungslosigkeit" des logischen Empirismus wurde wiederholt kritisiert, zuletzt von Birley (1990), der den Manualen vorwirft, „essentialistisch-scholastische Wölfe im Schafspelz von Nominalisten" zu sein. Er tritt ein für ein Minimum an Definition, das ein Maximum an Denkfreiheit läßt, wobei Definitionen nur zu bestimmten Zwecken benützt werden. In Anbetracht der Tatsache, daß man nach 100 Jahren der Entwicklung verwirrender nosologischer Systeme vor Kraepelin gewohnt war, das Einfache als das Richtige anzusehen, läßt die laufende Zunahme von Kategorien in den Manualen an Validierungsfortschritten eher zweifeln.

Eingrenzung des Denkens

Die Manuale gehen nicht auf die Belange der Psychotherapie ein, die ganz andere Gesichtspunkte für ihre Klassifikation benötigen (vgl. Mundt 1998). Allerdings gibt es auch hier eine Grundsatzdebatte unter Verhaltenstherapeuten, in der von den einen „störungsspezifische", weitgehend entindividualisierte Techniken in den Vordergrund gestellt werden und von den anderen eine individuelle, nicht an der Nosologie, sondern an der Persönlichkeit und der Biographie orientierte Therapieplanung vertreten wird (vgl. die Kontroverse Fiedler vs. Grawe; Fiedler 1997). Diese Diskussion wird unter Verhaltenstherapeuten geführt. Psychoanalytiker gingen und gehen diagnostisch von vornherein ihre eigenen Wege (vgl. Janssen u. Schneider 1994; Rudolf 1993).

Vernachlässigung der Psychotherapie

Bei einigen Neuerungen entsteht für die ältere Generation das psychologische Problem, daß die Internalisierung des neuen Denkens – nicht aus Scheu Neues aufzunehmen, sondern aus Überzeugungsmangel und dem Gefühl, eher Zutreffendes gegen Fragwürdiges zu vertauschen – auf emotionale Widerstände stößt.

Emotionale Widerstände

Die aufgeführten Einwände gewinnen Relevanz erst durch die den Manualen innewohnende Tendenz zum Allgemeinanspruch und zur Radikalisierung. So wurde trotz der anfänglichen Beschwichtigungen, daß es sich um Forschungskriterien, dann auch um administrativ nutzbare Kategorisierungen handele, erst verhohlen, jetzt expressis verbis eine Lehrbuchintention mit den Manualen verbunden. Die Etablierung einer „family of instruments" in Verbindung mit Lehrbuchcharakter, Prüfungsgegenstand und Redaktionspolitik führt zu Zentralismus und einer Uniformierung des Wahrnehmens und Denkens, die es früher so nicht gegeben hat.

Uniformierung des Denkens

Erwünscht wäre deshalb nicht die Abschaffung, wohl aber die Relativierung der Systeme. Eine Aufwertung klinischer Evidenz aus Expertenkonsens und die Auseinandersetzung mit Gütekriterien einer geisteswissenschaftlich geprägten psychopathologischen Forschung, eine Belebung psychopathologischen Forschens an Konzepten und strukturierenden funktionalen Sinnzusammenhängen sollte eine Umkehrung der Instrumentalisierung dieser Wissenschaft im Sinne der Wechselschrittempfehlung erreichen: Hypothesenprüfung durch vorübergehende Sinnverblindung und Rückkehr zu idealtypischen Konzeptformulierungen.

Notwendigkeit der Relativierung der Klassifikationssysteme

3 Besondere Weiterentwicklungen und Neuerungen im Umkreis der Klassifikationsforschung

Schizophrenie

Aus der Huber-Gruppe ist mit den Untersuchungen von Klosterkötter (1988) zu Übergangsreihen von Basissymptomen zu voll ausgeprägten schizophren-psychotischen Krankheitszuständen bereits 1988 der Nachweis geführt worden, daß der postulierte funktionelle Zusammenhang existiert. Der Prozeß läßt sich gut mit einem Vulnerabilitäts-Streß-Modell oder auch mit dem Intentionalitätsmodell interpretieren.

- Stadien der Entwicklung von Basissymptomen

Dabei konnten 3 Stadien der Entwicklung von Basissymptomen differenziert werden: die Initialphase unspezifischer Basisphänomene, die Externalisierungsphase, in der ein erster Schritt der Entfremdung hinzutritt und die zu einem Als-ob-Charakter der akustischen Wahrnehmungen führt, und schließlich die Konkretisierungsphase, in der eine zunehmende Physiognomisierung mit katathym gesetzen Sinnzusammenhängen entsteht. Dieser differenzierte Befund hat große Bedeutung für die Prävention, da andere Basissymptome häufiger auch bei Persönlichkeitsstörungen und neurotischen Erkrankungen bzw. bei gesunden Adoleszenten und juvenilen Erwachsenen gefunden werden, gewissermaßen als physiologische Unsicherheit und Entfremdungszeichen in Entwicklungsphasen, in denen Identitätsbildung und Rollenfindung anstehen. Klosterkötter et al. (1997) konnten in dieser Hinsicht weitgehende prädiktive Spezifität für die wahnähnlichen, bereits externalisierten und mit Als-ob-Charakter versehenen Basissymptome zweiten Grades nachweisen.

- Langzeitverläufe

Eine gute Bestätigung der Langzeitbefunde von Huber et al. konnte auch von Marneros et al. (1991) und von Häfner et al. (1992a) erbracht werden. Marneros et al. (1991) haben in einer retrospektiven Analyse der Langzeitverläufe von Schizophrenen durch Hinzunahme schizoaffektiver und affektiver Psychosen einen direkten Vergleich von Verlauf und Ausgang darstellen können. Dabei zeigten sich besonders deutlich die bereits verstreut in der Literatur dargestellten Tendenzen zu geringfügig günstigeren Verläufen bei schizoaffektiven Psychosen und zu noch günstigeren Verlaufsformen bei affektiven Psychosen. Dennoch ergibt sich auch in diesen Gruppen die bekannte Drittelung der Verläufe auf insgesamt etwas besserem Niveau. Die Primärpersönlichkeit ist in allen 3 Gruppen ein führender Verlaufsprädiktor. Die Studie von Marneros et al. (1991) bringt eine Fülle wichtiger psychopathologischer Detailzahlen, sie vermißt gewissermaßen das Syndrom hinsichtlich seiner symptomatologischen Grundparameter, wie Symptomverbindungen, Phasenzahl, Phasendauer etc., aber auch hinsichtlich der sozialen Aspekte von Verlauf und Ausgang.

- Prodrome und Vorläufersyndrome

Häfner konnte mit dem von seiner Gruppe entwickelten Erhebungsinstrument *IRAOS* (Häfner et al. 1992b) für die retrospektive Erfassung von Prodromen und Vorläufersyndromen Schizophrener die klinisch erhobenen Befunde der Huber-Gruppe bestätigen, indem er feststellte, daß nahezu alle später schizophren erkrankten Patienten solche Prodrome berichten. Er analysierte seine Befunde zur Prüfung verschiedener psychopathologischer Konzepte beispielsweise mit Bezug auf die Positiv-Negativ-Dichotomie von Crow und Andreasen (vgl. Häfner u. Maurer 1993) und das Stadienmodell von Conrad (vgl. Hambrecht u. Häfner 1993). Das Positiv-Negativ-Modell findet durch seine Befunde keine Bestätigung, da die Prodrome seiner Kohorte im wesentlichen aus Symptomen bestehen, die als Negativsymptome bewertet werden können und kontinuierlich über etwa 4 Jahre bis zur Erstmanifestation der Positivsymptomatik zunehmen und danach mit Abflauen der Positivsymptomatik ebenfalls wieder abnehmen. Dieses auch von anderen Autoren beschriebene, eher synchrone denn alternierende oder gar alternative Auftreten der beiden Teilsyndrome spricht gegen die Dichotomie.

In diesem Zusammenhang ist die kontroverse Diskussion um primäre und sekundäre Negativsymptome zu erwähnen. Carpenter (Carpenter et al. 1988; Kirkpatrick et al. 1989) hatte für diese Differenzierung zunächst nach qualitativen Unterscheidungsmerkmalen Ausschau gehalten, die sich aber empirisch nicht validieren ließen (vgl. Mundt et al. 1995; Barnett et al. 1996). Die Gruppe hat ein Zeitkriterium eingeführt, das thetisch festlegt, daß solche Negativsymptome, die dauerhaft und für mindestens 1 Jahr vor der Positivsymptomatik auftreten und nicht durch Medikamente, Depression, psychotische Angst, Mißtrauen oder Oligophrenie bedingt sind, als primär zu betrachten seien. Dies ist bei den Patienten der Häfner-Gruppe der Fall gewesen, und dennoch sind dort die Negativsymptome synchron und nicht alternierend zu den Positivsymptomen verlaufen.

– primäre und sekundäre Negativsymptome

In einer Verlaufsuntersuchung negativer Symptome bei schizophrenen und neurotischen Patienten von Mundt et al. (1995) an einer Patientenstrichprobe von insofern mit Häfners Kollektiv vergleichbaren Patienten, als das Kollektiv am Anfang der Krankheitsentwicklung nach der 1. bis etwa 3. Hospitalisation stand, konnte ebenfalls keine Differenzierung in primäre und sekundäre Negativsymptome durch Vergleich mit den neurotischen Patienten erreicht werden. Die Kontroverse (vgl. auch Amminger u. Kirkpatrick 1997; Barnett et al. 1997) über die Interpretation der Ergebnisse hat v. a. den Aspekt der Stichprobenbesonderheiten in den Blickpunkt gestellt.

– Verlaufsuntersuchung negativer Symptome

Die eigentümliche, von Kick (1991) im Sinne des strukturdynamischen Modells als dynamische Konstriktion bezeichnete affektive Starre vieler schizophrener Patienten im postakuten Stadium verweist auf eher affektive als strukturell-kognitive Störungen. Insofern stellt Kicks Konzept eine interessante Alternative zu Crows kognitiv-strukturell konzipiertem Negativsyndrom der Schizophrenie (Crow 1980) dar. Im Sinne der Definition primärer Negativsymptome nach Carpenter et al. (1988) wäre im Kollektiv von Häfner et al. (1992a) die Feststellung primärer Negativsymptome wegen des Zeitkriteriums zwar zu bejahen, der kurz- bis mittelfristige Verlauf bei diesen Patienten zeigt aber nicht die erwartete Positiv-Negativ-Dichotomie. Bei dynamischer Konstriktion im Sinne von Kick wäre Carpenter zuzustimmen, daß möglicherweise Reaktionsbildungen des Seelenlebens auf hohen Angstdruck und Desintegrationsprozesse eine Rolle spielen beim Zustandekommen der Negativsymptomatik, wobei dies auch ohne Manifestation von Positivsymptomen denkbar wäre. Insofern greift die Definition des Zeitkriteriums im Sinne von Carpenter im Verein mit der Abwesenheit von Positivsymptomen nicht.

– dynamische Konstriktion

– negative Schizophrenie

In späteren Publikationen hat die Carpenter-Gruppe (Carpenter et al. 1988; Kirkpatrick et al. 1989) das vormalige qualitativ-deskriptive Konzept der primären Negativsymptome über die Einführung des Zeitkriteriums in einem operational definierten Defizitsyndrom aufgehen lassen. Damit ist letztlich das Syndrom negative Schizophrenie von Crow wiederhergestellt – auch mit den von der Gruppe berichteten biologischen Befunden.

Dynamische Konstriktion wäre auch nicht mit der potentiell gelassenen Schonhaltung der Intentionalität im Apathiesyndrom (Mundt 1985) gleichzusetzen, die eher jenem Defizitsyndrom im Sinne Carpenters mit dauerhafter Negativsymptomatik ohne chronische Psychose entspricht. Der Zustand wäre vielmehr gekennzeichnet durch eine Art Verkrampfung und Erstarrung intentionaler Akte, ohne daß ein längerfristig wirksames Schonniveau gefunden oder nötig wäre.

Schizophrene und affektive Späterkrankungen

Eine gesonderte psychopathologische Beachtung haben in jüngerer Zeit die Späterkrankungen aus dem schizophrenen und affektiven Spektrum erfahren. Riecher-Rössler (1995) konnte, gestützt auf große deutsche und dänische repräsentative Patientenkollektive, zeigen, daß Spätschizophrenien sich in keinem der großen Variablenfelder von früher Erkrankenden unterscheiden: Psychopathologische, soziodemographische Variablen, Verlaufscharakteristika sowie biologische Variablen legen eher ein Kontinuum nahe. Zu ähnlichen Aussagen kommen Marneros, Jeste (1997) und andere Autorengruppen (vgl. Marneros 1997).

– Vulnerabilitätsmodell

Als Erklärungsmodell für die hohe Varianz des Ersterkrankungsalters wird von den meisten Autoren und insbesondere auch nach der methodisch mit am besten durchgeführten Arbeit von Riecher-Rössler das Vulnerabilitätsmodell, allerdings in einer noch unbefriedigend vereinfachten Form, angeführt. Für die Ersterkrankten ist das Vulnerabilitätskonzept insofern unbefriedigend, als 2 Aspekte, die sich klinisch aufdrängen und in älteren psychopathologischen Ersterkrankungsstudien bearbeitet worden waren (vgl. Kisker 1960), unberücksichtigt bleiben: das Erfordernis der Patienten zu aktiver Welterschließung und Selbstentwicklung in der Adoleszenz und im frühen Erwachsenenalter und die auffälligen Interaktionen von strukturellen und dynamischen Persönlichkeitskonstituenten (Janzarik 1988). Beide Aspekte werden durch das Vulnerabilitätsmodell, das den Menschen als passiv Erleidenden konzipiert, nicht berücksichtigt.

– strukturdynamisches und Intentionalitätsmodell

Das strukturdynamische und das Intentionalitätsmodell könnten die Vulnerabilitätshypothesen in diesen Punkten ergänzen. Vieles spricht dafür, daß Späterkrankte stabilere kognitive und affektive Schemastrukturen haben.

Pseudodemenz

Nachdem die Abgrenzung einer Involutionsdepression von den affektiven Erkrankungen schon von der ICD-8 zur ICD-9 gefallen war, hat sich die psychopathologische Diskussion im Umfeld von Klassifikation bei affektiven Späterkrankungen u.a. auf die Rolle der Pseudodemenz und das Zusammenspiel allgemein depressiogener mit biologisch dementogenen Faktoren konzentriert. Eine mittlerweile sehr umfangreiche Literatur konnte belegen, daß späterkrankte Depressive mit Pseudodemenz (vgl. z. B. Morris et al. 1990) ein erhöhtes Risiko tragen, später tatsächlich kognitive Einbußen zu entwickeln, wie umgekehrt mindestens 30% von Patienten in Frühstadien dementiver Erkrankungen, in denen noch keine ausgeprägten Störungen der Selbstwahrnehmung und Situationsbeurteilung eingetreten sind, depressive Syndrome entwickeln. Ein hoher Anteil der später an affektiven Störungen Ersterkrankten zeigt entsprechende hirnmorphologische Befunde.

Demenz

Im Umfeld klassifikatorischer Forschung an Demenzpatienten hat sich in einem Übergangsbereich zwischen Psychopathologie und Neuropsychologie eine Differenzierung von Gedächtnismodellen entwickelt, die z.T. auch in der Psychosenlehre (vgl. Schröder 1997) Anwendung fand. Die von Squire (1986) und Squire u. Zola-Morgan (1991) und anderen entwickelte Differenzierung von deklarativem und prozeduralem Gedächtnis ist mittlerweile auch hinsichtlich der involvierten zerebralen Strukturen gut etabliert. Pantel et al. (1997) konnten an Demenzverlaufsstudien mittels Magnetresonanztomographie zeigen, daß die klinische psychopathologische Symptomatologie, die wesentlich auf Störungen des deklarativ-explikativen Gedächtnisses beruht, im Frühstadium eher mit einer Atrophie des Hippocampus-Amygdala-Komplexes verbunden ist als mit einer Atrophie der Gesamtfläche assoziativer Kortexareale. Das prozedurale Gedächtnis scheint nach Arbeiten von Markowitsch (1995) hingegen eher an Stammganglienstrukturen und an das Kleinhirn gebunden zu sein. Die Nutzung dieser Erkenntnisse und die verfeinerten neuropsychologischen Untersuchungsmethoden für therapeutische Übungsprogramme stehen noch am Anfang der Entwicklung.

– Differenzierung von Gedächtnismodellen

Eine funktionelle Differenzierung der Demenzdiagnostik mit Hilfe kombinierter visuospatialer und semantischer Tests konnte auch von Monsch et al. (1994) belegt werden. Er konnte zeigen, daß bei Patienten mit subkortikaler Atrophie vom Binswanger-Typ wohl der Zugriff auf die semantischen Inhalte gestört, diese selbst aber nicht verloren sind; während bei der fortgeschrittenen kortikalen Demenz vom Alzheimer-Typ der Zugriff möglich, aber die semantischen Inhalte für das deklarative Gedächtnis verloren sind.

– funktionelle Differenzierung der Demenzdiagnostik

Die Differenzierung von deklarativem, prozeduralem und Arbeitsgedächtnis als Kurz- bzw. Ultrakurzspeicher diente Schröder (vgl. Schröder 1997) auch bei der weiteren Validierung von psychopathologischen Subtypen der Schizophrenie als Modell der Brückenbildung zur Interpretation von zerebralen Aktivierungsmustern, wie sie sich in der Positronenemissionstomographie (PET) und der Single-Photon-Emissions-Computertomographie (SPECT) darstellen. Der auch von ihm replizierten 3-Faktoren-Lösung der psychopathologischen Symptomclusterung Schizophrener in eine disorganisierte, eine paranoid-halluzinatorische und eine asthenisch-apathische Untergruppe entsprachen präfrontale Überaktivierung, links-hippocampale Minderaktivierung und globale Hypofrontalität. Mit den diesen Subgruppen zuzuordnenden Störungen von vorwiegend Arbeits-, deklarativem und prozeduralem Gedächtnis bot sich ein neuropsychologisches Modell an, das konkreter, überprüfbarer und weniger spekulativ näher an den Befunden liegt als Liddle u. Mor-

Psychopathologische Subtypen der Schizophrenie

ris' (1991) und Emrichs (1990) Konstrukte der gestörten zentralen Zensorfunktion für die Realitätsbewertung als das „gemeinsame Schizophrene" der 3 Subtypen.

Die Subtypendebatte flackert im übrigen immer wieder einmal auf. Neben der am häufigsten replizierten 3-Faktoren-Lösung und dem dichotomen Modell werden auch 4-, 5- sowie 7-Faktoren-Lösungen (vgl. Lindenmayer et al. 1995) in jüngerer Zeit vorgeschlagen. Sowohl hinsichtlich der klinischen Plausibilität, der Statistik, der Patientenselektion, der längerfristigen Konstanz, der Varianz von Erhebungsinstrumenten, der transkulturellen Gültigkeit erscheinen jedoch die 3-Faktoren-Modelle am überzeugendsten.

4 Zunehmende Bedeutung der Entwicklungspsychopathologie und Persönlichkeitsforschung

Emotionsforschung

Eine zunehmend wichtige Rolle in der Entwicklungspsychopathologie und auch in der klinischen Forschung spielt die wesentlich aus der Psychologie angeregte Emotionsforschung (Scherer 1993; Frijda 1986; Haviland u. Lelwica 1987; Ekman 1993; Ekman u. Friesen 1969; LeDoux 1989).

- Forschungsparadigmen

Konzeptionelle Probleme und die Suche nach einem adäquaten empirischen und zugleich die Phänomenologie ausreichend abdeckenden Methodenzugang beherrschen z. Z. noch das Feld. Erfolgreich benutzte experimentelle und klinische Paradigmen sind die Mimikerfassung und die Registrierung physiologischer Parameter in Abhängigkeit von unterschiedlichen Emotionsstimuli. Die Definition von Emotion als Synchronisierungsvorgang physiologischer Oszillatoren (Scherer 1993) kann bisher weder klinisch noch experimentell überzeugen; die Annahme von Grundemotionen (Ekman u. Freesan 1996; Machleidt et al. 1989) versus modularer Emotionsauffassungen bleibt z. Z. noch offen.

- Forschung zu zerebraler Lokalisation und Funktion

Die Ausweitung des Forschungsfeldes auf Fragen der zerebralen Lokalisation und Funktion steht am Anfang. Als Beispiel sei hier der Nachweis von Baxter et al. (1992) aufgeführt, daß die mit der Manifestation von Zwangsphänomenen verbundene, in den frontalen Caudabereichen zur Aktivierung führende Emotionalität sowohl medikamentös wie psychotherapeutisch sichtbar gemindert und normalisiert werden kann, ein Befund, der zu pathogenetischen Spekulationen über beteiligte zerebrale Regelkreisläufe geführt hat. Die Arbeitsgruppe um Krause (Krause u. Lütolf 1989; Krause et al. 1992) konnte mit Hilfe des Mimikparadigmas das gestörte emotionale Wechselspiel zwischen schizophrenen und gesunden Kommunikationspartnern zeigen und die Bedeutung auch äußerst kurzer und scheinbar belangloser mimischer Schlüsselreize für die Dialogsteuerung erläutern.

Historische Entwicklung

Abgesehen von der genuinen psychopathologischen Forschung an Persönlichkeitsstörungen hatten schon in den 60er und 70er Jahren für die psychopathologische Krankheitslehre der endogenen Psychosen auch Persönlichkeitsaspekte und ihre Entwicklungspsychopathologie eine wichtige Rolle gespielt. Tellenbach (1983) hatte als Vorbedingung für die klinische Melancholie den Typus melancholicus dargestellt, dessen Validierung mit objektivierenden Methoden das Verdienst von von Zerssen et al. (1994) ist. Seine Arbeitsgruppe hat im Zuge dieser Validierungsarbeit darüber hinaus Differenzierungen prämorbider Strukturen neurotischer, schizophrener und affektiver Patienten herausarbeiten können (von Zerssen 1977; von Zerssen et al. 1996). Janzarik (1988) hatte den „vorauslaufenden Defekt" für die Schizophrenien, Mundt (1985) die prämorbiden Affekttypen beschrieben. In der internationalen Literatur konzentrierte sich die Forschung auf prospektive High-risk-Studien, die ganz überwiegend dem Spektrum schizophrener Störungen galten und sich vorwiegend auf diskrete neurophysiologische, neuropsychologische und psychomotorische Vorläufersymptome für spätere schizophrene Erkrankungen konzentrierten.

Studien zur Depressionsentstehung

In jüngerer Zeit entstanden nun auch zunehmend empirisch begründete entwicklungspsychopathologische Studien zur Depressionsentstehung. Dabei wurden beispielsweise Analysen der Interaktion depressiver Eltern mit ihren Kindern und deren Einfluß sowie der Einfluß der gesamten Lebenskonstellation auf die Entwicklung kognitiver Stile, der Selbstwertregulation, der sozialen Kompetenz und des Aufbaus sozialer Netzwerke bei diesen Kindern untersucht. Im einzelnen konnte gezeigt werden, daß die Interaktionen depressiver Eltern generell quantitativ und in der emotionalen Spannbreite reduziert sind (vgl Schröder et al. 1996). Im Vergleich zu gesunden finden sich bei depressiven Eltern mehr kritische Interaktionen mit weniger Engagement, weniger Unterstützung und mehr vorwegnehmender Besorgtheit. Durch chronische Belastungen der Eltern – alleinerziehend, Doppelbelastung durch Beruf und Haushalt, chronische Konfliktlagen mit dem Partner oder auch den Kindern – werden die wenig förderlichen Interaktionsstile begünstigt (Brown 1996). Chronisch depressive Verhaltensweisen wirken sich auch ungünstig auf Partnerschaft und Selbstbild der Partner aus.

– Analyse der Interaktion depressiver Eltern

Die prospektive Validität der Entwicklungen hinsichtlich des Risikos für die Erkrankung an einer Major-Depression ist von Brown (1996) für erwachsene gesunde Frauen nachgewiesen worden; und von mehreren Gruppen wurden die Erkrankungsrisiken für Nachkommen depressiver Eltern belegt (Hops 1996; Hammen 1996). Entwicklungspsychopathologische Mittlerfunktion haben v.a. depressive kognitive Stile mit überzogen selbstkritischen und selbstnegativierenden Tendenzen, geringes Selbstwertgefühl, Rückstand an sozialer Kompetenz und Akzeptanz in Peer-Gruppen. Kinder unsensibler Mütter zeigten, so fand die Goodyer-Gruppe, kognitive, motorische und emotionale Entwicklungsverzögerungen, die lange Zeit bestehen können (Murray et al. 1996). Die Kleinkinder selbst scheinen emotionale Resonanz und Attachement aktiv zu suchen und nach Möglichkeit depressive Mütter zugunsten resonanzfähiger Ersatzpersonen zurückzustellen, wenn dies in der Familie möglich ist.

– erhöhtes Erkrankungsrisiko von Nachkommen depressiver Eltern

Diese Fülle von funktionellen Befunden zum entwicklungspathopsychologischen und entwicklungspsychopathologischen Vorfeld manifester affektiver Erkrankungen liefert ein sehr viel anschaulicheres Bild von möglichen Risikokonstellationen und protektiven Faktoren als die früher üblichen retrospektiv gewonnenen statisch-deskriptiv aufgebauten Per-

– Risikokonstellationen und protektive Faktoren

sönlichkeitsmerkmale. So gibt es bei den Publikationen zur Entwicklungspsychopathologie der affektiven Störungen, speziell der Depression, einen Schwerpunkt auf pathopsychologischen Modellen der z. T. durch identifikatorische Übernahme, z. T. interaktionell erzeugten risikoträchtigen Denk-, Fühl- und Verhaltensmuster. Dagegen sind die Befunde der präschizophrenen Konstellationen mehr von organischen Grundstörungen und ihren Amplifikationen durch ungeschickte Handhabung in den Familien gekennzeichnet, so daß manchmal geradezu der Eindruck entsteht, es handele sich um eine neuropsychologische Sonder- oder Abortivform einer hirnorganischen Erkrankung.

Studien an Familienvideos später schizophren erkrankter Kleinkinder

Erwähnenswert sind im einzelnen die Befunde von Walker u. Lewine (1990), die an Familienvideos später schizophren erkrankter Kleinkinder zeigen konnten, daß diskrete motorische Störungen schon im Kleinkindalter die Regel sind. Resch (1996) hat die jüngere Befundlage in seiner Entwicklungspsychopathologie mit folgenden Überlegungen zusammengefaßt: Tangentiales, gleitendes Denken, neuromotorische Defizite mit Sprachentwicklungsstörungen, Aufmerksamkeitsstörungen, Irritabilität in der Gefühlskontrolle und schließlich leichtere Denkstörungen stellen den organischen Untergrund dar. Ablehnende, kalte Atmosphäre, weniger aktive Förderung, niedrige Erwartungen, aktive Disqualifikation vergrößern das Entwicklungsdefizit und führen schließlich zu sozialer Inkompetenz und Affektverflachung.

Befunde zur Alzheimer-Demenz

Selbst für die Entwicklung einer so vorwiegend organisch geprägten Störung wie der Demenz vom Alzheimer-Typ haben Bauer et al. (1995) Befunde erbracht, die eine prämorbid stärker abhängige Persönlichkeitshaltung darstellen im Vergleich zu Kontrollprobanden. Ein entsprechendes Zusammenspiel von vergleichbarer Plausibilität mit organisch-biologischen Diathesen bei affektiven Risikopatienten ist bislang noch nicht entwickelt. Die enormen methodologischen Schwierigkeiten, objektivierend zu untersuchende organische Grundkonstellationen mit hermeneutisch zu untersuchenden, lebensgeschichtlich sich entfaltenden Sinnstrukturen in einen Verstehenszusammenhang zu bringen, haben Bürgy u. Mundt (im Druck) jüngst am Beispiel der Lebensthemenforschung aufgezeigt.

Forschung zu Persönlichkeitsstörungen

– Einbeziehung biologischer Aspekte

Die Forschung zu Persönlichkeitsstörungen als eigenständiger nosologischer Gruppierung hat – abgesehen von fortlaufenden Verfeinerungen und Veränderungen der Erhebungsinventare (vgl. z. B. von Zerssen et al. 1996) – durch die Einbeziehung biologischer Aspekte eine Bereicherung erfahren. Cloninger et al. (1995) haben ein mehrfach umgearbeitetes Persönlichkeitsinventar entworfen, dessen Kategorien „harm-avoidance", „reward-dependency" und „novelty-seeking" zu einem abnormen Tonus des dopaminergen, noradrenergen und serotonergen Systems Bezug haben sollen. Eine auch genetisch hinsichtlich der Dopamin-D_2-Rezeptorexpression angedeutete Bestätigung dieser Hypothese (Svrakic et al. 1996) findet sich allerdings bislang nur für Persönlichkeitsformationen des Alkoholismus, Typ 1 (späterkrankt, ausgeprägte „harm-avoidance") und Typ 2 (früherkrankt, ausgeprägtes „novelty-seeking"). Typ 2 soll eine höhere Genexpression für den Dopamin-D_2-Rezeptor zeigen als Typ 1. Die noch nicht ausgereifte Validität des Inventars mag zu dieser Spärlichkeit des bisherigen Ertrags geführt haben.

Eine Ausweitung der Persönlichkeitsforschung auf experimentelles Gebiet auch unter Einbeziehung einer Überprüfung des serotonergen Systems mit dem Fenfluramintest haben Herpertz u. Saß (1997) mit Stimulationsversuchen zur Affekterregung bei Patienten mit impulsiver Persönlichkeitsstörung durchgeführt. Sie konnten zeigen, daß einer deutlich biologisch mitbestimmten, persönlichkeitsimmanenten Impulsivität eine mehr durch Lernerfahrung geprägte dysfunktionale Affektverarbeitung gegenübersteht, wobei die kognitiven Leistungen und Stile nicht verändert sind. Für die subjektive Erlebnisseite und die Konsequenzen für die soziale Kompetenz spielt v. a. der hohe Retentionsgrad mit eher gesteigerter Kontrolliertheit und explosionsartiger Affektentladung sowie einem damit verbundenen stark ausgeprägten Affektwechsel und einer Affektentdifferenzierung eine Rolle.

– Ausweitung auf experimentelles Gebiet

Eine Bereicherung der statistischen Aufarbeitung von mit Inventaren generierten Persönlichkeitsdaten haben Steinmeyer u. Möller (1992) in die Psychiatrie eingebracht. Steinmeyers facettentheoretische Analyse erlaubt es, mit Hilfe einer Visualisierung der Überlappung von klinischen Kategorien und solchen, die durch statistische Verfahren, z. B. Faktorenanalysen, gewonnen wurden, klinisch sinnvolle Typologien zu modellieren, deren mehr oder weniger ausgeprägte Konvergenz mit den empirisch gesicherten Kategorien stets sichtbar bleibt.

– facettentheoretische Analyse

Aus der „Pathopsychologie" (s. auch unten) kommen Versuche, die statisch-deskriptiven Persönlichkeitsmodelle durch Funktionsmodelle zu ersetzen, die z. T. aber, wenn konkrete Ideen oder empirische Ergebnisse fehlen, abstrakt und unanschaulich bleiben (Becker 1995, 1996). Für die depressiven Persönlichkeiten haben Schmitt u. Mundt (1991), Blöschl (1994) und Hops (1996) die Rolle der Aggression näher untersucht und Zusammenhänge zwischen Aggressionsunterdrückung und geringem Selbstwert sowie Mechanismen einer verdeckten Aggressivität bei Depressiven aufzeigen können.

Pathopsychologie

5 Phänomenologische, anthropologische und philosophisch geprägte Psychopathologie

Die phänomenologisch-anthropologische Richtung der Psychopathologie hat in Deutschland, den romanischen Ländern und Japan eine besondere Tradition, in Deutschland wiederum besonders – neben den früheren Zentren Marburg und Köln – an der Heidelberger Klinik. In einer Standortbestimmung hat Schmidt-Degenhard (1997a) 2 Hauptanliegen dieser Forschungsrichtung genannt:
1. Die ontische Interpretation der psychopathologischen Phänomene, d. h. die Erläuterung der Art der Seinsabwandlung der Patienten mit ihren Folgen für das Verhältnis zu sich selbst und zur Welt. Husserl und Heidegger sowie Sartre werden als Phänomenologen und Existentialphilosophen hierzu sowohl in methodischer Hinsicht (Husserl) wie hinsichtlich ihrer inhaltlichen Aussagen beigezogen.

Hauptanliegen

2. Die hermeneutische Erarbeitung von biographischen, intentionalen und mnestischen Sinnstrukturen, die Erleben und Handeln leiten. Dieses Anliegen wird auch stark von der Psychoanalyse beeinflußt.

Ethische Fundierung

Kritik muß Schmidt-Degenhards Behauptung wecken, daß wegen ihrer „Seins-Gemäßheit" die phänomenologisch-anthropologische Richtung der Psychopathologie eine besondere, im Vergleich mit anderen Forschungsrichtungen höher stehende ethische Fundierung besitze. Diesen Anspruch bezieht er auch auf die „Exploration als offenes Feld" (1997b) für Betroffensein und die Herstellung von Intersubjektivität, eine alte und damals schon sehr umstrittene Forderung von von Baeyer (1955). Die mit einer solchen Behauptung implizierte ethische Abwertung anderer Richtungen ist problematisch. Der Anspruch, die Conditio humana zum Forschungsgegenstand zu haben, bedeutet noch nicht, sie nachhaltig verbessert zu haben.

Historisch gesehen sind zwar bedeutende Sozialpsychiater aus der phänomenologisch-anthropologischen Richtung hervorgegangen, eine wirkliche Besserstellung psychiatrischer Patienten v. a. seit 1945 ist aber aus dem Zusammenwirken vieler Anstrengungen hervorgegangen, nicht zuletzt aus den Erfolgen der Psychopharmakologie, der Versorgungsforschung, der Psychotherapieforschung, der klinischen Psychiatrie und Psychologie und der Sozialpolitik. Die Suche nach dem Huntington-Chorea-Gen beispielsweise ist so „Seins-gemäß" wie die nach der transzendentalen Organisation des Ich (Blankenburg 1971).

Paranoide Störungen im Alter

Neue Impulse für die phänomenologisch-anthropologische Forschungsrichtung kamen in der deutschsprachigen Literatur in jüngerer Zeit von Fuchs (1993, 1994a, b, 1995, 1996; Fuchs u. Haupt 1994). In einer Übersichtsarbeit über paranoide Störungen im Alter (Fuchs 1993) konnten als eine mögliche Vorbedingung paranoider Verfassungen Hörminderungen im Frequenzbereich der Sprache für Alterswahnentwicklungen aufgezeigt werden sowie Vertreibungsschicksale mit besonderer Verletzlichkeit gegenüber einem Eindringen in den psychophysischen „Binnenraum", ein Erlebensmodus, den Fuchs an Kafkas „Bau" (Fuchs 1994b) exemplifiziert hat. Die gehäuft gefundenen Hörminderungen bei Altersparanoiden weisen auf eine Unterbrechung des Gestaltkreises hin, also auf eine Möglichkeit, durch eigene Bewegung Wirklichkeitskonstituierung in einem Kreisprozeß zwischen sensorischer und motorischer Aktualgenese im weitesten Sinne herzustellen. Die von Fuchs erläuterten Modi der Seinsabwandlung Wahnkranker und die daraus abzuleitenden Gesichtspunkte für Auslösung und Protektion im Verlauf geben wichtige Anregungen für die Psychotherapie Wahnkranker (Mundt 1996a).

Technischer Wahn Schizophrener

Kraus (1992) hat sich in jüngerer Zeit neben der rollentheoretischen Interpretation affektiver Erkrankungen mit dem technischen Wahn Schizophrener befaßt, den er als Schaffung einer virtuellen Realität zur „Normalisierung" sonst nicht einzuordnender pathologischer Erfahrungen interpretiert, eine Denkfigur, die Schmidt-Degenhard (1992) bereits mit seinen Arbeiten über das Oneirod beschrieben hatte. Nach Schmidt-Degenhard stellt Wahn eine Daseinsabwandlung durch Entmächtigung des Selbst dar. Die verlorene Welt des sozial verbindenden common sense werde durch Imagination ersetzt bzw. ergänzt.

Mit einer Arbeit über existentielle Aspekte der Angst greift Kraus (1996) alte Konzepte der Dialektik von Sein und Entwurf, von Distanz zu sich selbst und Entfremdung auf, ein Konzept, das auch in einer Arbeit über die Ich-Entfremdung des Melancholikers, in der – quasi wahnhaften – Selbstbezichtigung des Lügens mit schuldhaftem Erlebenshintergrund anklingt. Die Entfremdung der Angst als Problem und Erschwernis für die psychotherapeutische Arbeit mit phobischen Patienten und ihr Kompensationscharakter konnte auch in einer Arbeit von Mundt (1996b) aufgezeigt werden. Das Vorherrschen des Entfremdungscharakters der Zeitigungsstörung in der Melancholie gegenüber einer hypostasierten, mehr instrumentellen Störung durch Retardierung konnte von Mundt et al. (1998) in einer Studie mit einer Serie von Experimenten zur Zeitschätzung und Zeiterfahrung von Depressiven belegt werden.

Existentielle Aspekte der Angst

Die von europäischen Phänomenologen und der analytischen Philosophie des Geistes geprägte angloamerikanische phänomenologische Psychopathologie hat sich mit der schon erwähnten Kritik der operationalen Klassifikation (z.B. Radden 1994) und mit der Auseinandersetzung um die sog. „folk-psychology" befaßt, womit laienpsychologische Verstehensansätze psychischer Störungen gemeint sind, unter die von einigen amerikanischen Forschern (Harrison 1991) auch psychopathologische Konzepte generell eingereiht werden (z.B. Radden 1994). Die Polemik um diese „eliminativen Materialisten" (Schwartz 1991) erscheint steril – die Brauchbarkeit der Ansätze auf dem Ideenmarkt wird letztendlich ihre Existenzberechtigung liefern, nicht die „metapsychopathologische" Disputation darüber.

Laienpsychologische Verstehensansätze

Große Hoffnungen wurden in den 80er Jahren in eine vorwiegend aus der Psychoanalyse, Sozialpsychologie und Soziologie angeregte qualitative psychopathologische Forschung gesetzt. Das führende Forschungsparadigma war für einige Zeit das narrative Interview, eine Untersuchungstechnik, mit der das subjektive Element des interpretierenden Untersuchers im hermeneutischen Akt der Sinnbestimmung durch bessere Objektivierung z.B. durch Sprachanalysen des narrativ gewonnenen, d.h. des durch den Untersucher nicht vorstrukturierten Textes eingegrenzt werden sollte. Die Ergebnisse sind insgesamt in Anbetracht des hohen methodischen und Zeitaufwandes bescheiden geblieben; wie in vielen anderen Fällen wurde mit mehr Methodik Bekanntes bestätigt (vgl. Frommer 1996; Faller 1994), hier v.a. das negative Selbstbild Depressiver, allerdings mit einem wesentlich höheren Beweisgrad, als er der subjektiven Evidenz des einzelnen Klinikers zukommt.

Qualitative Forschung

Auf die speziellen Methodenprobleme der Biographieforschung haben Bürgy u. Mundt (im Druck) hingewiesen. Der Methodendualismus (Mundt 1989) bricht hier noch am nachhaltigsten immer wieder auf. Er kann wohl nur mit dem „Wechselschrittmodell" überwunden werden. Gerade die Lebensthemenforschung zeigt am Werk von Thomae (1996), daß eine Konvergenz und Verschmelzung hermeneutischer und objektivierender Ansätze nicht möglich ist; vielmehr ist das Festhalten am The-

Biographieforschung

ma und an der Fragestellung durch klar voneinander unterschiedene entsprechende Forschungsparadigmen erfolgsträchtiger. Die etwa mit Tagebuchtechniken (Laux u. Weber 1987) oder der objektivierenden Life-event-Forschung gegebene Verflachung kann durch hermeneutische Auseinandersetzung mit den gefundenen Ergebnissen wieder überwunden werden und zu erneuten, explorativ gewonnenen Fragestellungen führen, die dann wiederum der objektivierend sinnverblindeten Untersuchung unterworfen werden.

6 Pathopsychologie und andere Beiträge der klinischen Psychologie

Salutogeneseforschung

Als Gegenstück zur psychopathologischen Pathogeneseforschung hat sich seit einigen Jahren die Salutogeneseforschung entwickelt (Antonowski 1987). Sie befaßt sich mit Mechanismen des Gesundwerdens und Gesundbleibens auch unter erschwerten Bedingungen. Neben der klassischen Streßforschung und den Coping-Konzepten haben in jüngerer Zeit Untersuchungen über Bewältigungsstile von Krankheit und Gesundbleiben bei Jugendlichen mit und ohne belastende Milieueinflüsse wie Heimerziehung interessante Befunde erbracht („Bielefelder Studie"). Die alten Coping-Ergebnisse wurden bestätigt: So zeigte sich, daß aktives Vorgehen, Intelligenz, Vorerfahrung von Selbstwirksamkeit, Temperamentsfaktoren, die Flexibilität mit beinhalten, stabile emotionale Beziehungen und Modelle für Krisenbewältigung für Jugendliche mit positiver Entwicklung aus ungünstigen Bedingungen eine Rolle spielen und „Resilience", d. h. Elastizität, versprechen (Lösel et al. 1992). Allerdings waren in der Bielefelder Studie (vgl. Becker 1995, 1996) die Unterschiede zur gesunden Vergleichsgruppe gering. Es blieb fraglich, ob ein Modell, das Schwellenwerte, beispielsweise für die Intelligenz, annimmt, die Ergebnisse besser erklären könnte oder ein Modell der Ausgewogenheit des Musters der salutogenen Einflußfaktoren.

– Bedeutung von Bewältigungsstilen

– Ablenkung als Heilungsfaktor bei Depressiven

Haltenhof u. Vossler (1994) fanden bei Depressiven Ablenkung als einen der wichtigsten Heilungsfaktoren. Abgesehen von Aspekten der Depressionstiefe und Autonomisierung, die für die Interpretation dieser Befunde beachtet werden müßten, spielt hier mehr noch als in anderen Diagnosegruppen ein Methodenproblem der Salutogeneseforschung eine Rolle, und zwar die Konfundierung von salutogenetischen Faktoren mit Variablen der aktuellen Befindlichkeit sowie die ungenügende Differenzierung von kurz und lang wirkenden, von befindlichkeits- und strukturbeeinflussenden Erfolgsfaktoren der Salutogenese.

Salutogenesekonzepte

Lebensqualitätsforschung

Die Salutogenesekonzepte haben einen Bezug zur Lebensqualitätsforschung (s. Kap. 7, Bd. 2; Lauer 1997), deren Entwicklung auch in der Psychiatrie von der Krebsbehandlung angeregt wurde. So wie dort nicht mehr allein die Tumordiagnostik die Zielkriterien für das therapeutische Vorgehen abgibt, so werden in der Psychiatrie zunehmend psychopathologische Symptome durch Kriterien der Lebensqualität als Therapiezielkriterien ergänzt. Eine Fülle von ungelösten Methodenproblemen erschwert die Interpretation der Ergebnisse bislang: Dazu gehört das Auseinanderklaffen von objektiver und subjektiver Lebensqualitätsbewertung; letztere wird häufig, von Schizophrenen beispielsweise, vielleicht durch Kontrasterleben und autismusbedingte „Bescheidenheit", als unsinnig hoch eingeschätzt, ein Ergebnis, das auf keinen Fall zu therapeutischer, rehabilitativer und sozialpolitischer Selbstzufriedenheit verleiten darf. Aber auch die selbst gesetzten Lebensziele und Standards, mitbestimmt durch die Herkunft, durch eine realistische Beurteilung des Erreichbaren oder eine relative Genugtuung aufgrund der Überwindung zurückliegender, noch schlechterer Erlebnisumstände, können die subjektive Beurteilung der Lebensqualität beeinflussen. Eine allgemein akzeptierte Maßzahl (vgl. auch die sog. „qualies") steht noch aus.

7 Psychopathologie und kognitive Neurowissenschaft

In diesem Jahrzehnt, der Dekade des Gehirns, wurden im Bereich der kognitiven Neurowissenschaften – einer jungen, aus Psychologie, Informatik, Physiologie, Anthropologie, Philosophie und Linguistik gewachsenen Disziplin – bedeutsame Fortschritte erzielt. Diese Fortschritte können an der Psychopathologie als Wissenschaft nicht spurlos vorbeigehen, zumal sie gerade in jüngster Zeit genau die Sachverhalte betreffen, die in der Psychiatrie relevant sind. War es beispielsweise bis vor wenigen Jahren unter Neurowissenschaftlern verpönt, überhaupt das Wort „Bewußtsein" im wissenschaftlichen Diskurs zu verwenden, so sind heute nicht wenige experimentelle Studien den neurobiologischen Korrelaten von Bewußtsein direkt gewidmet (vgl. Barinaga 1997, S. 1583). Entsprechend erschien die Frage, wann und wo genau im Gehirn eine bildhafte Vorstellung oder eine akustische Halluzination zu lokalisieren ist, noch bis Ende der 80er Jahre eher als Kategorienfehler denn als ernst gemeintes empirisches Forschungsziel. Dies hat sich durch die Entwicklung und Anwendung sowohl neuer Methoden als auch neuer Konzeptionen grundlegend geändert.

Studien zu neurobiologischen Korrelaten von Bewußtsein

Im Folgenden werden nach einem kurzen methodischen Abriß zunächst einige für einzelne psychopathologische Sachverhalte wichtige Ergebnisse, Konzeptionen und Interpretationen in Kürze referiert, wonach die Diskussion vom Besonderen zu zunehmend allgemeinen Gesichtspunkten fortschreitet und mit Überlegungen zur Psychopathologie als Wissenschaft endet.

7.1 Natur- und Geisteswissenschaften: Methoden

Vor 100 Jahren erlebte die Hirnforschung einen ähnlichen Aufschwung wie in der Gegenwart. Im Unterschied zu heute konnte man die damals neu gewonnenen Erkenntnisse über Neuronen, Neuronenverbände und Gehirnmodule jedoch nur in sehr spekulativer Weise auf geistige Prozesse beziehen, weswegen sich Psychopathologen von einer „Hirnmythologie" abzugrenzen suchten und ihre Wissenschaft als Geisteswissenschaft verstanden wissen wollten. Dies führte zu einer insgesamt unguten Entwicklung im Sinne einer Trennung von Gehirn und Geist in ei-

Problem der Trennung von Gehirn und Geist

nem Bereich – der Psychiatrie –, in dem nichts offensichtlicher ist als deren unmittelbare Verschränkung, wie Andreasen (1997) erst kürzlich zu Recht betont hat. Die Psychopathologie hat ihre Wurzeln notwendigerweise sowohl in der Natur- als auch in der Geisteswissenschaft, in ihr sind Philosophie und Psychologie ebenso aufgehoben wie Informatik und Neurobiologie.

Die Probleme der Psychopathologie waren von Anfang an auch Probleme der richtigen Methodik. Wer etwas über die Psyche sagt, der muß wissen, „was man weiß, wie man es weiß und was man nicht weiß". Es ist schade, daß dieses Diktum aus der Autobiographie Jaspers' (1957, S. 13) heute im oftmals sehr unscharfen Diskurs über psychologische Sachverhalte so wenig Beachtung findet, sind es doch gerade die *methodischen* Fortschritte im Bereich der kognitiven Neurowissenschaften, aufgrund deren wesentliche Beiträge zur Untersuchung psychopathologischer Sachverhalte möglich werden.

Verknüpfung unterschiedlicher Methoden

Es gilt dabei zu bedenken, daß es keine „optimale Methode" zur Untersuchung von Geist- und Gehirnvorgängen gibt. Die Kunst liegt vielmehr in der sinnvollen Verknüpfung unterschiedlicher Methoden, so daß ihre jeweiligen Stärken kombiniert und ihre Schwächen kompensiert werden (vgl. Posner u. Raichle 1996).

- Reaktionszeitmessung

- funktionelle bildgebende Verfahren

- elektrophysiologische Verfahren
- Effekte psychoaktiver Substanzen

Um seelische Vorgänge in Komponenten zu zergliedern, wird seit mehr als 100 Jahren in der Psychologie das Verfahren der Reaktionszeitmessung eingesetzt. Durch gezielte Auswahl der rasch zu bearbeitenden kurzen Aufgaben kann man Aussagen über die Art der zugrundeliegenden geistigen Prozesse gewinnen (Posner 1986). Funktionelle bildgebende Verfahren erlauben eine Antwort auf die Frage, wo genau im Gehirn bestimmte Leistungen hervorgebracht werden (Toga u. Mazziotta 1996). Elektrophysiologische Verfahren hingegen können klären, wann genau – auf die Millisekunde – ein bestimmter geistiger Prozeß abläuft (Heinze et al. 1994; Snyder et al. 1995). Durch die Untersuchung des Effekts psychoaktiver Substanzen läßt sich darüber hinausgehend feststellen, welche Neurotransmitter und Neuromodulatoren an einer Leistung teilhaben bzw. auf sie einwirken (vgl. z.B. Hermle et al. 1996; Kischka et al. 1996; Spitzer et al. 1996).

7.2 Forschungsergebnisse

Die im folgenden referierten Ergebnisse neurowissenschaftlicher Forschung stellen einen Querschnitt dar, wobei nicht auf Vollständigkeit, sondern auf den paradigmatischen Charakter der Beispiele Wert gelegt wurde. Es soll deutlich werden, was die kognitive Neurowissenschaft in der Psychopathologie leisten kann. Im nachfolgenden Abschnitt wird auf die Kartenstruktur des Kortex sowie auf zwei die Funktionalität dieser Karten betreffende grundlegende Begriffe – Neuroplastizität und Neuromodulation – eingegangen.

7.2.1 Halluzinationen

Seit Jaspers sind Halluzinationen als wahrnehmungsgleich von Vorstellungen begrifflich streng geschieden. Wie an anderer Stelle ausgeführt (Spitzer 1988) und bis in die jüngste Zeit kontrovers diskutiert (Walker 1993; Wiggins u. Schwartz 1996), ist seine Berufung auf die Phänomenologie Husserls problematisch, scheint es doch, als drücke seine Begriffsbestimmung nichts weiter aus als die Vorurteile eines Teils der Psychologie des vergangenen Jahrhunderts und seine geringe Kenntnis der tatsächlich vorkommenden klinischen Vielfalt der Erlebnisse. Es ist schwer zu verstehen, daß sich seine Auffassung bis heute durchgesetzt hat, wurde doch auf ihre Unbrauchbarkeit für klinische (Schröder 1915) als auch für Forschungszwecke (vgl. z.B. Beringer 1927; Zusammenfassung bei Spitzer 1988) immer wieder hingewiesen.

Begriffsbestimmung

Seit den Untersuchungen von Shepard und Cooper aus den beginnenden 70er Jahren (Zusammenfassung in Shepard u. Cooper 1982) war klar, daß sich bildhafte Vorstellungen experimentell untersuchen lassen, obgleich sie zu den privatesten, „subjektivsten" Erlebnissen des Menschen gehören. Die Ergebnisse einer ganzen Reihe von Reaktionszeitexperimenten zur mentalen Rotation von Vorstellungsbildern ließen Schlußfolgerungen auf die Art der Repräsentation von Vorstellungen zu. Insgesamt legten diese Studien die Wahrnehmungsähnlichkeit von Vorstellungen nahe.

Experimentelle Untersuchungsmöglichkeiten

Die Ergebnisse kognitiv-neurowissenschaftlicher Studien zu Wahrnehmung und Vorstellung der vergangenen fünf Jahre untermauern dies eindrucksvoll und in noch vor wenigen Jahren für unmöglich gehaltener Weise: Bei der bildhaften Vorstellung werden ganz offensichtlich die gleichen zentralnervösen Areale aktiviert wie bei der visuellen Wahrnehmung. Die Inhalte kommen dabei nicht von der Retina über das Corpus geniculatum laterale, sondern werden von ihrem Langzeitspeicher im Temporallappen gleichsam „rückwärts" den „niedrigeren" visuellen Zentren zugeführt. Dieser Vorgang entspricht ganz offensichtlich dem der Dekompression von Informationsgehalt, er ist rechenintensiv und braucht Zeit. Ist das Bild einmal im visuellen Pufferspeicher (vgl. Kosslyn u. König 1992) aufgebaut, läßt es sich dort manipulieren (z.B. rotieren oder „zoomen", d.h. vergrößern oder verkleinern), was ebenfalls Zeit braucht, die sich heute durch geschicktes Experimentieren messen läßt. Mittels funktioneller Magnetresonanztomographie konnte weiterhin die Aktivierung des visuellen Kortex beim bildhaften Vorstellen direkt gezeigt werden; sie ist etwa halb so groß wie beim visuellen Wahrnehmen (O'Craven et al. 1997). Kosslyn et al. (1996) konnten darüber hinaus in einer PET-Studie an gesunden Probanden nachweisen, daß die Aktivierung (oder Aktivierbarkeit) des visuellen Kortex mit der Leistung der Probanden in Vorstellungsaufgaben korreliert.

Prozeßanalogie von Vorstellung und Wahrnehmung

Diese und weitere Befunde legen nahe, daß es sich bei Wahrnehmung und Vorstellung nicht um grundlegend verschiedene Prozesse handelt, sondern vielmehr um zwei Aspekte einer Funktion, der visuellen Informationsverarbeitung. Ebenso wie beim Vorstellen Zentren der „Wahrnehmung" involviert sind, sind – wie die Gestaltpsychologie bereits vor

Wahrnehmung und Vorstellung als Aspekte der visuellen Informationsverarbeitung

Jahrzehnten eindrucksvoll gezeigt hat – beim Wahrnehmen gespeicherte Informationen und damit Vorstellungsbilder im Spiel. Wahrnehmung ist ein aktiver Prozeß der Analyse eingehender Information durch Synthese anhand bereits gespeicherter Information. Die dabei ablaufenden Struktur- und Gestaltbildungsprozesse werden in jüngster Zeit tierexperimentell an Primaten bis auf die Ebene einzelner Neuronen verfolgt.

Untersuchungen an Primaten

Affen unterliegen wie Menschen optischen Täuschungen und Kippbildern (Necker-Würfel; Rubin-Becher), die man u. a. durch Projektion unterschiedlicher Bilder in beide Augen provozieren kann („binocular rivalry"). Man kann den Tieren zunächst eindeutige Bilder zeigen und dadurch im Okzipital- und Temporalhirn Neuronen identifizieren, die auf die jeweiligen Bilder mit vermehrter Aktivierung ansprechen. Zeigt man dem Affen dann ein entsprechendes Kippbild, so sieht er offensichtlich entweder das eine Bild oder das andere (was sich an seinen Verhaltensweisen experimentell abbilden läßt), und entsprechend verhalten sich die zuvor identifizierten Neuronen. Die Geschwindigkeit des Umkippens entspricht dabei etwa der bei Versuchspersonen.

Weitere Untersuchungen von Logothetis und Mitarbeitern (Leopold u. Logothetis 1996; Logothetis et al. 1996) legen nahe, daß die Aktivität von Neuronen um so eher von Prozessen der inneren Gestaltbildung mitbeeinflußt wird, je „höher" sie in der visuellen Informationsverarbeitung angesiedelt sind: Ändern im primären visuellen Kortex ganze 18% der Neuronen ihre Aktivität in Abhängigkeit davon, welche Gestalt gerade gesehen wird (d.h. aus den von der Retina kommenden Informationen synthetisiert wird), so liegt dieser Prozentsatz etwa in der Mitte der visuellen Informationsverarbeitung (mediotemporales kortikales Gebiet, Areal MT) bei etwa 50% und am Ende der Verarbeitung (inferiortemporales kortikales Gebiet, Areal IT) bei nahezu 100%. Anders ausgedrückt: Je höher die Ebene der visuellen Informationsverarbeitung, desto eher repräsentieren die Neuronen das subjektiv Erlebte bzw. Gesehene und desto weniger die physikalische Umgebung. Zugleich ist festzuhalten, daß der Umschlag nicht an einer bestimmten Stelle im Gehirn stattfindet, sondern daß es sich neurobiologisch vielmehr um einen graduellen Übergang handelt.

Visuelle Wahrnehmung als aktiver Prozeß

Diese Sicht der visuellen Wahrnehmung als eines aktiven, über eine größere Zahl kortikaler Areale verteilten synthetischen Prozesses macht die in der Psychopathologie bekannten Veränderungen – von illusionären Verkennungen vor entsprechendem affektivem Hintergrund bis hin zu szenischen optischen Halluzinationen – plausibel. Nimmt man noch die Tatsache hinzu, daß das Serotoninsystem die höchste Dichte an Terminalen im visuellen Kortex aufweist und daß eine ganze Reihe von Halluzinogenen auf das Serotoninsystem einwirken, so wird verständlich, daß es unter einer ganzen Reihe von Bedingungen zu einem Überwiegen von „Top-down-Prozessen" gegenüber „Bottom-up-Prozessen" kommen kann. Ist diese Balance gestört, so verändert sich entsprechend der Wahrnehmungsmodus von Abwandlung – in einem Kontinuum ohne Brüche – bis hin zur Halluzination.

Akustische Halluzinationen

Für akustische Halluzinationen schizophrener Patienten in Form von Stimmenhören gilt sinngemäß das gleiche. Hier gelang kürzlich durch funktionelle Bildgebung an Patienten der direkte Nachweis der Beteiligung sprachverarbeitender kortikaler Areale (Silbersweig et al. 1995). Gewiß hatte man auch zuvor bereits vermuten können, daß gehörte „Stimmen" einerseits und sensorisches und motorisches Sprachzentrum andererseits eng verknüpft sind. Die genaue klinische Beobachtung von Fällen wie beispielsweise der Patientin von T. Early (persönliche Mitteilung), die nach einem das Broca-Zentrum betreffenden Insult aphasisch wurde und angab, daß auch die von ihr gehörten Stimmen Wortfindungsstörungen aufweisen, impliziert dies zudem unmittelbar. Dennoch liefert die funktionelle Bildgebung hier weitere konfirmatorische Evidenz.

7.2.2 Zwänge

Zwangsgedanken und -handlungen standen aufgrund verschiedener neurobiologischer Entwicklungsstränge in den vergangenen Jahren deutlich stärker im Mittelpunkt der Forschung, was eng mit einer vermehrten klinischen Aufmerksamkeit und einer entsprechenden Steigerung der Diagnosefrequenz einherging (Kaplan et al. 1994).

Zum einen war es der von Alexander et al. (1990) beschriebene Bezugsrahmen der kortikostriatothalamokortikalen Schaltkreise im Bereich des Frontalhirns, in dem sich Zwangsstörungen als eine unter mehreren psychopathologischen Dysfunktionen einordnen ließen (vgl. Kischka et al. im Druck). Man geht dabei davon aus, daß diese für das Frontalhirn typische Art der Verschaltung zu einer Integration von Informationen aus unterschiedlichen kortikalen Arealen führt. Die kreisförmige Verschaltung über die genannten subkortikalen Stationen führt möglicherweise zu einer Stabilisierung des Outputs des Systems, was im Hinblick auf dessen Funktion im Sinne der Auswahl jeweils *einer* Aktion zu einem bestimmten Zeitpunkt notwendig sein könnte.

Psychopathologische Dysfunktionen im Bereich des Frontalhirns

Bei Zwangsstörungen wurde die überschießende Aktivität einer bzw. mehrerer beteiligter orbitofrontalkortikaler sowie subkortikaler Strukturen (Striatum) mittels PET nachgewiesen (Baxter et al. 1992). Von besonderer Bedeutung ist hierbei, daß sich diese überschießende Aktivität bei erfolgreicher Pharmako- oder Psychotherapie normalisiert. Es wurden in dieser Studie damit erstmals die Effekte von Psychotherapie mittels Neuroimaging direkt sichtbar gemacht. Mittlerweile wurden Zwänge auch mit funktioneller Magnetresonanztomographie untersucht, indem die Patienten zunächst in Ruhe und danach während der Provokation von Symptomen gescannt wurden (Breiter et al. 1996). Hierbei zeigten sich sehr ähnliche Ergebnisse wie die zuvor von Baxter beschriebenen.

Nachweis überschießender Aktivität

Letztlich hat die Verfügbarkeit effektiver pharmakologischer und psychotherapeutischer Interventionsmethoden zu einer Verstärkung der Aufmerksamkeit auf Zwänge geführt. Zeigen die Befunde von Baxter et al. (1992) und von Breiter et al. (1996) die enge Verzahnung von Psychologie und Neurobiologie, so kommt diese auch bei der Therapie von Zwängen sehr klar zum Ausdruck: Die Defizite der Patienten in den verschiedensten Lebensbereichen werden oftmals erst und gerade nach der

Verzahnung von Psychologie und Neurobiologie

Eindämmung der Symptome offensichtlich und bedürfen der verhaltenstherapeutischen und/oder einsichtsorientierten Psychotherapie. Dem neurobiologisch nachgewiesenen engen Zusammenhang von psychologischer und biologischer Ebene bei Zwängen entspricht damit die enge Verzahnung entsprechender therapeutischer Strategien.

7.2.3 Formale Denkstörungen

Störungen assoziativer Prozesse

Formale Denkstörungen werden seit Bleuler (1911) als Störungen assoziativer Prozesse aufgefaßt und mittels sprachlicher experimenteller Verfahren näher untersucht. Eine Reihe von Untersuchungen legt nahe, daß bei schizophrenen Patienten mit formalen Denkstörungen nicht die gespeicherten Assoziationen selbst, sondern der Zugriff auf sie gestört ist. Diese Dysfunktion konnte im Sinne einer geringeren Fokussierung, u. a. auch elektrophysiologisch (Spitzer et al. 1997), näher charakterisiert und sowohl konzeptuell als auch experimentell mit dem Dopaminsystem in Verbindung gebracht werden.

Kognitiv-neurowissenschaftliche Sicht

Hieraus resultiert insgesamt eine kognitiv-neurowissenschaftliche Sicht formaler Denkstörungen, die eine Reihe unverbundener und ungeklärter klinischer Sachverhalte (zu nennen sind u. a. klinisches und experimentelles Assoziationsverhalten, zeitliche Aspekte der Spontansprache, der scheinbare Widerspruch von Konkretismus und zugleich bestehendem überabstraktem Denken, die scheinbare „Kreativität" mancher Patienten und Klangassoziationen) auf sparsame Weise erklärt (Spitzer 1997a) und mit neurobiologischen Sachverhalten in Verbindung bringt. Hieraus wiederum resultieren sowohl die Möglichkeit weiterer empirischer Prüfungen wie Weiterentwicklungen des Modells. Es zeichnen sich auch diagnostische und therapeutische Strategien ab, die derzeit Gegenstand der Forschung sind (vgl. Maier 1998).

7.3 Brain maps: Struktur und Dynamik

Differenzierung kortikaler Areale

Unter dem Stichwort der Gehirnkarten („brain maps") verbirgt sich eine Reihe z. T. sehr alter Fragen der Hirnforschung. Kortikale Areale lassen sich nach unterschiedlichen Kriterien differenzieren, was bereits um die Jahrhundertwende zur Publikation unterschiedlicher Einteilungssysteme des Kortex geführt hat. Die bekannteste Kartierung erfolgte durch Brodman (1909), der histologische Unterschiede zur Differenzierung heranzog. Flechsig (1929) unterschied kortikale Areale nach dem Zeitpunkt ihrer Myelinisierung, und Zilles et al. (1995) ziehen multiple biochemische Marker heran.

Funktionelle Kartierung der Großhirnrinde

Die funktionelle Kartierung der Großhirnrinde erfolgte in der Vergangenheit, d. h. vor der Möglichkeit nichtinvasiver Untersuchungen beim Menschen, v. a. tierexperimentell. Darüber hinaus zeigte die Neuropsychologie der vergangenen etwa 100 Jahre, daß auch beim Menschen funktionelle Spezialisierungen im Kortex bestehen. Die Studien von Penfield und Mitarbeitern belegten bereits vor Jahrzehnten die funktionelle Kartenstruktur einiger kortikaler Areale durch invasive Untersuchungen am Menschen.

Die seit einigen Jahren zur Verfügung stehenden Verfahren haben hier ein ganz neues Forschungsfeld eröffnet. Die funktionelle Aufklärung der menschlichen Großhirnrinde ist eine Aufgabe, die noch Jahrzehnte in Anspruch nehmen wird und durchaus mit der Aufklärung des menschlichen Genoms vergleichbar ist (Albert 1997; Toga u. Mazziotta 1996). Die Größenordnung dieser Aufgabe läßt sich unter Heranziehen einiger plausibler Zusatzannahmen abschätzen: Man kann zunächst davon ausgehen, daß die Großhirnrinde schwach modular organisiert ist (vgl. Kosslyn u. König 1992), d.h. daß eine bestimmte geistige Leistung durch das Zusammenwirken verschiedener Areale – möglicherweise 1–2 Dutzend – bewirkt wird. In funktioneller Hinsicht lassen sich kortikale Areale dadurch unterscheiden, daß sie auf bestimmte Stimuli selektiv ansprechen bzw. bei bestimmten klar definierten Leistungen aktiv werden.

Am besten untersucht ist in dieser Hinsicht das visuelle System. Man kennt derzeit mindestens 32 unterschiedliche kortikale Areale (Felleman u. van Essen 1991), die für die Funktion des Sehens zuständig sind. Diese Areale sind elektrophysiologisch durch Tierversuche an Primaten definiert worden und konnten beim Menschen teilweise durch funktionelle Bildgebung mit recht guter Übereinstimmung ebenfalls nachgewiesen werden (Sereno et al. 1995).

Beispiel: Sehen

Die durchschnittliche Größe der visuellen Areale liegt bei Primaten bei 170 mm². Beim Menschen sind diese Areale wahrscheinlich größer. So weist das Areal V1 beim Menschen die doppelte Größe des Areals V1 beim Affen auf. Geht man von einer Größe des menschlichen Kortex von 250 000 mm² aus, so läßt sich die Anzahl der hierin befindlichen und aufzudeckenden Areale unterschiedlicher Funktion mit 735 abschätzen (vgl. Spitzer et al. 1998). Diese Zahl ist gewiß nur das Ergebnis einer groben Abschätzung, sie liefert jedoch einen Anhaltspunkt für das Ausmaß des Problems.

7.3.1 Zur Struktur kortikaler Karten: Neuroplastizität

Man bezeichnet funktionsspezifische kortikale Areale auch als Karten, weil der Kortex aufgrund seiner internen Struktur die ihn erreichenden Eingangssignale nach Häufigkeit und Ähnlichkeit geordnet, d.h. kartenförmig, repräsentiert. Von großer Bedeutung ist hierbei, daß diese Ordnung nicht statisch ist, sondern sich nach Maßgabe des Inputs in bestimmten Grenzen beständig ändert. Man bezeichnet diesen Sachverhalt als Neuroplastizität. Hierunter versteht man ganz allgemein neuronale Reorganisationsvorgänge, die in Abhängigkeit von den zu verarbeitenden Signalen sowie den internen Funktionszuständen vonstatten gehen. Wie Forschungsergebnisse insbesondere der vergangenen etwa 15 Jahre eindrucksvoll nachweisen konnten, baut sich das Gehirn in Abhängigkeit vom zu verarbeitenden Input gleichsam ständig um, d.h. es werden neue neuronale Verbindungen geknüpft, um Eingangssignale besser verarbeiten zu können.

Definition Neuroplastizität

Bei Neuronen handelt es sich bekanntermaßen um postmitotisches Gewebe, d.h. die Zellen haben ihre Fähigkeit zur Teilung verloren. Die Me-

Mechanismen der Neuroplastizität

chanismen der Neuroplastizität bestehen entsprechend im Knüpfen neuer Verbindungen zwischen Neuronen („neuronal sprouting") bzw. im Aktualisieren bestehender, jedoch nicht genutzter Verbindungen („silent connections"). Eine große Zahl von Studien an Primaten und am Menschen hat die kontinuierliche, erfahrungsabhängige Strukturbildung in kortikalen Repräsentationen eindrucksvoll nachweisen können (Merzenich u. Sameshima 1993). Lernt ein Mensch beispielsweise Blindenschrift (Braille), so vergrößert sich das kortikale Areal, das für die Fingerkuppe seines rechten Zeigefingers zuständig ist (Pascual-Leone u. Torres 1993), lernt er das Geigenspiel, so vergrößert sich die Repräsentation seiner linken Hand. Wird ein künstliches Innenohr implantiert, organisiert sich die akustische Sprachverarbeitung aufgrund der völlig neuen Eingangssignale (zeitliche Inputmuster) grundlegend um: Nach der Operation wird zunächst nur unangenehmes Rumpeln gehört, wohingegen innerhalb etwa eines Jahres die Mehrzahl der Patienten ein Telefongespräch führen kann, d.h. Sprache verstehen kann, ohne von den Lippen zu lesen.

Neuroplastizität in Sprache und Denken

Aufgrund der uniformen Struktur des Neokortex (Nauta u. Feirtag 1986) ist davon auszugehen, daß Neuroplastizität auch bei höheren geistigen Leistungen auftritt, bis hin zu Sprache und Denken: „The idea that activity might change the heart or muscles is seldom questioned. The possibility that behavior could change the structure and function of the brain is seldom considered! Nevertheless, it is an important aspect of brain plasticity. Indeed, *there is little doubt that even thought can change the brain*" bemerkt Kolb (1995, S. 5, Hervorhebung durch die Autoren) entsprechend in seiner Monographie *Brain Plasticity*.

7.3.2 Bedeutungskarten

Assoziative Netzwerke

Wenn wir sprechen oder Sprache verstehen, dann müssen wir auf gelernte sprachliche Informationen zurückgreifen, die in kartenähnlichen assoziativen Netzwerken gespeichert sind. Die Bedeutung eines Wortes ist in einem solchen Netzwerk durch „Knoten" repräsentiert sowie durch die Beziehungen zu anderen Worten bzw. Begriffen. Wird auf einen Inhalt zugegriffen, so wird dieser aktiviert, wobei sich diese Aktivierung rasch mehr oder weniger stark ausbreitet (vgl. Spitzer 1996, 1997b). So sind beispielsweise in Reizwortassoziationsaufgaben („Welches Wort fällt ihnen zum Wort ... ein?") die Antworten von Probanden oft erstaunlich stereotyp, was sich als Ausdruck der Aktivierungsausbreitung in semantischen Netzwerken von einem Knoten zum Nachbarknoten verstehen läßt. Noch deutlicher sind die Ergebnisse von Wortentscheidungsaufgaben, in denen die Erkennungszeit eines Wortes verkürzt ist, wenn wenige hundert Millisekunden zuvor ein benachbartes Wort aktiviert worden war (semantischer Bahnungseffekt).

Semantische Netzwerke

Es gibt ferner eine Reihe von Einzelfallstudien zu neuropsychologischen Patienten, bei denen ein selektives Benennungsdefizit für bestimmte kategorienspezifische Wörter vorliegt. Sie haben beispielsweise Schwierigkeiten bei der Benennung nur von Tieren, nur von Möbeln, nur von Werkzeugen oder nur von Früchten oder Obst. Dies läßt sich letztlich nur im Sinne einer lokalisierten Repräsentation der betreffenden Inhalte interpretieren, worauf u. a. Farah u. Wallace (1992) hinweisen. Mittlerweile beginnt man die Untersuchung solcher höherstufiger Karten mittels bildgebender Verfahren (vgl. Spitzer et al. 1995b, Zusammenfassung bei Spitzer u. Kammer 1996).

Kartenähnliche semantische Netzwerke der dargestellten Art wurden auch bei Computersimulationen neuronaler Netzwerke generiert. Ritter u. Kohonen (1989) gaben einem Typ neuronaler Netzwerke, der Systemeigenschaften des Kortex modelliert (sog. selbstorganisierende Eigenschaftskarte), Sätze als Input vor. Wie sich zeigte, führte dies auf dem Netzwerk zu einer geordneten Repräsentation der Wörter nach semantischer Ähnlichkeit und grammatischer Kategorie: Wörter, die im gleichen Kontext auftreten können (auch und gerade, wenn sie das Gegenteil meinen), wurden nahe beieinander repräsentiert (semantische Kartierung), und zudem wurden Wörter nach Verben, Adverbien und Substantiven geordnet abgebildet (vgl. Spitzer 1996, 1997b). Das Netzwerk hat mithin die immanenten Regelhaftigkeiten des Inputs erkannt und zur Ordnung verwendet. Dies geschah, ohne daß Regeln explizit vorgegeben wurden.

Computersimulation neuronaler Netzwerke

Für höhere geistige Leistungen ist zu berücksichtigen, daß der Input der entsprechenden kortikalen Areale in der Regel aus anderen kortikalen Arealen stammt. Dies sei für das in der Literatur diskutierte Zusammenspiel von semantischem Lexikon und semantischem Arbeitsgedächtnis kurz umrissen (Just u. Carpenter 1992): Zum Sprachverständnis und zur Sprachproduktion bedarf es nicht nur des Zugriffs auf gespeicherte lexikalische Information, sondern auch des „On-line-Haltens" dieser Information zwecks Konstruktion der Bedeutung eines beispielsweise grammatisch komplexen Satzes. Es wurden deutliche interindividuelle Unterschiede im Hinblick auf diese Fähigkeit gefunden. Mit anderen Worten: Menschen unterscheiden sich in der Menge an lexikalischer und kontextueller Information, die zugleich bearbeitet werden kann. Zudem ist davon auszugehen, daß diese Fähigkeit neuromodulatorischen Einflüssen unterliegt (s. unten).

Sprachverständnis und Sprachproduktion

Das Ausmaß der Neuroplastizität nimmt im Laufe des Lebens eines Organismus ab. In der Phase der Entwicklung ist der Kortex nach Untersuchungen an Hamstern so plastisch, daß bei experimenteller Umleitung des visuellen Inputs zur Hörrinde dort dann funktionsfähiger visueller Kortex entsteht (Frost 1997). Nach abgeschlossener Gehirnentwicklung ändert sich die Struktur der angelegten Karten zeitlebens erfahrungsabhängig, erst sehr rasch, später langsamer. Diese Abnahme der Neuroplastizität mit dem Lebensalter ist sinnvoll: Jeder Organismus ist darauf angewiesen, so schnell wie möglich zu lernen. Wenn jedoch bereits das Wesentliche gelernt ist, müssen diese Inhalte vor allzu raschem Verwerfen aufgrund einiger weniger neuer gegenläufiger Erfahrungen bewahrt bleiben.

Abnahme der Neuroplastizität mit dem Lebensalter

Um ein Beispiel von McClelland et al. (1995) zu verwenden: Wer gelernt hat, daß Fische schwimmen können und Vögel fliegen, dem sollte beim Kontakt mit dem ersten Pinguin (ist ein Vogel und kein Fisch, kann nicht fliegen, aber schwimmen) nicht gleich das ganze Begriffssystem

– funktionelle Bedeutung

zur Erfassung der Tierwelt durcheinandergeraten. Es ist daher notwendig, daß derjenige, der schon viel gelernt hat, langsamer lernt und die neu zu lernenden Inhalte mit dem bislang Gelernten sinnvoll integriert. Computersimulationen neuronaler Netzwerke haben ergeben, daß dies durch die Verschaltung zweier Netzwerke mit unterschiedlichen Eigenschaften erreicht werden kann, wobei vieles dafür spricht, daß genau dies im Zentralnervensystem durch das Zusammenspiel von Hippocampus und Kortex erreicht wird.

- psychosoziale Probleme

Bei stabiler Umwelt sind damit ältere Menschen besser an ihre Umgebung angepaßt als jüngere. Die Abnahme der Neuroplastizität (und damit der Lernfähigkeit) mit dem Lebensalter wird jedoch angesichts der gegenwärtigen kulturellen Gegebenheiten zum psychosozialen Problem. Der alte Meister mit seiner subtilen Erfahrung wird nur noch selten gebraucht, Stabilität wird nicht geschätzt oder gar nicht gesehen, und Menschen können leicht in die Situation kommen, Fähigkeiten und Werte gelernt zu haben, die nicht mehr gebraucht werden, nicht mehr gelten. Für die Psychopathologie des Alterns ergeben sich aus dieser Sicht notwendigerweise Probleme der kulturabhängigen Bewertung.

7.3.3 Neurobiologisch motivierte Psychotherapie

Für den Bereich der Psychiatrie ist von Bedeutung, daß Neuroplastizität keineswegs eine leere psychopathologische Begriffshülse darstellt, sondern von enormer praktischer Relevanz ist. Paradigmatisch hierfür seien im folgenden kurz die Therapiestudien von Merzenich sowie Tallal und Mitarbeitern (Merzenich et al. 1996; Tallal et al. 1996) dargestellt.

Störungen der frühen akustischen Signalverarbeitung

Man hat geschätzt, daß 5–8% aller Kinder eine Verlangsamung im Bereich der frühen akustischen Signalverarbeitung aufweisen, die im weiteren Verlauf der Entwicklung in bis zu 85% der Fälle durch Defizite bei der Dekodierung bestimmter Laute in Leseschwierigkeiten übergeht (Barinaga 1996). Die primäre Störung läßt sich nach neuesten Untersuchungen bereits im Alter von 2 Jahren, also vor der vollen Entwicklung der Sprache und lange vor dem Beginn des Unterrichts im Lesen, diagnostizieren. Sie wird jedoch meist nicht bemerkt. Die beiden Silben „ba" und „pa" beispielsweise unterscheiden sich nur durch die Anfangskonsonanten, die wiederum nur wenige Millisekunden dauern. Können diese kurzen Konsonanten nicht rasch analysiert werden, so ist dies gleichbedeutend damit, daß höherstufige kortikale Analyse und Gestaltbildungsprozesse nicht den „scharfen" Input erhalten, den sie benötigen. Für das Kind heißt dies, daß es unter Verständnisschwierigkeiten gesprochener Sprache leidet, ohne daß das normale Hören gestört ist. Gestört ist vielmehr die Analyse von rasch aufeinanderfolgenden zeitlichen Inputmustern.

Bedeutung von Training

Es konnte zunächst nachgewiesen werden, daß die Kinder „ba" und „pa" dann unterscheiden können, wenn man die Konsonanten künstlich im akustischen Laboratorium zeitlich dehnt. Die Kinder waren somit prinzipiell wenigstens in der Lage, die relevanten Inputmuster zu dekodieren, sie brauchten lediglich mehr Zeit. Wurden die Kinder mit zeitlich gestreckten sprachlichen Inputmustern täglich für etwa 2 h trainiert, so wurde im Laufe weniger Wochen ein verbessertes Sprachverständnis auch normal gesprochener Sprache registriert (Merzenich et al. 1996; Tallal et al. 1996). Das Training erfolgte u. a. auch dadurch, daß die Kinder am Computer immer raschere zeitliche Muster spielerisch unterscheiden lernen mußten. Es wurde durch geschickte Programmierung dabei darauf geachtet, daß die Kinder jeweils nur solche Inputmuster (d. h. zeitliche Lautgestalten und andere rasch ablaufende zeitliche Sequenzen) dargeboten bekamen, die sie auch verarbeiten konnten. Zudem wurde durch entsprechende kindgerechte Aufmachung des Trainings dafür gesorgt, daß die Kinder auch trainieren wollten. Beides sind Voraussetzungen einer erfolgreichen Therapie, wie die Studien von Merzenich bereits gezeigt hatten.

Die Arbeiten von Merzenich und Tallal sind insofern wegweisend für die Psychiatrie, da hier erstmals Erkenntnisse und Überlegungen aus der experimentellen Neuro*biologie* zu den Determinanten kortikaler Reorganisationsprozesse zur Entwicklung und erfolgreichen Anwendung einer ausschließlich *psychologischen* Interventionsmethode geführt haben. Das Beispiel verdeutlicht somit, daß neurobiologische Erkenntnisse gerade *nicht* notwendigerweise auf eine Reduktion therapeutischer Strategien im Sinne von biologischen bzw. pharmakologischen Interventionsmethoden hinauslaufen müssen.

Psychologische Intervention aufgrund neurobiologischer Erkenntnisse

7.3.4 Dynamik: Neuromodulation

Ein weiteres wesentliches Funktionsprinzip kortikaler Karten stellt deren Modulation durch die diffuse Ausschüttung vergleichsweise langsam (im Bereich mehrerer hundert Millisekunden) wirksamer Substanzen dar. Unter Neuromodulation versteht man mit Kaczmarek u. Levitan (1987, S. 3) „the ability of neurons to alter their electrical properties in response to intracellular biochemical changes resulting from synaptic or hormonal stimulation". Diese Neuromodulation ist der raschen Neurotransmission zu kontrastieren, die das Substrat zentralnervöser Informationsverarbeitung via punktgenauer, schneller (im Bereich weniger Millisekunden) glutamaterger Informationsübertragung darstellt.

Definition Neuromodulation

Neurotransmission

Die Monoamine (Noradrenalin, Dopamin), Serotonin, Acetylcholin und eine ganze Reihe weiterer Substanzen können als Neuromodulatoren fungieren. Sie bewirken die Feinabstimmung allgemeiner Parameter der Informationsverarbeitung im Hinblick auf die jeweiligen Anforderungen der Umwelt. Es spricht vieles dafür, daß Neuromodulatoren neben dem allgemeinen Aktivierungsniveau auch die Gewichtung von „Bottom-up-" und „Top-down-Prozessen" sowie einen weiteren wesentlichen Parameter der Informationsverarbeitung, den sog. Signal-Rausch-Abstand (vgl. Cohen u. Servan-Schreiber 1992, 1993), beeinflussen.

Neuromodulatoren

Unter Bedingungen von entspannter Wachheit und Angstfreiheit erleichtert entsprechende Neuromodulation subjektiv das freie Assoziieren. Kischka et al. (1996) konnten experimentell nachweisen, daß das dopaminerge System hierbei einen eher geringen Tonus aufweist. Wird er ar-

Neuromodulation und freies Assoziieren

tifiziell im Experiment erhöht, so nimmt die Verfügbarkeit entfernt liegender Assoziationen meßbar ab. Dies ist physiologisch unter unmittelbar drohender Gefahr der Fall, da lange „kreative" Überlegungen unter derartigen Umständen Ausdruck schlechter Anpassung wären. Das unter solchen Umständen geforderte rasche Handeln fordert den Rückgriff auf gelernte und bewährte Verhaltenssequenzen, die dann rasch abgespult werden können. Die Bedingungen von Angst und Streß schließen mithin Kreativität und Einfallsreichtum aus, was einerseits phylogenetisch sinnvoll erscheint, sich jedoch andererseits beim modernen Zivilisationsmenschen, z.B. im Rahmen von Prüfungssituationen, ungünstig auswirken kann.

Vigilanz und Affekt

Der Sachverhalt der Neuromodulation läßt sich im Hinblick auf das subjektive Erleben nur schwer auf einen der klassischen Begriffe der Psychopathologie bringen. Am ehesten stellen Vigilanz und Affekt allgemeine, vom subjektiven Erleben abgeleitete Charakteristika geistiger Prozesse dar, die sich als Funktion von Neuromodulation auffassen lassen. Besser erscheint vielleicht noch der Begriff der Dynamik im Sinne Janzariks geeignet, um die subjektive Seite der neuromodulatorischen Veränderungen des serotonergen, noradrenergen und dopaminergen Systems zu charakterisieren.

Reaktionsfähigkeit von Neuromodulationssystemen

Neuere Untersuchungen zeigen, daß Neuromodulationssysteme ihrerseits nicht starr und unveränderbar sind, sondern plastisch auf Erfahrung reagieren. Tierexperimentell ließ sich beispielsweise bei Flußkrebsen zeigen, daß eine einzige soziale Interaktion, die entweder erfolgreich oder erfolglos verläuft, ausreicht, um die postsynaptische Antwort eines Neurons auf exogen zugeführtes Serotonin umzukehren (Yeh et al. 1996). Damit wurde erstmals Sozialverhalten bis auf die Ebene einzelner Neuronen und Rezeptorsubpopulationen, deren unterschiedliche Expression die veränderte Antwort auf Serotonin wahrscheinlich bewirkt, verfolgt. Übertragen auf den seit Aristoteles als Gemeinschaftswesen definierten Menschen bedeutet dies, daß neuromodulatorische Systeme erfahrungsabhängig Reaktionsweisen und Verhaltenstendenzen verändern können und somit Temperament und Charakter zumindest teilweise von der Umwelt mitgestaltet werden.

Neuromodulatorische Grundausstattung

Man kann zudem davon ausgehen, daß eine bestimmte neuromodulatorische Grundausstattung, die für das Temperament eines Menschen bestimmend ist (Cloninger 1987), angeboren ist. Interindividuelle Unterschiede im Vorhandensein der verschiedenen Neuromodulatoren bzw. Rezeptoren und Rezeptorsubtypen legen damit den Grundstein für Verhaltensdispositionen und Reaktionsweisen. Wie das oben angeführte Beispiel zeigt, ist diese Ausstattung mit einem bestimmten Set von Neuromodulatoren selbst erfahrungsabhängig. Der Bezugsrahmen der Neuromodulation liefert damit nicht nur den Hintergrund der Therapie akuter schizophrener und affektiver Psychosen, sondern eröffnet auch die Möglichkeit des therapeutischen Zugangs zu Temperament und Charakter via Pharmako- und Psychotherapie.

8 Psychopathologie und Psychotherapie

Das vor 10 Jahren für die Psychotherapie in der deutschsprachigen Psychiatrie noch dominierende Paradima war die Psychoanalyse, die mit Bräutigam, Peters, Lang, Mundt (vgl. Mundt 1989) und vielen anderen Beiträge zu psychopathologischen Modellen psychiatrischer Krankheiten geleistet hat. Die Bedeutung der Psychoanalyse ist seither stark zurückgegangen, sie ist noch lebendiger in der französischen, italienischen und südamerikanischen Psychiatrie. Heute dominieren in der deutschsprachigen Psychiatrie eher verhaltenstherapeutische Ansätze. Die Verhaltenstherapie hat nicht nur z.T. neue oder doch zumindest modifizierte Krankheitskonzepte für bekannte psychopathologische Symptommuster in die Psychiatrie getragen, sondern auch mit ihrer aus spezieller Perspektive erarbeiteten Phänomenologie, die im übrigen auch in die Psychoanalyse eingedrungen ist, den Symptomkatalog bereichert. Beispiele dafür sind die Depressionslehre der Verhaltenstherapie sowie Beschreibungen von Zwangs- und Angstphänomenen.

Psychoanalyse

Verhaltenstherapie

So hat in der kognitiven Verhaltenstherapie die Auseinandersetzung mit autonomisierten negativen Kognitionen – erfaßt z.B. mit Tagebuchtechniken – mit Kausalattribuierungsstilen, mit dem subjektiven Erleben geringer intentional geleiteter Selbstwirksamkeit und mit fehlenden Reward-Mechanismen durch Inaktivität und Genußabkehr zu einer verfeinerten, z.T. auch neuen Phänomenologie geführt, die wichtige Ergänzungen zum bekannten Symptominventar der jeweiligen Störung gemacht hat. Ähnliches hat sich für Zwangserkrankungen ergeben, und mit den verfeinerten Analysen von schon in der Literatur der 60er Jahre gewürdigtem Vermeidungsverhalten auch für Angstpatienten.

Bedeutung der kognitiven Verhaltenstherapie

Hier könnte ein ungezwungenerer, nicht an Schulen orientierter Bezug zu der nosologisch orientierten Phänomenologie helfen, Symptomhierarchien für direkt und indirekt psychotherapeutisch beeinflußbare Störungsbereiche zu entwickeln. Solche Hierarchien haben sich – nach Verlassen der Jaspersschen Schichtenregel – in den verhaltenstherapeutischen Schulen wieder aufgebaut. Ein Beispiel hierfür stellt Linehans Borderlinelehre (Linehan 1993) dar, in der eine Unterscheidung zwischen thymopathischer Irritabilität als Basisstörung und sekundären Verhaltenssymptomen als Reaktion, Bewältigung oder direkte Fernwirkung gemacht wird. Ähnliche Differenzierungen, die sich auch für die Entwicklung von Modellen des Zusammenwirkens von Psychotherapie und Pharmakotherapie eignen, ergeben sich für schizophrene und depressive Störungen.

Symptomhierarchien für psychotherapeutisch beeinflußbare Störungsbereiche

Die schon im Klassifikationsteil erwähnte Entwicklung der Psychoanalyse zu einer operationalisierten psychodynamischen Diagnostik hat ebenfalls noch einmal zu einer Systematisierung der psychoanalytischen Struktur- und Konfliktdiagnostik geführt, die wiederum eine wichtige Ergänzung nosologischer und verhaltenstherapeutisch orientierter Phänomenologie darstellt.

Die Bedeutung psycho- und pharmakotherapeutischer Maßnahmen und deren Evaluation im Hinblick auf die psychopathologischen Abwandlun-

Psycho- und Pharmakotherapie

gen beim Patienten wird heute mehr denn je unterstrichen durch Therapiestudien, die nahelegen, daß psychopathologische Veränderungen – insbesondere psychotische und depressive Zustände – selbst pathogen wirken, d. h. bei längerem Bestehen zu einem ungünstigeren Verlauf beitragen. Dieser epidemiologische Befund ist nach den bislang diskutierten neurobiologischen Sachverhalten (Neuroplastizität) zu erwarten. Wir wissen weiterhin aus kontrollierten Therapiestudien, daß die Kombination psychotherapeutischer und pharmakotherapeutischer Methoden häufig der alleinigen Anwendung einer der beiden genannten Methoden überlegen ist. Auch dieser Befund ergibt sich zwangsläufig aus den oben angeführten Prinzipien. Es beginnt sich damit derzeit abzuzeichnen, wie unterschiedliche Wirkprinzipien therapeutischer Interventionen interagieren, worauf sie beruhen und wie sie sich möglicherweise optimieren und auf die jeweiligen Bedürfnisse des Patienten zugeschnitten anwenden lassen. Wie dies zu verstehen ist, sei anhand der Therapie akuter und chronischer Wahnphänomene paradigmatisch erläutert.

Akuter Wahn und Neuromodulation

Manifestationen des aktuen Wahns

Akuter Wahn ist meist von Angst, Mißtrauen und gesteigerter Wachheit („Wahnstimmung") begleitet, was zu einer „Überinterpretation" von eigentlich belanglosen Ereignissen, zur unbegründeten Bedeutungszuweisung und zu Beziehungssetzungen ohne Anlaß führen kann. Sind Wahnurteile erst einmal gedacht, mit dem aktuellen Motivationshintergrund verknüpft und aus diesem inhaltlich bestimmt sowie in die übrige Erfahrung der Person eingebaut, werden sie Zweifeln gegenüber nahezu immun und chronifizieren: Der Patient leistet Wahnarbeit und systematisiert nicht nur seinen Wahn, sondern webt ihn mehr oder weniger stark in seine übrige Lebensgeschichte ein. Chronischer Wahn ist damit weniger ein bestimmter psychischer Zustand, er repräsentiert vielmehr einen Teil der Gedanken, Werte, Weltsicht, Hoffnungen und Ziele einer Person. Akute Wahnphänomene sprechen nicht selten gut auf die Behandlung mit Neuroleptika an, wohingegen chronischer Wahn nur schwer einer pharmakologischen Behandlung zugänglich ist.

Abgrenzung zum chronischen Wahn

Pathophysiologische Merkmale

In pathophysiologischer Hinsicht ist von Bedeutung, daß die Dopaminhypothese der Schizophrenie in jüngerer Zeit dahingehend spezifiziert wurde, daß positive Symptome wie (akuter) Wahn und Halluzinationen durch eine dopaminerge Hyperaktivität, Negativsymptome hingegen durch dopaminerge Hypoaktivität bedingt sind (vgl. z. B. Davis et al. 1991). Da rasch ablaufende Wahrnehmungs- und Denkprozesse nur Produkt glutamaterger (und GABAerger) Transmission sein können, muß die Frage, wie dopaminerge Hyperaktivität mit Mißtrauen, Wahnwahrnehmungen und Wahnurteilen in Zusammenhang steht, zunächst dahingehend beantwortet werden, daß Dopamin modulierend auf die Neurotransmission wirkt, indem es z. B. das Signal-Rausch-Verhältnis in glutamatergen und GABAergen neuronalen Netzwerken dysfunktional beeinflußt.

Veränderung des Signal-Rausch-Verhältnisses

Wie oben bereits erwähnt, moduliert der Parameter Signal-Rausch-Verhältnis die Aktivierung von Informationen, die in neuronalen Netzwerken gespeichert sind. Ist der Signal-Rausch-Abstand zu gering, so ist der

Zugriff zu gespeicherten Informationen unzuverlässig. Diese Unzuverlässigkeit bringt jedoch den Vorteil, daß auch ungewöhnliche Verknüpfungen aktiviert werden können. Es besteht somit eine höhere Wahrscheinlichkeit, daß es zu „kreativen Einfällen" kommt. Auch ist unter diesen Voraussetzungen die Wahrscheinlichkeit von Veränderungen gespeicherter Inhalte erhöht (vermehrte Neuroplastizität; cf. Spitzer et al. 1995a).

– verringerter Signal-Rausch-Abstand

Ist demgegenüber das Signal-Rausch-Verhältnis zu hoch, so erfolgt zwar der Abruf von gespeicherten Informationen mit hoher Reliabilität, die Wahrscheinlichkeit von Veränderungen im Netzwerk ist jedoch gering. Darüber hinaus könnten unter diesen Bedingungen auch kleine Umweltsignale erheblich verstärkt werden, so daß sie in der Wahrnehmung deutlicher hervortreten und subjektiv als „bedeutungsvolle Ereignisse" erlebt werden.

– erhöhter Signal-Rausch-Abstand

Sofern durch solche Prozesse einmal Bedeutungsgehalte aktiviert sind, können sie weitere Wahrnehmungs- und Denkprozesse beeinflussen. Der Modulationszustand verhindert gerade ihr rasches Abklingen bzw. verhindert, daß alternative Hypothesen, Interpretationen von Ereignissen bzw. „Weltsichten" aktiviert und damit als möglich betrachtet werden. Es kommt mithin unter erhöhtem Signal-Rausch-Abstand nicht nur zur verstärkten Aktivierung „belangloser" Umweltsignale, sondern auch zu einer Einschränkung der Breite ihrer Verarbeitung und damit insgesamt zu einer Einengung der Bewußtseinsinhalte.

Konsequenzen eines erhöhten Signal-Rausch-Abstandes

Neulernen und Umdenken sind unter derartigen Umständen unwahrscheinlich oder völlig blockiert. Damit nimmt die Wahrscheinlichkeit zur Aktivierung ungewöhnlicher assoziativer Verbindungen, d.h. die Möglichkeit zu „kreativen" Problemlösungen, ab. Mittels des Wortassoziationstests wurde dies direkt gezeigt: Streß und Angst führen bei gesunden Probanden zu einer Zunahme von Standardassoziationen (wie z.B. „schwarz – weiß", „Mutter – Vater") und damit zu einer Abnahme ungewöhnlicher Assoziationen (Mintz 1969).

Chronischer Wahn und Neuroplastizität

Neuroplastizität findet zeitlebens statt. Sofern im Kortex selbstorganisierende Karten implementiert sind, in denen Repräsentationen der Außenwelt auf unterschiedlichen Abstraktionsebenen geordnet gebildet und erhalten werden, läßt sich chronischer Wahn als Deformation in kortikalen, hochstufigen, kartenähnlichen Repräsentationssystemen verstehen. Der von Janzarik geprägte Begriff der „Strukturverformung" wird in der Tat in praktisch identischer Bedeutung von Neurobiologen zur Kennzeichnung dynamischer neuroplastischer Veränderungen verwendet (vgl. Merzenich et al. 1988; Pascual-Leone u. Torres 1993). Man muß annehmen, daß es – ähnlich wie dies für somatosensorische Karten nachgewiesen ist – in Abhängigkeit vom Input zu Vergrößerungen und Verkleinerungen bestimmter Repräsentationen kommt.

Strukturverformung

Sind derartige Deformationen erst einmal erfolgt, können sie nicht ohne weiteres rückgängig gemacht werden. Sie sind als gespeicherte Informa-

Änderungsresistenz

tionen ebenso bzw. aufgrund der erheblichen emotionalen Beteiligung bei ihrer Genese sogar eher stärker fixiert als andere Gedächtnisinhalte. Aus der psychologischen Forschung ist ohnehin seit langem bekannt, daß auch Gesunde ihre Ansichten trotz widersprechender Evidenz nur sehr langsam oder gar nicht ändern. Weiterhin ist – nicht zuletzt aus der klinisch-psychotherapeutischen Anschauung – bekannt, daß bedeutsame Veränderungen unserer Sicht der Dinge nicht selten von Angst begleitet sind. Dies trifft in besonderem Maße für wahnkranke Menschen mit ihrer ohnehin stärkeren Angstbereitschaft zu. Dies hat zur Folge, daß auch nach Abklingen der neuromodulatorischen Veränderungen bei einer Konfrontation von chronisch-wahnkranken Patienten Angst auftritt.

Psycho- und Pharmakotherapie

Neuroleptika

Aus der bisherigen Diskussion akuter und chronischer Wahnphänomene vor dem Hintergrund der Prinzipien der Neuromodulation und Neuroplastizität ergeben sich unmittelbare praktische Konsequenzen für die Therapie dieser Störungen. So ist allgemein bekannt, daß akuter Wahn relativ gut, chronischer Wahn dagegen sehr schlecht auf neuroleptische Therapie anspricht. Dies folgt unmittelbar daraus, daß Neuroleptika lediglich auf veränderte Neuromodulationszustände, nicht hingegen auf Deformierungen in langfristig gespeicherten Repräsentationen wirken können. Um diese Repräsentationen zu ändern, bedarf es vielmehr neuer Erfahrungen auf seiten des Patienten. Ein reizarmes psychosoziales Umfeld kann daher ebenso zur Chronizität beitragen wie eine inadäquate medikamentöse Therapie.

Milieutherapie

Als wesentliche therapeutische Konsequenz ergibt sich aus der hier diskutierten neurobiologischen Sicht des chronischen Wahns damit gerade nicht eine reine neurobiologische Therapiestrategie, sondern v.a. die „Milieutherapie", die für neue Erfahrungen in einer möglichst angstfreien Umgebung sorgt. Anders gewendet: Chronisch Wahnkranke profitieren nach dem hier vorgeschlagenen Modell von (pharmakologisch oder psychologisch induzierten) neuromodulatorischen Veränderungen nur dann, wenn sich zugleich ihre Lebensumstände in der Hinsicht ändern, daß neue Erfahrungen möglich werden.

9 Schlußfolgerungen und Ausblick

Vorrang der Methode vor den Inhalten

Die klinische Makropsychopathologie, soweit sie mit „anschauender Vergegenwärtigung" im Sinne von Jaspers arbeitet, mit Husserls Epoché der Wesensbestimmung oder mit hermeneutischer Sinnerschließung, droht zunehmend historisch zu werden. Die in den 70er Jahren vorherrschende Polemik des Methodenstreits ist einem Pluralismus gewichen, der Toleranz übt und mehr den Wettbewerb der Methoden als den der inhaltlichen Aussagen fördert. Neben dieser „klassischen" Psychopathologie, die man als Makropsychopathologie bezeichnen könnte, haben sich zunehmend Forschungsrichtungen etabliert, die standardisiert zu erhebende, vereinfachte Psychopathologie im Sinne einer Symptomatologie als Zeichen („sign and symptom") organischer Störungen studieren. Der Fokus verlagert sich damit aus der Lebenswelt auf die Organisations- und Funktionsmechanismen des biologischen Substrats.

Vorrang biologischer Funktionsmechanismen vor der Lebenswelt

Diese Entwicklung hat eine derartige Psychopathologie (Andreasen 1997; von Praag 1988) einerseits wieder heimischer gemacht in der Medizin, d.h. die Verständigung funktioniert besser, andererseits hat sie zu einer Entfremdung des geisteswissenschaftlichen Endes des Spektrums geführt, das heute von den Psychiatriehistorikern (Berrios u. Porther 1995; Ballerini u. Stanghellini 1993) vertreten wird. Eher als im klinischen Bereich findet eine Psychopathologie der Lebenswelt noch Resonanz und Heimstatt im Grenzbereich von Psychiatrie und Psychologie, etwa in der Emotionsforschung, die aber in sich die ganze Zerrissenheit des Methodenspektrums von Neurophysiologie bis Phänomenologie zeigt ohne erkennbare Konvergenz von theoretischen Rahmenformulierungen.

Die zukünftigen Entwicklungen aus diesen Bereichen sind z.Z. schwer abschätzbar. Sie erscheinen flügellahm. Ausgeschlossen ist aber sicher nicht, daß sich, beispielsweise in Verbindung mit der psychotherapeutischen Evaluationsforschung, eine Renaissance dieses Bereiches ergibt.

Zukünftige Entwicklungen

Der größte Enthusiasmus geht z.Z. zweifellos von den „kognitiven Neurowissenschaften" als Nachfolgern der klassischen Psychopathologie aus. Sie haben den Methodendualismus überwunden, integrieren biologische Funktion und subjektives Erleben und lassen durch die erst zu einem geringen Teil verstandenen Hirnfunktionen in Verbindung mit den enormen technischen Möglichkeiten der Neuroimaging-Verfahren das größte Innovationspotential erwarten. Nichts könnte den Enthusiasmus dieser Forschungsrichtung und ihren Glauben an die Integrationskraft ihrer Methode besser ausdrücken als das Zitat von Eric Kandel: „The boundary between behavioral studies and biology is arbitrary and changing. It has been imposed not by the natural contours of the disciplines, but by the lack of knowledge. As our knowledge expands, the biological and behavioral disciplines will merge at certain points, and it is at these points that our understanding of mentation will rest on secure ground." (1991, S. 1030)

- kognitive Neurowissenschaften

- Neuroimaging-Verfahren

Die Zukunft muß zeigen, ob dieser Enthusiasmus halten kann, was er verspricht, und wie weit die Medizin über den Anspruch, auch für Psychotherapie kompetent zu sein, die Erforschung der Lebenswelt zu revitalisieren vermag.

10 Literatur

Albert MS (1997) The science of the mind (editorial). Science 275:1547

Alexander GE, Crutcher MD, DeLong MR (1990) Basal ganglia-thalamocortical circuits: parallel substrates for motor, oculomotor, „prefrontal" and „limbic" functions. Prog Brain Res 85:119–146

Amminger GP, Kirkpatrick B (1997) „Primäre und sekundäre Negativsymptome: eine sinnvolle Differenzierung?" Kommentar zum Beitrag von W. Barnett, Ch. Mundt und P. Richter. Nervenarzt 68:438–439

**Andreasen NC (1997) Linking mind and brain in the study of mental illnesses: a project for a scientific psychopathology. Science 275:1586–1593

*Antonovsky A (1987) Unravelling the mystery of health: How people manage stress and stay well. Jossey-Bass, San Francisco

Avenarius R (1979) Emil Kraepelin. Seine Persönlichkeit und seine Konzeption. In: Janzarik W (Hrsg) Psychopathologie als Grundlagenwissenschaft. Enke, Stuttgart, S 62–73

Baeyer H von (1955): Der Begriff der Begegnung in der Psychiatrie. Nervenarzt 26:369–376

Ballerini A, Stanghellini G (1993) Some remarks on dysphoria from an anthropological point of view. Psychopathology 26:189–194

Barinaga M (1996) Giving language skills a boost. Science 271:27–28

Baringa M (1997) Visual system provides clues to how the brain perceives. Science 275:1583–1585

Barnett W, Mundt C, Richter P (1996) Primäre und sekundäre Negativsymptomatik: eine sinnvolle Differenzierung? Nervenarzt 67:558–563

Barnett W, Mundt C, Richter P (1997) Erwiderung auf Amminger und Kirkpatrick. Nervenarzt 68:440

*Bauer J, Stadtmüller G, Qualmann J, Bauer H (1995) Prämorbide psychologische Prozesse bei Alzheimer-Patienten und bei Patienten mit vaskulären Demenzerkrankungen. Z Gerontol Geriatr 28:179–189

Baumann U (1996) Wissenschaftliche Psychotherapie auf der Basis der wissenschaftlichen Psychologie. Report Psychol 21:686–699

**Baxter LR, Schwartz JM, Bergman KS et al. (1992) Caudate glucose metabolic rate changes with both drug and behavior therapy for obsessive-compulsive disorder. Arch Gen Psychiatry 49:681–689

*Becker EP (1995) Seelische Gesundheit und Verhaltenskontrolle. Eine integrative Persönlichkeitstheorie und ihre klinische Anwendung. Hogrefe, Göttingen

Becker EP (1996) Persönlichkeit. In: Ehlers A, Hahlweg K (Hrsg) Psychologische und biologische Grundlagen. Hogrefe, Göttingen (Enzyklopädie der Psychologie, Serie 2: Klinische Psychologie, Bd 1, S 465–534)

Beringer K (1927) Der Meskalinrausch. Springer, Berlin

Berrios JE, Porther R (eds) (1995) A history of clinical psychiatry. Athlone, London

Birley JLT (1990) DSM III: From left to right or right to left? Br J Psychiatry 157:116–118

Blankenburg W (1971) Der Verlust der natürlichen Selbstverständlichkeit. Ein Beitrag zur Psychopathologie symptomarmer Schizophrenien. Enke, Stuttgart

Blashfield RK, Fuller AK (1996) Predicting the DSM 5. J Nerv Ment Dis 184:4–7

Bleuler EL (1911) Dementia praecox oder die Gruppe der Schizophrenien. Deuticke, Leipzig

Blöschl L (1994) Zur Rolle hostiler Tendenzen in der Depression: Verhaltensdiagnostische Aspekte. In: Bartussek D, Amelang M (Hrsg) Fortschritte der differentiellen Psychologie und psychologischen Diagnostik. Festschrift zum 60. Geburtstag von Kurt Pawlik. Hogrefe, Göttingen, S 259–267

Bonhoeffer K (1910) Die somatischen Psychosen im Gefolge von akuten Infektionen und inneren Erkrankungen. Deuticke, Leipzig Wien

Breiter HC, Rauch Sl, Kwong KK, Baker JR, Weisskoff RM, Kennedy DN, Kendrick AD, Davis TL, Jiang A et al. (1996) Functional magnetic resonance imaging of symptom provocation in obsessive compulsive disorder. Arch Gen Psychiatry 53:595–606

Brodman K (1909) Vergleichende Localisationslehre der Großhirnrinde in ihren Prinzipien dargestellt auf Grund des Zellenbaues. Barth, Leipzig

*Brown GW (1996) Onset and course of depressive disorders: summary of a research programme. In: Mundt C, Goldstein MJ, Hahlweg K, Fiedler P (eds) Interpersonal factors in the origin and course of affective disorders. Gaskell, London, pp 151–167

Bürgy M, Mundt C (im Druck) Methodenprobleme der Biographieforschung über Lebensthemen. In: Saß H (Hrsg) Lebensgeschichte und Psychopathologie, Fischer, Stuttgart

Carpenter WT, Heinrichs DW, Wagman AMI (1988) Deficit and nondeficit forms of schizophrenia: the concept. Am J Psychiatry 145:578–583

Cloninger CR, Sigvardsson S, Przybeck TR, Svrakic DM (1995) Personality antecedents of alcoholism in a national area probability sample. Eur Arch Psychiatry Clin Neurosci 245:239–244

Cloninger RC (1987) A systematic method for clinical description and classification of personality variants: a proposal. Arch Gen Psychiatry 44:573–588

Cohen J, Servan-Schreiber D (1992) Context, cortex and dopamine: a connectionist approach to behavior and biology in schizophrenia. Psychol Rev 12:45–77

*Cohen JD, Servan-Schreiber D (1993) A theory of dopamine function and its role in cognitive deficits in schizophrenia. Schizophr Bull 19:85–104

Crow TJ (1980) Molecular pathology of schizophrenia: more than one disease process? Br Med J 280:1–9

Davis KL, Kahn RS, Ko G, Davidson M (1991) Dopamine in schizophrenia: a review and reconceptualization. Am J Psychiatry 148:1474–1486

Dilling H, Dittmann V (1990) Die Psychiatrische Diagnostik nach der 10. Revision der internationalen Klassifikation der Krankheiten (ICD-10). Nervenarzt 61:259–270

**Ekman P (1993) Facial expression and emotion. Am Psychol 48:384–392

Ekman P, Friesen WV (1969) The repertoire of nonverbal behavior. Categories, origins, usage and coding. Semiotica 1:49–98

Emrich HM (1990) Psychiatrische Anthropologie. Pfeiffer, München

Faller H (1994) Das Forschungsprogramm „Qualitative Psychotherapieforschung". Versuch einer Standortbestimmung. In: Faller H, Frommer J (Hrsg) Qualitative Psychotherapieforschung. Asanger, Heidelberg, S 15–37

Farah MJ, Wallace MA (1992) Semantically-bounded anomia: implica-

tions for the neural implementation of naming. Neuropsychologia 30:609–621
Felleman DJ, van Essen DC (1991) Distributed hierarchical processing in the primate cerebral cortex. Cereb Cortex 1:1–47
*Fiedler P (1995) Persönlichkeitsstörungen, 2. Aufl. Beltz Psychologie Verlagsunion, Weinheim
Fiedler P (1997) Therapieplanung in der modernen Verhaltenstherapie. Von der allgemeinen zur phänomen-und störungsspezifischen Behandlung. Verhaltensther Verhaltensmed 18:7–39
Flechsig P (1929) Anatomie des menschlichen Gehirns und Rückenmarks auf myelogenetischer Grundlage. Thieme, Leipzig
Freyberger HJ, Dittmann V, Stieglitz RD, Dilling H (1990) ICD-10 in der Erprobung: Ergebnisse einer multizentrischen Feldstudie in den deutschsprachigen Ländern. Nervenarzt 61:271–275
*Frijda NH (1986) The emotions. Cambridge Univ Press, Cambridge
Frommer J, (1996) Qualitative Diagnostikforschung. Springer, Berlin Heidelberg New York Tokio
Frost DO (1997) Novel, surgically-induced neural connections: lessons for development, function and disease states. Lecture, International Congress on Schizophrenia Research, Colorado Springs, 12. April 1997
Fuchs T (1993) Wahnsyndrome bei sensorischer Beeinträchtigung – Überblick und Modellvorstellungen. Fortschr Neurol Psychiatr 61:257–266
Fuchs T (1994 a) Uprooting and late-life psychosis. Eur Arch Psychiatry Clin Neurosci 244:126–130
*Fuchs T (1994 b) Die Welt als Innenraum. Kafkas „Bau" als Paradigma paranoider Räumlichkeit. Nervenarzt 65:470–477
Fuchs T (1995) Auf der Suche nach der verlorenen Zeit – die Erinnerung in der Demenz. Fortschr Neurol Psychiatr 63:38–43
*Fuchs T (1996) Leibliche Kommunikation und ihre Störungen. Z Klin Psychol Psychiatr Psychother 44:415–428
Fuchs T, Haupt M (1994) Schutzmächte bei Altersparaphrenien. Nervenarzt 65:345–349
Fydrich T (1996) Komorbidität psychischer Störungen. Empirische Untersuchung zu einem umstrittenen Konzept. Habilitationsschrift, Universität Heidelberg
Fydrich T, Schmitz B, Hennch C, Bodem M (1996) Zuverlässigkeit und Gültigkeit diagnostischer Verfahren zur Erfassung von Persönlichkeitsstörungen. In: Schmitz B, Fydrich T, Limbacher K (Hrsg) Persönlichkeitsstörungen: Diagnostik und Psychotherapie. Beltz Psychologie Verlagsunion, Weinheim, S 91–113
Gross G, Huber G, Saß H (1997) Moderne psychiatrische Klassifikationssysteme: Implikationen für Diagnose und Therapie, Forschung und Praxis. Schattauer, Stuttgart New York
Häfner H, Maurer K (1991) Are there two types of schizophrenia? True onset and sequence of positive and negative syndromes prior to first admission. In: Marneros A, Andreasen NC, Tsuang MT (eds) Negative versus positive schizophrenia. Springer, Berlin Heidelberg New York Tokyo, pp 134–159
Häfner H, Riecher-Rössler A, Maurer K, Fätkenheuer B, Löffler W (1992 a) First onset and early symptomatology of schizophrenia. Eur Arch Psychiatry Clin Neurosci 242:109–118
Häfner H, Riecher-Rössler A, Hambrecht M et al. (1992 b) IRAOS: An instrument for the assessment of onset and early course of schizophrenia. Schizophr Res 6:209–223
Haltenhof H, Vossler A (1994) Coping der Depression: Wie begegnen depressive Patienten ihrer Erkrankung? Eine Literaturübersicht. Z Klin Psychol Psychiatr Psychother 42:201–229
Hambrecht M, Häfner H (1993) „Trema, Apohänie, Apokalypse" – Ist Conrads Phasenmodell empirisch begründbar? Fortschr Neurol Psychiatr 61:418–423
Hammen C (1996) Stress, families, and the risk for depression. In: Mundt C, Goldstein MJ, Hahlweg K, Fiedler P (eds) Interpersonal factors in the origin and course of affective disorders. Gaskell, London, pp 101–112
Harrison PJ, (1991) Are mental states a useful concept? Neural philosophical influences on phenomenology and psychopathology. J Nerv Ment Dis 179:309–316
Haviland JM, Lelwica M (1987) The induced affect response: 10-week-old infants' responses to three emotional expressions. Dev Psychol 23:97–104
Heinze HJ, Mangun GR, Burchert W et al. (1994) Combined spatial and temporal imaging of brain activity during visual selective attention in humans. Nature 372:543–546
Hermle L, Gouzoulis-Mayfrank E, Spitzer M (1996) Halluzinogen-induzierte psychische Störungen. Subjektives Erleben, Psychopathologie und Differentialdiagnose. Fortschr Neurol Psychiatr 64:482–491
Herpertz S, Saß H (1997) Impulsivität und Impulskontrolle. Zur psychologischen und psychopathologischen Konzeptionalisierung. Nervenarzt 68:171–183
Hops H (1996) Intergenerational transmission of depressive symptoms: gender and developmental considerations. In: Mundt C, Goldstein MJ, Hahlweg K, Fiedler P (eds) Interpersonal factors in the origin and course of affective disorders. Gaskell, London, pp 113–129
Janssen PL, Schneider W (Hrsg) (1994) Diagnostik in Psychotherapie und Psychosomatik. Fischer, Stuttgart
**Janzarik W (1988) Die strukturdynamischen Grundlagen der Psychiatrie. Enke, Stuttgart
Jaspers K (1957) Philosophische Autobiographie. In: Schilpp PA (Hrsg) Philosophen des 20. Jahrhunderts. Kohlhammer, Stuttgart, S 1–79
Jaspers K (1965) Allgemeine Psychopathologie, 8. Aufl. Springer, Berlin Göttingen Heidelberg New York
Jeste D (1997) Clinical aspects of late-onset schizophrenia. In: Marneros A (ed) Late onset mental disorders. Gaskell, London
Just MA, Carpenter PA (1992) A capacity theory of comprehension: individual differences in working memory. Psychol Rev 99:122–149
Kaczmarek LK, Levitan IB (1987) Neuromodulation: the biochemical control of neuronal excitability. Oxford Univ Press, New York
Kandel E (1991) Genes, environmental experience, and the mechanisms of behavior. In: Kandel E, Schwartz J, Jessel T (eds) Principles of neural science. Elsevier, New York, pp 1009–1031
Kaplan HI, Sadock BJ, Grebb JA (1994) Synopsis of psychiatry, 7th edn. Williams & Wilkins, Baltimore, MD
Kick H (1991) Psychopathologie und Verlauf der postakuten Schizophrenie. Springer, Berlin Heidelberg New York Tokio
Kirkpatrick B, Buchanan RW, McKenney PD, Alphs LD, Carpenter WT (1989) The schedule for the deficit syndrome: an instrument for research in schizophrenia. Psychiatry Res 30:119–123

Kischka U, Kammer T, Spitzer M (im Druck) Frontale subkortikale neuronale Schaltkreise. Fortschr Neurol Psychiatr

Kischka U, Kammer T, Weisbrod M, Maier S, Thimm M, Spitzer M (1996) Dopaminergic modulation of semantic network activation. Neuropsychologia 34:1107-1113

Kisker KP (1960) Der Erlebniswandel des Schizophrenen. Ein psychopathologischer Beitrag zur Psychonomie schizophrener Grundsituationen. Springer, Berlin Göttingen Heidelberg

*Klosterkötter J (1988) Basissymptome und Endphänomene der Schizophrenie. Eine empirische Untersuchung der psychopathologischen Übergangsreihen zwischen defizitären und produktiven Schizophreniesymptomen. Springer, Berlin Heidelberg New York Tokio

Klosterkötter J, Gross G, Huber G, Steinmeyer EM (1997) Sind selbstwahrnehmbare neuropsychologische Defizite bei Patienten mit Neurose- oder Persönlichkeitsdiagnosen für spätere schizophrene Erkrankungen prädiktiv? Nervenarzt 68:196-204

Kolb B (1995) Brain plasticity and behavior. Erlbaum, Mahwah/NJ

**Kosslyn SM, König O (1992) Wet mind: the new cognitive neuroscience. The Free Press & Macmillan, New York Toronto Oxford Singapore Sydney

Kosslyn SM, Thompson WL, Kim IJ, Rauch SL, Alpert NM (1996) Individual differences in cerebral blood flow in area 17 predict the time to evaluate visualized letters. J Cogn Neurosci 8:78-82

*Kraus A (1991) Phänomenologische und symptomatologisch-kriteriologische Diagnostik. Fundam Psychiatr 5:102-109

Kraus A (1992) Lügenmotiv und Depersonalisation in der Melancholie. In: Schmitt W, Hofmann W (Hrsg) Phänomen - Struktur - Psychose. Roderer, Regensburg, S 137-146

Kraus A (1994) Phenomenology of the technical delusion in schizophrenics. J Phenomenol Psychol 25(1):51-69

Kraus A (1996) Spezifität melancholischer Verstimmung und Angst. In: Lang H, Faller H (Hrsg) Das Phänomen Angst. Suhrkamp, Frankfurt am Main, S 103-121

Krause R, Lütolf P (1989) Mimische Indikatoren von Übertragungsvorgängen - Erstuntersuchungen. Z Klin Psychol 18:55-67

Krause R, Steimer-Krause E, Hufnagel H (1992) Expression and experience of affects in paranoid schizophrenics. Eur Rev Appl Psychol 42:132-138

Lauer G (Hrsg) (1997) Die Lebensqualität in der Psychiatrie. Deutsche und internationale Perspektiven. Enke, Stuttgart

Laux L, Weber H (1987) Erträgnisse biographischer Forschung im Bereich Streß und -Bewältigung. In: Jüttemann G, Thomae H (Hrsg) Biographie und Psychologie. Springer, Berlin Heidelberg New York Tokio, S 285-298

LeDoux JE (1989) Cognitive-emotional interactions in the brain. Cogn Emotion 3:267-289

Leopold DA, Logothetis NK (1996) Activity changes in early visual cortex reflect monkeys' percepts during binocular rivalry. Nature 379:549-553

Liddle PF, Morris DL (1991) Schizophrenic syndromes and frontal lobe performance. Br J Psychiatry 158:340-345

Lindenmayer JP, Bernstein-Hüman R, Grochowski S, Bark N (1995) Psychopathology of schizophrenia: initial validation of a five-factor model. Psychopathology 28:22-31

Linehan M (1993) Cognitive-behavioral treatment of borderline personality disorder. Guilford, New York

Logothetis NK, Leopold DA, Sheinberg DL (1996) What is rivalling during binocular rivalry. Nature 380:621-624

Lösel F, Kolip P, Bender D (1992) Stressresistenz im Multiproblemmilieu. Sind seelisch widerstandsfähige Jugendliche die „Super-Kids"? Z Klin Psychol 21:48-63

Maier S (1998) Neuropsychologie und subjektive Krankheitsverarbeitung in der Rehabilitation. Ergebnisse einer Verlaufsstudie. Nervenarzt 69(Suppl):44

Machleidt W, Gutjahr L, Muegge A (1989) Grundgefühle. Phänomenologie, Psychodynamik, EEG Spektralanalytik. Springer, Berlin Heidelberg New York Tokio

Markowitsch HJ (1995) Which brain regions are critically involved in the retrieval of old episode memory? Brain Res Rev 21:117-128

Marneros A (ed) (1997) Late onset mental disorders. Gaskell, London

*Marneros A, Deister A, Rohde A (1991) Affektive, schizoaffektive und schizophrene Psychosen. Eine vergleichende Langzeitstudie. Springer, Berlin Heidelberg New York Tokio

Maurer K, Hillig A, Freyberger HJ, Velthaus S (1991) Erfahrungen mit den „Schedules for Clinical Assessment in Neuropsychiatry (SCAN)" im Rahmen einer multizentrischen Feldstudie. Schweiz Arch Neurol Psychiatr 142:235-245

McClelland JL, McNaughton BL, O'Reilly RC (1995) Why there are complementary learning systems in the hippocampus and neocortex: insights from the success and failures of connectionist models of learning and memory. Psychol Rev 102:419-457

McKhann G, Drachman D, Folstein M, Katzmann R, Price D, Stutlan EM (1984) Clinical diagnosis of Alzheimer disease. Neurology 34:939-944

Merzenich MM, Sameshima K (1993) Cortical plasticity and memory. Curr Opin Neurol 3:187-196

Merzenich MM, Recanzone G, Jenkins WM, Allard TT, Nudo RT (1988) Cortical representational plasticity. In: Rakic P, Singer W (eds) Neurobiology of neocortex. Wiley, Chichester, pp 41-67

Merzenich MM, Jenkins WM, Johnston P, Schreiner C, Miller SL, Tallal P (1996) Temporal processing deficits of language-learning impaired children ameliorated by training. Science 271:77-81

Mezzich JE (1988) On developing a psychiatric multiaxial schema for ICD 10. Br J Psychiatry 152(Suppl 1):38-43

Mezzich JE (1992) Multiachsiale Diagnostik und internationale Klassifikation in der Psychiatrie. Fundam Psychiatr 6:150-153

Meyer A (1960) The thirty-fourth Maudsley lecture: emergent patterns of the pathology of mental disease. J Ment Sci 106:785

Mintz S (1969) Effect of actual stress on word associations. J Abnorm Psychol 74:293-295

Mombour W, Spitzner S, Reger KH, Cranach M von, Dilling H, Helmchen H (1990) Summary of the qualitative criticisms made during the ICD 10. Field trial and remarks on the german translation of ICD 10. Pharm Psychiatry 23(Suppl):197-201

Monsch AU, Bondi MW, Butters N, Paulsen JS, Salmon DP, Brugger P, Swenson MR (1994) A comparison of category and letter fluency in Alzheimer's disease and Huntington's disease. Neuropsychology 8/1:25-30

Morris P, Rapoport SI (1990) Neuroimaging and affective disorder in

late life: review. Can J Psychiatry 35(4):347-354
Mundt C (1985) Das Apathiesyndrom der Schizophrenen. Eine psychopathologische und computertomographische Untersuchung. Springer, Berlin Heidelberg New York Tokio
Mundt C (1986) Kleptomanie. In: Müller C (Hrsg) Lexikon der Psychiatrie, 2. Aufl. Springer, Berlin Heidelberg New York Tokio, S 393-396
Mundt C (1989) Pychopathologie heute. In: Kisker KP, Lauter H, Meyer JE, Müller C, Strömgren E (Hrsg) Psychiatrie der Gegenwart, 3. Aufl, Bd 9: Brennpunkte der Psychiatrie. Springer, Berlin Heidelberg New York Tokio, S 147-184
Mundt C (1991) Constituting reality – Its decline and repair in the course of schizophrenic psychoses: the intentionality model. In: Marneros A, Andreasen NC, Tsuang MT (eds) Negative versus positive schizophrenia. Springer, Berlin Heidelberg New York Tokyo, pp 96-108
Mundt C (1996a) Zur Psychotherapie des Wahns. Nervenarzt, 67:515-523
Mundt C (1996b) Entfremdete und erlebte Angst im therapeutischen Prozeß. Überlegungen zur Problematik des Symptomcharakters von Angst anhand eines Falles von psychogenem Schwindel. In: Lang H, Faller H (Hrsg) Das Phänomen Angst. Pathologie, Genese und Therapie. Suhrkamp, Frankfurt, S 179-190
Mundt C (1998) Die Relevanz moderner Klassifikationssysteme für die psychotherapeutische Behandlung. In: Gross G, Huber G, Saß H (Hrsg) Moderne psychiatrische Klassifikationssysteme: Implikationen für Diagnose und Therapie, Forschung und Praxis. Schattauer, Stuttgart New York, S 220-229
Mundt C, Barnett W, Witt G (1995) The core of negative symptoms in schizophrenia. Affect or cognitive deficiency? Psychopathology 28:46-54
Mundt C, Backenstrass M, Kronmüller KT, Fiedler P, Kraus A Stanghellini G (1997) Personality and endogenous/major depression: an empirical approach to typus melancholicus. 2. Validation of typus melancholicus core-properties by personality inventory scales. Psychopathology 30:130-139
Mundt C, Richter P, Hees H van, Stumpf T (1998) Zeiterleben und Zeitschätzung bei endogen und neurotisch depressiven Patienten. Nervenarzt 69:38-45
Murray L, Hipwell A, Hooper R (1996) The cognitive development of 5-year-old children of postnatally depressed mothers. J Child Psychol 37/8:927-935
Nauta WJH, Feirtag M (1986) Fundamental Neuroanatomy. Freeman, New York Oxford
O'Craven KM, Rosen BR, Kwong KK, Treisman A, Savoy RL (1997) Voluntary attention modulates fMRI activity in human MT-MST. Neuron 18:591-598
Pantel J, Schröder L, Schad R et al. (1997) Quantitative magnetic resonance imaging and neuropsychological functions in dementia of the Alzheimer type. Psychol Med 27:221-229
Pascual-Leone A, Torres F (1993) Plasticity of the sensorimotor cortex representation of the reading finger in Braille readers. Brain 116:39-52
Posner MI (1986) Chronometric explorations of mind. Oxford Univ Press, New York Oxford
Posner MI, Raichle M (1996) Bilder des Geistes. Spektrum, Heidelberg
*Praag HM von (1988) Serotoninstörungen bei psychischen Erkrankungen. Funktionelle versus nosologische Interpretation. Adv Biol Psychiatr 17:1-7
Radden J (1994) Recent criticism of psychiatric nosology: a review. Philos Psychiatry Psychol 1:193-200
**Resch F (1996) Entwicklungspsychopathologie des Kindes- und Jugendalters. Ein Lehrbuch. Beltz Psychologie Verlagsunion, Weinheim
Riecher-Rössler A (1995) Die Spätschizophrenie – eine valide Entität? Habilitationsschrift, Universität Heidelberg
Riecher-Rössle A (1997) 50 Jahre nach Manfred Bleuler. Was wissen wir heute über die Spätschizophrenien? Nervenarzt 68:159-170
Ritter H, Kohonen T (1989). Self-organizing semantic maps. Biol Cybern 61:241-254
Rudolf G (1993) Psychotherapeutische Medizin. Enke, Stuttgart
Sartorius N, Kaelber CT, Cooper JE et al. (1993) Progress toward achieving a common language in psychiatry. Results from the field trial of the clinical guidelines accompanying the WHO-classification of mental and behavioral disorders in ICD 10. Arch Gen Psychiatry 50:115-123
Saß H (1987) Die Krise der psychiatrischen Diagnostik. Fortschr Neurol Psychiatr 55:355-360
Saß H (1994) Zur Problematik der operationalen Diagnostik in der Psychiatrie. In: Dilling H, Schulte-Markwort E, Freyberger HJ (Hrsg) Von der ICD 9 zu der ICD 10. Neue Ansätze der Diagnostik psychischer Störungen in der Psychiatrie, Psychosomatik und Kinder- und Jugendpsychiatrie. Huber, Bern, S 149-156
Saß H, Zaudig M, Houben I, Wittchen UH (1994) Einführung zur deutschen Ausgabe: Zur Situation der operationalisierten Diagnostik in der deutschsprachigen Psychiatrie. In: Saß H, Wittchen UH, Zaudig M (Hrsg) Diagnostisches und statistisches Manual psychischer Störungen DSM-IV. Hogrefe, Göttingen, S IX-XXIV
Scherer KR (1993) Studying the emotion-antecedent appraisal process: an expert system approach. Cogn Emotion 7/3,4:325-355
*Schmidt-Degenhard M (1992) Die oneiroide Erlebnisform. Zur Problemgeschichte und Psychopathologie des Erlebens fiktiver Wirklichkeiten. Springer, Berlin Heidelberg New York Tokio
Schmidt-Degenhard M (1997a) Zur Standortbestimmung einer anthropologischen Psychiatrie. Fortschr Neurol Psychiatr 65:435-480
Schmidt-Degenhard M (1997b) Die psychiatrische Exploration als offenes Feld zwischen Betroffensein und Verstehen. In: Jacobi RME (Hrsg) Selbstorganisation. Duncker & Humblot, Berlin (Jahrbuch für Komplexität in den Natur-, Sozial- und Geisteswissenschaften, Bd 7, S 217-228)
Schmitt W, Mundt C (1991) Zur Differentialtypologie von Patienten mit harten und weichen Suizidmethoden. Nervenarzt 62:440-444
Schneider K (1976) Klinische Psychopathologie, 11. Aufl. Thieme, Stuttgart
Schröder B, Hahlweg K, Fiedler P Mundt C (1996) Marital interaction in couples with a depressed or schizophrenic patient. In: Mundt C, Goldstein MJ, Hahlweg K, Fiedler P (eds) Interpersonal factors in the origin and course of affective disorders. Gaskell, London, pp 257-276
*Schröder J (1997) Subsyndrome der chronischen Schizophrenie. Untersuchungen an bildgebenden Verfahren zur Heterogenität schizophrener Psychosen. Springer,

Berlin Heidelberg New York Tokio
Schröder P (1915) Von den Halluzinationen. Monatsschr Psychiatr Neurol 37:1–11
Schwartz MA (1991) Neural philosophy, psychopathology, and clinical psychiatric science. A commentary on Harrison's 'Are mental states a useful concept?' J Nerv Ment Dis 179:317–319
Sereno MI, Dale AM, Reppas JB et al. (1995) Borders of multiple visual areas in humans revealed by functional magnetic resonance imaging. Science 268:889–893
Shepard RN, Cooper LA (1982) Mental images and their transformations. MIT, Cambridge, MA
Silbersweig DA, Stern E, Frith C et al. (1995) A functional neuroanatomy of hallucinations in schizophrenia. Nature 378:176–179
Snyder AZ, Abdullaev YG, Posner MI, Raichle ME (1995) Scalp electrical potentials reflect regional cerebral blood flow responses during processing of written words. Proc Natl Acad Sci USA 92:1689–1693
Spitzer M (1988) Halluzinationen. Springer, Berlin Heidelberg New York Tokio
**Spitzer M (1996) Geist im Netz. Modelle für Lernen, Denken und Handeln. Spektrum, Heidelberg
Spitzer M (1997a) A cognitive neuroscience view of schizophrenic thought disorder. Schizophr Bull 23:29–50
Spitzer M (1997b) Neuronale Netzwerke und Psychopathologie. Nervenarzt 68:21–37
Spitzer RL, Fleiss, JL (1974) A re-analysis of the reliability of psychiatric diagnosis Br J Psychiatry 125:341–347
Spitzer M, Kammer T (1996) Combining neuroscience research methods in psychopathology. Curr Opin Psychiatry 9:352–363
Spitzer M, Böhler P, Kischka U, Weisbrod M (1995a) A neural network model of phantom limbs. Biol Cybern 72:197–206
Spitzer M, Kwong KK, Kennedy W, Rosen BR, Belliveau JW (1995b) Category-specific brain activation in fMRI during picture naming. Neuroreport 6:2109–2112
Spitzer M, Thimm M, Hermle L et al. (1996) Increased activation of indirect semantic associations under psilocybin. Biol Psychiatry 39:1055–1057
Spitzer M, Winkler S, Maier S, Weisbrod M (1997) Ereigniskorrelierte Potentiale bei semantischen Sprachverarbeitungsprozessen schizophrener Patienten. Nervenarzt 68:212–225
Spitzer M, Kammer T, Bellemann ME et al. (1998) Funktionelle Magnetresonanztomographie in der psychopathologischen Forschung. Fortschr Neurol Psychiatr 66:241–258
*Squire LR (1986) Mechanisms of memory. Science 232:1612–1619
Squire LR, Zola-Morgan, S (1991) The medial temporal lobe memory system. Science 253:1380–1386
Steinmeyer E M, Möller HJ (1992) Facet theoretic analysis of the Hamilton-D-Scale. J Affect Disord 25:53–62
Svrakic NM, Svrakic DM, Cloninger CR (1996) A general quantitative theory of personality development: fundamentals of a self-organizing psychobiological complex, development and psychopathology. Psychopathology 8:247–272
Tallal P, Miller SL, Bedi G et al. (1996) Language comprehension in language-learning impaired children improved with acoustically modified speech. Science 271:81–84
Tellenbach H (1983) Melancholie, 4. Aufl. Springer, Berlin Heidelberg New York Tokio
**Thomae H (1996) Das Individuum und seine Welt. Eine Persönlichkeitstheorie, 3. Aufl. Hogrefe, Göttingen (1. Aufl: 1968, 2. Aufl: 1988)
Toga AW, Mazziotta JC (1996) Brain mapping. The methods. Academic Press, San Diego
Walker C (1993) Karl Jaspers as a Kantian psychopathologist. Hist Psychiatry 4:209–238, 321–348
Walker E, Lewine RJ (1990) Prediction of adult onset schizophrenia from childhood home movies of the patients. Am J Psychiatry 147:1052–1056
Weitbrecht HJ (1966) Die heutige Diskussion über das Wesen der endogenen Psychosen. Fortschr Neurol Psychiatr 34:161–175
Wieck HH (1961) Zur klinischen Stellung des Durchgangssyndroms. Schweiz Arch Neurol Psychiatr 88:4409–419
Wiggins OP, Schwartz MA (1996) Chris Walter's interpretation of Karl Jaspers' phenomenology: a critique. Philos Psychiatry Psychol 2:319–343
Wing JK, Babor T, Brugha T et al. (1990) SCAN: Schedules for the Clinical Assessment in Neuropsychiatry. Arch Gen Psychiatry 47:589–593
Yeh SR, Fricke RA, Edwards DH (1996) The effects of social experience on serotonergic modulation of the escape circuit of crayfish. Science 271:366–369
Zerssen D von (1977) Premorbid personality and affective psychoses. In: Burrows GD (ed) Handbook of studies on depression. Excerpta Medica, Amsterdam London New York, pp 79–103
Zerssen D von, Pössl J, Gruben S, Tauscher R, Barthelmes H (1994) An operationalized procedure for the recognition of premorbid personality types in biographical case notes on psychiatric patients. Eur Arch Psychiatry Clin Neurosci 243:256–272
*Zerssen D von, Barthelmes H, Black C et al. (1996) Das biographische Persönlichkeitsinterview (BPI): Ein Forschungsinstrument zur Erfassung der prämorbiden Persönlichkeit. In: Möller HJ, Engel R, Hoff P (Hrsg) Befunderhebung in der Psychiatrie: Lebensqualität, Negativsymptomatik und andere aktuelle Entwicklungen. Springer, Berlin, Heidelberg, New York Tokio, S 303–307
Zilles K, Schlaug G, Matelli M et al. (1995) Mapping of human and macaque sensorimotor areas by integrating architectonic, transmitter receptor, MRI and PET data. J Anat 187:515–537

KAPITEL 2
Prinzipien psychiatrischer Epidemiologie

A. S. HENDERSON

1	Einleitung	46
2	Ein Schema zur Ordnung epidemiologischen Wissens	50
3	Untersuchungsebenen psychiatrisch-epidemiologischer Studien	53
4	Übliche Studiendesigns	54
5	Stichprobenauswahl	57
6	Definition von Krankheiten	58
6.1	Diagnosekriterien	58
6.2	Kontinuierlich variierende Maße von Morbidität	59
6.3	Behinderung	60
7	Unabhängige Variablen: ihre Herkunftsbereiche	61
7.1	Genetische Epidemiologie psychischer Erkrankungen	62
7.2	Genetische Kopplungsanalysen	63
8	Erhebungsinstrumente	64
8.1	Symptomskalen	64
8.2	Standardisierte psychiatrische Interviews	65
8.3	Instrumente zur Erfassung von Demenz und Depression bei älteren Personen	67
8.4	Typische Prävalenzschätzungen	68
8.5	Behinderung	68
8.6	Ätiologische und andere damit zusammenhängende Variablen	70
9	Analyse epidemiologischer Daten	72
10	Ethische Fragen der psychiatrischen Epidemiologie	73
11	Schlußfolgerungen	74
12	Literatur	75

Übersetzung: M. Haug
Besonderer Dank gebührt meinen Arbeitskollegen am NHMRC Psychiatric Epidemiology Research Centre, die den Entwurf zu diesem Kapitel kritisch gelesen haben.

1 Einleitung

Begriffsbestimmung Epidemiologie

Die klinische Psychiatrie befaßt sich in der Regel mit dem Individuum. Wenn wir aber nach allgemeingültigen Grundsätzen suchen und Individuen deshalb als Kollektiv betrachten, eröffnet sich das Gebiet der Epidemiologie. Greenwood (1931) hatte diese in seinen Herter-Vorlesungen an der Johns-Hopkins-Universität besonders prägnant als „the mass aspects of disease" definiert. Der Begriff Epidemiologie leitet sich vom griechischen „epidemios" ab, zusammengesetzt aus der Vorsilbe „epi" (unter, innerhalb) und „demos" (das Volk einer Region oder eines Landes), und bezeichnet eine Krankheit, die sich „in der Bevölkerung verbreitet" findet. Es ist die Aufgabe psychiatrischer Epidemiologie, diese Verteilung psychischer Erkrankungen in der Bevölkerung zu erfassen, die hierzu ursächlich beitragenden Faktoren zu identifizieren und Maßnahmen zu benennen, die der Prävention solcher Erkrankungen dienen.

Natürlich unterscheiden wir uns alle aufgrund unserer individuellen genetischen Disposition und ganz eigenen Lebensgeschichte. Einem solchen *idiographischen* Paradigma steht aber andererseits das epidemiologische als ein *nomothetisches* Paradigma gegenüber, weil es nach wiederkehrenden und vorhersagbaren Mustern sucht, die für alle Menschen gleichermaßen Gültigkeit haben. Entsprechend ausgerichtete wissenschaftliche Untersuchungen haben 5 grundlegende Voraussetzungen: eine Fragestellung, eine klar definierte Untersuchungsstichprobe, exakte Diagnosekriterien der zu untersuchenden psychischen Störungen, eine Aufstellung von Variablen, die zur Manifestation oder zu den Folgen dieser Störungen beitragen könnten, und wissenschaftlichen Ansprüchen genügende Instrumente, um diese zu erfassen. Studien können in Form von Querschnittuntersuchungen die Verhältnisse zu einem bestimmten Zeitpunkt beleuchten oder aber als Längsschnittstudien Veränderungen über eine bestimmte Zeitspanne evaluieren und zu ergründen versuchen, wodurch diese Veränderungen hervorgerufen werden.

Anwendungsbereiche der Epidemiologie

In seiner bekannten Monographie über den Nutzen epidemiologischer Forschung beschrieb Morris (1964) 7 Anwendungsbereiche. Obwohl diese Arbeit schon häufig zitiert worden ist, erscheint sie unverändert aktuell. Sie stellt einen Rahmen dar, der eine Bewertung des aktuellen Stands der *psychiatrischen* Epidemiologie vor dem Hintergrund der gegenwärtigen nationalen und globalen Verhältnisse und in Beziehung zum klinischen Wissensstand ermöglicht.

– historische Krankheitsforschung

Zum einen dient die Epidemiologie dem historischen Studium der Gesundheitsverhältnisse von Bevölkerungsgruppen und der Untersuchung des Auftretens und Rückgangs von Krankheiten in der Bevölkerung. Hieraus lassen sich dann mögliche prognostische Aussagen ableiten: daß etwa die Inzidenz schizophrener Erkrankungen zukünftig abnehmen und diese einen zunehmend gutartigen Krankheitsverlauf aufweisen könnten; daß depressive Störungen bei jüngeren Menschen im Zunehmen begriffen sind (unbestreitbar ist die Suizidrate für diese Altersgruppe in vielen Industrienationen angestiegen); daß die Häufigkeit von Eßstörungen sehr wahrscheinlich ansteigt und daß der Mißbrauch von Heroin oder die Aids-Epidemie mit ihren neuropsychiatrischen Folgeerscheinungen neue Herausforderungen darstellen und uns auch zukünftig mit anhaltenden Problemen konfrontieren werden.

Ein weiterer Zweck epidemiologischer Forschung liegt in der Erhebung von Bevölkerungsdaten, mit denen Morbiditätsziffern nicht mehr nur durch die Erfassung einzelner Personen aufgrund deren Inanspruchnahme psychiatrischer Beratungs- und Behandlungseinrichtungen, sondern für die Gesamtbevölkerung erstellt werden können. Neuere Beispiele hierfür sind der National Comorbidity Survey in den USA (Kessler et al. 1994) oder der Survey of Psychiatric Morbidity in England (Jenkins u. Meltzer 1995; Jenkins et al. 1997 a, b).

- Erhebung von Bevölkerungsdaten

Ein dritter Anwendungsbereich ist die Evaluation von Einrichtungen der Gesundheitsversorgung, ausgehend von einer Erfassung der Versorgungsbedürfnisse und der Ressourcen über eine Analyse derzeit bestehender Behandlungseinrichtungen bis hin zu deren Bewertung.

- Evaluation der Gesundheitsversorgung

Viertens haben epidemiologische Daten dadurch für den klinischen Alltag einen unmittelbaren Wert, daß man aus den verfügbaren Bevölkerungsdaten über eine bestimmte Krankheit auf das Erkrankungsrisiko, die Remissionschancen oder die Rezidivgefährdung im konkreten Einzelfall schließen kann. Ist etwa die Jahresinzidenzrate für Schizophrenie in einer definierten Population für verschiedene Altersklassen bekannt, so kann die Wahrscheinlichkeit angegeben werden, mit der beispielsweise ein 20jähriger innerhalb der nächsten 12 Monate an dieser Krankheit erstmals erkranken wird. Diese Wahrscheinlichkeit stellt das Grundrisiko dar, zu dem dann andere Risikofaktoren wie etwa eine familiäre Belastung hinzukommen können. Entsprechend kann auch das Risiko einer Person, irgendwann in ihrem Leben neu zu erkranken, angegeben werden, wenn die Lebenszeitprävalenzrate der Schizophrenie bekannt ist. Die Sammlung von Daten zum Verlauf der Schizophrenie in repräsentativen Stichproben behandelter Patienten ermöglicht, die Aussichten auf eine Remission oder partielle Remission für eine Person abzuschätzen, die mit einer schizophrenen Episode neu erkrankt ist. Das Prinzip ist jeweils, Daten, die an einer großen Zahl von Probanden gewonnen wurden, für die Risikoabschätzung im Einzelfall heranzuziehen.

- Schlußfolgerungen über Erkrankungsrisiko, Remissionschance, Rezidivgefahr

Der fünfte Anwendungsbereich ist ein besonders reizvoller: die Hilfe im diagnostischen Prozeß. Morris verstand hierunter, das Wissen um die unterschiedlichen Manifestationsformen und Stadien einer Krankheit zu nutzen, um subklinische Fälle mit denen eines voll ausgeprägten Krankheitsbildes in Beziehung zu setzen. Angststörungen oder depressive Zustandsbilder, wie sie in der Praxis des Allgemeinmediziners oder in Feldstudien beobachtet werden können, stellen hierfür ein gutes Beispiel dar, wenn sie mit den ausgeprägteren Krankheitsformen verglichen werden, die in internationalen Klassifikationen definiert oder in psychiatrischen Behandlungseinrichtungen anzutreffen sind.

- Hilfe im diagnostischen Prozeß

Epidemiologie dient sechstens der Identifikation medizinischer Syndrome, indem sie die Verbreitung klinischer Symptome, wie sie in Teilen der Grundgesamtheit auftreten, untersucht. Gute Beispiele hierfür sind die neueren Konzepte zum chronischen Müdigkeitssyndrom oder zur

- Untersuchung der Verbreitung klinischer Symptome

posttraumatischen Belastungsreaktion bzw. zu vergleichbaren Syndromen.

- Ätiologie

Der siebte Anwendungsbereich ist sicherlich der attraktivste, „die Suche nach den Ursachen von Gesundheit und Krankheit, beginnend mit der Identifikation von Hoch- bzw. Niedrigrisikogruppen, deren Unterschiede mit unterschiedlichen Lebensbedingungen in Beziehung gesetzt werden, und – wo dies möglich ist – der praktischen Überprüfung dieser Hypothesen innerhalb von Bevölkerungsgruppen" (Morris 1957).

- Prävention

Ein weiterer Anwendungsbereich sollte zu diesen 7 von Morris formulierten hinzugefügt werden, nämlich der Bereich der Prävention, der von Ernest Gruenberg (1966) als der „wertvollste Beitrag" der Epidemiologie bezeichnet wurde.

Die epidemiologische Forschung hat einige Erfolge vorzuweisen. Grundlegendere, sog. deskriptive Studien haben gezeigt, daß psychisch Kranke in beträchtlichem Ausmaß unerkannt bzw. unbehandelt in der Allgemeinbevölkerung leben und nicht nur in Behandlungseinrichtungen zu finden sind. Dies führte bei den Regierungen vieler Länder zu der Erkenntnis, daß ein verbessertes Behandlungs- und Versorgungssystem psychisch Kranker besonders in den Gemeinden, die ja den Löwenanteil an der Morbidität tragen, erforderlich ist. Andere Untersuchungen, die wissenschaftlich komplexer sind und als analytische Epidemiologie bezeichnet werden, haben einen wesentlichen Beitrag geleistet.

Analytische Epidemiologie

Studien zur Schizophrenie

So wurde beispielsweise festgestellt, daß schizophren Erkrankte häufiger in Winter- bzw. Frühjahrsmonaten geboren werden. Spätere Untersuchungen ergaben, daß Kinder ein erhöhtes Erkrankungsrisiko für die spätere Entwicklung einer Schizophrenie tragen, wenn ihre Mütter im 2. Trimenon der Schwangerschaft eine Grippeinfektion durchgemacht hatten. Wiederum andere Schizophreniestudien wiesen nach, daß Frauen gegenüber Männern ein im Mittel um 5 Jahre höheres Ersterkrankungsalter aufweisen. Dies löste intensive Forschungsaktivitäten zu möglichen sozialen und biologischen Ursachen der Schizophrenie aus. Eine Übersicht hierzu findet sich bei Jablensky (1995).

Eine weitere bemerkenswerte Leistung war die *International Pilot Study on Schizophrenia* (WHO 1973; Leff et al. 1992) und ihre Nachfolgestudie *Determinants of Outcome in Severe Mental Disorder* (Jablensky et al. 1992). Diese internationalen Forschungsprojekte, die von der WHO in vielen verschiedenen Ländern durchgeführt worden sind, haben gezeigt, daß es überall auf der Welt schizophrene Erkrankungen gibt; während sich das klinische Bild über alle Länder hinweg ähnelt, scheinen sie in den weniger industrialisierten Ländern günstiger zu verlaufen.

Fall-Kontroll-Studien haben in der epidemiologischen Forschung zur Alzheimer-Demenz verschiedene Risikofaktoren aufdecken können. Die Verbindung zum Down-Syndrom veranlaßte Molekulargenetiker, ihr Augenmerk auf das Chromosom 21 und auf Mechanismen der Bildung von Amyloidvorläuferprotein (APP) bei der Alzheimer-Erkrankung zu richten.

Kliniker sollten auf unerwartete Gelegenheiten zur Durchführung epidemiologischer Untersuchungen vorbereitet sein. Dies ist z.B. dann der Fall, wenn Populationen relativ ungewöhnliche Merkmale aufweisen, die zum Verständnis der Ätiologie oder der Folgen einer Krankheit beitragen könnten, wie außergewöhnlich hohe oder niedrige Raten einer bestimmten psychischen Störung. Auch eine aktuelle oder frühere Exposition gegenüber Einflüssen, die mutmaßlich die Inzidenz einer bestimmten psychischen Erkrankung erhöhen, könnte ein solches Merkmal sein. Ein Beispiel hierfür sind die neuere Untersuchung von Susser u. Lin (1992, 1994) zur Schizophrenie-Inzidenz bei Personen, deren Mütter 1944 von der Hungersnot in den Niederlanden betroffen waren, oder Studien über Menschen, die in Gegenden lebten, in denen sich ein Erdbeben ereignet hatte (Carr et al., im Druck).

Chancen zur Durchführung epidemiologischer Studien

Epidemiologische Studien haben zum Teil entscheidend zur Verbesserung gesundheitspolitischer Maßnahmen beigetragen und den Bedarf an Behandlungs- und Versorgungseinrichtungen für psychisch Kranke offengelegt. Die ECA-Studie (Epidemiologic Catchment Area; Robins u. Regier 1991) und der nachfolgende National Comorbidity Survey in den USA lieferten Schätzwerte für die Häufigkeit psychischer Störungen; dies hat die Auseinandersetzung mit Fragen seelischer Gesundheit in vielen Ländern erheblich gefördert. In der letztgenannten Untersuchung gaben nahezu 50% der Befragten an, mindestens einmal in ihrem Leben eine psychische Erkrankung erlitten zu haben, fast 30% der Befragten hatten diese in den letzten 12 Monaten vor dem Interview erlebt. Noch nicht einmal 20% dieser Gruppe mit erst kurz zurückliegender psychischer Störung hatten sich deswegen in einer Fachbehandlung befunden. Angsterkrankungen und affektive Störungen fanden sich hierbei mit einer 12-Monats-Prävalenzrate von 17% bzw. 11% am häufigsten. Ein weiteres wichtiges Ergebnis war das Ausmaß an Komorbidität, also das Auftreten von 2 oder mehr psychischen Störungen im Verlauf des Lebens derselben Person. Es zeigte sich, daß sich der größte Teil aller psychischen Störungen auf nur etwa ein Sechstel der Bevölkerung verteilt.

Beeinflussung gesundheitspolitischer Maßnahmen

Die Epidemiologie kann falsch oder sogar mißbräuchlich verwendet werden. Dies geschieht im wesentlichen auf 4 Arten. Zunächst knüpfen manchmal gesundheitspolitisch Verantwortliche ungerechtfertigt hohe Erwartungen an die Erhebung lokaler oder regionaler Morbiditätsdaten in ihrer Kommune. Wenn die personellen und finanziellen Mittel für die Gesundheitsversorgung psychisch Kranker einer Region gering sind, ist es aber kaum zu rechtfertigen, diese für die Erhebung von Daten auszuschöpfen, die nur den ohnehin schon offensichtlichen Versorgungsmangel belegen. Wahrscheinlich sind die Wiederholungen von Prävalenzschätzungen in vielen verschiedenen Ländern unnötig. Zweitens kann – wie überall in der Forschung – die Qualität der Datenerhebung wissenschaftlich so ungenügend sein, daß ihre Befunde praktisch nicht verwertbar sind. Bei einer so gearteten „nutzlosen Forschung" werden – auch bei den Befragten selbst – finanzielle Mittel und Zeit vergeudet. Eine dritte Form des Mißbrauchs liegt dann vor, wenn einer epidemiologischen Erhebung keine definierte Fragestellung zugrunde liegt, sondern sie sich lediglich mit einer Aufreihung von Zahlen, also einer reinen „Kopfzählung" begnügt. Solch ein Vorgehen liefert Ergebnisse, die be-

Gefahr des Mißbrauchs der Epidemiologie

langlos oder ohnehin schon bekannt sind und die nichts dazu beitragen, das Wissen über Erkrankungen voranzubringen. Als vierte Art des Mißbrauchs können Daten in Feldstudien auf eine so ungeschickte Weise erhoben werden, daß den Befragten aus diesem ungebetenen Eindringen in ihre Privatsphäre keinerlei Nutzen entsteht.

Hohe qualitative Ansprüche an epidemiologische Interviews

Im Unterschied zu Patienten haben die Befragten bei epidemiologischen Erhebungen nicht von sich aus um eine Beurteilung ihrer seelischen Gesundheit gebeten. Entsprechende Interviews sind deshalb kompetent und unter der Gewährleistung unbedingter Vertraulichkeit durchzuführen (s. unten). Es ist andererseits beruhigend zu wissen, daß es zu den Wirkungen von Interviews über seelische Gesundheit auf die Befragten systematische Untersuchungen gibt. Als unangenehm empfindet die Befragung offenbar nur ein kleiner Teil der Probanden, von denen zudem bekannt ist, daß sie hohe Neurotizismuswerte aufweisen. Die überwiegende Mehrzahl der Befragten hat nichts gegen ein solches Interview einzuwenden, und viele finden sogar Gefallen daran.

2 Ein Schema zur Ordnung epidemiologischen Wissens

Um darzustellen, was über die Epidemiologie psychischer Störungen bekannt ist, erscheint ein Schema nützlich (Henderson 1988), das die wesentlichen Krankheitsgruppen und die zu ihrer Manifestation oder zum Verlauf beitragenden Variablen tabellarisch auflistet (Tabelle 1). Dieses Schema stellt übersichtlich dar, welche Daten bisher bekannt sind; es wirkt aber zudem heuristisch, indem es auf Wechselbeziehungen hinweist, die sonst leicht übersehen würden, aber einer eingehenderen Untersuchung bedürften. Die Variablen können nach Kategorien geordnet in soziodemographische, lebensgeschichtliche, intrapersonale (psychologische) und biologische unterteilt werden.

Kategorien von Variablen

Interaktionen zwischen Variablen

Dieses Schema ist bei genauerer Betrachtung allerdings begrenzt, da es nur zweidimensional und damit nicht in der Lage ist, möglicherweise entscheidende Interaktionen zwischen 2 oder mehr Variablen darzustellen. Beispiele hierfür sind die Wechselwirkungen von Alter und Geschlecht in der Erstmanifestation einer Schizophrenie oder die kombinierten Effekte eines ungünstigen elterlichen Erziehungsstils in der Kindheit, belastenden Lebensereignissen („life events") im Erwachsenenalter und einer genetischen Disposition für affektive Störungen. Wer das Schema benutzt und solche Interaktionen berücksichtigen will, sollte sich eigene Kombinationen zusammenstellen. Jeder Anwender sollte das Schema zudem um zusätzliche eigene Variablen erweitern, die auf die zu untersuchende Population zugeschnitten sind.

Für viele der in Tabelle 1 aufgeführten Felder liegen in der Literatur bereits Daten vor, so z.B. zur Beziehung von sozioökonomischer Schicht und Schizophrenie, Schulbildung und dem Risiko einer dementiellen Erkrankung oder der Häufigkeit affektiver Störungen bei einem schwindenden gesellschaftlichen Einfluß der Religion. Auffällig ist, daß in der psychiatrisch-epidemiologischen Literatur jedoch Daten zu komplexeren

Tabelle 1. Ein Schema zur Ordnung epidemiologischen Wissens

	Psychische Störungen im Kindesalter	Neurotische Störungen	Affektive Störungen	Schizophrenie	Demenz	Persönlichkeitsstörungen	Alkoholmißbrauch	Mißbrauch psychotroper Substanzen	Suizid	Parasuizid	Intelligenzminderung	Psychisches Wohlbefinden
Soziodemographische Faktoren:												
Geschlecht												
Alter												
Familienstand												
Soziale Schicht												
In der Stadt lebend												
Regionale Herkunft												
Konfessionelle Bindung												
Andere makrosoziologische Faktoren												
Lebensgeschichtliche Faktoren:												
Geburtsmonat												
Zahl älterer/jüngerer Geschwister												
Alter der Eltern												
Frühe Trennung vom Elternhaus												
Elterlicher Erziehungsstil												
Kulturelle oder subkulturelle Anschauungen und Überzeugungen												
Belastende Lebensereignisse												

Tabelle 1 (Fortsetzung)

	Psychische Störungen im Kindesalter	Neurotische Störungen	Affektive Störungen	Schizophrenie	Demenz	Persönlichkeitsstörungen	Alkoholmißbrauch	Mißbrauch psychotroper Substanzen	Suizid	Parasuizid	Intelligenzminderung	Psychisches Wohlbefinden
Extreme Lebensereignisse												
Verlust von Angehörigen durch Tod												
Zum Ausdruck gekommene Emotion												
Arbeitslosigkeit												
Soziales Netz												
Migration												
Exposition gegenüber Lärm												
Exposition gegenüber Umweltgiften												
Ernährungsgewohnheiten												
Begleiterkrankungen												
Persönlichkeit und Temperament												
Genetische Faktoren												
Andere biologische Faktoren												
Interaktion zweier oder mehrerer Faktoren												

Beziehungen wie solchen zwischen Geschlecht, konflikthaften biographischen Ereignissen und genetisch bedingter Vulnerabilität fehlen.

3 Untersuchungsebenen psychiatrisch-epidemiologischer Studien

Psychiatrisch-epidemiologische Untersuchungen finden auf einer von 3 Ebenen statt:
1. Feldstudien zur Morbidität von Bevölkerungsgruppen oder der Allgemeinbevölkerung,
2. Erfassung von Morbidität auf der Ebene der primären Gesundheitsversorgung (einschließlich der hausärztlichen),
3. Studien zur Erfassung von Morbidität auf der Ebene der Behandlungseinrichtungen für psychisch Kranke.

Feldstudien

Primäre Gesundheitsversorgung

Psychiatrische Behandlungseinrichtungen

Jede dieser Ebenen wird bestimmten, in Tabelle 2 aufgeführten Anforderungen gerecht.

Aus Tabelle 2 wird ersichtlich, daß Untersuchungen mit ätiologischer Fragestellung vorzugsweise auf der Bevölkerungsebene statt an einem Kollektiv behandelter Patienten durchzuführen sind, weil statistische Fehler oder Verzerrungen („bias") in Feldstudien weniger wahrscheinlich sind, besonders was die Wahrscheinlichkeit angeht, vermuteten Risikofaktoren ausgesetzt zu sein. Dies kann wichtig werden, wenn es gilt, die von Berkson (1946) beschriebene Verzerrung zu vermeiden, nach der eine ätiologisch bedeutungslose Variable die Wahrscheinlichkeit beeinflussen könnte, daß eine Person mit Gesundheitsdiensten in Kontakt kommt. Wird dies nicht berücksichtigt, dann wird dieser Variablen u. U. ungerechtfertigt eine ätiologische Relevanz beigemessen.

Vermeidung von Verzerrungen

Solche Arten von Verzerrungen sind in repräsentativen Stichproben ausgeschlossen. In diesen findet sich zudem eine breite Streuung von Ausprägungsgraden einer Störung, wohingegen Stichproben ambulanter oder stationärer Patienten beispielsweise mit affektiven Störungen nur schwerer betroffene Personen umfassen. Trotzdem sind repräsentative Stichproben in anderer Hinsicht problematisch. Entsprechende Erhebungen sind aufwendig und teuer; sie erfordern zudem intensiv geschulte Interviewer, die Hunderte und oft Tausende von Menschen zu Hause aufsuchen und befragen müssen. Unvermeidlicherweise gibt es dabei Probanden, die nicht zu erreichen sind oder Auskünfte verweigern, und es ist recht wahrscheinlich, daß die zu untersuchende Störung gerade unter diesen Personen häufiger vorkommt. Diese sog. „nicht vernachlässigbare Nicht-Reaktion" ist selbst Gegenstand nicht unwesentlicher wissenschaftlicher und statistischer Untersuchungen in dem Bemühen, sie in der Berechnung von Daten zur Prävalenz, Inzidenz und zum Verlauf von Krankheiten oder Störungen zu berücksichtigen.

Probleme bei repräsentativen Stichproben

Tabelle 2. Die 3 Untersuchungsebenen psychiatrisch-epidemiologischer Studien

Ebene	Vorteile	Nachteile
Feldstudien	Liefern Morbiditätsdaten ohne Verzerrungen durch Selektion Erfassen ein breites Spektrum von Schweregraden einer Krankheit Liefern gesundheitspolitisch relevante Daten	Personalintensiv und teuer Mögliche systematische Fehler bei Antwortverweigerern und Studienausscheidern Ergeben für manche Erkrankungen nur geringe Fallzahlen
Allgemeinpraxen (Hausärzte)	Liefern höhere Fallzahlen von Erkrankten Gestatten die Erfassung neu diagnostizierter Fälle und die Beobachtung ihrer Krankheitsverläufe	Arbeitsintensiv Grundgesamtheit ist unklar Selektionseffekte durch unterschiedliche Inanspruchnahme, verschiedene Ärzte und Teilnahmeverweigerungen
Psychiatrische Behandlungseinrichtungen	Liefern versorgungspolitisch relevante Daten Liefern für die meisten Krankheiten eine hohe Anzahl von Erkrankten Können mit anderen Datenbanken verbunden werden	Erfassen nur Personen, die eine Behandlung erhalten Möglicher Mangel an Daten aus nichtöffentlichen Behandlungseinrichtungen Mögliche Datenschutzprobleme beim Zugang zu Krankendaten Mögliche Unterschiede in der Qualität des Datenmaterials

4 Übliche Untersuchungsdesigns

Querschnittstudien

Im wesentlichen kommen in der psychiatrischen Epidemiologie Querschnittstudien, prospektive Längsschnitt- (Kohorten-) und Fallkontrollstudien vor. Querschnittstudien stellen oft einen ausgezeichneten Einstieg in eine epidemiologische Untersuchung dar, da sie einen Überblick über das Ausmaß von Morbidität in einer Stichprobe zu einem bestimmten Zeitpunkt geben und auf jene Faktoren hinweisen, die sehr eng mit der untersuchten Gesundheitsstörung zusammenhängen. Da sie jedoch nur eine Momentaufnahme darstellen, können Querschnittuntersuchungen oft nur wenig zu einer ätiologischen Klärung beitragen.

- Vorgehensweise

Nehmen wir z.B. an, daß Daten einer 1000 Erwachsene umfassenden repräsentativen Stichprobe erhoben würden. Von jeder Person dieser Stichprobe würden Krankheitssymptome des zurückliegenden Monats erfaßt sowie das Ausmaß, in dem sie im Vorjahr gegenüber belastenden Lebensereignissen exponiert war. Nehmen wir weiter an, diese Daten zeigten recht deutlich, daß Individuen, denen häufiger solche Lebensschwierigkeiten begegnen, ebenfalls häufiger Symptome von Angst oder Depression aufweisen als solche, die entsprechenden Belastungen nicht in diesem Maße ausgesetzt waren. Hieraus nun zu schließen, daß belastende Lebensereignisse zur Manifestation entsprechender Symptome beitragen, ist aber nicht gerechtfertigt. Der Grund dafür ist, daß Personen mit einer Depression oder Angststörung sich einfach eher von unangenehmen Dingen bedrängt fühlen oder eine größere Neigung haben könnten, über Sorgen und Schicksalsschläge zu berichten, entweder aufgrund einer größeren Neigung zu jammern oder wegen einer „Suche nach Sinn", die ihnen eine Erklärung für ihr schlechtes Befinden gibt. Denkbar ist ebenfalls, daß bestimmte Persönlichkeitszüge oder Lebensstile zu einem sorgenvolleren Leben mit häufigen belastenden Lebensereignissen disponieren und solche Menschen *gleichzeitig* anfälliger für Angst und Depression sind.

– Schlußfolgerungen

Solche methodischen Schwierigkeiten können zumindest teilweise mit der Entscheidung für eine prospektive Längsschnittstudie, die auch Kohortenstudie genannt wird, gelöst werden. Hierbei wird eine repräsentative Stichprobe zunächst zu Beginn der Studie untersucht, einem Zeitpunkt, zu dem die meisten Probanden keine psychischen Probleme aufweisen werden. Die erhobenen Daten werden deshalb kaum durch Stimmungslage oder selektives Erinnerungsvermögen der Probanden verzerrt sein. Die Befragung könnte sich beispielsweise auf Persönlichkeitsmerkmale, Lebensstil, frühere oder aktuelle Notlagen, frühere Erkrankungen oder familienanamnestische Angaben beziehen. Diese Stichprobe wird dann nach Ablauf eines ausreichenden Zeitintervalls mindestens ein weiteres Mal untersucht. Einige der Probanden werden nunmehr relevante Symptome entwickelt haben. Zu fragen ist dann, ob die zu Beginn der Studie ermittelten potentiellen Risikofaktoren unter denjenigen Probanden häufiger zu finden sind, die zwischenzeitlich Symptome entwickelt haben. Ein solches Forschungsdesign liefert erheblich mehr Information über begünstigende wie protektive Mechanismen in der Entwicklung psychischer Störungen. Natürlich erfordert es andererseits erhebliche personelle, administrative und finanzielle Mittel. Zudem dauert es lange, bis alle Daten erhoben sind. Aus diesen Gründen bevorzugen Epidemiologen oft die Fall-Kontroll-Studie.

Prospektive Längsschnittstudien

– Vorgehensweise

– Informationsgewinn

Das Fall-Kontroll-Design ist bisher in der psychiatrischen Forschung wenig genutzt worden, stellt aber ein potentiell sehr wirksames Verfahren zur Identifikation von Risikofaktoren für bestimmte Störungen dar. Im Prinzip geht es hierbei darum, Daten für eine Vier-Felder-Kontingenztafel mit den Feldern „betroffene" bzw. „nicht betroffene Probanden" und „Exposition" bzw. „keine Exposition" gegenüber pathogenetisch verdächtigen Faktoren zu erheben (Tabelle 3).

Fall-Kontroll-Studien

	Betroffen	Nicht betroffen
Risikoexponiert	a	b
Nicht risikoexponiert	c	d

a, b, c, d = jeweilige Probandenzahl

Tabelle 3. Vier-Felder-Kontingenztafel für Fall-Kontroll-Studien

- Vorgehensweise

Hervorzuheben ist, daß Kohortenstudien prospektive Untersuchungen sind, die das Auftreten von Erkrankungen über einen angemessenen Zeitraum beobachten. Im Vergleich hierzu stellt die Fall-Kontroll-Studie eine retrospektive Untersuchung dar. Hierbei wird eine Gruppe von Patienten, die eine bestimmte psychische Störung aufweisen – vorzugsweise neuerkrankte oder erstdiagnostizierte Fälle –, mit einer entsprechend großen Gruppe von Probanden verglichen, die sich in Alter, Geschlecht und anderen Variablen nicht wesentlich unterscheiden, jedoch die psychische Störung nicht (oder noch nicht) entwickelt haben. Sowohl Patienten wie Probanden oder auch deren Familien werden dann zu verschiedenen potentiellen Risikofaktoren befragt. Die entscheidende Frage ist, ob sich in Zelle a der Kontingenztafel mehr Probanden befinden, als nach der reinen Zufallswahrscheinlichkeit zu erwarten wäre. Hierbei kennen wir weder die Inzidenz der Störung in der Gesamtbevölkerung, da nicht alle Menschen, die den Risikofaktoren ausgesetzt waren, untersucht werden können, noch kennen wir die Zahl derer, die überhaupt nicht derart exponiert waren. Wir wissen auch nicht, wie viele Menschen der Gesamtbevölkerung erst kürzlich die Störung entwickelt haben.

Hieraus folgt, daß ein Vergleich der Inzidenzzahlen exponierter Menschen mit denen nichtexponierter *für die Gesamtbevölkerung* nicht möglich ist. Alles, was wir haben, sind die Daten der Patienten, die wir untersucht haben (notgedrungen also nur ein Bruchteil aller Erkrankungsfälle der Grundgesamtheit), sowie die Daten eines kleinen Teiles aller gesunden Personen der Grundgesamtheit.

- Berechnung des relativen Risikos

Wir können aber trotzdem das folgende erreichen, wenn wir zunächst aus Tabelle 3 das relative Risiko berechnen:

$$\text{Relatives Risiko} = \frac{a}{a+b} : \frac{c}{c+d}$$

Durch einfache Umformung ergibt sich hieraus

$$\frac{a(c+d)}{c(a+b)}$$

- Berechnung der Odds Ratio

Ist nun eine Störung in der Gesamtbevölkerung selten, dann werden a im Vergleich zu b und c im Vergleich zu d sehr klein sein. Wenn wir annehmen, daß a im Term ($a+b$) und c im Term ($c+d$) vernachlässigbar klein sind, dann wird das relative Risiko annähernd gleich sein zu:

$$\frac{a \times d}{b \times c}$$

Dies ist die sog. Odds Ratio, die ein Maß für die Stärke eines Risikofaktors darstellt. Für umfassendere Ausführungen hierzu sei auf Schlesselman (1982) verwiesen. Die Anwendung von Fall-Kontroll-Studien in der Psychiatrie ist sehr anschaulich in der Übersichtsarbeit von Anthony (1988) beschrieben.

5 Stichprobenauswahl

Prinzipien

Es gibt nur wenige Gelegenheiten, die gesamte Bevölkerung eines Gebiets zu untersuchen. In solchen Populationsstudien wäre also beispielsweise jeder einzelne Bewohner einer ganzen Stadt oder Region in die Untersuchung einbezogen. Für Studien auf der Ebene der primären Gesundheitsversorgung bedeutete dies, jede Inanspruchnahme in sämtlichen Einrichtungen über einen bestimmten Zeitraum zu erfassen. Fall-Kontroll-Studien in Kliniken oder Ambulanzen müßten sämtliche Patienten umfassen, die sich wegen einer bestimmten Erkrankung in einer der Kliniken eines Landes vorstellen, und es müßte zusätzlich eine Kontrollgruppe von gesunden Probanden untersucht werden. Als Lösung wählt man lediglich eine Stichprobe aus der interessierenden Gruppe aus.

Grundsätzlich muß die Wahrscheinlichkeit, in die Stichprobe aufgenommen zu werden, für jedes Mitglied der Gesamtbevölkerung innerhalb einer definierten Altersspanne gleich oder – falls eine Gewichtung vorgenommen wird – zumindest bekannt sein. Wird dies nicht erreicht, so besteht das erhebliche Risiko, daß die Untersuchungsergebnisse durch möglicherweise entscheidende Unterschiede zwischen Stichprobe und Grundgesamtheit verfälscht werden. So sollte die Stichprobe für alle Erkrankten einer Grundgesamtheit in Merkmalen wie Schwere oder Dauer der Erkrankung, Schulbildung, Lebensalter oder Expositionsrisiko repräsentativ sein. In einer Untersuchung zum Zusammenhang von sexuellem Mißbrauch in der Kindheit und Depression im Erwachsenenalter dürften sich also depressive Stichprobenfälle in Merkmalen wie Schwere und Dauer der Depression oder prinzipiellem Risiko, einem Mißbrauch ausgesetzt zu sein, nicht wesentlich von den depressiv Erkrankten in der Gesamtbevölkerung unterscheiden. Dasselbe Prinzip der Chancengleichheit gilt ebenso für die nicht depressive Kontrollgruppe.

Prinzip der Chancengleichheit

Nicht vernachlässigbare Verweigerung der Teilnahme an einer wissenschaftlichen Untersuchung

Von Feldstudien weiß man seit langem, daß nicht jeder aus der Zielstichprobe in eine Befragung einwilligen oder vom Interviewer zum Befragungszeitpunkt anzutreffen sein wird. Oft können deshalb nur 70% bis 90% der ursprünglich geplanten Befragungen durchgeführt werden. Es ist inzwischen auch bekannt, daß diejenigen, die ein Interview ablehnen oder auch bei wiederholten Bemühungen nicht angetroffen werden, häufiger von der untersuchten psychischen Störung selbst betroffen sind. Weiterhin zeigt sich in vielen über Jahre durchgeführten Kohortenstudien zu psychischen Erkrankungen, daß die Kohortenmitglieder, die im Beobachtungszeitraum versterben, mit höherer Wahrscheinlichkeit bereits zu Beginn der Studie von der Erkrankung betroffen waren oder diese im Verlauf der Studie erlitten haben. Das bedeutet aber, daß die für Nachuntersuchungen verfügbaren Probanden eine Auslese darstellen oder sich in wichtigen Merkmalen von der ursprünglichen Kohorte un-

Ablehnung der Teilnahme an einer wissenschaftlichen Untersuchung und vorzeitiges Ausscheiden

terscheiden. Falls die möglichen Verzerrungen durch Probanden, die nicht an der Befragung teilnehmen, nicht berücksichtigt werden, können sich daraus ungerechtfertigte Schlußfolgerungen ergeben.

Fehlerkorrekturen

Seit vielen Jahren gibt es statistische Methoden, um abzuschätzen, wie groß der Fehler sein könnte, der durch diese Verweigerung der Teilnahme am Interview („Nicht-Reaktion") auftritt und wie er in den Schlußfolgerungen zu berücksichtigen ist. In Querschnittuntersuchungen schließen solche Methoden die Einführung spezieller Anreize zur Steigerung der Antwortrate oder sehr kurze psychiatrische Befragungen ein, die an der Haustüre durchgeführt werden können. Gewisse Korrekturen an der so erhaltenen Information können durch eine Gewichtung der Daten in der Stichprobe erreicht werden (Kessler et al. 1995). Sowohl in Querschnitt- wie in Kohortenstudien ist das Bayes-Theorem anwendbar, nach dem die endgültigen Schätzungen anhand von Apriori-Wahrscheinlichkeiten, von denen einige bekannt sind, modifiziert werden können (Best et al. 1996).

6 Definition von Krankheiten

6.1 Diagnosekriterien

Gleichgültig, ob eine epidemiologische Untersuchung auf der Bevölkerungsebene, der Ebene der primären Gesundheitsdienste oder spezieller psychiatrischer Versorgungsstellen durchgeführt wird, ist eine exakte Definition der zu untersuchenden Symptome oder Krankheiten natürlich unerläßlich. Gemeinhin bezieht sich psychiatrische Forschung auf „Krankheitsfälle", also Individuen, die mit der Diagnose einer bestimmten Erkrankung versehen worden sind. Dies ist in vielen Fällen auch völlig ausreichend. Mit der Entwicklung der inzwischen international weit verbreiteten Diagnosesysteme ist diese Aufgabe deutlich einfacher geworden.

ICD-10

Als erstes ist die 10. Revision der International Classification of Diseases (ICD-10) mit ihrer Klassifikation von psychischen und Verhaltensstörungen zu nennen. Sie besteht aus 2 komplementären Teilen: den klinischen Beschreibungen und diagnostischen Leitlinien (WHO 1992) und den Forschungskriterien (WHO 1993). Diese Zusammenstellung von Diagnosekriterien wurde auf der Grundlage ausgiebiger Konsultationen psychiatrischer Experten aus etwa 40 Ländern verfaßt und stellt somit einen internationalen Konsens dar. Darüber hinaus dienten die Forschungskriterien als Grundlage für die Entwicklung von Diagnoseinstrumenten, die mit Hilfe von Computeralgorithmen die Kriterien objektiv und zuverlässig auf das erhobene Datenmaterial anwenden (s. unten).

DSM-IV

Ein zweites System liegt in Form der 4. Auflage des Diagnostic and Statistical Manual of Mental Disorder (DSM-IV) der American Psychiatric Association vor (1994). Dieses Klassifikationssystem wurde in den USA entwickelt und wird dort wie auch in vielen anderen Ländern angewendet. Durch eine sehr enge Zusammenarbeit zwischen der WHO und den

Entwicklern des DSM-IV stimmt es mit der ICD-10 in großen Teilen überein, und es existieren Referenzhinweise für „Übergänge" zwischen beiden Krankheitsklassifikationen. Sowohl ICD-10 als auch DSM-IV haben der klinischen Psychiatrie und der Forschung eine gemeinsame Sprache gegeben. Für Autoren, die ein Manuskript bei einer anerkannten wissenschaftlichen Fachzeitschrift einreichen, ist es fast zur Pflicht geworden, die Störungen anhand eines oder beider Systeme zu klassifizieren. Tatsächlich ist es besonders wünschenswert, wenn Untersucher beide Systeme gleichzeitig anwenden, weil dies die Qualität der Datenauswertungen und Erfahrungen mit den Diagnosesystemen ICD-10 und DSM-IV fördert.

6.2 Kontinuierlich variierende Maße von Morbidität

Als Grundvoraussetzung jeden Fortschritts in der Epidemiologie psychischer Erkrankungen mag die Identifikation von Krankheitsfällen angesehen werden. Der Begriff „Fallidentifikation" weist allerdings deutlich auf ein Problem hin, weil er eine kategoriale Struktur psychischer Erkrankungen unterstellt. In der Epidemiologie werden üblicherweise „Betroffene" und „Nichtbetroffene" in einer Population unterschieden. Pickering (1968) hat dies so kommentiert, daß „die Medizin derzeit bis zwei zählen kann, aber nicht weiter". Er hatte seine Bemerkung auf Studien zum Bluthochdruck bezogen; andere jedoch (z. B. Rose 1983) haben vorgebracht, daß die meisten psychischen Erkrankungen eine dimensionale, kontinuierlich verteilte Struktur aufweisen. Die Häufigkeitsverteilung ihrer Symptome wie z. B. Angst, depressive Befindlichkeit oder kognitive Leistungsminderung folgt gewöhnlich einer umgekehrten J-Form, bei der die meisten Menschen keine oder nur wenige Symptome aufweisen und immer weniger Individuen zunehmend mehr Symptome zeigen.

Fallidentifikation

Nun haben Kliniker, deren Erfahrungen oft auf die klinische oder ambulante Praxis beschränkt sind, auf Zusammenkünften in Genf und Washington vereinbart, wo die Grenze zwischen „Nichtbetroffenen" und „Betroffenen" zu setzen ist. Während dies zwar für manche Bedingungen völlig ausreichend ist, bildet es aber andererseits die tatsächlichen Verhältnisse wohl nicht immer genügend ab. Statistisch gesprochen gehen hierdurch manchmal Informationen verloren.

Problem der Abgrenzung von Betroffenen und Nichtbetroffenen

Es soll nicht bestritten werden, daß psychische Erkrankungen in Form abgrenzbarer Kategorien auftreten oder eine solche Auffassung zumindest zu ihrem Verständnis hilfreich ist: depressive Episoden, Alzheimer-Erkrankung, Anorexia nervosa oder Alkoholabhängigkeit sind klinisch reale, wenn auch nicht notwendigerweise homogene Krankheitseinheiten. Es ist zu berücksichtigen, daß die Abklärung ätiopathogenetischer Hypothesen in epidemiologischen Bevölkerungsstudien kaum ohne die Befragung einer sehr großen Anzahl von Personen auskommt, einfach weil die Krankheitsbelastung mit solchen Störungen in der Population nicht hoch ist. Es lassen sich allerdings Individuen mit Teilsymptomen depressiver Befindlichkeit, kognitiver Beeinträchtigung, abnormen Eßverhaltens oder Alkoholmißbrauchs identifizieren, und der Grad der Ausprägung dieser Symptome kann als abhängige Variable in einer Ana-

Morbidität als kontinuierliche Variable

lyse potentieller Risikofaktoren dienen. Anders ausgedrückt kann es bei der Untersuchung einer Beziehung zwischen einem mutmaßlichen Risikofaktor und einer Erkrankung statistisch manchmal sinnvoller sein, letztere nicht als Dichotomie aus „Betroffenen" und „Nichtbetroffenen", sondern als kontinuierliche Variable anzusehen.

Rose und Mitarbeiter haben bestätigt, daß man bei Anwendung eines kontinuierlichen Instruments wie des *General Health Questionnaire* (*GHQ*; Goldberg u. Williams 1988) auf eine Stichprobe eine unimodale Verteilung vorfindet, die keine scharfe Trennung zwischen sog. „Betroffenen" und „Nichtbetroffenen" aufweist. Rose wies darüber hinaus auf 3 wesentliche Konsequenzen eines solchen Ansatzes für Morbiditätsstudien hin:

Vorteile der Anwendung kontinuierlicher Instrumente

1. Man erhält Parameter, welche die Gesamtbevölkerung in einem Gebiet global charakterisieren. Dies sind der Mittelwert und die Standardabweichung ihrer *GHQ*-Werte.
2. Diese Parameter könnten erhebliche Unterschiede zwischen Männern und Frauen, geographischen Regionen, sozialen Schichten oder Einkommensklassen aufzeigen, was an einer relativen Verschiebung der gesamten Verteilungskurve erkennbar wäre.
3. Es lassen sich Prävalenzunterschiede zwischen diesen Gruppen bezüglich der Anzahl wahrscheinlich betroffener Personen (also solchen, die oberhalb eines gewissen Schwellenwertes liegen) zu den unterschiedlichen Mittelwerten der Gruppen in Beziehung setzen. In Roses Worten wird hierdurch „der sichtbare Teil des Eisbergs (die Prävalenz) zur Funktion seiner Gesamtmasse (des Mittelwerts der Stichprobe)".

Weiterhin vertrat Rose die Ansicht, daß „Psychiater im Gegensatz zu Soziologen die Existenz und Bedeutung von Merkmalen seelischer Gesundheit von Gesamtpopulationen zu ignorieren scheinen und sie sich jeweils nur mit dem einzelnen Kranken befassen" (Rose 1993). Es ist eine reizvolle Vorstellung, daß Stichproben, die unbestreitbar ja nur aus einzelnen Individuen bestehen, ganz eigenständige Merkmale aufweisen können, etwa so wie Moleküle Eigenschaften haben, die ihre atomaren Bausteine nicht besitzen. Das Konzept, daß Populationen sich in den Häufigkeitsverteilungen von Krankheitssymptomen und *nicht lediglich durch verschiedene Prävalenzraten bestimmter Krankheitsfälle* unterscheiden, bedeutet gleichzeitig, daß einer oder mehrere Faktoren die Gesamtverteilung in manchen Populationen verschiebt, in anderen aber nicht. Hierbei ist an überall vorhandene Einflüsse auf die biologische und soziale Umwelt zu denken, die eine Störung oder Krankheit fördern. Diese Vorstellung ist damit gar nicht so weit entfernt von Galens atmosphärischem Faktor, der Katastasis oder dem Miasma.

Häufigkeitsverteilungen von Krankheitssymptomen

6.3 Behinderung

Es gibt auch andere Gründe, die Morbidität in Stichproben als kontinuierlich verteilt aufzufassen. Unter Morbidität wird i. allg. die Häufigkeit eines Symptoms oder einer Krankheit verstanden; aber es gibt einen weiteren eng verwandten und viel diskutierten Begriff, nämlich den der

Behinderung. Hiermit werden zusammenfassend Schädigungen und Einschränkungen sowie die Beeinträchtigung der sozialen Integration im Alltagsleben als Folgen einer Erkrankung bezeichnet. Es ist unverkennbar, daß die wesentlichen Gruppen psychischer Erkrankungen, v. a. die Psychosen, affektiven Erkrankungen und Demenzen, nahezu immer mit einer erheblichen Behinderung einhergehen. Subklinische bzw. geringer ausgeprägte Krankheitsformen psychischer Störungen bringen aber ebenfalls eine gewisse Behinderung mit sich, und auf die Gesamtbevölkerung bezogen ist das durch sie verursachte Gesamtmaß an Behinderung sogar beträchtlich. Dies erklärt sich aus der hohen Punktprävalenz solcher Fälle. Aus diesem Grunde sind weniger ausgeprägte psychische Störungen für die öffentliche Gesundheitsfürsorge von durchaus erheblicher Bedeutung.

Behinderung im Alltagsleben

7 Unabhängige Variablen: ihre Herkunftsbereiche

Als unabhängige Variablen gelten üblicherweise jene, die mit der abhängigen Variablen, also einer psychischen Erkrankung oder dem Ausprägungsgrad eines Merkmals, zusammenhängen bzw. diese sogar ursächlich beeinflussen. Solche Variablen sind unterschiedlichen Bereichen zuzuordnen: dem soziodemographischen, sozialpsychologischen, dem lebensgeschichtlichen, psychologischen oder biologischen Bereich. Natürlich können gleichzeitig Einflüsse aus mehreren Bereichen wirksam sein, so daß sich Wechselwirkungen von Variablen – entweder innerhalb der oder zwischen den genannten Bereichen – ergeben.

Wechselwirkungen verschiedener Variablen

Die psychiatrische Epidemiologie hat sich hauptsächlich mit soziodemographischen, sozialpsychologischen und lebensgeschichtlichen Variablen beschäftigt. Beispiele hierfür sind die bekannten Untersuchungen von Faris u. Dunham (1960) zur Verteilung schizophrener Patienten im Stadtgebiet von Chicago, die eine Konzentration in Innenstadtlagen mit billigen Einzelzimmerunterkünften nachwies, die kanadische Stirling County Study von Leighton et al. (1963 a, b) mit ihrem Konzept der soziokulturellen Desintegration und die Untersuchungen von Brown und Mitarbeitern über die Auswirkungen von belastenden Lebensereignissen, vertrauensvoller Partnerschaft und Kindheitserlebnissen auf die Entstehung einer Depression bei Frauen (Brown u. Harris 1978).

Soziodemographische, sozialpsychologische und lebensgeschichtliche Variablen

Psychologische Faktoren wie Persönlichkeitszüge oder andere Indikatoren für Krankheitsanfälligkeit (Vulnerabilität) oder Widerstandskraft (Resilienz) sind epidemiologisch sehr viel seltener untersucht worden. Biologische Variablen einschließlich genetischer Faktoren sind ein weitgehend unbearbeitetes Feld, das noch auf innovative Untersucher wartet, die eine Integration verschiedener der oben genannten Bereiche erreichen wollen.

Psychologische und biologische Variablen

7.1 Genetische Epidemiologie psychischer Erkrankungen

Fortschritte der Molekulargenetik

Die Molekulargenetik hat in den letzten Jahren enorme Fortschritte gemacht und sich intensiv mit den genetischen Einflüssen bei affektiven Störungen, der Schizophrenie, Alkoholabhängigkeit und der Alzheimer-Erkrankung beschäftigt. Es gibt gute Gründe anzunehmen, daß einige dieser Fortschritte, sowohl auf dem Gebiet der wissenschaftlichen Erkenntnis als auch neuer genetischer Analysemethoden, der psychiatrischen Epidemiologie bisher unvorstellbare Möglichkeiten eröffnen werden. Aus diesen Gründen ist es heutzutage für Psychiater und Epidemiologen sehr wichtig, mit Humangenetikern beim Aufstellen wissenschaftlich überprüfbarer Hypothesen, die die Bedeutung genetischer Faktoren neben und im Zusammenwirken mit anderen Vulnerabilitätsmarkern berücksichtigen, eng zusammenzuarbeiten.

Genetische Grundlagen definierter Krankheitsgruppen

Genetisch bedingte Vulnerabilität

Hierbei könnten 2 komplementäre Strategien verfolgt werden. Zum einen wäre die Suche nach den genetischen Grundlagen definierter Krankheitsgruppen, beispielsweise depressiver Störungen oder der Schizophrenie, in Bevölkerungsstudien oder in Hochrisikogruppen fortzusetzen. Die zweite, ganz andere Strategie besteht nicht darin, nach Genen zu suchen, die eine Krankheit verursachen können, sondern nach solchen Genen, die eine Vulnerabilität für diese Erkrankung bewirken. Da ein solcher Zugang sehr gut auf ein epidemiologisches Untersuchungsdesign übertragbar ist, werden wir uns mit den zugrundeliegenden Ideen näher beschäftigen.

Cloninger et al. (1996) haben zu den Schwierigkeiten Stellung genommen, genetische Einflüsse auf komplexe psychiatrische Störungen in Studien zu replizieren. Sie haben argumentiert, daß „es möglicherweise zunächst ergiebiger ist, Gene zu kartieren, die das Temperament beeinflussen, da dessen genetische Grundlagen relativ einfach sind und es verläßlich mit Hilfe eines Fragebogens quantitativ erfaßbar ist. Später kann dann die Anfälligkeit für komplexere Störungen wie Schizophrenie oder Alkoholismus untersucht werden".

Neurotizismus

Ein solches Merkmal des Temperaments stellt der Persönlichkeitszug des Neurotizismus dar. Hierunter wird eine Persönlichkeitsdimension verstanden, die durch eine mehr oder weniger starke Neigung charakterisiert ist, auf unangenehme Reize emotional zu reagieren, d.h. durch Streß aus dem Gleichgewicht zu geraten. Da Neurotizismus im Gegensatz zu veränderlichen Zuständen ängstlicher oder depressiver Störungen ein relativ stabiler Persönlichkeitszug ist, stellt er eine geeignete Basis für die genetische Untersuchung der Anfälligkeit gegenüber diesen Störungen dar. Kendler et al. (1993) stellten in einer Längsschnittstudie an Zwillingen fest, daß bei etwa 55% eine gemeinsame genetische Disposition für Depression und Neurotizismus besteht. Der im weitesten Sinne genetische Anteil an der Ausprägung von Neurotizismus ist auf etwa 42% geschätzt worden. Es gibt Hinweise, daß dieser genetische Anteil bei Frauen höher als bei Männern ist und daß er von der späten Adoleszenz bis zum Anfang des Erwachsenenalters abnimmt.

Während quantitative genetische Untersuchungen den Einfluß genetischer Faktoren beim Neurotizismus nachgewiesen haben, ermöglichen es neuere Entwicklungen auf dem Gebiet der Molekulargenetik, noch weiter zu gehen und nach bestimmten Genorten zu suchen, die einen Zusammenhang mit solchen Persönlichkeitszügen aufweisen. Noch vor kurzem wurden molekulargenetische Methoden allein bei solchen Krankheitsgruppen eingesetzt, bei denen eine monogene Grundlage angenommen wird. Psychologische Variablen wie Neurotizismus sind jedoch in der Bevölkerung kontinuierlich verteilt und wahrscheinlich durch viele verschiedene Gene genetisch geprägt, von denen weder alle für die phänotypische Ausprägung des Merkmals Neurotizismus erforderlich sind noch jedes für sich allein ausreichend ist. In den letzten Jahren hat sich die Aufmerksamkeit zunehmend solchen Genen zugewandt, die zu Unterschieden in der Ausprägung quantitativ erfaßbarer Persönlichkeitszüge wie z. B. Neurotizismus beitragen. Hierbei können solche Genorte auf quantifizierbare Persönlichkeitszüge („quantitative trait loci"; QTL) eine mäßige bis hin zu einer verschwindend geringen Wirkung haben. Das Ziel der derzeitigen QTL-Forschung besteht darin, diejenigen Genorte zu identifizieren, die den größten Effekt auf Merkmalsausprägungen haben.

Genorte quantifizierbarer Persönlichkeitszüge

7.2 Genetische Kopplungsanalysen

Es stehen eine Reihe von Methoden zur Untersuchung von Genen, die den Kode für Persönlichkeitszüge enthalten, zur Verfügung, so z.B. Kopplungsanalysen in Familien, Untersuchungen zur Allelidentität bei Verwandten, Assoziationsuntersuchungen in Bevölkerungsstichproben oder Kreuzungsuntersuchungen im Tierexperiment. Die Untersuchung der Assoziation von Allelen ist in ihrer Fähigkeit, Gene mit nur geringem Effekt zu identifizieren, statistisch effizienter als die herkömmlichen Kopplungsanalysen und die Untersuchungen der Allelidentität; sie könnte – trotz einiger Einschränkungen, auf die weiter unten eingegangen wird – der wirkungsvollste Zugang sein, um die Genorte quantitativ erfaßbarer Persönlichkeitsmerkmale aufzudecken. Studien zur Assoziation von Allelen stellen derzeit wohl die beste Strategie zur Aufdeckung von Genorten quantitativer Persönlichkeitsmerkmale dar. Weil hierbei eine Vielzahl von möglichen Genen untersucht werden müssen, besteht die Gefahr von Fehlern erster Art. Um dieses Risiko zu verringern, können Allelassoziationsstudien an Stichproben durchgeführt werden, die sich aus den obersten und untersten 5% der Gesamtverteilung einer Feldstudienstichprobe zusammensetzen sowie einer Replikationsstichprobe aus den oberen und unteren 1% der Verteilung.

Genetische Assoziationsstudien

Die ersten Daten aus QTL-Untersuchungen zu Persönlichkeitsmerkmalen liegen inzwischen vor. Unter Verwendung der Allelassoziationsmethode fanden Ebstein et al. (1996) eine Assoziation zwischen den Persönlichkeitszügen eines Verlangens nach ständiger Abwechslung und Veränderung („novelty seeking") und dem D_4-Dopaminrezeptorgen. Für dasselbe Gen fanden Benjamin et al. (1996) in Studien an repräsentativen Stichproben und bei der Untersuchung von Geschwisterpaaren mit Hilfe von Assoziationstechniken einen Zusammenhang mit dem Persönlich-

Persönlichkeitsmerkmale

keitszug der Extraversion. Andere hypothetisch mögliche Gene werden derzeit untersucht. Dieses Forschungsgebiet hat zum ersten Mal gezeigt, daß es für die unterschiedliche Ausprägung eines Persönlichkeitsmerkmals spezifische biologische Grundlagen gibt und stellt einen Meilenstein in der Persönlichkeitsforschung dar. Es weist zudem den Weg in eine neue Ära psychiatrischer Epidemiologie, in der es möglich sein sollte, gleichzeitig biologische, psychologische und soziale Variablen in der Erforschung ätiopathogenetischer Faktoren zu berücksichtigen.

8 Erhebungsinstrumente

Erhebungsinstrumente, die in epidemiologischen Untersuchungen Verwendung finden, lassen sich in die Kategorien Symptomskalen und psychiatrische Exploration gruppieren. In Abhängigkeit von den Zielen und Möglichkeiten des Untersuchers können entweder eine von beiden oder beide gemeinsam in wissenschaftlichen Studien zur Anwendung kommen.

8.1 Symptomskalen

GHQ
HSCL

MMSE

Psychometrische Eigenschaften

Symptomskalen sind einfachere Untersuchungsinstrumente, und sie können entweder von den Probanden selbst oder vom Interviewer ausgefüllt werden. Der *General Health Questionnaire* (*GHQ*; Goldberg u. Williams 1988), die *Hopkins Symptom Checklist* (*HSCL*; Derogatis et al. 1974) und die *Mini-Mental State Examination* (*MMSE*; Folstein et al. 1975) sind verbreitete Beispiele solcher Erhebungsbögen. *GHQ* wie *HSCL* erfassen depressive und Angstsymptome und stellen deshalb nützliche Instrumente dar, um diese in Form eines Testwerts quantitativ zu erfassen. Beide können alternativ auch als Screeninginstrument benutzt werden, um diejenigen Stichprobenmitglieder zu identifizieren, die eine hohe oder niedrige Wahrscheinlichkeit aufweisen, an einer psychischen Störung erkrankt zu sein. Analog hierzu kann der *MMSE* eine quantitative Beurteilung für die kognitive Leistungsfähigkeit einer Person liefern oder dazu benutzt werden, Personen, die wahrscheinlich eine Demenz haben, anhand eines zuvor definierten Schwellenwertes zu identifizieren (Brayne u. Calloway 1990; Henderson et al. 1994).

Wenn ein Fragebogen oder Selbstbeurteilungsbogen für Forschungszwecke verwendet wird, sollten dessen psychometrische Eigenschaften, die häufig für die untersuchte Stichprobe spezifisch sind, im voraus bekannt sein. Variablen wie kulturelle Besonderheiten oder Schulbildung können sich auf die Leistung des Erhebungsinstruments entscheidend auswirken. Dessen Sensitivität und Spezifität, beide ausgedrückt als Prozentzahl, müssen bekannt sein. Beide stellen ein Maß für die Leistungsfähigkeit eines Erhebungsinstruments im Vergleich mit einem „Goldstandard" dar, wobei letzterer etwa eine umfassende psychiatrische Untersuchung mit bekannter Validität oder ein in Expertenrunden erreichter Diagnosekonsens sein kann.

2 Prinzipien psychiatrischer Epidemiologie

		Ausführliche psychiatrische Exploration		
		krank	gesund	
Screeningtest	krank	a	b	a+b
	gesund	c	d	c+d
		a+c	b+d	

a, b, c, d jeweilige Probandenzahlen; *a+c* tatsächlich Kranke; *b+d* tatsächlich Gesunde

Tabelle 4. Beurteilung von Sensitivität und Spezifität eines Screeningtests anhand des Vergleichs mit einer ausführlichen psychiatrischen Exploration als Goldstandard

Tabelle 4 zeigt eine Stichprobe von Personen, die sowohl mit einem Screeninginstrument als auch über eine ausführliche psychiatrische Exploration untersucht wurden. Hierbei sollen sich in Feld *a* diejenigen Personen befinden, die nach beiden Untersuchungsmethoden bezüglich eines bestimmten Kriteriums als „krank" eingeordnet werden, in Feld *b* oder *c* die nur nach einem von beiden Instrumenten als „krank" diagnostizierten und in Feld *d* die nach beiden Instrumenten „gesunden" Personen.

Unter Sensitivität wird nun der Anteil der als „krank" diagnostizierten Personen verstanden, der tatsächlich bezüglich des gewählten Kriteriums krank ist, also:

Sensitivität

$$\frac{a}{a+c}$$

Mit Spezifität wird der Anteil von Personen bezeichnet, der als „Gesunde" korrekt diagnostiziert wurde:

Spezifität

$$\frac{d}{b+d}$$

Sensitivität und Spezifität eines Instrumentes sind davon abhängig, wo der Trennwert zwischen „krank" und „gesund" angesetzt wird. Mit steigender Sensitivität wird die Spezifität tendenziell abnehmen, so daß vom Untersucher ein ausgewogenes Verhältnis gewählt werden muß. Für manche Zwecke, so etwa für Screeninguntersuchungen auf Depression, ist es wichtiger, so viele tatsächlich Kranke wie möglich zu identifizieren unter Inkaufnahme zunächst nicht weniger fälschlicherweise positiver Diagnosen, die dann in einem zweiten Schritt durch ausführlichere Exploration revidiert werden können. Unter diesen Bedingungen wäre ein hochgradig sensitiver Screeningtest zu wählen, der die meisten tatsächlich Depressiven in Feld *a* und einige aus *c* erfaßt. Die recht hohe Zahl der fälschlich in Feld *b* erfaßten, tatsächlich aber nicht depressiven Personen würde hierbei weniger stören.

8.2 Standardisierte psychiatrische Interviews

Selbst die besten Symptomskalen oder Fragebögen mit idealen psychometrischen Eigenschaften können die Qualität eines psychiatrischen In-

Bedeutung der Qualität des Interviews

terviews nicht ersetzen, das sich im diagnostischen Vorgehen nach den internationalen Diagnosekriterien ausrichtet. Entscheidende Fortschritte in der Psychiatrie wurden seit Ende der 60er Jahre mit der Entwicklung standardisierter Untersuchungsrichtlinien erzielt.

Verminderung der Informationsvarianz

Verminderung der diagnostischen Varianz

Die Standardisierung dieser Untersuchungen wurde auf zweierlei, sich gegenseitig ergänzende Weisen erreicht. Zunächst werden die Fragen, die in der Untersuchung zu stellen sind, bzw. die Beurteilung des Probandenverhaltens in der Untersuchungssituation nicht den individuellen Gewohnheiten jedes Untersuchers überlassen, was in der gleichen Studie zu unterschiedlichen, schwer vergleichbaren Informationen verschiedener Untersucher führen oder den Vergleich verschiedener Studien erschweren würde. Statt dessen wird diese sog. Informationsvarianz dadurch vermindert, daß Untersucher auf die gleiche Weise nach bestimmten Symptomen fragen. Zweitens wird die diagnostische Varianz reduziert, indem die erhobenen Symptome und Befunde sowohl innerhalb derselben Studie wie in verschiedenen Studien immer in exakt der gleichen Weise zusammengestellt und bewertet werden. Dies wird durch eine Bearbeitung der Daten mit einem Algorithmus erreicht, der ein exaktes Abbild der diagnostischen Kriterien nach ICD-10 bzw. DSM-IV darstellt und leicht auf Computer übertragbar ist.

Erhebungsinstrumente

- teilstrukturierte

Zwar wären ausführliche psychiatrische Interviews durch erfahrene Kliniker in Felduntersuchungen ideal, sie sind aber in der Regel wohl kaum durchführbar. Deshalb stehen 2 Arten standardisierter psychiatrischer Befragungen zur Verfügung. Die eine ist hauptsächlich für klinische Forscher gedacht, die sich zuvor mit ihrer Handhabung ausreichend vertraut gemacht haben. Diese Erhebungsinstrumente lassen eine gewisse Flexibilität in der Befragung zu und gestatten dem Untersucher oder der Untersucherin bei der Beurteilung, ob ein bestimmtes Merkmal oder Verhalten vorliegt oder nicht, die eigene Einschätzung mit einfließen zu lassen. Eines dieser Instrumente ist das *Schedule for Clinical Assessment in Neuropsychiatry (SCAN)*[1].

- vollstrukturierte

Als zweites gibt es eine für Laien gedachte Gruppe von Erhebungsinstrumenten. Diese geben in vollstrukturierter Form fest formulierte Fragen vor, die in standardisierter Weise zu stellen sind und nur für einige wenige Items eine Beurteilung durch den Interviewer erfordern. Beispiele hierfür (s. unten) sind die *Diagnostic Interview Schedule (DIS)* und das *Composite International Diagnostic Interview (CIDI)*.

SCAN

Das *SCAN* ist der Nachfolger der wegweisenden *Present State Examination (PSE)*, die von Wing, Cooper und Sartorius vor über 2 Jahrzenten entwickelt und von Wing et al. (1990) für die WHO in revidierter Form herausgebracht wurde (1992). Das *SCAN* ist als Instrument für Kliniker gedacht, da es voraussetzt, daß der Untersucher mit den Manifestationsformen psychischer Erkrankungen vertraut und in der Exploration von psychisch Kranken geübt ist. In völligem Gegensatz zu den Interviews, die durch Laien ausgeführt werden können, ist es dem Interviewer hier

---

[1] Exemplare hiervon sind erhältlich über: Publications, World Health Organization, Avenue Appia, 1221 Genf 27, Schweiz.

gestattet, zusätzlich zu den Zielfragen falls erforderlich weitere abklärende Fragen zu stellen, bevor er über das Vorliegen oder Fehlen eines Merkmals entscheidet. Die korrekte Anwendung des *SCAN* erfordert ein Training in einem der weltweit hierfür eingerichteten Zentren. Das *SCAN* besteht aus einer Reihe von unabhängigen Abschnitten, die sich jeweils auf eine Krankheitsgruppe, beispielsweise Angststörungen, affektive Störungen, Substanzmißbrauch oder Psychosen beziehen.

Die revidierte Form des *Clinical Interview Schedule (CIS-R)* wurde aus einer früheren Fassung von Goldberg et al. (1970) weitgehend in einer Form entwickelt, die eine Anwendung durch Laien gestattet (Lewis et al. 1992). Sie wurde erfolgreich im National Survey of Psychiatric Morbidity in England angewendet (Jenkins et al., in Druck a,b). Das *CIS-R* generiert Diagnosen nach ICD-10 und DSM-IV, kann aber genauso für die Quantifizierung von Symptomen mit Hilfe von Punktwerten eingesetzt werden. Man weiß aus Befragungen, daß die Akzeptanz bei Probanden groß ist und Interviewer wenig Schwierigkeiten mit der Durchführung haben. Im Vergleich etwa zum *CIDI* ist das *CIS-R* erheblich unkomplizierter.

CIS-R

Das *Diagnostic Interview Schedule (DIS)* ist von Robins et al. (1981) als psychiatrisches Interview speziell so entwickelt worden, daß es von klinisch Unerfahrenen nach einer Einarbeitung für Forschungszwecke durchgeführt werden kann. Es fand als Erhebungsinstrument in den ECA-Studien Verwendung. Die aktuelle Version ermöglicht es, Diagnosen nach DSM-IV zu stellen. Eine entsprechende Version für die Untersuchung von Kindern liegt ebenfalls vor *(Diagnostic Interview Schedule for Children; DISC)*.

DIS

Das *Composite International Diagnostic Interview (CIDI)* wurde von Robins et al. (1988) im Auftrag der WHO und der U.S. Alcohol, Drug Abuse and Mental Health Administration Task Force on Psychiatric Assessments entwickelt. Es vereint Fragen aus dem *DIS* mit Items aus der *PSE* und dem *SCAN*. Genauso wie das *DIS* kann das *CIDI* von Laien nach einer Einarbeitung innerhalb weniger Tage angewendet werden. In klinischen Feldstudien ist dessen Leistungsfähigkeit bestätigt worden, und Wittchen (1994) hat die Daten zu dessen Reliabilität und Validität aus den bislang durchgeführten Studien umfassend zusammengestellt. Das *CIDI* besteht aus fest formulierten Fragen und liegt auch in einer Computerfassung von Peters u. Andrews (1995) zur automatisierten Anwendung auf Laptop-Rechnern vor. Es stellt ein sehr wirkungsvolles Werkzeug für die epidemiologische Forschung dar und besteht aus einer Anzahl von unabhängigen Abschnitten, die die Hauptgruppen psychischer Störungen erfassen und sowohl Diagnosen nach ICD-10 und DSM-IV als auch Symptomtestwerte generieren können.

CIDI

8.3 Erhebungsinstrumente zur Erfassung von Demenz und Depression bei älteren Personen

Für die epidemiologische Untersuchung psychischer Erkrankungen im höheren Lebensalter sind speziell hierfür entwickelte Erhebungsinstru-

GMS

CAMDEX

mente erforderlich, um die kognitive Beeinträchtigung, die Zunahme kognitiver Einbußen im weiteren Verlauf, depressive Zustände und die Alltagskompetenz zu erfassen. Drei solcher Instrumente sollen hier besprochen werden. Alle drei enthalten Abschnitte zur Beurteilung älterer Personen und einen eigenen Abschnitt für fremdanamnestische Angaben, die üblicherweise von Verwandten oder Freunden erhoben werden. Das erste dieser Art war die *Geriatric Mental State Examination* (*GMS*; Copeland et al. 1976), die inzwischen in verschiedenen Ländern breite Anwendung gefunden hat. Als zweites ist das *CAMDEX* zu nennen (Roth et al. 1986), das für klinische Anwendungen gedacht, aber nach einer Einarbeitung auch von Laien durchführbar ist. Teile aus beiden Instrumenten, *GMS* und *CAMDEX*, sind in einer kürzlich in England durchgeführten großen Studie über kognitive Beeinträchtigung und Demenz verwendet worden. Das dritte Instrument ist das *Canberra Interview for the Elderly* (*CIE*; Social Psychiatry Unit 1992).

CIE

Das *CIE* wurde von Grund auf neu entwickelt; die Autoren entwarfen von den Diagnosekriterien der ICD-10 und des DSM-III-R (inzwischen SM-IV) ausgehend Items, die jedes Element dieser Klassifikationssysteme abbilden sollen. Das *CIE* ist in englischer, französischer und deutscher Sprache erhältlich. Vom *CIE* leiteten Jorm u. Mackinnon (1995) eine Serie kompakter Skalen als *Psychogeriatric Assessment Scales (PAS)*[2] ab, um Nichtklinikern in der Arbeit mit älteren Menschen in einer standardisierten Form das Erkennen von Depression, Abnahme der kognitiven Leistungsfähigkeit und Schlaganfall zu erleichtern (Jorm et al. 1995 und im Druck). Die *PAS* werden international inzwischen breit angewendet.

PAS

8.4 Typische Prävalenzschätzungen

Es liegt inzwischen eine Vielzahl von Untersuchungen zu den Prävalenzdaten der Hauptgruppen psychischer Erkrankungen für die Allgemeinbevölkerung vor. Einige der oben genannten Erhebungsinstrumente sind in diesen Untersuchungen zur Anwendung gekommen. Beispiele sind in Tabelle 5 aufgeführt.

8.5 Behinderung

DAS

In der Untersuchung der Epidemiologie psychischer Erkrankungen ist es oft ausgesprochen nützlich, das Ausmaß der Behinderung als Folge einer Erkrankung abzuschätzen. Dies sollte unabhängig von, aber komplementär zu der Erfassung von Krankheitssymptomen geschehen. Für die Beurteilung dieser mit psychischen Erkrankungen einhergehenden Behinderung existieren eine Anzahl von Instrumenten. Am umfassendsten beurteilt das *Disability Assessment Schedule* (*DAS*; WHO 1988) die Fähigkeit einer Person, unterschiedlich schwierige Dinge von der Selbstversor-

---

[2] Exemplare des *CIE* und der *PAS* sind erhältlich über: Secretary, NHMRC Social Psychiatry Research Unit, Australian National University, Canberra, A.C.T. 0200, Australien.

Tabelle 5. Ausgewählte Prävalenzangaben verschiedener psychiatrischer Erkrankungen (in %)

Studie	Land	Erfaßter Zeitraum	Depressive Störungen*		Angst- störungen[a]		Alkoholmißbrauch und -abhängigkeit		Schizophrenie und nichtaffektive Psychosen		Erhebungs- instrument
			M	F	M	F	M	F	M	F	
Bebbington et al. (1981)	England	1 Monat	4,8	9,0	1,0	4,5	–	–	–	–	PSE
Henderson et al. (1981)	Australien	1 Monat	2,6	6,7	4,1	3,0	–	–	–	–	GHQ/PSE
Regier et al. (1993)	USA	1 Monat	3,5	6,6	4,7	9,7	5,0	0,9	0,7	0,7	DIS
von Korff et al. (1985)	–	Lebenszeit	–	–	–	–	–	–	0,4	0,8	DIS, PSE
Kessler et al. (1994)	USA	12 Monate	8,5	14,1	11,8	22,6	14,1	5,3	0,5	0,6	CIDI
Jenkins et al. (1997b)	England	1 Woche	1,7	2,5	2,8	3,4	7,5	2,1	0,4	0,4	CIS-R
			5,4	9,9							

[a] Mischzustand von Angst und Depression.
M Prävalenzdaten für Männer; *F* Prävalenzdaten für Frauen; *PSE* Present State Examination; *GHQ* General Health Questionnaire; *DIS* Diagnostic Interview Schedule; *CIDI* Composite International Diagnostic Interview; *CIS-R* revidierte Form des Clinical Interview Schedule

gung über die Erledigung alltäglicher Aufgaben kompetent auszuüben. Ein weiteres Instrument ist das *Groningen Social Disabilities Schedule* (Wiersma et al. 1988), das eine ausführliche Beurteilung der Alltagskompetenz liefert. Ein kurzes Instrument zur Eigenerfassung stellt der *SF-36* dar und ein noch kürzeres dessen Version *SF-12*.

8.6 Ätiologische und andere damit zusammenhängende Variablen

Soziodemographische Variablen

In kaum einer epidemiologischen Untersuchung werden Informationen zur Altersverteilung, Geschlecht, Familienstand, ethnischer Zugehörigkeit und sozioökonomischem Status oder Schulbildung der Stichprobenpopulation fehlen. Statt eigene Erhebungsinstrumente zu entwerfen, sollten solche Daten mit Methoden erhoben werden, die bereits etabliert und in der Untersuchungsregion bekanntermaßen effektiv sind. Zudem gewinnen hierdurch Vergleiche mit anderen Studien an Verläßlichkeit.

Soziales Umfeld

Hierunter sind 2 Dinge zu verstehen:
1. das von dem Soziologen Cooley (1909) als Primärgruppe bezeichnete unmittelbare soziale Umfeld eines Menschen, das aus Personen besteht, mit denen er oder sie sich austauscht und zu denen engere Bindungen bestehen, und
2. das weiter gefaßte soziale Umfeld, die Gesellschaft mit ihren spezifischen Wertvorstellungen und Normen.

Es erscheint plausibel, daß beide einen Einfluß auf die Inzidenz psychischer Erkrankungen sowie deren Verlauf und Prognose haben. Für eine Darstellung der Instrumente zur Erfassung des unmittelbaren sozialen Umfelds eines Menschen sowie der Sicherheit und Unterstützung, die dieses bieten kann, sei auf Henderson (1988) verwiesen.

Variablen der Lebensgeschichte

Epidemiologische Untersuchungen könnten beispielsweise der Frage eines Zusammenhangs von depressiven Störungen im Erwachsenenalter mit berichteten Erfahrungen in Kindheit und Adoleszenz oder der aktuellen Exposition gegenüber belastenden Lebensereignissen nachgehen.

Parker (1983, 1992) untersuchte, inwieweit ein spezifischer Verhaltensstil von Eltern ein Risiko für die spätere Entwicklung einer nicht endogenen Depression bei deren Kindern darstellt. Er entwickelte das *Parental Bonding Instrument (PBI)*, um von Personen eine Selbsteinschätzung darüber zu erhalten, wieviel liebevolle Zuneigung von der Mutter bzw. dem Vater in Kindheit und Adoleszenz ausgegangen war und wieviel Kontrolle beide ausgeübt hatten. Die Auswertungen ergaben, daß ein überbehütender, an Zuwendung armer Erziehungsstil durch Eltern, die das Leben der Kinder somit sehr stark kontrollierten, aber weder liebevoll noch fürsorglich waren, ein deutlich erhöhtes Risiko für eine depressive Erkrankung darstellt.

Überbehütender Erziehungsstil

Parker (1992) hat die Daten, nach denen ein erhöhtes Risiko für die Entwicklung einer Depression im Erwachsenenalter auf einen inadäquaten elterlichen Erziehungsstil zurückgeführt werden kann, in einem Übersichtsbeitrag zusammengestellt; in dieser Veröffentlichung werden auch die Folgen des Verlusts eines oder beider Elternteile und – was besonders wichtig erscheint – die Rolle abschwächender oder kompensierender Faktoren berücksichtigt. Letztere können sich aus der Übernahme adäquater Erziehungsmaßnahmen durch andere Personen oder aus dem Bestehen sehr enger und liebevoller Beziehungen im Erwachsenenalter ergeben.

In letzter Zeit ist der Frage, welche Auswirkungen sexueller oder sonstiger Mißbrauch in der Kindheit auf das Risiko einer psychischen Erkrankung im Erwachsenenalter hat, erhebliche Aufmerksamkeit zugekommen. Die Befunde betonen die Vielzahl schädlicher Faktoren, die im Zusammenhang mit sexuellem Kindesmißbrauch stehen, wie z.B. körperliche Gewalt, instabile und von Mißtrauen geprägte Beziehung zu den Eltern und emotionale Deprivation. Dies veranschaulicht die Schwierigkeit, die Bedeutung eines vermuteten Kausalfaktors einzuschätzen, wenn dieser mit anderen Faktoren verknüpft ist, die ebenfalls Einfluß auf dieselbe Erkrankung haben.

Mißbrauch

Die Beurteilung, in welchem Maße eine Person belastenden Lebensereignissen und Erfahrungen ausgesetzt ist, ist mit einer Vielzahl von Erhebungsinstrumenten möglich. Diese reichen von recht kurzen Checklisten bis zu der umfassenden Beurteilung, die das von G. W. Brown und Mitarbeitern entwickelte Interview bietet (Brown u. Harris 1978).

Persönlichkeitsvariablen

Epidemiologische Fragestellungen können sich auch auf Indikatoren der Vulnerabilität für eine psychische Erkrankung beziehen. Solche Indikatoren lassen sich möglicherweise in gewissen Persönlichkeitszügen finden. Unter diesen ist das Konstrukt des Neurotizismus, gemessen mit dem *Eysenck Personality Questionnaire (EPQ)*, eines der vielversprechendsten. Ein hoher Testwert für Neurotizismus geht mit einer erhöhten Vulnerabilität für Angststörungen oder Depression einher. Neurotizismus sowie einige andere Persönlichkeitszüge lassen sich verläßlich in nur wenigen Minuten mit Hilfe eines vom Probanden selbst auszufüllenden Fragebogens beurteilen und könnten als Prädiktorvariablen in Längsschnittstudien nützlich sein. Sie sollten deshalb zumeist in die Gruppe der unabhängigen Variablen aufgenommen werden.

Indikatoren für Vulnerabilität

Neurotizismus

Genetische Faktoren

Ausreichende Mengen von DNA für genetische Analysen lassen sich nichtinvasiv gewinnen; dabei werden Probanden gebeten, ihre Wangen-

Material für DNA-Analysen

schleimhaut für etwa eine Minute mit einem medizinischen Tupfer zu bestreichen. Dieser wird dann in einen sterilen, beschrifteten Plastikbehälter eingebracht. Wenn die Probe innerhalb von zwölf Stunden in einem genetischen Labor analysiert werden kann, braucht der Tupfer in der Regel nicht kühl gelagert zu werden. Falls größere DNA-Mengen benötigt werden, ist eine venöse Vollblutprobe vorzuziehen.

9 Analyse epidemiologischer Daten

Strategien

Einfachere Auswertungen

Multivariate Analyse

Nachdem die Daten einer Feldstudie durchgesehen und von offensichtlichen Kodierungsfehlern bereinigt sind, ist es vorteilhaft, zunächst mit den einfachsten Auswertungen, z.B. mit der Bestimmung von Häufigkeitsverteilungen, Mittelwerten und Standardabweichungen, Kontingenztafeln und Korrelationen zu beginnen. Später können multivariate Analyseverfahren angezeigt sein, bei denen in der Regel das Ausmaß der Erkrankung die abhängige Variable darstellt. Diese schließen loglineare Analysen und Verfahren multipler linearer Regression für kontinuierliche Variablen wie z.B. Merkmalstestwerte ein. All diese Verfahren erlauben eine weitergehende Abklärung möglicher Wechselwirkungen unter den unabhängigen Variablen.

Anwendung neuerer statistischer Verfahren

Analyse latenter Persönlichkeitszüge

Manchmal ergeben sich in der psychiatrischen Epidemiologie Gelegenheiten, eigentlich für andere Gebiete wie Erziehungs- oder Wirtschaftswissenschaften entwickelte statistische Verfahren einzusetzen. Die Analyse latenter Persönlichkeitszüge ist z.B. ursprünglich für statistische Untersuchungen der Messung von Intelligenz entwickelt worden, bevor sie von Duncan-Jones et al. (1986) in die Psychiatrie eingeführt wurde. Die Analysen latenter Persönlichkeitszüge und latenter Klassen sind hochinteressante Verfahren, um die Eigenschaften eines Erhebungsinstrumentes und seiner einzelnen Items zu erkunden oder um Diagnosekriterien in ihrer Anwendung auf Datenmaterial bei Stichproben zu beurteilen. Wo große Datenmengen zu Merkmalsausprägungen in repräsentativen Stichproben vorliegen, kann mit Hilfe von Methoden der numerischen Taxonomie die grundlegende Struktur psychiatrischer Klassifikationssysteme untersucht werden. Wenn eine Stichprobe ausreichend groß ist, können Fragen zur Ätiopathogenese oder zum Verlauf von Krankheiten mit Hilfe von Strukturgleichungsmodellen untersucht werden. Hierbei kann geprüft werden, ob es unter einer Reihe von Variablen kausale Verbindungen gibt, indem man die Höhe der Pfadkoeffizienten zwischen diesen bestimmt.

10 Ethische Fragen der psychiatrischen Epidemiologie

Wie andere gesundheitswissenschaftliche Fächer hat sich auch die psychiatrische Epidemiologie mit verschiedenen ethischen Fragen zu beschäftigen. Diese sollten schon im Vorfeld einer epidemiologischen Erhebung Anlaß sein, die Datenschutzkommission der Institution, an der die Studie geplant wird, einzuschalten. Einige der damit einhergehenden ethischen Probleme beziehen sich auf die Frage, inwieweit das Forschungsteam Zugang zu bereits vorliegendem Datenmaterial in Krankenakten, Fallregistern einer gesamten geographischen Region oder eines Landes, Krankenversicherungsunterlagen oder Polizeiakten haben kann. Dort, wo Einzelpersonen aus den Unterlagen zu identifizieren sind, können diese Daten Untersuchern nur zugänglich gemacht werden, wenn zuvor die betreffende Person nach entsprechenden Informationen ihre Zustimmung gegeben hat.

Zugang zu Datenmaterial

Ein weiterer Aspekt ist die Verpflichtung des Untersuchers, absolute Vertraulichkeit zu garantieren und zu respektieren. Diese bezieht sich auf alle persönlichen Informationen, die dem Untersucher im Rahmen eines zu Forschungszwecken durchgeführten Interviews oder durch andere Nachforschungen bekannt werden, insbesondere Informationen zu so sensiblen Bereichen wie HIV-Immunstatus oder Genotypisierung. Auch wenn der Untersucher aufrichtig vollständige Vertraulichkeit der erhobenen Daten zusichert, sollten dennoch Vorkehrungen getroffen werden, wie und wann sie wieder zu vernichten sind und wie diese vor dem Zugriff anderer Stellen, etwa auch der Gerichte, geschützt werden können.

Datenschutz

Die derzeitige Einstellung der Öffentlichkeit zur Privatsphäre und zum Datenschutz macht es den Epidemiologen gelegentlich schwer, die Zustimmung zur Erstellung von Datenbanken mit Gesundheitsinformationen zu erhalten und auf bereits existierende Datensammlungen zuzugreifen. Dies zeigt exemplarisch auf, welches Spannungsfeld zwischen dem Recht auf Privatsphäre und dem öffentlichen Interesse an der Auswertung entsprechender Gesundheitsdaten in der medizinischen und psychiatrischen Forschung besteht.

Ein anderes Problem taucht in der genetischen Forschung auf regionaler Ebene auf. Zeigt sich in genetischen, im Rahmen von wissenschaftlichen Untersuchungen durchgeführten Tests für eine Person ein erhöhtes Risiko, später etwa eine Krebserkrankung, Huntington-Chorea oder – in naher Zukunft – eine Depression oder Schizophrenie zu entwickeln, wird es zu Problemen kommen, wenn diese Person im Wissen um das Testergebnis eine Lebensversicherung abschließen will. Bei einem solchen Abschluß sind üblicherweise sämtliche dem Antragsteller bekannten Gesundheitsrisiken offenzulegen. Bei dem Vorliegen von Gesundheitsrisiken kann ein Vertragsabschluß von dem Versicherungsunternehmen abgelehnt, bei Verschweigen entsprechender Risiken können Versicherungsleistungen verweigert werden. Eine zufriedenstellende Lösung dieses Problems ist bisher noch nicht in Sicht.

Preisgabe genetischer Daten an Versicherungsgesellschaften

Im Verlauf einer Feldstudie kommt der Untersucher gelegentlich mit Personen in Kontakt, bei denen eine massive persönliche Notlage oder eine

Eigen- bzw. Fremdgefährdung vorliegt. Während es völlig unproblematisch ist, wenn sich diese Person auf Anraten freiwillig und unverzüglich in medizinische Fachbehandlung begibt, kommt es zu ethischen Problemen, wenn sie dies verweigert. Hierbei kann der Untersucher manchmal dadurch in seiner Verantwortung entlastet werden, daß jederzeit die Möglichkeit für ihn besteht, hierzu einen klinisch tätigen Psychiater telefonisch zu konsultieren.

11 Schlußfolgerungen

Die Forschung zur Epidemiologie psychischer Erkrankungen befindet sich in einer interessanten Entwicklungsphase. Die Zahl der Fragestellungen zu Ätiologie und Verlauf psychischer Erkrankungen, die auf ihre Beantwortung warten, ist immens. Es liegen inzwischen Erhebungsinstrumente vor, die qualitativ hochwertige Daten zur Verteilung von Krankheitssymptomen und pathologischem Verhalten wie auch zu sozialen Faktoren und Variablen des individuellen Erlebens liefern. Von besonderer Bedeutung ist, daß wir über zunehmende Möglichkeiten verfügen, unser Wissen über den ätiologischen Einfluß spezifischer Gene im Zusammenwirken mit Umwelteinflüssen zu erweitern.

12 Literatur

APA (1994) Diagnostic and statistical manual of mental disorders, 4th edn (DSM-IV). APA, Washington

Anthony JC (1988) The epidemiologic case-control strategy, with applications in psychiatric research. In: Henderson AS, Burrows GD (eds) Handbook of social psychiatry. Elsevier, Amsterdam, pp 157–171

Bebbington P, Hurry J, Tennant C, Sturt E, Wing JK (1981) Epidemiology of mental disorders in Camberwell. Psych Med 11:561–579

Benjamin J, Li L, Patterson C, Greenberg BD, Murphy DL, Hamer DH (1996) Population and familial association between the D4 dopamine receptor gene and measures of novelty seeking. Nature Genet 12:81–84

Berkson J (1946) Limitations of the application of fourfold zable analysis to hospital data. Biomet Bull 2:47–53

Best NG, Spiegelhalter DJ, Thomas A, Brayne CEG (1996) Bayesian analysis of realistically complex models. J R Statist Soc Aust 159:323–341

Brayne C, Calloway P (1990) The association of education and socioeconomic status with the Mini-Mental State Examination and the clinical diagnosis of dementia in the elderly. Age Ageing 19:91–96

Brown GW, Harris TO (1978) Social origins of depression: a study of psychiatric disorder in women. Tavistock, London

Carr VJ, Lewin TJ, Webster RA, Kenardy JA. (1997) A synthesis of the findings from the Quake Impact Study: a two-year investigation of the psychosocial sequelae of the 1989 Newcastle earthquake. Soc Psychiatry Psychiatr Epidemiol 32:123–136

Cloninger CR, Adolfsson R, Svrakic NM (1996) Mapping genes for human personality. Nature Genet 12:3–4

Copeland JRM, Kelleher MJ, Kellett JM, Gourlay AJ, Gurland BJ, Fleiss JL, Sharpe L (1976) A semi-structured clinical interview for the assessment of diagnosis and mental state in the elderly: the Geriatric Mental State Schedule. I. Development and reliability. Psychol Med 6:439–449

Cooley CH (1909) Social organization: a study of the larger mind. Scribner, New York

Derogatis LR, Lipman RS, Rickels K, Uhlenhuth EH, Covi L (1974) The Hopkins Symptom Checklist (HSCL): a self-report symptom inventory. Behav Sci 19:1–15

Duncan-Jones P, Grayson DA, Moran PAP (1986) The utility of latent trait models in psychiatric epidemiology. Psychol Med 16:391–405

Ebstein RP, Novick O, Umansky R et al. (1996) Dopamine D4 receptor (D4DR) exon III polymorphism associated with the human personality trait of novelty seeking. Nature Genet 12:78–80

Faris REL, Dunham HW (1960) Mental disorders in urban areas. An ecological study of schizophrenia and other psychoses. Hafner, New York

Folstein MF, Folstein SE, Mchugh PR (1975) „Mini-Mental State": a practical method for grading the cognitive state of patients for the clinician. J Psychiatr Res 12:189–198

Goldberg DP, Williams P (1988) A user's guide to the GHQ. NFER Nelson, London

Goldberg DP, Cooper B, Eastwood MR, Kedward HB, Shepherd M (1970) A standardized psychiatric interview for use in community surveys. Br J Prev Soc Med 24:18–23

Greenwood M (1931) Epidemiology, historical and experimental. Hopkins, Baltimore

Gruenberg EM (1966) Epidemiology of mental illness. Int J Psychiatry 2:78–134

Henderson AS (1988) An introduction to social psychiatry. Oxford Univ Press, Oxford

Henderson AS, Jorm AF, Mackinnon A, Christensen H, Scott LR, Korten AE, Doyle C (1994) A survey of dementia in the Canberra population: experience with ICD-10 and DSM-III-R criteria. Psychol Med 24:473–482

Henderson S, Byrne DG, Duncan-Jones P (1981) Neurosis and the Social Environment. Academic Press, Sydney

Jablensky A, Sartorius N, Ernberg G et al. (1992) Schizophrenia: manifestations, incidence and course in different cultures. A World Health Organization ten-country study. Psych Med Suppl 20:1–97

Jablensky A (1995) Schizophrenia: recent epidemiologic issues. Epidemiol Rev 17:10–20

Jenkins R, Meltzer H (1995) The national Survey of Psychiatric Morbidity in Great Britain. Soc Psychiatry Psychiatr Epidemiol 31:1–4

Jenkins R, Bebbington P, Farrell M, Gill B, Lewis T, Meltzer H, Pettigrew M (1997a) The national Psychiatric Morbidity Survey of Great Britain – strategy and methods. Psychol Med 27:765–774

Jenkins R, Bebbington P, Farrell M, Gill B, Lewis T, Meltzer H, Pettigrew M (1997b) The national psychiatric Morbidity Survey of Great Britain – initial findings from the household survey. Psychol Med 27:775–789

Jorm A, Mackinnon A (1995) Psychogeriatric Assessment Scale. User's guide and materials, 2nd edn. Anutech, Canberra

Jorm A, Mackinnon A, Henderson AS, Scott R, Christensen H, Korten AE, Cullen JS, Mulligan (1995) The Psychogeriatric Assessment Scales: a multi-dimensional alternative to categorial diagnoses of dementia and depression in the elderly. Psychol Med 25:447–460

Jorm A, Mackinnon AJ, Christensen H, Henderson AS, Jacomb PA, Korten AE. The Psychogeriatric Assessment Scales (PAS): further data on psychometric properties and validity from a longitudinal study of the elderly. Int J Geriatr Psychiatry 12:93–101

Kendler KS, Kessler RC, Neale MC, Heath AC, Phil D, Eaves LJ (1993) The prediction of major depression in women: toward an integrated etiological model. Am J Psychiatry 150:1138–1139

Kessler RC (1994) The National Comorbidity Survey: preliminary results and future directions. Int J Methods Psychiatr Res 4:114.1–114.13

Kessler RC, Mcgonagle KA, Zhao S et al. (1994) Lifetime and 12-month prevalence of DSM-III-R psychiatric disorder in the United States: results from the National Comorbidity Survey. Arch Gen Psychiatry 51:8–19

Kessler RC, Little RJA, Groves RM (1995) Advances in strategies for minimizing and adjusting for survey nonresponse. Epidemiol Rev 17:192–204

Korff M von, Nestadt G, Romanoski A et al. (1985) Prevalence of treated and untreated DSM-III schizophrenia. J Nerv Ment Dis 173:577–581

Leff J, Sartorius N, Jablensky A, Korten A, Ernberg G (1992) The international pilot study of schizophrenia: five-year follow-up findings. Psych Med 22:131–145

Leighton DC, Harding JS, Macklin DB, Hughes CC, Leighton AH (1963a) Psychiatric findings of the Stirling County study. Am J Psychiatry 119:1021–1026

Leighton DC, Harding JS, Macklin DB, Macmillan AM, Leighton A (1963b) The character of danger. Basic Books, New York

Lewis G, Pelosi AJ, Araya R, Dunn G (1992) Measuring psychiatric disorder in the community: a standardized assessment for use by late interviewers. Psychol Med 22:465–486

Morris JN (1964) Uses of epidemiology. Williams & Wilkins, Baltimore

Parker G (1983) Overprotection: a risk factor in psychosocial development. Grune & Stratton, New York

Parker G (1992) Early environment. In: Paykel ES (ed) Handbook of affective disorders, 2nd edn. Guildford, New York, pp 171–183

Pickering GW (1968) High blood pressure. Churchill, London

Peters L, Andrews G (1995) Procedural validity of the computerized version of the Composite International Diagnostic Interview (CIDI-auto) in the anxiety disorders. Psychol Med 25:1269–1280

Regier DA, Farmer ME, Rae DS et al. (1993) One-month prevalence of mental disorder in the United States and sociodemographic characteristics: the Epidemiologic Catchment Area Study. Acta Psychiatr Scand 88:35–47

Robins LN, Regier DA (1991) Psychiatric disorders in America. Free Press, New York

Robins LN, Helzer JE, Croughan J, Ratcliff KS (1981) National Institute of Mental Health Diagnostic Interview Schedule. Its history, characteristics, and validity. Arch Gen Psychiatry 38:381–388

Robins LN, Wing J, Wittchen HU et al. (1988) The Composite International Diagnostic Interview. Arch Gen Psychiatry 45:1069–1077

Rose G (1993) Mental disorder and the strategies of prevention. Psychol Med 23:553–555

Roth M, Tym E, Mountjoy CQ, Huppert FA, Hendrie H, Verma S, Goddard R (1986) CAMDEX. A standardised instrument for the diagnosis of mental disorder in the elderly with special reference to the early detection of dementia. Br J Psychiatry 149:698–709

Schlesselman JL (1982) Case-control studies: design, conduct, analysis. Oxford Univ Press, New York

Social Psychiatry Research Unit (1992) The Canberra Interview for the Elderly: a new field instrument for the diagnosis of dementia and depression by ICD-10 and DSM-III-R. Acta Psych Scand 85:105–113

Susser EZ, Lin SP (1992) Schizophrenia after prenatal exposure to the Dutch hunger winter of 1944–1945. Arch Gen Psychiatry 49:983–988

Susser EZ, Lin SP (1994) Schizophrenia and prenatal exposure to the Dutch hunger winter of 1944–1945. Reply. Arch Gen Psychiatry 51:333–334

Wiersma D, Dejong A, Ormel J (1988) The Groningen Social Disabilities Schedule. Its development in the context of the ICIDH and its use in various populations of patients with mental disorders. Int J Rehabil Res 11:213–224

Wing JK, Babor T, Brugha T, Burke J, Cooper JE, Giel R, Jablensky A, Regier D, Sartorius N (1990) SCAN. Schedules for Clinical Assessment in Neuropsychiatry. Arch Gen Psychiatry 47:589–593

Wittchen HU (1994) Reliability and validity studies of the WHO-composite international diagnostic interview (CIDI): a critical review. J Psychiatr Rev 28:57–84

WHO (1973) Report of the International Pilot Study of Schizophrenia. World Health Organization, Geneva

WHO (1988) Psychiatric Disability Assessment Schedule (WHO/DAS). World Health Organization, Geneva, pp 1–88

WHO (1992) The ICD-10 Classification of Mental and Behavioural Disorders. Clinical descriptions and diagnostic guidelines. World Health Organization, Geneva

WHO (1993) The ICD-10 Classification of Mental and Behavioural Disorders. Diagnostic criteria for research. World Health Organization, Geneva

Neurowissenschaften

KAPITEL 3
Populationsgenetik

O. Lipp, D. Souery und J. Mendlewicz

1	Einleitung	80
2	Genetisch-epidemiologische Untersuchungsmethoden	80
2.1	Familienuntersuchungen	80
2.2	Zwillingsstudien	82
2.3	Adoptionsstudien	83
2.4	Segregationsanalysen	84
3	Bipolare affektive Störung	85
4	Unipolare affektive Störung	89
5	Schizophrenie	91
6	Schizoaffektive Störung	93
7	Antizipation bei psychiatrischen Erkrankungen	95
8	Genetische Faktoren und andere Aspekte psychiatrischer Störungen	96
8.1	Angststörungen	96
8.2	Zwangsstörungen	97
8.3	Alkoholabhängigkeit und Substanzmißbrauch	98
8.4	Persönlichkeitsstörungen	98
8.5	Suizid	99
8.6	Demenz	99
9	Gen-Umwelt-Interaktionen	100
10	Zukünftige Forschungsperspektiven	101
11	Zusammenfassung	102
12	Literatur	104

Übersetzung: M. Haug

1 Einleitung

Populationsgenetik

Die Populationsgenetik beschäftigt sich mit der Vererbung genetischer Information innerhalb von Familien und in der Bevölkerung. Die Bedeutung, die genetischen Faktoren in der Vererbung psychiatrischer Störungen zukommt, ist durch eine Vielzahl von Studien hinreichend belegt. Hierbei sind verschiedene Methoden wie etwa Familien-, Zwillings- oder Adoptionsstudien angewendet worden, um genetische Risikofaktoren für psychiatrische Erkrankungen zu erforschen. Ziel dieser Untersuchungen ist, die genetischen und nichtgenetischen (umweltbedingten) Ursachen einer Krankheit aufzudecken und das Morbiditätsrisiko für Familienangehörige einer betroffenen Person abzuschätzen. Schließlich soll anhand von Segregationsanalysen der Vererbungsmodus dieses Krankheitsbildes analysiert werden.

Anwendung verschiedener Methoden
Familienstudien
Zwillingsstudien
Adoptionsstudien

Bedeutung genetischer Faktoren bei bipolaren affektiven Störungen und Schizophrenie

Epidemiologische genetische Untersuchungen haben überzeugend demonstriert, daß genetische Faktoren bei der bipolaren affektiven Störung und der Schizophrenie von Bedeutung sind. Hierauf gründet sich auch die Erwartung, daß es schon bald möglich sein wird, durch molekulargenetische Studien das oder die Gene zu identifizieren, die bei diesen Erkrankungen eine ätiologische Rolle spielen. Epidemiologische Methoden haben ebenfalls gezeigt, daß genetische Vulnerabilitätsfaktoren in der Ätiologie anderer Störungen, etwa der unipolaren affektiven Störung, Angst- oder Zwangsstörungen, der Alkoholabhängigkeit, Demenz oder bei den Persönlichkeitsstörungen, eine Rolle spielen.

Dieses Kapitel wird sich zunächst mit den Beschränkungen und den methodischen Problemen genetischer Untersuchungsmethoden befassen. Wir haben hierbei die aktuellste bzw. relevanteste Literatur zum Thema der epidemiologischen Genetik psychiatrischer Erkrankungen zusammengefaßt. Zudem soll auf die Zusammenhänge zwischen der epidemiologischen und molekulargenetischen Forschung eingegangen werden.

2 Genetisch-epidemiologische Untersuchungsmethoden

2.1 Familienuntersuchungen

Ziele der Familienuntersuchungen

Untersuchung der familiären Häufung

Den ersten Schritt in der Untersuchung genetisch-epidemiologischer Faktoren stellt die Durchführung von Familienuntersuchungen dar. Ihr Ziel ist es, das Vorliegen familiärer Häufung nachzuweisen, worunter das im Vergleich zur Gesamtbevölkerung gehäufte Vorkommen einer Störung bei den Verwandten einer betroffenen Person verstanden wird. Die familiäre Häufung ist Ausdruck des Vorliegens von Vulnerabilitätsfaktoren, die entweder genetisch und/oder umweltbedingt sind. Ist eine Störung genetisch begründet, so liegt tatsächlich bei Verwandten 1. Grades (Mutter, Vater, Geschwister, Kinder) im Vergleich zu Verwandten 2. Grades (Onkel, Neffe, Cousins etc.) und bei letzteren wiederum gegenüber der Allgemeinbevölkerung ein erhöhtes Risiko vor, selbst an dieser Störung zu erkranken. Am Beginn von Familienuntersuchungen steht zunächst, einen Probanden – also eine von der Störung betroffene Person – zu identifizieren, um daraufhin dessen Verwandte zu untersuchen.

Die Aussagekraft von Familienuntersuchungen ist im wesentlichen dadurch limitiert, daß nicht nur genetische Gemeinsamkeiten, sondern auch gleichartige Umwelteinflüsse als Ursache der beobachteten familiären Häufung in Frage kommen (Ottman et al. 1991). Tatsächlich ist es mit Familienuntersuchungen allein nicht möglich, zwischen genetischen Ursachen und familiären Einflüssen bzw. außerfamiliären Umweltfaktoren zu unterscheiden. Aus diesem Grund wird der jeweilige ätiologische Anteil genetischer und umweltbedingter Ursachen einer Erkrankung durch das Studium ausgewählter Populationen wie etwa Zwillingen oder Adoptivkindern untersucht.

Einschränkungen

Daneben haben Familienuntersuchungen das weitere Ziel, das Morbiditätsrisiko abzuschätzen, also die Erkrankungswahrscheinlichkeit für eine Person, wenn diese ein bestimmtes Lebensalter erreicht hat. Diese aus Familienuntersuchungen gewonnenen Daten zum Morbiditätsrisiko sind in der genetischen Beratung von großer Bedeutung. Der Vergleich zwischen verschiedenen Studien hinsichtlich des Morbiditätsrisikos ist allerdings nicht selten verwirrend, da sich die Angaben auf unterschiedliche Diagnosekriterien stützen. Um hier zu einheitlichen und verläßlichen Diagnosen zu kommen, wurden standardisierte Instrumente entwickelt, zu denen die Research Diagnostic Criteria (RDC; Spitzer et al. 1978), die Schedule for Affective Disorders and Schizophrenia-Lifetime Version (SADS-L), das DSM-IV (APA 1994) und die ICD-10 gehören.

Morbiditätsrisiko

Familienuntersuchungen können auch dabei helfen zu differenzieren, welche Krankheitsbilder zusammen oder unabhängig voneinander von einem Familienangehörigen auf den nächsten weitergegeben werden. Liegen zwei verschiedenen Störungsbildern genetisch unterschiedliche Ursachen zugrunde, so werden sie innerhalb von Familien unabhängig voneinander vererbt werden. Familienstudien liefern zusätzliche Argumente für die Validierung neuer oder kontroverser diagnostischer Entitäten (Feighner et al. 1972). Sie dienen ebenfalls der Beurteilung, inwieweit sich verschiedene Erkrankungen überlappen.

Untersuchung des Zusammenhangs von verschiedenen Krankheitsbildern

Eine ausführliche Übersicht neuer methodischer Leitlinien für solche Studien findet sich bei Weissman et al. (1986a). Das Design von Familienuntersuchungen sollte statistische Korrekturen für mögliche Unterschiede in bezug auf die Familiengröße oder die Risikodauer erlauben. Die Ergebnisse der meisten Familienstudien beinhalten eine Alterskorrektur in Form der „Lebenszeit unter dem Risiko" oder des „Morbiditätsrisikos". Mit dieser Korrektur wird dann die zu erwartende Lebenszeitprävalenz für alle Angehörigen 1. Grades angegeben, die das durchschnittliche Erkrankungsalter der betreffenden Krankheit erreicht oder überschritten haben. Es sind verschiedene Verfahren zur Alterskorrektur angewendet worden (Gershon et al. 1982; Crowe u. Smouse 1977), die aber zu divergierenden Ergebnissen führen können.

Methodische Leitlinien

– Alterskorrektur

Auch die Geschlechtsverteilung unter den Angehörigen stellt eine mögliche Fehlerquelle dar. So weisen beispielsweise Frauen eine höhere Rate

– Geschlechtskorrektur

affektiver Störungen auf als Männer. Eine ungleiche Geschlechtsverteilung innerhalb von Angehörigengruppen, die miteinander verglichen werden, könnte damit die Ergebnisse beeinflussen. Ebenso führen Unterschiede in der Stichprobenerhebung oder Unterschiede zwischen verschiedenen Populationen in bezug auf die Prävalenz genetischer Vulnerabilität oder kultureller Faktoren in der Wahrnehmung und Beschreibung hypomaner oder depressiver Zustände zu einer Beeinflussung des Morbiditätsrisikos (Gershon et al. 1982).

– Blindverfahren bei der Datenerhebung

– Familienuntersuchung

– standardisierte Instrumente

Bei der Datenerhebung sollte die Diagnose des Probanden dem Untersucher nicht bekannt sein. Zur Beurteilung der Frage, ob eine psychiatrische Störung bei Angehörigen vorliegt, sind 2 Arten der Datenerhebung verwendet worden: familienanamnestische Angaben bzw. Familienuntersuchungen. Im letzteren Fall wird jeder der erreichbaren Verwandten einzeln psychiatrisch interviewt. Obwohl strukturierte Interviews und Fragebögen wie die *Family History-Research Diagnostic Criteria (FH-RDC)* entwickelt wurden, um aus der alleinigen Untersuchung des Probanden verläßlichere Informationen auch über dessen Familie zu erhalten (Andreasen et al. 1977), werden Familienstudien, die sich allein auf solche anamnestischen Daten zur Familienvorgeschichte stützen, als ungenauer angesehen. Tatsächlich neigen Probanden dazu, die Prävalenz affektiver Erkrankungen und anderer psychiatrischer Störungen bei ihren Angehörigen zu unterschätzen und das Alter bei Erkrankungsbeginn bei einem betroffenen Angehörigen zu überschätzen (Mendlewicz et al. 1975).

2.2 Zwillingsstudien

Zwillingsstudien sind entwickelt worden, um bei Vorliegen einer familiären Häufung zu untersuchen, welchen relativen Anteil an der Krankheitsentstehung genetische bzw. umweltbedingte Faktoren haben. Monozygote Zwillinge sind genetisch identisch. Verhalten sie sich in bezug auf bestimmte Krankheiten diskordant, dann ist dies als Folge von Unterschieden der biologischen bzw. psychologischen Umwelt anzusehen. In Zwillingsstudien werden deshalb die Unterschiede der Konkordanzraten monozygoter im Vergleich zu dizygoten Zwillingspaaren für ein bestimmtes Merkmal untersucht. Monozygote Zwillinge verhalten sich genetisch wie identische Individuen. Dizygote Zwillinge haben dagegen durchschnittlich nur die Hälfte ihrer Gene gemeinsam und sind sich deshalb so ähnlich wie Geschwister, mit dem Unterschied, daß sie vor ihrer Geburt in derselben intrauterinen Umgebung aufwachsen. Bei beiden Zwillingspaaren wird angenommen, daß sie gleichartigen Umweltbedingungen ausgesetzt sind. Eine genetische Ursache wird für eine bestimmte Erkrankung dann angenommen, wenn deren Konkordanzrate für monozygote Zwillinge größer ist als die Konkordanzrate für dizygote Zwillinge.

Vergleich mono- und dizygoter Zwillinge

Vergleich getrennt aufwachsender Zwillinge

Es finden auch andere Studiendesigns Anwendung, etwa die Untersuchung von Zwillingen, die schon seit der frühen Kindheit getrennt voneinander aufwachsen. Diese wichtige Untersuchungsgruppe bietet eine weitere Möglichkeit, zwischen genetischen und umweltbedingten Einflüssen zu trennen.

Eine wesentliche Einschränkung betrifft die „Voraussetzung gleichartiger Umweltbedingungen" bei Zwillingstudien. Offensichtlich hat das Zwillingsdesign für den Nachweis eines genetischen Effekts zur Voraussetzung, daß mono- und dizygote Zwillinge gleichartigen Umwelteinflüssen ausgesetzt sind. Zwei neuere Studien (Kendler et al. 1994; Morris-Yates et al. 1990) haben die Validität dieser Annahme gleichartiger Umweltbedingungen unterstützt. Andererseits neigen Eltern für gewöhnlich dazu, eineiige Zwillinge gleichartiger als dizygote Zwillinge zu behandeln. Zudem können sich bei monozygoten Zwillingen die Umweltbedingungen schon mit dem Beginn des intrauterinen Lebens für jeden der Zwillinge unterschiedlich darstellen. Tatsächlich haben nach der Implantation zwei Drittel der monozygoten Zwillinge ein gemeinsames Chorion und eine gemeinsame plazentare Blutzirkulation und können sich aufgrund eines Ungleichgewichts in ihrer jeweiligen Blutversorgung bezüglich ihrer intrauterinen Entwicklung und ihres Geburtsgewichts mehr als dizygote Zwillinge voneinander unterscheiden (Macgillivray et al. 1975). Eine umfassende Studienübersicht zur Frage, inwieweit die Voraussetzung gleichartiger Umweltbedingungen die Validität des Zwillingsdesigns tangiert, findet sich bei Kendler (Kendler et al. 1993).

Voraussetzung gleichartiger Umweltbedingungen

Es gibt bei Zwillingsuntersuchungen weitere potentielle Quellen systematischer Fehler. Die Probanden einiger der ersten Zwillingsstudien rekrutierten sich aus stationären Patienten (Krankenhausstudien), was zu einer falsch hohen Rate konkordanter und schwererer Fälle führen könnte. Weiterhin können unzuverlässige psychiatrische Diagnosen in der Beurteilung der Konkordanz, falsche Angaben zur Zygotie (fälschlich als dizygot klassifizierte monozygote Zwillinge) und unzureichende Korrekturen für das Ersterkrankungsalter dazu führen, daß konkordante Fälle über- oder auch unterrepräsentiert sind (Kringlen 1995).

Quellen systematischer Fehler

2.3 Adoptionsstudien

Adoptionsstudien stellen eine weitere Möglichkeit dar, zwischen den wechselseitigen Einflüssen, die Vererbung und Umwelt auf die Entstehung von Krankheiten haben, zu differenzieren. Hierbei lassen sich verschiedene Methoden unterscheiden. Zum einen kann untersucht werden, welche Prävalenz die bei einem Adoptivkind vorliegende Erkrankung bei dessen Adoptiveltern im Vergleich mit seinen biologischen Eltern aufweist.

Im Adoptivkinddesign wird die Krankheitsprävalenz bei Kindern, die durch Adoption von ihren erkrankten Eltern getrennt werden, mit einer Kontrollgruppe von Kindern verglichen, deren biologische Eltern von dieser Erkrankung nicht betroffen sind. Mit der „Cross-fostering"-Methode wird die Prävalenz einer Erkrankung bei Kindern verglichen, die entweder erkrankte oder gesunde biologische Eltern aufweisen und die jeweils bei erkrankten Pflegeeltern aufwachsen. Weiterhin läßt sich die Krankheitsprävalenz der biologischen bzw. durch Adoption hinzugewonnenen Familienangehörigen eines erkrankten Adoptivkindes mit der bei Angehörigen gesunder Adoptivkinder vergleichen (Familienuntersuchung von Adoptivkindern).

Adoptivkinddesign

– „Cross-fostering"-Methode

– Familienuntersuchungen von Adoptivkindern

Methodische Standards

Adoptionsstudien sind in dem Bemühen, genetische von umweltbedingten Anteilen zu differenzieren, dadurch eingeschränkt, daß Kinder bis zur Adoption für eine gewisse Zeit mit den biologischen Eltern zusammenleben. Vom Design von Adoptionsstudien ist zu fordern, daß sie Korrekturen für mögliche Unterschiede zwischen den Studiengruppen in bezug auf die Familiengröße, die Risikodauer (bis zum aktuellen Lebensalter, Sterbealter oder Alter zum Zeitpunkt der Erstdiagnose) und die Geschlechtsverteilung innerhalb der Angehörigengruppe erlauben (Vieland et al. 1995). Eine potentielle Fehlerquelle besteht für Adoptionsstudien darin, daß die Erkrankung des betroffenen biologischen Elternteils die Wahrscheinlichkeit beeinflussen könnte, mit der ein Kind einer Adoption zugeführt und in welches soziale Umfeld es vermittelt wird. Auf der anderen Seite stellen Adoptiveltern eine stark selektierte Population dar, die von den Vermittlungsstellen zuvor einem Screening auf hohe soziale Stabilität und verläßliche seelische Gesundheit unterzogen worden ist (von Knorring et al. 1983).

2.4 Segregationsanalysen

Untersuchung des Erbgangs einer Erkrankung

Segregationsanalysen werden eingesetzt, um die Art der Weitergabe genetischer Information bzw. den Erbgang einer Erkrankung in betroffenen Familien festzustellen. Es geht hierbei darum, die Verteilung von einzelnen Merkmalen und Phänotypen innerhalb von Familien zu analysieren (unter dem Phänotyp einer Person werden deren äußere Merkmale verstanden). Die Heritabilität eines bestimmten Merkmals wird sowohl bei aufeinanderfolgenden Generationen als auch unter den Mitgliedern derselben Generation untersucht. Es handelt sich hierbei um komplexe, auf Vererbungswahrscheinlichkeiten aufbauende Untersuchungen, die ausgeklügelte statistische Verfahren erfordern. Mit ihnen lassen sich qualitative (diskrete) wie auch quantitative Merkmale oder Phänotypen untersuchen, wobei unterschiedliche Vererbungsmodelle zugrunde gelegt werden (Weiss 1993).

Beschränkungen der Methode

Segregationsanalysen können durch Veränderungen der Prävalenz oder des Ersterkrankungsalters, zu denen es im Laufe der letzten 100 Jahre gekommen ist und die als Geburtenkohorteneffekt aufgefaßt werden (Gershon et al. 1987), beeinflußt werden, was eine Schätzung der Krankheitsprävalenz in der Gesamtbevölkerung erfordert. Als mögliche Einflußfaktoren auf die Ergebnisse von Segregationsanalysen müssen ebenfalls systematische Fehler bei der Datenerhebung und ausgewählte Paarungen („assortative mating") berücksichtigt werden. Unter „assortative mating" wird die Tendenz von Geschlechtspartnern (einem Paar) verstanden, sich in bezug auf ein bestimmtes phänotypisches Merkmal stärker zu ähneln, als dies bei zwei zufällig aus der Population ausgewählten Personen der Fall wäre. Tatsächlich ist dies für verschiedene psychiatrische Störungen bzw. psychologische Merkmale nachgewiesen worden (Merikangas 1982).

Patient	Studie	Erkrankte (n)	MR für BPAS (%)	MR für UPAS (%)
BPAS	Metaanalyse von Gershon et al. 1982[a]		8,0	10,2
	Gershon et al. 1982[b]	441(422)[c]	8,6	14,0
	Rice et al. 1987[b]	557	5,7	
	Maier et al. 1993[b]	389	7,0	21,9
UPAS	Metaanalyse von Gershon et al. 1982[a]		0,6	6,5
	Gershon et al. 1982[b]	138(133)[c]	3,0	16,6
	Rice et al. 1987[b]	823	1,1	
	Maier et al. 1993[b]	697	1,8	21,6
Allgemeinbevölkerung			0,2–2,0	4,0

Tabelle 1. Morbiditätsrisiko für bipolare und unipolare affektive Störungen bei Verwandten bipolar- bzw. unipolar affektiv erkrankter Personen

MR Morbiditätsrisiko; *BPAS* bipolare affektive Störung; *UPAS* unipolare affektive Störung
[a] Alterskorrigierte Zahlen.
[b] Metaanalyse von Gershon et al. (1982) von 12 Studien zu BPAS (1966–1980) und 5 Studien zu UPAS (1966–1980).
[c] Anzahl der an BPAS (UPAS) erkrankten Personen, getrennt nach mittlerem Erkrankungsalter.

3 Bipolare affektive Störung

Die meisten Familienstudien haben für bipolare affektive Störungen eine familiäre Häufung nachgewiesen (Mendlewicz 1988). Das Erkrankungsrisiko ist für Verwandte eines bipolar Erkrankten gegenüber der Allgemeinbevölkerung signifikant erhöht. Tabelle 1 zeigt, daß Verwandte einer bipolar erkrankten Person ein Risiko zwischen 5,7 und 8% aufweisen, selbst bipolar zu erkranken, bzw. ein Risiko zwischen 10,2 und 21,9% für eine unipolare affektive Störung haben. Da sich die Studien jedoch darin unterscheiden, welche Diagnosekriterien verwendet wurden und wie eng die Definition affektiver Störungen war, ist es schwierig, exakte Risikoraten anzugeben.

Familienuntersuchungen

Bei den Verwandten bipolar affektiv Erkrankter fand sich ein durchweg höheres Morbiditätsrisiko für eine affektive Störung als bei Angehörigen von Patienten mit einer unipolaren Störung (Leonhard 1959; Perris 1968; Maier et al. 1993). Dies weist darauf hin, daß bipolare Patienten gegenüber unipolaren eine stärkere genetische Belastung hinsichtlich einer affektiven Erkrankung aufweisen. Diese Beobachtung hat weltweit die Aufmerksamkeit verschiedener Forschergruppen gefunden und sie dazu veranlaßt, Gene zu kartieren, die bei affektiven Störungen – und hierbei insbesondere bei der bipolaren Verlaufsform – eine Rolle spielen.

Stärkere genetische Belastung bei bipolaren affektiven Störungen

Bipolare Störung Typ II als eigenständige Krankheitsentität

In einer groß angelegten Familienuntersuchung fand sich unter den Verwandten von Personen, die an einer bipolaren Störung Typ II erkrankt waren, eine erheblich höhere Prävalenz für eine bipolare Störung diesen Typs (8,2%), während lediglich 1,1% dieser Gruppe eine bipolare Störung Typ I aufwiesen (Andreasen et al. 1987). Dieser Befund weist darauf hin, daß diese Krankheit eine komplette Penetranz haben könnte, und unterstützt in gewisser Weise die Auffassung der bipolaren Störung Typ II als einer eigenständigen Krankheitsentität. Andere Untersucher konnten allerdings hinsichtlich einer familiären Häufung keine signifikanten Unterschiede zwischen diesen beiden Formen der bipolaren affektiven Störung nachweisen (Gershon et al. 1982). Andererseits legen verschiedene Studien nahe, daß der Typ II der bipolaren Störung dem Typ I näher steht als der unipolaren affektiven Störung (Dunner 1983; Endicott et al. 1985).

Schwererer Krankheitsverlauf bei positiver Familienanamnese

Ein früher Erkrankungsbeginn bei Patienten mit einer bipolaren affektiven Störung ist ebenfalls mit einem erhöhten Morbiditätsrisiko bei deren Verwandten vergesellschaftet (Rice et al. 1987). Darüber hinaus weisen bipolar affektiv erkrankte Personen mit einer positiven Familienanamnese hinsichtlich bipolarer Erkrankungen einen schwereren Krankheitsverlauf und häufigere manische Phasen auf als Patienten mit blander Familienanamnese (Mendlewicz et al. 1974). Andererseits findet sich bezüglich der bipolar affektiven Störung mit raschem Phasenwechsel („rapid-cycling") gegenüber Patienten ohne solch häufig aufeinanderfolgende Phasen keine vermehrte familiäre Häufung (Lish et al. 1993; Coryell et al. 1992). Allerdings erlaubt die geringe Fallzahl beider Studien keine weitergehenden Schlüsse.

Pharmakogenetische Daten zur bipolaren affektiven Störung

Es ist bemerkenswert, daß zwischen dem Ansprechen auf eine Lithiumbehandlung und der Familienanamnese ein Zusammenhang zu bestehen scheint. Unter den Verwandten von Patienten, die auf eine stimmungsstabilisierende Therapie mit Lithium ansprachen, fanden sich im Gegensatz zu den Non-Respondern der Lithiumtherapie häufiger selbst bipolar erkrankte Personen (Mendlewicz et al. 1973; Grof et al. 1994). Diese Beobachtung ist in das Design kürzlich geplanter molekularbiologischer Studien eingeflossen, die lediglich Responder auf eine Lithiumtherapie einschließen, um eine homogene Population zu erhalten (Turecki et al. 1996).

Adoptionsstudien

Bei den leiblichen Eltern eines Kindes, das eine bipolare affektive Störung entwickeln wird, findet sich im Vergleich mit Eltern, die ein solches Kind adoptieren und aufziehen, eine höhere Rate affektiver Erkrankungen einschließlich uni- oder bipolarer affektiver oder schizoaffektiver Störungen (Mendlewicz u. Rainer 1977). Darüber hinaus weisen die leiblichen Eltern von Adoptivkindern mit bipolar affektiver Störung ähnliche psychopathologische Charakteristika auf wie Eltern, die ihr später an einer bipolaren Störung erkrankendes Kind selbst aufziehen, während sich die Raten psychiatrischer Erkrankungen bei den Adoptiveltern der Gruppe von Adoptivkindern mit bipolar affektiver Störung und den Adoptiveltern gesunder Kinder ähneln. Cadoret (1978) untersuchte Nachkommen von affektiv erkrankten Eltern, die von diesen durch Adoption getrennt worden waren. Diese Kinder entwickelten im Erwachsenenalter signifikant häufiger depressive Erkrankungen (überwiegend in der Form einer unipolaren Störung), als dies bei Adoptivkindern der Fall war, deren Eltern entweder gesund waren oder andere psychiatrische Störungen aufwiesen.

Es existiert eine umfangreiche Literatur, die über eine signifikant höhere Konkordanzrate für bipolar affektive Störungen bei monozygoten im Vergleich zu dizygoten Zwillingen berichtet. Die Konkordanzraten monozygoter Zwillinge liegen hierbei zwischen 50 und 92,5% (Mittelwert 63,9%) im Vergleich zu 0–38,5% bei dizygoten Zwillingen (Mittelwert 20%). Zwar finden sich in den früheren Studien höhere Konkordanzraten, aber auch die aktuelleren Untersuchungen weisen durchweg auf die Beteiligung genetischer Faktoren hin. Betrachtet man sämtliche dieser Studien, dann lassen sich Unterschiede zwischen ihnen wohl auf Fehler bei der diagnostischen Einordnung und auf systematische Fehler bei der Datenerhebung in den früheren Studien zurückführen.

Zwillingsstudien

Um den Einfluß genetischer bzw. umweltbedingter Faktoren zu differenzieren, wurde die Entwicklung von 12 Paaren identischer Zwillinge, die schon von früher Kindheit an getrennt aufwuchsen, untersucht (Price 1968). Von diesen Zwillingspaaren waren 8 (67%) konkordant bezüglich einer bipolaren affektiven Erkrankung, was der Zahl für gemeinsam aufwachsende monozygote Zwillinge nahekommt. Dieser Befund macht deutlich, daß sich die genetische Prädisposition zu einer bipolaren affektiven Störung in aller Regel unabhängig davon manifestieren wird, wie die frühkindlichen Umgebungsbedingungen aussehen.

Differenzierung von genetischen und Umweltfaktoren

Der genaue Erbgang affektiver Erkrankungen ist bis heute nicht bekannt. Immerhin lassen sich einige Vererbungswege ausschließen. So ist beispielsweise die Tatsache, daß es eine erhebliche Zahl von Familien gibt, in denen die Erkrankung über 2 oder 3 aufeinanderfolgende Generationen vererbt wird, nicht mit einem autosomal-rezessiven Erbgang vereinbar (Mendlewicz 1988). Als wahrscheinlichste Hypothesen, die sich aus der Datenanalyse bipolarer affektiver Erkrankungen ergeben, verbleiben damit zum einen das Modell eines singulären Hauptlocus mit inkompletter Penetranz (Strömgren 1938; Spence et al. 1995), zum anderen das polygene Modell mit möglicher Interaktion zwischen 2 oder mehr Genloci (Perris 1972; Slater et al. 1972).

Segregationsanalysen – Vererbungsmodi

Eine ausgezeichnete Übersicht über Segregationsdaten zu affektiven Störungen findet sich bei Rice et al. (1987). Hierin werden die Ergebnisse einer sehr gewissenhaften Segregationsanalyse bipolarer affektiver Störungen berichtet. Aus einem gemischten Modell, das einen einzelnen Genhauptlocus auf multifaktorieller Grundlage zuläßt, ergaben sich nach Korrektur der Daten hinsichtlich des Erstmanifestationsalters innerhalb der Geburtskohorte Hinweise auf das Vorliegen eines Hauptlocus. Zwar wurde dieses Ergebnis in der neueren Studie von Spence et al. (1995) bestätigt, doch sind die Fallzahlen beider Studien nicht groß genug, um ein polygenes/multifaktorielles Modell testen zu können.

– Modell eines singulären Hauptlocus

Das Modell eines singulären Hauptlocus läßt sich ebenfalls durch Genkopplungsanalysen untersuchen. So haben beispielsweise entsprechende

Genkopplungsanalysen

Kopplungsanalysen den Nachweis erbracht, daß in manchen Familien mit bipolar affektiv erkrankten Familienmitgliedern eine X-chromosomale Vererbung vorliegt (Mendlewicz et al. 1972; Baron et al. 1987). Obwohl dieser Vererbungsmodus bei anderen Familien ausgeschlossen wurde, scheint das Modell der X-chromosomal dominanten Vererbung damit zumindest für einige Familien mit bipolaren affektiven Störungen als hereditärer Übertragungsweg in Frage zu kommen.

Tatsächlich hat eine kürzlich erschienene molekulargenetische Untersuchung erneut über einen engen Zusammenhang von bipolarer affektiver Störung und einem auf dem X-Chromosom lokalisierten DNS-Marker berichtet (Pekkarinen et al. 1995). Dieser Marker befindet sich ganz in der Nähe des F9-Locus, für den erstmals Mendlewicz et al. (1987) Hinweise auf eine mögliche Rolle des X-Chromosoms bei der manisch-depressiven Erkrankung fanden. Es ist wahrscheinlich, daß genetische Heterogenität und polygene Vererbungsmodi im Falle bipolarer affektiver Störungen eine Rolle spielen und dies möglicherweise durch die Einschaltung einer großen Zahl potentieller Gene geschieht. Hierfür spricht auch, daß Genkopplungsanalysen, Geschwisteruntersuchungen und Assoziationsmethoden in der Untersuchung bipolarer affektiver Störungen zu unterschiedlichen Ergebnissen mit dem Nachweis von Genloci auf den Chromosomen 5, 11, X und in jüngerer Zeit den Chromosomen 4, 18 und 21 geführt haben (Souery et al. 1997).

Risikoschätzung für gesunde Angehörige betroffener Personen

Tabelle 2 faßt die empirischen Daten für das Erkrankungsrisiko für Verwandte bipolar erkrankter Personen zusammen. Die Kinder und Geschwister betroffener Personen stellen eine Hochrisikogruppe dar. Bei Verwandtschaftsverhältnissen 2. Grades sind die Zahlen niedriger, was – entsprechend den Erwartungen an eine ursächlich genetisch determinierte Erkrankung – darauf hinweist, daß mit einer Abnahme des Verwandschaftsgrades auch das Erkrankungsrisiko abnimmt.

Tabelle 2. Geschätztes Morbiditätsrisiko für gesunde Angehörige einer Person, die an einer bipolaren oder unipolaren affektiven Störung oder an Schizophrenie erkrankt ist. (Nach Feinberg 1994; Gottesman u. Shields 1982)

	BPAS[a] (%) (Spannweite) Mittelwert	UPAS (%) (Spannweite) Mittelwert	Schizophrenie (%) (Spannweite) Mittelwert
Monozygote Zwillinge	69,3 (50–92,5)	50	48 (33–78)
Dizygote Zwillinge	20 (15–38,5)	20 (15–20)	15 (10–28)
Ein Elternteil betroffen	30 (15–30)	20 (15–20)	12 (2–13)
Beide Elternteile betroffen	75 (50–75)	50 (40–50)	40 (40–50)
Geschwister	25 (15–25)	20 (10–20)	10 (8–18)
Elternteil 2. Grades	7 (3–7)	5 (3–5)	4 (3–5)
Allgemeinbevölkerung	(0,5–2)	4	1 (0,2–2)

BPAS bipolare affektive Störung; *UPAS* unipolare affektive Störung
[a] Die Tabelle gibt das geschätzte Risiko, eine bipolare affektive Störung zu entwickeln, für eine gesunde Person an, die einen Verwandten (einen oder beide Elternteile, Geschwister) hat, der hieran selbst erkrankt ist.

4 Unipolare affektive Störung

In den meisten Familienuntersuchungen ist eine familiäre Häufung unipolarer affektiver Störungen festgestellt worden, was auf die Bedeutung genetischer Faktoren bei dieser Erkrankung hinweist. Im Mittel finden sich für Verwandte unipolar erkrankter Personen für diese Art der affektiven Störung Morbiditätsraten zwischen 6,5 und 21,9%. In den meisten Studien weisen Verwandte eines Patienten mit unipolarer affektiver Störung eine höhere Lebenszeitprävalenz für eine unipolare affektive Störung auf als Verwandte diesbezüglich gesunder Vergleichspersonen (etwa 6%). Schon früh hat die Berliner Schule um Leonhard (1959) vorgeschlagen, zwischen bipolaren und unipolaren Subtypen affektiver Erkrankungen zu unterscheiden. Tatsächlich weisen die Ergebnisse der meisten Familienuntersuchungen darauf hin, daß bipolare und unipolare affektive Erkrankungen unterschiedliche genetische Grundlagen haben (Gershon et al. 1982; Perris 1968; Mendlewicz 1988; Winokur et al. 1995).

Unterschiedliche genetische Grundlagen von uni- und bipolarer affektiver Störung

Tabelle 1 zeigt die Morbiditätsraten für verschiedene psychiatrische Erkrankungen. Zunächst ist hieraus zu ersehen, daß Verwandte unipolar affektiv erkrankter Personen gegenüber einer Kontrollgruppe kein signifikant höheres Risiko für die Entwicklung einer bipolaren affektiven Störung haben (0,6–3% gegenüber 0,2–2%). Dies weist darauf hin, daß sich die Mehrzahl der unipolar erkrankten Personen genetisch von den bipolar Erkrankten unterscheidet (Andreasen et al. 1987; Winokur et al. 1995; McGuffin u. Katz 1989). Zudem haben, wie bereits erwähnt, Familienuntersuchungen durchweg gezeigt, daß bipolare gegenüber unipolaren Patienten eine stärkere genetische Belastung hinsichtlich der Entwicklung einer affektiven Erkrankung aufweisen.

Stärkere genetische Belastung bei bipolarer affektiver Störung

Andererseits haben Berichte über diskordante monozygote Zwillinge, deren einer Teil eine bipolare, der andere jedoch eine unipolare affektive Störung entwickelte, nahegelegt, daß derselbe Genotyp in manchen Fällen sowohl der einen wie auch der anderen Verlaufsform dieser affektiven Erkrankung zugrunde liegen kann (Perris 1974; Bertelsen et al. 1977). Ein Teil dieser Diskrepanz mag dadurch bedingt sein, daß manche Patienten zunächst als unipolar fehldiagnostiziert werden und sich erst im Verlauf als bipolar herausstellen. In jedem Falle impliziert diese Hypothese aber, daß solche monozygoten Zwillinge sich hinsichtlich des Ersterkrankungsalters unterscheiden, was auf andere als nur genetische Vulnerabilitätsfaktoren hinweist. Weiterhin wurde in einer der umfangreichsten Zwillingsstudien zu affektiven Erkrankungen (Bertelsen et al. 1977) ein starker Trend für Zwillingspaare deutlich, auch für den Typ der affektiven Störung (unipolare oder bipolare affektive Störung) konkordant zu sein. Es fanden sich zudem höhere Konkordanzraten monozygoter Zwillinge für bipolare (79%) im Vergleich mit unipolaren (54%) affektiven Störungen, was ebenfalls die höhere genetische Belastung der bipolaren Verlaufsform dieser Erkrankung verdeutlicht.

Andere als genetische Vulnerabilitätsfaktoren

Genetische Unterschiede innerhalb von Familien bezüglich des Morbiditätsrisikos unipolarer Erkrankungen mit frühem bzw. spätem Erkrankungsbeginn sind ebenfalls festgestellt worden. Innerhalb der Familien in relativ frühem Lebensalter unipolar erkrankter Patienten fanden sich

Bedeutung des Erkrankungsbeginns

höhere Morbiditätsraten für Depression, Alkoholabhängigkeit und antisoziales Verhalten als bei den Patienten mit spätem Erkrankungsbeginn (Mendlewicz u. Baron 1981). Auch fanden sich übermäßig viele Fälle unipolarer depressiver Störungen bei den weiblichen Verwandten von Personen, die in frühem Lebensalter unipolar erkrankten, wenn diese mit Patienten mit spätem Erkrankungsbeginn verglichen wurden, wobei das Geschlecht der Indexperson keine Rolle spielte.

„Depressive Spektrumerkrankung"

Die Hypothese einer „depressiven Spektrumerkrankung" als einem Subtyp der Major-Depression, der dadurch gekennzeichnet ist, daß die männlichen Mitglieder einer Familie alkoholabhängig, die weiblichen depressiv sind, hat seinen Ursprung in Familienuntersuchungen (Winokur et al. 1971). Obwohl unabhängige Familienuntersuchungen zu negativen Ergebnissen kamen (Merikangas et al. 1985), ist diese Hypothese kürzlich erneut untersucht worden (Cadoret et al. 1996). Hierbei ließ sich das Auftreten einer Major-Depression bei Frauen bei Vorliegen einer Disposition zur Alkoholabhängigkeit nur dann voraussagen, wenn zusätzlich die Variable eines gestörten Adoptivelternteils vorlag. Dies weist darauf hin, daß die Interaktionen von Genen und Umwelt bei der depressiven Spektrumerkrankung von ätiologischer Bedeutung sein kann. Wir werden später auf solche Interaktionen weiter eingehen.

Heterogenität der unipolaren affektiven Störung

Die klinische und ätiologische Heterogenität der unipolaren affektiven Störung (Kupfer et al. 1975; Weissman et al. 1986) stellt in der Tat sowohl in epidemiologischer wie molekularbiologischer Hinsicht eine erhebliche Erschwernis für Untersuchungen der genetischen Aspekte der unipolaren affektiven Störung dar. Einige Patienten lassen sich nach DSM-IV korrekt als Fälle einer unipolaren Erkrankung klassifizieren, nachdem bei ihnen eine zweite Episode einer Major-Depression in der Folge stark belastender Lebensereignisse aufgetreten ist. Ob es sich bei all diesen Patienten allerdings tatsächlich um „rein genetisch determinierte Fälle" handelt, bleibt ungewiß.

Depression und belastende Lebensereignisse

Andererseits konnte kein signifikanter Unterschied bezüglich einer familiären Häufung zwischen Patienten mit einer „endogenen" und einer „nichtendogenen" Depression gefunden werden (Weissman et al. 1986; Andreasen et al. 1986; McGuffin et al. 1988). Interessanterweise ist darüber berichtet worden, daß Verwandte depressiver Patienten ein erhöhtes Risiko sowohl für Depression als auch für belastende Lebensereignisse aufweisen (McGuffin et al. 1988). Es konnte allerdings kein signifikanter Zusammenhang zwischen belastenden Lebensereignissen und einer Depression festgestellt werden, was darauf hindeutet, daß Faktoren, denen die gesamte Familie ausgesetzt ist, für beide Ereignisse prädisponieren. Auch wenn diese Befunde gegen das Festhalten an der früheren Unterscheidung in „endogene" und „reaktive" depressive Unterformen sprechen, so können sie doch nicht das Konzept der „endogenen Depression" gänzlich aufheben. Familienuntersuchungen stellen in der Tat nur eine der Methoden dar, mit denen ein Klassifikationssystem validiert werden kann.

5 Schizophrenie

Kendler et al. (1985) haben bestätigt gefunden, daß die Schizophrenie familiär gehäuft auftritt. Ihre Prävalenz war bei 723 erstgradig Verwandten schizophrener Patienten gegenüber den erstgradig Verwandten 1056 chirurgischer Kontrollpatienten signifikant erhöht. Tabelle 2 faßt das statistische Morbiditätsrisiko für Verwandte schizophrener Patienten zusammen. Hiernach ist man versucht zu folgern, daß sich die Risikoraten für die Geschwister und Eltern schizophrener Personen stärker voneinander unterscheiden, als dies für die uni- bzw. bipolaren affektiven Störungen der Fall ist. Tatsächlich handelt es sich hierbei aber am ehesten um ein statistisches Artefakt. Die schizophrene Erkrankung geht mit einer erheblichen Minderung der Fortpflanzungsfähigkeit einher, weshalb Eltern schizophrener Personen unterrepräsentiert sind und sich ihr „Erkrankungsrisiko" dadurch im Vergleich mit Geschwistern und Nachkommen betroffener Personen niedriger darstellt (Essen-Moller 1955; Kendler et al. 1993).

Erhöhte Prävalenz bei Verwandten 1. Grades

Familienuntersuchungen können auf die Frage ausgerichtet sein, ob sich das psychopathologische Bild bei Geschwistern ähnelt, wenn beide an einer Schizophrenie erkranken. In der Studie von Kendler et al. (1997) fand sich bei 256 Geschwisterpaaren, die für eine Schizophrenie nach DSM-III-R konkordant waren, eine mäßige, aber signifikante Korrelation für den globalen Verlauf der Erkrankung, die Krankheitsfolgen und alle Hauptsymptome mit Ausnahme von Halluzinationen.

Ähnlichkeit des psychopathologischen Bildes bei Geschwistern

Genetische Studien weisen darauf hin, daß es ein Spektrum von Erkrankungen gibt, die der Schizophrenie ähneln und bei denen dieselben Gene eine Rolle spielen. Diese sind als „Schizophreniespektrumerkrankungen" bezeichnet worden. Eine große, kürzlich durchgeführte Studie hat die Grenzen dieses Spektrums verdeutlicht. 384 psychotische Patienten, 150 Kontrollpersonen und 1753 Verwandte wurden in der Roscommon-Familienstudie untersucht (Kendler et al. 1993). Es fand sich, daß das Risiko, selbst schizophren zu erkranken, nicht nur für Verwandte schizophrener Personen erhöht war, sondern auch für Verwandte von Personen mit einer schizoaffektiven Psychose, schizotypen und paranoiden Persönlichkeitsstörung und anderen nichtaffektiven psychotischen Störungen.

„Schizophreniespektrumerkrankungen"

Tatsächlich haben Familien-, Adoptions- (Kendler et al. 1981, 1982) und Zwillingsstudien (Torgersen et al. 1993) die erhöhte Prävalenz von schizotypen Persönlichkeitsstörungen unter den Verwandten schizophrener Patienten nachgewiesen (Tsuang u. Faraone 1994). Angesichts dieser Studien könnte man diese Erkrankung als eine mildere Form der Schizophrenie ansehen. Allerdings handelte es sich bei den schizotypen Personen in der Studie von Kendler (1993) wie auch in einigen früheren Studien um psychiatrisch hospitalisierte Patienten. Es ist deshalb denkbar, daß diese Patienten eine nicht ausgewogene Stichprobe von Personen darstellen, die überzufällig häufig eine familiäre Belastung bezüglich einer Schizophrenie aufweisen.

Erhöhte Prävalenz schizotyper Persönlichkeitsstörungen

Überprüfung der Kraepelinschen Unterscheidung von Krankheitsgruppen

Die Validität der Kraepelinschen Unterscheidung zweier großer Krankheitsgruppen (der Dementia praecox bzw. Schizophrenie einerseits und der manisch-depressiven Erkrankung andererseits) ist häufig in Frage gestellt worden. Genetische Untersuchungen bieten eine Möglichkeit, den Grad der Überschneidungen beider Krankheitsgruppen und die Validität der Kraepelinschen Nosologie zu untersuchen. Die meisten der neueren Studien unterstützen Kraepelins Modell (Kendler et al. 1993). Auch in einer aktuellen Studie an 559 Patienten und 2845 Verwandten (Maier et al. 1993) fand sich, daß Schizophrenie und bipolare affektive Störungen unabhängig voneinander vererbt werden. Schizophrene Patienten wiesen allerdings ein erhöhtes familiäres Risiko für eine unipolare affektive Störung auf, was auf eine Beziehung zwischen schizophrener Prädisposition und Major-Depression hindeutet.

Zwillingsstudien

Eine Literaturübersicht zu Zwillingsstudien hat deutlich gemacht, daß sich in allen diesen Studien bei monozygoten im Vergleich mit dizygoten Zwillingspaaren höhere Konkordanzraten für die Schizophrenie finden (Kendler 1983). Die Konkordanzraten der verschiedenen Studien reichten von 18–28% für dizygote und von 33–78% für monozygote Zwillinge. Auch wenn sich die Konkordanzraten in den früheren Studien stärker unterscheiden, so findet sich doch auch in den neueren Untersuchungen ein signifikanter Unterschied zwischen monozygoten und dizygoten Zwillingen, was auf die Bedeutung genetischer Faktoren in der Ätiologie der Erkrankung hinweist. Auch nach Berücksichtigung neuer methodischer Standards bleibt die Konkordanzrate für monozygote Zwillinge aber unterhalb von 50% (Ornstad et al. 1991) und weist damit auf eine Interaktion mit anderen Vulnerabilitätsfaktoren hin.

Gottesman u. Bertelsen (1989) untersuchten die Nachkommen von Zwillingen, die sich aus der Dänemark-Umfrage rekrutierten (Fisher 1973). Interessanterweise lag das Morbiditätsrisiko für Schizophrenie bei den Nachkommen eines schizophren erkrankten monozygoten Zwillings (16,8%) nahe bei dem der Nachkommen seines gesunden Zwillingspartners (17,4%). Für die Nachkommen diskordanter dizygoter Zwillinge fanden sich Morbiditätsraten von 17,4% für Kinder des erkrankten dizygoten Zwillings und von 2,1% für die Nachkommen des gesunden Zwillingspartners. Nimmt man diese Befunde zusammen, dann unterstützen sie die Hypothese der inkompletten Expression eines prädisponierenden Genotyps für die Erkrankung an einer Schizophrenie. Eine ganze Zahl von neueren Studien hat sich ebenfalls mit der Analyse diskordanter monozygoter Zwillingspaare in dem Versuch beschäftigt, Probleme in der Individualentwicklung oder negative Umwelteinflüsse wie etwa Infektionen der Mutter oder Geburtskomplikationen zu ergründen (Davis u. Bracha 1996). Solche Untersuchungen könnten dazu beitragen, nichtgenetische Faktoren (Mednick et al. 1994) in der Ätiologie schwergradiger psychiatrischer Erkrankungen aufzuklären.

Adoptionsstudien

Für die Schizophrenie liegen die Befunde groß angelegter Adoptionsstudien vor. Die auf das ganze Land ausgeweitete dänische Adoptionsstudie zur Schizophrenie (Kety et al. 1994) bestätigte die signifikante Häufung chronischer Schizophrenie (9,9%) und „latenter Schizophrenie" (5,7%) bei den Verwandten chronisch schizophrener Adoptivkinder im Vergleich zu den biologisch nicht verwandten Angehörigen schizophrener Adoptivkinder bzw. zu den Personen einer normalen Kontrollgruppe. Dieses Ergebnis läßt hinsichtlich der Anfälligkeit zur Erkrankung an einer Schizophrenie auf das Vorliegen vererbbarer genetischer Faktoren schließen.

Die „vertikale kulturelle Transmission" stellt einen nichtgenetischen Faktor dar, der das Vorliegen einer familiären Häufung für ein Syndrom wie das der Schizophrenie erklären könnte (Kendler 1983). Vertikale kulturelle Transmission beinhaltet die Idee, daß ein bestimmtes Merkmal bei den Eltern „abgeschaut", d. h. von diesen erlernt wird und deshalb bei deren Nachkommen auftritt. Adoptionsstudien können bei der Klärung dieser Frage weiterhelfen. Falls diese Art der Weitergabe von Merkmalen in der Ätiologie der Schizophrenie eine Rolle spielt, dann sollten Kinder schizophrener Eltern, die durch nichtschizophrene Adoptiveltern großgezogen werden, demnach ein erniedrigtes Schizophrenierisiko aufweisen. Ebenso sollten Kinder nichtschizophrener biologischer Eltern, die bei einem schizophrenen Adoptivelternteil aufwachsen, ein erhöhtes Risiko für eine Schizophrenie haben.

Vertikale kulturelle Transmission

Obwohl die meisten Adoptionsstudien darauf hinweisen, daß einer einfachen vertikalen kulturellen Transmission wohl keine wesentliche Bedeutung für die Schizophrenie zukommt (Kendler 1983), haben einige dieser Untersuchungen Hinweise auf eine Interaktion genetischer und umweltbedingter Einflüsse bei der Entstehung der Erkrankung ergeben. Tienari et al. (1994) fanden in einer Fall-Kontroll-Studie bei 155 Kindern schizophrener Patienten signifikant erhöhte Raten sowohl für Psychosen wie auch für andere schwere psychiatrische Erkrankungen wie etwa schwere Persönlichkeitsstörungen im Vergleich mit 186 adoptierten Kontrollpersonen. Interessanterweise wurden Unterschiede zwischen diesen beiden Gruppen erst in den Familien erkennbar, die als zerrüttet angesehen wurden, was auf eine Gen-Umwelt-Interaktion hinweist.

Interaktion genetischer und umweltbedingter Einflüsse

Eine gute Übersicht über Studien zum Vererbungsmodus der Schizophrenie findet sich bei Baron (1986). Die beiden wesentlichen Hypothesen zur Vererbung stellen das Modell des singulären Hauptlocus und das multifaktorielle polygene Modell dar. Ein gemischtes Modell mit Vererbung eines einzigen Hauptlocus auf polygenem Hintergrund ist ebenfalls mit den vorliegenden Daten vereinbar (Risch u. Baron 1984). Es sind weitere Segregationsanalysen mit großem Stichprobenumfang zu erwarten, die dieses polygene Vererbungsmodell überprüfen werden. Verschiedene chromosomale Regionen, hierunter solche auf Chromosom 5, 6, 11 und 22, könnten eine Rolle in der Ätiologie der Schizophrenie spielen (Gurling 1996).

Vererbungsmodus

6 Schizoaffektive Störung

Es ist inzwischen gut belegt, daß genetische Faktoren eine Rolle in der Ätiologie schizoaffektiver Störungen spielen (Zerbin-Rüdin 1988). Das Konzept und die diagnostischen Kriterien der schizoaffektiven Störung

Schizoaffektive Störung als eigenständige Krankheitsentität

haben sich in den letzten 20 Jahren enorm verändert und stellen diese entweder mehr in die Nähe der Diagnosekriterien der Schizophrenie oder der affektiven Erkrankungen. Überwiegend aus Gründen veränderter diagnostischer Kriterien haben Familien-, Zwillings- und Adoptionsstudien unterschiedliche Ergebnisse erbracht. Obwohl die Befunde dieser Studien also divergieren, unterstützen doch die meisten eine eigenständige Klassifikation breit definierter schizoaffektiver Psychosen, bei denen es sich möglicherweise um phänotypische Varianten oder Manifestationen genetischer Zwischenformen zwischen der Schizophrenie und den affektiven Psychosen handelt (Mendlewicz et al. 1980; Endicott et al. 1986; Bertelsen u. Gottesmann 1995). Molekulargenetische Studien werden zukünftig hoffentlich klären helfen, ob es sich bei den schizoaffektiven Störungen um eine eigenständige Entität oder um Subtypen affektiver Störungen bzw. der Schizophrenie handelt. Bis dahin scheint es angebracht zu sein, die schizoaffektive Störung als eigenständiges Syndrom aufzufassen (Bertelsen u. Gottesman 1995).

Lebenszeitprävalenzraten bei erstgradig Verwandten

Das Lebenszeitrisiko für die Erkrankung an einer affektiven Störung bei Verwandten 1. Grades wurde in einer Kohorte von 172 betroffenen Personen und 1254 Verwandten untersucht (Gershon et al. 1982). In bezug auf die wesentlichen affektiven Erkrankungen (uni- und bipolare affektive Störung und schizoaffektive Störung) fanden sich erhöhte Lebenszeitprävalenzraten für Verwandte von Personen mit einer schizoaffektiven Störung (37%), einer bipolaren affektiven Störung vom Typ I (24%) bzw. vom Typ II (25%) oder einer unipolaren affektiven Störung (20%) im Vergleich mit Verwandten normaler Kontrollpersonen (7%). Damit sind Verwandte eines schizoaffektiv kranken Menschen mit dem höchsten Morbiditätsrisiko für affektive Störungen insgesamt belastet, was die Ansicht über die schizoaffektive Störung als eine Variante und genetisch virulente Form der affektiven Störung unterstützt (Tsuang et al. 1977; Gershon et al. 1982).

„Kontinuum von Vulnerabilitätsfaktoren"

Ein Modell des Kontinuums von Vulnerabilitätsfaktoren, in dem von einer linearen Vulnerabilität gegenüber affektiven Störungen ausgegangen wird, war bereits von Reich et al. (1975) entwickelt worden. Nach diesem Modell kommt es bei sehr hoher Vulnerabilität zur Manifestation einer schizoaffektiven Störung, bei geringer ausgeprägter Vulnerabilität zum Auftreten einer bipolaren und bei noch niedrigerer Vulnerabilität zu einer unipolaren affektiven Störung. Diese Befunde konnten jedoch von anderen Arbeitsgruppen einschließlich unserer eigenen nicht repliziert werden (Shopsin et al. 1976; Rice et al. 1987; Winokur et al. 1995), und die Ansichten zu einer kontinuierlichen Verteilung von Vulnerabilitätsfaktoren sind bis heute kontrovers.

Verwandte 1. Grades von schizoaffektiven Personen weisen aber nicht nur höhere Prävalenzraten für affektive Störungen auf, sondern es finden sich unter ihnen auch gehäuft Fälle von Schizophrenie, was eine Beziehung auch zu dieser Erkrankung nahelegt (Mendlewicz et al. 1980; Gershon et al. 1982). Zusammenfassend läßt sich also feststellen, daß es eine familiäre Häufung für schizoaffektive Störungen zusammen mit bipolaren affektiven Störungen bzw. zusammen mit der Schizophrenie gibt, während bipolare affektive Störungen und die Schizophrenie keine wesentliche intrafamiliäre Korrelation aufweisen. Darüber hinaus weisen einige Studien darauf hin, daß der bipolare Subtyp der schizoaffektiven Störung eine engere Beziehung zu den rein affektiven Störungen aufweist, während die depressive Form der schizoaffektiven Störung der Schizophrenie näherstehen könnte (Andreasen et al. 1987).

7 Antizipation bei psychiatrischen Erkrankungen

Segregationsanalysen von Familien mit Fällen affektiver Störungen oder einer Schizophrenie haben weder das Modell eines singulären Hauptgens noch das polygene Vererbungsmodell hinreichend bestätigen können. Andere komplexe Wege der Vererbung dieser Störungen sind deshalb untersucht worden. Einer dieser anderen Erbgänge steht mit dem Konzept der Antizipation in Zusammenhang. Hierunter versteht man das Phänomen, daß eine Erkrankung in aufeinanderfolgenden Generationen in immer früherem Lebensalter und in immer stärkerer Ausprägung und Schwere auftritt. Mit ihr lassen sich möglichwerweise Abweichungen von den Mendelschen Erbgängen, wie sie bei manchen Erbkrankheiten beobachtet werden, erklären.

Definition der Antizipation

Antizipation ist für eine ganze Zahl von neurologischen Krankheiten nachgewiesen worden, darunter die myotone Dystrophie, das fragile X-Syndrom und die Huntington-Erkrankung (Fischbeck u. Paulson 1996). Bei diesen Erkrankungen konnte eine Beziehung der Antizipation zu spezifischen Mutationen in Form der vermehrten Trinukleotid-Repeat-Sequenz hergestellt werden. Diese Sequenzen sind instabil und können sich bei der Übertragung von einer Generation auf die nächste innerhalb einer Familie in ihrer Länge ausdehnen, was zu einer zunehmenden Schwere des Krankheitsbildes führt.

Ätiologische Grundlagen der Antizipation

Mit den ersten Studien zur Antizipation bei psychiatrischen Erkrankungen begann eine faszinierende Entwicklung der psychiatrischen Forschung. Mehrere Studien haben das Vorkommen der Antizipation bei der Schizophrenie beschrieben (Thibaut et al. 1995), auch wenn die Untersuchung von Asherson et al. (1994) hierfür nur wenig überzeugende Hinweise fand. Antizipation ist auch bei der bipolaren Spektrumerkrankung beschrieben worden (McInnis et al. 1993). In dieser Studie wurde jedoch eine weite Definition der klinischen Symptomatik 34 untersuchter Paare verwendet, und es wurden uni- und bipolare Erkrankungen, manischer Verlaufstyp der schizoaffektiven Störung sowie die einzelne Episode der Major-Depression zusammengefaßt. Da sich zudem das mittlere Ersterkrankungsalter dieser 4 Erkrankungen erheblich voneinander unterscheidet, ist es fraglich, ob deren Phänotypen über verschiedene Generationen hinweg überhaupt miteinander vergleichbar sind.

Antizipation bei verschiedenen psychiatrischen Erkrankungen

Bei 16 für eine bipolare affektive Störung (Nylander et al. 1994) und weiteren 16 für eine unipolare Störung konkordanten Paaren ist Antizipation beschrieben worden (Engström et al. 1995). 62 konkordante bipolare Paare und 48 konkordante unipolare Paare verschiedener Generationen wurden in einer größeren Studie über affektive Störungen bei insgesamt

340 untersuchten affektiv erkrankten Personen, die sich aus 53 Familien rekrutierten, analysiert. Auch hier sind über verschiedene Generationen hinweg Veränderungen des Erkrankungsbeginns und der Episodenhäufigkeit festgestellt worden, die mit einer Antizipation vereinbar sind (Lipp et al., in Vorbereitung).

Forschungsperspektiven

Aufgrund verschiedener Fehler, zu denen es bei der Selektion in solchen Studien kommen kann (Penrose 1948), kann heute aber immer noch nicht sicher davon ausgegangen werden, daß Antizipation bei Gemütserkrankungen und der Schizophrenie eine Rolle spielt. Die klinische Beobachtung der Antizipation bei affektiven Störungen und der Schizophrenie hat aber dennoch zu einer intensiveren Suche nach dynamischen Mutationen, wie etwa repetitiven DNS-Sequenzen des CAG-Trinukleotids („CAG-Repeats"), geführt. Neben anderen haben auch wir einen Zusammenhang zwischen CAG-Repeats, die mittels der „Repeat Expansion Detection-Methode" (RED-Methode) aufgedeckt wurden, und der bipolaren affektiven Störung feststellen können (Lindblad et al. 1995; O'Donovan et al. 1996). Darüber hinaus haben wir kürzlich eine CAG-Repeat-Sequenz entdeckt, die im Genom der Nachkommen im Vergleich zu dem der Elterngeneration erheblich an Länge zugenommen hatte, einhergehend mit einer Veränderung der Schwere der Erkrankung von der einzelnen Episode einer Major-Depression bzw. einer unipolaren hin zu einer bipolaren affektiven Störung (Mendlewicz et al., in Vorbereitung). Diese Befunde sind erste Hinweise auf die Rolle, die solche Mechanismen in der Ätiologie der bipolaren affektiven Störung spielen könnten.

8 Genetische Faktoren und andere Aspekte psychiatrischer Störungen

8.1 Angststörungen

Es ist in die Diskussion gebracht worden, daß genetische Faktoren auch in der Pathophysiologie von Angststörungen eine Rolle spielen. So wurde in Familienuntersuchungen festgestellt, daß erstgradige Verwandte eines Patienten mit einer Panikstörung ein höheres Risiko haben, eine Angsterkrankung zu entwickeln (Crowe et al. 1983; Mendlewicz et al. 1993). Umgekehrt fand sich bei Patienten mit einer Panikstörung keine vermehrte familiäre Belastung hinsichtlich einer generalisierten Angststörung (Noyes et al. 1987). Diese Ergebnisse belegen die Vermutung, daß es sich bei der generalisierten Angststörung und der Panikstörung um zwei unterschiedliche Krankheitsentitäten handelt, und unterstützen die Annahme, daß die Prädisposition zu einer Panikstörung genetische Wurzeln hat.

Panikstörung und generalisierte Angststörung

Zwillingsstudie

Eine Zwillingsstudie zu Angsterkrankungen ist jedoch zu einem anderen Schluß gekommen (Skre et al. 1993). In einer Gruppe von 20 monozygoten und 29 dizygoten Zwillingspartnern von Personen mit einer Angststörung wurden die Prävalenzraten für Angststörungen miteinander verglichen. Sowohl für die Panikstörung wie für die generalisierte Angststörung war die Konkordanzrate bei monozygoten Zwillingen mehr als doppelt so hoch wie bei dizygoten Paaren. Man könnte aus diesen Daten schließen, daß beide Arten der Angststörung wahrscheinlich genetisch mitbedingt sind. Offensichtlich bedarf es weiterer Anstrengungen unter Einschluß größerer Untersuchungsgruppen, um den Anteil genetischer Faktoren bei der generalisierten Angsstörung und deren Beziehung zur Panikstörung verläßlich einschätzen zu können.

8.2 Zwangsstörungen

Für Zwangsstörungen fanden sich in mehreren Zwillingsstudien in Abhängigkeit von der Stichprobenauswahl und den verwendeten Diagnosekriterien Konkordanzraten zwischen 53 und 87% für monozygote und Werte zwischen 22 und 47% für dizygote Zwillinge (Pauls et al. 1995). Die diagnostischen Kriterien und methodischen Schritte in der Beurteilung einer Zwangsstörung wurden zu Anfang der 90er Jahre gründlich erarbeitet. Familienuntersuchungen, die vor dieser Zeit durchgeführt worden sind, sollten deshalb mit Vorsicht interpretiert werden. Keine der 10 von Black et al. (1992) bewerteten Familienstudien zu Zwangsstörungen hatte von standardisierten Beurteilungsinstrumenten, einer Kontrollgruppe oder einer Verblindung bei der Datenerhebung Gebrauch gemacht.

Probleme früher Familientuntersuchungen

In dieser Übersichtsarbeit von Black et al. wurde unter Bezug auf eine Studie, die nach neueren methodischen Standards für Familienuntersuchungen erstellt worden war, keine signifikante Zunahme des Morbiditätsrisikos für eine Zwangsstörung bei Verwandten von zwangskranken Personen festgestellt. Wurde die Diagnose einer Zwangsstörung allerdings weiter gestellt (und damit auch Verwandte mit Zwangssymptomen einbezogen, obwohl diese nicht die eigentlichen Kriterien einer Zwangsstörung erfüllten), dann fand sich ein erhöhtes Risiko für die Verwandten zwangskranker Personen.

Auf der anderen Seite hat die kürzlich von Pauls et al. (1995) an 100 betroffenen Personen und 466 Verwandten durchgeführte Familienuntersuchung unter Verwendung des DSM-III-R und der *Yale-Brown Obsessive Compulsive Scale (Y-BOCS)* zur Beurteilung des Schweregrades das Vorliegen einer familiären Häufung für die Zwangsstörung aufgezeigt. Das Morbiditätsrisiko für eine Zwangsstörung war bei Angehörigen zwangskranker Personen signifikant gegenüber den Angehörigen normaler Kontrollpersonen erhöht (10,3 gegenüber 1,9%). Im Gegensatz zur Studie von Black et al. (1992) und als mögliche Erklärung für deren negatives Ergebnis wurde bei der Datenaquisition in dieser Studie auf alle verfügbaren Informationen zurückgegriffen (sowohl durch direkte Befragung als auch durch die Befragung verschiedener Personen zur Erhebung familienanamnestischer Angaben). Anderseits war den Untersuchern in der Studie von Pauls et al. (1995) allerdings die Diagnose der befragten Patienten bekannt. Auch hier sind wohl weitere Familienuntersuchungen erforderlich, damit eine familiäre Häufung für die Zwangsstörung eindeutig belegt werden kann.

Familiäre Häufung bei Zwangsstörung

8.3 Alkoholabhängigkeit und Substanzmißbrauch

Zwillingsstudie

Für die Diagnose der Alkoholkrankheit fand sich in einer großen Untersuchung unter Einschluß von 715 männlichen Zwillingen eine Konkordanzrate von 26% für monozygote und von 12% für dizygote Zwillinge (Hrubec u. Omenn 1981). Unter Verwendung zweier unterschiedlicher statistischer Modelle wurde in einer anderen Studie über eine Segregationsanalyse bei 35 über mehrere Generationen untersuchter Familien mit alkoholkranken Mitgliedern berichtet (Yuan et al. 1996). Die Hypothese eines einzigen Genlocus mit strikt Mendelschem Erbgang wurde verworfen. Vielmehr kam die Analyse zu dem Schluß, daß ein Hauptfaktor mit oder ohne zusätzliche multifaktorielle Wirkungen vorliegen müsse.

Adoptionsstudie

Die Adoptionsstudien von Cadoret et al. (1995) haben gezeigt, daß unter drogenabhängigen Personen, die keine antisozialen Persönlichkeitszüge aufweisen, häufiger solche zu finden sind, deren leibliche Eltern Alkoholprobleme haben oder hatten. Dies weist auf die Möglichkeit, daß es 2 genetische Wege hin zum Drogenmißbrauch bzw. zur Drogenabhängigkeit gibt: einen, der mit der Alkoholabhängigkeit der Eltern beginnt; einen anderen, der seinen Anfang von einem sich antisozial verhaltenden Elternteil nimmt und über aggressive Verhaltensmerkmale des Adoptivkindes schließlich bis zum Drogenmißbrauch bzw. zur Drogenabhängigkeit führt.

8.4 Persönlichkeitsstörungen

Methodische Probleme

Ausgewählte Paarung („assortative mating"), klinische Heterogenität, Unsicherheiten über die Validität der Diagnosekriterien zur Beschreibung phänotypischer Merkmale und eine geringe Reliabilität zwischen verschiedenen Beurteilern bei der Diagnose der meisten Persönlichkeitsstörungen erschweren genetisch-epidemiologische Untersuchungen. Trotz dieser Beeinträchtigungen legen neuere Daten nahe, daß bei einigen Persönlichkeitsstörungen genetische Faktoren von Bedeutung sind. Die gepoolten Ergebnisse von 7 Zwillingsstudien ergaben paarweise gewichtete mittlere Konkordanzraten für das Vorliegen kriminellen Verhaltens von 51% bei monozygoten und 22% bei dizygoten Zwillingen (McGuffin u. Gottesman 1985).

Genetische Faktoren bei der Ausbildung antisozialen Verhaltens

Wie schon zuvor angesprochen, weisen die Ergebnisse von Adoptionsstudien auch auf die Rolle genetischer Faktoren für die Ausbildung antisozialen Verhaltens hin (Cadoret et al. 1995). Darüber hinaus existiert ein zunehmendes Interesse an genetischer Forschung zu dimensionalen Aspekten von Persönlichkeitsmerkmalen (Cloninger et al. 1987). In der Tat hat sich in der Untersuchung von 124 nicht miteinander verwandten israelischen Normalpersonen (Epstein et al. 1996) ein Zusammenhang zwischen einem bestimmten Persönlichkeitsmerkmal („Novelty-seeking-Verhalten") und dem 7-Repeat-Allel am Ort des Dopaminrezeptor D4-Gens (DRD4) gefunden, was von Benjamin et al. (1996) repliziert werden konnte.

8.5 Suizid

Die Bedeutung genetischer Faktoren in der familiären Übertragung suizidalen Verhaltens ist sowohl durch Zwillings- (Juel-Nielsen u. Videbech 1970), Adoptiv- (Schulsinger et al. 1979) wie auch durch Familienuntersuchungen (Egeland u. Sussex 1985) belegt. In einer Studie der Bevölkerungsgruppe der Amish wurden 26 vollzogene Suizide berichtet (Egeland u. Sussex 1985). Bei der Mehrzahl dieser Fälle (92%) wurde eine schwergradige affektive Störung diagnostiziert und das Vorkommen in Mehrgenerationenfamilien mit einer erheblichen Belastung für uni- und bipolare Erkrankungen bzw. andere Störungen aus dem affektiven Spektrum festgestellt. Es sollte aber darauf hingewiesen werden, daß sich in anderen Amish-Familien trotz einer erheblichen genetischen Belastung für affektive Erkrankungen kein suizidales Verhalten finden ließ. Zudem könnte es sich bei der Anfälligkeit gegenüber suizidalem Verhalten um ein unabhängig von Störungen der Achsen I oder II innerhalb von Familien übertragenes Merkmal handeln (Brent et al. 1996).

Nachweis der Bedeutung genetischer Faktoren

Diese Studien haben Anhaltspunkte dafür ergeben, daß genetische Faktoren sowohl für suizidales Verhalten wie für affektive Störungen wichtig sind. Die Verteilung depressiver Patienten mit einer Vorgeschichte von Suizidversuchen ist mit einem polygenen Vererbungsmodus suizidalen Verhaltens vereinbar (Papadimitriou et al. 1991). Es ist ebenfalls ein Zusammenhang zwischen dem Tryptophan-Hydroxylase-Polymorphismus und Suizidalität beschrieben worden (Nielsen et al. 1994), was von anderen allerdings nicht repliziert werden konnte (Abbar et al. 1995).

8.6 Demenz

Zwar weisen die Ergebnisse von Familienuntersuchungen darauf hin, daß genetische Vulnerabilitätsfaktoren in der Ätiologie der Alzheimer-Krankheit eine Rolle spielen, diese Untersuchungen sind im Falle entsprechender Krankheiten aber schwierig durchzuführen. Nicht zuletzt liegen die Schwierigkeiten für genetische Studien darin, daß eine sichere Diagnose der Alzheimer-Krankheit eine histopathologische Bestätigung erfordert, daß das durchschnittliche Erkrankungsalter sehr hoch ist und daß die familienanamnestische Methode nur von begrenzter Validität ist (Heun et al. 1996).

Methodische Probleme

Trotz dieser Einschränkungen geht man davon aus, daß zwischen 25 und 40% aller Alzheimer-Fälle familiär auftreten, daß es also mindestens einen weiteren Fall von Demenz in der Familie gibt (van Broeckhoven 1996). Es sind zudem große Familien identifiziert worden, in denen die Erkrankung über mehrere aufeinanderfolgende Generationen wiederkehrend auftritt. Die Ergebnisse von Zwillingsstudien sind wenig einheitlich (Nee et al. 1987). Es sind deshalb weitere Zwillings- und Adoptionsstudien zu fordern, um zu entscheiden, welches die jeweiligen genetischen und umweltbedingten Einflüsse sind. Mittels molekulargenetischer Untersuchungen sind inzwischen 4 Gene auf den Chromosomen 1, 14, 19 und 21 identifiziert worden, die zur Alzheimer-Krankheit prädisponieren (van Broeckhoven 1996).

Annahme einer familiären Häufung

9 Gen-Umwelt-Interaktionen

Multifaktorielle Bedingtheit

Es ist wahrscheinlich, daß die affektiven Störungen ätiologisch multifaktoriell bedingt sind, daß also sowohl die Gene als auch die Umwelt entscheidende Bedeutung als ätiologische bzw. Risikofaktoren haben. In der Tat haben verschiedene Studien die Bedeutung umweltbedingter und psychosozialer Faktoren für die Pathogenese, die Auslösung und den Verlauf dieser Erkrankungen herausgestellt (Bauwens et al. 1991; Pardoen et al. 1993). Umweltbedingte Einflüsse können auch biologische Faktoren wie etwa Infektionskrankheiten, die zu einer Beeinflussung der Genexpression führen können, einschließen. Noch fehlt uns aber ein genaues Verständnis des exakten Beitrags genetischer und umweltbedingter Faktoren an der Entstehung psychiatrischer Erkrankungen sowie auch das Wissen über den genauen Weg, auf dem diese Risikofaktoren miteinander in Wechselwirkungen treten.

Gen-Umwelt-Interaktionen

Es ist eine außerordentlich komplexe Aufgabe zu untersuchen, auf welche Weise Gene und Risikofaktoren in der Umwelt miteinander interagieren und hierdurch eine Krankheit auslösen. Wirkliche Gen-Umwelt-Interaktion bedingt Variation sowohl in den Umweltbedingungen wie auch in der genetischen Prädisposition. Der größte Teil der bisher veröffentlichten Literatur geht von einem „additiven" Modell aus, in dem der kumulative Effekt genetischer und umweltbedinger Faktoren zur Entstehung einer Krankheit führt. Es gibt aber mehr und mehr Hinweise, daß alternative Modelle eine stärkere Berücksichtigung finden sollten (Kendler u. Eaves 1986).

- additives Modell

- genetische Kontrolle der Empfindlichkeit gegenüber Umwelteinflüssen

Ein zweites Modell geht davon aus, daß Gene nicht auf direktem Wege die Wahrscheinlichkeit beeinflussen, daß eine Erkrankung ausbricht, sondern vielmehr kontrollieren, in welchem Maße eine Person gegenüber den risikoerhöhenden bzw. risikomindernden Einflüssen der Umwelt empfindlich ist. Nach diesem Modell trägt ein Allel die genetische Information für Empfindlichkeit, das andere Allel die Information für Unempfindlichkeit gegenüber Umwelteinflüssen.

- genetische Kontrolle der Exposition gegenüber Umwelteinflüssen

In einem dritten von Kendler u. Eaves vorgestellten Modell üben Gene eine Kontrolle darüber aus, in welchem Ausmaß sich eine Person der Umwelt gegenüber exponiert. Als Beispiel könnte ein Gen etwa solche Persönlichkeitsmerkmale wie Impulsivität, persönliche Stabilität und Frustrationstoleranz kodieren. Der Träger dieser Merkmale wird entsprechend eine höhere Wahrscheinlichkeit aufweisen, daß er mit wechselnden Lebensereignissen wie Jobwechseln oder Veränderungen persönlicher Beziehungen (also Umweltfaktoren, die ein gewisses Konfliktpotential darstellen) konfrontiert ist. Dieses Gen kann damit zur Entwicklung einer Depression prädisponieren, aber nur über den Weg einer höheren Auftretenswahrscheinlichkeit belastender Lebensereignisse.

Um die Verhältnisse noch komplizierter zu machen, ist denkbar, daß genetische Einflüsse das Resultat einer Interaktion verschiedener Genloci sind und daß die Umwelteinflüsse nicht nur in „protektive" und „krankheitsdisponierende" zu differenzieren sind, sondern wahrscheinlich sehr viel komplexerer Natur sind.

Die quantitativen Aspekte psychosozialer oder umweltbedingter Faktoren können für genetische Untersuchungen tatsächlich von Vorteil sein. Krankheiten wie die Hypertonie oder koronare Herzerkrankung sind dadurch gekennzeichnet, daß es für sie multiple intermediäre quantitative Merkmale oder Risikofaktoren gibt, die wahrscheinlich von erheblicher Bedeutung bei der Frage sind, welches Risiko eine Person hinsichtlich der Entwicklung einer dieser Erkrankungen trägt (Moldin 1994). Solche quantitativen Merkmale korrelieren mit der Anfälligkeit gegenüber einer Erkrankung und liefern sehr viel mehr Information, als dies allein aus dem Vergleich von Gruppen erkrankter mit nichterkrankten Personen möglich wäre.

Forschungsperspektiven

Keine der bisher durchgeführten molekulargenetischen Studien hat in wirklich ausreichendem Maße psychosoziale Faktoren berücksichtigt. Dies hat den Entwurf einer großen multizentrischen Studie veranlaßt, die auf die Untersuchung der Gen-Umwelt-Interaktionen ausgerichtet ist (BIOMED: EC Concerted Action on Affective Disorders: interaction between genetic and psychosocial vulnerability factors; Projektleiter J. Mendlewicz). Wie sich einige relevante psychosoziale Vulnerabilitätsfaktoren, z. B. soziale Anpassung, Grad des Selbstwertgefühls und andere dimensionale Persönlichkeitsaspekte, quantitativ auf die Genexpression auswirken, wird mit Hilfe von Assoziations- und Geschwisterpaaruntersuchungen sowie genetischen Kopplungsanalysen untersucht werden. Um die Hypothese einer Interaktion von Genen und Umwelt zu testen, ist ein Modell definiert worden, das die Beziehungen zwischen bestimmten Variablen, Genen und psychosozialen Faktoren bestimmen soll. Als spezifisches statistisches Verfahren zur Überprüfung der Validität dieses Modells wird das Structural Equation Modeling (SEM) Anwendung finden (Neale u. Cardon 1990).

Notwendigkeit der Berücksichtigung psychosozialer Faktoren

10 Zukünftige Forschungsperspektiven

Zukünftig werden verbesserte klinische Strategien für die genetische Untersuchung psychiatrischer Fragestellungen erforderlich sein, damit die Probleme, die aus der klinischen Heterogenität erwachsen, minimiert werden können. Genetisch-epidemiologische Studien sollten auf die klinischen Definitionen wesentlicher psychiatrischer Störungsbilder ausgerichtet sein. Die Unsicherheit in der psychiatrisch-diagnostischen Beurteilung wird oft als erhebliches Problem angesehen, es könnte aber sein, daß die Gefahr unzuverlässiger oder falscher Diagnosen überschätzt wird (Kringlen 1993). Mit Hilfe eines operationalisierten Diagnosesystems wie dem DSM-IV oder der ICD-10 ist es möglich, Reliabilität bzw. eine Übereinstimmung zwischen verschiedenen klinischen Beurteilern zu erreichen.

Verbesserung klinischer Strategien für die genetische Untersuchung

Das zentrale Problem stellt allerdings die Validität dar. Wie exakt bilden diese diagnostischen Klassifikationssysteme die Wirklichkeit ab, wie bedeutsam sind ihre Inhalte? Die Raster dieser Klassifikationen haben in der Tat nicht zu einer Lösung des Problems der klinischen Heterogenität geführt. Auch mit ihnen ist es nicht zu vermeiden, daß phänotypisch ähnliche klinische Bilder falsch-positiv klassifiziert werden.

Validitätsprobleme der Diagnosesysteme

Notwendigkeit klarer Syndromgrenzen

Darüber hinaus sollte die Aufmerksamkeit zukünftiger Forschungsbemühungen den Beziehungen zwischen schizoaffektiven Psychosen, der Schizophrenie, affektiven Störungen und Persönlichkeitsmerkmalen wie etwa der schizotypen Störung gelten. Die Grenzen des „Schizophreniespektrums" und des „bipolaren Spektrums" müssen exakter gezogen werden. Dies ist unabdingbar, da molekulare Kopplungsanalysen darauf angewiesen sind, daß für jedes Mitglied einer Familie eindeutig festgelegt werden kann, ob es hinsichtlich eines bestimmten Merkmals oder einer Störung zu der Gruppe betroffener Personen zu zählen ist oder nicht.

Die Aussagekraft von Genkopplungsanalysen wird erheblich durch falsch-positive oder falsch-negative Diagnosen geschmälert. Werden Fälle aufgrund ihrer phänotypischen Ähnlichkeit in Genkopplungsanalysen falsch-positiv als „genetisch" klassifiziert, dann mindert dies die Erkennbarkeit einer tatsächlich bestehenden Genkopplung. Für die meisten psychiatrischen Störungen ist der genaue Erbgang weiterhin unbekannt. Falsche Angaben zu den genetischen Grundlagen eines Phänotyps können ebenfalls zu Fehlern in Kopplungsanalysen führen (Ott 1991). So ist zu wünschen, daß beispielsweise Segregationsanalysen mit einem großen Stichprobenumfang durchgeführt werden, damit ein polygenes Vererbungsmodell getestet werden kann.

Schließlich sind epidemiologische Studien üblicherweise dazu benutzt worden, nosologische Konzepte, diagnostische Kriterien oder Klassifikationen zu validieren. Sie werden auch weiterhin bei der Validierung neu vorgeschlagener diagnostischer Kategorien (DSM-IV) wie etwa der prämenstruellen dysphorischen Störung, der blanden schizophrenen Störung oder spezieller Eßstörungen wertvoll sein. Die Überschneidungen dieser neuen, vorläufigen Diagnosekriterien mit der Depression, Schizophrenie, affektiven Störungen und Eßstörungen anderer Art lassen sich mit Hilfe von Familien-, Zwillings- und Adoptionsstudien ebenfalls gut untersuchen.

Untersuchung der Wechselwirkung genetischer und umweltbedingter Faktoren

In der Beschäftigung mit so komplexen und multifaktoriell geprägten Krankheiten wie den psychiatrischen Störungen stellt die Untersuchung der Wechselwirkungen genetischer und umweltbedingter Faktoren eine der erfolgversprechendsten Forschungsrichtungen dar. Die Weiterentwicklung neuer dimensionaler Instrumente zur Beurteilung von quantitativen Verhaltensmerkmalen psychiatrischer Störungen, von Persönlichkeits- und Umweltfaktoren, sollte vorrangiges Ziel in dem Bemühen sein, die nächste Generation der Kopplungs-, Geschwister- und Assoziationsstudien weiter zu verbessern. Die Interaktionen von genetischen und Umweltfaktoren müssen in großen multizentrischen epidemiologischen und molekulargenetischen Studien weiter untersucht werden.

11 Zusammenfassung

Familien-, Zwillings-, Adoptions- oder Segregationsstudien stellen die wesentliche Quelle genetisch-epidemiologischer Daten zu psychiatrischen Störungen dar. Die Anwendung dieser Methoden hat übereinstimmend gezeigt, daß genetische Vulnerabilitätsfaktoren in der Ätiologie wesentlicher psychiatrischer Störungen von Bedeutung sind. Diese Ergebnisse haben beeindruckende weltweite Bemühungen ausgelöst, die Gene zu identifizieren und zu kartieren, die an diesen Störungen beteiligt sind.

Darüber hinaus haben die Ergebnisse genetisch-epidemiologischer Studien, beispielsweise die in einigen Familien mit einer X-chromosomalen Vererbung vereinbaren Ergebnisse von Segregationsanalysen oder der Befund der Antizipation bei uni- und bipolaren affektiven Störungen, dazu geführt, interessante molekularbiologisch überprüfbare Hypothesen zu formulieren. Sie haben ebenfalls das Studium von Markerloci auf dem X-Chromosom und in jüngerer Zeit die Untersuchung der Zunahme von Trinukleotid-Repeats initiiert. Genetisch-epidemiologische Studien sollten deshalb weiterhin als Grundlage weiterführender molekularbiologischer Untersuchungen im Zentrum der genetischen Forschung stehen.

12 Literatur

Abbar M, Courtet P, Amedeo S (1995) Suicidal behaviors and the tryptophan hydroxylase gene. Arch Gen Psychiatry 52:846-849

APA (1994) Diagnostic and statistical manual of mental disorders, 4th edn (DSM-IV). APA, Washington, DC

Andreasen NC, Endicott J, Spitzer RL Winokur G (1977) The family history method using diagnostic criteria. Arch Gen Psychiatry 34:1229-1235

Andreasen NC, Sheftner W, Reich T et al. (1986) The validation of the concept of endogenous depression: a family approach. Arch Gen Psychiatry 43:246-251

Andreasen NC, Rice JP, Endicott J et al. (1987) Familial rates of affective disorder: a report from the National Institute of Mental Health Collaborative Study. Arch Gen Psychiatry 4:461-469

Asherson P, Walsh C, Williams J et al. (1994) Imprinting and anticipation. Are they relevant to genetic studies of schizophrenia? Br J Psychiatry 164:619-624

Baron M (1986) Genetics of schizophrenia. 1. Familial patterns and mode of inheritance. Biol Psychiatry 21:1051-1066

Baron M, Rish N, Hamburger R et al. (1987) Genetic linkage between X-chromosome markers and bipolar affective illness. Nature 326:289-292

Bauwens F, Tracy A, Pardoen D et al. (1991) Social adjustment of remitted bipolar and unipolar outpatients. Br J Psychiatry 159:239-244

Benjamin J, Li L, Patterson C (1996) Population and familial association between the D4 dopamine receptor gene and measures of novelty seeking. Nat Genet 12(1):81-84

Bertelsen A, Gottesman II (1995) Schizoaffective psychoses: genetical clues to classification. Am J Med Genet (Neuropsychiatr Genet) 60:7-11

Bertelsen A, Harvald B, Hauge M (1977) A Danish twin study of manic-depressive disorders. Br J Psychiatry 130:330-351

Black DW, Noyes R, Goldstein RB et al. (1992) A family study of obsessive-compulsive disorder. Arch Gen Psychiatry 49:362-368

Brent DA, Bridge J, Johnson BA, Connolly J (1996) Suicidal behavior runs in families – a controlled family study of adolescent suicide victims. Arch Gen Psychiatry 53:1145-1152

Broeckhoven C van (1995) Molecular genetics of Alzheimer disease: identification of genes and gene mutations. Eur Neurol 35:8-19

Broeckhoven C van (1996) Genetics of Alzheimer's disease. In: Papadimitriou GN, Mendlewicz J (eds) Clinical psychiatry, genetics of mental disorders, part II. Baillière, London

Cadoret RJ (1978) Evidence for genetic inheritance of primary affective disorder in adoptees. Am J Psychiatry 134:463-466

Cadoret RJ, Yates WR, Troughton E (1995) Adoption study demonstrating two genetic pathways to drug abuse. Arch Gen Psychiatry 52/1:42-52

Cadoret RJ, Winokur G, Langbehn D et al. (1996) Depression spectrum disease. I. The role of gene-environment interaction. Am J Psychiatry 153:892-899

Cloninger CR (1987) A systematic method for clinical description and classification of personality variants. Arch Gen Psychiatry 44:573-588

Coryell W, Endicott J, Keller M (1992) Rapid cycling affective disorder: demographics, diagnosis, family and course. Arch Gen Psychiatry 49:126-131

Crowe RR, Smouse PE (1977) The genetic implication of age dependent penetrance in manic-depressive illness. J Psychiatr Res 13:273-285

Crowe RR, Noyes R, Pauls DL, Slymen D (1983) A family study of panic disorder. Arch Gen Psychiatry 40:1065-1069

Davis JO, Bracha HS (1996) Prenatal growth markers in schizophrenia: a monozygotic co-twin control study. Am J Psychiatry 153/9:1166-1172

Dunner DL (1983) Subtypes of bipolar affective disorder with particular regard to bipolar II. Psychiatr Dev 1:75-86

Epstein RP, Novick O, Umansky R et al. (1996) Dopamine D4 receptor (D4DR) exon III polymorphism associated with the human personality trait of Novelty-Seeking. Nature Genet 12:78-80

Egeland JA, Sussex JN (1985) Suicide and family loading for affective disorders. JAMA 254:915-918

Endicott J, Nee J, Andreasen NC et al. (1985) Bipolar II: combine or keep separate? J Affective Disord 8:17-28

Endicott J, Nee J, Coryell W et al. (1986) Schizoaffective, psychotic, and nonpsychotic depression: differential familial association. Compr Psychiatry 27/1:1-13

Engström C, Johansson EL, Langström M et al. (1995) Anticipation in unipolar affective disorder. J Affective Disord 35:31-40

Essen-Moller E (1955) The calculation of morbid risk in parents of index cases, as applied to a family sample of schizophrenics. Acta Genet 5:334-342

Feighner JR, Robins E, Guze SB et al. (1972) Diagnostic criteria for use in psychiatric research. Arch Gen Psychiatry 26:57-63

Feinberg S (1994) Genetic counseling issues in affective disorders: the orthodox Jewish community. In: Papolos DF, Lachman HM (eds) Genetic studies in affective disorders. Wiley, New York

Fischbeck KH, Paulson HL (1996) Trinucleotide repeats in neurogenetic disorders. Annu Rev Neurosci 19:79-107

Fischer M (1973) Genetic and environmental factors in schizophrenia. Acta Psychiatr Scand Suppl 238:1-151

Gershon E, Hamovit JH, Guroff JJ et al. (1982) A family study of schizoaffective bipolar I, bipolar II, unipolar, and normal control probands. Arch Gen Psychiatry 39:1157-1167

Gershon E, Hamovit J, Guroff J, Nurnberger J (1987) Birth cohort changes in manic and depressive disorders in relatives of bipolar and schizoaffective patients. Arch Gen Psychiatry 44:314-319

Gottesman II, Bertelsen A (1989) Confirming unexpressed genotypes for schizophrenia: risks in the offspring of Fischer's Danish identical and fraternal discordant twins. Arch Gen Psychiatry 46:867-872

Gottesman II, Shields J (1982) Schizophrenia: the epigenetic puzzle. Cambridge Univ Press, Cambridge

Grof P, Alda M, Grof E et al. (1994) Lithium response and genetics of affective disorders. J Affective Disord 32:85-95

Heun R, Hardt J, Burkart M, Maier W (1996) Validity of the family history method in relatives of gerontopsychiatric patients. Psychiatr Res 62/3:227-238

Hrubec Z, Omenn GS (1981) Evidence of genetic predisposition to alcoholic cirrhosis and psychosis: twin concordances for alcoholism and its biological ends points by zygosity among male veterans. Alcohol Clin Exp Res 5:207-215

Juel-Nielsen N, Videbech TV (1970) A twin study of suicide. Acta Gen Med Gemellol (Roma) 19:307-310

Kendler KS (1983) Overview: a current perspective on twin studies of schizophrenia. Am J Psychiatry 140:1413-1425

Kendler KS (1993) Twin studies of psychiatric illness: current status and future directions. Arch Gen Psychiatry 50:905-915

Kendler KS, Eaves LJ (1986) Models for the joint effect of genotype and environment on liability to psychiatric illness. Am J Psychiatry 143/3:279-289

Kendler KS, Robinette CD (1983) Schizophrenia in the National Academy of Sciences – National Research Council twin registry: a 14 year update. Am J Psychiatry 140:1551-1563

Kendler KS, Gruenberg AM, Strauss JS (1981) An independent analysis of the Copenhagen sample of the Danish adoption study of schizophrenia. III. The relationship between paranoid psychosis and the schizophrenia spectrum disorder. Arch Gen Psychiatry 38:985-987

Kendler KS, Gruenberg AM, Strauss JS (1982) An independent analysis of the Copenhagen Sample of the Danish Adoption Study of Schizophrenia: the relationship between major depressive disorder and schizophrenia. Arch Gen Psychiatry 39:639-642

Kendler KS, Gruenberg AM, Tsuang MT (1985) Psychiatric illness in first-degree relatives of schizophrenic and surgical control patients: a family study using DSM-IV criteria. Arch Gen Psychiatry 42:770-779

Kendler KS, McGuire M, Gruenberg AM et al. (1993) The Roscommon family study I, II and III. Arch Gen Psychiatry 50:527-540, 645-652, 781-788

Kendler KS, Neale MC, Kessler RC et al. (1994) Parental treatment and the equal environment assumption in twin studies of psychiatric illness. Psychol Med 24/3:579-590

Kendler KS, Karkowski-Shuman L, Oneill FA et al. (1997) Resemblance of psychotic symptoms and syndromes in affected sibling pairs from the Irish study of high-density schizophrenia families: evidence for possible heterogeneity. Am J Psychiatry 154/2:191-198

Kety SS, Wender PH, Jacobsen B et al. (1994) Mental illness in the biological and adoptive relatives of schizophrenic adoptees: replication of the Copenhagen Study in rest of Denmark. Arch Gen Psychiatry 51:442-455

Knorring AL von, Cloninger R, Bohman M, Sigvardsson S (1983) An adoption study of depressive disorders and substance abuse. Arch Gen Psychiatry 40:430-434

Kringlen E (1993) Genes and environment in mental illness. Perspectives and ideas for future researches. Acta Psychiatr Scand Suppl 370:79-84

Kringlen E (1995) Twin studies in mental disorders. In: Mendlewicz J, Papadimitriou GN (eds) Genetics of mental disorders. I. Theoretical aspects. Baillière Tindall, London, pp 47-62

Kupfer DJ, Pickar D, Himmelhoch JM, Detre TP (1975) Are there two types of unipolar depression? Arch Gen Psychiatry 32:866-871

Leonhard K (1959) Aufteilung der endogenen Psychosen. Akademie, Berlin

Lindblad K, Nylander PO, De Bruyn A et al. (1995) Expansion of trinucleotide CAG repeats detected in bipolar affective disorder by the RED method. Neurobiol Dis 2:55-62

Lish JD, Gyulai L, Resnick SM et al. (1993) A family history study of rapid-cycling bipolar disorder. Psychiatr Res 48:37-45

Lipp O, Souery D, Mahieu B (in Vorbereitung) New evidence for anticipation in bipolar and unipolar affective disorders

MacGillivray I, Nylander PPS, Corney G (1975) Multiple reproduction. Saunders, Philadelphia

Maier W, Lichtermann D, Minges J et al. (1993) Continuity and discontinuity of affective disorders and schizophrenia: results of a controlled family study. Arch Gen Psychiatry 50:871-883

McGuffin P, Gottesman II (1985) Genetic influences on normal and abnormal development. In: Child psychiatry: modern approaches, 2nd edn. Blackwell, London

McGuffin P, Katz R (1989) The genetics of depression: current approaches. Br J Psychiatry 155 [Suppl 6]:18-26

McGuffin P, Katz R, Bebbington P et al. (1988) The Camberwell Collaborative Depression Study. 3. Depression and adversity in the relatives of depressed probands. Br J Psychiatry 152:775-782

McInnis MG, McMahon FJ, Chase GA et al. (1993) Anticipation in bipolar affective disorder. Am J Hum Genet 53:385-390

Mednick SA, Huttunen MO, Machon RA (1994) Prenatal influenza infections and adult schizophrenia. Schizophren Bull 20/2:263-267

Mendlewicz J (1988) Population and family studies in depression and mania. Br J Psychiatry 153(Suppl 3):16-25

Mendlewicz J, Baron M (1981) Morbidity risks in subtypes of unipolar depressive illness: differences between early and late onset forms. Br J Psychiatry 139:463-466

Mendlewicz J, Rainer JD (1974) Morbidity risk and genetic transmission in manic-depressive illness. Am J Hum Genet 26/6:692-701

Mendlewicz J, Rainer JD (1977) Adoption study supporting genetic transmission in manic-depressive illness. Nature 268:327-329

Mendlewicz J, Fleiss J, Fieve RR (1972) Evidence for X-linkage in the transmission of manic-depressive illness and schizophrenia. JAMA 222:1627

Mendlewicz J, Fieve RR, Stallone F (1973) Relationship between the effectiveness of lithium therapy and family history. Am J Psychiatry 130:1011-1013

Mendlewicz J, Fleiss JL, Cataldo M, Rainer JD (1975) Accuracy of the family history method in affective illness, comparison with direct interviews in family studies. Arch Gen Psychiatry 32:309-314

Mendlewicz J, Linkowski P, Wilmotte J (1980) Relationship between schizoaffective illness and affective disorders or schizophrenia. J Affective Disord 2/4:589-302

Mendlewicz J, Simon P, Sevy S et al. (1987) Polymorphic DNA marker on chromosome and manic-depression. Lancet 1(8544):1230-1232

Mendlewicz J, Papadimitriou G, Willmotte J (1993) Family study of panic disorder: comparison with generalized anxiety disorder, major depression and normal subjects. Psychiatr Genet 3:73-78

Mendlewicz J, Lindblad K, Souery D et al. (in Vorbereitung) Expanded trinucleotide CAG repeats in families with bipolar affective disorder

Merikangas K (1982) Assortative mating for psychiatric disorders and psychological traits. Arch Gen Psychiatry 39:1173-1180

Merikangas K, Leckman J, Prusoff B et al. (1985) Familial transmission of depression and alcoholism. Arch Gen Psychiatry 42:367-372

Moldin SO (1994) Indicators of liability to schizophrenia: perspectives from genetic epidemiology. Schizophren Bull 20/1:169-184

Morris-Yates A, Andrews G, Howie P, Henderson S (1990) Twins: a test of the equal environment assumption. Acta Psychiatr Scand 81:322-326

Neale MC, Cardon LR (1990) Methodology for genetic studies of twins and families. Kluwer, Dordrecht

Nee L, Eldridge R, Sunderland T et al. (1987) Dementia of the Alzheimer type: clinical and family study of 22 twin pairs. Neurology 37:359-363

Nielsen DA, Goldman D, Virkkunen M et al. (1994) Suicidality and 5-hydroxyindoleacetic-dcid concentration associated with a tryptophan hydroxylase polymorphism. Arch Gen Psychiatry 51/1:34-38

Noyes JR, Clarkson C, Crowe RR et al. (1987) A family study of generalized anxiety disorder. Am J Psychiatry 144/8:1019-1024

Nylander PO, Engstrom C, Chotai J et al. (1994) Anticipation in Swedish families with bipolar affective disorder. J Med Genet 31:686-689

O'Donovan GC, Craddock N, Murphy KC et al. (1995) Expanded CAG repeats in schizophrenic and bipolar disorder. Nature Genet 10:380-381

Onstad S, Skre I, Torgersen S et al. (1991) Twin concordance for DSM-III-R schizophrenia. Acta Psychiatr Scand 83:395-401

Ott J (1991) Analysis of human genetic linkage, 2nd edn. Johns Hopkins Univ Press, Baltimore

Ottman R, Susser E, Meisner z (1991) Control for environmental risk factors in assessing genetic effects on disease familial aggregation. Am J Epidemiol 134:298-309

Papadimitriou GN, Linkowski P, Delarbre C et al. (1991) Suicide on the paternal and maternal sides of depressed patients with a lifetime history of attempted suicide. Acta Psychiatr Scand 83:417-419

Pardoen D, Bauwens F, Tracy A et al. (1993) Self-esteem in recovered bipolar and unipolar out-patients Br J Psychiatry 163:755-762

Pauls LP, Alsobrook JP, Goodman W et al. (1995) A family study of obsessive-compulsive disorder. Am J Psychiatry 152:76-84

Pekkarinen P, Terwilliger J, Bredbacka P-E et al. (1995) Evidence of a predisposing locus to bipolar disorder on Xq24-q27.1 in an extended Finnish pedigree. Genome Res 5:105-115

Penrose LS (1948) The problem of anticipation in pedigrees of dystrophia myotonica. Ann Eugen 14:125-132

Perris C (1968) Genetic transmission of depressive psychoses. Acta Psychiatr Scand Suppl 203:45-52

Perris C (1972) Abnormality on maternal and paternal sides: observations in bipolar manic-depressive and unipolar depressive psychosis. Br J Psychiatry 118:207-210

Perris C (1974) The genetics of affective disorders. In: Mendels J (ed) Biological psychiatry. Wiley, New York, pp 385-415

Price J (1968) The genetics of depressive behaviors. In: Coppen A, Walk A (eds) Recent developments in affective disorders. Br J Psychiatry Special Publ no. 2

Reich T, Cloninger CR, Guze SB (1975) The multifactorial model of disease transmission. I. Description of the model and its use in psychiatry. Br J Psychiatry 127:1-10

Rice J, Reich T, Andreasen NC et al. (1987) The familial transmission of bipolar illness. Arch Gen Psychiatry 44:441-447

Rice J, Rochberg N, Endicott J et al. (1992) Stability of psychiatric diagnoses, an application to the affective disorders. Arch Gen Psychiatry 49:824-830

Risch N, Baron M (1984) Segregation analysis of schizophrenia and related disorders. Am J Hum Genet 36:1039-1059

Schulsinger F, Kety SS, Rosenthal D (1979) A family study of suicide. In: Schou M, Strömgren E (eds) Origin prevention and treatment of affective disorders. Academic, New York, pp 277-287

Shopsin B, Mendlewicz J, Suslak L et al. (1976) Genetics of affective disorders. II. Morbidity risk and genetic transmission. Neuropsychobiology 2:28-36

Skre I, Onstad S, Torgersen S, Lygren S, Kringlen E (1993) A twin study of DSM-III-R anxiety disorders. Acta Psychiatr Scand 88:85-92

Slater E, Maxwell J, Price JS (1972) Distribution of ancestral secondary cases in bipolar affective disorders. Br J Psychiatry 118:215-218

Souery D, Lipp O, Mahieu B et al. (1997) Molecular genetics of mental disorders with particular reference to affective disorders. Eur Psychiatry 12 [Suppl 2]:63-69

Spence A, Flodman P, Sadovnick AD et al. (1995) Bipolar disorder: evidence for a major locus. Am J Med Genet (Neuropsychiatr Genet) 60:370-376

Spitzer RL, Endicott J, Robins E (1978) Research diagnostic criteria: rationale and reliability. Arch Gen Psychiatry 35:773-782

Squires RF (1997) How a polyvirus might cause schizophrenia: a commentary on Eagles' hypothesis. Neurochem Res 22/5:647-656

Strömgren E (1938) Beiträge zur psychiatrischen Erblehre. Munksgaart, Copenhagen

Thibaut F, Martinez M, Petit M et al. (1995) Further evidence for anticipation in schizophrenia. Psychiatr Res 59:25-33

Tienari P, Wynne L, Moring J et al. (1994) The Finnish adoptive family study of schizophrenia: implications for family research. Br J Psychiatry 164 (Suppl 23): 20-26

Torgersen S, Onstad S, Skre I et al. (1993) 'True' schizotypal personality disorder: a study of co-twins and relatives of schizophrenics probands. Am J Psychiatry 150:1661-1667

Tsuang MT, Faraone SV (1994) The genetic epidemiology of schizophrenia. Comp Ther 20/2:130-135

Tsuang MT, Dempsey GM, Dvoredsky A et al. (1977) A family history of schizoaffective disorder. Biol Psychiatry 12:331-338

Turecki G, Alda M, Grof P et al. (1996) No association between chromosome 18 markers and lithium-responsive affective disorders. Psychiatry Res 63:17-23

Vieland V, Susser E, Weissman M (1995) Genetic epidemiology in psychiatric research. In: Papadimitriou GN, Mendelwicz J (eds) Clinical psychiatry, genetics of mental disorders. I. Theoretical aspects. Baillière, London

Weiss KM (1993) Genetic variation and human disease: principles and evolutionary approaches. Cambridge Univ Press, Cambridge

Weissman MM, Merikangas KR, John K et al. (1986a) Family-genetic studies of psychiatric disorders: developing technologies. Arch Gen Psychiatry 43:1104-1116

Weissman MM, Merikangas KR, Wickramaratne P et al. (1986b) Understanding the clinical heterogeneity of major depression using family data. Arch Gen Psychiatry 43:430-434

Winokur G, Cadoret R, Dorzab J, Baker M (1971) Depressive disease: a genetic study. Arch Gen Psychiatry 24:135–144

Winokur G, Coryell W, Keller M et al. (1995) Family study of manic-depressive (bipolar I) disease. Arch Gen Psychiatry 52:367–373

Yuan H, Marazita ML, Hill SY (1996) Segregation analysis of alcoholism in high density families: a replication. Am J Med Genet (Neuropsychiatr Genet) 67:71–76

Zerbin-Rüdin E (1988) Schizoaffective and other atypical psychoses: the genetic aspect. In: Marneros A, Tsuang MT (eds) Schizoaffective psychoses. Springer, Berlin Heidelberg New York, pp 225–231

KAPITEL 4
Neue Methoden und Ergebnisse bei der molekularen Genetik schwerer psychischer Erkrankungen

M.C. O'Donovan und P. McGuffin

1	Einleitung	110
2	Vom Genotyp zum Phänotyp	110
3	Vom Phänotyp zum Genotyp	111
4	DNS-Marker	111
5	Rekombination und Kopplung	112
6	Kopplungsungleichgewicht	114
7	Statistische Überlegungen	116
8	Positionelles Klonieren – das Endspiel	117
9	Untersuchungen mit positionellem Klonieren	120
9.1	Bipolare Störung	121
9.2	Schizophrenie	123
10	Ansätze mit Kandidatengenen	124
11	Neuartige Typen der Vererbung	125
11.1	Dynamische Mutationen	125
11.2	Genomische Prägung	126
12	Tiermodelle	127
13	Abschließende Bemerkungen	128
14	Literatur	129

Übersetzung: R.F. Tauber

1 Einleitung

Die vergleichsweise neuen Disziplinen der molekularen Genetik und der molekularen Biologie haben die Forschung in Biologie und Medizin revolutioniert. Zumindest eine gewisse Vertrautheit mit diesen Fächern ist heute eine Voraussetzung, um die Inhalte von beinahe jeder biomedizinischen Fachzeitschrift lesen und verstehen zu können. Jede Woche werden Krankheitsgene kartiert oder identifiziert, und es wird erwartet, daß in naher Zukunft diese Fülle an positioneller und struktureller genetischer Information in detaillierte funktionelle Daten übersetzt wird, die die Ätiologie bisher kaum verstandener Erkrankungen enträtseln und letztlich zu Verbesserungen bei der Behandlung führen werden.

Rasche Entwicklung bei der Kartierung und Identifizierung von Krankheitsgenen

Nach einer Periode von falschem Optimismus, in der dramatische (aber letztendlich unbegründete) Behauptungen über die Kartierung von wesentlichen Genen für Schizophrenie und die bipolare affektive Störung erhoben wurden, steht die psychiatrische Genetik dank der Anwendung von neuen Paradigmen, molekularen Techniken und statistischen Methoden jetzt auch an der Schwelle zu größeren Fortschritten. In diesem Kapitel geben wir einen Leitfaden zur Theorie und zu den Überlegungen, die hinter den meistverbreiteten Ansätzen in der molekularen Genetik stehen, und zeigen ihre Anwendbarkeit anhand von Beispielen von Studien zur Schizophrenie und bipolaren Störung auf.

2 Vom Genotyp zum Phänotyp

Phänotypen mit einfachem Vererbungsmuster

Bis vor relativ kurzer Zeit hatte sich die Forschung in der Molekulargenetik v.a. mit beobachtbaren Charakteristika (Phänotypen) mit einfachen Vererbungsmustern beschäftigt, bei denen eine klare Beziehung zwischen der genetischen Ausstattung (dem Genotyp) und dem Phänotyp besteht. Zum Beispiel, wenn eine einzelne Kopie einer Mutation auf einem Gen ausreicht, um eine Krankheit zu verursachen, dann ist die Vererbung dominant, wenn aber beide Kopien eines Gens eine Veränderung tragen müssen, um einen bestimmten Phänotyp hervorzurufen, dann ist die Vererbung rezessiv. Huntington-Chorea und Phenylketonurie sind jeweils klassische Beispiele für dominante und rezessive Eigenschaften mit psychiatrischer Bedeutung. Eine andere Form der einfachen Vererbung ist die geschlechtsgebundene Vererbung. Hier ist die Sachlage komplizierter, weil Männer nur ein einzelnes X-Chromosom haben, das immer von der Mutter vererbt wurde, und Frauen 2 Ausgaben des X-Chromosoms tragen, von denen eine aber weitgehend inaktiviert ist.

Phänotypen mit komplexem Vererbungsmuster

Während es zahlreiche Beispiele für einfach vererbte Phänotypen gibt, zeigen die häufigsten familiären Erkrankungen (z.B. Herzerkrankungen, Diabetes, Arthritis, Asthma, entzündliche Darmerkrankungen sowie auch die meisten psychiatrischen Störungen) ein komplexeres Vererbungsmuster. Die Expression dieser Phänotypen kann abhängig sein von der Vererbung von Mutationen innerhalb einer kleinen Anzahl von Genen (oligogene Vererbung), zahlreichen Polymorphismen innerhalb vieler verschiedener Gene (polygene Vererbung) oder von einer Kombination von Variationen der DNS und von Umweltfaktoren (multifaktorielle Vererbung).

Gewöhnliche Erkrankungen können durchaus auch eine Mischung der obigen Muster zeigen. So kann es ungewöhnliche Formen einer Erkrankung geben, die von einzelnen Genen verursacht werden, manche Formen, die durch Zusammenwirken einiger Gene entstehen, und andere Formen, die durch eine Kombination von einigen Genen mit mäßigem Effekt vor einem multifaktoriellen Hintergrund bedingt sind. Unter diesen Voraussetzungen ist es nützlicher, mit dem Konzept einer genetischen Empfänglichkeit gegenüber der Erkrankung zu arbeiten als mit dem Konzept einfacher genetischer Verursachung.

3 Vom Phänotyp zum Genotyp

Das höchste Ziel der Molekulargenetik ist ein komplettes Verständnis der molekularen Grundlagen der Phänotypen, aber die erste Aufgabe ist, die Art der Veränderung in der verantwortlichen DNS-Sequenz genau zu bestimmen. Da es möglich ist, daß diese Veränderung nur ein einfacher Austausch eines Basenpaares unter den 6×10^9 Basenpaaren im menschlichen Genom ist, ist dies eine entmutigende Aufgabe. Sie kann jedoch durch Hinweise erleichtert werden, die sich durch einen Zusammenhang zwischen auffälligen chromosomalen Abnormitäten und dem Phänotyp ergeben, meistens sind solche Hinweise aber nicht vorhanden. Unter diesen Umständen stellt sich dann die Herausforderung, pathogene oder Suszeptibilitätssequenzen allein auf der Grundlage ihrer kartierten Lage im Genom zu bestimmen. Die Aussagekraft und die Anziehungskraft dieses Zugangs, bezeichnet als positionelles Klonieren, liegt in der Tatsache, daß Krankheitsgene identifiziert und ihre Funktion herausgearbeitet werden können, obwohl die Pathophysiologie der Erkrankung völlig unbekannt ist.

Bestimmung von Veränderungen in der DNS-Sequenz

Positionelles Klonieren

Obwohl es Unterschiede im Detail gibt, ist der erste Schritt beim positionellen Klonieren, den ungefähren chromosomalen Ort des Krankheitsgens durch Kopplungsanalyse („linkage analysis") zu identifizieren. Wenn dies gelungen ist, wird die Region auf eine besser handhabbare Größe eingeengt, indem eine genauere Kopplungsanalyse oder Kopplungsungleichgewichtsmethoden („linkage disequilibrium methods") angewandt werden. Zuletzt werden die Gene identifiziert, die innerhalb dieses relativ kleinen Bereichs liegen, und ihre Sequenzen werden auf Variationen hin untersucht, die für den Phänotyp verantwortlich sein könnten. Diese Ansätze werden im Folgenden ausführlicher besprochen.

Kopplungsanalyse

Kopplungsungleichgewichtsmethode

4 DNS-Marker

DNS-Marker haben die klassischen genetischen Marker, die zuerst bei Kopplungs- und Assoziationsstudien eingesetzt wurden (wie z. B. AB0-Blutgruppentypisierung), weitgehend ersetzt. DNS-Marker sind Sequen-

Polymorphismus

zen mit einer definierten Lage auf der Genkarte, die häufige Sequenzvariationen (Polymorphismus) in der Allgemeinbevölkerung zeigen. Zur Zeit sind die am häufigsten verwendeten Marker Di-, Tri-, oder Tetranukleotidwiederholungen, auch bekannt als einfache Sequenzwiederholungsmarker, die aus einer repetitiven Sequenz wie z. B. dem Dinukleotid CA bestehen, flankiert von einer bekannten spezifischen Sequenz. Solche einfachen Sequenzen zeigen oft allelische Variation in der Zahl der Wiederholungen, z. B. kann ein bestimmter Marker 4 verschiedene Allele mit 16, 17, 18 oder 19 Wiederholungen haben.

Polymerasekettenreaktion

Obwohl es in der Vergangenheit ein mühsames Geschäft war, kann die Zahl der Wiederholungen heutzutage relativ leicht mit Hilfe der Polymerasekettenreaktion („polymerase chain reaction"; PCR) bestimmt werden, mit deren Hilfe es möglich ist, ausgewählte Sequenzen der DNS auf meßbare Mengen zu vermehren (amplifizieren). Die Größe der PCR-Produkte und also auch die Anzahl der Wiederholungen kann dann einfach durch die unterschiedliche relative Beweglichkeit bei der Auftrennung nach Größe mit Elektrophorese in einer Gelmatrix bestimmt werden.

5 Rekombination und Kopplung

Wahrscheinlichkeit einer Rekombination

Während der Meiose führt die Rekombination zu unabhängiger Segregation des *größten Teils* des Genoms, und dies gilt auch für Sequenzen auf demselben Chromosom. Jedenfalls gilt in bestimmten Grenzen, daß die Wahrscheinlichkeit einer Rekombination ungefähr proportional zu der physikalischen Entfernung (in Basenpaaren) zwischen den Markern ist. Daraus folgt, daß Marker, die nahe beieinander liegen, nicht zufällig durch Rekombination getrennt werden. Solche Marker werden deshalb vorwiegend zusammen vererbt, abgeleitet aus dem Gesetz der unabhängigen Segregation.

Kopplung

Diese Tendenz zur gemeinsamen Vererbung wird Kopplung („linkage") genannt. Die näherungsweise Beziehung zwischen physikalischer Entfernung und Rekombinationsfrequenz führt zu dem Konzept der genetischen Distanz, oft ausgedrückt in Zentimorgan (cM). Eine genetische Distanz von 1 cM zwischen 2 Markern bedeutet, daß sie bei 1 von 100 Meiosen getrennt werden, was einem physikalischen Abstand von etwa 1 Mio. Basenpaaren entspricht.

Genetische Distanz

Abweichungen zwischen genetischer und physikalischer Distanz

Aus dem bisher Gesagten sollte, allgemein gesprochen, folgendes klar werden: Je geringer der Abstand zwischen 2 Markern ist, um so größer ist die Tendenz zur gemeinsamen Vererbung und um so stärker wird die Kopplung zwischen beiden. Allerdings gibt es auch Grenzen für dieses Prinzip. Rekombination findet zwischen homologen Chromosomen statt, während sie in 4facher Struktur vorliegen (nach der DNS-Replikation wird jedes Chromosom zu einem Chromatidenpaar verdoppelt, das im Zentrum „festgeheftet" ist). Dabei ist nur eines der Chromatidenpaare für jedes Chromosom beteiligt. Deshalb ist die größte beobachtbare Rekombinationsfrequenz 50%, da auch eine nicht rekombinierte Kopie übertragen wird, selbst wenn die Marker so weit voneinander entfernt sind, daß zumindest immer eine Rekombination zwischen ihnen stattfindet.

Ein anderer Grund für Unterschiede zwischen genetischer und physikalischer Distanz ergibt sich daraus, daß einige chromosomale Regionen stärkere oder schwächere Tendenzen zur Rekombination haben als gewöhnlich. Marker, die durch solche Regionen getrennt sind, werden daher durch größere bzw. kleinere genetische Distanzen getrennt sein, als durch ihre physikalische Entfernung zu erwarten wäre. Auch treten Rekombinationen häufiger in der weiblichen als in der männlichen Keimbahn auf, obwohl die physikalische Größe der Chromosomen sich nicht unterscheidet.

Die Prinzipien der genetischen Kopplung lassen sich gut bei einfachen Merkmalen („traits") mit klassischen Vererbungsmustern anwenden, da das einfache Vererbungsmuster es leicht macht, das Vorhandensein oder die Abwesenheit des (noch unbekannten) Krankheitsgenotyps aus dem Phänotyp abzuleiten. Erkranktsein und Nicht-Erkranktsein können somit einfach wie unterschiedliche Allele eines genetischen Markers behandelt werden. Die Aufgabe ist dann, einfach nur kartierte Marker (d.h. Marker mit bekannter Position im Genom) zu finden, die bei großen Stammbäumen mit vielen Betroffenen öfter als zufällig mit dem Erkranktsein mitübertragen werden.

Anwendung der genetischen Kopplung bei einfachen Merkmalen

Es ist praktisch möglich, ein dominantes Krankheitsgen mit einem über das gesamte Genom im Abstand von etwa 20 cM gleichmäßig verteilten Set von nur etwa 200 genetischen Markern ziemlich schnell und sicher systematisch zu kartieren, da die mittlere Genomlänge bei beiden Geschlechtern bei etwa 3700 cM liegt.

Es gibt allerdings Probleme, Kopplungsanalysen einfach auf komplexe Merkmale mit unbekannten Vererbungsmodi wie bei Schizophrenie oder manisch-depressiver Erkrankung anzuwenden. Die Methode ist dann am aussagekräftigsten, wenn es eine einfache kausale Abhängigkeit zwischen dem Vorliegen einer Krankheitsmutation und einem Phänotyp gibt. Wenn allerdings nur eine Vulnerabilität („susceptibility") für eine bestimmte Erkrankung übertragen wird, kann eine Person sehr wohl die Mutation für diese Suszeptibilität und den gekoppelten genetischen Marker geerbt haben, aber trotzdem niemals die Krankheit entwickeln. Oder es besteht die Möglichkeit, daß eine Person, wenn es keinen Test gibt, um die Vulnerabilität vor dem Ausbruch der Erkrankung zu erkennen, zum Zeitpunkt der Untersuchung als nicht betroffen eingeschätzt wird, einige Jahre später dann aber doch betroffen ist. Selbst wenn Gene mit relativ starkem Effekt existieren, könnten in Anbetracht der genetischen Heterogenität verschiedene Familien Krankheitsgene auf unterschiedlichen Chromosomen übertragen. Alle diese Faktoren wirken zusammen und produzieren Irrtümer bei der Vorhersage des Genotyps und machen es so viel schwieriger, eine Kopplung zu erkennen.

Anwendungsprobleme bei komplexen Merkmalen

Die oben beschriebenen Schwierigkeiten können teilweise mit Computerprogrammen für Kopplungsanalyse angegangen werden, wenn der Vererbungsmodus ungefähr bekannt ist und wenn Gene von zumindest

Computerprogramme für Kopplungsanalyse bei bekanntem Vererbungsmodus

Probleme bei unbekanntem Vererbungsmodus

moderatem Effekt beteiligt sind. Wenn der Vererbungsmodus der untersuchten Erkrankung jedoch nicht bekannt ist, können die obigen Faktoren nicht korrekt eingerechnet werden, und dies führt zu einem signifikanten Verlust von Vorhersagekraft („power"). Besonders bei Studien mit großen Stammbäumen von betroffenen Personen in mehreren Generationen ist dies problematisch, weil Fehler des gefolgerten Genotyps aus der einen Generation einen kumulativen Effekt auf die Analyse der folgenden Generationen haben. Dieser Effekt kann so schwerwiegend sein, daß eine Änderung der Diagnose bei einer relativ kleinen Anzahl von Personen die Aussage zugunsten einer Kopplung drastisch reduzieren kann.

Analyse betroffener Geschwisterpaare

Wegen dieser Probleme mit klassischen Kopplungsansätzen wenden sich Untersucher, die komplexe Merkmale untersuchen, kleineren Familien zu. Bei diesem Ansatz wird Kopplung erkannt, wenn die Übertragung eines Markerallels auf Paare von betroffenen Geschwistern häufiger vorkommt, als zufällig zu erwarten wäre. Hierdurch wird das Problem mit Personen, die noch nicht betroffen sind, aber später betroffen werden, umgangen; zusätzlich gibt es keinen „Knock-on-Effekt" bei späteren Generationen, und es können kleinere genetische Effekte beobachtet werden. Diese Eigenschaften machen diesen Typ der sog. Analyse betroffener Geschwisterpaare („affected sib-pair analysis") robuster gegen diagnostische Irrtümer als Untersuchungen an großen Stammbäumen. Was noch wichtiger ist, die Analyse betroffener Geschwisterpaare ist auch robust gegen eine falsche Einordnung des Übertragungsmodus.

Weiter kann man argumentieren, daß Familien mit 2 betroffenen Personen eher typisch für komplexe Erkrankungen wie Schizophrenie und bipolare Störung sind als große Familien über viele Generationen mit multiplen betroffenen Personen. Daher dürften die Ergebnisse aus Studien an betroffenen Geschwisterpaaren besser auf die Ätiologie der Erkrankungen generalisierbar sein. Der wesentliche Nachteil dieser Methode ist, daß sie dann viel weniger aussagekräftig ist als die klassische Kopplungsanalyse, wenn es um die Erkennung von Genen mit größerem Effekt geht, die nach Mendelschem Erbgang vererbt werden.

6 Kopplungsungleichgewicht

Der sichtbare Erfolg von neuen, robusteren Kopplungsmethoden beim Kartieren von Krankheitsgenen, die zu so komplexen Merkmalen wie Diabetes, Asthma und multiple Sklerose beitragen, gibt Grund zu der Hoffnung, daß die ungefähren Positionen von Genen, die Suszeptibilität für schwere psychiatrische Erkrankungen übertragen, bald bekannt sein werden.

Schwierigkeiten des genauen Kartierens

Es wird jedoch aufgrund der oben diskutierten Schwierigkeiten problematisch sein, die detaillierte Positionierung (das „fine mapping") durch Kopplung festzulegen. Es ist in der Praxis wahrscheinlich, daß die durch Kopplung definierten Regionen für die meisten komplexen Merkmale so groß sein werden, daß sie Hunderte oder Tausende von Genen enthalten

(Schuler et al. 1996), und es ist daher unbedingt notwendig, eine präzisere Lokalisation zu erzielen, bevor einzelne Gene zur Analyse vorgesehen werden.

Derzeit stützt sich die beste Lösung für dieses Problem auf das Phänomen des Kopplungsungleichgewichts („linkage disequilbrium"). Wenn 2 Loci innerhalb einer relativ kleinen Region auf einem Chromosom liegen, werden sie während der Meiose nur selten durch Rekombination getrennt. Aufgrund dieses begrenzten genetischen Mischens ist es wahrscheinlich, daß ein kleines chromosomales Segment um die Krankheitsmutation eine nichtzufällige Verteilung von Markerallelen enthält. Man stelle sich ein Markersystem mit 2 Allelen A_1 und A_2 vor, von denen jedes mit einer Häufigkeit von 0,5 in der Population vorkommt (d.h. 50% der Chromosomen tragen A_1 und 50% tragen A_2). Später entsteht eine Krankheitsmutation auf einem Chromosom in einer genetischen Distanz vom Markerallel A_1, so daß sie nur durch 1 cM getrennt ist. Da die Mutation so nahe beim Marker liegt, werden die meisten Chromosomen, die die pathogene Mutation tragen, selbst nach vielen Generationen immer noch das Markerallel A_1 tragen, das deshalb auch bei betroffenen Personen mehr verbreitet sein wird als die Allelfrequenz von 0,5 bei Kontrollpersonen.

Phänomen des Kopplungsungleichgewichts

Dieses Phänomen, bekannt als Kopplungsungleichgewicht kann daher in genetischen Studien erkannt werden als eine Differenz der Allelfrequenzen zwischen Patienten und Kontrollpersonen. Da die beiden Loci nahe beieinander liegen müssen, damit das Ungleichgewicht in der Population lange anhält, erlaubt dieser Ansatz eine viel präzisere Lokalisation als die Kopplung.

Differenzen in Allelfrequenzen

Warum sollten dann also überhaupt noch Kopplungsstudien durchgeführt werden? Die Antwort ist, daß genau der große Vorteil des Kopplungsungleichgewichts, nämlich die präzise Kartierung, bedeutet, daß ein Kopplungsungleichgewicht nicht bei großen Distanzen beobachtet werden kann. Deswegen wäre ein sehr dichtes Markerset mit wahrscheinlich mindestens 2000 Markern nötig, um das Genom durchzuuntersuchen. Während es eine solche Karte durchaus gibt, ist die Arbeit, die zur Genotypisierung aufzubringen wäre, unglaublich, obwohl dies mit Hilfe von DNS-Pooling bald überwindbar sein könnte.

Bedeutung von Kopplungsstudien

Pooling-Methoden machen es möglich, DNS von möglicherweise bis zu 1000 Personen zu mischen und in einem einzigen Teströhrchen mit PCR zu bearbeiten. Die relative Menge des Vorkommens eines jeden PCR-Produkts spiegelt dann die Allelfrequenzen wider. Obwohl es immer noch technische Herausforderungen gibt, wird die Verbesserung im Durchsatz sicherlich genomweite Kopplungsungleichgewichtsstudien vorstellbar machen, wenn diese Schwierigkeiten erst einmal überwunden sind.

DNS-Pooling

Ein häufiges Problem bei Kopplungsungleichgewichtsstudien ist, daß die Kontrollgruppe und die Stichprobe der betroffenen Personen eng ethnisch „gematcht" werden müssen, weil Allelfrequenzen zwischen verschiedenen Populationen dramatisch variieren können. Dies wird Strati-

Problem der Stratifizierung der Population

fizierung der Population genannt und könnte zu falsch-positiven Ergebnissen bei der Kopplungsungleichgewichtsmethode führen, einfach weil es einen systematischen Unterschied im genetischen Hintergrund (und damit auch der Allelfrequenzen) von Patienten und Kontrollpersonen gibt.

Verwendung elterlicher Genotypen betroffener Personen

Ein wichtiger Fortschritt im Studiendesign, um die Stratifizierung zu überwinden, ist die Verwendung von elterlichen Genotypen betroffener Personen als Kontrollen. Das Ungleichgewicht wird nun identifiziert durch die bevorzugte Übertragung eines bestimmten Allels auf betroffene Personen, und zwar häufiger, als es durch Zufall zu erwarten wäre. Dies wird statistisch getestet durch das relative Haplotyprisiko (das relative Risiko, das mit jedem Haplotyp verbunden ist) oder durch den *Transmission Disequilibrium Test* (Spielman u. Ewens 1996). Da die Eltern perfekte Kontrollpersonen für den genetischen Hintergrund sind, beseitigt dieser Ansatz die Stratifizierung der Population als Störungsursache. Er macht es aber natürlich schwieriger, eine große Stichprobe zu untersuchen, da es nötig ist, noch lebende Eltern der Betroffenen anzutreffen, die auch bereit sein müssen, an der Untersuchung teilzunehmen.

7 Statistische Überlegungen

Kopplungsstudien über einfache Merkmale LOD-Score

Die Anwendung von Statistik auf Kopplungsstudien über einfache Merkmale ist relativ einfach. Meistens werden positive Hinweise auf eine bestehende Kopplung mit einem als LOD-Score bezeichneten Maß untersucht. Hierunter wird ein Zahlenwert verstanden, der im Verhältnis steht zum Logarithmus der Wahrscheinlichkeit, daß das Merkmal und der Marker gekoppelt anstatt unabhängig weitergegeben werden. In konventionellen Studien, in denen der Phänotyp unzweifelhaft bestimmt werden kann und der Vererbungsmodus völlig bekannt ist, wird ein LOD-Score von 3 (oder eine Wahrscheinlichkeit zugunsten einer Kopplung von 1000 zu 1) dahingehend gewertet, daß deutliche Hinweise für die Kopplung bestehen. Ein LOD-Score von −2 (Verhältnis von 100 zu 1 gegen die Kopplung) wird als Beweis für den Ausschluß einer Kopplung verwendet. Obwohl diese LOD-Scores extrem konservativ klingen, entsprechen sie doch den konventionellen Signifikanzlevels nach einer genomweiten Suche. Ein LOD-Score von 3 entspricht einer Reliabilität von 95% für das Vorliegen einer Kopplung.

Probleme bei komplexen Merkmalen

Für komplexe Merkmale ist die Situation viel unklarer. Inflationäre Raten von falsch-positiven Ergebnissen können durch die Verwendung von verschiedenen diagnostischen Klassifikationen (z.B. durch Untersuchung des Effekts einer engen oder weiten Definition der Störung) und durch die Untersuchung von verschiedenen genetischen Modellen der Übertragung entstehen. Der Nettoeffekt dieser Schwierigkeiten wirkt sich so aus, daß ein LOD-Score von 3 nicht als ein konservativer Beweis für Kopplung gesehen werden kann. Wie können wir dann entscheiden, ob eine Kopplung signifikant ist oder nicht? Im Falle einer Einzelfallanalyse sollte der LOD-Score größer als 3 sein, obwohl es keinen Konsens darüber gibt, wieviel größer genau er sein sollte (Lander u. Kruglyak 1995).

Eine Lösung ist, simulierte Berechnungen durchzuführen, um abzuschätzen, wie häufig LOD-Scores einer beliebigen Größe durch Zufall vorkommen können. Jedenfalls gilt, daß man Ergebnisse über Kopplung bei komplexen Erkrankungen unabhängig von den LOD-Scores und den Daten aus der Simulation als vorläufig ansehen sollte, solange sie nicht unabhängig repliziert wurden.

Untersuchungen zur Kopplung an betroffenen Geschwisterpaaren („sibpair linkage studies") werden meist mit dem üblicheren p-Wert überprüft, wobei p die Wahrscheinlichkeit dafür ist, daß ein gemeinsames Vorkommen eines Allels bei betroffenen Geschwistern zufällig entstanden ist. Da auch hier die primäre Wahrscheinlichkeit gering ist, daß eine beobachtete Kopplung echt ist, befürworten manche Autoren einen sehr konservativen p-Wert von 0,00002 (Lander u. Kruglyak 1995). Aber selbst dann muß die Replikation als unabdingbar angesehen werden. In der Praxis verfolgen viele Gruppen viel schwächere Hinweise für eine Kopplung in der pragmatischen Hoffnung, daß signifikantere Werte erzielt werden oder daß überzeugende Berichte über Kopplung in einer genügenden Anzahl von Datensätzen beschrieben werden, um einen starken Anhalt für Kopplung zu bieten.

Untersuchungen zur Kopplung an betroffenen Geschwisterpaaren mittels p-Wert

Die Notwendigkeit zur Replikation hat ihre eigenen Risiken, obwohl sie notwendig ist, um falsch-positive Resultate zu vermeiden: Selbst verhältnismäßig groß angelegte Studien haben nur eine niedrige Vorhersagekraft, um Gene mit kleinem oder mäßigem Effekt zu erkennen. Weiterhin benötigt man zur Replikation eines Kopplungsergebnisses mit Beteiligung mehrerer Loci i. allg. immer eine viel größere Stichprobe als in der Originalstudie. Aus diesem Grund kann selbst eine Folge von negativen Ergebnissen bei dem Versuch einer Replikation das Ergebnis eines Typ-II-Fehlers sein.

Probleme notwendiger Replikationen

Die statistische Auswertung von Kopplungsungleichgewichtsstudien folgt denselben groben Regeln wie bei Kopplungsuntersuchungen. Ausgesprochen strenge Anforderungen sind nötig, damit Ergebnisse als signifikant angesehen werden können, da grundsätzlich die Wahrscheinlichkeit für jeden Marker sehr klein ist, im Kopplungsungleichgewicht zu stehen. Erneut müssen alle Ergebnisse bis zur Replikation als vorläufig angesehen werden.

Vorgehen bei Kopplungsungleichgewichtsstudien

8 Positionelles Klonieren – das Endspiel

Nachdem die interessierende Region in handhabbarer Größe (etwa 10^6 Basen oder weniger) festgelegt wurde, ist der nächste Schritt, die genauen Sequenzvariationen zu identifizieren, die zur Suszeptibilität für die Erkrankung führen. Hierzu kann eine Anzahl sich ergänzender Strategien verwendet werden. Die meisten davon benötigen jedoch zuerst die Herstellung einer kompletten oder zumindest fast kompletten Repräsentation der Kandidatenregion als klonierte DNS. Kurz gesagt, DNS aus dem ganzen Genom, einem Chromosom oder auch nur von einem Bruchteil eines Chromosoms wird in Einzelstücke zerlegt. Diese werden

Identifikation von Sequenzvariationen

*Einbringen von DNS
in Klonierungsvektoren*

dann zufällig in „Klonierungsvektoren" („cloning vectors") eingebracht, die die Replikation des menschlichen Genomfragments in einem Wirtsorganismus ermöglichen, üblicherweise in einem Bakterium oder einer Hefezelle.

*Beispiel für
die Vorgehensweise*

So kann beispielsweise genomische DNS geschnitten oder physikalisch in Teile von etwa 10^6 Basen Länge zerbrochen werden, die dann zufällig in künstliche Hefechromosomen („yeast artificial chromosomes"; YAC) eingebracht werden. Die YAC werden dann in einen Stamm von Hefezellen als Wirtsorganismen eingebracht, der die menschliche DNS gemeinsam mit der eigenen vermehrt. Nach vielen Reproduktionszyklen ist jede einzelne der mit einer YAC versehenen Hefezellen zu einer Hefekultur geworden, die viele Exemplare dieser YAC enthält. Die YAC-DNS kann dann extrahiert werden, wodurch man große Mengen dieses spezifischen menschlichen DNS-Fragments für weitere Laboruntersuchungen gewinnt.

*Verschiedene
Klonierungssysteme*

Es gibt eine ganze Anzahl verschiedener Klonierungssysteme, ein jedes mit seinen eigenen Vor- und Nachteilen; z. B. tragen YAC und artifizielle bakterielle Chromosomen („bacterial artificial chromosomes"; BAC) relativ große DNS-Fragmente. Mittlere Größen an DNS werden von P_1-artifiziellen Chromosomen (PAC), Cosmiden („cosmids") und einigen Phagen transportiert, und relativ kleine DNS-Fragmente werden von Phagen und Plasmiden transportiert. Die Phagenvektoren werden aus natürlichen Viren gewonnen, die Bakterien infizieren; Plasmide sind zirkuläre DNS-Einschlüsse, die natürlich in Bakterien vorkommen (und z. B. Antibiotikaresistenzen übertragen); und Cosmide sind Hybriden aus Plasmiden und Phagen. All diese Vektoren wurden so verändert, daß es möglich ist, einen Teil der Original-DNS durch menschliche Fragmente zu ersetzen, so daß die Insertion und Replikation des rekombinierten Abschnitts aus menschlichem und Vektorengenom in Bakterien, wie z. B. Escherichia coli, erfolgen kann.

Isolieren einzelner Klone

Der nächste Schritt ist, eine Abfolge von einzelnen Klonen zu isolieren, die DNS-Fragmente aus der Kandidatenregion enthalten, bis die gesamte interessierende Region im Testöhrchen repräsentiert ist. Tatsächlich sind die hier nur kurz beschriebenen Methoden hoch komplex, verschiedene Zentren für Genomkartierung haben aber bereits eine Abfolge von überlappenden Klonen produziert, die zusammen fast das ganze Genom repräsentieren. Prinzipiell kann also eine grobe, wenn auch unvollständige Darstellung von fast jeder Kandidatenregion „nach Katalog" bestellt werden. Natürlich bleibt allerdings weiterhin eine ganze Menge Arbeit zu tun, um eine Karte zu erstellen, die eine genügend hohe Auflösung für den nächsten Arbeitsschritt hat.

*Identifikation
von Genomteilen
mit bekannter Funktion*

Der größte Teil des Genoms hat keine bekannte Funktion und wird manchmal (vielleicht irrtümlich) als „Junk-DNS" bezeichnet. Im nächsten Schritt ist es deshalb erforderlich, den relativ kleinen Anteil der DNS innerhalb der ausgewählten Region zu identifizieren, der Genen entspricht und in Messenger-RNS transkribiert wird. Auch hier arbeitet man an verschiedenen Zentren daran, eine komplette Karte mit der Position für jedes menschliche Gen zu erstellen. Zur Zeit sind 16.000 von der erwarteten Gesamtzahl von 50.000–100.000 bereits kartiert (Schuler et al. 1996). Wenn diese Arbeit abgeschlossen ist, wird es möglich sein, alle Gene in der Kandidatenregion durch Abfrage in einer Datenbank zu identifizieren.

Bis dahin kann die menschliche Genkarte mit Karten von anderen Species ergänzt werden, wobei man das Phänomen der Syntänie („synteny") benutzt. Regionen mit Syntänie sind lange Strecken von DNS in denen die Reihenfolge und die Identität der einzelnen Gene erhalten geblieben sind, trotz größerer Unterschiede in der Organisation der verschiedenen Genome. Wenn also bekannt ist, daß 2 Gene beim Menschen in einer Kandidatenregion liegen und wenn deren Positionen auf der Genkarte bei einer anderen Art, z.B. der Maus, erhalten sind, dann kann in einer Datenbank des Mausgenoms nachgeschlagen werden, ob diese auch für die Kandidatenregion der menschlichen Erkrankung paßt.

Regionen mit Syntänie

Zum gegenwärtigen Zeitpunkt müssen die einzelnen Forschergruppen üblicherweise noch Kodierungssequenzen aus ihren eigenen Kandidatenregionen identifizieren. Meistens wird das mit eleganten Techniken wie „exon trapping" oder „direct cDNA selection" durchgeführt. Bei der cDNS handelt es sich um DNS, die aus Messenger-RNS synthetisiert wurde und deshalb aus relativ „junk"-freier DNS besteht. Die detaillierte Beschreibung dieser einzelnen Methoden übersteigt den Umfang dieses Kapitels, aber kurz gesagt werden beim „exon trapping" kleine genomische Fragmente aus der Kandidatenregion in Säugetierzellen eingebracht. Dies geschieht mit einem speziellen Klonierungsvektor, der es den Wirtszellen erlaubt, die nicht kodierenden (intronischen) Sequenzen herauszuschneiden, die kodierenden Sequenzen („exons") aber zu exprimieren. Bei der „direct cDNA selection" werden Fragmente genomischer DNS in einer Lösung mit cDNS gemischt, die von Gewebe des jeweils interessierenden Typs synthetisiert wurde. Durch Basenpaarung bleiben die korrespondierenden cDNS-Abschnitte eines spezifischen genomischen DNS-Fragments an diesem haften und können so aus der Lösung „herausgefischt" werden (Lovett 1994).

„Exon trapping"

„Direct cDNA selection"

Wie auch immer sie identifiziert wurden, der nächste Schritt liegt darin, bei betroffenen Personen und Kontrollpersonen Unterschiede in der Gensequenz der Kandidatenregion zu finden. Die Gensequenz kann endgültig verglichen werden, indem man bei Patienten und Kontrollpersonen sequenziert. Dies ist zwar technisch vorstellbar, aber es ist immer noch sehr mühsam. Üblicherweise verwendet man deshalb abgekürzte Methoden, um Sequenzvariationen zu erkennen. Sie beruhen darauf, daß Unterschiede in der Sequenz aus indirekten Messungen gefolgert werden, z.B. Unterschiede in der Beweglichkeit, Empfindlichkeit gegenüber enzymatischem Abbau und Unterschieden in der Temperaturstabilität. Diese Methoden haben den Vorteil, viel schneller als die Sequenzierung zu sein, sie haben jedoch den gemeinsamen Nachteil, i. allg. nicht 100% sensitiv zu sein.

Auffinden von Unterschieden in der Gensequenz

Nach der Identifikation von Sequenzvariationen bei Genen in der Kandidatenregion ist der letzte Schritt beim positionellen Klonieren herauszufinden, welche davon bei der Erkrankung beteiligt sind. Wo es eine ein-

Bestimmung der an der Erkrankung beteiligten Gene

fache Beziehung zwischen Genotyp und Phänotyp gibt, ist dieser Prozeß relativ unkompliziert, da man erwarten kann, daß die Sequenzvariante bei Betroffenen auftritt, bei den Kontrollpersonen aber nicht (bei rezessivem Vererbungsmodus kann es sein, daß 2 Ausgaben der Variante bei den Betroffenen nötig sind, während eine auch bei manchen Kontrollpersonen vorkommt). Wo Sequenzvariationen nur eine erhöhte Suszeptibilität hervorrufen, sind sie vielleicht nur in höherer Frequenz bei den Patienten anzutreffen als bei Kontrollpersonen. Wie wir oben gesehen haben, kann es allerdings sein, daß Polymorphismen, die an die relevante Mutation angrenzen, im Kopplungsungleichgewicht stehen und daß deshalb viele Veränderungen, die für die Pathogenese nicht relevant sind, in höherer Frequenz bei Patienten als bei Kontrollpersonen vorkommen.

Die Aufgabe, zwischen Sequenzvariationen zu unterscheiden, die aus dem Kopplungsungleichgewicht entstehen, und zwischen denen, die direkt an einer Erkrankung beteiligt sind, ist nicht einfach zu lösen. Um eine Anleitung zu geben, sei hier gesagt, daß eine Sequenzvariation, die direkt an einer Erkrankung beteiligt ist, folgendes aufweisen sollte:

Merkmale einer direkt an einer Erkrankung beteiligten Sequenzvariation

1. Sie sollte einen demonstrierbaren Einfluß auf die Menge, Funktion, Sequenz oder Verteilung des kodierten Proteins haben und somit von biologischer Bedeutung sein.
2. Sie sollte sich bei betroffenen Personen aus verschiedenen Populationen nachweisen lassen (weil Kopplungsungleichgewicht über genetisch unterschiedliche Populationen hinweg kaum vorkommt).

Nachweis der Beteiligung eines Polymorphismus

Der definitive Beweis dafür, daß ein Polymorphismus zu der Pathogenese einer Störung beiträgt, erfordert weitere molekulare Untersuchungen, z. B. den Beweis, daß die Zellphysiologie auf eine mit dem Krankheitsprozeß zu vereinbarende Weise gestört ist, wenn das abnorme Gen in vitro in zelluläre Systeme eingebracht wurde. Ähnlich ist auch die Beobachtung von relevanten pathophysiologischen oder Verhaltensänderungen nach „knocking out" (Abschalten) von homologen Genen bei Labortieren ein überzeugender Hinweis, daß zumindest die wichtige Sequenzvariation innerhalb dieses speziellen Gens liegt. Schließlich wird ein zwingender Beweis dadurch geliefert, daß Tiere mit relevanten pathophysiologischen Eigenschaften durch das Einbringen der „normalen" Version des Gens „gerettet" werden können.

9 Untersuchungen mit positionellem Klonieren

Trotz der in den vorangegangenen Abschnitten angesprochenen Schwierigkeiten scheint es nun, daß letztendlich bei der Suche nach Suszeptibilitätsgenen für schwere seelische Erkrankungen Fortschritte gemacht werden. In der folgenden Diskussion beschränken wir uns vorwiegend auf die Erwähnung positiver Ergebnisse, die bislang von mehr als einer Forschergruppe zumindest ein gewisses Maß an Unterstützung erhalten haben. Der Grund hierfür liegt darin, daß Mißerfolge bei der Replikation von Befunden nicht unbedingt ein überzeugender Beweis gegen das-

Vorliegen einer Kopplung sind, während es andererseits wichtig ist, über alle Daten zu berichten (Lander u. Kruglyak 1995).

9.1 Bipolare Störung

Großes Interesse richtete sich auf Chromosom 18, und zwar nach einem Bericht über eine Kopplung an Marker für dieses Chromosom und bipolare Störung (Berrettini et al. 1994a). Obwohl in der gesamten Stichprobe keine signifikanten LOD-Scores erreicht wurden, wurden bescheidene LOD-Scores bei einigen Familien errechnet, wenn verschiedene Übertragungsmodelle für unterschiedliche Familien angewendet wurden. Aus den oben genannten Gründen wurde dann eine modellunabhängige „Sib-pair-Analyse" durchgeführt, und es wurden überzeugende Hinweise für ein gemeinsames Allelvorkommen („allele sharing") im gesamten Stichprobenumfang gefunden.

Chromosom 18

– „Sib-pair-Analyse"

Im folgenden Jahr berichtete eine andere Gruppe Daten für Marker auf Chromosom 18 (Stine et al. 1995), die Ergebnisse sind jedoch schwer interpretierbar. Obwohl ein vermehrtes gemeinsames Allelvorkommen in der Region gefunden wurde, die von Berrettini und Mitarbeitern vorgeschlagen worden war, wurde der stärkste Hinweis auf eine Kopplung bei Familien gewonnen, bei denen die Übertragung auf die paternale Seite der Familie eingeschränkt war. Bei diesen Familien wurde mit dem Marker D18S41 ein LOD-Score von 3,51 und ein gemeinsames Allelvorkommen (p=0,00002) gefunden, der Marker liegt jedoch in einem beträchtlichen Abstand von dem Gebiet mit maximaler Kopplung, das Berrettini und Mitarbeiter identifiziert hatten.

– unterschiedliche Ergebnisse verschiedener Studien

Interessanterweise wurde der Datensatz, bei dem die Kopplung an Chromosom 18 zuerst berichtet wurde (Berrettini et al. 1994a), jetzt nochmals untersucht, und die Stammbäume wurden nach dem Geschlecht des übertragenden Elternteils aufgetrennt. Es wurden hierbei keine Stammbäume gefunden, bei denen die Erkrankung alleine durch die männliche Linie übertragen wurde. Es zeigte sich vielmehr, daß die Stammbäume aufgeteilt werden konnten in solche, bei denen die Übertragung durch die Mütter stattfand, und in solche, bei denen beide Eltern an der Übertragung beteiligt waren (Gershon et al. 1996). Ein signifikantes gemeinsames Allelvorkommen wurde v.a. bei den Familien beobachtet, bei denen sowohl der Vater als auch die Mutter die Erkrankung übertrugen. Während der Bereich der maximalen Kopplung in dieser Studie auf dem kurzen Arm von Chromosom 18 lag, hatte die vorherige Studie (Stine et al. 1995) die maximale Kopplung auf dem langen Arm von Chromosom 18 gefunden. Trotz allem gab es eine gewisse Überlappung der Regionen, bei denen in den verschiedenen Studien Hinweise für eine Kopplung gefunden worden waren, und es ist vorstellbar, daß beide Gruppen Hinweise auf denselben Locus gefunden haben.

– Bedeutung des Geschlechts des übertragenden Elternteils

Eine andere Gruppe hat kürzlich über die Ergebnisse eines Genom-Scans bei Stammbäumen aus Costa Rica berichtet. Obwohl es bei keinem Marker überzeugende Hinweise für eine Kopplung gab, lagen doch 3 der 6 Marker mit den größten LOD-Scores auf Chromosom 18 (Frei-

– Ergebnisse eines Genom-Scans verschiedener Stammbäume

mer et al. 1996). Da die bipolaren Stammbäume in Costa Rica aus einer isolierten Population stammen und man annimmt, daß die Erkrankung auf einige wenige ursprünglich erkrankte Gründer vor nur etwa 7 Generationen zurückgeht, kann erwartet werden, daß infolge der nur relativ wenigen meiotischen Vorgänge, die alle Familienangehörigen getrennt hat, große Bereiche mit Kopplungsungleichgewicht um den eigentlichen Locus des Krankheitsgens liegen.

Freimer et al. (1996) fanden, daß die meisten der Familien ähnliche Allelvarianten über eine 8 cM große Region auf Chromosom 18 teilten. Es konnten bei Anwendung der gebräuchlicheren familienkontrollierten Untersuchungsmethode Hinweise für ein Kopplungsungleichgewicht zwischen einigen Markern in dieser Region und bipolarer Störung gefunden werden. Unglücklicherweise überlappt diese Region nicht mit eben der Kandidatenregion, die von Stine und Berrettini gemeinsam gefunden wurde, sie könnte aber mit dem Kopplungsareal aus einer der früheren Studien (Stine et al. 1995) überlappen. Deswegen muß man zusammenfassend sagen, daß die Ergebnisse bisher nicht eindeutig sind, obwohl verschiedene Berichte darauf hindeuten, daß eine Suszeptibilitätsgen für bipolare Störung auf Chromosom 18 liegt.

X-Chromosom

Die zweite Region des Genoms, die weiterhin für Kontroversen sorgt, ist das X-Chromosom. Erste Berichte, die eine Kopplung der bipolaren Störung mit dem X-Chromosom andeuten, gehen auf die 60er Jahre zurück, als 2 große Stammbäume beschrieben wurden, bei denen die bipolare Störung gemeinsam mit Farbenblindheit vererbt zu werden schien (Reich et al. 1969). Obwohl sich kein formaler Hinweis für eine X-chromosomale Kopplung der bipolaren Störung fand, traten immer wieder positive Berichte über Kopplung auf, so z. B. an einen Marker für Blutgerinnungsfaktor IX (F9) und auch Glucose-6-Phosphatase-Dehydrogenase-(G6PD-)Mangel (s. hierzu McGuffin et al. 1994).

- uneindeutige Ergebnisse

Unglücklicherweise ist die Distanz zwischen manchen dieser Marker so groß, daß das gleiche manisch-depressive Gen nicht mit all diesen Loci gekoppelt sein kann. Eine Neuauswertung von G6PD bei den Familien mit Hilfe von DNS-Markern (anstelle der weniger aussagekräftigen und unpräziseren Messung der G6PD-Enzymaktivität) hat die vorherigen Hinweise für Kopplung beträchtlich reduziert (Baron et al. 1993). Auch die Hinweise auf eine Kopplung mit F9 haben abgenommen, nachdem eine erneute Analyse der Daten durchgeführt worden war, die sehr auf eine Kopplung hingedeutet hatten (Mendelbaum et al. 1995). Jedoch gerade als die Zeichen sich entschieden gegen eine X-Kopplung zu wenden schienen, wurde nun kürzlich ein maximaler LOD-Score von 3,54 mit Markern nahe an F9 erzielt (Pekkarinen et al. 1996). Es scheint daher verfrüht, die Hypothese einer X-chromosomalen Kopplung der bipolaren Störung als widerlegt anzusehen.

Andere Regionen mit möglicher Kopplung

Obwohl Chromosom 18 und das X-Chromosom die Regionen sind, die das meiste Interesse als mögliche Kopplungsareale erregt haben, wird eine Anzahl von anderen Regionen als „hot spots" angesehen. Unter diesen findet sich der lange Arm von Chromosom 21, der lange Arm von Chromosom 12 und der kurze Arm von Chromosom 4 (Risch u. Botstein

1996). Dieses letzte Ergebnis (Blackwood et al. 1996) scheint die Kriterien für signifikante Kopplung zu erfüllen, bis jetzt ist das noch wichtigere Kriterium der Replikation jedoch nicht erfüllt.

9.2 Schizophrenie

Das erste Ergebnis, das bei der Schizophrenie anhaltendes Interesse erregte, stammte aus einer konventionellen Genomsuche bei großen Familien und zeigte schwache Hinweise auf Kopplung an den langen Arm von Chromosom 22. Obwohl eine initiale Multicenter-Replikationsstudie negativ war, wurden schwach-positive Daten von dieser Region von einigen unabhängigen Gruppen berichtet; eine Metaanalyse der Daten von 11 Zentren mit dem robusteren Ansatz an Geschwisterpaaren („sib-pair approach") gab Hinweise dafür (p=0,001), daß es einen Locus für Schizophrenie in diesem Gebiet gibt (Schizophrenia Collaborative Linkage Group 1996).

Chromosom 22

Kopplungsungleichgewichtsmethoden wurden verwandt, um die mögliche Kopplung an Chromosom 22 genauer zu untersuchen. Zusätzlich zu den ermutigenden Kopplungsberichten wird diese Region auch wegen eines Deletionssyndroms (velokardiofaziales Syndrom) mit Dysmorphie untersucht, das möglicherweise ein hohes Risiko für psychotische Erkrankungen trägt und dieser Region anliegt. Zwei Gruppen konnten eine signifikante allelische Assoziation zwischen Schizophrenie und Allelen des Markers D22S278 aufzeigen (Vellada et al. 1995; Moises et al. 1995). Die Ergebnisse von Moises und Mitarbeitern waren allerdings nach Korrektur für multiple Testung nicht signifikant. Für endgültige Ergebnisse sind weitere Studien mit Hilfe von Kopplungsungleichgewicht in dieser Region notwendig.

Ein weiteres mögliches Gen für Schizophrenie wurde auf dem Chromosom 6p24-p22 bei 2 überlappenden Datensätzen an mehr als 250 kleinen irischen Stammbäumen kartiert (Wang et al. 1995; Straub et al. 1995). Die Daten deuten darauf hin, daß entweder ein einzelner wichtiger Locus für Schizophrenie bei 15–30% der Familien in dieser Region vorliegt, oder aber, daß oligogene Vererbung vorliegt. Drei unabhängige Gruppen haben nacheinander interessante, jedoch nicht signifikante Hinweise für Kopplung mit 6p berichtet (O'Donovan u. Owen 1996b). Obwohl die exakte Position der stärksten Anzeichen für Kopplung zwischen den Studien variiert, gibt es eine Überlappung in dem gekoppelten Gebiet, und es scheint wahrscheinlich, daß ein Suszeptibilitätsgen für Schizophrenie in dieser Region liegt, wenn auch nur von schwachem Effekt. Es ist interessant, daß diese Region auch den HLA-Komplex enthält, der schon vor dem Erscheinen der DNS-Marker auf eine mögliche Beteiligung bei der Schizophrenie hin untersucht wurde (McGuffin et al. 1994).

Chromosom 6p24-p22

Nun, da andere Genomsuchen auf ihren Abschluß zugehen, können mehr Regionen als „hot spots" für mögliche Kopplungsareale bezeichnet werden. Unter diesen findet sich der kurze Arm von Chromosom 8 und der lange Arm von Chromosom 13 (O'Donovan u. Owen 1996b). Keine von diesen erreicht ein strenges Signifikanzniveau, und es laufen derzeit

Andere Regionen möglicher Kopplung

Versuche, sie mit Hilfe von zusammengeführten Datensätzen aus verschiedenen Zentren auszuweiten.

10 Ansätze mit Kandidatengenen

Identifizierung von Genen anhand ihrer Funktion

In der vorangegangenen Diskussion haben wir Strategien besprochen, um Gene zu identifizieren, wenn die Pathophysiologie der Erkrankung völlig unbekannt ist. Wenn es jedoch Hinweise auf die Ätiologie einer Störung gibt, wird ein anderer Ansatz möglich. Anstatt Suszeptibilitätsgene nach ihrer Position auf der Genkarte zu suchen, können Gene auf der Basis ausgewählt werden, daß ihre Funktion eine mögliche Beteiligung nahelegt. Die Assoziationen zwischen dem HLA-Genotyp und verschiedenen Erkrankungen, bei denen „Autoimmunmechanismen" vermutet werden, wie Spondylitis ankylosans (Bechterew-Krankheit), Diabetes und rheumatoide Arthritis, sind wahrscheinlich die am besten bekannten Beispiele dafür.

Einschränkungen aufgrund unklarer Ätiologie

In der Praxis gibt es bei psychiatrischen Erkrankungen nur eine unzureichende Grundlage dafür, Kandidatengene zu bestimmen, da die Ätiologie unsicher ist. Bei den offensichtlicheren Kandidaten handelt es sich um Gene mit Beteiligung an der dopaminergen und serotonergen Transmission bei der Schizophrenie und mit Beteiligung an der adrenergen und serotonergen Transmission bei den affektiven Störungen. Eine große Anzahl solcher Studien ist jetzt unternommen worden, aber die Ergebnisse sind wenig beeindruckend, und zum Zeitpunkt der Abfassung dieses Beitrags gibt es keine festen Hinweise auf Allelassoziation bei bipolarer Störung.

Es existiert aber weiterhin Interesse an widersprüchlichen Berichten über eine Assoziation zwischen bipolarer Störung und Tyrosinhydroxylase (Leboyer et al. 1990) und besonders zwischen unipolarer und bipolarer Störung und dem Serotonintransporter (Ogilvie et al. 1996). Interessanterweise scheint ein funktioneller Polymorphismus in der Promotorregion, die die Expression des Serotonintransporters beeinflußt, mit Neurotizismus assoziiert zu sein, obwohl dieser Befund noch repliziert werden muß (Lesch et al. 1996).

Schizophrenie

Bei Schizophrenie gibt es einige Ergebnisse mit etwas mehr Substanz. Das erste betrifft einen Polymorphismus im Dopamin-D3-Rezeptorgen (DRD3). Verschiedene Gruppen haben bereits erhöhte Raten für Homozygotie für diesen Polymorphismus bei schizophrenen Patienten berichtet, und eine kürzliche Metaanalyse von 23 Datensätzen unterstützt diese Ergebnisse trotz einiger negativer Berichte (Williams et al. 1998). Darüber hinaus deutet die Metaanalyse darauf hin, daß der Effekt v.a. bei Männern auftritt.

Ein weiterer interessanter Befund betrifft eine Assoziation zwischen einem Polymorphismus im 5HT2a-Rezeptor und Schizophrenie. Zuerst wurde dies in einer kleinen japanischen Studie beobachtet, inzwischen wurde dieses Ergebnis aber in einer großen europäischen Gemeinschaftsstudie repliziert (Williams et al. 1996). Sollten diese Befunde letztlich unzweideutig bestätigt werden, sollte beachtet werden, daß Sequenzvariationen in diesen Genen nur einen kleinen Beitrag zur gesamten Suszeptibilität für Schizophrenie leisten. Weiterhin werden auch die Kriterien für eine direkte Beteiligung am Krankheitsgeschehen nicht erreicht, da keine der Varianten irgendwelche offensichtlichen funktionalen Konsequenzen hat. Die Ergebnisse der funktionellen Studien werden deshalb mit Spannung erwartet.

11 Neuartige Typen der Vererbung

Bislang haben wir DNS-Sequenzen betrachtet, die (mit Ausnahme ungewöhnlicher Neumutationen) unverändert zwischen Generationen übertragen werden. Kürzlich ergaben sich jedoch Hinweise, daß andere Mechanismen bei manchen psychiatrischen Erkrankungen wirken, namentlich dynamische Mutationen und genomische Prägung („genomic imprinting").

11.1 Dynamische Mutationen

Ausgedehnte Trinukleotidwiederholungen wurden zuerst bei dem Gen für das Syndrom des fragilen X-Chromosoms beschrieben und nach und nach als der zugrundeliegende Mutationsmechanismus für verschiedene neurologische und neuropsychiatrische Störungen erkannt, etwa bei mytoner Dystrophie, Huntington-Chorea und einer Anzahl von spinozerebellären Erkrankungen (O'Donovan u. Owen 1996a). Trinukleotidwiederholungen sind einfache Sequenzen, die aus 3 Basen bestehen (z. B. CAG), die mehrfach nacheinander wiederholt werden. Diese Sequenzen sind manchmal in der Gesamtbevölkerung polymorph, aber die meisten dieser Polymorphismen haben, soweit bekannt ist, keinerlei phänotypische Konsequenzen. Unter manchen besonderen Umständen, wenn die wiederholte Sequenz mit einem Gen verknüpft ist, kann eine Wiederholungsanzahl über einem bestimmten Schwellenwert Krankheit verursachen. Zum Beispiel entsteht Huntington-Chorea, wenn die Anzahl an CAG-Wiederholungen auf dem Gen, das nun als *Huntingtin* auf Chromosom 4p bekannt ist, größer als 36 oder 37 ist.

Trinukleotidwiederholungen

Pathogene ausgedehnte Trinukleotidwiederholungen werden manchmal als dynamische Mutationen bezeichnet, weil die Wiederholungsanzahl während der Übertragung von Elternteil zu Nachkömmling ansteigen oder abnehmen kann. Eine andere wichtige Eigenschaft von dynamischen Mutationen ist, daß meistens mit zunehmender Anzahl von Wiederholungen der entsprechende Phänotyp entweder schwerer ausgeprägt ist oder zu einem früheren Lebensalter exprimiert wird. Daher kann eine Veränderung der Wiederholungsanzahl zwischen den Generationen eine phänotypische Variation zwischen Eltern und Nachkömmling bedingen.

Eigenschaften dynamischer Mutationen

Normalerweise herrscht die Tendenz vor, daß die Wiederholungsanzahl sich im Lauf der Generationen erhöht, was zu fortschreitend schwereren

Antizipation

Ausprägungen des Phänotyps oder einem früheren Erkrankungsbeginn innerhalb eines Stammbaums führt. Diese fortschreitende Veränderung wird Antizipation genannt, und ihr Vorliegen deutet auf die Beteiligung eines ausgedehnten Trinukleotidwiederholungsmechanismus hin, obwohl es auch andere bislang unbekannte biologische Erklärungsmöglichkeiten für dieses Phänomen geben könnte.

Verschiedene kürzlich durchgeführte Studien ergaben Hinweise auf Antizipation sowohl bei Schizophrenie als auch bei bipolarer Störung, aber es ist noch nicht sicher, ob dies ein wirklicher Befund ist oder ob dieses Ergebnis auf einer Verzerrung bei der Auswahl der Stichprobe beruht (O'Donovan u. Owen 1996a). Zumindest ist kürzlich ein weiterer unabhängiger Hinweis für die Beteiligung von ausgedehnten CAG- oder CTG-Trinukleotidwiederholungen an der Pathogenese beider Erkrankungen gefunden worden.

„Repeat expansion detection"

Mit einer „repeat expansion detection" (RED) genannten Methode, die die längste Trinukleotidwiederholung an genomischer DNS mißt, haben verschiedene Gruppen festgestellt, daß Patienten mit einer der Störungen durchschnittlich längere CAG- bzw. CTG-Wiederholungen als Kontrollpersonen aufweisen (O'Donovan et al. 1996). Dies legt die Vermutung nahe, daß einige der offenbar komplexen Vererbungsmuster dieser Störungen (z. B. ausgeprägte Variation des Schweregrads der phänotypischen Ausprägung und eine hohe Anzahl an „sporadischen" Fällen) möglicherweise durch Ausdehnung und Verkleinerung von CAG-Wiederholungen erklärbar sind. Kürzlich hat eine große europäische Multicenterstudie weitere starke Hinweise auf die Beteiligung von CAG- bzw. CTG-Wiederholungen bei beiden Erkrankungen geliefert. Aber für einen endgültigen Beweis wird es nötig sein, die spezifische Wiederholungssequenz, die mit den Störungen assoziiert ist, zu identifizieren (O'Donovan et al. 1996).

11.2 Genomische Prägung

Prader-Willi-Syndrom und Angelman-Syndrom

Bestimmte DNS-Sequenzen haben unterschiedliche Eigenschaften, je nachdem ob sie durch Vater oder Mutter übertragen werden. Dieses Phänomen, das genomische Prägung („genomic imprinting") genannt wird, wird vielleicht am dramatischsten durch das Prader-Willi-Syndrom und das Angelman-Syndrom illustriert. Obwohl diese Syndrome phänotypisch sehr unterschiedlich sind (McGuffin et al. 1994), sind sie doch beide das Ergebnis einer Mikrodeletion auf dem langen Arm von Chromosom 15. Das Prader-Willi-Syndrom entsteht jedoch durch eine Deletion des väterlichen Chromosoms, während das Angelman-Syndrom durch eine Deletion am mütterlichen Chromosom verursacht wird.

Seltener können diese Syndrome auch durch uniparentale Disomie hervorgerufen werden, was bedeutet, daß beide Ausgaben eines Chromosoms von einem oder dem anderen Elternteil geerbt werden. Das Prader-Willi-Syndrom entsteht dann, wenn beide Kopien von der Mutter stammen (gleichbedeutend mit einer kompletten Deletion des väterlichen Chromosoms), das Angelman-Syndrom, wenn beide vom Vater kommen (gleichbedeutend mit einer kompletten Deletion des mütterlichen Chromosom). Die präzisen molekularen Mechanismen bei der genetischen Prägung sind nicht bekannt, aber als *ein* Mechanismus scheint wahrscheinlich, daß einige Gene während der Keimzellenentwicklung durch die Anlagerung oder die Abspaltung von Methylgruppen durch regulatorische Regionen der DNS differentiell inaktiviert oder aktiviert werden.

Genomische Prägung wird auf phänotypischer Ebene dann wahrscheinlich, wenn eine Geschlechtsdifferenz in der Übertragungswahrscheinlichkeit einer Erkrankung besteht bei Abwesenheit eines Geschlechtsunterschieds in der Prävalenz der Erkrankung (was sie von geschlechtsgebundener Vererbung unterscheidet). Ein solches Muster wurde bei den Familien einer der Studien gefunden, in denen sich Hinweise auf Kopplung von bipolarer Störung mit Chromosom 18 fanden (Stine et al. 1995), obwohl, wie oben erwähnt, diese Ergebnisse nicht schlüssig sind.

Wahrscheinlichkeit genomischer Prägung

12 Tiermodelle

Wie wir gesehen haben, können heute selbst Erkrankungen mit offenbar komplexem Vererbungsmuster mit Hilfe moderner genetischer Analyseansätze studiert werden. Es bleibt jedoch auch klar, daß wesentliche Schwierigkeiten weiterhin bestehen bleiben, v. a. wenn die Größe des genetischen Effekts abnimmt. Ein Weg, um dem zu begegnen, ist, Tiermodelle des Phänotyps zu verwenden. Tiermodelle haben zahlreiche größere Vorteile:
1. Die meisten Labortiere, z. B. Mäuse, produzieren in kurzer Zeit viele Junge, was große Zahlen für die Analyse möglich macht.
2. Umwelteinflüsse können bei Tierexperimenten genau kontrolliert und somit minimiert (oder maximiert) werden.
3. Tiere können speziellen Zuchtbedingungen unterworfen werden, die für die bestmögliche Erkennung von Genen mit kleinem Effekt entworfen werden.

Vorteile der Verwendung von Tiermodellen

Verschiedene Zuchtparadigmen wurden erfolgreich bei der Kartierung von komplexen Merkmalen wie Schlaganfall, Krebserkrankungen, Epilepsie, Fettsucht und Diabetes angewandt (Frankel 1995). Hier erwähnen wir nur eines, das kürzlich verwendet wurde, um Gene von neuropsychiatrischem Interesse zu kartieren: das „F_2 intercross".

Der erste Schritt ist es, Inzuchtstämme von Tieren (üblicherweise Mäusen) zu identifizieren, die hohe (Stamm A) und niedrige (Stamm B) Werte für den interessierenden Phänotyp haben. Es ist charakteristisch für Inzuchtstämme, daß die Angehörigen jedes Stammes tatsächlich genetisch identisch sind und homozygot für alle Allele im Genom. Somit hat Stamm A an jedem Ort den Genotyp AA, und Stamm B besitzt den Genotyp BB. Die beiden Inzuchtstämme werden dann gekreuzt, um eine F_1-Generation zu erhalten. Jedes Mitglied von F_1 trägt eine einzelne Ausgabe jedes Allels von beiden Stämmen der Vorfahren und ist auch genetisch identisch (Genotyp AB an jedem Locus). Mitglieder der F_1-Genera-

„F_2 intercross" als Zuchtparadigma zur Kartierung komplexer Merkmale

tion werden dann gezüchtet oder gekreuzt, wodurch Rekombination möglich wird und F_2-Nachkommen erzeugt werden.

An jedem möglichen Genort kann ein F_2-Tier einen der folgenden Genotypen besitzen: homozygot AA, heterozygot AB oder homozygot BB. Falls der Vorfahr A hohe Werte für den Phänotyp besitzt, dann sollten die Tiere in der F_2-Generation mit hohen Werten für den Phänotyp vermehrt homozygot für die A-Allele sein; diejenigen mit niedrigen Werten sollten homozygote Allele von Stamm B tragen (unter Nichtberücksichtigung von irgendwelchen dominanten Geneffekten). Da es effektiv nur eine Generation gibt, in der Rekombination stattfinden konnte (die F_1-Generation zählt nicht, weil sie genetisch identisch ist), werden weiterhin große Chromosomenbereiche um die interessierende Mutation im Kopplungsungleichgewicht stehen. Und so werden auch relativ entfernte Marker dazu tendieren, um den interessierenden Genort herum den Genotyp AA oder BB bei hohen bzw. niedrigen Merkmalsausprägungen zu zeigen. Die Aufgabe liegt dann darin, nach allelischer Assoziation zu suchen; aber aufgrund der großen Gebiete mit Kopplungsungleichgewicht werden nur ein paar hundert Marker benötigt.

Regionen möglicher Kopplung können präziser definiert werden, indem Tiere untersucht werden, die entfernter verwandt sind, z.B. Nicht-Inzuchtstämme. Dieses Vorgehen entspricht einer Fall-Kontroll-Assoziationsstudie bei Menschen. Schließlich ist die Bestimmung der für den Phänotyp verantwortlichen Gene prinzipiell ähnlich dem letzten Schritt des positionellen Klonierens bei Menschen. Diese Gene werden dann Kandidatengene bei Kopplungsungleichgewichtsstudien am Menschen.

Fehlende Modelle für psychiatrische Erkrankungen

Obwohl dieser Ansatz sehr vielversprechend ist, gibt es nur wenige geeignete Modelle für psychiatrische Erkrankungen. Man kann bei keinem Tiermodell erwarten, daß es die Komplexität von Verhaltensmerkmalen wie bei Schizophrenie oder manisch-depressiver Erkrankung widerspiegelt. Allerdings kann jedoch auch ein Modell für nur einige Eigenschaften einer Erkrankung die Möglichkeit bieten, zumindest einige der beteiligten Gene zu entdecken. Zur Zeit sind Modelle für Alkoholismus, Drogenabusus, Angst und Depression vorhanden und wurden auch untersucht. Zum Beispiel hat ein Ansatz als Modell für „Emotionalität" eine Anzahl von Loci erbracht (Flint et al. 1995). Ähnliche Ansätze sind erfolgreich verwendet worden, um Loci zu kartieren, die mit Drogensucht und Alkoholismus zusammenhängen (Berrettini et al. 1994b). Es muß sich jedoch noch zeigen, ob die Gene, die bei Nagern als Modellen mit den phänotypischen Eigenschaften assoziiert sind, zu dem ursprünglichen Verhalten beim Menschen beitragen.

13 Abschließende Bemerkungen

Im Gegensatz zu den dramatischen „Fortschritten und Niederlagen" der Vergangenheit (O'Donovan u. Owen 1992) betritt die Forschung in der Molekulargenetik der psychiatrischen Erkrankungen jetzt ein Zeitalter der langsamen, konsolidierenden Fortschritte (O'Donovan u. Owen

1996b). Noch vorläufige, aber erste Hinweise auf Kopplung bietende Befunde entstehen sowohl für Schizophrenie als auch für die bipolare Störung, und mit der Verwirklichung weiterer Genom-Scans können weitere Befunde erwartet werden. Die Hauptaufgabe bleibt jetzt herauszufinden, wie man von diesen Ergebnissen zu präzise abgegrenzten Regionen mit Kopplung kommen kann. Hierfür werden mit größter Wahrscheinlichkeit ausgedehnte Stichproben an Familien mit Paaren verwandter Merkmalsträger und an nicht verwandten Personen für Untersuchungen zum Kopplungsungleichgewicht erforderlich sein.

Langsame, konsolidierende Fortschritte

Eine weitere Herausforderung wird es sein, Methoden zur Vereinfachung der Genotypisierung von großen Stichproben zu entwickeln, und derzeit sind verschiedene vielversprechende Strategien am Horizont erkennbar, einschließlich DNS-Pooling und DNS-Chip-Technologien. Hier könnten die Daten aus den genetischen Studien an Tiermodellen nützlich sein, sowohl bei der vorläufigen Identifikation von potentiellen Regionen mit Kopplung durch Syntänie, aber auch bei der Erkennung von spezifischen Genen in Kandidatenregionen durch Homologie.

Entwicklung von Methoden zur Vereinfachung der Genotypisierung großer Stichproben

Schließlich werden Methoden benötigt, die die Auswahl und das Screening auf Mutationen bei der großen Anzahl von Kandidatengenen erlauben, von denen man annimmt, daß sie auf einer bestimmten Kandidatenregion liegen. Auch hier können wir optimistisch sein, daß die Daten aus dem Human Genome Project und technische Fortschritte bei der Entdeckung von Mutationen dafür sorgen werden, daß die Schwierigkeiten nicht die Oberhand gewinnen werden.

Entwicklung von Methoden zur Entdeckung von Mutationen

14 Literatur

Baron M, Freimer NF, Risch N et al. (1993) Diminished support for linkage between manic depressive illness and X-chromosome markers in three Israeli pedigrees. Nat Genet 3:49–55

Berrettini WH, Ferraro TN, Goldin LR et al. (1994a) Chromosome 18 DNA markers and manic-depressive illness: evidence for a susceptibility gene. Proc Natl Acad Sci USA 91:5918–5921

Berrettini WH, Ferraro TN, Alexander RC (1994b) Quantitative trait loci mapping of three loci controlling morphine preference using inbred mouse strains. Nat Genet 7:54–58

Blackwood DHR, He L, Morris SW et al. (1996) A locus for bipolar affective disorder on chromosome 4p. Nat Genet 12:427–430

Flint J, Corley R, DeFries JC et al. (1995) A simple genetic basis for a complex psychological trait in laboratory mice. Science 269: 1432–1435

Frankel WN (1995) Taking stock of complex trait genetics in mice. Trends Genet 11:471–477

Freimer NB, Reus VI, Escamilla MA et al. (1996) Genetic mapping using haplotype, association and linkage methods suggests a locus for severe bipolar disorder (BPI) at 18q22-q23. Nat Genet 12:436–441

Gershon ES, Badner JA, Detera-Wadleigh SD et al. (1996) Maternal inheritance and chromosome 18 allele sharing in unilineal bipolar illness pedigrees. Am J Med Genet (Neuropsychiatr Genet) 67:202–207

Lander E, Kruglyak L (1995) Genetic dissection of complex traits: guidelines for interpreting and reporting linkage results. Nat Genet 11:241–247

Leboyer M, Malafosse A, Boulamargin S et al. (1990) Tyrosine hydroxylase polymorphisms associated with manic-depressive illness. Lancet 335:1219

Lesch KP, Bengel D, Heils A et al. (1996) Association of anxiety-related traits with a polymorphism in the serotonin transporter gene regulatory region. Science 274:1527–1531

Lovett M (1994) Fishing for complements: finding genes by direct selection. Trends Genet 10:352–357

McGuffin P, Owen MJ, O'Donovan MC, Thapar A, Gottesman II (1994) Seminars in psychiatric genetics. Gaskell, London

Mendelbaum K, Sevy S, Souery D (1995) Manic-depressive illness reanalysis in the Xq27-Xq28 region of chromosome X. Neuropsychobiology 31:58–63

Moises HW, Yang L, Li T et al. (1995) Potential linkage disequilibrium between schizophrenia and locus D22S278 on the long arm of chromosome 22. Am J Med Genet (Neuropsychiatr Genet) 60:465–467

O'Donovan MC, Owen M (1992) Advances and retreats in the molecular genetics of major mental illness. Ann Med 24:171–177

O'Donovan MC, Owen MJ (1996a) Dynamic mutations and psychiatric genetics. Psychol Med 26:1–6

O'Donovan MC, Owen MJ (1996b) The molecular genetics of schizophrenia. Ann Med 28:541–546

O'Donovan MC, Guy C, Craddock N et al. (1996) Confirmation of association between expanded CAG/CTG repeats and both schizophrenia and bipolar disorder. Psychol Med 26:1145–1153

Ogilvie AD, Battersby S, Bubb VJ (1996) Polymorphism in serotonin transporter gene associated with susceptibility to major depression. Lancet 347:731–3

Pekkarinen P, Terwilliger J, Bredbacka PE et al. (1996) Evidence of a predisposing locus to bipolar disorder on Xq24-q27.1 in an extended Finnish pedigree. Genome Res 5:105–115

Reich T, Clayton PJ, Winokur G (1969) Family history studies, V. The genetics of mania. Am J Psychiatry 125:1358–1369

Risch N, Botstein D (1996) A manic depressive history. Nat Genet 12:351–353

Schizophrenia Collaborative Research Group (1996) A combined analysis of D22S278 marker alleles in affected sib-paris: support for a susceptibility locus for schizophrenia at chromosome 22q12. Am J Med Genet (Neuropsychiatr Genet) 67:40–45

Schuler GD, Bosuski MS, Stewart EA et al. (1996) A gene map of the human genome. Science 274:540–546

Spielman RS, Ewens WJ (1996) The TDT and other family-based tests for linkage disequilibrium and association. Am J Hum Genet 59:983–989

Stine OC, Xu J, Koskela R et al. (1995) Evidence for linkage of bipolar disorder to chromosome 18 with a parent-of-origin effect. Am J Hum Genet 57:1384–1394

Straub RE, MacLean CJ, O'Neill FA et al. (1995) A potential vulnerability locus for schizophrenia on chromosome 6p24-24: evidence for genetic heterogeneity. Nat Genet 11:287–293

Vellada H, Curtis D, Sham PC et al. (1995) Chromosome 22 markers demonstrate transmission disequilibrium with schizophrenia. Psychiatr Genet 5:127–130

Wang S, Sun CE, Walczak CA et al. (1995) Evidence for a susceptibility locus for schizophrenia on chromosome 6pter-p22. Nat Genet 10:41–46

Williams J, Spurlock G, McGuffin P et al. (1996) Association between schizophrenia and T102 C polymorphism of the 5-hydroxytryptamine type 2a-receptor gene. Lancet 347:1294–1296

Williams J, Spurlock G, Holmans P et al. (1998) A meta-analysis and transmission disequilibrium study of association between the dopamine D3 receptor gene and schizophrenia. Psychiatr Genet 3:141–149

KAPITEL 5
Transgene Mäuse zur molekularbiologischen Untersuchung spezifisch genetischer Einflüsse auf das Verhalten

J. A. GINGRICH und R. HEN

1	Einleitung	132
2	Vom Chromosom zum Protein	132
3	Gentechnologie	135
4	Verhaltensgenetik	137
5	Techniken der Genmanipulation bei Säugetieren	140
5.1	Infektion früher Embryonen mit retroviraler Desoxiribonukleinsäure	140
5.2	Integration von Transgenen an zufälliger Position im Genom	141
5.3	Zielgerichtete Mutagenese (Gen-Targeting)	141
5.4	Vorteile und Probleme der Knockout-Strategie	146
5.5	Neue Verfahren in Ergänzung der klassischen Knockout-Technik	148
5.6	Knockouts als Modell für Erbkrankheiten beim Menschen	149
6	**Knockout-Verfahren zur Untersuchung aggressiven Verhaltens**	149
6.1	Aggressives Verhalten bei der Maus und beim Menschen	150
6.2	Brunner-Syndrom	152
6.3	Serotonin und Aggression	153
6.4	Aggressives Verhalten und Knockout des 5-HT$_{1B}$-Rezeptors	155
6.5	Aggressives Verhalten bei anderen Knockout-Stämmen	156
7	Zusammenfassung	161
8	Literatur	167

Übersetzung: M. Haug

1 Einleitung

Dieses Kapitel wird transgene Methoden beschreiben, die es gestatten, die Expression von Genen in der Maus experimentell zu beeinflussen. Diese molekularbiologischen Verfahren erzeugen spezifische und dauerhafte Veränderungen im Erbgut von Labormäusen und sind bereits mit Erfolg in der onkologischen, immunologischen und entwicklungsbiologischen Forschung sowie in jüngerer Zeit auch in der neurobiologischen und Verhaltensforschung eingesetzt worden. Speziell auf dem Gebiet der Neurobiologie ist es möglich geworden, die Rolle spezifischer Gene in der Entwicklung neurophysiologischer Abläufe und in der Steuerung von Verhalten bei der Maus durch eine Modifikation der Genexpression unmittelbar zu beurteilen.

Modifikation der Genexpression zur Untersuchung neurophysiologischer Abläufe

Zunächst scheinen diese Methoden und ihr Einsatz in der Untersuchung des Verhaltens von Mäusen kaum etwas mit psychischen Störungen beim Menschen zu tun zu haben. Wir werden deshalb zunächst auf einige grundlegende molekularbiologische Sachverhalte näher eingehen, um dann die Bedeutung der Untersuchung transgener Mäuse vor dem Hintergrund anderer genetischer Verfahren in der Erforschung von Verhalten darzustellen.

2 Vom Chromosom zum Protein

Chromosomen und Gene

Ein Chromosom besteht aus einem linearen DNS-Strang, der sich aus Untereinheiten zusammensetzt, die wir als Gene bezeichnen. Das menschliche Genom besteht aus 23 Chromosomenpaaren (das der Maus aus 20 Chromosomenpaaren), die im Zellkern eingeschlossen sind. Gene lassen sich in 2 Unterabschnitte unterteilen: eine *kodierende Region*, die die Sequenz der Messenger-RNS (m-RNS) bestimmt, und eine *Promotor-Region*, welche die zeitliche und räumliche Expression des durch die m-RNS kodierten Proteinproduktes determiniert.

Unterabschnitte von Genen

Entsprechend dieser beiden Eigenschaften von Genen erfüllt die chromosomale DNS 2 Aufgaben: Sie stellt zum einen den stabilen Speicher der gesamten genetischen Information eines Organismus dar und ist andererseits eine dynamisch steuerbare Vorlage oder Matrize („template"), die die selektive Expression bestimmter Gene erlaubt. Daß die DNS als Träger genetischer Information dient, liegt in ihrer Doppelstrangstruktur und der Art ihrer Replikation begründet.

Aufgaben der chromosomalen DNS

Die dynamische Fähigkeit zur Genregulation wird durch die Promotor-Region gewährleistet. Diese bewirkt, daß ein Gen nur während bestimmter Entwicklungsphasen und nicht in allen, sondern nur in ganz bestimmten Zellen eines Organismus aktiviert wird. Diese Genregulation ist deshalb von so entscheidender Bedeutung, weil – mit Ausnahme der Gameten – alle Zellen eines Organismus exakt den gleichen Satz von Genen enthalten: Jede Zelle besitzt eine vollständige Kopie sämtlicher Gene.

Genregulation

In welche Richtung sich eine Zelle entwickelt, hängt einzig davon ab, welche Gene in ihr exprimiert werden. Eine Zelle wird also zur Nerven- und nicht zur Nierenzelle nur aufgrund des spezifischen Sets der von ihr exprimierten Gene. In jeder Zelle sind etwa 15–30% der vorhandenen Gene (dies sind beim Menschen etwa 15.000–30.000 von geschätzten 100.000 Genen des gesamten Genoms) aktiv.

Aus Abb. 1 ist ersichtlich, daß die Promotor-Region aus einem Enhancer besteht, der die zeitliche und zellspezifische Genexpression reguliert, und einer TATA-Box, an der die RNS-Polymerase mit der Transkription beginnt. Ein Gen wird dann zur Transkription aktiviert, wenn dessen Enhancer-Region sich der Bindungsstelle für die RNS-Polymerase schleifenförmig annähert und die RNS-Polymerase aktiviert. Dies bewirkt, daß eine RNS-Kopie eines Genstranges entsteht (Transkription).

– Promotor-Region

– Enhancer-Region

Ribonukleinsäure

Ein Bindeglied zwischen Genen und Proteinprodukten in Form der RNS ist deshalb notwendig, weil die Chromosomen im Zellkern eingeschlossen sind, die Proteinsynthese aber im Zytoplasma der Zelle stattfindet. Eine Kopie der genetischen Information muß deshalb in einem Zwischenschritt aus dem Zellkern in das Zytoplasma gebracht werden. Hierzu stellen Enzyme im Zellkern (RNS-Polymerasen) Genkopien in einem als Transkription bezeichneten Vorgang her. Diese nukleär produzierte RNS-Sequenz stellt eine „Rohkopie" der Gensequenz dar und enthält Abschnitte, die Exons bzw. Introns genannt werden.

Transkription

Exons und Introns

Wie Abb. 1 zeigt handelt es sich bei Exons bzw. Introns um Abschnitte der kodierenden Region eines Gens. Exons enthalten die genetische Information für die Herstellung eines bestimmten Proteins. Sie werden auf dem DNS-Strang durch Sequenzen unterbrochen, die als Introns bezeichnet werden. Introns, die sich nur in eukaryoten-, nicht aber in prokaryoten Zellen finden, trennen damit Exonsequenzen voneinander; ihre weitere Funktion ist aber noch unklar. Wie Abb. 1 zeigt beginnt und endet die DNS-Sequenz jedes Gens immer mit einem Exon. Die DNS-Sequenzen dieser Anfangs- und Endexone eines Gens bleiben bezüglich einer Proteinsynthese immer stumm, weshalb sie auch als nichttranskribierte 5'- und 3'-Abschnitte der m-RNS bezeichnet werden.

Abschnitte der kodierenden Region eines Gens
– Exons
– Introns

Von der Ribonukleinsäure zum Protein

Bevor die in der RNS enthaltene genetische Information die Synthese eines Proteins bewirken kann, muß die RNS vor dem Verlassen des Zellkerns modifiziert werden. Zunächst müssen die Exonabschnitte miteinander zu einem zusammenhängenden Stück RNS verbunden werden. Dies bedeutet, daß die Intronabschnitte aus dem DNS-Strang herausgetrennt werden müssen. Die so veränderte RNS-Kopie erhält nun eine

Modifikation der RNS

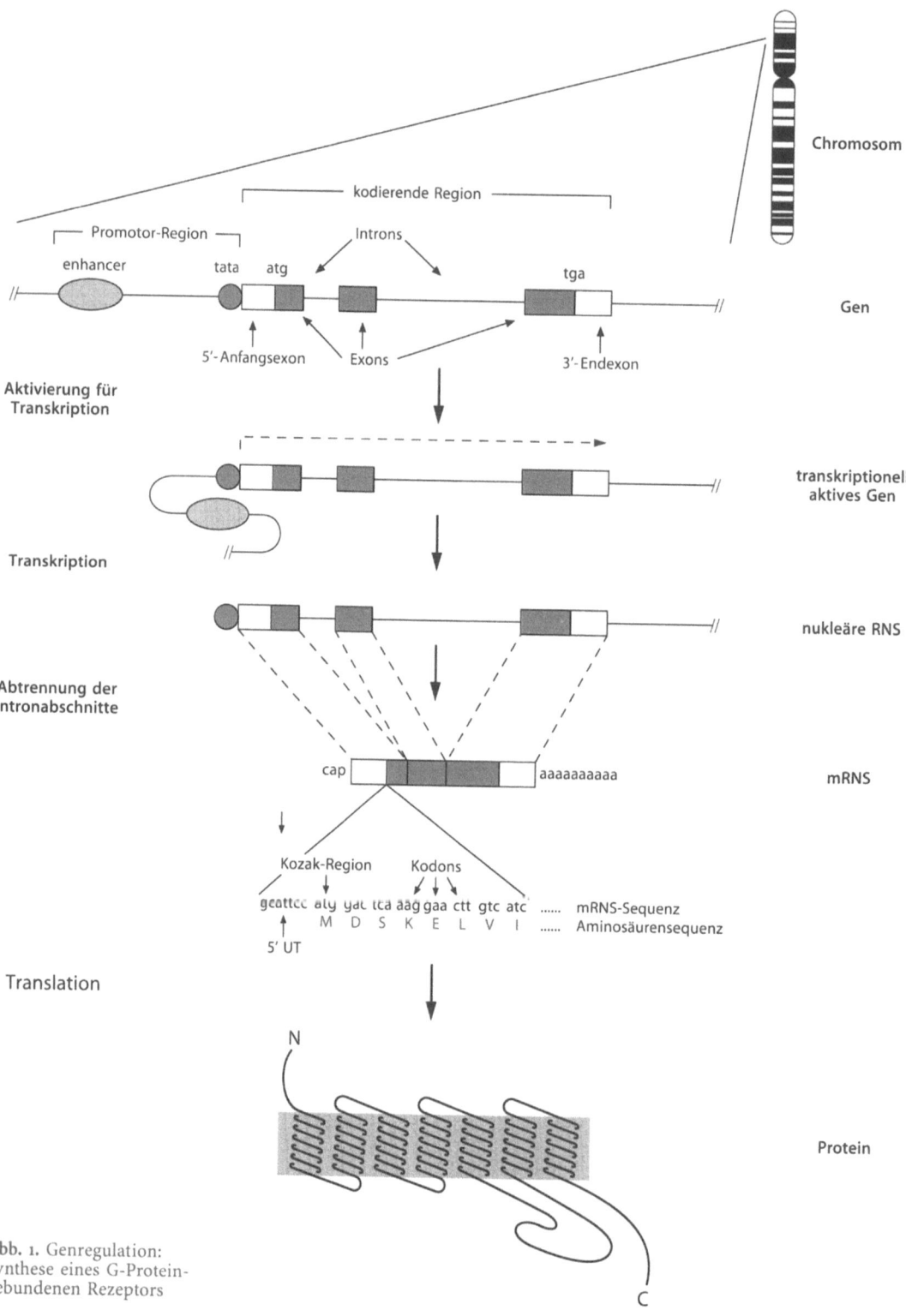

Abb. 1. Genregulation: Synthese eines G-Protein-gebundenen Rezeptors

"Kappe" an dem einen und einen Poly-Adenosin-(PolyA-)Schwanz an dem anderen Ende ihrer Nukleotidsequenz. Dies verleiht der jetzt als Messenger-RNS (m-RNS) bezeichneten Sequenz strukturelle Stabilität.

Die m-RNS gelangt dann in das Zellzytoplasma, wo ihre Nukleotidsequenz an den Ribosomen in die Synthese einer Polypeptidkette bzw. eines Proteins übersetzt wird. Dieser Vorgang, bei dem aus der genetischen Information der m-RNS ein Protein entsteht, wird als Translation bezeichnet. Die ribosomale Translation beginnt an einer Nukleotidsequenz der m-RNS, die nach ihrer Entdeckerin als Kozak-Region bezeichnet wird. Am Anfang dieser Region liegt das Kodon atg, das die Aminosäure Methionin kodiert und den Beginn jeder Polypeptidkette eines eukaryoten Proteins darstellt.

Translation

Als Kodon wird die genetische Information bezeichnet, die das Ribosom in die Lage versetzt, die m-RNS-Sequenz zu entschlüsseln. Jedes Kodon hat eine Länge von 3 Nukleotidbasen, bei denen es sich entweder um Thymidin, Adenosin, Zytosin oder Guanin (kurz T, A, C oder G) handeln kann. Für jedes Kodon ist eine beliebige Abfolge von 3 dieser Basen möglich, so daß sich eine Zahl von $4^3=64$ möglichen unterschiedlichen Kodons ergibt. Jede der 20 verschiedenen, in Proteinen vorkommenden Aminosäuren sowie das Stopsignal, das die ribosomale Translation beendet, wird durch ein anderes Kodon festgelegt.

Kodon

Der spezielle genetische Kode dieser verschiedenen Kodons ist schon vor vielen Jahren entschlüsselt worden. Das Beispiel der Abb. 1 stellt die Synthese eines G-Protein-gebundenen Rezeptors dar. Dieser gehört zu einer Gruppe von Rezeptoren, die als integrale Zellmembranproteine die Lipiddoppelmembran der Zellwand 7fach durchziehen.

3 Gentechnologie

In den letzten 30 Jahren sind Verfahren entwickelt worden, die es dem Forscher erlauben, DNS zu isolieren, zu manipulieren und damit in nahezu jeder denkbaren Art zu verändern. Um das Verständnis für die mehr technisch ausgerichteten Abschnitte dieses Kapitels zu erleichtern, sollen nachfolgend wesentliche gentechnologische Verfahren erläutert werden.

Klonierung

Unter Klonierung versteht man einen Vorgang, durch den ein Fragment des DNS-Stranges, welches einem Gen oder einer DNS-Kopie einer m-RNS-Sequenz (sog. c-DNS) entspricht, isoliert wird. Um ein Gen klonieren zu können, muß ein Teil seiner Nukleotidsequenz bekannt oder aber seine Funktion innerhalb der Zelle leicht meßbar sein. Ist die Sequenz eines Gens bekannt, dann kann es kloniert werden, indem eine Sonde anhand dieser Gensequenz hergestellt wird. Diese Sonde wird benutzt, um das bestimmte Gen in einer als Bibliothek bezeichneten Sammlung

Definition: Klonierung

Vorgehensweise

verschiedener Klone aufzufinden. Diese Fähigkeit einer Sonde, ein bestimmtes Gen identifizieren zu können, rührt von der Eigenschaft von DNS-Einzelsträngen her, sich an zu ihr komplementäre Stränge zu binden.

Genamplifikation

Ist ein Klon von einer Sonde in einer Bibliothek identifiziert worden, dann kann er amplifiziert werden, wodurch man große Mengen dieser speziellen DNS erhält. Diese Amplifikation wird dadurch möglich, daß isolierte DNS-Fragmente in der Form von Plasmiden (ringförmigen DNS-Stücken) auf einfache Weise in Bakterienzellen eingeschleust werden können. Dort können DNS-Plasmide leicht in großer Zahl vervielfältigt werden (Amplifikation), um nach Reinigung und Abtrennung von Teilen bakterieller DNS bzw. RNS reine Plasmid-DNS zu erhalten. In dieser gereinigten Form kann die DNS nun mit Hilfe verschiedener Enzyme weiter bearbeitet werden.

Polymerase-Kettenreaktion

Ein alternativer Weg, um große Mengen spezifischer DNS-Sequenzen herzustellen, ohne den Weg des Klonierens gehen zu müssen, stellt die Technik der Polymerase-Kettenreaktion (PCR) dar. Hierfür ist ebenfalls eine gewisse Kenntnis der Nukleotidsequenz eines Gens erforderlich. In diesem Fall wird diese Sequenz zur Herstellung kleiner synthetischer DNS-Stücke, die als Oligonukleotid-Primer bezeichnet werden, benutzt.

Herstellung von Oligonukleotid-Primern

Diese Primer dienen dazu, den zu amplifizierenden Teil eines Gens einzugrenzen. Erhitzt man einen DNS-Doppelstrang auf 95 °C, dann trennt sich dieser in seine 2 Einzelstränge auf (die DNS denaturiert). Kühlen diese wieder ab, so binden sich die Primer auf jedem dieser Einzelstränge an Abschnitte, die eine ihnen komplementäre Sequenz aufweisen; eine jetzt hinzugegebene DNS-Polymerase bewirkt die Synthetisierung neuer Komplementärstränge der zwischen den Primern gelegenen Abschnitte (diese „Leitschienenfunktion" hat zur Bezeichnung „Primer" geführt). Ein solcher Vorgang des Erhitzens und Abkühlens von DNS wird als Zyklus bezeichnet. In einem solchen Zyklus kommt es zur Verdopplung der zwischen den Primern gelegenen DNS-Abschnitte. Wird ein zweiter Zyklus angehängt, verdoppelt sich diese DNS-Menge erneut. Durch 30 oder 50 Wiederholungen derartiger Zyklen kann eine bestimmte DNS-Sequenz damit um das 230- bis 250fache (oder auch um das mehr als Milliardenfache) amplifiziert werden.

Zyklus des Erhitzens und Abkühlens

Thermostabile DNS-Polymerase

Diese Methode ist in den letzten 10 Jahren dadurch verbessert worden, daß eine thermostabile DNS-Polymerase verwendet wird, die auch über die wiederholten Zyklen der zur Denaturierung der Doppelstrangmatrize erforderlichen Erhitzung intakt bleibt. Die PCR-Methode gestattet es inzwischen, spezifische Sequenzen aus der DNS einer einzelnen Zelle zu amplifizieren. Für die Entwicklung dieser Methode wurde Kerry Mullis der Nobelpreis verliehen.

Restriktionsenzyme

Durch Enzyme, die als Restriktionsendonukleasen oder Restriktionsenzyme bezeichnet werden, kann DNS sehr exakt aufgeschnitten werden. Diese Restriktionsenzyme erkennen spezifische DNS-Sequenzen mit einer Länge von 4–8 Nukleotiden und trennen den DNS-Strang innerhalb dieser detektierten Sequenz oder in deren Nähe auf. Beispiele für derartige Enzyme sind Eco RI, Bam HI, Hind III oder Xho I. Die Fähigkeit dieser Enzyme, ein Gen aufzuschneiden, ermöglicht es, eine als Restriktionskarte bezeichnete Kartierung zu erstellen. Auf diese Weise hergestellte DNS-Fragmente können durch Herausschneiden und Aneinanderkleben an andere, auf gleiche Art erstellte DNS-Fragmente gebunden werden. Hierdurch ist es möglich, Gene zu klonieren, zu verändern, und sie als Mutagene in der Herstellung von Knockout-Mäusen zu verwenden.

Restriktionskarte

4 Verhaltensgenetik

Das Gebiet der Verhaltensgenetik beschäftigt sich mit der Untersuchung, in welchem Maße Verhalten und Persönlichkeit genetisch veranlagt sind. Es geht nicht mehr um die bloße Frage, ob Verhalten von genetischen Faktoren beeinflußt ist, sondern um die Bestimmung der hieran spezifisch beteiligten Gene, die Art ihres Zusammenwirkens und ihre Interaktion mit Umweltfaktoren. Es wird angenommen, daß beim Menschen bis zu 50% der Varianz für Merkmale wie Intelligenz, kognitive Fähigkeiten oder Persönlichkeitsvariablen wie Extraversion (Kontaktfreudigkeit, Impulsivität, Vitalität), Neurotizismus (Stimmungslabilität, Ängstlichkeit, Reizbarkeit), Akzeptanz (Beliebtheit, Freundlichkeit), Gewissenhaftigkeit (Konformität, Ehrgeiz) und Bildungspotential (Aufgeschlossenheit gegenüber neuen Erfahrungen) genetisch bedingt sind. Da die meisten psychologischen oder Verhaltensmerkmale kontinuierlich verteilt sind, sind offenbar viele Gene an ihrer individuellen phänotypischen Ausgestaltung beteiligt.

Aufgaben der Verhaltensgenetik

Wie diese Merkmale der normalen Persönlichkeit, so haben sicherlich auch psychische Störungen ihre erblichen Grundlagen. Das Ausmaß des genetischen Anteils an Krankheiten wie Schizophrenie, Autismus oder bipolaren affektiven Störungen übertrifft sogar das für Persönlichkeitsfaktoren. Auch depressive oder Angststörungen sind teilweise genetisch determiniert, jedoch nicht in einem Maße, wie dies für die zuvor genannten Erkrankungen gilt. Es ist inzwischen ebenfalls anerkannt, daß sich so komplexe Verhaltensmuster oder Störungen wie die Schizophrenie nicht auf ein einzelnes verändertes Gen zurückführen lassen, sondern vielmehr auf die Interaktion einer Vielzahl verschiedener Gene. Genetiker suchen deshalb nicht mehr „das Schizophrenie-Gen", sondern vielmehr die vielen an der Entstehung dieser Erkrankung wahrscheinlich beteiligten Gene.

Genetische Grundlagen psychischer Störungen

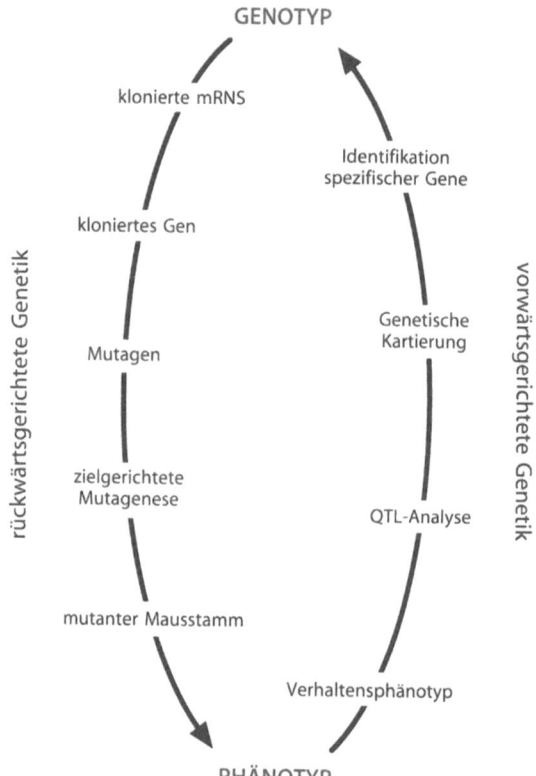

Abb. 2.
Vorwärts- und rückwärtsgerichtete Genetik

Komplexe Wechselbeziehungen zwischen verschiedenen Genen sowie Genen und Umweltbedingungen

Dies zeigt, daß der genetische Einfluß auf normales Verhalten wie auch auf psychische Störungen komplex ist und wahrscheinlich ebenso komplexe Wechselbeziehungen zwischen verschiedenen Genen und zwischen Genen und Umweltbedingungen umfaßt. Die wesentliche Schwierigkeit verhaltensgenetischer Untersuchungen besteht darin, die verantwortlichen Gene zu identifizieren und zu verstehen, wie sie Verhalten, Persönlichkeitszüge oder psychische Störungen beeinflussen.

Vorgehensweisen zur Identifikation bestimmter Gene

Hierfür existieren 2 konzeptionell unterschiedliche Vorgehensweisen, die in Abb. 2 aufgezeigt sind: die sog. „vorwärtsgerichtete" Genetik, die von einem Phänotyp ausgehend nach dem oder den hierzu beitragenden Genen sucht, und die sog. „rückwärtsgerichtete" Genetik, die das Genom eines Organismus durch Mutation spezifisch verändert und dann untersucht, welche Veränderungen des Phänotyps hieraus resultieren. Die transgene Technik gehört zur letzteren Form genetischer Untersuchungen und wird später ausführlich erläutert werden.

Strategien vorwärtsgerichteter Genetik

In anderen Kapiteln dieses Bandes wird auf verschiedene Strategien eingegangen, wie die an der Ausprägung bestimmter Verhaltensmerkmale beteiligten Gene identifiziert werden können. Die meisten dieser Techniken lassen sich der Kategorie sog. „vorwärtsgerichteter" genetischer Methoden zuordnen. Die intensiven Bemühungen zur Identifizierung von Genen, die in Krankheiten wie der Schizophrenie oder bipolaren affektiven Störungen eine Rolle spielen, sind Beispiele für ein solches Vorgehen. In solchen Untersuchungen wird mittels verschiedener Methoden nach Genloci gefahndet, die mit einer bestimmten Störung assoziiert sind, nachdem zuvor der „Phänotyp" dieser Störung nach engen Diagnosekriterien – üblicherweise anhand des DSM-IV oder anhand von Forschungskriterien – festgelegt wird.

Vorgehensweise

Diese Studien werden wesentlich erleichtert, wenn nur ein einziges Gen involviert ist und dessen Phänotyp eine nahezu komplette Penetranz aufweist. Zu solchen monogenetisch determinierten neuropsychiatrischen Erkrankungen zählen die Huntington-Krankheit, das fragile X-Syndrom, dystone Erkrankungen, Muskeldystrophie und auch einige Fälle der Alzheimer-Erkrankung. Dagegen hat die Identifizierung von Genen in komplexeren, polygen determinierten Störungen langsamere Fortschritte gemacht; inzwischen werden aber auch hier die ersten Gene für Erkrankungen wie die Schizophrenie oder bipolare affektive Störungen aufgespürt und unabhängig voneinander repliziert.

Monogenetische neuropsychiatrische Störungen

Polygen determinierte Störungen

Im Tierversuch ist es möglich, dieser Frage unter stärker kontrollierten Bedingungen nachzugehen, da genetisch homogene Tierstämme existieren, die Unterschiede im Verhalten aufweisen. Durch die Untersuchung der genetischen Unterschiede solcher Stämme mittels quantitativer Merkmalsanalyse („quantitative trait loci analysis" oder „QTL-Analyse") können die Zahl und der relative Einfluß der Genloci festgestellt werden, die an einem bestimmten Verhaltensmerkmal beteiligt sind.

Quantitative Merkmalsanalyse in Tierversuchen

In einem ähnlichen Ansatz lassen sich neue Stämme dadurch herstellen, daß bestehende Unterschiede in bestimmten Verhaltensmerkmalen durch Züchtung über mehrere Generationen selektiert werden. Sobald solche Stämme durch Inzucht sowohl phäno- wie auch genotypisch ausreichend separiert und stabilisiert sind, können erneut die für das jeweils interessierende Verhaltensmerkmal relevanten Genloci untersucht werden. Solche QTL-Analysen stellen nur eine der Entwicklungen der letzten 30 Jahre in dem gemeinsamen Bemühen von Genetikern mit quantitativer bzw. molekularbiologischer Ausrichtung dar, bestimmte, definierte Verhaltensmerkmale kontrollierende Gene zu identifizieren.

Strategien rückwärtsgerichteter Genetik

Ein direkterer tierexperimenteller Weg, den Effekt von Genen auf Verhalten zu untersuchen, ist durch die Anwendung von Techniken möglich, die zu einer selektiven Genmutation führen. Es sind inzwischen Methoden entwickelt worden, die es erlauben, in verschiedenen Organismen Mutationen auszulösen. Dies ist bei einfachen Organismen wie Bakterien, dem Fadenwurm Caenorhabditis elegans oder der Taufliege Drosophila melanogaster durch die Anwendung von chemischen Mutagenen und Selektionsverfahren intensiv praktiziert worden. Hierbei erhält man Organismen, die sich in bezug auf ein bestimmtes Verhaltensmerkmal unterscheiden. Durch solche Untersuchungen konnten Dutzende von Ge-

Selektive Genmutation

nen identifiziert werden, die chemotaktisches Verhalten in Bakterien, Paramecium oder Caenorhabditis elegans kontrollieren. In der Taufliege konnten hierdurch Gene identifiziert werden, die an komplexeren Vorgängen wie Lernverhalten, Motorik oder Sexualverhalten beteiligt sind.

Tierversuche bei der Erforschung neuropsychiatrischer Erkrankungen

Tierversuche sind in der Erforschung neuropsychiatrischer Erkrankungen unerläßlich und werden dies auch weiterhin bleiben. So finden bestimmte tierexperimentelle Untersuchungsreihen beispielsweise im Screening potentieller psychotroper Medikamente breite Anwendung. Daneben spielen histologische Untersuchungen eine entscheidende Rolle in der Erforschung von Gehirnfunktionen (etwa zu Fragen der Entwicklung, Plastizität, Neurotransmission) oder der Untersuchung von Verhaltenszuständen wie Angst, Depression oder Aggression sowie von Verhaltensprozessen wie Lernen, Kontrolle des Eßverhaltens, Motorik oder biologische Rhythmen. Die unterschiedlichen Arten tierexperimenteller Untersuchungen werden an anderer Stelle in diesem Band ausführlich erörtert (s. Kap. 18).

5 Techniken der Genmanipulation bei Säugetieren

Nachfolgend werden Methoden erläutert, die entwickelt wurden, um Veränderungen am Genom von Versuchstieren – in erster Linie Mäusen – vorzunehmen. Personen, die mit diesem Gebiet nicht vertraut sind, haben häufig Schwierigkeiten, die unterschiedlichen Techniken auseinanderzuhalten, also etwa zwischen transgenen und sog. „Knockout"-Mäusen zu unterscheiden. Tatsächlich handelt es sich technisch gesehen bei beiden um transgene Mäuse, solange man unter transgen ein Tier versteht, in dessen Genom fremde DNS fest integriert wurde und diese an Nachkommen weiter vererbbar ist (Weitergabe über die Keimbahn).

Transgene und Knockout-Mäuse

Methoden der Einbringung fremder DNS in die Keimbahn der Maus

Im wesentlichen existieren 3 etablierte Methoden, mit denen fremde DNS in die Keimbahn der Maus eingebracht werden kann:
1. retrovirale Vektoren,
2. direkte Injektion von DNS in den Pronukleus befruchteter Eizellen,
3. Verwendung embryonaler Stammzellen, die mit fremder DNS infiziert wurden.

5.1 Infektion früher Embryonen mit retroviraler Desoxiribonukleinsäure

Diese Technik ist besonders zur Untersuchung von Entwicklungsvorgängen (einschließlich solcher des Nervensystems) hilfreich, indem mutante Versuchstiere durch Insertionsmutagenese erzeugt werden; zu einem geringeren Teil wird sie auch dazu benutzt, um funktionelle Gene in das Genom einzuschleusen. Diese letztere Anwendung ist aber durch andere Techniken, auf die wir zurückkommen werden, weitgehend verdrängt worden. Auf die retrovirale Methode soll in diesem Kapitel nicht weiter eingegangen werden, Übersichten über diese Technik sind an anderer Stelle zu finden (Rossant 1990; Babinet et al. 1989).

Retrovirale Methode

Bei den anderen beiden Methoden zur Herstellung transgener Mäuse, auf die wir näher eingehen, handelt es sich zum einen um die Einbringung fremder oder gentechnisch produzierter Transgene in das Erbgut der Maus an zufälliger Stelle und zum anderen um Methoden, die es gestatten, fremde oder gentechnisch hergestellte DNS an spezifisch definierter Stelle des Mausgenoms einzubauen.

5.2 Integration von Transgenen an zufälliger Position im Genom

Dieses Verfahren basiert auf der direkten Injektion fremder DNS in Pronuklei befruchteter Eizellen. Es wurde zum erstenmal 1980 angewendet und ist seitdem dazu benutzt worden, eine Vielzahl mutanter Mäusestämme herzustellen. Die Grundidee dieser Technik besteht darin, gentechnisch eine funktionstüchtige Promotor-Region mit einem Gen, das exprimiert werden soll, zu fusionieren. Dieses Gebilde wird dann direkt in die Pronuklei einer befruchteten Eizelle injiziert. Die gentechnisch hergestellte DNS-Sequenz wird daraufhin an zufälliger Position in die Keimbahn der Maus integriert (Abb. 3).

Vorgehensweise

Im typischen Fall werden hierbei mehrere Kopien des Transgens, jeweils in Tandemanordnung zweier aneinander gehängter Transgene, integriert. Die freie Kombination eines Promotors mit einem Gen, das an diesen gekoppelt werden soll (also des Transgens), führt zu einer nahezu unendlich großen Vielfalt möglicher Expressionen. So sind z. B. Promotoren charakterisiert worden, die die Genexpression gewebespezifisch oder in einem begrenzten anatomischen Gebiet regulieren, oder andere, die eine starke Expression in vielen unterschiedlichen Geweben bewirken. Die zu transkribierenden Gene können ganz unterschiedlicher Art sein und neben solchen, die normalerweise in diesem Tier exprimiert werden, auch mutierte Gene oder sog. Antisense-Gene, deren Genprodukt dem Komplementärstrang eines existierenden Gens entspricht, einschließen. Wie diese verschiedenen Strategien in modellhaften Untersuchungen neuropsychiatrischer Störungen benutzt werden können und tatsächlich angewandt worden sind, soll im folgenden Abschnitt erläutert werden.

Antisense-Gene

5.3 Zielgerichtete Mutagenese (Gen-Targeting)

Diese allgemein als „Knockout"-Technik bekannte Strategie unterscheidet sich vom transgenen Ansatz dadurch, daß eine Mutation gezielt an einem spezifischen Genlocus stattfindet und dieses Gen hierdurch verändert oder komplett ersetzt wird. Das Verfahren gründet auf der Eigenschaft von Zellen, einen als „homologe Rekombination" bezeichneten Prozeß zu durchlaufen. Dieser ähnelt wahrscheinlich der Rekombination von Chromosomenpaaren während der Meiose: Zwei homologe DNS-Stücke rekombinieren durch Austausch der einen DNS-Sequenz durch die andere.

Knockout-Technik

Homologe Rekombination

Bei der Knockout-Strategie wird eine gentechnisch veränderte Form (Mutagen) des zu mutierenden natürlichen Gens in eine embryonale Zellinie eingefügt. Dieses Mutagen besitzt 2 „rekombinogene Arme", die

Vorgehensweise der Knockout-Strategie

Abb. 3.
Herstellung einer transgenen Maus. (Nach Demas et al. 1997)

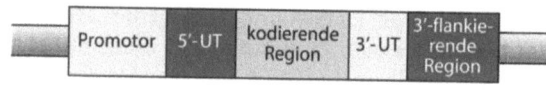

Transgen

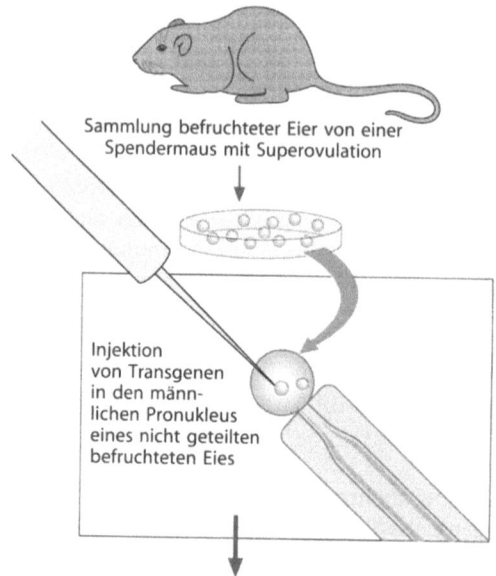

Sammlung befruchteter Eier von einer Spendermaus mit Superovulation

Injektion von Transgenen in den männlichen Pronukleus eines nicht geteilten befruchteten Eies

Übertragung von frühen Embryonen in den Reproduktionstrakt einer Maus mit Scheinschwangerschaft

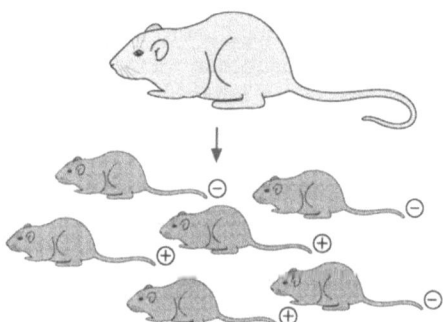

Assay von genomischer DNA aus dem Schwanz von Stiftertieren für die Inkorporation des Transgens

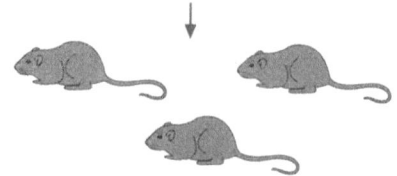

Sequentielle Paarungen zur Bestimmung der Keimlinienintegration

Studium des Phänotyps

es an den natürlichen Genlocus heranleiten. Abhängig von der Art des Mutagens sind unterschiedliche Formen von Rekombinationen möglich.

Wie in Abb. 4a gezeigt, führt ein „Omega-Mutagen" dazu, daß es im Verlauf der homologen Rekombination das natürliche Gen vollständig ersetzt. Wenn das Gen so konstruiert wird, daß es 1. ein entscheidendes Exon ausschaltet, 2. eine „Frame-shift"-Mutation bewirkt oder 3. die kodierende Sequenz eines anderen Gens unterbricht (etwa eines Gens, das Zellen gegenüber Neomycin resistent werden läßt), dann wird das natürliche Gen vollständig inaktiviert. Dieses Vorgehen gestattet es auch, zusätzliche DNS-Sequenzen einzubringen, ohne das vorhandene Gen eliminieren zu müssen (sog. „Knock-in"-Technik; Abb. 4b).

Omega-Mutagen

Durch diese wichtige Technik können auch zeitlich steuerbare oder zellspezifische Knockouts, die wir im folgenden Abschnitt erläutern, erzeugt werden. Im Beispiel der Abb. 4b wird ein Protokollgen „lacZ" an die Stelle des interessierenden natürlichen Gens gesetzt. Daraufhin werden Neurone statt des normalerweise von ihnen exprimierten natürlichen Gens nunmehr das lacZ-Gen exprimieren, dessen Genprodukt zur Blauverfärbung der Neurone führt, wodurch sie leicht identifizierbar werden. Mit dieser eleganten Methode ist beispielsweise die Organisation des Bulbus olfactorius in bezug zu den Geruchsrezeptoren untersucht worden (Mombaerts et al. 1996).

Die zweite Art von Mutagenen, die allerdings zunehmend seltener eingesetzt werden, stellen „O-Mutagene" dar (Abb. 4c). Die homologe Rekombination eines solchen Mutagens bewirkt eine Duplikation (Bronson u. Smithies 1994). Auch wenn zwischen den beiden Enden des Mutagens eine große Lücke klafft, schaffen es endogene Mechanismen der Zelle, diese Lücke zu schließen. Somit kann selbst ein sehr großes Gen zusammen mit seiner regulierenden (Promotor-)Region dupliziert werden, wenn ein Mutagen benutzt wird, das nur eine kleine Sequenz des gesamten Gens enthält. Diese Technik bewirkt das Gegenteil eines „Knockouts", nämlich eine Erweiterung der Funktion eines bestehenden Gens (Smithies u. Kim 1994). Anstatt die Menge genetischer Information zu reduzieren, kann sie also durch diese Technik vermehrt werden.

O-Mutagene

Nachdem wir bis hierhin das Prinzip der homologen Rekombination und seine Unterschiede zum transgenen Verfahren erläutert haben, bleibt die Frage, auf welche Weise ein Mutagen in einen lebenden Organismus integriert werden kann. Während ein Transgen direkt in einen befruchteten Embryo injiziert wird, ist das Verhältnis von homologer Rekombination zu zufälliger Integration zu gering (häufig kleiner als 1:500), als daß ein solches Vorgehen brauchbar wäre. Die Zahl der Embryonen, die entsprechend behandelt werden müßten, um das gewünschte Rekombinationsergebnis zu erhalten, wäre für die praktische Anwendung zu groß. Es war deshalb erforderlich, eine andere Lösung zu finden. Inzwischen werden nahezu alle Versuche mittels homologer Rekombination an Zellen durchgeführt, die von pluripotenten embryonalen Stammzellen abgeleitet sind. Diese Zellen können in standardisierten Zellkulturen gezüchtet und in undifferenziertem Zustand vermehrt werden.

Integration eines Mutagens in den lebenden Organismus

Abb. 4.
Vorgehensweise der Knockout-Strategie

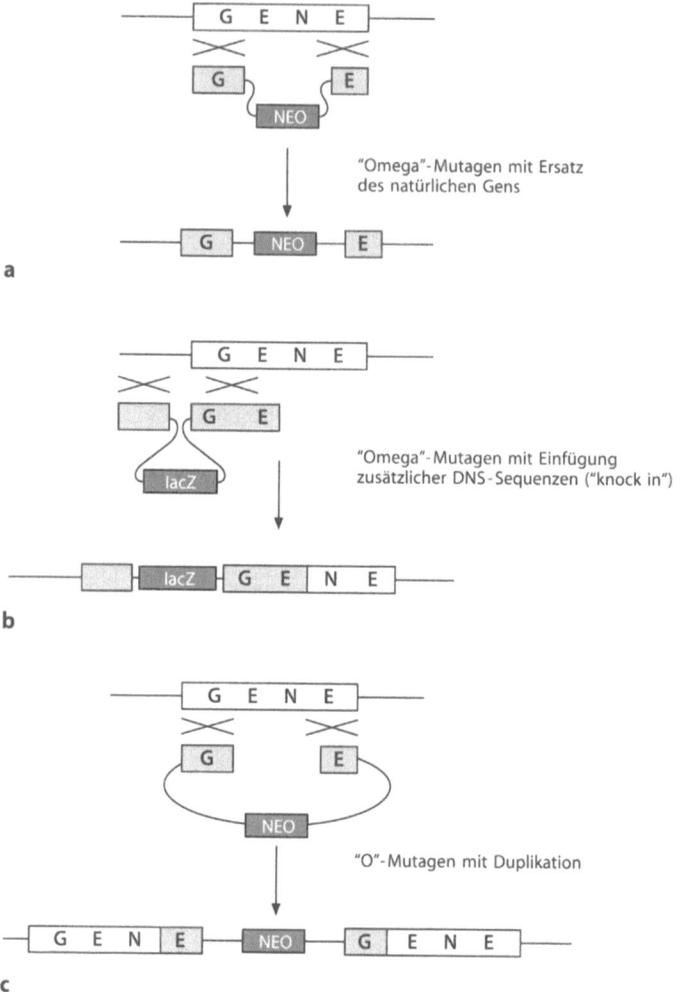

Einbringen des Mutagens mit Hilfe von Elektroporation

Das Mutagen wird mit Hilfe der Elektroporation in die Zelle hineingebracht; hierbei wird durch einen kurzen Stoß hoher elektrischer Spannung die Zelle vorübergehend für eine Lösung, die DNS-Sequenzen des Mutagens enthält, durchlässig. Die DNS dringt jedoch nur in einen kleinen Teil der Zellen ein, und von den Zellen, die das Mutagen inkorporieren, werden nur wenige diese DNS in ihr eigenes Genom integrieren. Weiterhin wird nur ein kleiner Teil (zwischen 1 von 10 und 1 von 1000) der Zellen, die das Mutagen in das eigene Genom einbauen, homologe Rekombinationen durchlaufen und damit das Mutagen an die gewünschte Stelle integrieren. Die geringe Wahrscheinlichkeit dieses Falles kommt darin zum Ausdruck, daß in einem typischen Versuchsablauf 10 Mio. Zellen elektroporiert werden müssen, um bei vielleicht 5000 Zellen eine zufällige genomische Integration der DNS zu erreichen und 50 Zellen zu erhalten, die eine homologe Rekombination durchlaufen.

Selektion über Neomycinresistenz

Die Aufgabe des Untersuchers in solchen Knockout-Experimenten besteht also darin, diese 50 der ursprünglich insgesamt 10 Mio. Zellen herauszufinden. Zu diesem Zweck wird ein Selektionsverfahren benutzt, das diejenigen Zellen, die DNS integriert haben, von jenen trennt, die dies nicht getan haben. Der hierzu am häufigsten verwendete Selektionsmarker ist ein bakterielles Gen, das eine Resistenz gegenüber dem Toxin Neomycin erzeugt. Bringt man also alle elektroporierten Zellen in eine Neomycin enthaltende Nährlösung, dann wird die überwiegende Mehrzahl aller Zellen absterben (nämlich alle die, die nicht die Neomycinresistenz vermittelnde mutagene DNS integriert haben), und man steht nunmehr vor der etwas einfacher lösbaren Aufgabe, homolog rekombinate Zellen von den anderen Zellen zu unterscheiden, die die DNS nur unspezifisch an zufälliger Stelle in das Genom integriert haben.

Feststellung homolog rekombinanter Zellen

Hierbei sind 2 alternative Wege möglich: zum einen das sehr aufwendige Screening einer großen Zahl (200–400) klonierter Zellinien mit Hilfe von Verfahren wie der Southern-blot-Technik oder der Polymerase-Kettenreaktion (PCR) mit der Frage, ob eine spezifische oder unspezifische Integration erfolgte; zum anderen der Einsatz der Thymidinkinase als einem weiteren Selektionsmarker, der an ein Ende des Mutagens angesetzt wird. Durch diese Anheftung von Thymidinkinase an das Ende eines homologen Arms des Mutagens wird Thymidinkinase in allen homologen Rekombinationen verlorengehen, aber in nahezu allen Fällen, in denen eine Integration an zufälliger Stelle des Genoms erfolgt, erhalten bleiben. Unerwünschte klonierte Zellen werden deshalb in Anwesenheit von Neomycin und Methotrexat zugrunde gehen (Methotrexat ist in Gegenwart von Thymidinkinase zelltoxisch), was den Screeningvorgang vereinfacht.

Injektion von mutierten Stammzellen in eine reifende Blastozyste

Wenn durch diese Verfahren ein Zellklon mit der erwünschten, homolog rekombinierten Sequenz entsteht, folgt auf dessen zahlenmäßige Vermehrung die Injektion von Hunderten dieser mutierten Stammzellen in die Höhle einer reifenden Blastozyste. Diese als „Träger" fungierende Blastozyste stammt von Mäusen des C57/B6-Stamms. Wie noch deutlich werden wird, ist hierbei von Bedeutung, daß diese C57/B6-Mäuse eine dunkle Fellfarbe haben. Die embryonale Stammzelle erhält man aus dem männlichen Embryo einer Maus des C129-Stamms. Im Gegensatz zum C57/B6-Stamm haben C129-Mäuse eine gelbe Fellfarbe („agouti"). Die behandelten Blastozysten, in denen sich nun mutante C129-Zellen befinden, werden in eine Ersatzmutter implantiert. Mit der Entwicklung des Embryos werden sowohl die mutanten wie die Wildtypzellen in der jungen Maus integriert. Die entstehenden Jungen stellen Chimären oder Mosaike dar, weil sich ein Teil ihrer Körperzellen von den mutanten Stammzellen, ein anderer Teil von Wildtypzellen des C57-Stammes ableitet. Diese Chimäreneigenschaft zeigt sich in ihrer typisch gelb („agouti") und schwarz gefleckten Fellfarbe. Nach der überwiegenden Farbe des Felles läßt sich der Anteil von mutanten Zellen an der Gesamtzellzahl dieses Tieres abschätzen.

Bedeutung der Fellfarbe

Keimbahntransmission

Man ist nun an denjenigen Tieren interessiert, die in der Lage sind, die durch die Stammzellen übertragene Mutation auf ihre Nachkommen zu vererben, was als „Keimbahntransmission" bezeichnet wird. Im reproduktionsfähigen Alter werden männliche Chimären dann mit weiblichen C57/B6-Wildtypen gekreuzt (embryonale Stammzellen wurden ja männlichen Organismen entnommen, weshalb diejenigen Chimären, die mit großer Wahrscheinlichkeit die Mutante übertragen werden, ebenfalls männlich sind). Da die Fellfarbe „agouti" über die schwarze Fellfarbe des Mäusewildtyps dominant ist, können Nachkommen, die die Mutante tragen, ebenfalls nur eine gelbe Fellfarbe haben. Trotz ihrer einheitlich gelben Fellfarbe werden sich diese Nachkommen genetisch (C129/C57) unterscheiden.

Untersuchung der Mutante bei genetisch homogenen Tieren

Verhaltensexperimente können durch diese genetische Heterogenität beeinträchtigt werden, weshalb oft vorgezogen wird, die Mutante bei genetisch homogenen Tieren zu untersuchen. Um dies zu erreichen, müssen die männlichen Chimären mit weiblichen Individuen des C129-Wildtyps gekreuzt werden. Diejenigen heterozygoten Nachkommen, die die Mutante tragen (diese stammt ja aus Zellen des C129-Stamms), haben nunmehr notwendigerweise die reine genetische Ausstattung des C129-Stamms. Da die Fellfarbe nicht mehr als Indikator für das Vorliegen der Mutation verwendet werden kann, muß anhand einer DNS-Analyse bei diesen Nachkommen (üblicherweise aus Zellen eines kleinen Teils der Schwanzspitze) die Bestimmung des Genotyps mit Hilfe der PCR- oder Southern-blot-Technik erfolgen. Die heterozygoten Nachkommen können natürlich sowohl männlichen wie weiblichen Geschlechts sein, so daß durch Inzucht dieser Tiere Nachkommen erzeugt werden können, die für die spezielle Mutation homozygot sind.

5.4 Vorteile und Probleme der Knockout-Strategie

Die Stärke der transgenen Technik liegt in ihrer Spezifität und in der Vollständigkeit der durch sie verursachten Läsionen. Auch Gene, deren Funktion oder Proteinprodukt unklar ist, oder Rezeptoren, für die keine Antagonisten bekannt sind, lassen sich mit der transgenen Methode untersuchen. In dieser Beziehung stellt sie eine neue und die pharmakologischen Techniken ergänzende Untersuchungsmethode dar.

Das Problem, von gestörter Funktion auf die normale Funktion zu schließen

Wenn man zu ergründen versucht, welche Rolle ein bestimmtes Gen für das Funktionieren eines erwachsenen Organismus spielt, dann hat die Knockout-Methode einige Nachteile. Zunächst muß von der gestörten Funktion aufgrund des Fehlens eines Gens auf die normale Funktion dieses Gens rückgeschlossen werden.

Beispiel für die Problematik derartiger Rückschlüsse

Man könnte dies etwa mit dem Versuch vergleichen, den Sinn eines Lenkrades dadurch zu ergründen, daß man das Verhalten eines Automobils untersucht, dem dieses fehlt. Hierbei würde man zu verschiedenen Erkenntnissen gelangen. Das Fahrzeug erschiene von außen unauffällig. Es würde auch normal gestartet werden können und ein regelrechtes Leerlaufverhalten aufweisen, Schwierigkeiten würden aber sehr rasch auftreten bei dem Versuch, das Fahrzeug in Bewegung zu setzen. Würde der Fahrer das Fehlen des Lenkrads dadurch zu kompensieren versuchen, daß er langsamer fährt, so könnte ein außenstehender Beobachter fälschlich zu dem Schluß kommen, das Lenkrad beeinflusse die Geschwindigkeit des Fahrzeugs und sein Fehlen habe eine erhebliche Abnahme der Geschwindigkeit zur Folge. Versuchte man, die Funktion der Benzinpumpe dadurch zu verstehen, daß man ein Automobil untersucht, dem diese fehlt, dann würde man sehr rasch zu dem Schluß kommen, daß das Fahrzeug ohne sie nicht anspringt und sich nicht bewegt. Ohne genauere Untersuchungsmöglichkeiten würde die Funktion der Benzinpumpe aber weitgehend im dunkeln bleiben.

Die Knockout-Strategie kann also als der Versuch angesehen werden, ein Tier genetisch zu „beschädigen", um dann die Rolle des mutierten Gens zu ergründen, indem dieses Tier unter verschiedenen äußeren Bedingungen beobachtet und getestet wird.

Knockouts sind nicht gewebespezifisch

Eine Ursache, warum die Interpretation einer gestörten Funktion schwierig sein kann, liegt in der Tatsache begründet, daß ein Gen ubiquitär inaktiviert wird. Dasselbe Gen wird häufig in unterschiedlichen Geweben exprimiert und kann in Abhängigkeit vom Ort der Genexpression unterschiedliche Funktionen ausüben. So findet sich das Enzym Tryptophan-Hydroxylase (TpH) z. B. sowohl in serotonergen Neuronen wie auch in der Glandula pinealis. In serotonergen Neuronen der Raphekerne stellt TpH das geschwindigkeitsbestimmende Enzym der Serotoninsynthese dar, während es in der Glandula pinealis der Umwandlung von Tryptophan in Melanin dient. Ein Tier, dem das TpH-Gen fehlt, würde also unterschiedliche Symptome eines Melatonin- bzw. Serotoninmangels entsprechend diesen beiden unterschiedlichen Wirkorten aufweisen.

Ubiquitäre Geninaktivierung

Entwicklungsbiologische Probleme und Kompensation durch andere Gene

Ein weiteres Problem, das die Interpretation einer Funktionsstörung bei einem mutanten Versuchstier häufig beeinträchtigt, stellt die Frage der entwicklungsbiologischen Rolle eines Gens dar. Wie schon gesagt, wird das betreffende Gen ja aus der Keimbahn eines Organismus eliminiert und steht diesem deshalb vom Anfang seiner Entwicklung an nicht mehr zur Verfügung. Dies bedeutet, daß das Gen auch während entscheidender Phasen in der Ontogenese fehlen wird, was für den erwachsenen Organismus katastrophale Konsequenzen haben kann (bis hin zum schlimmsten Fall der fehlenden Überlebensfähigkeit), falls dieses Gen für entwicklungsbiologische Prozesse in diesem Organismus eine Rolle spielt.

Problem des Fehlens eines Gens in der ontogenetischen Entwicklung

Wenn wir wieder zur Analogie des Automobils zurückkehren, bedeutete dies, beim Zusammenbau eines Fahrzeugs ein für den nachfolgenden Einbau weiterer Teile notwendiges oder wichtige Bauanweisungen enthaltendes Fahrzeugteil zu entfernen; das fertige Fahrzeug wäre hierdurch möglicherweise so unvollkommen, daß ein Studium des Endprodukts für unser Bemühen, die Funktion des entfernten Teils in einem normalen Automobil zu verstehen, nahezu sinnlos wäre. Entsprechend kann die Deletion eines für die Individualentwicklung wichtigen Gens dazu führen, daß möglicherweise späteres abnormes Verhalten im Erwachsenenalter nur sehr wenig über die Funktion dieses Gens für die Verhaltensregulierung des Erwachsenen aussagt. Vielmehr wird der Phänotyp des Individuums dann im wesentlichen durch die Mängel im Laufe seiner Entwicklung bestimmt sein. In einem solchen Fall ist es erforderlich, die Embryonalentwicklung zu untersuchen, um zu verstehen, an welchem Punkt eine Abweichung vom normalen Entwicklungsschema auftrat.

Kompensation fehlender Gene

Ein ähnliches Problem liegt darin, daß es einem Organismus anscheinend gelingen kann, ein fehlendes Gen dadurch zu „kompensieren", daß er nun normalerweise inaktive Gene exprimiert bzw. die Expression bereits aktiver Gene steigert. Ein bekanntes Beispiel für ein solches Phänomen stellen Patienten mit einer Sichelzellenanämie bzw. einer Thalassämie dar, bei denen die Vermehrung des fetalen Hämoglobins das Fehlen oder die ungenügende Funktion des normalen Hämoglobins des Erwachsenen kompensiert. Folgt auf den Knockout eines Gens ein solcher Kompensationsprozeß, so besitzt das Tier u. U. einen gänzlich unauffälligen Phänotyp, erscheint also nach außen völlig normal. In einem solchen Fall ist es schwierig festzustellen, ob das entfernte Gen einfach keine Funktion besitzt oder ob Kompensationsmechanismen dessen phänotypische Manifestation verschleiert haben. Möglich ist in diesem Zusammenhang auch, daß ein Tier im Rahmen der Kompensation eines fehlenden Gens einen anderen, unerwarteten Phänotyp ausbildet. Dies kann wiederum zu Vewirrungen führen, wenn es um die Beurteilung der Funktion dieses Gens im erwachsenen Tier geht.

5.5 Neue Verfahren in Ergänzung der klassischen Knockout-Technik

Zeitlich steuerbarer Knockout

Verschiedene Forschergruppen arbeiten z. Z. daran, eine Strategie des „steuerbaren Knockouts" zu entwickeln, um die Probleme von Kompensationsmechanismen und der Beeinflussung von Entwicklungsvorgängen zu umgehen. Die Grundidee besteht darin, den Forscher in die Lage zu versetzen, über den Zeitpunkt der Inaktivierung eines Gens bestimmen zu können. Dies würde es erlauben, das Versuchstier unter der Wirkung des aktiven Gens aufwachsen zu lassen und das Gen erst dann zu inaktivieren, wenn das Tier das Erwachsenenalter erreicht hat. Viele Strategien mit dem Ziel, eine solche zeitlich definierte Kontrolle der Genaktivität zu erreichen, werden z. Z. entwickelt. Da ihre Besprechung den Rahmen dieses Kapitels sprengen würde, sei der interessierte Leser auf die weiterführende Literatur verwiesen (Lucas u. Hen 1995).

Gewebsspezifischer Knockout

Das zweite derzeit in der Entwicklung befindliche Verfahren wird es ermöglichen, ein Gen regional bzw. gewebespezifisch auszuschalten. Mit Hilfe dieser Methode werden somatische Mutationen erzeugt werden, die zu einem selektiven Verlust von Genen nur in bestimmten Geweben oder Gehirnregionen der Maus führen. Auch auf die Details dieser „gewebespezifischen" Knockout-Strategie kann im Rahmen dieses Kapitels nicht weiter eingegangen werden, es sollen aber zumindest einige hiermit bereits erzielte Erfolge genannt werden.

So ist es einer Forschergruppe z. B. gelungen, das Tyrosin-Hydroxylase-kodierende Gen selektiv nur in dopaminergen Neuronen unter Schonung der katecholaminergen Neuronen auszuschalten (Zhou u. Palmiter 1995). Anderen Untersuchern gelang es bei der Erforschung der Funktion des NMDA-Rezeptors in einer spezifischen Region des Hippocampus, eine Rezeptoruntergruppe selektiv nur in CA1-Zellen auszuschalten (McHugh et al. 1996; Tsien et al. 1996 a, b; Wilson u. Tonegawa 1997).

Selbstverständlich besteht das ultimative Ziel transgener Forschung darin, eine Technik zu entwickeln, die sowohl eine zeitlich definierte wie auch topographisch-anatomische Kontrolle über den Prozeß der Geninaktivierung ermöglicht. Derzeit ist dies trotz intensiver Forschung noch nicht gelungen.

5.6 Knockouts als Modell für Erbkrankheiten beim Menschen

Es sollte betont werden, daß es für die meisten der bei Mäusen erzeugten Knockout-Mutationen kein bekanntes Korrelat beim Menschen gibt. Es sind allerdings eine Vielzahl von Mutationen einzelner Gene beim Menschen bekannt, die mit Erfolg auf das Tiermodell transgener Mäuse übertragbar sind oder bei denen dies sogar bereits geschehen ist. In solchen Fällen der modellhaften Übertragung bekannter menschlicher Genmutationen auf die Knockout-Maus sind sämtliche beobachtbaren Abnormitäten in der Individualentwicklung der Maus von wissenschaftlichem Interesse und nicht etwa als unerwünschte Effekte anzusehen.

Modellhafte Übertragung bekannter menschlicher Genmutationen

Um humangenetische Störungen im Tierversuch perfekt zu imitieren, ist tatsächlich zunächst das klassische Knockout-Verfahren Voraussetzung. Gewebespezifische und zeitlich steuerbare Knockouts sind dann im weiteren hilfreich, um den Phänotyp eines durch Standard-Knockout veränderten Versuchstieres genauer zu analysieren. Das klassische Knockout-Verfahren und die anderen Formen des Knockouts (gewebespezifisch und zeitlich steuerbar) sollten also als komplementäre Verfahren zur Abklärung spezieller biologischer Fragestellungen angesehen werden.

Imitation humangenetischer Störungen durch Knockout-Verfahren im Tierversuch

6 Knockout-Verfahren zur Untersuchung aggressiven Verhaltens

Wir haben das Thema Aggression und Knockout-Technik deshalb ausgewählt, weil es unserer Ansicht nach sowohl die in die Knockout-Technik gesetzten Erwartungen wie auch deren Problematik besonders gut illustriert. Wie noch gezeigt werden wird, stellt Aggressivität ein wichtiges Verhaltensmuster dar, das sowohl beim Versuchstier wie auch beim Menschen untersucht werden kann. Über die biologischen Grundlagen und die Genetik aggressiven Verhaltens ist allerdings wenig bekannt. Transgene Techniken sind hier eine vielversprechende Methode, um Gene zu identifizieren, die aggressives Verhalten regulieren. Untersuchungen zur Aggression verschiedener transgener- und Knockout-Stämme haben tatsächlich zur Entdeckung unterschiedlicher Gene und Transmit-

Transgene Techniken als Methode zur Identifikation von Genen zur Regulation aggressiven Verhaltens

tersysteme geführt, deren Rolle in der Regulation aggressiven Verhaltens zuvor unbeachtet geblieben war. Diese Versuche mit mutanten Mäusen haben der Erforschung von Aggression und ihrer Kontrolle neue Wege eröffnet und werden auch für zukünftige Untersuchungen wertvolle Hilfsmittel darstellen.

Probleme transgener Verfahren

Die Probleme, die sich durch die Anwendung transgener Verfahren in diesem Forschungsgebiet auftun, entsprechen den bereits oben erörterten: interferierende Einflüsse einer gestörten Individualentwicklung, das Einsetzen von Kompensationsmechanismen, und der Mangel an Gewebespezifität. An den Anfang dieses Abschnittes wollen wir einen kurzen Überblick über die biologischen Grundlagen aggressiven Verhaltens stellen, gefolgt von einer Einzelbetrachtung verschiedener transgener Mäusestämme, die Besonderheiten in ihrem aggressiven Verhalten aufweisen. Hierbei sollen die Stärken und Schwächen des jeweiligen Mausmodells hinsichtlich der oben genannten Gesichtspunkte beleuchtet werden.

6.1 Aggressives Verhalten bei der Maus und beim Menschen

Funktionen aggressiven Verhaltens

Es sind verschiedene Funktionen vorgeschlagen worden, die aggressives Verhalten bei verschiedenen Tierarten, die Maus eingeschlossen, erfüllt. Hierzu zählen u.a.: Eroberung und Verteidigung eines Reviers, Erwerb einer dominanten Rangposition (die den Zugang zu Nahrung und weiblichen Geschlechtspartnern sichert), aggressives Beuteverhalten (der Angriff auf andere Arten zum Nahrungserwerb), aggressives Verteidigungsverhalten (Antwort auf den Angriff und Abwehr eines Raubtiers oder eines Mitglieds derselben Spezies).

Auslösung aggressiven Verhaltens

Zudem kann aggressives Verhalten bei Mäusen durch verschiedene Stressoren ausgelöst werden (soziale Isolation, elektrische Fußreize, Nahrungsdeprivation), wobei jedoch die adaptive Bedeutung dieser Art von Aggression weniger eindeutig ist. Einige dieser Bereiche weisen Ähnlichkeit mit bestimmten Formen aggressiven Verhaltens beim Menschen auf, während andere kein entsprechend nahes Korrelat haben.

Verhaltenstest zur Untersuchung aggressiven Verhaltens

Für die Untersuchung aggressiven Verhaltens bei Mäusen (und anderen Nagetieren) sind verschiedene Verhaltenstests entwickelt worden: die Reaktion auf das Eindringen eines anderen Tieres in das eigene Revier (als Test der territorialen Aggression), durch soziale Isolation oder Schmerzreize ausgelöstes aggressives Verhalten (streßinduzierte Aggression), die Versuchsreihe defensiven Mäuseverhaltens (Verteidigungsaggression), mütterliche Aggression (der Angriff eines laktierenden Muttertiers auf einen Eindringling in ihr Nest) und aggressives Beuteverhalten (Angriff auf Insekten und deren Tötung).

Genetik aggressiven Verhaltens bei der Maus

Bedeutung genetischer Faktoren

Daß genetische Faktoren einen erheblichen Anteil am Aggressionsverhalten der Maus haben, läßt sich sowohl durch die Untersuchung von Inzuchtstämmen (Guillot u. Chapouthier 1996) als auch durch die Züchtung von Mäusen mit Selektion verschiedener Formen aggressiven Verhaltens zeigen (Lagerspetz u. Lagerspetz 1971; Sandnabba 1996). Betrachtet man Inzuchtstämme, dann scheinen verschiedene Funktionstypen aggressiven Verhaltens unabhängig voneinander genetisch kontrolliert zu sein (Popova et al. 1993). Dagegen haben Züchtungsstudien gezeigt, daß verschiedene Arten aggressiven Verhaltens (etwa solches, das durch soziale Isolation entsteht, oder aggressives Beuteverhalten) im Verlauf selektiver Züchtung zusammen vererbt werden (Sandnabba 1995).

Es überrascht nicht, daß Umwelteinflüsse die Manifestation aggressiven Verhaltens bei der Maus erheblich beeinflussen. Insbesondere verstärkt die frühe Konfrontation mit Aggression die spätere Ausprägung dieses Merkmals (Sandnabba 1996). Welche Rolle hierbei dem mütterlichen Einfluß in der Zeit bis zur Nestflucht zukommt, ist umstritten. In Selektionsstudien fand sich ein offenbar nur geringer Einfluß der Mutter auf die Entwicklung aggressiven Verhaltens (Sandnabba 1996; Hoffmann et al. 1993), während der experimentelle Austauch von Jungen bestimmter Inzuchtstämme und deren Aufzucht durch ein Muttertier des jeweils anderen Stammes bei einigen Stämmen Einfluß auf die Entwicklung aggressiven Verhaltens hatte (Southwick 1968), bei anderen aber nicht (Fredericson 1952; Ginsburg u. Allee 1942).

Bedeutung von Umwelteinflüssen

Mit Strategien ähnlich den weiter oben als vorwärtsgerichtete Strategien umrissenen (s. Abb. 2) haben verschiedene Forschergruppen versucht, Genloci zu identifizieren, die zur Ausprägung eines aggressiven Phänotyps beitragen. Besonderes Augenmerk wurde hier u. a. auch auf das Y-Chromosom gerichtet, da für aggressives Verhalten starke Geschlechtsunterschiede nachgewiesen sind (Roubertoux et al. 1994). Andere Bemühungen, Genloci zu beschreiben, die zu den Unterschieden im Aggressionsverhalten zwischen verschiedenen Stämmen beitragen, sind im Gange; derzeit sind neue Genorte aber noch nicht identifiziert worden.

Genetik aggressiven Verhaltens beim Menschen

Beim Menschen gestaltet sich die Untersuchung des genetischen Anteils erheblich schwieriger. Adoptions- und Zwillingsstudien haben gezeigt, daß aggressives Verhalten beim Menschen sowohl durch Umwelt- wie genetische Faktoren reguliert wird (Miles u. Carey 1997; Coccaro et al. 1997). Es gibt zudem Hinweise dafür, daß unter den Achse-II-Störungen des DSM-IV die antisoziale Persönlichkeitsstörung erheblich genetisch beeinflußt ist (Dahl 1993). Kriminalität hat ebenfalls einen erheblichen genetischen Anteil, wobei dies paradoxerweise aber nur für nichtgewalttätige Straftaten bzw. Sachdelikte gilt (Brennan et al. 1996).

Ergebnisse von Zwillingsstudien

Umweltfaktoren spielen für aggressives Verhalten natürlich eine sehr wichtige Rolle; Untersuchungen weisen aber darauf hin, daß sich Umweltbedingungen stärker auf Persönlichkeitszüge („traits") wie etwa eine feindselige Grundeinstellung und weniger auf „State"-Merkmale wie z. B. Wutreaktionen und Reizbarkeit auswirken (Gustavsson et al. 1996). Gewalttätig-kriminelles Verhalten scheint im wesentlichen nicht vererbt,

Wesentliche Bedeutung von Umweltbedingungen

sondern durch Umweltfaktoren wie etwa perinatale Komplikationen geprägt zu sein (Mednick u. Kandel 1988).

6.2 Brunner-Syndrom

Zusammenhang von gewalttätigem Verhalten mit einer Punktmutation im MAO-A-Gen

Bei der bisher einzigen identifizierten Mutation, die mit gewalttätigem Verhalten in Verbindung gebracht werden konnte, handelt es sich um eine Punktmutation im Monoaminooxidase-A-(MAO-A-)Gen, die ein Glutaminkodon in ein Stopkodon verwandelt, was zu einer inaktiven, verstümmelten Form des Enzyms führt (Brunner et al. 1993). Das MAO-A-Gen kodiert ein Protein, welches Serotonin und andere Bioamine metabolisiert. Bei der MAO-A handelt es sich offenbar um einen Hauptstoffwechselweg für die Inaktivierung synaptischen Serotonins. Bei Individuen, die kein intaktes MAO-A-Gen besitzen, sind Intelligenzminderungen an der Grenze zur Oligophrenie nachgewiesen und Verhaltensstörungen beobachtet worden, die aggressiven Kontrollverlust, Brandstiftung, versuchte Vergewaltigung und Exhibitionismus umfassen. Diese Mutation und die mit ihr einhergehenden Verhaltensauffälligkeiten sind als „Brunner-Syndrom" bezeichnet worden.

MAO-B-Gen

Das MAO-B-Gen ist sowohl funktionell wie strukturell dem MAO-A-Gen verwandt. Es metabolisiert Dopamin und Abkömmlinge des Phenethylamins im Gehirn. Die MAO-A- und MAO-B-Gene finden sich in einer Tandemstellung auf dem X-Chromosom, weshalb die Vererbung einer einzelnen mutierten oder zerstörten Kopie eines dieser beiden Gene nur bei Männern, aber nicht bei Frauen, zu einem kompletten Verlust dieses Gens führt.

Folgen von MAO-Mangel

Seit der Erstbeschreibung von Personen mit einem Mangel an MAO-A sind Mikrodeletionen im MAO-A-Genlocus des X-Chromosoms identifiziert worden, die entweder MAO-A, MAO-B oder beide Enzyme betreffen. Gleichzeitige Mutationen an beiden Genloci führen zu schwerer geistiger Behinderung, wohingegen der isolierte MAO-B-Mangel weder Verhaltensstörungen noch eine geistige Behinderung verursacht (Lenders et al. 1996). Durch die Untersuchung solcher Individuen gelangt man zwar zu wesentlichen Erkenntnissen über die Rolle, die diese beiden Enzyme in der Gehirnentwicklung und Verhaltensregulation spielen (Lenders et al. 1998), ein Tiermodell dieser Störungen würde allerdings Forschungsmöglichkeiten eröffnen, die weit über das beim Menschen Machbare hinausgingen. Insbesondere würde es mit einem solchen Modell möglich sein, die Verhaltenseffekte eines geänderten Monoaminmetabolismus detailliert zu untersuchen.

Ein Mausmodell für das Brunner-Syndrom

Integration von Interleukin β bei aggressiven Mäusen

In einem eindrucksvollen Beispiel einer zufällig entstandenen wissenschaftlichen Entdeckung fiel einer Forschergruppe, die ein Transgen für Interleukin β (IL-β) in das Mausgenom eingeschleust hatte, bei einem ihrer Mäusestämme im Vergleich zu den anderen Stämmen ein signifikant höheres Aggressionsniveau auf. Die weitere Untersuchung dieser aggressiven Mäuse ergab, daß eine der Kopien für das IL-β-Gen in einen entscheidenden Abschnitt der kodierenden Region des MAO-A-Genes integriert worden war. Da dieses Gen auf dem X-Chromosom liegt, reichte eine einzige Mutation aus, um ein vollständiges Fehlen der MAO-A-Aktivität in männlichen Tieren zu induzieren.

Bei diesen Mäusen fanden sich bemerkenswerte Abnormitäten des Bioaminmetabolismus und des Verhaltens. Im Gehirn junger Tiere waren die Konzentrationen von Serotonin bis zu 9fach und die von Norepinephrin um das 2fache erhöht. In erwachsenen Tieren kehrten die Konzentrationen für Serotonin (5-HT) und 5-HIAA zwar wieder auf den Normalwert zurück, diese Tiere zeigten dafür aber ein charakteristisches Muster von Verhaltensänderungen, das aggressiveres Verhalten zwischen den Männchen, vermehrte Kopulationsversuche mit nicht bereiten Weibchen und verminderte Immobilität in einem forcierten Schwimmtest (ein Testverfahren, das zum Screening antidepressiver Aktivität benutzt wird) einschloß.

Verstärktes aggressives Verhalten bei Mäusen, denen das Enzym MAO-A fehlt, stimmt mit den Befunden von Brunner über Personen, die keine wirksame MAO-A besitzen, gut überein. Daß der aggressive Phänotyp dieser Personen in transgenen Mäusen reproduziert werden kann, weist darauf hin, daß deren ungewöhnliches Verhalten Folge der MAO-A-Mutation und nicht die Konsequenz spezieller Umweltfaktoren oder einer genetischen Belastung innerhalb der Familie ist. Genauso wie Personen mit einer Mikrodeletion des MAO-B-Gens, wiesen auch Knockout-Mäuse, denen das MAO-B-Gen fehlte, keine offensichtlichen Veränderungen ihres Aggressionsverhaltens auf (Grimsby et al. 1997). Ein Fall einer gleichzeitig MAO-A und MAO-B betreffenden Mutation ist bisher nicht beschrieben worden.

Aggressives Verhalten als Folge der MAO-A-Mutation

6.3 Serotonin und Aggression

Der Befund eines hyperaggressiven Phänotyps der MAO-A-Mausmutante und im Brunner-Syndrom war für viele Wissenschaftler eine Überraschung. Die MAO-A-Mutation führt konstant zu einem Anstieg von Serotonin im Gehirn, während Aggression normalerweise mit niedrigen Serotoninkonzentrationen im Gehirn in Verbindung gebracht wird. Tatsächlich gilt der Zusammenhang von Suizidalität (Mann et al. 1990), Typ-II-Alkoholismus und gewalttätigem Verhalten (Linnoila u. Virkunnen 1992) mit niedrigen Serotoninkonzentrationen im Gehirn als recht stabiler Befund in der Psychiatrie. Erniedrigte Liquorkonzentrationen von Serotoninmetaboliten finden sich in aggressiven nichthumanen Primaten (Mehlman et al. 1994), und die Verminderung von Serotonin im Gehirn von Nagetieren führt zu hyperaggressiven Tieren unter Versuchsbedingungen, die das Beuteverhalten (Valzelli et al. 1981), Angreiferaggression (Vergnes et al. 1986) und streßinduziertes aggressives Verhalten (Sheard u. Davis 1976) testen.

Erhöhte Aggression bei niedrigen Serotoninkonzentrationen

Darüber hinaus haben bestimmte Serotoninagonisten im Tiermodell aggressionshemmende Eigenschaften (Olivier 1995). Von MAO-A-Hemmern, die als Antidepressiva weite Verbreitung fanden, ist eine aggressionsfördernde Wirkung nicht bekannt.

Aggressionshemmende Eigenschaften von Serotoninagonisten

Reduktion des Aggressionsniveaus durch MAO-A-Hemmer

Die MAO-A-Knockout-Maus ist ein gutes Beispiel dafür, daß ein klassisches Knockout-Verfahren einen überraschenden, allein aus pharmakologischen Überlegungen nicht vorherzusagenden Phänotyp erzeugt. So ist weder beim Menschen noch im Tierversuch für MAO-A-Hemmer empirisch belegt, daß diese zu einer Zunahme aggressiven Verhaltens führten. Wenn überhaupt, dann reduzieren MAO-A-Hemmer das Aggressionsniveau. Daß die MAO-A-Knockout-Maus das Brunner-Syndrom imitiert, liegt somit sehr wahrscheinlich an den entwicklungsbiologischen und kompensatorischen Vorgängen, die als Konsequenz aus dem Gendefekt während der Phase der Gehirnreifung einsetzen.

Aggressives Verhalten aufgrund erhöhter Serotoninkonzentrationen in der Kindheit

Eine erhöhte Serotoninkonzentration könnte etwa eine kompensatorische Abnahme der Zahl von Serotoninrezeptoren nach sich ziehen, was einen Phänotyp ähnlich dem bei primär erniedrigter Serotoninaktivität zur Folge haben könnte. Gut vereinbar mit einer solchen Erklärung ist der zunächst unerwartete Befund, daß sich bei Kindern aus einer Kohorte wegen Rechtsvergehen gerichtlich verurteilter Geschwister bei denjenigen Kindern gehäuft aggressives Verhalten fand, die erhöhte Serotoninkonzentrationen aufwiesen (Pine et al. 1997). Man könnte daher spekulieren, daß – vergleichbar mit der Knockout-Maus – erniedrigte Serotoninkonzentrationen bei Erwachsenen mit hoher Aggressionsbereitschaft die Folge erhöhter Konzentrationen in der Kindheit sein könnten. Obwohl diese Interpretation spekulativen Charakter hat, scheint sie uns doch nützlich, um zu illustrieren, wie aus Mäuseversuchen gewonnene Erkenntnisse schließlich zur Hypothesenbildung und deren Überprüfung an menschlichen Erkrankungen führen können.

Störung der Entwicklung des Nervensystems

Eine weitere erstaunliche Parallele zwischen dem Brunner-Syndrom und MAO-A-mutanten Mäusen ist die Möglichkeit, daß es in beiden Fällen zu einer Störung der Entwicklung des Nervensystems kommt. Von Serotonin ist bekannt, daß es auch in der Regulation von Wachstum und Morphogenese eine wichtige Rolle spielt (Lauder u. Krebs 1978; Moiseiwitsch u. Lauder 1995; Yavarone et al. 1993). Wenn Mutationen der MAO-A zu dramatischen Veränderungen von Serotonin im Gehirn führen, könnte dies auch strukturelle Veränderungen des Gehirns zur Folge haben. Tatsächlich weisen Mäuse, denen MAO-A fehlt, neuroanatomische Besonderheiten wie etwa ein Fehlen des kortikalen Röhrenfeldes auf, bei dem es sich um das somatosensorische Repräsentationsareal der taktilen Barthaare handelt (Cases et al. 1996). Ob diese Entwicklungsstörung des Nervensystems der Maus als eine Art Parallele zur geringgradigen geistigen Retardierung beim Brunner-Syndrom angesehen werden kann, ist eine interessante Frage. Sie zumindest teilweise zu beantworten und damit einen komplexen aber wichtigen Phänotyp zu entwirren, wäre wohl auch mittels zeitlich steuerbarer oder gewebespezifischer Knockouts möglich.

6.4 Aggressives Verhalten und Knockout des 5-HT$_{1B}$-Rezeptors

Wie im vorhergehenden Abschnitt diskutiert, scheint dem Serotonin in der Kontrolle von aggressivem und impulsivem Verhalten bei verschiedenen Spezies, einschließlich des Menschen, erhebliche Bedeutung zuzukommen. Hierbei nimmt man an, daß aus der Gruppe der Serotoninrezeptoren der 5-HT$_{1B}$-Rezeptor eine Rolle für diese Serotoninwirkung auf aggressives Verhalten spielt. Bei diesem 1B-Rezeptor handelt es sich um einen Autorezeptor und postsynaptischen Heterorezeptor, der die Ausschüttung anderer Neurotransmitter wie z.B. GABA oder Glutamat in Abhängigkeit von Serotonin reguliert (Saudou u. Hen 1994). Pharmaka, die diesen 1B-Rezeptor stimulieren, besitzen aggressionshemmende Eigenschaften (Olivier et al. 1995).

Bedeutung des 1B-Rezeptors

Um den Einfluß des 5-HT$_{1B}$-Rezeptors auf aggressives Verhalten besser verstehen zu können, haben wir in unserem Labor bei Mäusen durch Gen-Targeting eine Ausschaltung des 5-HT$_{1B}$-Rezeptors erzeugt (Saudou et al. 1994; Ramboz et al. 1996). Die homozygoten Mutanten entwickelten sich normal und unterschieden sich anatomisch nicht von den Wildtypindividuen des gleichen Wurfs. In einer Reihe von Verhaltenstests zur Erfassung von Eßverhalten, Motorik und Ängstlichkeit fanden sich entweder keine oder nur geringe Unterschiede zwischen den Wildtyp- und mutanten Mäusen.

Folgen eines HT$_{1B}$-Rezeptor-Knockouts

Im Test der durch Isolierung hervorgerufenen Aggression wiesen die homozygoten männlichen Mutanten allerdings vermehrtes aggressives Verhalten auf (Saudou et al. 1995). In diesem Test werden Wildtypen oder mutante Männchen nach vierwöchiger sozialer Isolierung mit einem selbst nicht isolierten männlichen Eindringling konfrontiert. Die Wildtypmäuse greifen den Eindringling erst nach einer Phase an, in der sie ihn zunächst mittels Beschnuppern und aggressiver Gebärden wie dem Schwanzrasseln testen. Im Gegensatz hierzu attackieren die mutanten Mäuse sofort oder nach einer nur kurzen Latenz. Zudem waren die Zahl und Intensität der Angriffe bei den Mutanten signifikant höher. Die kurze Latenzzeit vor dem Angriff dieser Mäusemutanten erinnert an das impulsive Verhalten von Primaten, das bei diesen häufig mit einem zentralen Serotoninmangel in Verbindung gebracht wird.

Aggressives Verhalten von HT$_{1B}$-Knockout-Mäusen

Um zu klären, ob sich dieser aggressive Phänotyp auch auf andere als nur durch soziale Isolation (d.h. Streß) ausgelöste Aggressionsformen erstreckt, untersuchten wir 1B-Knockout-Mäuse in anderen Tests aggressiven Verhaltens, die solche des aggressiven Revierverteidigungsverhaltens und des maternalen Aggressionsverhaltens einschlossen. 1B-Knockout-Mäuse zeigten tatsächlich auch in diesen Tests funktionellen aggressiven Verhaltens vermehrte Aggressivität.

Im Gegensatz zu dem Beispiel der MAO-A-mutanten Maus, bei der der Phänotyp auf der Basis bekannter pharmakologischer Zusammenhänge nicht vorauszusagen war, haben 5-HT$_{1B}$-Agonisten gezeigt, daß sie aggressives Verhalten in verschiedenen Nagetiermodellen, einschließlich dem Test der durch Isolation ausgelösten Aggression, reduzieren können. Es ist daher nur folgerichtig anzunehmen, daß Mäuse, denen dieser Rezeptor fehlt, den gegensätzlichen Phänotyp zeigen.

Aggressionsreduktion durch HT$_{1B}$-Agonisten

Es ist allerdings immer noch möglich, daß entwicklungsbedingte oder kompensatorische Veränderungen für das aggressive Verhalten dieser mutanten Mäuse verantwortlich sind. Tatsächlich haben wir Kompensationsvorgänge in der Expression verschiedener Gene, einschließlich dopaminerger und serotonerger Gene sowie solcher der fos-Familie, beobachten können. Wir sind z. Z. dabei, Mäuse zu erzeugen, bei denen eine Kontrolle über die Expression des 1B-Gens entweder zeitlich definiert oder gewebespezifisch oder beides zusammen möglich ist. Wir haben vor, diese Tiere einzusetzen, um den beim klassischen 1B-Knockout beobachtbaren aggressiven Phänotyp besser verstehen zu lernen.

Keine Mutation des $5\text{-}HT_{1B}$-Rezeptors beim Menschen

Abschließend möchten wir nochmals betonen, daß im Unterschied zur MAO-A-Mutation, die sich zumindet in einigen Familien beim Menschen findet, eine Mutation des Gens für den $5\text{-}HT_{1B}$-Rezeptor beim Menschen bisher noch nie beschrieben wurde. Die 1B-Knockout-Maus stellt damit einen von uns selbst erzeugten „Unfall der Natur" dar, mit dem wir dessen potentielle Rolle für aggressives Verhalten untersuchen können. Obwohl es also hierfür kein Korrelat beim Menschen gibt, war und ist diese Mausmutante ein wichtiges Hilfsmittel, um die Biologie der Aggression zu studieren und neue Medikamente zu screenen, die helfen können, einige der durch menschliches aggressives Verhalten verursachten Probleme zu lösen.

6.5 Aggressives Verhalten bei anderen Knockout-Stämmen

Für eine ganze Anzahl anderer Knockout-Mäuse ist über Unterschiede ihres Aggressionsverhaltens im Vergleich zu den Wildtyptieren des gleichen Wurfs berichtet worden. Nachfolgend sollen einige Beispiele für solche Mäuse sowohl im Hinblick auf die in sie gesetzte Hoffnung, neue Forschungsperspektiven zu eröffnen, als auch hinsichtlich der möglichen Störfaktoren, die die Interpretation ihres Phänotyps beeinträchtigen können, besprochen werden.

Neuronale Stickoxidsynthase

In einer kürzlich erschienenen Arbeit wurde Stickoxid (NO) mit der Rolle in Verbindung gebracht, als nahezu ubiquitäres Signalmolekül sehr viele renale, gastrointestinale, kardiale und zerebrale Vorgänge zu steuern (Zhang u. Snyder 1995). Stickoxid wird von 2 unterschiedlichen Isoenzymen synthetisiert, einer neuronalen sowie einer endothelialen Synthase.

Konsequenzen fehlender neuronaler Stickoxidsynthase

Die neuronale Stickoxidsynthase (nNOS) wird in vielen Zellen sowohl des sich entwickelnden wie des reifen Nervensystems exprimiert. Mäuse, denen die nNOS fehlt, weisen ein vermehrtes offensiv-aggressives Verhalten und ein verändertes Sexualverhalten auf (Nelson et al. 1995). Im Tiermodell der Reaktion auf einen Reviereindringling greifen mutante männliche Tier einen männlichen Eindringling häufiger und vehementer an, als dies ein männliches Wildtyptier tut; die beiden Gruppen unterscheiden sich dagegen nicht in bezug auf die Zeitlatenz, die bis zum Beginn des ersten Angriffs vergeht. Die männlichen nNOS-Knockout-Mäuse weisen zudem ein inadäquates Sexualverhalten mit Kopulationsversuchen mit nicht bereiten Weibchen auf.

Nachdem hiermit Stickoxid zum ersten Mal mit aggressivem Verhalten in Verbindung gebracht worden war, wurde vielfach vermutet, daß der Phänotyp aggressiven Verhaltens bei diesen Mäusen die Folge bestimmter Reifungsvorgänge des Gehirns bzw. von Kompensationsvorgängen sei. In einer Follow-up-Studie konnte jedoch nachgewiesen werden, daß allein schon die Gabe von nNOS-Hemmstoffen in 2 verschiedenen Testsituationen eine dem hyperaggressiven Verhalten von nNOS-Knockout-Mäusen gleichende Verhaltensänderung hervorrufen kann (Demas et al. 1997). Der Weg, über den Stickoxid aggressives Verhalten beeinflußt, ist nicht bekannt. Vorsichtig spekulierend könnte man einen Effekt von Stickoxid auf bekannte Modulatoren aggressiven Verhaltens, also z. B. Serotonin, annehmen. Tatsächlich findet sich nNOS für gewöhnlich in Nachbarschaft zu bioaminergen Neuronen, und ein großer Teil der serotonergen, nach kortikal projizierenden Neurone der Raphe exprimieren sowohl nNOS wie Serotonin (Blottner et al. 1995). Die Effekte, die Stickoxid auf Serotoninzielneurone hat, sind zwar hochinteressant, aber bisher nicht geklärt.

Zusammenhang von Stickoxid und aggressivem Verhalten

Zusammenfassend ist die nNOS-Knockout-Maus ein hervorragendes Beispiel dafür, wie transgene Techniken neue Forschungmöglichkeiten in einem Gebiet wie der Aggressionsforschung eröffnet haben. Es bleiben aber Fragen offen, auf welchem Wege NO Einfluß auf aggressives Verhalten nimmt, welche Gehirnstrukturen hieran beteiligt sind und wie ausgeprägt dieser Einfluß in Abhängigkeit von den ontogenetischen Entwicklungsstadien ist.

Kalzium-Kalmodulin-Kinase II

Mutante Mäuse, die für eine Mutation des Gens, welches das Enzym Kalzium-Kalmodulin-Kinase II (CaMKII) kodiert, heterozygot sind, zeigen eine Zunahme des aggressiven Verteidigungsverhaltens, jedoch nicht des offensiven Aggressionsverhaltens im Revierverteidigungsparadigma (Chen et al. 1994). Dieser Befund eines aggressionsgesteigerten Phänotyps war überraschend, weil – vergleichbar den Entdeckungen bei der nNOS – auch dieses Enzym zuvor nicht mit aggressivem Verhalten in Verbindung gebracht worden war.

Zunahme aggressiven Verteidigungsverhaltens

Untersucht man aber, welche Verbindungen zum Serotoninsystem bestehen, dann stellt man fest, daß diese Tiere in extrazellulären und zellulären „Patch-clamp"-Messungen von Hirnstammdünnschnitten eine verminderte Serotoninfreisetzung zeigen. Dies könnte auf den Einfluß der CaMKII-vermittelten Phosphorylierung auf die Aktivierung von Tryptophan-Hydroxylase als dem Enzym, das die Syntheserate von Serotonin bestimmt, zurückzuführen sein. Eine Verminderung der Aktivität der Tryptophan-Hydroxylase könnte damit den aggressiven Phänotyp CaMKII-heterozygoter Mäuse erklären. Daß aber auch andere Faktoren über einen Phänotyp mitbestimmen, wird in dem Befund deutlich, daß Mu-

Mögliche Ursachen des aggressiven Verhaltens

tanten, die für das CaMKII-Gen homozygot sind, kein aggressives Verhalten zeigen. Diese Mutanten weisen allerdings eine Vielzahl anderer Verhaltensauffälligkeiten auf. Die homozygote Mutante spiegelt damit möglicherweise Einflüsse einer abnormen Individualentwicklung wider, welche sogar einen bei heterozygoten Mäusen auftretenden Phänotyp noch verändern können.

Knockout des Präproenkephalingens

Analgetische Wirkung von Enkephalinen und Endorphinen

Bei Enkephalinen und Endorphinen handelt es sich um 2 Formen endogener Peptide, die bei Tieren offenbar als natürliche Analgetika wirken. Die Ausbildung einer ausgeprägten Analgesie in Phasen von Streß und äußerer Gefahr ist bei verschiedenen Tierarten, den Menschen eingeschlossen, ein gut bekanntes Phänomen (Miczek et al. 1982). Beim Menschen hat diese starke Analgesie verwundete Soldaten über Stunden weiterkämpfen lassen, ohne daß sie sich ihrer Verwundung bewußt geworden wären. Diese streßinduzierte Analgesie basiert sowohl auf Opiat- wie auf Nicht-Opiat-Mechanismen (Grisel et al. 1993).

Bedeutung der opiatanalgetischen Reaktion

Bei Mäusen wird angenommen, daß die Fähigkeit, eine opiatanalgetische Reaktion während aggressiver Auseinandersetzungen zu entwickeln, über die Art der Verteidigungsstrategie eines Tieres und damit über dessen Rang in der Hierarchie seiner Gruppe mitentscheidet (Miczek et al. 1994). Bei den Enkephalinen handelt es sich um die wesentlichen Mediatoren streßinduzierter Analgesie (Raab et al. 1985). Man hätte deshalb darauf schließen können, daß das Fehlen von Enkephalinen bei Mäusen zu einer verminderten streßinduzierten Analgesie führen und aggressives Verhalten dämpfen würde. Entgegen dieser vernünftig erscheinenden Annahme zeigten Mäuse mit einem Enkephalinmangel aber in Streßsituationen eine ganz normale analgetische Antwort (König et al. 1996).

Zunahme aggressiven Verhaltens bei Enkephalin-Knockout-Mäusen

Vor dem Hintergrund dieser fehlenden Herabsetzung streßinduzierter Analgesie ist es dann auch nicht überaschend, daß Enkephalin-Knockout-Mäuse auch kein aggressionsgemindertes Verhalten zeigten. Unerwartet wiesen diese sogar eine Zunahme des offensiv-aggressiven Verhaltens im Vergleich zu Wildtypmäusen auf. Die Enkephalin-Knockout-Mäuse zeigten daneben auch stärkeres Angstverhalten als die Wildtypmäuse, wobei jedoch nicht klar ist, welche Bedeutung diesem Befund in bezug auf ihre Aggressivität zukommt. Enkephalin-Knockout-Mäuse bieten damit einen in vielerlei Hinsicht überraschenden Phänotyp. Sie werden weiterhin ein interessantes Modell zur Untersuchung der Zusammenhänge von enkephalinergem System und aggressivem Verhalten bleiben.

Knockout des Neurokinin-1-Rezeptors

Über Substanz P wissen wir, daß sie die Fortleitung verschiedener Schmerzreize reguliert und Entzündungsprozesse beeinflußt. Sie findet sich auch im limbischen System und in den Basalganglien des Gehirns und bindet im wesentlichen an den Neurokinin-1-(NK1-)Rezeptor. Wird dessen Gen bei Mäusen ausgeschaltet, dann weisen diese Tiere Veränderungen der Nozizeption, der streßinduzierten Analgesie und des aggressiven Verhaltens auf (De Filipe et al. 1998). Da der NK-1-Rezeptor die Schmerzwahrnehmung zu vermitteln scheint, zeigen diese NK1-Knockout-Mäuse wie vermutet eine herabgesetzte Reaktion auf Schmerzreize. Sie weisen andererseits aber auch eine Verminderung der streßinduzierten Analgesie auf.

Herabsetzung der Schmerzwahrnehmung bei NK1-Knockout-Mäusen

Analog den Überlegungen zum Proenkephalin-Knockout würden wir erwarten, daß diese Tiere aufgrund ihrer Unfähigkeit, auf Streß eine analgetische Antwort auszubilden, eine geringere Neigung zu aggressiven Auseinandersetzungen haben werden. In Übereinstimmung mit dieser Erwartung zeigen NK1-Knockout-Mäuse tatsächlich eine im Vergleich mit Mäusen des Wildtyps herabgesetzte Aggressionsneigung, während sich in einem Test des Angstverhaltens keine Unterschiede fanden.

Geringere Aggressionsneigung bei NK1-Knockout-Mäusen

Knockout des Adenosin-A2-Rezeptors

Von dem Purin Adenosin wird angenommen, daß es die Funktion eines Neurotransmitters im Gehirn und in der Peripherie ausübt. Adenosinrezeptoren liegen im Gehirn in hoher Konzentration vor und scheinen an einer Reihe unterschiedlicher Vorgänge beteiligt zu sein. Dem A2a-Subtyp des Adenosinrezeptors, der sich in den Basalganglien findet, kommt offenbar eine Hauptrolle in der Stimulanzienwirkung des Koffeins zu. Obwohl Koffein, ein A2a-Rezeptor-Antagonist, aggressives Verhalten potenzieren kann und obwohl Agonisten an diesem Rezeptor Effekte hervorrufen können, die einer psychischen Entspannung ähneln, ist dem Purinsystem i. allg. bisher keine nennenswerte Rolle in der Regulation aggressiven Verhaltens zugeschrieben worden.

Bedeutung des A2a-Subtyps des Adenosinrezeptors

Trotzdem zeigen A2a-Knockout-Mäuse im Revierverteidigungstest erhöhtes aggressives Verhalten, was mit dem Befund der aggressionsfördernden Effekte solcher A2a-Antagonisten wie Koffein übereinstimmt. Diese Tiere zeigten sich ebenso wie die Enkephalin-Knockout-Mäuse ängstlicher als Wildtypmäuse des gleichen Wurfs, aber auch hier ist der Zusammenhang von ängstlichem Verhalten und Aggressivität unklar. Bei anderen Knockout-Mäusen mit erhöhtem Angstverhalten (s. Tabelle 1–4) konnte nämlich keine vermehrte Aggressivität im Vergleich zu nichtmutanten Tieren festgestellt werden.

Erhöhtes Aggressionsverhalten von A2a-Knockout-Mäusen

Vielleicht noch entscheidender für ein Verständnis des Phänotyps aggressiven Verhaltens war der Befund, daß diese A2a-Knockout-Mäuse weniger empfindlich als Kontrollmäuse auf Schmerzreize reagierten. Wenn die Fähigkeit, auf Streß mit einer Abnahme der Schmerzempfindung zu reagieren, für die Expression aggressiven Verhaltens von Bedeutung ist, dann könnte die bei A2a-Knockout-Mäusen zu beobachtende reduzierte Schmerzempfindlichkeit zumindest teilweise den aggressiven Phänotyp erklären.

Herabgesetzte Schmerzwahrnehmung bei A2a-Knockout-Mäusen

Die Deletion des A2a-Rezeptorgens imitiert also den aggressionsfördernden Effekt von Koffein, was darauf hinweist, daß dem Adenosingleichgewicht mehr Bedeutung für die Kontrolle von Aggressivität und impulsi-

Adenosin als Modulator aggressiven Verhaltens

vem Verhalten zukommen könnte, als dies bisher angenommen wurde. Wie in den vorhergehenden Beispielen so hat sich etwas überraschend damit auch das Adenosin als ein möglicherweise entscheidender Modulator aggressiven Verhaltens herausgestellt und eine weitere Möglichkeit eröffnet, die biologischen Grundlagen aggressiven Verhaltens zu untersuchen.

Knockout des Östrogenrezeptors

Aggressives Verhalten bei erhöhten Testosteronspiegeln

Aggressives Verhalten und soziale Dominanz bei Tieren gehen häufig mit erhöhten Testosteronspiegeln einher. Ein Abstieg in der sozialen Rangordnung führt typischerweise zu einem lang anhaltenden Abfall der Serumtestosteronkonzentration (Bonson et al. 1994; Lisciotto et al. 1990; Koolhaas et al. 1997). Da Östrogen häufig als funktioneller Antagonist der Testosteronwirkung agiert, wäre zu vermuten, daß Mäuse, denen Östrogen fehlt, hypermaskulin erscheinen. Dies scheint zum Teil auch zuzutreffen, allerdings nur für weibliche Mäuse. Männliche Östrogenrezeptor-Knockout-Mäuse sind beispielsweise im Gegensatz zu weiblichen Tieren infertil (Ogawa et al. 1996).

Reduktion aggressiven Verhaltens bei männlichen Östrogenrezeptor-Knockout-Mäusen

Das aggressive Verhalten männlicher Mäuse wird durch den Knockout dramatisch reduziert bis auf ein fast vollständiges Verschwinden der für männliche Tiere typischen offensiven Angriffe (Ogawa et al. 1997). Zunächst erscheint dieser Befund überraschend. Es ist aber für viele Tierspezies ein paradoxer Effekt von Östrogenrezeptoren auf eine Maskulinisierung nachgewiesen worden. Der Hypothalamus von Ratten enthält das Enzym Aromatase, das Testosteron in Östrogen umwandelt. Paradoxerweise ist es dieses aromatisierte hypothalamische Testosteron, welches bei der Ratte über die Wirkung an Östrogenrezeptoren maskulines Verhalten bewirkt. Das Fehlen des Östrogenrezeptors führt deshalb bei männlichen Mäusen möglicherweise aufgrund der fehlenden Stimulation dieser hypothalamischen Östrogenrezeptoren zu einer paradoxen Feminisierung.

Vermehrtes aggressives Verhalten bei weiblichen Östrogenrezeptor-Knockout-Mäusen

Im Gegensatz zu männlichen Östrogenrezeptor-Knockout-Mäusen zeigten weibliche Mäuse mit diesem Knockout vermehrtes aggressives Verhalten gegenüber anderen weiblichen Tieren, und entsprechende Muttertiere töteten häufiger ihre Jungen. Interessanterweise reagierten männliche Mäuse auf weibliche Östrogenrezeptor-Knockout-Mäuse wie auf „männliche" Reviereindringlinge und attackierten diese, anstatt zu versuchen, mit ihnen zu kopulieren (Ogawa et al. 1996a). Die Ausschaltung des Östrogenrezeptors hat damit komplexe Auswirkungen auf das Verhalten, die für männliche Tiere paradox erscheinen (Feminisierung, verminderte Aggressionsbereitschaft, Infertilität), während sie für weibliche Tiere eher mit unserer Erwartung übereinstimmen (Maskulinisierung, gesteigertes aggressives Verhalten).

Knockout von Oxytozin und Oxytozinrezeptor

Das Hormon Oxytozin hat Einfluß auf eine Vielzahl von Funktionen wie etwa Laktation, Geburtsvorgang oder auch auf das Verhalten, speziell sozialen Zusammenhalt sicherndes, aber auch aggressives Verhalten (Young et al. 1997). Insbesondere ist festgestellt worden, daß sich monogame Präriewühlmäuse und polygame Bergwühlmäuse im Muster der Expression ihrer Oxytozinrezeptoren unterscheiden, was als bedeutsam für das Sozialverhalten angesehen wird.

Funktionen des Oxytozin

Um die Bedeutung von Oxytozin für das Verhalten genauer zu untersuchen, sind Knockouts sowohl des Oxytozinpeptidgens wie auch des Rezeptorgens durchgeführt worden (Nishimori et al. 1996; Devries et al. 1997). Interessanterweise waren die homozygoten Oxytozinrezeptor-Knockout-Mäuse in 2 unterschiedlichen Tests aggressiven Verhaltens deutlich weniger aggressiv als sowohl die Mäuse des Wildtyps als auch die heterozygoten Mutanten. Die Mutation des Oxytozingens wies keine phänotypischen Besonderheiten auf mit Ausnahme einer Unfähigkeit, aufgrund der gestörten Laktation die Jungen zu säugen, was durch Injektion exogenen Oxytozins aber korrigierbar war.

Die bei Oxytozinrezeptor-Knockout-Mäusen festgestellte Reduktion aggressiven Verhaltens steht im Einklang mit dem Befund, daß dieses Peptid für das Sozialverhalten von Bedeutung sein kann. Zudem weist der Nachweis einer Minderung des aggressiven Verhaltens bei einer mutanten Maus vor dem Hintergrund der großen Zahl transgener Mäuse, die eine Zunahme des Aggressionsverhaltens zeigen, darauf hin, daß es sich bei gesteigertem aggressivem Verhalten nicht einfach nur um eine unspezifische Folge genetisch verursachter Störungen des Gehirns handelt.

Reduktion aggressiven Verhaltens bei Oxytozinrezeptor-Knockout-Mäusen

7 Zusammenfassung

Wir haben in diesem Kapitel den Versuch unternommen, das Potential transgener Techniken im Hinblick auf ein besseres Verständnis der Zusammenhänge von Genwirkung und Verhalten darzustellen. Der Vorteil dieser Methode liegt in ihrer Fähigkeit, in dieser Form in der Natur nicht vorkommende Mutationen zu erzeugen und deren Auswirkungen auf das Versuchstier zu untersuchen. Solche Mutationen sind sowohl definitiv wie spezifisch. Wir haben zudem versucht, den Leser auf einige der Schwierigkeiten aufmerksam zu machen, die sich bei der Interpretation einiger Knockout-Experimente stellen. Zukünftig wird es wohl möglich sein, Mutationen zeitlich präziser und anatomisch spezifischer zu steuern, wodurch vielen der Kritikpunkte bisheriger Knockout-Methoden begegnet werden kann.

Untersuchung der Auswirkung spezifischer Genmutationen auf das Verhalten

Zur Illustration der meisten dieser Prinzipien haben wir den Phänotyp aggressiven Verhaltens ausgewählt, um zu zeigen, daß bei der Maus eine Vielzahl von Genen zur Regulation aggressiven Verhaltens beitragen kann. Mutationen sind bei Mäusen mit dem Ziel erzeugt worden, eine beim Menschen vorkommende Mutation des Monoaminooxidase-A-Gens

Illustration der Prinzipien am Phänotyp aggressiven Verhaltens

im Tierversuch zu imitieren, aber auch, um andere Mutationen im Serotoninsystem zu erzeugen, die ebenfalls Auswirkungen auf aggressives Verhalten haben (Mutationen des 5-HT$_{1B}$-Rezeptors), für die aber keine Parallele beim Menschen existiert.

Schließlich haben wir verschiedene andere Knockout-Mäuse beschrieben, die verändertes aggressives Verhalten zeigen. Diese Tiere sind aus mehreren Gründen interessant. Zunächst haben sie uns auf neue, an der

Verändertes aggressives Verhalten bei verschiedenen Knockout-Mäusen

Tabelle 1.
Aggressive Mäusestämme

Mutation (Genotyp)	Phänotyp	Literaturstelle
5-HT$_{1B}$-Rezeptor (−/−)	Vermehrt offensiv-aggressives Verhalten	Saudou et al. 1994
	Vermehrte Aggressivität von Muttertieren	Unveröffentlicht
MAO-A (−/−)	Vermehrte Aggressivität unter männlichen Tieren	Cases et al. 1995
	Inadäquates Sexualverhalten	
nNOS (−/−)	Vermehrt offensiv-aggressives Verhalten	Nelson et al. 1995
	Inadäquates Sexualverhalten	
αCaMKII (+/−)	Vermehrt defensiv-aggressives Verhalten	Chen et al. 1994
	Keine Beeinflussung offensiv-aggressiven Verhaltens	
Präproenkephalin (−/−)	Vermehrt offensiv-aggressives Verhalten	Konig et al. 1996
Oxytozinrezeptor (−/−)	Verminderte Aggressivität unter männlichen Tieren	DeVries et al. 1997
NK1-Rezeptor (−/−)	Verminderte Aggressivität unter männlichen Tieren	De Filipe et al. 1998
Adenosinrezeptor 2a (−/−)	Vermehrte Aggressivität durch soziale Isolation	Ledent et al. 1997
Östrogenrezeptor (−/−)	Verminderte Aggressivität unter männlichen Tieren	Ogawa et al. 1997
	Vermehrte Aggressivität unter weiblichen Tieren	Ogawa et al. 1996a
NCAM (−/−)	Vermehrt offensiv-aggressives Verhalten	Stork et al. 1997
TGFα	Vermehrt offensiv-aggressives Verhalten; 5-HIAA im Gehirn vermindert	Hilakivi-Clarke et al. 1993

Regulation aggressiven Verhaltens beteiligte Gene und Neurotransmittersysteme hingewiesen, die zuvor noch nicht untersucht worden waren. Zweitens zeigen diese Tiere häufig paradoxe oder unerwartete Phänotypen, die möglicherweise auf Abnormitäten der Individualentwicklung oder auf Kompensationsvorgänge, wie sie bei den „klassischen" Knockout-Verfahren unvermeidbar sind, zurückzuführen sind. Schließlich zeigen uns diese mutanten Tiere, daß sich verschiedene Mutationen sowohl in Richtung einer Verstärkung als auch einer Hemmung aggressiven Verhaltens auswirken können.

Tabelle 2. Mäusestämme mit Störungen der Merkfähigkeit und des Lernens

Mutation (Genotyp)	Phänotyp	Literaturstelle
PKCγ	Gestörte hippocampale LTP	Abeliovich et al. 1993
(-/-)	Gestörtes räumliches Lernen; gestörtes Kontextlernen	Abeliovich et al. 1993a
αCaMKII	Gestörte hippocampale LTP	Silva et al. 1992b
(-/-)	Gestörtes räumliches Lernen	Silva et al. 1992a
CREB	Gestörtes Langzeitgedächtnis	Bourtchuladze et al. 1994
(-/-)	Intaktes Kurzzeitgedächtnis; gestörte hippocampale LTP; intakte PPF und PTP	
PKA Cβ1 (-/-)	Gestörte Moosfaser-LTP	Huang et al. 1995
PKA R1β (-/-)		Huang et al. 1995
mNOS (-/-) (-/-)	Normales LTP-Lernen	O'Dell et al. 1994
eNOS x nNOS (-/-)	Gestörte CA1-LTP	Son et al. 1996
Typ-I-Adenylylzyklase	Gestörte CA1-LTP	Wu et al. 1995
(-/-)	Gestörtes räumliches Gedächtnis	
mGluR1	Gestörte hippocampale LTP	Aiba et al. 1994
(-/-)	Gestörtes Assoziationslernen; gestörte zerebelläre LDP; gestörtes motorisches Lernen	Aiba et al. 1994a
αCaMKII induziert	Gestörte LTP; gestörtes räumliches Lernen; gestörte Konditionierung von Angst	Mayford et al. 1996
αCaMKII aktiviert		Mayford et al. 1995
Mutation		Rotenberg et al. 1996
PKA R(AB)	Gestörte L-LTP	Abel et al. 1997
(-/-)	Gestörtes räumliches Lernen	

Tabelle 3.
Mäusestämme mit verändertem Angst- und Streßverhalten

Mutation (Genotyp)	Phänotyp	Literaturstelle
CRF1-Rezeptor (-/-)	Vermindertes Angstverhalten; reduzierte Streßantwort	
5-HT1A-Rezeptor (-/-)	Vermehrtes Angstverhalten	Unveröffentlicht
Serotonintransporter (-/-)	Vermindertes Angstverhalten	Unveröffentlicht
Transgene Stämme:		
CRF-Überexpression	Vermehrtes Angstverhalten	Stenzel-Poore et al. 1994
Typ-II-Glukokortikoid Antisense-Transgen	Reduzierte Streßantwort	Pepin et al. 1992

Darstellung derzeit verfügbarer Knockout-Stämme

Abschließend führen wir in den Tabellen 1–4 eine Auswahl von derzeit verfügbaren Knockout-Stämmen auf, die uns in unserem Verständnis von Verhaltensweisen, welche einen Bezug zu psychiatrischen Störungsbildern haben, voranbringen könnten. Da ständig neue Knockout-Stämme entwickelt werden, kann dies keine vollständige Liste sein, sondern lediglich eine repräsentative Auswahl des derzeit Möglichen darstellen. Die aufgeführten Beispiele beziehen sich entweder auf Knockouts von Rezeptoren für Neurotransmitter, Knockouts von Enzymen, die bei der Synthese von Neurotransmittern oder in den Übertragungswegen von Second messengers eine Rolle spielen, oder auf Knockouts von Wachstumsfaktoren. Es ist davon auszugehen, daß alle diese Substrate an ganz verschiedenen Aspekten von Verhalten und diversen neuronalen Systemen beteiligt sind, so daß es schwierig sein wird, aus den resultierenden Phänotypen simple Rückschlüsse zu ziehen.

Untersuchungen zum Lernverhalten bei verschiedenen Mausstämmen

Auf die Mutationen aggressiven Verhaltens ist ausführlich eingegangen worden. Ergänzend ist zu sagen, daß eine ganze Reihe von Mäusestämmen auch für Untersuchungen der Gedächtnisfunktionen und des Lernverhaltens benutzt worden sind. Auffällig ist hierbei, daß nahezu alle diese Tiere Alterationen in Second-messenger-Übertragungswegen oder von Transkriptionsfaktoren aufweisen, die als Folge der Aktivierung von Second messengers angeschaltet werden. Die klarsten Befunde stammen von solchen Knockouts, die das Lernverhalten nicht beeinträchtigen – wie z.B. Knockouts der Stickoxidsynthase – was darauf hinweist, daß die entsprechenden Systeme an Lernprozessen nicht beteiligt sind. Eine eindeutige Interpretation wird zwar erst mit eng lokalisationsspezifischen Knockouts möglich sein, die vorliegenden Daten geben uns aber immerhin recht gute Hinweise.

Erkenntnisse zu verschiedenen psychiatrischen Krankheitsbildern

Mäuse, die Verhaltensänderungen auf Stressoren zeigen, können in Modellen für Angst und Depression verwendet werden, die üblicherweise das Katecholaminsystem und die Hypothalamus-Hypophysen-Nebennieren-Achse in ihre Betrachtung einschließen. Auch hier ist eine Interpretation der Befunde schwierig, man kann aber aus der Überexpression

Tabelle 4. Mäusestämme mit Veränderungen im Katecholaminsystem

Mutation (Genotyp)	Phänotyp	Literaturstelle
Dopamin D2R (-/-)	Parkinson-ähnliche motorische Behinderung	Baik et al. 1995
Dopamin D3R (-/-)	Hyperaktivität in neuer Umgebung	Accili et al. 1996
Dopamin D1R (-/-)	Hyperaktivität in neuer Umgebung	Xu et al. 1994b
	Kokaininduzierte Minderbeweglichkeit	Xu et al. 1994a
	Verminderte kokaininduzierte Stereotypien	Moratalla et al. 1996
Tyrosin-Hydroxylase (-/-)	Embryonale Letalität E11.5–E15.5 Überleben durch L-Dopa	Zhou et al. 1995
Tyrosin-Hydroxylase (Dopamin-spezifisch)	Schwere Hypoaktivität, Adipsie, Aphagie Überleben durch L-Dopa	Zhou u. Palmiter 1995
Dopamintransporter (-/-)	Vermehrte Spontanmotorik Verminderte motorische Reaktion auf Kokain und Amphetamin; verlangsamte Gewichtszunahme; früher Tod; gestörtes maternales Verhalten	Giros et al. 1996
DBH (-/-)	Embryonale Letalität Überleben durch Dihydroxyphyl-Serin	Thomas et al. 1995
α2C-adrenerger Rezeptor (-/-)	Gestörte Clonidin-Hypothermie	Sallinen et al. 1997 Link et al. 1995
α2B-adrenerger Rezeptor (-/-)	Störung α2-agonistischer hämodynamischer Effekte	Link et al. 1996

einer Substanz auf die Rolle von Kortikotropin-releasing-Hormon bei Angststörungen schließen. Aus den Experimenten zu Katecholamin-Knockouts haben sich für das Verständnis affektiver Störungen oder der Schizophrenie weniger Erkenntnisse ergeben, als man zunächst annehmen würde; dies wird jedoch verständlicher, wenn man die Schwierigkeiten berücksichtigt, die es bereitet, im Mausmodell entsprechende Phänotypen zu definieren. Ganz allgemein beeinflussen Veränderungen im Dopaminsystem das Ansprechen auf chemische Substanzen und motorische Funktionen, während noradrenerge Veränderungen entweder letal sind oder Auswirkungen auf das vaskuläre System haben.

Wir sind insgesamt sicher, daß die hier beschriebenen transgenen Verfahren die in sie gesetzten Erwartungen erfüllen und die Erforschung der Frage voranbringen werden, welche Rolle verschiedenen Genen bei der Regulation von Verhalten zukommt. Mit der möglicherweise völligen Entschlüsselung des menschlichen Genoms innerhalb der nächsten 5–10 Jahre wird die Übertragung dieser Verfahren auf neu identifizierte Gene auch zukünftig unser Verständnis der genetischen Steuerung von Verhalten erweitern.

8 Literatur

Abel T, Nguyen PV, Barad M, Deuel TA, Kandel ER, Bourtchouladze R (1997) Genetic demonstration of a role for PKA in the late phase of LTP and in hippocampus-based long-term memory. Cell 88:615-626

Abeliovich A, Chen C, Goda Y, Silva AJ, Stevens CF, Tonegawa S (1993a) Modified hippocampal long-term potentiation in PKC gamma-mutant mice. Cell 75:1253-1262

Abeliovich A, Paylor R, Chen C, Kim JJ, Wehner JM, Tonegawa S (1993b) PKC gamma mutant mice exhibit mild deficits in spatial and contextual learning. Cell 75:1263-1271

Accili D, Fishburn CS, Drago J et al. (1996) A targeted mutation of the D3 dopamine receptor gene is associated with hyperactivity in mice. Proc Natl Acad Sci USA 93:1945-1949

Aiba A, Chen C, Herrup K, Rosenmund C, Stevens CF, Tonegawa S (1994a) Reduced hippocampal long-term potentiation and context-specific deficit in associative learning in mGluR1 mutant mice. Cell 79:365-375

Aiba A, Kano M, Chen C et al. (1994b) Deficient cerebellar long-term depression and impaired motor learning in mGluR1 mutant mice. Cell 79:377-388

Babinet C, Morello D, Renard JP (1989) Transgenic mice. Genome 31:938-949

Baik JH, Picetti R, Saiardi A et al. (1995) Parkinsonian-like locomotor impairment in mice lacking dopamine D2 receptors. Nature 377:424-428

Blottner D, Grozdanovic Z, Gossrau R (1995) Histochemistry of nitric oxide synthase in the nervous system. Histochem J 27:785-811

Bonson KR, Johnson RG, Fiorella D, Rabin RA, Winter JC (1994) Serotonergic control of androgen-induced dominance. Pharmacol Biochem Behav 49:313-322

Bourtchuladze R, Frenguelli B, Blendy J, Cioffi D, Schutz G, Silva AJ (1994) Deficient long-term memory in mice with a targeted mutation of the cAMP-responsive element-binding protein. Cell 79:59-68

Brennan PA, Mednick SA, Jacobsen B (1996) Assessing the role of genetics in crime using adoption cohorts. Ciba Found Symp 194:115-123, 123-128

Bronson SK, Smithies O (1994) Altering mice by homologous recombination using embryonic stem cells. J Biol Chem 269:27155-27158

Brunner HG, Nelen M, Breakefield XO, Ropers HH, van Oost BA (1993) Abnormal behavior associated with a point mutation in the structural gene for monoamine oxidase A. Science 262:578-580

Cases O, Seif I, Grimsby J, Gaspar P, Chen K, Pournin S, Muller U, Aguet M, Babinet C, Shih JC et al. (1995) Aggressive behavior and altered amounts of brain serotonin and norepinephrine in mice lacking MAOA. Science 268:1763-1766

Cases O, Vitalis T, Seif I, De Maeyer E, Sotelo C, Gaspar P (1996) Lack of barrels in the somatosensory cortex of monoamine oxidase A-deficient mice: role of a serotonin excess during the critical period. Neuron 16:297-307

Chen C, Rainnie DG, Greene RW, Tonegawa S (1994) Abnormal fear response and aggressive behavior in mutant mice deficient for alpha-calcium-calmodulin kinase II. Science 266:291-294

Coccaro EF, Bergeman CS, Kavoussi RJ, Seroczynski AD (1997) Heritability of aggression and irritability: a twin study of the Buss-Durkee aggression scales in adult male subjects. Biol Psychiatry 41:273-284

Dahl AA (1993) The personality disorders: a critical review of family, twin, and adoption studies. J Pers Disord Suppl 1:86-99

De Filipe C, Herrero JF, O'Brien JA, Palmer JA, Doyle CA, Smith AJH, Laird JMA, Belmonte C, Cervero F, Hunt SP (1998) Altered nociception, analgesia, and aggression in mice lacking the receptor for substance P. Nature 392:394-397

Demas GE, Eliasson MJ, Dawson TM, Dawson VL, Kriegsfeld LJ, Nelson RJ, Snyder SH (1997) Inhibition of neuronal nitric oxide synthase increases aggressive behavior in mice. Mol Med 3:610-616

DeVries AC, Young WSR, Nelson RJ (1997) Reduced aggressive behaviour in mice with targeted disruption of the oxytocin gene. J Neuroendocrinol 9:363-368

Fredericson E (1952) Reciprocal fostering of two inbred mouse strains and its effect on the modification of aggressive behavior. Am Psychol 15:241-242

Ginsburg BE, Allee WC (1942) Some effects of conditioning on social dominance and subordination in inbred strains of mice. Physiol Zool 15:485-506

Giros B, Jaber M, Jones SR, Wightman RM, Caron MG (1996) Hyperlocomotion and indifference to cocaine and amphetamine in mice lacking the dopamine transporter. Nature 379:606-612

Grimsby J, Toth M, Chen K, Kumazawa T, Klaidman L, Adams JD, Karoum F, Gal J, Shih JC (1997) Increased stress response and beta-phenylethylamine in MAOB-deficient mice. Nat Genet 17:206-210

Grisel JE, Fleshner M, Watkins LR, Maier SF (1993) Opioid and non-opioid interactions in two forms of stress-induced analgesia. Pharmacol Biochem Behav 45:161-172

Guillot PV, Chapouthier G (1996) Intermale aggression and dark/light preference in ten inbred mouse strains. Behav Brain Res 77:211-213

Gustavsson JP, Pedersen NL, Asberg M, Schalling D (1996) Exploration into the sources of individual differences in aggression-, hostility- and anger-related (AHA) personality traits. Pers Indiv Diff 21:1067-1071

Hilakivi-Clarke L, Durcan M, Goldberg R (1993) Effect of alcohol on elevated aggressive behavior in male transgenic TGF alpha mice. Neuroreport 4:155-158

Hoffmann HJ, Schneider R, Crusio WE (1993) Genetic analysis of isolation-induced aggression. II. Postnatal environmental influences in AB mice. Behav Genet 23:391-394

Huang YY, Kandel ER, Varshavsky L et al. (1995) A genetic test of the effects of mutations in PKA on mossy fiber LTP and its relation to spatial and contextual learning. Cell 83:1211-1222

Konig M, Zimmer AM, Steiner H, Holmes PV, Crawley JN, Brownstein MJ, Zimmer A (1996) Pain responses, anxiety and aggression in mice deficient in pre-proenkephalin. Nature 383:535-538

Koolhaas JM, Meerlo P, De Boer SF, Strubbe JH, Bohus B (1997) The temporal dynamics of the stress response. Neurosci Biobehav Rev 21:775-782

Lagerspetz KM, Lagerspetz KY (1971) Changes in the aggressiveness of mice resulting from selective breeding, learning and social isolation. Scand J Psychol 12:241–248

Lauder JM, Krebs H (1978) Serotonin as a differentiation signal in early neurogenesis. Dev Neurosci 1:15–30

Ledent C, Vaugeois JM, Schiffmann SN, Pedrazzini T, El Yacoubi M, Vanderhaeghen JJ, Costentin J, Heath JK, Vassart G, Parmentier M (1997) Aggressiveness, hypoalgesia and high blood pressure in mice lacking the adenosine A2a receptor. Nature 388:674–678

Lenders JW, Eisenhofer G, Abeling NG et al. (1996) Specific genetic deficiencies of the A and B isoenzymes of monoamine oxidase are characterized by distinct neurochemical and clinical phenotypes. J Clin Invest 97:1010–1019

Lenders JW, Brunner HG, Murphy DL, Eisenhofer G (1998) Genetic deficiencies of monoamine oxidase enzymes: a key to understanding the function of the enzymes in humans. Adv Pharmacol 42:297–301

Link RE, Desai K, Hein L et al. (1996) Cardiovascular regulation in mice lacking alpha2-adrenergic receptor subtypes b and c. Science 273:803–805

Link RE, Stevens MS, Kulatunga M, Scheinin M, Barsh GS, Kobilka BK (1995) Targeted inactivation of the gene encoding the mouse alpha 2c-adrenoceptor homolog. Mol Pharmacol 48:48–55

Linnoila VM, Virkkunen M (1992) Aggression, suicidality, and serotonin. J Clin Psychiatry 53:46–51

Lisciotto CA, DeBold JF, Haney M, Miczek KA (1990) Implants of testosterone into the septal forebrain activate aggressive behavior in male mice. Aggress Behav 16:249–258

Lucas JJ, Hen R (1995) New players in the 5-HT receptor field: genes and knockouts. Trends Pharmacol Sci 16:246–252

Mann JJ, Arango V, Underwood MD (1990) Serotonin and suicidal behavior. Ann NY Acad Sci 600:476–484, 484–485

Mayford M, Wang J, Kandel ER, O'Dell TJ (1995) CaMKII regulates the frequency-response function of hippocampal synapses for the production of both LTD and LTP. Cell 81:891–904

Mayford M, Bach ME, Huang YY, Wang L, Hawkins RD, Kandel ER (1996) Control of memory formation through regulated expression of a CaMKII transgene. Science 274:1678–1683

McHugh TJ, Blum KI, Tsien JZ, Tonegawa S, Wilson MA (1996) Impaired hippocampal representation of space in CA1-specific NMDAR1 knockout mice. Cell 87:1339–1349

Mednick SA, Kandel ES (1988) Congenital determinants of violence. 17th Annual Meeting of the American Academy of Psychiatry and the Law (1986, Philadelphia, Pennsylvania). Bull Am Acad Psychiatry Law 16:101–109

Mehlman PT, Higley JD, Faucher I, Lilly AA, Taub DM, Vickers J, Suomi SJ, Linnoila M (1994) Low CSF 5-HIAA concentrations and severe aggression and impaired impulse control in nonhuman primates. Am J Psychiatry 151:1485–1491

Miczek KA, Thompson ML, Shuster L (1982) Opioid-like analgesia in defeated mice. Science 215:1520–1522

Miczek KA, Weerts E, Haney M, Tidey J (1994) Neurobiological mechanisms controlling aggression: preclinical developments for pharmacotherapeutic interventions. Neurosci Biobehav Rev 18:97–110

Miles DR, Carey G (1997) Genetic and environmental architecture on human aggression. J Pers Soc Psychol 72:207–217

Moiseiwitsch JR, Lauder JM (1995) Serotonin regulates mouse cranial neural crest migration. Proc Natl Acad Sci USA 92:7182–7186

Mombaerts P, Wang F, Dulac C, Chao SK, Nemes A, Mendelsohn M, Edmondson J, Axel R (1996) Visualizing an olfactory sensory map. Cell 87:675–686

Moratalla R, Xu M, Tonegawa S, Graybiel AM (1996) Cellular responses to psychomotor stimulant and neuroleptic drugs are abnormal in mice lacking the D1 dopamine receptor. Proc Natl Acad Sci USA 93:14928–14933

Nelson RJ, Demas GE, Huang PL, Fishman MC, Dawson VL, Dawson TM, Snyder SH (1995) Behavioural abnormalities in male mice lacking neuronal nitric oxide synthase. Nature 378:383–386

Nishimori K, Young LJ, Guo Q, Wang Z, Insel TR, Matzuk MM (1996) Oxytocin is required for nursing but is not essential for parturition or reproductive behavior. Proc Natl Acad Sci USA 93:11699–11704

O'Dell TJ, Huang PL, Dawson TM, Dinerman JL, Snyder SH, Kandel ER, Fishman MC (1994) Endothelial NOS and the blockade of LTP by NOS inhibitors in mice lacking neuronal NOS. Science 265:542–546

Ogawa S, Gordan JD, Taylor J, Lubahn D, Korach K, Pfaff DW (1996a) Reproductive functions illustrating direct and indirect effects of genes on behavior. Horm Behav 30:487–494

Ogawa S, Taylor JA, Lubahn DB, Korach KS, Pfaff DW (1996b) Reversal of sex roles in genetic female mice by disruption of estrogen receptor gene. Neuroendocrinology 64:467–470

Ogawa S, Lubahn DB, Korach KS, Pfaff DW (1997) Behavioral effects of estrogen receptor gene disruption in male mice. Proc Natl Acad Sci USA 94:1476–1481

Olivier B, Mos J, van Oorschot R, Hen R (1995) Serotonin receptors and animal models of aggressive behavior. Pharmacopsychiatry 28:80–90

Pepin MC, Pothier F, Barden N (1992) Antidepressant drug action in a transgenic mouse model of the endocrine changes seen in depression. Mol Pharmacol 42:991–995

Pine DS, Coplan JD, Wasserman GA et al. (1997) Neuroendocrine response to fenfluramine challenge in boys. Associations with aggressive behavior and adverse rearing. Arch Gen Psychiatry 54:839–846

Popova NK, Nikulina EM, Kulikov AV (1993) Genetic analysis of different kinds of aggressive behavior. Behav Genet 23:491–497

Raab A, Seizinger BR, Herz A (1985) Continuous social defeat induces an increase of endogenous opioids in discrete brain areas of the mongolian gerbil. Peptides 6:387–391

Ramboz S, Saudou F, Amara DA et al. (1996) Behavioral characterization of mice lacking the 5-HT1B receptor. NIDA Res Monogr 161:39–57

Rossant J (1990) Manipulating the mouse genome: implications for neurobiology. Neuron 4:323–334

Rotenberg A, Mayford M, Hawkins RD, Kandel ER, Muller RU (1996) Mice expressing activated CaMKII lack low frequency LTP and do not form stable place cells in the CA1 region of the hippocampus. Cell 87:1351–1361

Roubertoux PL, Carlier M, Degrelle H, Haas-Dupertuis MC, Phillips J, Moutier R (1994) Co-segregation of intermale aggression with the pseudoautosomal region of the Y

chromosome in mice. Genetics 136:225–230
Sallinen J, Link RE, Haapalinna A et al. (1997) Genetic alteration of alpha 2C-adrenoceptor expression in mice: influence on locomotor, hypothermic, and neurochemical effects of dexmedetomidine, a subtype-nonselective alpha 2-adrenoceptor agonist. Mol Pharmacol 51:36–46
Sandnabba NK (1995) Predatory aggression in male mice selectively bred for isolation-induced intermale aggression. Behav Genet 25:361–366
Sandnabba NK (1996) Selective breeding for isolation-induced intermale aggression in mice: associated responses and environmental influences. Behav Genet 26:477–488
Saudou F, Hen R (1994) 5-Hydroxytryptamine receptor subtypes: molecular and functional diversity. Adv Pharmacol 30:327–380
Saudou F, Amara DA, Dierich A, LeMeur M, Ramboz S, Segu L, Buhot MC, Hen R (1994) Enhanced aggressive behavior in mice lacking 5-HT1B receptor. Science 265:1875–1878
Sheard MH, Davis M (1976) p-Chloroamphetamine: short and long term effects upon shock-elicited aggression. Eur J Pharmacol 40:295–302
Silva A, Paylor R, Wehner J, Tonegawa S (1992a) Impaired spatial learning in alpha-calcium-calmodulin kinase II mutant mice. Science 257:206
Silva AJ, Stevens CF, Tonegawa S, Wang Y (1992b) Deficient hippocampal long-term potentiation in alpha-calcium-calmodulin kinase II mutant mice. Science 257:201–206
Smithies O, Kim HS (1994) Targeted gene duplication and disruption for analyzing quantitative genetic traits in mice. Proc Natl Acad Sci USA 91:3612–3615
Son H, Hawkins RD, Martin K, Kiebler M, Huang PL, Fishman MC, Kandel ER (1996) Long-term potentiation is reduced in mice that are doubly mutant in endothelial and neuronal nitric oxide synthase. Cell 87:1015–1023
Southwick CH (1968) Effect of maternal environment on aggressive behavior of inbred mice. Comm Behav Biol 1:129–132
Stenzel-Poore MP, Heinrichs SC, Rivest S, Koob GF, Vale WW (1994) Overproduction of corticotropin-releasing factor in transgenic mice: a genetic model of anxiogenic behavior. J Neurosci 14:2579–2584
Stork O, Welzl H, Cremer H, Schachner M (1997) Increased intermale aggression and neuroendocrine response in mice deficient for the neural cell adhesion molecule (NCAM). Eur J Neurosci 9:1117–1125
Thomas SA, Matsumoto AM, Palmiter RD (1995) Noradrenaline is essential for mouse fetal development. Nature 374:643–646
Tsien JZ, Chen DF, Gerber D, Tom C, Mercer EH, Anderson DJ, Mayford M, Kandel ER, Tonegawa S (1996a) Subregion- and cell type-restricted gene knockout in mouse brain. Cell 87:1317–1326
Tsien JZ, Huerta PT, Tonegawa S (1996b) The essential role of hippocampal CA1 NMDA receptor-dependent synaptic plasticity in spatial memory. Cell 87:1327–1338
Valzelli L, Bernasconi S, Garattini S (1981) p-Chlorophenylalanine-induced muricidal aggression in male and female laboratory rats. Neuropsychobiology 7:315–320
Vergnes M, Depaulis A, Boehrer A (1986) Parachlorophenylalanine-induced serotonin depletion increases offensive but not defensive aggression in male rats. Physiol Behav 36:653–658
Wilson MA, Tonegawa S (1997) Synaptic plasticity, place cells and spatial memory: study with second generation knockouts. Trends Neurosci 20:102–106
Wu ZL, Thomas SA, Villacres EC, Xia Z, Simmons ML, Chavkin C, Palmiter RD, Storm DR (1995) Altered behavior and long-term potentiation in type I adenylyl cyclase mutant mice. Proc Natl Acad Sci USA 92:220–224
Xu M, Hu XT, Cooper DC, Moratalla R, Graybiel AM, White FJ, Tonegawa S (1994a) Elimination of cocaine-induced hyperactivity and dopamine-mediated neurophysiological effects in dopamine D1 receptor mutant mice. Cell 79:945–955
Xu M, Moratalla R, Gold LH, Hiroi N, Koob GF, Graybiel AM, Tonegawa S (1994b) Dopamine D1 receptor mutant mice are deficient in striatal expression of dynorphin and in dopamine-mediated behavioral responses. Cell 79:729–742
Yavarone MS, Shuey DL, Tamir H, Sadler TW, Lauder JM (1993) Serotonin and cardiac morphogenesis in the mouse embryo. Teratology 47:573–584
Young LJ, Winslow JT, Wang Z, Gingrich B, Guo Q, Matzuk MM, Insel TR (1997) Gene targeting approaches to neuroendocrinology: oxytocin, maternal behavior, and affiliation. Horm Behav 31:221–231
Zhang J, Snyder SH (1995) Nitric oxide in the nervous system. Annu Rev Pharmacol Toxicol 35:213–233
Zhou QY, Palmiter RD (1995) Dopamine-deficient mice are severely hypoactive, adipsic, and aphagic. Cell 83:1197–1209
Zhou QY, Quaife CJ, Palmiter RD (1995) Targeted disruption of the tyrosine hydroxylase gene reveals that catecholamines are required for mouse fetal development. Nature 374:640–643

KAPITEL 6
Neurochemie: Basis der Psychopharmakologie

F. Henn und R.J. Hitzemann

1	Einleitung	172
2	Zellen des Nervensystems	174
3	**Neurotransmitter, Rezeptoren und Transporter**	175
3.1	Was versteht man unter einem Neurotransmitter?	175
3.1.1	Technologie	177
3.1.2	Die Hirn-Darm-Verbindung	178
3.2	Die Synapse	179
3.3	Neurotransmitterrezeptoren	180
4	**Spezifische Neurotransmitter**	182
4.1	Katecholamine	182
4.1.1	Dopamin	184
4.1.2	Norepinephrin	190
4.2	Serotonin	193
4.3	Azetylcholin	196
4.4	Glyzin	199
4.5	γ-Amino-Buttersäure	200
4.6	Glutamat und Aspartat	201
4.7	Andere	204
4.7.1	Peptide	204
4.7.2	Purine	208
4.7.3	Histamine	208
4.7.4	Stickoxid	208
4.7.5	Cannabenoide	209
5	Schlußfolgerungen	209
6	Literatur	211

Übersetzung: W. VanSyckel

1 Einleitung

Historische Entwicklung

Schon immer suchen Menschen, seelisches Wohlbefinden durch Drogen wie Alkohol, Morphium und Kokain zu verbessern. Erst in den 50er Jahren jedoch standen Arzneimittel mit nachgewiesener Wirksamkeit für die Behandlung psychischer Störungen wie Schizophrenie und Depression zur Verfügung. Versuche, die Wirkweise dieser Medikamente zu verstehen, erwiesen sich dabei als wesentliche Grundlage für die Entwicklung moderner Ansätze auf dem Gebiet der biologischen Psychiatrie. So

Dopaminhypothese der Schizophrenie

gründet sich die Dopaminhypothese der Schizophrenie größtenteils auf Experimente, die aufzeigten, daß Antipsychotika wie Haloperidol und Chlorpromazin den Metabolismus von Dopamin, nicht aber den anderer Neurotransmitter beeinflussen; einschränkend sei aber erwähnt, daß zum Zeitpunkt der Formulierung dieser Hypothese in den frühen 60er Jahren kaum „andere" Neurotransmitter bekannt waren.

Wirkung von Norepinephrin und Serotonin bei Depression

Kenntnisse über die Rolle von Norepinephrin und Serotonin (5-HT) bei Depression entwickelten sich aus der Beobachtung, daß durch Reserpin sowohl bei Ratten als auch Menschen ein depressives Verhalten hervorgerufen wird, welches mit dem Verlust dieser Transmitter in Zusammenhang steht. Auch war beobachtet worden, daß depressives Verhalten durch die Gabe von Norepinephrin und Serotoninvorläufersubstanzen günstig beeinflußbar wurde. Kurz darauf wurde für die erste Generation von Antidepressiva gezeigt, daß sie die synaptische Wiederaufnahme von Norepinephrin und Serotonin blockieren. Diese psychopharmakologische Erkenntnis begründete die Neurotransmitterhypothese der Depression.

Benzodiazepine als Anxiolytika

Benzodiazepine waren erstmals in den späten 50er Jahren synthetisiert und kurz darauf als Anxiolytika in die klinische Praxis eingeführt worden. Erst in den 70er Jahren jedoch wurde erkannt, daß Benzodiazepine durch potenzierte Bindung des inhibitorischen Neurotransmitters γ-Amino-Buttersäure (GABA) dessen neurophysiologische Wirkungen augmentieren. Eine ähnliche Wirkung auf GABAerge Neurotransmission konnte auch bei Substanzen festgestellt werden, die eine wechselseitige Toleranz und Abhängigkeit zu Benzodiazepinen aufweisen, wie z.B. Barbiturate und Alkohol.

Induktion wahnhafter Zustände durch Kokain und Amphetamine

Chemische Substanzen wurden in der Vergangenheit auch dazu benutzt, bei Gesunden bestimmte psychiatrische Phänomene nachzuahmen. Schon im Jahre 1845 wies Moreau darauf hin, daß Haschischintoxikation ein Modell für Psychose liefere, welches für die Untersuchung von Geisteskrankheit von Nutzen sei. Der Gebrauch und Mißbrauch von Kokain und Amphetaminen führte weiterhin zu der Erkenntnis, daß diese Substanzen wahnhafte Zustände induzieren können (s. z.B. Bell 1970). Bereits zu Beginn des 20. Jh. sowie in den 30er Jahren war erstmals eine Phase gesteigerten wissenschaftlichen Interesses gegenüber den psychogenen Eigenschaften von Meskalin zu verzeichnen.

Synthese von LSD

Die moderne Ära psychogener Drogen begann jedoch erst mit der Synthese von Lysergsäure-Diäthylamid (LSD) im Jahre 1943 durch Stoll u. Hoffmann und der Entdeckung seiner bemerkenswerten Wirksamkeit.

Nachfolgende Studien zeigten, daß LSD die Eigenschaft besitzt, sich an Serotoninrezeptoren zu binden, woraufhin, auch bald erkannt wurde, daß tatsächlich eine große Bandbreite von Indolalkylaminen über psychogene Eigenschaften verfügen, eingeschlossen Dimethyltryptamin (DMT) und Psilocin. Weiterhin ging man davon aus, daß selbst die Wirkweise psychogener Phenylalkylamine wie Meskalin und Dimethoxyamphetamin (DMA) den Mechanismen von LSD oder Indolealkylalin ähnelt (Martin u. Sloan 1977).

Schließlich ist es wichtig, sich vor Augen zu halten, daß aus wissenschaftlicher Perspektive die Wiederentdeckung natürlicher psychogener Substanzen, wie z. B. Meskalin, und die Entdeckung neuer Wirkstoffe, wie LSD, wichtige Komponenten einer in den 50er bis frühen 60er Jahren populären Auffassung darstellten, nach deren Ansicht schizophrene Erkrankungen durch die Produktion einer ungewöhnlichen natürlichen Substanz hervorgerufen würden. Diese Denkweise erreichte ihren Höhepunkt in Versuchen, an Schizophrenie erkrankte Patienten durch die Anwendung von Dialyse zu heilen (Wagemaker u. Cade 1977; Emrich et al. 1979).

Interessanterweise erfolgte die Entwicklung von Lithium für die Behandlung manischer Erscheinungsbilder auf ähnlichem Weg. Im Rahmen seiner Suche nach stickstoffhaltigen Substanzen im Urin psychiatrischer Patienten zur weiteren Testung bei Meerschweinchen, verabreichte Cade den Testtieren Lithiumsalze, um so die Löslichkeit der Urate zu steigern. In diesem Zusammenhang stellte er fest, daß Lithiumkarbonat die Tiere lethargisch werden ließ, was ihn dazu veranlaßte, diese Substanz versuchsweise bei manischen Patienten anzuwenden (Cade 1949). Glücklicherweise zeigte Lithium bei diesen ersten Patienten sogleich die erwünschte Wirkung und stellt seither auch den Standard, an dem neue Medikamente, wie z. B. Valproatsäure, zur Behandlung von Manien gemessen werden.

Behandlung manischer Erscheinungsbilder mit Lithium

Letztlich hatten pharmakologische Entwicklungen auf nichtpsychiatrischen Gebieten ebenfalls einen bedeutsamen Einfluß auf die Entwicklung moderner Konzepte in der biologischen Psychiatrie. So festigte die Entwicklung der L-Dopa-Therapie zur Behandlung der Parkinson-Krankheit z. B. den Beweis, daß Dopamin als Neurotransmitter fungiert. Die Erkenntnis, daß manche der mit L-Dopa-Therapie behandelten Parkinsons-Patienten eine Reihe psychotischer Symptome entwickelten, verstärkte die Dopaminhypothese bei Schizophrenie zusätzlich. Ähnlich gestaltet sich der Hintergrund zu Phencyclidin, das als Anästhetikum entwickelt worden war, dessen Anwendung jedoch bald eingestellt wurde, da es darunter sehr häufig zu postoperativem Delirium mit Halluzinationen kam (Luby 1958). Fast 30 Jahre später fand man dann heraus, daß Phencyclidine und andere verwandte Präparate (wie z. B. Ketamin und MK-801) sich an N-Methyl-D-Asparat-(NMDA-)Glutamatrezeptoren anbinden, eine Beobachtung, die wiederum zum Teil zur Formulierung der Glutamathypothese bei Schizophrenie führte (Carlsson u. Carlsson 1991).

L-Dopa-Therapie bei Parkinson-Krankheit

Zum besseren Verständnis der Bedeutung dieser historischen Beobachtungen, der aktuellen Konzepte psychiatrischer Erkrankungen sowie zukünftiger Ausrichtungen psychiatrischer und psychopharmakologischer Forschung, ist es unumgänglich, eine Perspektive zu entwickeln, welche neuroanatomische, neurobiologische, neurochemische, neuropharmakologische und verhaltensbezogene Ansätze integriert. Lassen Sie uns hier mit einer kurzen Übersicht der Zellelemente des Zentralnervensystems, die aus psychopharmakologischer Sicht von besonderer Relevanz sind, beginnen.

2 Zellen des Nervensystems

Spezielle Eigenschaften von Zellen

Das Verständnis der Wirkweise von Medikamenten im Nervensystem setzt voraus, daß man zunächst ein Augenmerk auf dessen Besonderheiten wirft, angefangen bei den Zellen, die dieses System ausmachen, nämlich den Nervenzellen und Neuronen. Diese Zellen verfügen über 2 spezielle Eigenschaften für die Übertragung und Verarbeitung von Informationen, die sonst in keinen anderen Körperzellen zu finden sind. Zunächst besitzen sie die Fähigkeit, elektrische Impulse ohne Verlust der Signalstärke über weite Strecken zu übertragen, und sie verfügen des weiteren über spezielle Zentren zur interzellulären Kommunikation, die sog. Synapsen. Weiterhin findet sich im Gehirn die Zellgruppe der Neuroglia, deren 2 Hauptarten die Astrozyten und Oligodendrozyten darstellen. Diese ummanteln die langen axonalen Fortsätze und bilden so die Myelinhülle, die das für die Übermittlung von elektrischen Impulsen zuständige Axon isolieren.

Neuroglia

Hauptgruppen von Nervenzellen

Generell lassen sich Nervenzellen in 3 Hauptgruppen unterteilen:
* unipolare Zellen, wie z. B. Sensorneuronen, die Informationen von einem Rezeptor an die Dorsalhornganglien weiterleiten,
* bipolare Zellen, wie Granulosazellen und schließlich
* multipolare Zellen, mit efferentem Axon und Dendritenbaum, wobei letzterer die aufnahmefähige Endigung der Zelle darstellt, an der Nachrichten eintreffen, und sehr häufig einem komplexen Netzwerk wie den Verästelungen eines Baumes gleichkommt.

Elektrische Reizbarkeit von Nervenzellen

Die besondere Eigenschaft von Neuronen liegt in deren elektrischer Reizbarkeit. Wie alle anderen Körperzellen verfügen sie in Ruhe über ein auf die Zellmembrane verteiltes elektrisches Potential. Dieses beruht auf der Verteilung von Ionen innerhalb im Gegensatz zu außerhalb der Zelle. Das Zellinnere weist niedrige Sodium- und Kalziumwerte sowie hohe Potassiumwerte auf und ist mit extrazellulärer Flüssigkeit vergleichbar. Ionen bewegen sich nun über die Membrane mittels spezifischer Ionenkanäle, wobei das Potential der Membrane durch metabolische Pumpen aufrechterhalten wird, die wiederum das Ionengefälle auf der Membrane aufrechterhalten. In Nervenzellen kommt es bei Depolarisierung der Membrane vom Ruhepotential zu einer plötzlichen, rapiden Veränderung im Membranenpotential, während der das Potential kurzzeitig seine Polarität revertiert und z.B. von −70 mV auf +20 mV wechselt.

Dieses Phänomen, welches einzig nur bei Nevenzellen zu beobachten ist, wird als elektrische Reizbarkeit bezeichnet und basiert auf kurzfristigen

Veränderungen in der Ionenpermeabilität. Dies wiederum ist das elektrische Signal, welches am Axon entlang propagiert wird und an der Synapse zur Freisetzung von Neurotransmittern führt. Diese Neurotransmitterwirkung an der Synapse stellt den Ansatzpunkt für die Großzahl der in der Psychiatrie eingesetzten Medikamente und bedarf daher detaillierter Betrachtung.

Neurotransmitterwirkung an der Synapse

3 Neurotransmitter, Rezeptoren und Transporter

3.1 Was versteht man unter einem Neurotransmitter?

Um den Einfluß psychopharmakologischer Ansätze für die Entwicklung der biologischen Psychiatrie zu verstehen, sind detaillierte Kenntnisse zu Neurotransmittern, die den Ansatzpunkt für die Wirkweise psychoaktiver Substanzen darstellen, unumgänglich. Überraschenderweise hat sich die Definition bezüglich der Merkmale eines Neurotransmitters seit den ersten Formulierungen neurohumoraler Übertragung durch Lewandowsky (1898) und Langley (1901) über die Jahre stetig verändert.

Einige der Kriterien, die jedoch mehr oder weniger konstant blieben, beinhalten folgende Aussagen:
1. Der Transmitter muß im präsynaptischen Pol der Synapse vorhanden sein.
   Eine historische Folgerung dieses Kriteriums war die Voraussetzung, daß die Fähigkeit zur Synthetisierung des Neurotransmitters ebenfalls im präsynaptischen Pol vorhanden sein muß. Dieses Kriterium würde jedoch die Gruppe der Neuropeptide als Neurotransmitter eliminieren, welche im Zellkörper synthetisch hergestellt und von dort zum Pol transportiert werden.
2. Der Transmitter muß von der Nervenendigung als Reaktion auf neuronale Aktivität freigesetzt werden.
   Demnach muß der mutmaßliche Transmitter unter Konditionen freigesetzt werden (elektrische oder chemische Stimulation), die bekannterweise die Rate neuronaler Zündungen erhöhen. Als erster bekannter Neurotransmitter erfüllte Azetylcholin (ACh) dieses Kriterium. Loewi (1921) beobachtete, daß bei Stimulation des Vagusnervs eines perfundierten Froschherzens das Perfusat ein zweites Herz in gleicher Weise wie das Spenderherz reagieren ließ (in diesem Fall Verlangsamung der Herzfrequenz). Dies führte Loewi u. Navratil (1926) zur Identifizierung von Azetylcholin als freigesetzte Substanz. In vivo stellt Mikrodialyse, in deren Verlauf eine kleine Hirnregion (0,5–1 µl) perfundiert wird und die durch synaptischen Überlauf vorhandenen Transmitter gesammelt und gemessen werden, eine moderne Adaption dieses klassischen Experiments dar. Obwohl es nur eine indirekte Messung darstellt, erreicht die elektrochemische Feststellung in vivo dasselbe Ziel. Insgesamt lieferten diese und ähnliche Techniken einen überzeugenden Beweis dafür, daß alle in Tabelle 1 aufgelisteten transmitterähnlichen Substanzen durch neuronale Aktivität freigesetzt werden.

Definitionskriterien für Neurotransmitter

Tabelle 1.
Übersicht der Transmitterpharmakologie im Zentralnervensystem

Transmitter	Rezeptorsubtypen und Motive	Wirkmechanismen
GABA	GABA$_A$ (Ionenkanal)	↑Cl$^-$-Leitfähigkeit
	α-, β-, γ-, δ-, σ-Isoformen	↓cAMP
	GABA$_B$ (G-Protein)	↑K$^+$- und Ca^{++}-Leitfähigkeit
Glyzin	α- und β-Untereinheiten von (IR)	↑Cl$^-$-Leitfähigkeit
Glutamat	AMPA (IR)	↑Na$^+$- und K$^+$-Leitfähigkeit
Aspartat	GLU 1–4 (IR)	
	KA (IR)	↑Na$^+$- und K$^+$-Leitfähigkeit
	GLU 5–7; KA 1,2 (IR)	
	NMDA (IR)	↑Na$^+$- und K$^+$-Leitfähigkeit
	NMDA 1,2$_{A-D}$ (IR)	↓cAMP
		↑IP$_3$/DG
Acetylcholin	Nikotinsaure (IR)	↑Na$^+$-, K$^+$- und Ca^{++}-Leitfähigkeit
	α2–4- und β2–4-Isoformen	
	Muskarine	M1, M3: ↑IP$_3$/DG
	M1–4 (GPCR)	M2, M4: ↓cAMP, ↑K$^+$-Leitfähigkeit
Dopamin	D1–5 (GPCR)	D1,5: ↑cAMP
		D2: ↓cAMP, ↑K$^+$- und ↑Ca^{++}-Leitfähigkeit
		D3 + D4: ↓cAMP
Norepinephrin	α_{1A-D} (GPCR)	↑IP$_3$/DG
	α_{2A-C} (GPCR)	↓cAMP
		↑K$^+$- und ↓Ca^{++}-Leitfähigkeit
	β_{1-3} (GPCR)	↑cAMP
Serotonin	5-HT$_{1A-F}$ (GPCR)	↓cAMP; ↑K$^+$-Leitfähigkeit
	5-HT$_{2A-C}$ (GPCR)	↑IP$_3$/DG
	5-HT$_3$ (IR)	↑Na$^+$- und K$^+$-Leitfähigkeit
	5-HT$_{4-7}$ (GPCR)	5-HT4,6,7: ↑cAMP
Histamin	H$_1$ (GPCR)	↑IP$_3$/DG
	H$_2$ (GPCR)	↑cAMP
	H$_{3(?)}$	
Vasopressin	V1$_{A,B}$ (GPCR)	↑IP$_3$/DG
	V2 (GPCR)	↑cAMP
Oxytozin	(GPCR)	↑IP$_3$/DG
Tachykinine	NK1(SP>NKA>NKB) (GPCR)	↑IP$_3$/DG
	NK2(NKA>NKB>SP) (GPCR)	
	NK3(NKB>NKA>SP) (GPCR)	
CCK	CCK$_A$ (GPCR)	↑IP$_3$/DG
	CCK$_B$ (GPCR)	
NPY	Y1 (GPCR)	↓cAMP, ↓Ca^{++}- und ↑K$^+$-Leitfähigkeit
	Y2 (GPCR)	

Transmitter	Rezeptorsubtypen und Motive	Wirkmechanismen
Neurotensin	(GPCR)	↓cAMP; ↑IP$_3$/DG
Opiatpeptide	μ (β-endorphin) (GPCR) δ(Met^5-Enk) (GPCR) κ(Dyn A) (GPCR)	↓cAMP; ↓Ca^{++}- und ↑K$^+$-Leitfähigkeit
Somatostatin	SRIF$_{1A-C}$(GPCR) SRIF$_{2A-H}$(GPCR)	↓cAMP; ↓Ca^{++}- und ↑K$^+$-Leitfähigkeit
Purine	P$_1$(A$_{1,2a,2b,3}$)(GPCR)	↓cAMP; ↓Ca^{++}- und ↑K$^+$-Leitfähigkeit
	P$_{2X}$(IR)	↑Ca^{++}-, K$^+$-, und Na$^+$-Leitfähigkeit
	P$_{2Y}$ (GPCR)	↑IP$_3$/DG

Tabelle 1 (Fortsetzung)

3. Die exogene Anwendung der mutmaßlichen Transmittersubstanz auf die Zielzelle muß die gleiche physiologische Reaktion hervorrufen, wie die einer gesteigerten synpatischen Freisetzung.

Da es bis vor einigen Jahren problematisch war, die Auswirkungen des Transmitters auf eine einzelne Zelle zu messen, war es analog auch schwierig, vorgenanntes Kriterium in bezug auf das Gehirn ohne Ambiguität nachzuweisen. Dieses Problem konnte jedoch größtenteils durch die Entwicklung der „Whole-cell-patch-clamp-Technologie" gelöst werden (s. Asten-Jones u. Siggins 1994).

Im allgemeinen beinhaltete die ursprüngliche Vorstellung von Neurotransmitteraktivität „point to point signaling". Inzwischen ist jedoch bekannt, daß eine Vielzahl von Substanzen wie z. B. Katecholamine, die ursprünglich als Neurotransmitter identifiziert worden waren, tatsächlich eine modulierende Wirkung ausüben, so daß man häufig auch von Neuromodulatoren spricht. Diese Modulation wird oft durch Einwirkungen auf Second-messenger-Systeme wie z. B. zyklisches Adenosin-Monophosphat (cAMP) vollzogen. Eine Liste der im ZNS aktiven Transmitter und Modulatoren zusammen mit deren Wirkstellen entweder auf Ionenkanäle oder Second-messenger-Systeme findet sich in Tabelle 1.

Neuromodulatoren

Die Entdeckung und Charakterisierung von Neurotransmittern gründet auf Entwicklungen innerhalb unterschiedlicher Disziplinen.

3.1.1 Technologie

Für die heutige Studentengeneration ist es oft schwierig nachzuvollziehen, daß bis Mitte der 50er Jahre In-vivo-Untersuchungen die einzig zuverlässige Methode zur Beurteilung von Neurotransmittern darstellten. Erst durch die Entwicklung des Spektrophotofluorometers wurde es möglich, Mikrogrammengen von Epinephrin, Norepinephrin, Dopamin und Serotonin aufzuspüren. Als eine der ersten pharmakologischen An-

Entwicklung des Spektrophotofluorometers

wendungen dieser Technologie wurde der Nachweis erbracht, daß Reserpin dem Gehirn biogene Amine entzieht; des weiteren wurde die Wiederherstellung eines ausgewogenen Aminospiegels mit der Genesung von reserpinassoziierter Depression in Verbindung gebracht. Die Erweiterung der Fluoreszenstechnik auf das Gebiet der Histochemie ermöglichte dann die Visualisierung der Amine in lebendem Gewebe (s. Bjorklund u. Holzfelt 1983). Bei Anwendung auf das Gehirn enthüllte diese Technik zunächst die Existenz von Katecholamin und später dann serotonerger Bahnen und Zellkörper bei recht spezifischer regionaler Lokalisierung. Die für die Darstellung dieser Gruppierungen angewandte Terminologie, wie z.B. A9 und A10 zur Beschreibung der Dopaminneuronen der Substantia nigra und des ventralen Tegmentums, findet sich auch heute noch in der aktuellen Literatur.

Verwendung von Radioisotopen

Etwas später war es durch Zugriff auf Radioisotope möglich, den Transmittermetabolismus zu untersuchen, die Aufnahme von Transmittern in spezifischen Hirnregionen zu visualisieren, die Transmitterfreisetzung zu studieren sowie Transmitterrezeptoren zu charakterisieren. Die Verfügbarkeit neuer, höchst empfindlicher Untersuchungssysteme wie Gaschromatographie und Massenspektrometrie erlaubt es außerdem, Transmitter in selbst sehr geringen Mengen aufzuspüren. Fortschritte auf dem Gebiet der Molekularbiologie schließlich haben es ermöglicht, die Bindungsstellen von Neurotransmitterrezeptoren zu klonen, sequenzieren und näher zu untersuchen (s. Kap. 5 in diesem Band).

Gaschromatographie und Massenspektrometrie

3.1.2 Die Hirn-Darm-Verbindung

Durch stetige technologische Fortschritte war es möglich, neue Transmitter, v.a. neue Neuropeptide, außerhalb des ZNS aufzuspüren. Insbesondere der Darm entpuppte sich hierbei als wahre „Fundgrube". Eine Reihe der zuerst aus dem Darm isolierten Peptide, wie z.B. Cholezystokinin und Gastrin, wurden später auch im Gehirn und in Verbindung mit spezifischen Transmittersystemen nachgewiesen. Zusätzlich zu den im Darm angesiedelten Peptiden konnte später aufgezeigt werden, daß eine Gruppe kleiner Peptide, die zunächst entweder als Peptide der Hypophyse (z.B. Vasopressin) oder hypothalamische Steuerhormone identifiziert worden waren, im ZNS ebenfalls eine Rolle als Transmitter spielen. Kortikotropin-releasing-Faktor (CRF) gehört zu dieser Peptidgruppe; aus psychiatrischer Sicht scheinen jene CRF-Neuronen, die sich vom Zentralnukleus des Amygdala zum Locus coeruleus erstrecken, eine wichtige Rolle, insbesondere für die Regulierung von Angst, Unruhe und Streß zu spielen.

Peptide

Neuropeptide finden sich i.allg. zusammen mit einem anderen Transmitter wie z.B. Dopamin und Neurotensin. Die Vorstellung, daß mehr als eine transmitterähnliche Substanz in einer Nervenendigung zu finden ist, fand nur schwer Akzeptanz. So führte Dale (1935) zunächst an, daß ein Neuron an jeder Synapse jeweils dieselbe Substanz freisetze. Die Erkenntnis, daß der größte Teil aller Neuronen, wenn nicht sogar alle, mehr als eine Transmittersubstanz enthalten, führte jedoch zu einer Revision der Daleschen Hypothese, und man geht heute allgemein davon

Neuropeptide

aus, daß jedes Neuron an jeder Synapse die gleichen Transmittergruppierungen freisetzt. Doch selbst diese Meinung stellt möglicherweise eine grobe Vereinfachung des gesamten Ablaufes dar. Betrachten wir als Beispiel Dopaminneuronen, welche Dopamin sowohl an axonischen als auch dendritischen Synapsen freisetzen. Es entzieht sich jedoch wahrhaftig unserer Kenntnis, ob dieselben Neuropeptide an beiden Synapsenarten freigesetzt werden und zudem in den gleichen Proportionen.

3.2 Die Synapse

Die Hauptmerkmale einer Synapse sind bekannt (Abb. 1). Neurotransmitter, die chemischen Botenstoffe, werden in synaptischen Bläschen gelagert, deren Membranen wiederum spezielle Transporter für Neurotransmitter enthalten. Sobald das Wirkpotential das präsynaptische Terminal erreicht, läßt ein Zufluß von Ca^{++} diese Bläschen mit der präsynaptischen Membrane verschmelzen und bewirkt, daß diese entweder stimulierende oder hemmende Transmitter in den synaptischen Spalt freigeben (Abb. 1). Viele Details dieses Ausschüttungsprozesses sind bislang charakterisiert worden. Spezielle Proteine, nämlich Synapsine und Rab 3, kontrollieren den Austausch und die Mobilisierung der Bläschen. Die Ankopplung der Bläschen an Freisetzungsorte auf der Plasmamembran wird wiederum durch andere Proteine gesteuert, nämlich Synaptagmin und Synaptobrevin in der Bläschenmembran sowie den sich in der Plasmamembrane befindlichen Neurexinen und Syntaxinen. Synaptophysin schließlich ist bedeutend für die Bildung der Fusionspore.

Lagerung von Neurotransmittern in Bläschen

Ausschüttung der Transmitter in den synaptischen Spalt

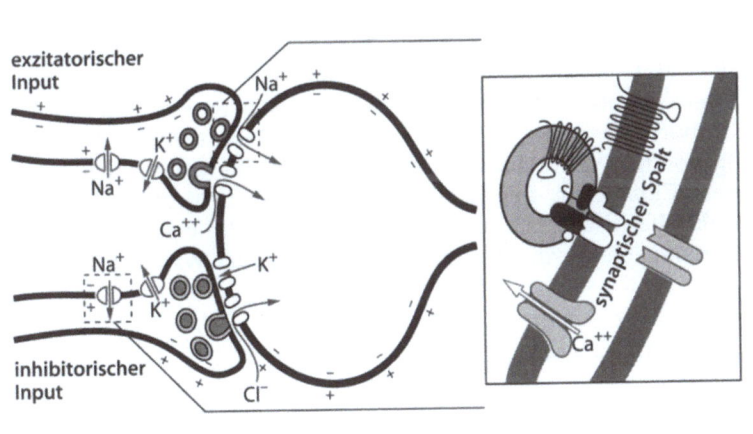
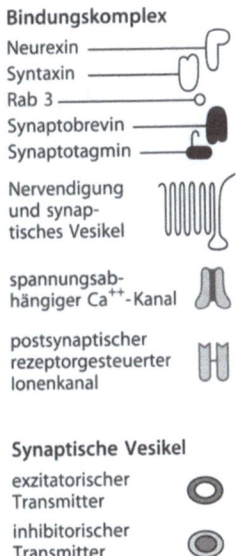

Abb. 1.
Die Synapse. Neurotransmitter lagern in Vesikeln, die zunächst mit der Zellmembrane verschmelzen und in der postsynaptischen Spalte Transmitter freisetzen, welche dann mit post- oder präsynaptischen Rezeptoren in Wechselwirkung treten

Interaktion der Transmitter mit prä- und postsynaptischen Rezeptoren

Nach ihrer Freisetzung diffundieren einige dieser Transmittermoleküle über die Synapse, und es kommt zu einer Wechselwirkung mit postsynaptischen Rezeptoren. Weiterhin besteht die Möglichkeit einer Wechselwirkung zwischen Transmittermolekülen und präsynaptischen Rezeptoren, die sich in 2 Gruppen einteilen lassen, abhängig davon, ob sie die Freisetzung oder Synthetisierung von Molekülen regulieren. Die Anbindung dieser Transmitter an die Rezeptoren verringert die Freisetzung und verhindert die lokale Transmittersynthese – wobei dieser Mechanismus bei Neuropeptiden nicht zum Einsatz kommt, da Peptide im Zellkörper oder Soma aufgebaut werden. Wenn der präsynaptische Rezeptor den vom Neuronende freigesetzten Transmitter bindet, wird dieser als präsynaptischer Homorezeptor bezeichnet. Bindet der präsynaptische Rezeptor sich an einen andersartigen Transmitter, wird er als Heterorezeptor geführt. Auch auf dem Soma und den Dendriten finden sich Rezeptoren (somatodendritische Rezeptoren), die entweder als Homo- oder Heterorezeptoren auftreten können.

Mechanismen zur Beendigung der Neurotransmitterwirkung

– Wiederaufnahme und Diffusion

Die Wirkung eines Neurotransmitters kann durch 3 Vorgänge beendet werden: Metabolismus, Wiederaufnahme und Diffusion. Für einige Transmitter, wie z.B. biogene Amine, stellt die Wiederaufnahme in das präsynaptische Terminal den weitaus wichtigsten Mechanismus zur Beendigung der Transmitteraktion. Die Wiederaufnahme kann jedoch nicht im selben Terminal erfolgen, aus dem der Transmitter freigesetzt worden war; in der Tat weisen einige Daten darauf hin, daß es vor einer Wiederaufnahme zu einer erheblichen Diffusion des Transmitters entgegen der Ausgangssynapse kommt. Der Transport des Transmitters muß nicht ausschließlich zu Neuronen hin erfolgen; auch Gliazellen, welche die Synapse umgeben, beinhalten Transporter für eine Anzahl von Neurotransmitter, wie z.B. Glutamat und GABA.

– Metabolismus

Für wieder andere Transmitter stellt der Metabolismus den primären Mechanismus für die Beendigung ihrer Wirkung. So kommt es durch auf der Membranoberfläche angesiedelte Azetylcholinesterase (AChE) zu einer raschen Metabolisierung von Azetylcholin in die Substanzen Azetat und Cholin, wonach letzteres dann wieder durch Einsatz eines speziellen Transporters von der Nervenendigung zur Resynthese in Azetylcholin aufgenommen wird; auch der Abbau von Membranphosphatidylcholin liefert Cholin für die Azetylcholinbiosynthese. Metabolisierung durch sowohl spezifische wie auch nichtspezifische Protease stellt eine wichtige Komponente für die Beendigung neuropeptider Wirkungen.

3.3 Neurotransmitterrezeptoren

Zusätzlich zu den wichtigsten ZNS Neurotransmittern liefert Tabelle 1 auch eine Liste ihrer Rezeptoruntergruppen und deren Wirkmechanismen. Neurotransmitterrezeptoren sind essenziell in 2 Arten einzuteilen: Ionenkanalrezeptoren (IR) und G-Protein-gekoppelte Rezeptoren (GPCR). Dabei sollte nicht außer acht gelassen werden, daß sowohl im ZNS als auch in anderen Zellgeweben weitere Rezeptormechanismen wirksam sind.

Ionenkanalrezeptoren

Ionenkanalrezeptoren, auch als ligandengesteuerte Ionenkanäle bekannt, werden wirksam, wenn die Anbindung des Neurotransmitters zur Öffnung eines speziellen Ionenkanals führt. Diese Ionenkanalrezeptoren setzen sich für gewöhnlich aus multiplen Untereinheiten, meist aus Tetrameren oder Pentameren, zusammen. Jede dieser Einheiten beinhaltet 4 transmembrane Domänen, die sich aus hydrophoben Aminosäuren zusammensetzen. Die Unterteilungen beinhalten häufig eine oder mehrere Ansatzpunkte für eine Phosphorylierung durch Proteinkinase sowie Dephosphorylierung auf Proteinphosphotasebasis; zusätzlich finden sich oftmals Punkte zur Spannungssteuerung. Zu dieser Gruppe von Rezeptoren gehören die Azetylcholinrezeptoren, einige Rezeptoren für GABA und Glutamat, Aspartat und Glyzin sowie eine Untergruppe der Serotoninrezeptoren.

G-Protein-gekoppelte Rezeptoren

Die mit G-Protein gekoppelten Rezeptoren können sowohl direkt als auch indirekt mit Ionenkanälen verbunden sein, d.h., daß durch die Aktivierung eines G-Protein-gekoppelten Rezeptors eine Proteinkinase hervorgerufen werden kann, welche wiederum Ionenkanalproteine phosphoryliert. G-Protein-gekoppelte Rezeptoren sind monomerisch und beinhalten 7 transmembrane Domänen. G-Proteine sind aus α-, β- und γ-Subeinheiten zusammengesetzte, heterotrimere Moleküle, wobei der gesamte Komplex durch den Aufbau der α-Subeinheit definiert ist. Während α_s so z.B. mit der Stimulation von Adenylylzyklase assoziiert wird, steht α_i in Verbindung mit der Supprimierung dieses Enzyms. Die Interaktion der Antagonistenrezeptoren fördert die Trennung von Guanosin-Diphosphat (GDP) und die Bindung von Guanosin-Triphosphat (GTP). Das zu die-

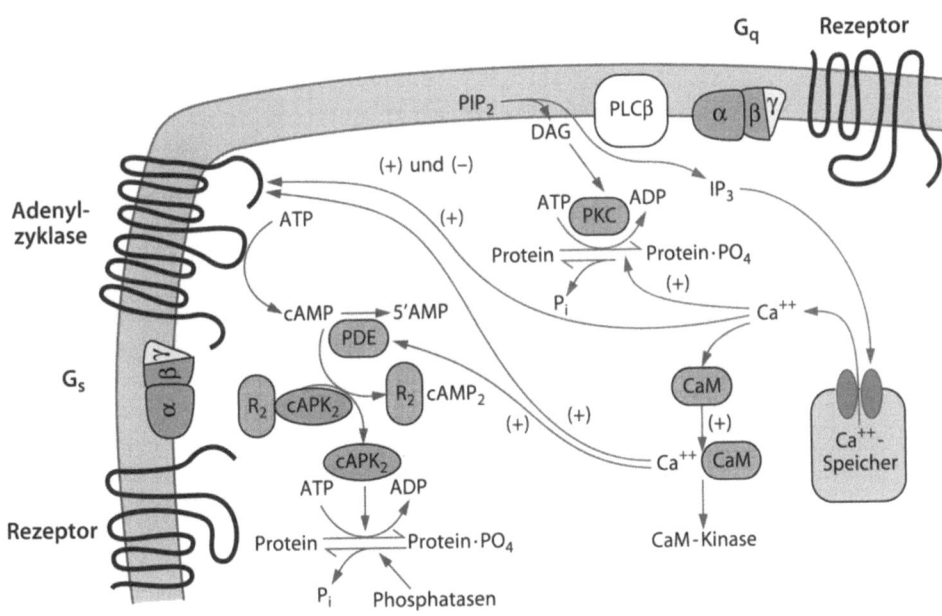

Abb. 2.
Interaktionen der Sekundärbotenstoffe cAMP und Ca^{++}
CaM Calmodulin; *DAG* Diazylglyzerol; *PDE* Phosphodiesterase; *PIP₂* Phosphatidylinositol-4,5-Bisphosphat; *PKC* Proteinkinase C; *PLC* Phospholipase C

sem Zeitpunkt bestehende Equilibrium favorisiert deutlich die Trennung der α-GTP-Untereinheit von der βγ-Untereinheit, was dann eine Interaktion der α-GTP-Untereinheit mit den unterschiedlichen Wirkstoffen wie z. B. Adenylylzyklase ermöglicht. Die Aktivität der α-GTP-Untereinheit wird dann durch die endogene GTP-ähnliche Aktivität der α-Untereinheit terminiert.

PIP$_2$-Signalkaskade

Zwei der hauptsächlichen Ziele G-Protein-gekoppelter Rezeptoren sind Adenylylzyklase und Phospholipase C (PLC) (Abb. 2). Der PLC-gesteuerte Metabolismus von Phosphatidylinositol-4,5-Bisphosphat (PIP$_2$) liefert eine gute Illustration der Interaktionen zweier Second messenger, nämlich cAMP und Ca^{++}. Für die Psychiatrie ist v.a. die PIP$_2$-Signalkaskade von besonderer Bedeutung, da das in der Behandlung von manischen Episoden eingesetzte Lithium die erneute Nutzung von Inositol zur PIP$_2$-Synthese blockiert. Der Metabolismus von PIP$_2$ liefert 2 Produkte, Diazylglyzerol (DAG) und Inositol-Triphosphat (IP$_3$). IP$_3$ führt zur Freisetzung von Ca^{++} aus internen Lagern, welches wiederum mit Proteinkinase C (PKC), Calmodulin-(CaM-)Kinase und cAMP in Wechselwirkung treten kann. DAG ist ein Bestandteil des Aktivierungsprozesses von Proteinkinase C. Weitere Wechselwirkungen finden sich in Abb. 2. Insgesamt liefert diese eine schematische Illustration der zellulären Interaktionen von nur zwei aus einer Vielzahl von Second messenger sowie der Komplexität dieser Beziehungen.

4 Spezifische Neurotransmitter

4.1 Katecholamine

Synthese

Tyrosinhydroxilase

Abbildung 3 zeigt die Bahnen in der Synthese und dem Metabolismus von Katecholaminen. Tyrosin, welches entweder durch den hepatischen Metabolismus von Phenylalanin oder von diätetischen Quellen aufgebaut wird, unterliegt dem aktiven Transport über die Blut-Hirn-Schranke („blood brain barrier"). Das erste Enzym in der Biosynthese von Katecholamin ist Tyrosinhydroxilase (TH), welches Tyrosin in Dihydroxiphenylalanin (Dopa) umwandelt. Tyrosinhydroxilase ist außerdem das für die Rateneingrenzung in der Katecholaminbiosynthese zuständige Enzym und benötigt sowohl Fe^{++} als auch Tetrahydrobiopterin. In Neuronen mit Katecholaminen stellt Tyrosinhydroxilase den Hauptansatzpunkt für die Regulierung der Katecholaminbiosynthese, wobei insbesondere die Phosphorylierung und Dephosphorylierung von Tyrosinhydroxilase dazu gebraucht wird, um die Enzymaffinität für Tetrahydrobiopterin zu regulieren. Normalerweise ist die Tyrosinkonzentration im Gehirn um ein Vielfaches größer als die K_m (Affinität) von Tyrosinhydroxilase für Tyrosin, so daß Enzymaktivität normalerweise nicht substratgebunden ist. Unter einigen pathologischen Zuständen kann es jedoch zu einem Mangel an Tyrosin kommen (z.B. Phenylketonurie), und eine adäquate Produktion von Dopa kann nicht aufrechterhalten werden.

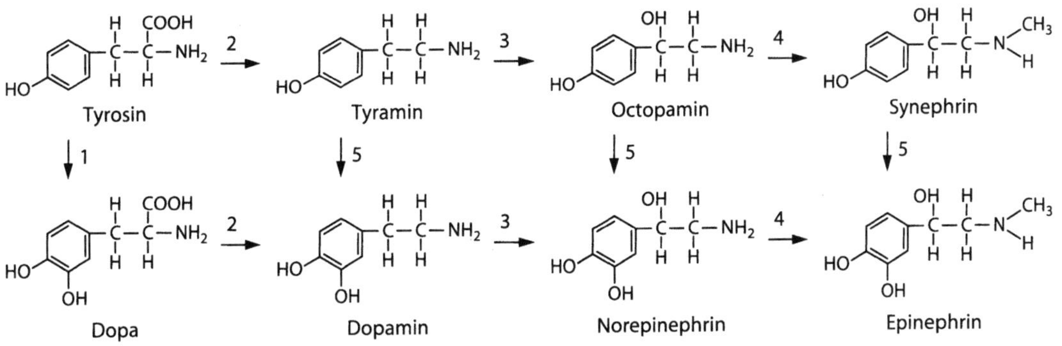

6 Neurochemie: Basis der Psychopharmakologie

Abb. 3.
Nervenpfade in Form von Katecholaminen
1 Tyrosin Hydroxylase; 2 Aminosäuredecarboxylase; 3 Dopamin-β-Hydroxylase;
4 Phenylethanolamin-N-Methyltransferase; 5 Catecholformendes Enzym

Tyrosinhydroxilase besitzt keine absolute Spezifizierung für Tyrosin; so konvertiert Tyrosinhydroxilase z.B. α-Methyl-Tyrosin in α-Methyl-Dopa, welches daraufhin in den blinden Transmitter α-Methyl-Dopamin dekarboxiliert wird. Blinde Transmitter können zum einen endogene Transmitter verdrängen, verfügen aber des weiteren bei ihrer Freisetzung häufig über eine geringere Wirksamkeit an der relevanten Rezeptorenstelle. Tyrosinanaloge wie z.B. α-Methyl-Paratyrosin (α-MT) verhindern umgekehrt Tyrosinhydroxilaseaktivität; α-MT blockiert nachweislich die Verhaltenswirkungen einiger Substanzen, die das zentrale Nervensystem stimulieren, wie z.B. Amphetamine, hat jedoch keinen Einfluß auf andere Substanzen wie Kokain und Methylphenidat. Diese Daten legen den Schluß nahe, daß für die volle Entfaltung der Auswirkungen eines Amphetamins auf Verhaltensweisen eine intakte Katecholaminsynthese Voraussetzung ist.

Der zweite Schritt im Rahmen der Katecholaminsynthese wird durch die aromatische Aminosäuredecarboxilase (AAD) katalysiert und konvertiert Dopa in Dopamin. Aromatische Aminosäuredecarboxilase ist eine im Gehirn weit verbreitet Substanz, und dieser Schritt zeigt keine Stoffwechsel-limitierende Wirkung. Weiterhin konvertiert aromatische Aminosäuredecarboxilase 5-Hydroxytryptophan (5-HTP) in Hydroxytryptamin (5-HT) oder auch Serotonin.

Aromatische Aminosäuredecarboxilase

Der dritte Schritt innerhalb der Katecholaminsynthese erfolgt nur in noradrenergen und adrenergen Neuronen und katalysiert die Konversion von Dopamin in Norepinephrin, mit Dopamin-β-Hydroxilase (DBH) als verantwortlichem Enzym. Es ist daher möglich, noradrenerge und adrenerge Neuronen von dopaminergen Neuronen durch das Vorhandensein von Dopamin-β-Hydroxilase, welche durch immunozytochemische Techniken auffindbar ist, zu unterscheiden.

Dopamin-β-Hydroxilase

Eine relativ geringe Anzahl von Katecholaminneuronen, hauptsächlich im Hypothalamus und Hirnstamm, synthetisieren Epinephrin und benötigen daher Phenylethanolamin-N-Methyltransferase (PNMT), das vierte mit der Biosynthese von Katcholaminen assoziierte Enzym. Das Vorhan-

Phenylethanolamin-N-Methyltransferase

densein von Phenylethanolamin-N-Methyltransferase kann also dazu benutzt werden, noradrenerge und adrenerge Neuronen voneinander zu unterscheiden.

Metabolismus

Monoaminoxidase und Katecholamin-O-Methyltransferase

Abbildung 3 zeigt den Metabolismus von Katecholaminen. Sowohl Norepinephrin als auch Dopamin können aufeinanderfolgend durch Monoaminoxidase (MAO) und Katecholamin-O-Methyltransferase (COMT), oder auch umgekehrt, metabolisiert werden. Die im Gehirn für Dopamin ermittelten Primärmetaboliten sind 3-Dihydroxyphenylaceticsäure (DOPAC), 3-Methoxytyramin (3-MT) und Homovanillinsäure (HVA); die für Norepinephrin ermittelten Primärmetaboliten sind Normetanephrin (NM) und 3-Methoxy-4-Hydroxyphenylglycol (MHPG). Es finden sich 2 Monoaminoxidaseformen oder -isoenzyme im Gehirn, nämlich MAO-A, welches intraneuronal angesiedelt ist und vorzugsweise Norepinephrin sowie Serotonin (5-HAT) metabolisiert und das MAO-B der Glialzellen mit Präferenz für den Metabolismus von Phenethylamin (PEA).

Wie MAO-B ist auch COMT extraneuronal angesiedelt, weshalb das Vorhandensein der COMT-Metaboliten NM und 3-MT als Indikator für die Freisetzung von Norepinephrin und Dopamin gewertet wird. Obwohl dieser Index inzwischen weitgehend durch direkte Messungen einer Ausschüttung wie z. B. In-vivo-Mikrodialyse ersetzt wurde, waren Messungen von NM- und 3-MT-Werten historisch wichtig für unser Verständnis der Wirkmechanismen chemischer Substanzen. So setzen z. B. Amphetamine und verwandte Komposita sowohl Norepinephrin und Dopamin frei, was durch eine Erhöhung von NM- und 3-MT-Werten aufgezeigt wird.

4.1.1 Dopamin

Dopaminpfade

Nigrostratialer Dopaminpfad

Zu den aus psychiatrischer Sicht wichtigsten 3 Dopaminbahnen zählen die nigrostriatalen, die mesolimbisch-kortikalen sowie die tuberoinfundibulären Bahnen (Abb. 4). Der Nigrostriatal reicht von der Substantia nigra pars reticulata bis hin zum Striatum. Eine Degeneration dieser Bahn führt zur Parkinson-Krankheit; Symptome, die diesem Krankheitsbild ähneln, werden auch durch die Administration von typischen Antipsychotika, wie z. B. Haloperidol und Chlorpromazin, hervorgerufen, die D_2-Dopaminrezeptoren blockieren (s. unten). Aktivierung dieser Rezeptoren, z. B. nach Gabe eines direkten Dopaminrezeptoragonisten wie Apomorphin, erzeugt ein als stereotype Aktivität bekanntes Verhaltensschema. Diese höchst repetitiven Verhaltensweisen beinhalten häufig Aktivitäten wie Putzen und Körperpflege. Anfänglich wurden neue Substanzen mit antipsychotischer Wirkung hinsichtlich ihrer Fähigkeit, diese stereotypen Aktivitäten bei Versuchstieren zu unterdrücken, ausgewählt. Es überrascht dabei nicht, daß alle auf diese Weise ausgewählten Substanzen bei klinischer Anwendung zu extrapyramidalen Symptomen führten.

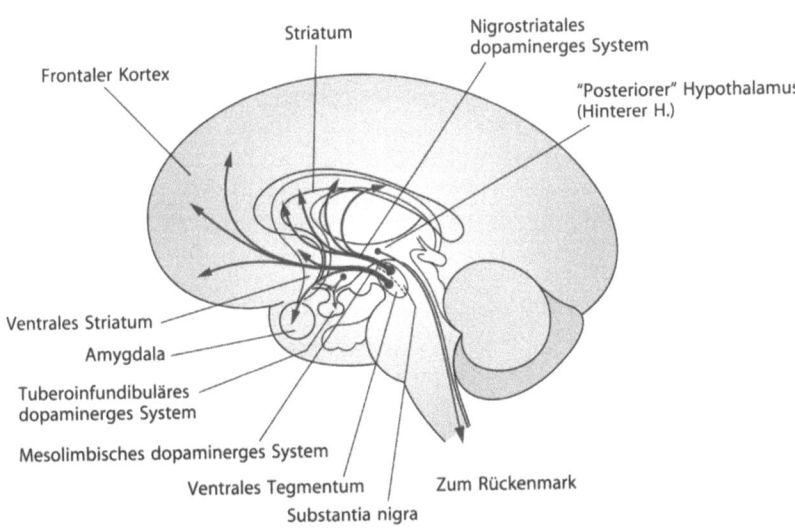

Abb. 4. Dopaminerge Pfade. Das nigrostriatale dopaminerge System hat seinen Ursprung in der Substantia nigra und endet im Striatum. Das tuberoinfundibulare System innerviert die mediale Erhöhung sowie die hinteren und mittleren Lappen des Hypothalamus. (Nach Kaplan et al. 1991)

Der mesolimbisch-kortikale Dopaminpfad beginnt in Dopaminzellen, die eher medial an denen nigrostriataler Nervenbahnen angesiedelt sind. Es war von Nutzen, Nuklei, die diese Zellen beinhalten, kollektiv als ventrales Tegmentum zu bezeichnen. Dieses kollektive ventrale Tegmentum beinhaltet jedoch tatsächlich das ventrale Tegmentum, pigmentierte parabrachiale Kerne, rostrallineare Nuklei und paranigrale Kerne. In der Vergangenheit ging man davon aus, daß die Dopaminneuronen des ventralen Tegmentums hauptsächlich auf das Ventralum striatum und hier speziell auf die Hülle des Nucleus accumbens projizieren sowie auf den Kortex und insbesondere auf die orbitofrontalen und dorsolateralen präfrontalen kortikalen Gebiete. Außerdem finden sich Projektionen zu Amygdala und Hippocampus.

Neuere Erkenntnisse weisen jedoch darauf hin, daß die nigrostriatalen und mesolimbischen Nervenbahnen längst nicht so unterteilt sind, wie ursprünglich angenommen, und daß einige Dopaminneuronen des ventralen Tegmentums Ziele in den Bewegungsarealen des Striatums ansteuern, während andere Dopaminneuronen der Substantia nigra limbische Zielpunkte haben. Insbesondere der mesolimbisch-kortikalen Nervenbahn wird eine große Bedeutung in bezug auf eine weite Bandbreite von Verhaltensweisen beigemessen, wie z.B. die Verstärkung von Drogenwirkung und Psychose, so daß die Blockade der Dopaminrezeptoren dieses Pfades als Ansatzpunkt für Antipsychotika gesehen wird.

Die Dopaminzellkörper des tuberoinfundibulären Systems befinden sich innerhalb des Nucleus arcuatus und Nucleus paraventriculaus des Hypothalamus und projizieren auf die Hypophysenvorderlappen und das Infundibulum. Dopamin verhindert die Ausschüttung von Prolaktin, so daß die Supprimierung von Dopaminrezeptoren in der Hypophyse zu einer gesteigerten Freisetzung von Prolaktin führt. Diese Erhöhung von Prolaktinwerten kann durch standardisierte Testverfahren gemessen werden und liefert so eine indirekte Messung einer bestehenden Dopaminrezeptorenblockade.

Mesolimbisch-kortikaler Dopaminpfad

Tuberoinfundibulärer Dopaminpfad

Dopaminrezeptoren

Klassifikation von Dopaminrezeptoren

Bereits 30 Jahre vor dem eigentlichen Klonen von Dopaminrezeptoren galt es als anerkannt, daß typische antipsychotische Substanzen ihre therapeutische Wirkung durch die Blockade einiger Populationen dieser Rezeptoren erzielen (Carlsson 1963). Studien zur Ligandanbindung (Creese et al. 1975; Seeman et al. 1975) haben weiter aufgezeigt, daß typische Antipsychotika Dopaminrezeptoren in direkter Relation zu deren klinischer Wirksamkeit supprimieren. Spano et al. (1978) sowie Kebabian u. Calne (1979) klassifizierten Dopaminrezeptoren in die Gruppen D_1 und D_2, mit Dopamin stimulierter Adenylzyklaseaktivität am D_1-Rezeptor und gehemmter Adenylzyklase am D_2-Rezeptor.

D_1-ähnliche Rezeptoren

Der D_2-Rezeptor wurde erstmals im Jahre 1988 geklont (Civelli et al. 1988) und zeigte, nicht gänzlich unerwartet, die Struktur eines typischen G-Protein-Rezeptors. Insgesamt wurden bislang 5 Gruppen von Dopaminrezeptoren geklont, wobei D_1- und D_5-Rezeptoren in die Kategorie der D_1-ähnlichen Rezeptoren fallen. Diese Rezeptoren sind gemäß der Gene an den menschlichen Chromosomen 5 und 4 kodiert und sind über 80% homolog. Sie verfügen über ähnliche Agonisten- und Antagonistenprofile, ausgenommen der Tatsache, daß Dopamin am D_5-Rezeptor eine größere Wirksamkeit aufzuweisen scheint. D_1-Rezeptoren stellen im Gehirn den wichtigsten Dopaminrezeptorsubtypus und spielen als solche eine wichtige Rolle in der Regulierung des „direkten" Outputpfades in den Basalganglien (s. unten).

D_2-ähnliche Rezeptoren

D_2-, D_3- und D_4-Rezeptoren sind der Kategorie der D_2-ähnlichen Rezeptoren zuzuordnen, mit den entsprechenden Genen auf den Chromosomen 11, 3 und 11. Der D_2-Rezeptor zeigt 2 Hauptvarianten, den D_{2S} sowie den D_{2L}, wobei die lange Version über 29 zusätzliche Aminosäuren in der dritten zytoplasmischen Schleife verfügt. In den meisten Hirnregionen findet sich eine vergleichsweise höhere Konzentration langer Rezeptoren. Bislang wurde jedoch kein konstanter funktioneller Unterschied zwischen beiden Versionen gefunden. Weiterhin gibt es keinen Nachweis, der einen speziellen psychopathologischen Zustand mit einer Veränderung im Verhältnis der Anzahl langer zu kurzer Isoformen demonstriert. Während einige neuere Studien darauf hingewiesen haben, daß ein Polymorphismus im Rezeptorgen mit Substanzmißbrauch und Alkoholismus in Verbindung zu bringen sei, konnten wieder andere Studien diese hypothetische Verbindung nicht bestätigen. Anhand von Tierstudien konnte schließlich aufgezeigt werden, daß ein Polymorphismus direkt im oder in der Nähe des Rezeptorgens mit erhöhter Rezeptordichte verbunden ist (Kanes et al. 1996).

D_3- und D_4-Rezeptoren

Im Vergleich zu D_2-Rezeptoren finden sich sowohl D_3- als auch D_4-Rezeptoren in wesentlich geringerer Anzahl und scheinen außerdem eine Präferenz für die Verteilung auf limbische Areale zu besitzen. Weiterhin legen einige Daten den Schluß nahe, daß es sich bei einem relativ hohen Prozentsatz von D_3-Rezeptoren um Autorezeptoren handelt. Beide, D_3- wie D_2-Rezeptoren, finden sich sowohl in kurzer und langer Form als auch in einigen nichtfunktionellen Varianten. D_4-Rezeptoren wiederum besitzen mehrere Varianten (Seeman u. Van Tol 1994), von denen jede einzelne aus einem aus 16 Aminosäuren zusammengefügten Einschub in der dritten zytoplasmischen Schleife besteht. Obwohl ein Großteil der Bevölkerung 4 solcher Repeats aufweist, ist es offensichtlich, daß die Anzahl der Repeats unter den verschiedenen Menschenrassen doch stark variiert. Zusätzlich finden sich 19 unterschiedliche Repeatsegmente, wobei in der Regel die erste und letzte Einheit gleich sind. Bislang wurde jedoch kein spezielles psychopathologisches Bild mit Varianten im D_4-Rezeptor in Verbindung gebracht.

Dopamin und die Regulierung von Basalganglien

Bei mehr als 95% aller Zellen innerhalb des Striatums handelt es sich um hemmende Efferenzen, welche exzitatorischen glutaminergen Input vom Kortex erhalten. Es ist zweckdienlich davon auszugehen, daß diese Zellen entweder über D_1- oder D_2-ähnliche Dopaminrezeptoren verfügen, obwohl es durchaus denkbar ist, daß einige Zellen beide Rezeptoruntergruppen beinhalten. (Interessanterweise beinhalten viele Zellen im Striatum mRNA für beide Untergruppen, während die Expression des Rezeptorproteins jedoch auf Zellen aufgeteilt zu sein scheint.)

Zellen, die D_1-Rezeptoren beinhalten oder bevorzugen, sind Teil des direkten Outputpfades. Die Freisetzung von Dopamin auf diese Zellen erhöht die Ausschüttung von GABA (einem Transmitterhemmer) an den Hauptoutputnuclei – innerhalb des Globus pallidus und der Substantia nigra reticulata – und verringert in diesen Regionen so die Aktivität der GABA-Outputneuronen mit supprimierender Wirkung.

Direkter Outputpfad

D_2-Rezeptoren, die GABAerge Zellen beinhalten oder bevorzugen, sind Teil des indirekten Outputpfades. Die Freisetzung von Dopamin verhindert die Aktivität dieser hemmenden GABA-Efferenzen, welche Projektionen zum ventralen Pallidum senden. Jene GABA-Neuronen projizieren an glutaminerge Neuronen des Nucleus subthalamicus, welche wiederum zu den Outputnuclei projizieren. Enkephalin findet sich gemeinsam mit GABA in den striatalen Efferenzen der indirekten Nervenbahn. Dieser Pfad besitzt außerdem das Potential für gesteigerte Interaktionen mit dem limbischen System auf der Ebene des ventralen Pallidums und des Nucleus subthalamicus.

Indirekter Outputpfad

Insgesamt würde das simple Schema direkter und indirekter Nervenbahnen suggerieren, daß eine gesteigerte Supprimierung beider Nervenbahnen zu äußerst ähnlichen Verhaltenskonsequenzen führen würde. So sollte die Gabe entweder eines D_1- oder D_2-Rezeptorantagonisten ein Parkinson-ähnliches Syndrom, wie die Unfähigkeit, Bewegung zu initiieren, hervorrufen. Es ist jedoch wichtig, im Auge zu behalten, daß die Regulierung dieser Nervenbahnen einen äußerst komplexen Vorgang darstellt. D_2-Rezeptoren sind gleichzeitig Autorezeptoren, und eine Blockade dieser Rezeptoren führt zu einer Stimulierung dopaminerger Neuronen und steigert so die Dopaminausschüttung. Je nach dem relativen Unterschied zwischen prä- und postsynaptischen Blockaden können so Verhaltensfolgen von sehr unterschiedlicher Gestalt sein.

Unterschiedliche Verhaltensfolgen

Altersbedingter Neuronenverlust

Sowohl Dopaminneuronen als auch D_2-Rezeptoren zeigen einen altersbedingten Schwund. Zu einem ersten substantiellen Verlust kommt es bereits in den ersten Lebensjahren (40%). Daraufhin folgt nach dem 30. Lebensjahr ein altersbezogener Verlust von ungefähr 5% pro Jahrzehnt. Bei den meisten Menschen scheint dieser Verlust von Neuronen jedoch keine auffälligen Verhaltensveränderungen zu bewirken, da es den übrigen Neuronen möglich ist, mehr Dopamin aufzubauen. Die Kombination einer spärlicheren Innervierung, einer gesteigerten Synthetisierung bei gleichbleibender Funktionsfähigkeit ist jedoch eher konform mit der Annahme, daß Dopamin als Neurohormon fungiert, welches sich auf eine beachtliche vom Ausschüttungsort entfernte Distanz diffundiert. Beträgt der Verlust von Neuronen jedoch mehr als ca. 80%, kommt es zu einem Versagen des Regulationssystems und zum Auftreten der Parkinson-Symptomatik.

Allgemein ist es von Bedeutung, daß substantielle Veränderungen innerhalb des Neurotransmittersystems auch ohne erkennbaren Funktionsverlust auftreten können, da eine Vielzahl von Systemen über ausgezeichnete Adaptionsmechanismen verfügen, durch die Funktionen aufrechterhalten werden. Sobald jedoch ein bestimmter Grenzwert überschritten wird, kommt es zu einem rapiden irreversiblen Funktionsverfall, der sich pharmakologischen Manipulationen gegenüber generell als resistent erweist.

Interaktionen zwischen Hirndopamin und Serotoninsystemen

Seit langem ist anerkannt, daß zwischen Hirndopamin und Serotoninsystemen substantielle Interaktionen bestehen, welche von klinischer Bedeutung sein können. So wurde z.B. vorgeschlagen, daß die relative Fähigkeit einer Substanz, D_2- und $5\text{-}HT_{2a}$-Rezeptoren zu blockieren, entscheidend dafür ist, ob es sich um ein typisches oder atypisches Antipsychotikum handelt. Wesentlich ist dabei die Illustration der Tatsache, daß Serotonin die Fähigkeit besitzt, die Dopaminausschüttung durch Interaktionen mit dendritischen, somatischen und terminalen Serotoninrezeptoren zu regulieren.

Substanzen mit Wirkung auf das Hirndopaminsystem

Typische Antipsychotika

Typische antipsychotische Substanzen, wie z.B. Haloperidol, Fluphenazin und Thiothixen, blockieren vorzugsweise D_2-Dopaminrezeptoren, obwohl die meisten dieser Medikamente auch D_1-Rezeptoren bei höherer Konzentration blockieren[1]. Substanzen, die D_2-Rezeptoren blockieren, haben mit einigen nennenswerten Ausnahmen diese Wirkung generell auch bei D_3- und D_4-Rezeptoren. Substituierte Benzamide, wie z.B. Raclopid und s-Sulpirid, weisen eine sehr niedrige Affinität für D_4-Rezeptoren auf und binden sich nur unzureichend an D_1- (und D_5-)Rezeptoren. Interessanterweise zeigt Spiroperidol, ein Butryphenon, wie auch

---

[1] Das Massenwirkungsgesetz zeigt auf, daß der Prozentsatz gebundener Rezeptoren gleich ist der Menge der ungebundenen oder freien Rezeptoragonisten geteilt durch die Summe aller freien Agonisten plus der Agonistenkonzentration, welche nicht mehr als 50% der Rezeptoren besetzt. Die Konzentration bei 50%iger Belegung der Rezeptoren ist als K_D-Konzentration bekannt und wird häufig in Zusammenhang mit der Rezeptoraffinität chemischer Verbindungen genannt. Hierbei gilt: je niedriger die K_D-Konzentration, desto höher die Affinität. Viele der in der Psychiatrie eingesetzten

6 Neurochemie: Basis der Psychopharmakologie

Haloperidol eine mehr als 1000fache Selektion für D_2-ähnliche im Gegensatz zu D_1-ähnlichen Rezeptoren. Spiroperidol und N-Methyl-Spiroperidol finden beide in Tierversuchen häufig Anwendung in der Messung der D_2-ähnlichen Rezeptorendichte und klinischen bildgebenden Untersuchungen wie PET.

Das atypische Antipsychotikum Clozapin zeigt eine signifikant höhere Affinität zu D_4- als zu D_2- oder auch D_3-Rezeptoren. Olanzepin, welches das pharmakologische Profil eines atypischen Antipsychotikums aufweist, d.h. keine extrapyramidalen Symptome hervorruft, bindet jedoch mit relativ gleich hoher Affinität an D_2- und D_4-Rezeptoren. Die D_2/D_4-Dichotomie kann daher nicht die einzigartigen Wirkungen atypischer antipsychotischer Substanzen erklären. Für die klinische Anwendung gibt es bislang keine zugelassenen D_1-Antagonisten. SCH 23390 wurde zwar in einer Reihe klinischer Versuche eingesetzt, eine Auswertung der Daten war bislang jedoch aufgrund der sehr kurzen Halbwertszeit der Substanz äußerst schwierig.

Atypische Antipsychotika

Die Reihe der direkten Dopaminagonisten, d.h. der Substanzen, die direkt an den Dopaminrezeptor anbinden, beinhaltet Dopamin, Apomorphin und Bromokriptin. Dopamin, wie auch Norepinephrin und Serotonin, ist im klinischen Bereich für die Behandlung von ZNS-Störungen von nur geringem Nutzen, da es die Blut-Hirn-Schranke nicht durchdringt. Dopamin bindet sich mit ca. 10mal größerer Affinität an D_1-ähnliche Rezeptoren im Vergleich zu D_2-ähnlichen Rezeptoren. Bei Apomorphin handelt es sich um eine emetische Substanz, die sich mit relativ gleichbleibender Affinität an D_1- und D_2-Rezeptoren anbindet sowie mit um ein 10faches niedrigerer Affinität an D_3- und D_4-Rezeptoren. Bei Gabe in subemetischen Dosierungen erzeugt Apomorphin eine deutliche Müdigkeit. In der Psychiatrie ist diese Substanz von großer Bedeutung, da sie das hypothalamische Dopaminsystem stimuliert und die Freisetzung von Hormonen der Hypophyse, wie Wachstumshormone und Prolaktin, beeinflußt. Bromokriptin findet immer noch klinische Anwendung in der Behandlung der Parkinson-Krankheit. Die Substanz zeigt eine hohe Affinität zu D_2- und D_3-Dopaminrezeptoren und nur geringe Affinität zu D_1-, D_5- und D_4-Rezeptoren.

Direkte Dopaminagonisten
– Dopamin

– Apomorphin

– Bromokriptin

Die Gruppe der indirekten Dopaminagonisten, welche die synaptische Konzentration von Dopamin erhöhen, beinhaltet Substanzen wie Kokaine, Methylphenidate und Amphetamine. Diese Substanzen wirken durch Supprimierung der Dopaminwiederaufnahme und/oder durch Steigerung der Dopaminausschüttung. Die antivirale Substanz Amantidin erhöht die Dopaminausschüttung und fand Anwendung in der Behandlung von Dyskinesien, die durch antipsychotische Substanzen hervorgerufen worden waren.

Indirekte Dopaminagonisten

Medikamente besitzen Affinitäten von 10^{-7} M oder geringer. So blockiert ein typisches Neuroleptikum zwar sowohl D_1- als auch D_2-Rezeptoren, D_2-Rezeptoren jedoch mit einer 10fach höheren Affinität (niedrigerer K_D-Wert). Besetzt eine Substanz z.B. 75% aller D_2-Rezeptoren, beträgt die Bindung der D_1-Rezeptoren 23%. Setzt das Erreichen eines therapeutischen Effekts jedoch eine 90%ige Bindung der D_2-Rezeptoren voraus, so beträgt die Besetzung der D_1-Rezeptoren 47%, was wiederum die Wahrscheinlichkeit von D_1-assoziierten Nebenwirkungen um ein Vielfaches erhöht.

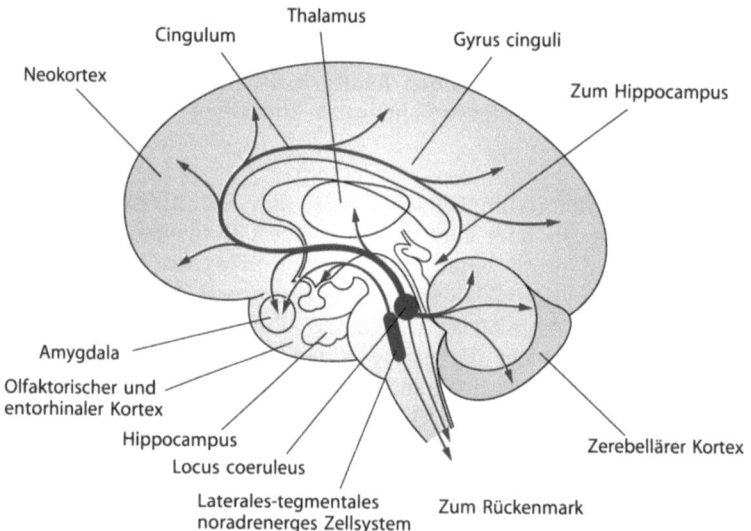

Abb. 5.
Noradrenerge Pfade. Der Locus coeruleus projiziert in viele Areale des Vorderhirns, des Zerebellums und des Rückenmarks. Noradrenerge Neuronen im lateralen Tegmentum des Stammhirns innervieren mehrere Bereiche des basalen Vorderhirns, einschließlich des Hypothalamus und der Amygdala (Corpus amygdaloideum). (Nach Kaplan et al. 1991)

4.1.2 Norepinephrin

Norepinephrine Nervenbahnen

Lokalisation

Abbildung 5 illustriert die wichtigsten noradrenergen Nervenbahnen des Gehirns. Die höchste Konzentration noradrenerger Zellkörper findet sich im Locus coeruleus in den Pons. Dabei ist es wichtig anzumerken, daß diese noradrenergen Neuronen durch den gesamten Kortex projizieren, hin zum Hippocampus, der Amygdala und auch zum Zerebellum. Aufgrund dieser weitverbreiteten Verteilung erzeugen Substanzen mit Wirkung auf noradrenerge Neuronen starke Verhaltenseinflüsse.

Aktivierungseffekte

Physiologisch betrachtet war der Haupteffekt einer Aktivierung der Neuronen des Locus coeruleus eine nachfolgende Hyperpolarisierung in den Zielzellen, gefolgt von einer Erhöhung der Membranenresistenz. Aus pharmakologischer Sicht scheint diese Reaktion mit der Aktivierung von β-Rezeptoren verbunden zu sein (s. unten). Eine Vielzahl noradrenerger Neuronen finden sich außerhalb des Locus coeruleus und sind über das gesamte laterale tegmentale Gebiet verteilt. Viele dieser Neuronen projizieren in Areale des basalen Stirnhirns, wie z.B. die Amygdala. Adrenerge Neuronen haben denselben Ursprung, die Endpunkte jedoch scheinen hauptsächlich auf den Hirnstamm begrenzt zu sein.

Adrenerge Rezeptoren

Klassifikation in α- und β-Rezeptoren

Rezeptoren für sowohl adrenerge als auch noradrenerge Nervenbahnen werden kollektiv als noradrenerge Rezeptoren bezeichnet. Das Konzept der Rezeptoruntergruppen wurde erstmals im Jahre 1948 von Ahlquist vorgestellt, der adrenerge Rezeptoren basierend auf Gewebereaktionen auf Epinephrin, Norepinephrin und Isoproterenol in α- und β-Kategorien klassifizierte (Ahlquist 1948). Die Erkenntnis, daß eine Unterklasse der α-Rezeptoren präsynaptisch tätig war, um Norepinephrinausschüttung zu verhindern, führte zu einer weiteren Unterteilung der α-Rezeptoren in $α_1$ (postsynaptisch und stimulierend) und $α_2$ (präsynaptisch und supprimierend). Im Gegensatz zu den Dopamin-D_2-Rezeptoren, deren prä- wie postsynaptischen Rezeptoren von demselben Gen kodiert werden, sind $α_1$- und $α_2$-Rezeptoren das Produkt unterschiedlicher Gene.

Inzwischen ist allgemein anerkannt, daß sich $α_1$-Rezeptoren in 3 Untertypen gliedern lassen (A, B und D), was ebenso für $α_2$-Rezeptoren gilt (A, B und C). Weiterhin finden sich ebenfalls 3 Untertypen von β-Rezeptoren (1, 2 und 3). Eine Zusammenfassung dieser Rezeptoren und deren Second-messenger-Systeme findet sich in Tabelle 1.

Untertypen

Ursprünglich ging man davon aus, daß $α_1$-Rezeptoren an den Abbau von PIP_2, $α_2$-Rezeptoren an die Unterdrückung von Adenylylzyklase und β-Rezeptoren an eine Stimulierung von Adenylylzyklase gekoppelt sind. Wie jedoch aus Tabelle 1 ersichtlich ist, sind die Second-messenger-Systeme um einiges komplexer. Außerdem scheint die präsynaptisch/postsynaptische Dichotomie zwischen $α_2$- und $α_1$-Rezeptoren einige Ausnahmen aufzuweisen, da mittlerweile eindeutig festgestellt wurde, daß einige $α_2$-Rezeptoren postsynaptischen Charakter haben.

Auf molekularer Ebene sind adrenerge Rezeptoren ein wichtiger Aspekt für unser Verständnis der für die Regulierung einer Rezeptordesensitisierung zuständigen Mechanismen. Unter wiederholter Applikation einer Substanz oder eines Neurotransmitters auf einen Rezeptor kommt es im Laufe der Zeit zu einer Verringerung des physiologischen Effekts, wobei dies wesentlich schneller geschieht, als durch den Wechsel in der Rezeptorsynthese erklärt werden könnte.

Molekulare Bedeutung adrenerger Rezeptoren

Für β-Rezeptoren sind 2 Arten der Desensitisierung bekannt, nämlich die homologe und heterologe. Homologe Desensitisierung beschränkt sich auf β-Rezeptoren und scheint die Aktivität einer rezeptorgekoppelten Proteinkinase zu beinhalten, die als β-adrenerge Rezeptorkinase (βARK) bekannt ist. Kommt es nun zu einer Interaktion zwischen einem Agonisten, wie z. B. Norepinephrin, und einem β-Rezeptor, so verursacht dies die Aufspaltung von G_s in α- und βγ-Untereinheiten. Die βγ-Untereinheit bindet sich dann an die Plasmamembrane, wo sie die Verbindung zwischen βARK und dem Rezeptorprotein zu stabilisieren scheint, was wiederum zur Phosphorylierung multipler Punkte (Serinreste) in der Nähe des CH_3-Terminus des Proteins führt. Diese Phosphorylierung ist jedoch nicht ausreichend, um die vollständige Desensitisierung des Rezeptors zu bewirken. Hierzu wird ein zusätzliches Protein, das β-Arrestin, benötigt, welches sich an das phosphorylierte Protein anbindet und stereochemisch dessen Interaktion mit G_s unterdrückt.

Homologe Desensitisierung

Heterologe Desensitisierung bezieht sich auf einen Prozeß, in dessen Verlauf die Stimulierung des β-Rezeptors zur Desensitisierung wieder anderer G-Protein-gekoppelter Rezeptoren führt. Der hier aktive Mechanismus scheint die Aktivierung der von cAMP abhängigen Proteinkinase A zu beinhalten, welche dann wiederum den Rezeptor phosphoryliert. Die entsprechenden Phosphorylierungspunkte sind der dritten zytoplas-

Heterologe Desensitisierung

mischen Schlaufe zugeordnet sowie einer Stelle auf dem CH$_3$-Terminus, die jedoch nicht mit den durch βARK phosphorylierten Stellen identisch ist.

Substanzen mit Wirkung auf noradrenerge Systeme des ZNS

Antidepressiva

Das noradrenerge System wird seit langem mit depressiven Störungen und den Wirkmechanismen antidepressiver Medikamente in Verbindung gebracht. Diese Assoziation begann mit der Beobachtung, daß Reserpin das im Gehirn befindliche Norepinephrin dezimiert und bei Versuchstieren zu depressivem Verhalten führt. Weiter wurde beobachtet, daß die depressive Störung durch die Gabe der synthetischen Aminosäure Dihydroxyphenylserin (DOPS), welche im Gehirn zu Norepinephrin dekarboxiliert wird, rückgängig gemacht werden kann.

- Imipramin

Als erstes trizyklisches Antidepressivum kam Imipramin zur klinischen Anwendung, welches erstmals in den 40er Jahren synthetisiert wurde. Strukturell ähnelt es den Phenothiazinen (z.B. Chlorpromazin) und zeigt auch eine große Ähnlichkeit zu substituierten benzamiden Antipsychotika wie Recloprid. Im Jahre 1958 begann Kuhn erstmals mit der Testung von Imipramin und verwandten Phenothiazinanalogen bezüglich deren antipsychotischer Wirksamkeit. Obwohl Imipramin als Antipsychotikum keinen Effekt zeigte, so schien es doch zumindest bei depressiven Patienten von einiger Wirkung zu sein.

- weitere trizyklische Antidepressiva

Diese Beobachtung führte zur Entdeckung und Synthetisierung einer großen Bandbreite von trizyklischen Antidepressiva. Präparate dieser ersten Generation trizyklischer Antidepressiva erwiesen sich als potente Norepinephrin- und Serotoninwiederaufnahmehemmer und zeigten einen starken anticholinergen Effekt (muskarine Rezeptorantagonisten). Zu dieser Gruppe gehörten Imipramin, Amitryptilin und Doxepin. Bei der zweiten Generation trizyklischer Antidepressiva handelte es sich um Sekundäramine, die eine weitaus größere Spezifität für die Blockade von Norepinephrin als für die Serotoninwiederaufnahme zeigten bei gleichzeitig geringeren anticholinergen Wirkungen.

MAO-Hemmer
- Iproniazid

Für die Behandlung einiger depressiver Störungen zeigten insbesondere MAO-Hemmer (MAOI) eine gute Wirksamkeit. Der erste klinisch anwendbare MAO-Hemmer, Iproniazid, war als Substanz ursprünglich für die Behandlung von Tuberkulose entwickelt worden. Im Rahmen dieser Anwendung konnte bei einigen Patienten jedoch festgestellt werden, daß die Substanz zu Symptomen führte, die einer Euphorie ähneln. Weiterhin wurde beobachtet, daß Iproniazid bei Versuchstieren den durch Reserpin verursachten depressiven Zustand aufhob, was Kline (1958) dazu veranlaßte, Iproniazid als Antidepressivum einzustufen. Da es sich bei Iproniazid um eine leberschädigende, toxische Substanz handelt, kommt diese heutzutage nicht mehr zur klinischen Anwendung. Historisch gesehen ist Iproniazid jedoch von großer Bedeutung, da es dazu beitrug, die Beziehung zwischen dem Metabolismus von Neurotransmittern und psychiatrischen Störungen herzustellen.

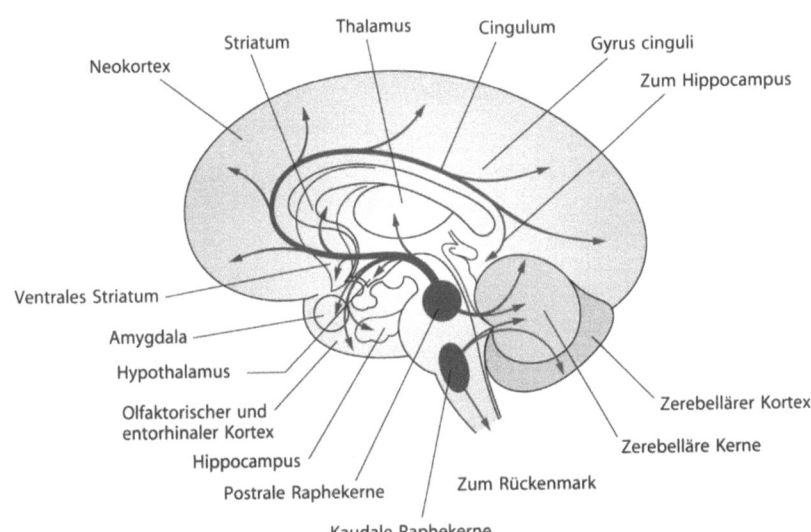

Abb. 6. Serotonerge Pfade. Die rostralen Raphekerne projizieren lateral durch die Capsula interna und Capsula externa in weite Areale des Neokortex. (Nach Kaplan et al. 1991)

4.2 Serotonin

Serotonerge Pfade im ZNS

Eine Illustration der wichtigsten serotonergen Nervenbahnen findet sich in Abb. 6. Daraus wird ersichtlich, daß serotoninhaltige Zellen auf jene Zellgruppen beschränkt sind, die an oder nahe der Trennlinie der oberen Pons und des Mittelhirns liegen und speziell die medialen und dorsalen Raphekerne beinhalten sowie den kaudalen Locus coeruleus, die Area postrema und das interpedunkulare Gebiet. Von den eher kaudal angesiedelten Zellgruppierungen nimmt man an, daß diese hauptsächlich auf die Medulla und das Rückenmark projizieren, wobei einige dieser Projektionen eine wichtige Rolle in der Schmerzregulierung spielen. Die mehr rostral angesiedelten serotonergen Gruppen hingegen projizieren über das gesamte Zwischen- und Endhirn, einschließlich der Basalganglien, des limbischen Systems und des Assoziationskortex.

Lokalisation

Serotoninsynthese

Wie auch die Katecholamine wird Serotonin hauptsächlich in den Nervenendigungen synthetisiert, wobei Tryptophanhydroxilierung den ersten Schritt der Serotoninsynthese bildet. Im Unterschied zur Synthese von Katecholaminen ist dieser Schritt nicht von der Verfügbarkeit des Enzyms, in diesem Fall Tryptophanhydroxilase abhängig, sondern setzt statt dessen das Vorhandensein des Substrats voraus, so daß diätetische Manipulationen oder die Gabe von exogenem Tryptophan eine signifikante Wirkung auf Serotoninwerte im Gehirn ausüben können. 5-Hydroxytryptophan wird sehr rasch durch die unspezifische aromatische Aminosäuredecarboxilase zu Serotonin dekarboxilisiert (Abb. 7). In den Nervenzellen wiederum wird Serotonin von MAO-A in 5-Hydroxyindolazetylsäure (5-HIAA) metabolisiert, wobei niedrige 5-HIAA-Werte im Li-

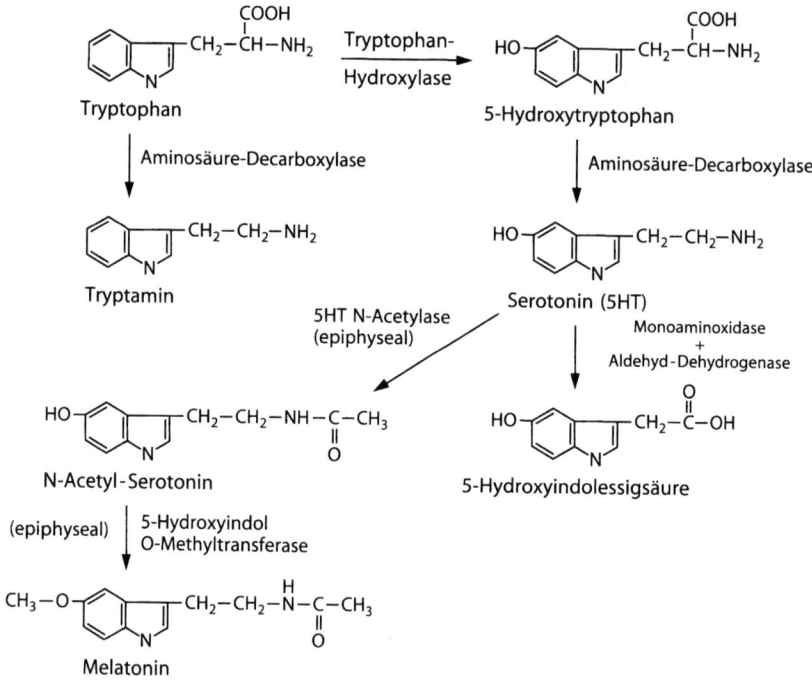

Abb. 7.
Die metabolischen Pfade der Serotoninsynthese und des Serotoninmetabolismus

quor durchweg mit impulsivem Verhalten und Suizidalität in Verbindung gebracht worden sind. In der Epiphyse schließlich fungiert Serotonin als Vorläufer für die Synthese von Melatonin.

Serotonerge Rezeptoren

D-Rezeptoren

Gaddum u. Picarelli (1957) definierten Serotoninreaktionen als Prozesse, in deren Ablauf entweder D- oder M-Rezeptoren eine Mittlerrolle übernehmen. D-Rezeptoren fanden sich hauptsächlich in glatter Muskulatur wie dem Uterus, und ihre Reaktionen wurden durch D-LSD blockiert. Basierend auf dieser Beobachtung gingen Forscher davon aus, daß ein ähnlicher Antagonistenmechanismus auch im ZNS tätig sein könnte. Die Tatsache, daß 2-Brom-LSD, welches nicht den Halluzinogenen zuzuordnen ist, ebenfalls Reaktionen der glatten Muskulatur blockierte, stellte diese Theorie jedoch sehr in Frage. Weiterhin war auch festgestellt worden, daß LSD bei niedriger Dosierung ebenfalls Eigenschaften eines Agonisten zeigte und so die Kriterien eines partialen Agonisten zu erfüllen schien.

$5\text{-}HT_2$-Rezeptoren

Zwischenzeitlich ist aber bekannt, daß es sich bei Gaddum u. Picarellis D-Rezeptoren tatsächlich um $5\text{-}HT_2$-Rezeptoren handelt, die sich in 3 Untergruppen aufgliedern lassen (A, B und C). Sie gehören zur Klasse der G-Protein-Rezeptoren, die mit Phospholipase C in Zusammenhang stehen und größtenteils den Abbau von PIP_2 modulieren. $5\text{-}HT_{2A}$-Rezeptoren finden sich in großer Anzahl sowohl im Neokortex als auch im Tuberculum olfactorium, treten aber auch in einigen limbischen Gebieten und den Basalganglien auf. Ihre Anreicherung erfolgt im Plexus

6 Neurochemie: Basis der Psychopharmakologie

choroidens. Bei direkter Applikation auf Rapheneuronen hemmt LSD die neuronale Entladung, was darauf schließen läßt, daß es bei somatischen 5-HT_2-Autorezeptoren als Agonist fungiert. Dieser Mechanismus von LSD dürfte mit der halluzinogenen Wirkung der Substanz im Einklang stehen, da das serotonerge System tonisch sowohl Sehabläufe als auch andere Sensorsysteme unterdrückt, so daß LSD eine enthemmende Wirkung ausüben würde. Wieder andere Daten legen jedoch nahe, daß die Wirkmechanismen von LSD weitaus komplexer sind und Interaktionen mit anderen serotonergen Rezeptoren mit einschließen.

LSD-Wirkung

Kennzeichnend für Gaddum u. Picarellis M-Rezeptoren war deren Fähigkeit, die Freisetzung von Azetylcholin zu unterstützen. Nach heutigem Wissensstand werden diese nun der Gruppe von 5-HT_3-Rezeptoren zugeordnet, bei der es sich jedoch nicht um G-Protein-gekoppelte Rezeptoren, sondern statt dessen um ligandengesteuerte Ionenkanäle handelt, weshalb auch eine Verwandtschaft zu $GABA_A$ oder nikotinergen Azetylcholinrezeptoren besteht. Aktivierung von 5-HT_3-Rezeptoren führt sowohl zu erhöhten Na^+- und K^+-, jedoch nicht zu erhöhten Ca^{++}-Strömungen. Im klinischen Bereich finden 5-HT_3-Rezeptorantagonisten Anwendung in der Behandlung von chemotherapieinduziertem Erbrechen. Weiterhin konnte im Rahmen von Laboruntersuchungen aufgezeigt werden, daß diese Antagonisten sowohl eine Zunahme synaptischen Dopamins als auch einige Verhaltensmuster, die durch die Gabe von zentralen Stimulanten wie Kokain hervorgerufenen werden, blockieren.

M-Rezeptoren

5-HT_3-Rezeptoren

Insgesamt finden sich 5 Untergruppen von 5-HT_1-Rezeptoren (A, B, D, E und F), allesamt G-Protein-Rezeptoren, die mit der Unterdrückung von Adenylylzyklase oder der Regulierung von K^+- und Ca^{++}-Kanälen in Verbindung stehen. 5-HT_{1A}-Rezeptoren befinden sich auf den serotonergen Neuronen des Raphekerns sowie im gesamten limbischen System, wie z. B. im Hippocampus und der Amydgala. Aktivierung dieser Rezeptoren führt zu einer einwärts gerichteten Gleichrichtung der K^+-Strömung und neuronaler Supprimierung. Der neuere anxiolytische Wirkstoff Buspiron wirkt als Agonist dieser Rezeptoren. 5-HT_{1B}-Rezeptoren wiederum zeigen die Merkmale präsynaptischer Heterorezeptoren und sind mit gesteigerter Transmitterfreisetzung assoziiert, wobei im Humanbereich der 5-HT_{1B}- vormals als 5-$HT_{1D\alpha}$-Rezeptor bekannt war. Bislang kamen keine spezifischen Agonisten oder Antagonisten dieser Rezeptoren zur klinischen Anwendung. Bei Mäusen führte die Entfernung des 5-HT_{1B}-Gens jedoch zu gesteigerter Aggressivität und erhöhtem Alkoholkonsum.

5-HT_1-Rezeptoren

5-HT_4-, 5-HT_6- und 5-HT_7-Rezeptoren stehen in Verbindung mit der Aktivierung von Adenylylzyklase. Zwei Genprodukte mit charakteristischen anatomischen Verzweigungen, nämlich 5-HT_{5A} und 5-HT_{5B}, konnten bislang identifiziert werden, wobei eine Anbindung an spezifische Secondmessenger-Systeme jedoch nicht nachgewiesen werden konnte.

5-HT_4- bis 5-HT_7-Rezeptoren

Substanzen mit Wirkung auf serotonerge Systeme des ZNS

Neben Halluzinogenen und Buspiron werden Substanzen, die in der Behandlung von Depressionen Anwendung finden, ebenfalls seit langem mit den serotonergen Systemen in Verbindung gebracht. Demgemäß beeinflußte die erste Generation trizyklischer Antidepressiva sowohl den Norepinephrin- als auch Serotonintransport. Präparate der zweiten Generation legten den Schluß nahe, daß eine Blockade des Norepinephrintransports ausreichend sei, um eine antidepressive Wirkung zu erzielen.

Serotoninwiederaufnahmehemmer

Die Einführung der spezifischen Serotoninwiederaufnahmehemmer (SSRI) zeigte weiterhin, daß die Supprimierung der Serotoninwiederaufnahme ebenfalls von ausreichender Wirksamkeit ist. Das erste Präparat dieses Typus war Fluoxetin, welchem in kürzester Zeit weitere, wie z.B. Paroxetin und Sertralin, folgten.

Aufgrund der Komplexität und Anzahl serotonerger Rezeptoren ist der präzise antidepressive Mechanismus der SSRI weiterhin unklar. Einige Daten legen jedoch den Schluß nahe, daß die bekannte serotonergnoradrenerge Wechselwirkung hierbei von besonderer Bedeutung sein dürfte. Ein weiterer Anwendungsbereich der SSRI ist die Behandlung von Zwangsstörungen („obsessive compulsive disorder"), welche teilweise eine Dysregulation der limbischen Schlaufe der Basalganglien und insbesondere des orbifrontalen Kortex involviert.

4.3 Azetylcholin

Cholinerge Nervenbahnen des ZNS

In einer 1994 publizierten Arbeit erwähnen Mesulam u. Geula, daß das cholinerge System des Gehirns wohl phylogenetisch uralt sei, gleichzeitig aber auch anatomisch recht unklar und zudem keine traditionellen nukleären Grenzen respektiere, so daß cholinerge Nervenbahnen sich mit nichtcholinergen Zellen vermischen. Insgesamt finden sich 8 cholinerge Hauptgruppen, die auf andere Strukturen des ZNS projizieren, wobei die Bezeichnungen Ch1–Ch8 eingeführt wurden, um diese Zellgruppen näher zu beschreiben. Zusätzlich verfügen auch das ventrale und dorsale Striatum über innere cholinerge Neuronen.

Lokalisation der einzelnen Zellgruppen

Die Ansiedlung der unterschiedlichen Zellgruppen ist wie folgt:
Ch1: Nucleus medialis des Septums
Ch2: Nucleus verticalis des diagonalen Bandes
Ch3: horizontaler Ast des diagonalen Bandes
Ch4: Nucleus basalis Meynert
Ch5: Nucleus pedunculopontinus
Ch6: Nucleus laterodorsalis des Tegmentums
Ch7: mediale Habenula
Ch8: parabigmenialer Nukleus

Hauptansatzpunkte der einzelnen Zellgruppen

Die Hauptansatzpunkte dieser Zellgruppen lassen sich wie folgt zusammenfassen:
Ch1, Ch2: hippocampischer Komplex

Ch3: Riechkolben
Ch4: Großhirnrinde und Amygdala
Ch5, Ch6: Thalamus
Ch7: Nucleus interpeduncularis
Ch8: Colliculus superior

Alle Regionen des Kortex verfügen über eine starke cholinerge Innervation, und die Funktion dieser Neuronen scheint äußerst komplex.

Ein hierbei immer wiederkehrendes Thema ist die modulierende Rolle cholinerger Neuronen. So fanden Steriade u. McCarley (1990) z. B., daß cholinerge Stimulation der primären Sehrinde die Orientierungsspezifität eines bestimmten Neurons zwar nicht beeinflußt, dies jedoch die Wahrscheinlichkeit erhöht, daß dieser in Reaktion auf einen bevorzugten Stimulus feuert. Ch1- bis Ch4-Zellgruppen spielen bekannterweise eine wichtige Rolle in bezug auf das Gedächtnis, und insbesondere Schädigungen der Ch4-Zellgruppen produzieren gravierende Defizite in der Merkfähigkeit. Die genauen Wirkmechanismen cholinerger Neuronen in bezug auf das Gedächtnis konnten bislang zwar noch nicht eindeutig definiert werden. Einige Daten legen jedoch den Schluß nahe, daß die kortikale cholinerge Innervation die Leitung von Sinnesinformationen ins und aus dem limbischen System in einer Weise unterstützen, welche auf das herausragende Verhalten der damit verbundenen Erfahrung sensibilisiert ist (Mesulam u. Geula 1994). So sind Ch1- bis Ch4-Zellen für eine effektive sensorisch-limbische Kommunikation dringend notwendig. Weiterhin spielen cholinerge Neuronen eine wichtige Rolle in Erregungsmechanismen wie z. B. dem Wechsel des synchronisierten EEG des Tiefschlafes zum desynchronisierten EEG des Wachzustandes und REM-Schlaf, wobei in Beziehung auf letzteren Aspekt die Gruppe der Ch5- und Ch6-Zellen wichtig zu sein scheinen.

Modulierende Rolle cholinerger Neuronen

Azetylcholinsynthese und Metabolismus

Azetylcholin wird in der cholinergen Nervenendigung aus Azetylkoenzym A und Cholin unter Einwirkung des Enzyms Cholinazetyltransferase (ChAT) synthetisiert. Nach seiner Freisetzung wird Azetylcholin in der synaptischen Spalte von Azetylcholinesterase (AChE) metabolisiert, so daß eine Beendigung der Azetylcholinaktivität nicht an eine Wiederaufnahme gekoppelt ist. Das durch den Metabolismus von Azetylcholin freigesetzte Cholin wird dann für die Resynthese zu Azetylcholin wieder von der Nervenendigung aufgenommen.

Cholinerge Rezeptoren

Im Jahre 1914 definierte Dale cholinerge Rezeptoren ursprünglich gemäß ihrer Reaktion auf bestimmte Agonisten und Antagonisten. Muskarine Rezeptoren wurden durch das Alkaloid Muskarin, gewonnen aus dem Giftpilz Amanita muscaria, aktiviert und durch das aus der Blüte der Atropa belladonna gewonnene Atropin antagonisiert. Die Definition nikotinsaurer Rezeptoren basierte auf deren Reaktion auf Nikotin und

Nikotinsaure Rezeptoren

ihrer Blockade durch Kurare. Nachfolgende Untersuchungen identifizierten eine Reihe von Schlangengiften, welche nikotinsaure Rezeptoren, einschließlich a-Bungarotoxin (aBGT) blockieren.

Nikotinerge Azetylcholinrezeptoren

Bei nikotinergen Azetylcholinrezeptoren (nAChR) handelt es sich um pentamerische ligandengesteuerte Ionenkanäle mit multiplen Untereinheiten, die das elektrische Leitungsvermögen von Na^+, K^+ und Ca^{++} erhöhen. In Muskelfasern kann der Rezeptor bei Erwachsenen a-, β-, ε- und δ-Untereinheiten beinhalten oder auch a-, β-, γ- und δ-Untereinheiten bei Embryomuskeln. In Neuronen scheint der Rezeptor jedoch größtenteils, wenn nicht sogar vollständig, bis auf eine bemerkenswerte Ausnahmen aus sowohl a- und β-Untereinheiten zusammengesetzt zu sein. Im Gehirn nämlich lassen sich routinemäßig mRNS für 6 a-Untereinheiten (a_{2-7}) und 3 β-Untereinheiten (β_{2-4}) ermitteln. Wobei aber nicht eindeutig geklärt ist, ob sämtliche dieser Untereinheiten in funktionellen Rezeptoren zum Ausdruck kommen. Die bei weitem am häufigsten auftretende Rezeptoranordnung ist dabei $(a_4)_2(\beta_2)_3$.

Gruppen nikotinerger Rezeptoren

Aufgrund von Anbindungsuntersuchungen lassen sich im Gehirn 2 Gruppen nikotinerger Rezeptoren ausfindig machen, nämlich jene, die aBGT mit großer Affinität erkennen, und jene, auf die diese Eigenschaft nicht zutrifft. Analog zeigt erstere eine geringe Affinität für Nikotin, während letztere eine hohe Affinität aufweist. Anbindungsstellen für aBGT im Gehirn, die im Hippocampus und Hypothalamus angereichert werden, bestehen allem Anschein nach aus einem Homopentamer, der wiederum aus a_7-Untereinheiten zusammengesetzt ist. Erst vor kurzem gelangten Friedman et al. (1997) zu der Erkenntnis, daß ein Polymorphismus der a_7-Untereinheit mit Schizophrenie und Defiziten in der Signalauswertung in Zusammenhang stehen könnte.

Nikotineinflüsse auf das ZNS

Es ist bekannt, daß Nikotin verschiedene, starke Einflüsse auf das ZNS ausübt. So zeigt Nikotin eine Interaktion mit präsynaptischem nAChR, welche die Freisetzung einer Reihe von Neurotransmittern, einschließlich Dopamin, Norepinephrin, Serotonin, GABA und Glutamat, erhöht, die allesamt für die Verhaltenssteuerung eine wichtige Rolle spielen. In Tiermodellen konnte aufgezeigt werden, daß Nikotin sowohl Lern- und Merkfähigkeit steigert als auch oftmals Defizite im kognitiven Bereich revidiert. So wurde der in Verbindung mit der Alzheimer-Erkrankung beobachtete Verlust der Zellgruppen Ch1–Ch4 mit den kognitiven Defiziten und dem Aufmerksamkeitsverlust dieser Krankheit assoziiert, Defizite, die bis zu einem gewissen Maß zumindest im Frühstadium der Störung durch Nikotin revidiert werden können.

Muskarine Rezeptorgene

Bislang konnten 5 muskarine Rezeptorgene (m_1–m_5) geklont werden, allesamt G-Protein-gekoppelte Rezeptoren. Während die Subtypen m_1, m_3 und m_5 an die Freisetzung von Inositolphosphat gekoppelt sind, sind die Subtypen m_2 und m_4 an die Supprimierung von Adenylylzyklase gekoppelt. In der Verteilung der unterschiedlichen Subtypen zeigen sich deutliche regionale Unterschiede. So finden sich im Striatum hauptsächlich m_1- und m_4-Rezeptoren, während im Rückenmark, den Pons und dem Zerebellum m_2 als Hauptsubtyp angesiedelt ist. Ein moderater Spiegel des m_3-Subtyps kommt in den meisten Hirnregionen zum Ausdruck, m_5

hingegen findet sich in den meisten Regionen in niedriger bis geringfügiger Expression. Bislang gibt es keine für die klinische Anwendung brauchbaren Substanzen, die die unterschiedlichen Subtypen voneinander unterscheiden.

Substanzen mit Wirkung auf das cholinerge System des ZNS

Reversible und irreversible AChE-Hemmer üben starke Einflüsse auf das ZNS aus, und eine durch diese Substanzen hervorgerufene unbeabsichtigte Vergiftung, wie z. B. durch Pestizide, verursacht häufig ein Syndrom, welches einer endogenen Depression gleicht. Muskarine Rezeptorantagonisten wie Benzotropine finden weite Anwendung in der Behandlung von Bewegungsstörungen und insbesondere bei extrapyramidalen, durch die Medikation mit typischen antipsychotischen Substanzen hervorgerufenen Symptomen. Dopamin hemmt die Freisetzung von Azetylcholin aus den cholinergen Zwischenneuronen innerhalb des Corpus striatum; eine Supprimierung der Dopaminrezeptoren erhöht die Azetylcholinfreisetzung und führt zu einer Stimulierung der GABA-Efferenzen im Corpus striatum. Eine große Bandbreite von Substanzen weist eine moderate bis starke anticholinerge Aktivität auf. Diese beinhaltet einige der typischen Antipsychotika wie z. B. Chlorpromazin, die trizyklischen Antidepressiva und einige Histamine wie Diphanhydramin.

Muskarine Rezeptorantagonisten

4.4 Glyzin

Innerhalb des ZNS erfüllt Glyzin 2 Transmitterrollen. Zum einen wirkt es auf hemmende Glyzinrezeptoren, die der beobachteten Rezeptordichte nach zu schließen hauptsächlich im Hirnstamm und Rückenmark angesiedelt sind. Aus neurophysiologischer Sicht zeigen jedoch fast alle im Gehirn angesiedelten Neuronen eine supprimierende Reaktion nach Gabe von Glyzin, was auf eine etwas weitere Verbreitung der Rezeptoren schließen läßt. Bei einem hemmenden Glyzinrezeptor handelt es sich um einen aus homologen Untereinheiten mit einem Molekulargewicht von 48.000 und 58.000 zusammengesetzten Pentamer, wobei diese Untereinheiten einen inneren Cl^--Kanal bilden.

Transmitterrolle des Glyzins

Bislang wurden 4 Isoformen der α-Untereinheit (α_1–α_4) sowie eine Variante der β-Untereinheit entdeckt. Alle Untereinheiten verfügen über 4 transmembranäre Domänen. Des weiteren erzeugt die alternative Splittung der Domänen intrazellulärer Schlaufen zusätzliche molekulare Variabilität. Funktionell enthält die Untereinheit α den Ansatzpunkt für die Ligandenanbindung, während die Untereinheit β ein entscheidender Faktor für Kanalleitfähigkeit ist. Zu den endogenen Liganden des Rezeptors zählen Glyzin, β-Alanin und Taurin. Der wohl bekannteste Glyzinantagonist ist Strychnin.

Untereinheiten

Des weiteren bindet sich Glyzin an NMDA-Glutamatrezeptoren und ist unabdingbar für die Aktivierung von Rezeptoren (s. unten).

4.5 γ-Amino-Buttersäure

γ-Amino-Buttersäure (GABA) ist wohl der am reichlichsten vorhandene Neurotransmitter des ZNS. Aufgrund seiner allgegenwärtigen Ausbreitung wurde jedoch argumentiert, daß GABA wenig spezifisch wirke, was wiederum dazu beitrug, daß die Akzeptanz von GABA als Neurotransmitter nur verlangsamt Fuß faßte. Im Jahre 1950 entdeckten Roberts und Awapara unabhängig voneinander das Vorhandensein von GABA im Gehirn (Awapara et al. 1959; Roberts u. Frankel 1950). 1953 fand Florey dann den „Faktor I" im Gehirn von Säugetieren und zeigte, daß dieser das „crayfish stretch receptor neuron" supprimiert, ein typisches Beispiel für einen frühen bioanalytischen Ansatz.

Nachweis von GABA im Gehirn

Nachfolgende Arbeiten erbrachten dann den Nachweis, daß es sich bei diesem Faktor I tatsächlich um GABA handelte, welches an bestimmten Crayfish-Synapsen Transmittermechanismen duplizieren konnte. Es dauerte jedoch noch bis in die späten 60er und frühen 70er Jahre, bis GABA vollends als Neurotransmitter akzeptiert wurde. Wesentlich war hierbei auch, daß es Roberts und seinen Mitarbeitern gelungen war, die Begrenzung der GABA-Synthese auf bestimmte Neuronen aufzuzeigen.

Akzeptierung von GABA als Neurotransmitter

Wie auch schon in vorangehenden Abschnitten angemerkt wurde, bestehen einige Regionen, wie das Corpus striatum, fast ausschließlich aus GABA-Neuronen. Einigen Schätzungen nach umfassen GABA-Neuronen 30–40% aller Neuronen im Gehirn. Des weiteren reagieren eigentlich alle Neuronen im Gehirn auf die Gabe von GABA, welches durch Glutamatsäuredekarboxilase (GAD) aus Glutamat synthetisiert wird. Das Enzym tritt in 2 Isoformen auf, welche beide Vitamin B6 als Kofaktor benötigen. Nach seiner Freisetzung in die Synapse wird GABA von speziellen Transportern in Neuronen und Gliazellen aufgenommen. Die Metabolisierung von GABA erfolgt durch GABA-Transaminase (GABA-T), ein mitochondriales Enzym. Die Transamination in sukzinsaures Semialdehyd kann nur dann stattfinden, wenn ein α-Ketoglutarat den Akzeptant der Aminogruppe stellt. Dies wandelt das α-Ketoglutarat in Glutamat, den Vorläufer von GABA.

Formen von GABA-Rezeptoren

GABA-Rezeptoren treten in 2 Formen auf, die als $GABA_A$ und $GABA_B$ bezeichnet werden. $GABA_A$-Rezeptoren fallen in die Kategorie der ligandengesteuerten Ionenkanäle, während es sich bei $GABA_B$-Rezeptoren um typische G-Protein-gekoppelte Rezeptoren handelt. $GABA_A$-Rezeptoren scheinen aus multiplen Untereinheiten, in der Regel als Pentametern, zusammengesetzt zu sein, die wiederum aus unterschiedlichen Kombinationen von sechs α-, vier β-, vier γ-, einer δ-, drei ρ- und einer ε-Untereinheit gebildet werden. Außerdem existieren gesplittete Ersatzversionen der α_6-, β_2-, β_4- und γ_2-Untereinheiten. Während ρ-Untereinheiten nur in der Retina zu finden sind, bilden α- und β-Untereinheiten voll funktionsfähige GABA-Rezeptoren. Obwohl nach letzten Erkenntnissen die Benzodiazepinbindestelle in der α-Untereinheit angesiedelt ist, ist die Beteiligung einer γ-Untereinheit für die Benzodiazepinpotenzierung des durch GABA geförderten Cl^--Flusses unabdingbar.

Einteilung der $GABA_A$-Rezeptoren

Die wohl am häufigsten auftretende Form des GABA$_A$-Rezeptors ist $\alpha_1 \beta_2 \gamma_2$, welche eine hohe Affinität für Benzodiazepine und verwandte Liganden aufweist. Andere Kombinationen der Untereinheiten, wie z.B. jene, die eine α_6-Untereinheit beinhalten, zeigen nur eine geringfügige Affinität für traditionelle Benzodiazepine. Zusätzlich zu den genannten Benzodiazepinbindestellen, finden sich auch Bindestellen für Barbiturate und neuroaktive Steroide wie z.B. Progesteron. Andere Substanzen, einschließlich Narkotika und Alkohol, potenzieren die Wirkungen von GABA am Rezeptor, obwohl über die Interaktionsmechanismen auf molekularer Ebene bislang nur unzureichende Kenntnisse zur Verfügung stehen.

GABA$_B$-Rezeptoren

GABA$_B$-Rezeptoren wurden erstmals in den späten 60er Jahren eher zufällig durch die Beobachtung entdeckt, daß GABA wohl die Freisetzung von Norepinephrin blockieren kann, die Wirkung aber nicht durch typische GABA-Antagonisten wie Bicuculin gehemmt wurde. Weitere Untersuchungen zeigten dann, daß sich die Wirksamkeit von β-p-Chlorophenyl-GABA (Baclofen) ausschließlich auf GABA$_B$-Rezeptoren beschränkt. Eine Aktivierung von GABA$_B$-Rezeptoren steigert das K$^+$-Leitvermögen in vielen Regionen mit dem Resultat einer Membranenhyperpolarisierung. Da diese Wirkung aber durch den Einfluß von Pertussisgift blockiert wird, geht man davon aus, daß der Großteil der GABA$_B$-Rezeptoren an G-Proteine gekoppelt ist.

4.6 Glutamat und Aspartat

Sowohl Glutamat als auch Aspartat sind weit verbreitete Wirkstoffe, die insbesondere im Gehirn in hoher Konzentration auftreten. Beide Aminosäuren stimulieren fast alle Neuronen des ZNS, und es gilt inzwischen als allgemein anerkannt, daß Glutamat und auch Aspartat die Funktion eines klassischen schnellen exzitatorischen Transmitters ausüben.

Glutamatsynthese

Die Synthese von Glutamat kann über mehrere Quellen im ZNS erfolgen, einschließlich dem Metabolismus von GABA (s. oben). Nach Freisetzung in die Synapse kann Glutamat über spezifische Transporter entweder in das präsynaptische Neuron oder die danebenliegende Glia aufgenommen werden, um postsynaptische Rezeptoreffekte zu terminieren. Glutamatrezeptoren lassen sich in 2 umfassende Gruppen einteilen, und zwar in ionotrope Rezeptoren oder ligandengesteuerte Ionenkanäle und metabotrope oder G-Protein-gekoppelte Rezeptoren.

Ionotrope Glutamatrezeptoren

Ionotrope Rezeptoren werden je nach Agonistenspezifität weiter in 3 Untergruppen aufgeteilt: N-Methyl-D-Aspartat-(NMDA-), α-Amino-3-Hydroxy-5-Methyl-4-Isoxazole-Propionsäure-(AMPA-) und Kainsäurerezeptoren. Der wohl bekannteste dieser Rezeptoren ist der NMDA-Untertyp.

NMDA-Rezeptor

Für seine Aktivierung benötigt dieser Rezeptor 2 Glutamatmoleküle sowie ein Glyzinmolekül. Die Glyzinbindungsstelle am NMDA-Rezeptor zeigt keine Sensitivität für Strychnin, eine Eigenschaft, die diese Bindungsstelle von der am Hemmungsglyzinrezeptor angesiedelten unterscheidet. Zusätzliche Modulatoren des NMDA-Rezeptors sind Zink, einige Neurosteroide, Arachidonsäure, Redox-Reagenzien und Polyamine einschließlich Spermidin. NMDA-Rezeptoren sind für sowohl Na^+ als auch Ca^{++} durchlässig, für K^+ jedoch undurchlässig. Weiterhin handelt es sich um typische ligandengekoppelte Ionenkanäle mit multiplen Untereinheiten, die aus Grin1- („glutamate receptor ionotropic NMDA") sowie $Grin2_{a-d}$-Untereinheiten zusammengesetzt sind. Alternative Spaltung erzeugt 8 Isoformen der Grin1-Untereinheit – eine davon funktionsunfähig –, von denen jede einzelne unterschiedliche pharmakologische Eigenschaften besitzt. $Grin2_d$ wiederum findet sich in zwei durch Spaltung erzeugten Varianten.

Bedeutung des NMDA-Rezeptor-Untertyps

Einige Beweisführungen deuten auf die Wichtigkeit des NMDA-Rezeptor-Untertyps.

1. Es konnte aufgezeigt werden, daß es sich bei den chemisch verwandten Verbindungen Phencylidin, bekannt als „angel dust", Ketamin und MK-801 (Dizoclipin) um nichtkompetitive Antagonisten am offenen Kanal handelt, deren Verhaltenseinwirkungen nicht ausschließlich einem NMDA-Antagonismus zugeordnet werden können, da Phencylidin z.B. auch als Sigmaopiatrezeptorantagonist tätig wird. Die durch diese chemischen Verbindungen hervorgerufenen Zustände wie Verwirrtheit, Desorientierung und Psychosen haben jedoch zu der aufgestellten „Glutamathypothese" der Schizophrenie beigetragen.

– „Glutamathypothese" der Schizophrenie

2. Eine auch nur sehr kurze Aussetzung von Neuronen gegenüber hohen Glutamatkonzentrationen kann bereits zum Tod der Zelle führen, eine Wirkung, die durch eine exzessive Stimulierung von NMDA-Rezeptoren und den gesteigerten Einfluß von Ca^{++} in die Zelle vermittelt wird. Eben dieser Mechanismus wurde herangenommen, um den nach Ischämie oder Hypoglykämie eintretenden Zelltod zu erklären.

– Zelltod durch hohe Glutamatkonzentrationen
– Assoziation mit Langzeitpotenzierung

3. Eine längerfristige Potenzierung („long-term potentiation"; LTP) ist zumindest teilweise mit einer Aktivierung von NMDA-Rezeptoren assoziiert. Prinzipiell unterscheidet man zwischen assoziativer und nichtassoziativer LTP, wobei erstere insbesondere innerhalb der CA1-Region des Hippocampus die wohl am besten verstandene LTP-Form darstellt und daher im folgenden kurz beschrieben werden soll.

Assoziative längerfristige Potenzierung

Wenn eine intensive Reizkette eine relativ große Anzahl präsynaptischer Neuronen einen bestimmten Schwellwert erreichen läßt, führt dies zu einer synaptischen Steigerung, die über Stunden und in einigen Fällen sogar über Tage andauern kann, wie im Falle der LTP. Wie Kandel (1991) in bezug auf die CA1-Regionen des Hippocampus feststellte, besitzt die LTP drei interessante Eigenschaften:

1. Kooperationsfähigkeit (Produktion von LTP setzt die Aktivierung von mehr als einer Faser voraus),
2. Assoziativität (die mitwirkenden Fasern und die postsynaptische Zelle müssen gemeinsam tätig werden) und
3. Spezifität (LTP ist spezifisch für aktive Nervenbahnen).

Abbildung 8 illustriert jede dieser Eigenschaften und zeigt ein Modell für die Induktion von LTP.

Bei den Nicht-NMDA-Glutamatrezeptoren handelt es sich um die unten näher beschriebenen AMPA-/Kainat-Rezeptoren. Es gibt einige Hinweise auf Stickoxid als den hier aktiven diffusionsfähigen retrograden Boten-

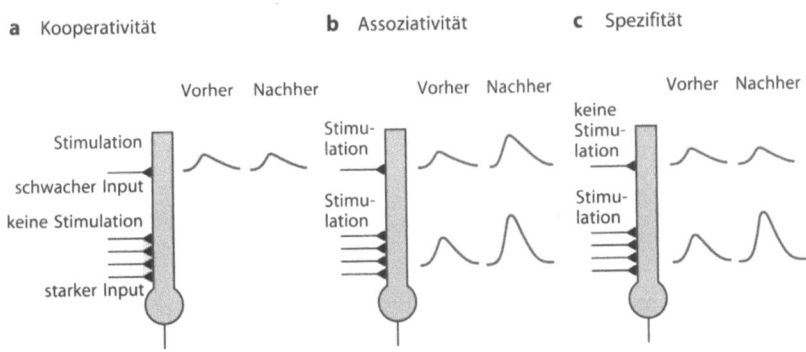

Abb. 8. Einfache Pyramidalzelle empfänglich für schwachen und starken synaptischen Input – Langzeitpotenzierung zur Illustration von Kooperativität, Assoziativität sowie Spezifität

stoff. Ist nun LTP Bestandteil von Lernvorgängen und Erinnerungsvermögen, und hier insbesondere von räumlichem Lernen, welches ja eindeutig an den Hippocampus gebunden ist? Bis vor geraumer Zeit waren Daten, die eine derartige Assoziation unterstützen, größtenteils pharmakologischer Natur; d.h. Substanzen, die den NMDA-Glutamatrezeptor-Subtypus supprimieren und die gleichzeitig für LTP unabdingbar sind, blockieren auch räumliches Lernen. In letzter Zeit wurden jedoch auch genetische Strategien entwickelt, die sich mit diesem Problem befassen. So zeigen z. B. genetisch manipulierte Mäuse mit Ca^{++}/calmodulinabhängigem Kinase-II-Defizit (sog. „Knockout-Mäuse") schwache LTP und schlechtes räumliches Lernen. Bei einfachen, konditionierten Reaktionsparadigmen funktionieren diese Mäuse jedoch nahezu normal, was darauf schließen läßt, daß das in Knockout-Mäusen beobachtete Defizit selektiv bei bestimmten Arten von assoziativem Lernen auftritt.

LTP als Bestandteil von Lernen und Erinnerung

AMPA-Rezeptoren sind aus Gria1- bis Gria4-Untereinheiten zusammengesetzt und treten sowohl in homomerischer als auch heteromerischer Form auf. Jedes der Polypeptide kann wiederum in 2 Varianten existieren, die durch alternative, als „flip and flop" bekannte Spaltung erzeugt werden und sich in ihrer Desensitisierungskinetik unterscheiden, da Flip-Varianten eine länger anhaltende Strömung verursachen, die deutlich langsamer desensitisiert als Flop-Varianten. Gria1, Gria3 und Gria4 sind Ca^{++}-durchlässig; Gria2 wird durch RNA-Redigierung und die daraus resultierende Veränderung in eine einfache Aminosäure von Ca^{++}-durchlässig in Ca^{++}-undurchlässig konvertiert.

AMPA-Rezeptoren

Kainatrezeptoren werden aus Grik1- bis Grik5-Untereinheiten gebildet. Autoradiographe Studien zeigen, daß zwar sowohl AMPA- als auch Kainatrezeptoren größtenteils in telenzephalen Regionen angesiedelt sind, jede dieser Rezeptorgruppen jedoch eine charakteristische Distribution aufzeigt. So befinden sich Kainatrezeptoren hauptsächlich in den CA3-Regionen des Hippocampus, dem Corpus striatum, den tiefen kortikalen Schichten, dem Nucleus reticularis des Thalamus sowie der Granulosaschicht des Thalamus. AMPA-Rezeptoren hingegen scheinen prinzipiell in der CA1-Region des Hippocampus lokalisiert zu sein, den äußeren kortikalen Schichten, dem lateralen Septum und dem Stratum moleculare des Zerebellums. Diese Distribution ähnelt der von NMDA-Rezeptoren und steht in Einklang mit der Auffassung, daß diese Rezeptoren sozusagen in konzertierter Aktion tätig werden (s. Abb. 9). Allgemein läßt

Kainatrezeptoren

sich festhalten, daß die molekulare Mannigfaltigkeit von Glutamatrezeptoren allem Anschein nach für den Erhalt der Feinabstimmung innerhalb des ZNS notwendig ist.

4.7 Andere

4.7.1 Peptide

Wie bereits in vorangehenden Abschnitten aufgezeigt, sind Neuropeptide in den meisten – wenn nicht sogar in allen – Neuronen gemeinsam mit den eher traditionellen Neurotransmittern angesiedelt. Schätzungen zufolge finden sich im Gehirn mehr als 300 unterschiedliche Neuropeptide. Eine partielle Liste dieser bis dato identifizierten Peptide findet sich in Übersicht 1.

Tabelle 2 liefert einige gut etablierte Beispiele für die Koexistenz biogener Aminotransmitter und Neuropeptide. Bislang war man davon ausgegangen, daß Neurotensin und Cholezystokinin möglicherweise aufgrund ihrer Kolokalisierung mit Dopamin in der Pathologie von Schizophrenie involviert seien. Pharmakologische Daten zur Untermauerung dieser Hypothese waren jedoch bislang höchst inkonsistent. Substanz P, ein Tachykinin, welches hauptsächlich für seine Funktion als Neurotransmitter bei primären Sensorneuronen bekannt ist, findet sich gemeinsam mit Dopamin und Serotonin und wird daher ebenfalls mit einer Reihe von psychiatrischen Störungen in Verbindung gebracht.

Bedeutung endogener Opiate

– klinische Anwendung bei der Schmerzbehandlung

Aus der Vielzahl der Neuropeptide wurde den endogenen Opiaten bislang wohl die größte Aufmerksamkeit geschenkt, wobei diese Fokussierung auf mehreren Ursachen basiert:
1. Morphium und verwandte Präparate finden im klinischen Bereich in der Schmerzbehandlung weite Anwendung. Versuche, morphiumähnliche Substanzen zu entwickeln, die weder Toleranz noch Abhängigkeit hervorrufen, finden sich bereits im späten 19. Jh. in Zusammenhang mit der Synthese von Heroin und dauern auch noch heute an. Nahezu 50 Jahre hochentwickelter, anspruchsvollster Studien zu Struktur-

Tabelle 2.
Beispiele der neuronalen Koexistenz biogener Amine und Peptide

Azetylcholin	Vasoaktives Darmpeptid
	Substanz P
Dopamin	Cholezystokinin
	Neurotensine
GABA	Somatostatin
	Cholezystokinin
Norepinephrin	Somatostatin
	Enkephalin
	Neuropeptid Y
	Neurostensin
Serotonin	Substanz P
	Enkephalin

Übersicht 1.
Eine Auswahl
neuroaktiver Peptide
des Zentralnervensystems

Adrenokortikotropes Hormon (ACTH)
Androgene
Angiotensin I, II, und III
Bradykinin
Calcitonin
Cardio-exzitatorisches Peptid
Carnosin
Cholezystokinin
Kortikotropin-releasing-Hormon (CRH)
Kortisol
Endogene Opiate
Östrogene
Follikelstimulierendes Hormon (FSH)
Gastrin
Gastrin-inhibierendes Peptid
Glucagen
Gonadotropin-releasing-Hormon
Wachstumshormon
Wachstumshormon-freisetzender Faktor
Insulin
Luteinisierendes Hormon
Melanozyten-inhibierender Faktor
Melanozyten-stimulierendes Hormon (MSH)
Melatonin
Motilin
Neuraler Wachstumsfaktor
Neuronale Polypeptide
Neuropeptid Y
Neurotensin
Oxytozin
Progesteron
Prolaktin
Sekretin
Schlaf-induzierendes Peptid
Somatostatin
Substanz K
Substanz P
Schilddrüsenhormone
Thyroidea-stimulierendes Hormon
Thyrotropin-freisetzendes Hormon
Vasoaktives intestinales Peptid
Vasopressin

aktivität ließen Pharmakologen zu dem Schluß gelangen, daß das ZNS über spezifische Opiatrezeptoren verfügt. Dies wiederum führte zur Synthese einer Reihe sehr starker synthetischer Opiate, wie z.B. Fentanyl. Weiterhin wurden Rezeptormodelle vorgeschlagen, die sowohl mit natürlichen wie synthetischen Opiatagonisten in Einklang zu bringen sind. Bis zur Entdeckung von Methionin-Enkephalin durch Hughes et al. im Jahre 1974 bestand jedoch wenig oder kein

– Peptide mit opiatähnlicher Wirkung

Interesse an möglichen endogenen opiatähnlichen Präparaten, welche mit diesen Rezeptoren in Wechselwirkung stehen könnten.

Später kam es dann zur Identifizierung weiterer Peptide mit opiatähnlicher Wirkung, wie Leuzin-Enkephalin, Dynorphin und β-Endorphin. Erst vor geraumer Zeit konnten 2 weitere endogene Opiatpeptide identifiziert werden, nämlich Endomorphin-1 und Endomorphin-2 (Zadina et al. 1997). Man geht davon aus, daß diese Tetrapeptide speziell als Liganden des μ-Opiat- oder morphiumähnlichen Rezeptors fungieren. Endomorphin-1 zeigt eine 4.000- bis 15.000fache Selektivität für μ-Opiatrezeptoren im Vergleich zu δ- und κ-Opiatrezeptoren (s. unten). Insgesamt war die erste Entdeckung endogener Opiatpeptide äußerst signifikant für die Stimulierung weiterer Untersuchungen zu endogenen Liganden der im ZNS angesiedelten Rezeptoren, wie z. B. Benzodiazepinrezeptoren.

– stimmungsalterierende Wirkung

2. Morphium und verwandte Substanzen zeigen eine starke stimmungsalterierende Wirkung. Interessanterweise deutet eine nicht unwesentliche Zahl älterer Publikationen auf die Wirkung von Morphium als effektives Antidepressivum hin.

– Problem des Mißbrauchs

3. Der Mißbrauch von Opiaten stellt ein signifikantes Problem unserer Zeit, welches durch die bevorzugte Art der Zuführung (intravenös) und die damit verbundene Verbreitung bestimmter infektiöser Krankheiten, wie Hepatitis und Aids, weiter kompliziert wird.

4. Spezifische Opiatantagonisten stehen seit mehr als 40 Jahren zur Verfügung. Diese Tatsache trug wesentlich dazu bei, Fortschritte in der Pharmakologie von Opiaten voranzutreiben, und führte auch auf direktem Wege zur Entdeckung der Opiatpeptide.

5. Opiatrezeptoren waren unter den ersten Hirnrezeptoren, die durch einfache Bindungsassays in den frühen 60er Jahren charakterisiert wurden.

Opiatpeptidfamilien

Bislang wurden 3 unterschiedliche Opiatpeptidfamilien identifiziert, nämlich Enkephaline, Endorphine und Dynorphine, wobei jede einzelne

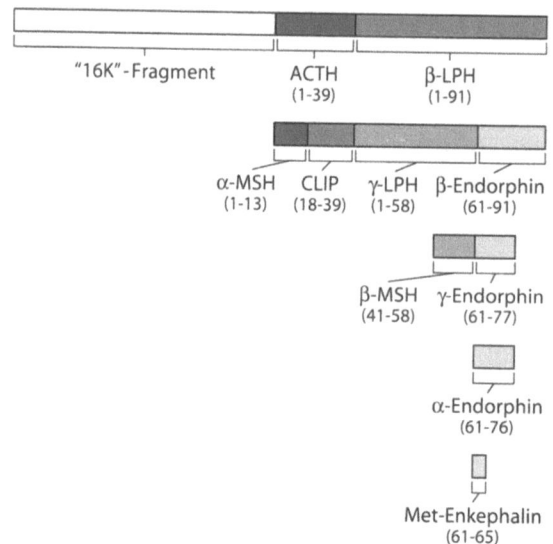

Abb. 9.
Schematische Repräsentation des „Bovine-precursor-Moleküls" mit NH_2-Endfragment und der sich anschließenden ACTH und β-lipotropen Hormonsequenz

dieser Gruppen von einem bestimmten Vorreiter Polypeptide erzeugt wird. Sowohl Endorphine als auch Enkephaline sind im ZNS weit verbreitet, wobei die Ausbreitung von Enkephalinen besonders in den Regionen erhöht ist, die dem erweiterten limbischen System zugeordnet werden können. Das aus Pro-Opio-Melanocortin (POMC) gewonnene β-Endorphin hingegen zeigt eine etwas begrenztere Ausbreitung (Abb. 9). POMC wird dann weiter zu γ-Melanozyten-stimulierendem Hormon (g-MSH), adrenokortikotropem Hormon (ACTH) und β-Lipotropin (β-LPH) verarbeitet, wobei letzteres sowohl β-Endorphin als auch β-MSH beinhaltet.

Zusätzlich zu deren bekannt hoher Konzentration in der Hypophyse, findet sich eine große Ansammlung von POMC-Peptiden auch innerhalb des Nucleus arcuatus, welcher sowohl ins limbische System als auch ins Rückenmark projiziert. Diese Ansiedlung von POMC-Peptiden korrespondiert mit den Regionen des menschlichen Gehirns, durch deren elektrische Stimulation Schmerzlinderung herbeigeführt werden kann. Hierbei illustriert das POMC-Protein einen auf molekularer Ebene stattfindenden Mechanismus zur koordinierten Reaktionsregelung auf Streß- oder Schmerzstimuli. Zusätzlich zu den bekannten Wirkungen als Neuropeptide, bewirkt ACTH eine Steigerung der Nebennierenfunktion und β-LPH die erhöhte Mobilisierung von Fett als Energiequelle, während β-Endorphin wiederum morphiumähnliche Effekte auf eine Reihe von Organsystemen, wie z. B. den Darm, ausüben kann.

Pro-Opio-Melanocortin

Weiterhin muß festgehalten werden, daß die Freisetzung von POMC-Peptiden bei dem durch CRF-vermittelten Streß ebenfalls tätig wird. CRF ist nicht nur für die Freisetzung von ACTH und β-Endorphin aus der Hypophyse unabdingbar, sondern fungiert auch, wie bereits erwähnt, als ein wichtiger Neuromodulator von Streßreaktionen. Von Bedeutung ist dabei, daß der CRF-Antagonist, bei Injektion ins Gehirn α-helikales CRF, sowohl die von innerhalb als auch außerhalb der Hypophyse hervorgerufenen Reaktionen auf Streß blockiert.

Opiatrezeptoren lassen sich 3 Hauptgruppen zuordnen, nämlich μ-, δ- und κ-Rezeptoren. Basierend auf den jeweiligen pharmakologischen Profilen sowie Rezeptorklonung ist jede dieser Klassen wiederum in 2 oder mehr Untergruppen unterteilt. Alle durch Klonen gewonnenen Opiatrezeptoren gehören der Gruppe der G-Protein-gekoppelten Rezeptoren an. Die Mehrzahl der im klinischen Bereich angewandten Opiate üben ihre pharmakologischen Einflüsse über den µ-Rezeptor aus, was ihre Ähnlichkeit zu Morphium klar hervorhebt. Enkephaline und β-Endorphin binden sich mit relativ hoher Affinität an µ- und δ-Rezeptoren, jedoch mit verhältnismäßig niedriger Affinität an κ-Rezeptoren. Dynorphine binden sich mit hoher Affinität an κ-Rezeptoren, mit moderater Affinität sowohl an µ- als auch an δ-Rezeptoren. Einige der durch diese Rezeptoren beeinflußten physiologischen Funktionen beinhalten Schmerz, Appetitkontrolle und Sedierung.

Hauptgruppen der Opiatrezeptoren

4.7.2 Purine

Adenosin

Inzwischen wird allgemein anerkannt, daß Adenosinmonophosphat (AMP), Adenosintriphosphat (ATP) und auch freies Adenosin als Neuromodulatoren wirken können. Adenosin kann auf präsynaptischer Ebene, insbesondere im Kortex und im Hippocampus aktiv werden, um die Freisetzung von Aminosäure und aminen Neurotransmittern zu supprimieren. Adenosin hemmt weiterhin die Ausschüttung von Mesopontin-Azetylcholin durch Aktivierung eines nach innen korrigierenden K^+-Stroms und Hemmung der durch Hyperpolarisierung aktivierten Leitfähigkeit. Da diese Wirkungen durch Methylxanthine wie Koffein, Theophyllin und Theobromin blockiert werden, kann dies als Eklärung für den stimulierenden Effekt dieser Substanzen dienen.

Gruppen von Purinrezeptoren

Purinrezeptoren lassen sich in 2 umfassende Gruppen einteilen: P1 ist G-Protein-gekoppelt und zählt wiederum 4 Untergruppen, A1–A4, wobei nur die Untergruppen A1 und A2 durch Xanthine unterdrückt werden. Bei P2-Rezeptoren handelt es sich um ATP- und Uridin-Triphosphat-(UTP-)Rezeptoren, mit dem Untertyp $P2_x$, einem ligandengesteuerten Ionenkanal, und $P2_y$, einem G-Protein-gekoppelten Rezeptor.

4.7.3 Histamine

Es ist eine seit langem anerkannte Tatsache, daß Histamine einen starken Effekt auf Verhalten ausüben können. Da eine Vielzahl dieser Präparate auch eine starke anticholinerge Wirkung zeigten (wie z.B. Diphenhydramin), lag es nahe, diese Verhaltenseinflüsse mit der Blockade muskariner Rezeptoren in Verbindung zu bringen. Inzwischen wurde jedoch ein gut etabliertes Netzwerk von histaminhaltigen Neuronen beschrieben, die zwar fast ausschließlich im hinteren Teil des Hypothalamus angesiedelt sind, jedoch ähnlich wie andere Aminotransmitter weitläufig projizieren.

Histaminrezeptoren

Man unterscheidet 3 Untergruppen von Histaminrezeptoren: H_1- und H_2-Untertypen sind G-Protein-gekoppelte Rezeptoren, mit H_1 als Mobilisator von intrazellulärem Ca^{++} und H_2 als Aktivierer von Adenylylzyklase. Der H_3-Untertyp wiederum reagiert höchst sensitiv auf die Wirkung von Histaminen und wird in den Basalganglien und dem olfaktorischen Gebiet des Gehirns angereichert. Interessanterweise scheint es keinen Wiederaufnahmemechanismus für Histamine zu geben, und die Ausschüttung von Histaminen durch Neurone wurde bislang noch nicht beschrieben.

4.7.4 Stickoxid

Stickoxid (NO) gilt als wichtiger Modulator neuronaler Funktionen. Bislang wurden 4 Isoformen des für die Synthese von NO verantwortlichen Enzyms („nitric acid synthase") beschrieben. Man geht davon aus, daß NO sowohl bei der LTP, bei der Transmitterfreisetzung als auch bei einer durch NMDA-Rezeptoren vermittelten Toxizität eine Rolle spielt. Einige

Daten legen auch den Schluß nahe, daß NO einen wichtigen Neuroregulator darstellt, insbesondere auch in bezug auf die Aktivitäten von Guanylzyklase.

4.7.5 Cannabenoide

Die pharmakologischen Auswirkungen von Marihuana beinhalten Veränderungen in Stimmung, Wahrnehmung und auch Motivation. Des weiteren vermindert es Übelkeit, wirkt krampflösend und reduziert inneren Zelldruck. Diese Wirkungen beruhen auf den in Marihuana gefundenen Cannabenoiden, wobei D-9-Tetrahydrocannabinol für die Mehrzahl der pharmakologischen Wirkungen verantwortlich ist.

Zwei cannabenoide Rezeptoren konnten bislang geklont werden, nämlich CB1 und CB2, beides G-Protein-gekoppelte Rezeptoren mit $G_{i/o}$ als Effektor. Für diese Rezeptoren konnte eine Reihe potentieller endogener Liganden identifiziert werden, von denen das Arachidonsäurederivat Arachidonoylethanolamid (Anandamid) bisher am eingehendsten untersucht wurde. Sowohl Rezeptoren als auch endogene Liganden finden sich im gesamten Hirnbereich, mit der höchsten Konzentration im zerebralen Kortex, dem Zerebellum, dem Corpus striatum und dem Hippocampus.

Cannabenoide Rezeptoren

5 Schlußfolgerungen

Der vorangegangene Überblick über die wichtigsten neurochemischen Komponenten synaptischer Übertragungsabläufe liefert sämtliche Grundbausteine, auf denen die Wirkung fast aller psychopharmakologisch aktiven Substanzen beruht. Wie jedoch daraus deutlich wird, handelt es sich bei neuronalen Übertragungen nur um einen interzellulären Signalisierungsprozeß, in dessen Rahmen das Signal innerhalb der Zelle eine zentrale Rolle in der Veränderung des Systemoutputs spielt. In diesem Zusammenhang wurde auch eine Reihe von Second-messenger-Systemen angesprochen, die durch interzelluläre Signalisierung entweder aktiviert oder supprimiert werden können. Es ist anzunehmen, daß Ansatzpunkte innerhalb dieser Systeme einen entscheidenden Faktor für die Entwicklung psychiatrischer Erkrankungen darstellen. Mit größter Wahrscheinlichkeit spielen jedoch Regionen, die mit der Regulierung spezifischer Genexpression in Verbindung stehen und sich außerhalb dieser Second-messenger-Systeme befinden, eine tragende Rolle bei psychiatrischen Störungen.

Bedeutung inter- und intrazellulärer Signalisierung

Als Beispiel für die Regulierung von Verhaltensmustern durch programmierte Genexpression lohnt eine Betrachtung des Legeverhaltens von Aplysia, in dessen Verlauf Stimulierung zu einer Reihe stereotypischer Verhaltensweisen führt, die letztlich in dem Akt des Eierlegens kulminieren. Dieser involviert 2 Zellgruppen, nämlich Beutelzellen und Atriumdrüsen, und scheint nach seiner Einleitung gemäß streng programmierten Verhaltensmustern zu verlaufen. Dies bedeutet die Aktivierung entsprechender Gene, die wiederum die Entleerung zweier Hormone in die

Beispiel: Legeverhalten von Aplysia

Beutelzellen steuern, was sowohl zu kurz- als auch langfristigen Wirkungen führt. Diese Hormone entstehen aus einem gemeinsamen Vorläufer und regulieren die zeitliche Eingrenzung des Effekts, d.h. Kurz- vs. Langzeitwirkung. Die Atriumdrüsen setzen 2 eng verwandte Peptide frei, welche von eng verwandten Genen zu stammen scheinen und welche den ZNS-Output regulieren, der dann letztendlich zu dem beobachteten Legeverhalten führt. Demnach ist zumindest in diesem Beispiel das Verhalten durch die Einwirkungen spezieller Hormone rigide programmiert, welche wiederum erst nach Aktivierung vorgegebener Gene zum Vorschein treten. Der gesamte Ablauf ist also hormongesteuert, und eine Programmierung der weiteren Verhaltensmuster erfolgt nach Ankunft entsprechender Signale im intrazellulären Bereich.

Veränderung zellulärer Reaktionen durch Aktivierung von Genen

Eine ähnliche Aktivierung spezifischer Hormone und Neuromodulatoren mag auch in Systemen von Säugetieren, wenn auch unter Einwirkung weniger spezialisierter Programmierabläufe, eine Rolle spielen. So liegen z.B. einige Experimente vor, die den Schluß nahelegen, daß zelluläre Reaktionen durch die Aktivierung von Genen verändert werden können. Ein für die Psychiatrie bedeutsames Beispiel eines solchen Ablaufes involviert die Norepinephrinaktivierung von β-Rezeptoren und dadurch die Aktivierung des für den „brain derived nerve growth factor" (BDNF) zuständigen Genes, von dem man weiß, daß es eine Veränderung der LTP und möglicherweise auch der Lernfähigkeit verursacht. All dies macht deutlich, daß es für unser besseres Verständnis der Neurobiologie psychischer Erkrankungen von Wichtigkeit sein wird, darzustellen, wie Veränderungen in der Signalumwandlung zur Aktivierung spezifischer Gene und somit auch zu Veränderungen in ZNS-Funktion beitragen.

6 Literatur

*Ahlquist RP (1948) A study of the adrentropic receptors. Am J Physiol 153:586-600

**Aston-Jones G, Siggins GK (1994) Electrophysiology. In: Bloom FE (ed) Psychophormacology: fourth generation of progress. Raven, New York, pp 95-110

Awapara J, Landua A, Fuerst R, Seale B (1950) Free gamma-aminobutyric acid in brain. J Biol Chem 187:35-39

Bell DS (1973) The experimental reproduction of amphetamine psychosis. Arch Gen Psych 29:35-40

Bjorklund A, Ehinger B, Falck B (1968) A method for differentiating dopamine from norepinephrine in tissue sections by microspectrofluorometry. J Histochem Cytochem 16:243-257

Bunzow JR, Van Tol HHM, Grandy DK et al. (1988) Cloning and expression of a rat D2 dopamine receptor cDNA. Nature 336:783-787

Cade JFJ (1949) Lithium salts in the treatment of psychotic excitement. Med J Aust 2:349-352

*Carlsson A, Lindqvist M (1963) Effect of chlorpromazine or haloperidol on formation of 3-methoxytyramine and normetaonephrine in mouse brain. Acta Pharmacol Toxicol 20:140-144

**Carlsson M, Carlsson A (1990) Schizophrenia: a subcortical neurotransmitter imbalance syndrome. Schizophr Bull 16:425-432

Creese I, Burt DR, Snyder SH (1975) Dopamine receptor binding: differentiation of agonist and antagonist states with 3H-dopamine and 3H-haloperidol. Life Sci 17:993-1002

Dale HH (1914) The action of certain esters and ethers of choline, and their relation to muscarine. J Pharmacol Exp Ther 6:147-190

Dale HH (1935) Pharmacology and nerve endings. Proc R Soc Med 28:319-332

Emrich HM, Kissling W, Fischler M, Zerssen DV, Riedhammer H, Edel HH (1979) Hemodialysis in schizophrenia: three failures with chronic patients. Am J Psychiatry 136:1095

Florey E (1953) Über einen nervösen Hemmungsfaktor in Gehirn und Rückenmark. Naturwissenschaften 40:295-296

Freedman R, Coon H, Myles-Worsley M et al. (1997) Linkage of a neuropsychological deficit in schizophrenia to a chromosome 15 locus. Proc Natl Acad Sci USA 94:587-592

Gaddum JH, Picarelli ZP (1957) Two kinds of tryptamine receptors. Br J Pharmacol 12:323-328

Heimer L (1983) The human brain and spinal cord. Springer, Berlin Heidelberg New York

**Hoffman BB, Lefkowitz RJ, Taylor P (1996) Neurotransmission: the autonomic and somatic nervous systems. In: Hardman JG, Limbird LE (eds) The pharmacological basis of therapeutics. McGraw-Hill, New York, pp 105-140

Hughes J, Smith W, Kosterlitz HW, Fothergill LH, Morgan GH, Morris HR (1975) Identification of two related pentapeptides from brain with potent opiate agonist activity. Nature 258:577

**Kandel ER (1991) Cellular mechanisms of learning and the biological basis of individuality. In: Kandel ER, Schwartz JH, Jessell TM (eds) Principles of neural science, 3rd edn. Appleton and Lange, New York, pp 1009-1040

Kanes S, Dains K, Cipp L, Gattey J, Hitzemann B, Rasmussen E, Larderson S, Silverman M, Hitzemann R (1996) Mapping the genes for halperidol induced catalepsy. J Pharmacol Exp Ther 277:1016-1025

Kaplan HI et al. (1991) Synopsis of Psychiatry. Williams & Wilkins, New York

*Kebabian JW, Calne DB (1979) Multiple receptor for dopamine. Nature 277:93-96

Kline N (1958) Clinical experience with iproniozid. J Clin Exp Psychopathol 19(Suppl 1):72-78

Kuhn R (1958) The treatment of depressive states with G22355 (imipramine hydrochloride). Am J Psychiatry 115:459-464

Langley JN (1901) Observations on the physiological action of extracts of the suprarenal bodies. J Physiol (Lond) 27:237-256

Lewandowsky M (1898) Über eine Wirkung des Nebennierenextractes auf das Auge. Zentralbl Physiol 12:599-600

Loewi O (1921) Über humorale Übertragbarkeit der Herznervenwirkung. Pflugers Arch 189:239-242

Loewi O, Navratil E (1926) Über humorale Übertragbarkeit der Herznervenwirkung. Über das Schicksal des Vagusstoff. Pflügers Arch Ges Physiol 214:678-688

Mesulam MM, Geula C (1994) Chemoarchitectonics of axonal and perikaryal acetylcholinesterase along information processing systems of the human cerebral cortex. Brain Res Bull 33:137-153

Mesulam MM, Mufson EJ, Wainer BH, Levey AI (1983) Central cholinergic pathways in the rat: an overview based on an alternative nomenclature (Ch1-Ch6). Neuroscience 10:1185-1201

Moreau de Tours JJ (1845) Du haschisch et de l'aberration mentale: études psychologiques. Masson, Paris, p 428

Roberts E, Frankel S (1950) Gamma-aminobutyric acid in brain: its formation from glutamic acid. J Biol Chem 187:55-63

**Seeman P, Van Tol HHM (1994) Dopamine receptor pharmacology. Trends Pharmacol Sci 15:264-274

*Seeman P, Chau-Wong M, Tedesco J, Wong K (1975) Brain receptors for antipsychotic drugs and dopamine: direct binding assays. Proc Natl Acad Sci USA 72:4376-4380

Spano PF, Govoni S, Trabucchi M (1978) Similarities and dissimilarities between dopamine and neuroleptic receptors: further evidence for type 1 and type 2 dopamine receptors in the CNS. Adv Biochem Psychopharmacol 19:155-165

Steriade M, McCarley RW (1990) Brainstem control of wakefulness and sleep. Plenum, New York

Stoll A, Hoffmann A (1943) Helv Chem Acta 26:944

Wagemaker H, Cade R (1978) Hemodialysis in chronic schizophrenic patients. South Med J 71:1463-1465

Zadina JE, Hackler L, Ge LJ, Kastin AJ (1997) A potent and selective endogenous agonist for the mu-opiate receptor. Nature 386:499-502

Kapitel 7
Zelluläre Grundlagen seelischer Störungen

J. Aldenhoff

1	Einleitung	214
2	**Neurobiologische Grundlagen**	214
2.1	Physiologie der Nervenzelle	214
2.2	Neurotransmitter	217
2.3	Rezeptoren und Second-messenger-Systeme	220
2.4	Synopsis	223
3	**Pathophysiologische Mechanismen**	224
3.1	Gestörtes Gleichgewicht zwischen exzitatorischen und inhibitorischen Einflüssen	224
3.2	Störung der Second-messenger-Systeme des cAMP und des Ca^{++}	226
3.3	Genetik psychiatrischer Erkrankungen	227
3.4	Zelluläre Wirkung von Pharmaka	229
4	**Zellphysiologie und Psychiatrie: Das Kompensationspotential des Gehirns**	230
5	Literatur	232

1 Einleitung

Kaum ein Gebiet der modernen Naturwissenschaften hat in den letzten Jahren einen so enormen Wissenszuwachs erlebt wie die Neurobiologie. Viele heute bekannte Funktionen von Nervenzellen bieten konkrete Ansätze für pathophysiologische Veränderungen. Dennoch sind wir von pathogenetischen Modellen, die wir für Prognose oder kausale Behandlungen nützen könnten, noch weit entfernt.

Die Diskussion möglicher pathophysiologischer Mechanismen setzt die Kenntnis der normalen Neurobiologie voraus. Da diese für sich schon hoch komplex ist, beziehe ich mich auf ein gut lesbares Standardwerk (Kandel et al. 1995).

2 Neurobiologische Grundlagen

2.1 Physiologie der Nervenzelle

Unser heutiges Wissen über Nervenzellen wurde aus biochemischen Untersuchungen gewonnen, indem bestimmte Substanzen und Substrukturen mit chemischen Verfahren aus dem dann nicht mehr funktionsfähigen Zellsubstrat extrahiert und gemessen wurden. Ein wesentliches Merkmal von Funktion geht damit verloren: der Ablauf in der Zeit. Dabei ist für Nervenzellen das zeitliche Muster der elektrischen Entladungen besonders bedeutsam. Wir müssen heute annehmen, daß dieses Entladungsmuster für die Funktion von Nervenzellen und ihre Störungen mindestens ebenso wichtig ist wie Mengenänderungen von Neurotransmittern, Rezeptoren oder subzellulären Faktoren. Dieser Funktionsaspekt läßt sich aber nur mit wenigen Methoden wie extra- oder intrazellulären Ableitungen oder der „Patch-clamp-Technik" (Neher u. Sakmann 1992) erfassen.

Erst wenn so gewonnene Ergebnisse mit denen biochemischer Studien zusammengeführt werden, läßt sich ein relativ vollständiges Bild der Funktionsweise von Nervenzellen erhalten.

Funktionen des Zentralnervensystems

Die Komplexität der Leistungen des Zentralnervensystems (ZNS) kann auf einige Funktionen reduziert werden:
- die Verarbeitung der aufgenommenen Information,
- die Programmierung motorischer und emotionaler Antworten,
- Lernen und Gedächtnis.

Jede dieser Funktionen läßt sich heute bis auf die Ebene der Nervenzellen und ihrer Wechselwirkung verfolgen. Man muß also annehmen, daß auch die von der Psychiatrie beschriebenen, komplexen Verhaltensstörungen zumindest theoretisch auf solche Funktionen und damit auf ein zelluläres Korrelat zurückgeführt werden können.

Nervenzelle als interaktive Einheit

Die Nervenzelle läßt sich als interaktive Einheit biochemisch und elektrophysiologisch faßbarer Vorgänge verstehen, die in einem ständigen

Signal	Eigenschaften	Ionenstrom	Mechanismus
Ruhepotential	Stabil, −45 bis −90 mV	K^+, Cl^-	Leckströme, spannungsabhängige K^+-Ströme
Aktionspotential	Alles oder nichts, Amplitude ca. 100 mV	Na^+, K^+	Spannungsabhängige Kanäle

Tabelle 1. Ionenströme von Nervenzellen

Austausch mit erlernten und genomisch vermittelten Informationen moduliert werden. In Nervenzellen werden mehr genetische Informationen exprimiert als in allen anderen Organen, wahrscheinlich etwa 200.000 unterschiedliche Sequenzen von Messenger-RNS (m-RNS) (Spudich 1993). Die dadurch im Zytosol synthetisierten Proteine verbleiben dort oder werden in den Zellkern, die Mitochondrien oder die Membransysteme der Zelle integriert.

Die *zytosolischen Proteine* bestehen aus den fibrillären Elementen, die das Zellgerüst bilden, die strukturelle Konstanz sowie die Funktion des axonalen Transports tragen, und den zahlreichen Enzymen zur Steuerung der metabolischen Leistungen der Zelle. Die *Proteine des Kerns* regulieren die genetische Expression. *Membranproteine* bilden zum einen wesentliche Bestandteile der Zellmembranen wie Ionenkanäle und Rezeptoren, zum anderen sind sie an der Bildung und Freisetzung von Neurotransmittern und Neuropeptiden beteiligt. Bei der Öffnung und beim Schluß von Ionenkanälen ändert sich ihre Konformation. Sie stellen also ein Verbindungsglied zwischen elektrischen und biochemischen Zelleistungen dar (s. Tabelle 1).

Die Zellmembran ist im Ruhezustand für Ionen verschlossen. Durch die Aktivität verschiedener Ionenpumpen wird auf beiden Seiten der Zellmembran eine Ungleichverteilung aufgebaut, welche die Grundlage für die Erregbarkeit der Nervenzelle ist. Im Ruhezustand ist die Konzentration von Natrium (Na^+) extrazellulär hoch, die von Kalium (K^+) intrazellulär, was zu dem mit dem elektrochemischen Gleichgewicht korrespondierenden intrazellulär gegenüber extrazellulär negativen Ruhepotential führt (Hille 1992). Bei Erregung werden die Ionenkanäle geöffnet, und es kommt zum Einstrom des positiv geladenen Na^+ und zu einer Umkehr des transmembranösen Potentials gefolgt vom Ausstrom von K^+, der die Membran wieder repolarisiert (Hodgkin 1964).

Membranpotential

Eine besondere Stellung nimmt das Kalzium (Ca^{++}) ein: In Ruhe besteht ein Konzentrationsgradient von etwa 10^{-6} Mol zwischen Extrazellulär- und Intrazellulärraum. Das Erscheinen auch weniger Ca^{++}-Ionen im Zellinneren hat deswegen eine enorme Signalwirkung, die von einer ganzen Reihe von Ca^{++}-bindenden Strukturen wie Calmodulin, Calbindin etc. weitergeleitet wird. Dies macht Ca^{++} neben dem zyklischen Adenosinmonophosphat (cAMP) zu einem der bedeutendsten „second messenger", also einer Übertägersubstanz von der Zellmembran und den dort befindlichen Rezeptoren zur Signaltransduktionskaskade.

Sonderstellung des Kalziums

Kalziumabhängiger Kaliumstrom

Da der Ca^{++}-Anstieg im Zellinneren für die Zelle ein Risiko darstellt, weil ab einer Konzentration von 10^{-5} Mol Ca^{++}-Phosphat ausfallen würde (Kretsinger 1979), gibt es eine Reihe von Mechanismen, die den Ca^{++}-Anstieg begrenzen. Neurophysiologisch besonders interessant ist der Ca^{++}-abhängige K^{+}-Strom: Wenn die intrazelluläre Konzentration an freiem ionisiertem Kalzium [Ca^{++}]$_i$ während der Erregungsphase über einen kritischen Wert ansteigt, wird der Ca^{++}-abhängige K^{+}-Strom ($I_{K(Ca)}$) aktiviert und hyperpolarisiert die Zelle. Er verursacht so ein Membranpotential, bei dem Ca^{++}-Ionen nicht mehr ins Zellinnere gelangen können und Erregung unterbunden wird.

Damit wird der $I_{K(Ca)}$ zu einer wesentlichen Grundlage für phasische Entladungsmuster. Da er in zentralen neuronalen Strukturen wie dem Hippocampus, dem Locus coeruleus, bestimmten Kernen des Thalamus und des Hypothalamus vorkommt, beeinflußt er das Aktivitätsspektrum des ZNS ganz entscheidend. Ein anderer Aspekt der durch $I_{K(Ca)}$ bedingten phasischen Aktivitätsmuster betrifft die metabolischen Zelleistungen: Da sie durch einen Anstieg von [Ca^{++}]$_i$ getriggert werden, muß man annehmen, daß auch sie phasisch aktiviert und inaktiviert werden.

Aufbau von Ionenkanälen

Die sog. α-Untereinheit bildet den zentralen Teil der spannungsabhängigen Kanäle für Na^{+}, K^{+} und Ca^{++}. Sie besteht aus einer kettenartigen Polypeptidstruktur, bei der sich 6 transmembranöse α-Helices 4mal wiederholen. Die vierte dieser α-Helices ist wahrscheinlich der Spannungssensor. Kanalstrukturen für andere Ionen setzen sich teilweise aus anderen Untereinheiten, z. B. β und γ, zusammen (Catterall 1995, 1996a,b).

Verteilung der Ionenkanäle

Die Kanaltypen sind nicht homogen über die Nervenzelle verteilt, sondern gruppieren sich entsprechend den Funktionen der verschiedenen Areale. Über die postsynaptischen Anteile des Dendritenbaums werden die von anderen Nervenzellen übertragenen elektrischen Impulse gesammelt und zum Soma weitergeleitet. Dabei erfolgt die Integration aller erregenden und hemmenden Potentiale in den jeweils vorbestehenden Aktivitätszustand der Zelle. Denn Dendrit und Soma reagieren nicht passiv auf den Input, sondern integrieren die synaptisch empfangene Information in die Spontanaktivität (Llinas 1988).

Bedeutung der Kaliumströme

Auch hier spielen die K^{+}-Ströme, insbesondere $I_{K(Ca)}$, eine wesentliche Rolle. Ihr Zustand entscheidet über den schließlich generierten Aktivitätstyp, der dann über das Axon weitergeleitet wird; ist $I_{K(Ca)}$ stark ausgeprägt, wird eine Weiterleitung blockiert, im mittleren Bereich kommt es zu einem phasenhaften Aktivitätsmuster, bei abgeschwächten oder inaktivierten K^{+}-Strömen wird das empfangene Signal u. U. auch direkt weitergeleitet. Hier wird deutlich, daß die hemmende Kapazität der K^{+}-Ströme einen Schutz gegen zu starke Erregbarkeit des ZNS darstellt.

Das Axon formt das Signal nicht mehr um, sondern überträgt alle überschwelligen Depolarisationen in Form von Aktionspotentialen. In der Synapse lösen die durch Na^{+} und K^{+} getragenen Aktionspotentiale wiederum Ca^{++}-Ströme vom N-Typ aus, was zur Öffnung der Vesikel und zur Freisetzung der Übertragersubstanz führt (Neher 1992).

Synapsen

Jedes Neuron bildet ca. 1000 Synapsen und empfängt Informationen von ca. 10.000 Verbindungen. Man neigt dazu, Synapsen für stabile Strukturen zu halten. Tatsächlich konnte man mit hochauflösenden mikroskopischen Darstellungen des Dendritenbaums zeigen, daß die „spines" – dorn- oder sackförmige Fortsätze, an denen wahrscheinlich die Kommunikation zwischen den Zellen stattfindet, – ständig neu gebildet oder abgebaut werden (Murphy u. Segal 1997; Rusakov et al. 1996). Einflußgrößen sind die tatsächliche Aktivierung der synaptischen Verbindung, aber auch Hormonwirkungen, z.B. der Östrogene (Lewis et al. 1995).

Die elektrische Übertragung an den sog. „gap-junctions", Kanälen, durch die es zum direkten Ionenaustausch zwischen Zellen kommt (Bennett 1997), ist die Grundlage für die Synchronisierung von eng benachbarten Zellen. Die chemische Übertragung an den Synapsen beruht auf der Freisetzung einer Übertragersubstanz durch die präsynaptische Zelle und ihre Bindung an die postsynaptische Zelle. Dort kommt es direkt oder indirekt zur Interaktion mit Ionenkanälen und damit wieder zur Umformung des chemischen in ein elektrisches Signal.

Ionenkanäle werden durch verschiedene Stimuli kontrolliert:
- *Liganden*kontrollierte Kanäle öffnen sich, wenn ein Ligand an seinen Rezeptor bindet.
- *Second-messenger*-abhängige Kanäle werden durch die Phosphorylation von Proteinen geöffnet oder geschlossen.
- *Spannungs*abhängige Kanäle öffnen oder schließen sich infolge von Veränderungen des Membranpotentials.

Arten postsynaptischer Ionenkanäle

Durch ihre Herkunft von einem gemeinsamen Ursprungsgen lassen sich Familien von Ionenkanälen bilden (Stevens 1987). So gehören die spannungskontrollierten Ionenkanäle, die selektiv für Ca^{++}, Na^+ oder K^+ sind, zu einer Familie. Eine zweite Familie faßt Gene für die ligandenkontrollierten Kanäle zusammen, die durch Azetylcholin, GABA, Glyzin oder Glutamat aktiviert werden, eine dritte kodiert die „gap-junctions".

Die Übertragersubstanzen (Neurotransmitter) binden entweder direkt an eine Rezeptorstruktur, die mit einem Ionenkanal verbunden ist, aktivieren oder beenden einen Ionenfluß. Oder durch die Bindung an den Rezeptor wird ein G-Protein, also ein membranassoziiertes Guanin-Nukleotid-bindendes Protein, das Signale von Rezeptoren an die Signaltransduktionskaskade vermittelt, aktiviert; danach wird die Second-messenger-Kaskade aktiviert, die schließlich durch eine Phosphorylierung den Ionenkanal öffnet.

2.2 Neurotransmitter

Definition: Neurotransmitter

Um einen Stoff als Neurotransmitter zu bezeichnen, wurden bestimmte Kriterien gefordert (Cooper et al. 1996):
- seine Synthese durch das Neuron,
- die Speicherung und genügende Freisetzung aus dem präsynaptischen Terminal, um eine definierte Wirkung an der Postsynapse auszulösen,

- die Wiederholbarkeit dieses Effektes durch exogene Applikation,
- ein spezifischer Mechanismus, der den Neurotransmitter im synaptischen Spalt wieder inaktiviert oder von dort entfernt.

Neuropeptide

Tatsächlich verwischen sich die Grenzen zwischen den „klassischen" Neurotransmittern und anderen, wie den Peptiden, die nicht alle diese Kriterien erfüllen. Häufig sind „klassische" Neurotransmitter und Neuropeptide gemeinsam in einer Zelle lokalisiert und werden gleichzeitig freigesetzt, ohne daß dieses Phänomen in seiner funktionellen Bedeutung bereits verstanden wäre.

Interessant sind die verschiedenen Mechanismen, die den Neurotransmitter aus dem synaptischen Spalt entfernen. Die kleineren Moleküle werden meist enzymatisch degradiert, während die Peptide länger im synaptischen Spalt verbleiben und nur durch Diffusion und Proteolyse entfernt werden können. Für viele Neurotransmitter existieren hochaffine Transporter, die Neurotransmitter in die Terminalen oder in Gliazellen aufnehmen. Die meisten Transporter gehören zu sog. Superfamilien. Es sind Proteine, die 12mal durch die Membran treten, den Neurotransmitter binden und ins Zellinnere einschleusen (Amara u. Kuhar 1993).

Neurotransmitter und Neuromodulatoren

Die Grenzen zwischen Neurotransmittern und Neuromodulatoren verwischen sich, da viele Substanzen offenbar beide Funktionen wahrnehmen können. Entgegen der großen Bedeutung, die den Neurotransmittern im Zusammenhang mit verschiedenen Theorien zur Entstehung von Depression oder Schizophrenie zugeschrieben wurde, scheinen für psychiatrische Fragestellungen ohnehin oft die neuromodulatorischen Wirkungen interessanter zu sein. Im Fall der Neurotransmission wirkt eine Substanz als Übertrager zwischen 2 Nervenzellen; bei der Neuromodulation wird das in einer Nervenzelle vorher bestehende Aktivitätsmuster verändert, indem $I_{K(Ca)}$ verkleinert wird. Beispielsweise kann ein phasisches Aktivitätsmuster zu einem regelmäßigen moduliert werden. Die „Gründe" für eine solche Neuromodulation sind auf der Ebene der Zelle nicht zu klären, sondern werden erst im Kontext eines neuronalen Netzwerks oder der Homöostase des Organismus deutlich.

Hier sollen 2 unterschiedliche Beispiele für eine aktivierende Neuromodulation ausführlicher dargestellt werden: Noradrenalin als Beispiel für ein biogenes Amin und das Kortikotropin-releasing-Hormon als Beispiel für ein Peptid.

Noradrenalin

Das im ZNS freigesetzte Noradrenalin kommt zum größten Teil aus einem Synzytium von Nervenzellen im oberen Hirnstamm, dem sog. Locus coeruleus (Foote et al. 1983). Diese Zellen zeigen synchron ein phasisches Aktivitätsmuster, das wesentlich durch $I_{K(Ca)}$ bestimmt wird. Ihre Entladung erfolgt, wenn ein von außen kommender, meist besonders markanter Reiz verarbeitet werden soll. Entsprechend den noradrenergen Projektionen, die in Kortex, Hippocampus, Thalamus, Kleinhirn und andere wichtige Hirnregionen ziehen (Nieuwenhuys 1987), kommt es beim Auftreten eines solchen Reizes zur reizsynchronen Freisetzung von Noradrenalin. Die Noradrenalinwirkung verstärkt so die Wirkung des jeweiligen lokalen Transmitters, d.h. der ankommende Reiz wird am Zielneuron verstärkt („enabling") (Bloom 1984). Je nach beteiligtem Rezeptor (α1, α2, β) kann die Noradrenalinwirkung exzitatorische oder inhibitorische Wirkungen verstärken.

Die Verteilung von Kortikotropin-releasing-Hormon (CRH) deutet auf eine „neuroendokrine" Wirkung hin: Die CRH enthaltenden Interneurone und Projektionen kommen im Hypothalamus und Locus coeruleus, aber auch in höheren Hirnregionen wie Hippocampus und Kortex vor. Durch den in vitro ermittelten Wirkmechanismus, eine Verminderung der $I_{K(Ca)}$ (Aldenhoff et al. 1983a), wird das in vielen dieser Neurone dominierende phasische Aktivitätsmuster gesteigert. Dieser zelluläre Mechanismus könnte der in Streß auslösenden Situationen lange vor der Kenntnis dieses Mechanismus von Selye postulierten „alarmierenden" Streßreaktion entsprechen, die das ZNS in die Lage versetzt, schneller auf bedrohliche Reize zu reagieren. Durch Aktivierung des Locus coeruleus wird beispielsweise die oben beschriebene exzitatorische Wirkung des Noradrenalins angestoßen. Aus den Verhaltensexperimenten mit CRH (Koob et al. 1984) weiß man, daß die Wirksamkeit dieser Reaktion mit steigender Dosis wieder abnimmt; die dann ausgelöste Übererregbarkeit bis zur Senkung der Krampfschwelle verbessert die Reaktionsfähigkeit auf bedrohliche Reize nicht mehr, sondern verschlechtert sie. Man nimmt heute an, daß ein solcher „CRH-overdrive" vielen neuroendokrinen und vegetativen Symptomen der Depression zugrunde liegt (Holsboer 1989) (s. unten).

Kortikotropin-releasing-Hormon

Einen Spezialfall stellen die Rezeptoren für Glutamat hinsichtlich ihrer Funktion dar: Glutamat kontrolliert direkt 2 Typen ionotroper Rezeptoren. Der N-Methyl-D-Aspartat-(NMDA-)Rezeptor reguliert einen Kanal, der Ca^{++}, K^+ und Na^+ passieren läßt, der Non-NMDA-Rezeptor bindet die Glutamatagonisten Kainat, Quisqualat und Aminomethylpropionsäure (AMPA) und reguliert einen für Na^+ und K^+ durchgängigen Kanal. Außerdem wirkt Glutamat über eine Second-messenger-Aktivierung, wenn es an einen metabolisch wirksamen Rezeptor bindet, wodurch es zur Aktivierung der Phospholipase C, des Inositolphosphats und des Diaglyzerols kommt.

Der NMDA-Rezeptor hat deswegen besonderes Interesse erlangt, weil er bei der Speicherung von Gedächtnisinhalten eine zentrale Rolle zu spielen scheint. Der neurophysiologische Mechanismus, der dabei abläuft, wird „long-term-potentiation" (LTP; Nicoll et al. 1988) genannt. Das Standardmodell, an dem LTP experimentell untersucht wird, ist die Verbindung zwischen CA3- und CA1-Neuronen im Hippocampus, die sog. Schaffer-Kollateralen. Mit einem starken Stimulus, der gleichzeitig mehrere Fasern aktiviert, kann man eine bleibende Veränderung der Erregbarkeit der Zielneurone auslösen. Dabei kommt es zu Vorgängen, die an Konditionierungsvorgänge aus der Psychologie erinnern: Treffen schwach und stark erregende Reize an einer Pyramidenzelle ein, so kann der schwache Reiz nur bleibend verstärkt werden, wenn er zeitlich eng mit dem starken Reiz verbunden ist. Die bleibende Verstärkung ist auf die synaptischen Strukturen beschränkt, die assoziativ erregt wurden. Der entscheidende Schritt für die Auslösung von LTP ist eine hin-

Entstehung von „long-term-potentiation"

reichende Depolarisierung der postsynaptischen Zelle. Es kommt also zur gleichzeitigen Entladung an prä- und postsynaptischen Zellen.

NMDA- und Non-NMDA-Rezeptoren

An glutamatergen Synapsen finden sich NMDA- und Non-NMDA-Rezeptoren: Bei normaler synaptischer Erregung spielen nur die Non-NMDA-Rezeptoren eine Rolle, weil die NMDA-Rezeptoren durch Magnesiumionen blockiert sind. Erst bei starker Depolarisation der postsynaptischen Zelle löst sich das positiv geladene Magnesiumion aus dem an den NMDA-Rezeptor gekoppelten Ionenkanal; dadurch wird er insbesondere für Ca^{++} durchlässig. Man nimmt heute an, daß der Ca^{++}-Einstrom der entscheidende Reiz zur Auslösung von LTP ist (Schneggenburger et al. 1993).

Der Ionenkanal des NMDA-Rezeptors stellt eine bisher einzigartige Sonderform eines Kanals dar, nämlich einen Kanal mit doppelter Aktivierung: Nur wenn gleichzeitig eine Depolarisierung der Zelle und eine Bindung von Glutamat an den Rezeptor erfolgen, wird der Kanal für Ca^{++} durchlässig. Die bleibende Steigerung der postsynaptischen Erregbarkeit wird wahrscheinlich durch zwei Ca^{++}-abhängige Proteinkinasen vermittelt, die Proteinkinase C und die Ca^{++}-Kalmodulin-Kinase. Außerdem spielt die Aktivierung der Genexpression bei der LTP eine wesentliche Rolle (Tully 1997) (s. unten).

Long-term-potentiation kann nur aufrechterhalten werden, wenn es neben der Steigerung der Erregbarkeit im postsynaptischen Neuron auch zu einer vermehrten präsynaptischen Transmitterfreisetzung kommt. Man muß also annehmen, daß eine retrograde Information vom postsynaptischen zum präsynaptischen Neuron erfolgt. Als aussichtsreichster Kandidat für diese Funktion wird derzeit das Stickoxid (NO) angesehen (Holscher 1997).

Bedeutung der LTP

Long-term-potentation ist eine physiologisch differenzierte Beschreibung des Vorgangs, der im sog. Hebbschen Gesetz bereits vor 50 Jahren beschrieben wurde (Bonhoeffer et al. 1989). Die Bedeutung der LTP für komplexere Hirnleistungen ist wahrscheinlich äußerst vielfältig. Am naheliegendsten sind Gedächtnisleistungen, aber ganz allgemein kann man davon ausgehen, daß alle Vorgänge über den NMDA-Rezeptor laufen könnten, bei denen es zur erfahrungsabhängigen Koppelung verschiedener neuronaler Systeme kommt. Auch eine der interessantesten Hypothesen zur Erklärung der Schizophrenie bezieht den NMDA-Rezeptor als wesentliche Struktur mit ein (s. unten).

2.3 Rezeptoren und Second-messenger-Systeme

Den verschiedenen Rezeptoren sind unterschiedliche Second-messenger-Systeme assoziiert. Sie leiten das durch Neurotransmitter oder Neuromodulatoren empfangene Signal ins Zellinnere weiter. So wirkt der Noradrenalin bindende, β-adrenerge Rezeptor über die Adenylatzyklase und ein G-Protein, das cAMP bildet (Lefkowitz u. Caron 1988). Azetylcholin bindet am muskarinischen Azetylcholinrezeptor, aktiviert ebenfalls ein G-Protein und die Phospholipase C und führt zum Anstieg von Inositol-triphosphat (IP$_3$), Ca^{++} und Diaglyzerol (Nathanson u. Harden 1990). Histamin bildet unter Beteiligung der Phospholipase A$_2$ Arachnidonsäure.

Auch hier sind biochemische und elektrische Funktionen wieder eng gekoppelt: cAMP aktiviert eine biphasische Stromantwort, bei der zuerst ein schneller Einwärtsstrom für Ca^{++} und Na$^+$ entsteht, dann ein langer K$^+$-Auswärtsstrom (Hofmeier et al. 1979). Für die einzelne Zelle bedeutet dies, daß die Bildung von cAMP unter der Zellmembran mit einer kurzen Erregungsphase und einer langen Hemmungsphase einhergeht. In den Neuronen des Locus coeruleus dürften diese Ströme zum phasischen Aktivitätsmuster beitragen (Wang u. Aghajanian 1987), das charakteristisch für die Funktion dieses Synzytiums ist.

Koppelung biochemischer und elektrischer Funktionen

Ionenkanäle und Rezeptoren kommen nicht nur in der äußeren Zellmembran vor, sondern auch im Zellinneren. So wird Ca^{++} aus intrazellulären Speichern über einen IP$_3$-Rezeptor freigesetzt, um eine für Ca^{++}-aktivierte Strukturen optimale Konzentration zu erreichen. Als intrazelluläres „exzitables Medium" (Berridge 1997) trägt es zur Amplifikation und Weiterleitung von Ca^{++}-Signalen in der Zelle bei (Jacobs u. Meyer 1997). Außerdem scheinen intrazelluläre Ca^{++}-Speicher dazu beizutragen, daß die Ca^{++}-Konzentration im Kern von Hippocampusneuronen nach Glutamatapplikation anhaltend erhöht bleibt, was Rückschlüsse über die Bedeutung des Ca^{++} für die Transkription erlaubt (Korkotian u. Segal 1996). Auch zur Induktion der hippocampalen LTP ist die Freisetzung von Ca^{++} aus dem endoplasmatischen Retikulum notwendig (Reyes u. Stanton 1996).

Ionenkanäle und Rezeptoren im Zellinneren

Es folgt ein oszillierender Wechsel von Wiederaufnahme und Freisetzung von Ca^{++}-Ionen, bis dieser Prozeß wieder zur Ruhe kommt (Berridge 1993). Die Ca^{++}-Antwort steht in Wechselbeziehung zu verschiedenen Abschnitten der Signaltransduktion. In Neuronen und Lymphozyten spielen z. B. die Non-Rezeptor-Kinasen der *src*-Subfamilie, im speziellen die *fyn*-Kinasen, eine wichtige Rolle bei der Ausbildung bzw. dem Anhalten der Ca^{++}-Antwort (Grant et al. 1992). In allen Zelltypen ist die Ca^{++}-Antwort abhängig vom Phosphatidyl-Inositol-Stoffwechsel. Die IP$_3$-sensitiven Ca^{++}-Kanäle des endoplasmatischen Retikulums sind Angriffspunkt des beim Abbau von Phosphoinositoldiphosphat (PIP$_2$) entstehenden IP$_3$. Sowohl in Neuronen als auch in Lymphozyten haben die IP$_3$-sensitiven intrazellulären Ca^{++}-Speicher eine Bedeutung. Es hat sich auch gezeigt, daß der sog. „Ca^{++}-induced Ca^{++}-release" (CICR) über Ryanodine-sensitive Rezeptoren vermittelt wird. Ca^{++} kann so seine Freisetzung aus intrazellulären Speichern selbst positiv verstärken, aber auch konzentrationsabhängig hemmen.

Intrazelluläre Ca^{++}-Freisetzung

Folge dieser komplexen Wechselwirkungen ist eine Ca^{++}-Antwort, die nicht nur als einfacher Anstieg der intrazellulären Ca^{++}-Konzentration, sondern meist in Form von Oszillationen auftritt. Neuere Ergebnisse zeigen, daß Frequenz, Amplitude und Dauer des Signals funktionelle Konsequenzen für die Zellen haben. B-Zellen zeigen z. B. eine unterschiedliche Aktivierung von Transkriptionsfaktoren, je nach Amplitude und Dauer des Ca^{++}-Signals (Dolmetsch u. Lewis 1997). Es konnte gezeigt werden, daß T-Zellen zwar einen ausreichenden Stimulus brauchen, um zu reagieren, daß aber in der Form der Ca^{++}-Antwort bei den verschiedenen, suffizienten Stimulatoren kein Unterschied mehr besteht.

Die notwendigen Strukturen zur Entstehung der Ca^{++}-Oszillationen sind von Zelltyp zu Zelltyp verschieden. Bei Zellen vom Typ der sog. Membranoszillatoren ist das periodische Öffnen und Schließen von spannungsabhängigen Ca^{++}-Kanälen obligatorisch. Im Gegensatz dazu hängt die Ausbildung von Ca^{++}-Oszillationen bei sog. zytosolischen Oszillatoren von der periodischen Freisetzung des Ions aus dem endoplasmatischen Retikulum ab. Zytosolische Oszillatoren sind z. B. Nervenzellen und hormonfreisetzende Zellen der Hypophyse.

Aktivierungsdauer zellulärer Mechanismen

Eine Aktivierung zellulärer Mechanismen durch einen Transmitter kann für ganz unterschiedliche Dauer erfolgen. Beispielsweise führt die Bindung von Noradrenalin an den α2-Rezeptor über die Aktivierung des cAMP-Systems zur Phosphorylierung eines K$^+$-Kanals und verursacht damit einen K$^+$-Ausstrom, der die Erregbarkeit der Zelle für Minuten hemmen kann. Wird dieser Vorgang durch vermehrte oder erneute Bindung von Noradrenalin an den Rezeptor verstärkt, so kommt es über die Phosphorylierung transkriptionaler Regulationsproteine zur Aktivierung der Genexpression. Ein so gebildetes Protein beeinflußt den Kanal direkt und kann Veränderungen der neuronalen Erregbarkeit über Tage oder Wochen hervorrufen. Der Mechanismus, durch den die Rate der m-RNS-Transkription beeinflußt wird, ist heute weitgehend aufgeklärt (Strachan u. Read 1996); er ist deswegen so interessant, weil er auch im Kontext psychiatrischer Erkrankungen verändert zu sein scheint, also pathogene Bedeutung haben könnte.

Regulation der Genexpression

Grundsätzlich muß man davon ausgehen, daß normalerweise bestimmte Gene exprimiert werden, während andere in einem nicht transkribierbaren Zustand sind. Dies kann durch Proteine geändert werden, die an die regulatorischen Regionen der Gene binden. Sie werden durch Rezeptoren kontrolliert, die z. B. Steroidhormone, Wachstumsfaktoren oder auch Neurotransmitter binden. Die regulatorische Region eines DNS-Stranges enthält 2 Kontrollelemente, die Promoter- und die Enhancer-Region. Die Promoter-Region ist in vielen Genen reich an Adenin und Thymin und wird als „TATA-Box" bezeichnet. Sie bringt die RNS-Polymerase in die Region, in der die Transkription beginnen soll.

Die Strukturen der Enhancer-Region sind Bindungsstellen für die Proteine, die entscheiden, ob ein Gen transkribiert wird. Sie werden als „response-elements" (RE) bezeichnet. Beispiele sind das „cAMP response element" (CRE), das CRE-bindende (CREB) Proteine erkennt, die unter Kontrolle der cAMP-abhängigen Proteinkinase aktiviert werden, das Phorbolester RE oder das Glukokortikoid RE. Manche Enhancer-Regionen aktivieren kontinuierlich, während andere erst aktiv werden, wenn eine Genexpression infolge von Hormonwirkungen oder Lernprozessen induziert wird (Yin et al. 1995).

Second-messenger-System und höhere ZNS-Funktionen

Lange war man der Meinung, die Kenntnis solcher subzellulärer Funktionen könne nichts zum Verständnis komplexer Hirnfunktionen beitragen. Das änderte sich erst, als es mit Hilfe molekularbiologischer Techniken gelang, einzelne Rezeptoren oder Kinasen auszuschalten, indem man ihre RNS manipulierte. [Entsprechende Techniken sind die Herstellung transgener Tiere oder die „Antisense-knockout-Technik" (s. Montkowski u. Holsboer 1996)].

CREB-knockout-Mäuse zeigen beispielsweise eine deutliche Störung des Langzeitgedächtnisses auf Strafreize (Bourtchuladze et al. 1994). Auch die Ausschaltung der in die Ca^{++}-Regulation involvierten Ca^{++}-Calmodulin-Kinase (aCaMKII) oder der fyn-Tyrosin-Kinase führt zu Störungen der LTP und des Gedächtnisses (Grant et al. 1992; Rotenberg et al. 1996).

Diese Befunde konvergieren zu einem einheitlichen Mechanismus der Speicherung von Information: Der entscheidende Mechanismus läuft ab, wenn ein übergroßer Ca^{++}-Einstrom in die Zelle ermöglicht wird. Dies kann durch einen unspezifischen Kationenkanal bei Aktivierung des NMDA-Rezeptors oder durch einen ebenfalls unspezifischen Kanal bei intrazellulärem Anstieg von cAMP geschehen. Durch diese unspezifischen Kanäle wird offenbar die sonst sehr effektive Kontrolle von $[Ca^{++}]_i$-Anstiegen umgangen. Der $[Ca^{++}]_i$-Anstieg begünstigt die enzymatischen Veränderungen, deren Zeitdauer durch die Genexpression länger dauert.

Mechanismus der Informationsspeicherung

2.4 Synopsis

Das zelluläre System, das biochemische und elektrische Funktionen integriert, hat ein relativ hohes Maß an funktioneller Stabilität für Ruhebedingungen und Aktivierung. Modulierende Einflüsse durch biogene Amine, Peptide, Hormone bedienen sich der Second-messenger-Systeme des cAMP und des Ca^{++}. Hier liegt eine Möglichkeit für mittel- bis langfristige Modifikationen, indem es zur Expression normalerweise nicht exprimierter Gene kommt. Eine andere Modifikationsmöglichkeit liegt in der zellulären Speicherung von Information.

Funktionelle Stabilität des zellulären Systems

Dabei erscheint es nicht sehr angebracht, auf zellulärer Ebene die Begriffe Lernen und Gedächtnis zu gebrauchen, da sie meist komplexe, in Zeitverlauf und Gegenstand differenziertere Fähigkeiten beschreiben. Auch wenn die neuesten molekulargenetischen Techniken eine Abhängigkeit differenzierter und im allgemeinen als „hoch" bezeichneter Fähigkeiten des Individuums von subzellulären Mechanismen belegen, ist in diesem Zusammenhang eher die Speicherung von Information gemeint.

Neuronale Aktivität kann auf zellulärer Ebene abgestuft modifiziert werden
- durch das Gleichgewicht zwischen exzitatorischen und inhibitorischen Ionenkanälen,
- durch kurzfristige Beteiligung der Second-messenger-Systeme des cAMP und des Ca^{++},
- durch Expression bereits vorhandener, aber „schweigender" genetischer Information,

Modifikation neuronaler Aktivität auf zellulärer Ebene

- durch Neuerwerbung von Information durch Prozesse zellulärer Informationsspeicherung.

Diese Modifikationen stellen gleichzeitig Ansatzpunkte für die Entwicklung von Störungen im Sinne einer Pathophysiologie seelischer Krankheiten dar. Bisher bekannte Therapieansätze lassen sich ebenfalls in dieser Hierarchie erklären. Darüber hinaus dürften die neuen Mechanismen, beispielsweise der durch Second messenger aktivierten Genexpression, die Entwicklung ganz neuer therapeutischer Wege ermöglichen.

3 Pathophysiologische Mechanismen

Bei psychiatrischen Patienten wird eine direkte Untersuchung von Nervenzellen nie möglich sein. Indirekte Rückschlüsse sind auf verschiedenen Wegen möglich:

Pharmakologische Brücke
- Man kann die Wirkung einer Substanz im Zellexperiment und auf das tierische Verhalten mit der klinischen Wirkung vergleichen und so auf das Wirkprinzip schließen. Dieses Verfahren kann als „pharmakologische Brücke" bezeichnet werden (Aldenhoff 1989). Beispiele für dieses Vorgehen gibt es bei vielen Substanzen, wie die pharmakologische Hierarchie bei neuen Substanzen, die Entdeckungsgeschichte von CRH etc. belegen.

Zelluläre Untersuchungsmodelle am Menschen
- Bestimmte zelluläre Funktionen lassen sich an peripher verfügbaren Zellen des Menschen untersuchen; z.B. K^+-Kanäle an Fibroblasten oder Lymphozyten (Cohen et al. 1996), $[Ca^{++}]_i$ an Lymphozyten (Aldenhoff et al. 1997), Phospholipase A_2 an Thrombozyten (Gattaz et al. 1996). Die Vorteile liegen bei diesen Modellen in der Verfügbarkeit einer menschlichen Zelle, im identischen Genom, der Nachteil liegt v.a. in den Unterschieden funktionsabhängiger Leistungen der Zelle.

3.1 Gestörtes Gleichgewicht zwischen exzitatorischen und inhibitorischen Einflüssen

Beispiel Depression

Als typisches Beispiel kann die bei der Depression angenommene Störung der Interaktion zwischen Hormonen des Hypothalamus, der Nebennierenrinde und den von ihnen in ihrer Aktivität regulierten Nervenzellen angesehen werden (Holsboer 1989).

- neuroendokriner Regelkreis

Bei Streßreizen aus der Umgebung kommt es u.a. zur Freisetzung von CRH in den hypothalamischen, aber auch in den zentralen CRH-Neuronen in Kortex und Hippocampus. Dadurch wird die oben beschriebene neuronale Aktivierung infolge einer Hemmung der $I_{K(Ca)}$ hervorgerufen. Sie wird beendet, wenn die über die endokrine CRH-Wirkung freigesetzten Kortikosteroide ansteigen, da diese inhibitorisch wirken (Vidal et al. 1986).

- „CRH-overdrive"

Dieser neuroendokrine Regelkreis wird außer Kraft gesetzt, wenn es durch nicht zu bewältigende Stressoren zum „CRH-overdrive" kommt.

Zum einen entsteht dann eine fortgesetzte Hemmung des $I_{K(Ca)}$ mit einem dauernden Überwiegen exzitatorischer Einflüsse. Zum anderen kommt es durch den dauernden Hyperkortisolismus zu einer Rückregulation der Glukokortikoidrezeptoren, die, anders als die Mineralokortikoidrezeptoren, eine inhibitorische Wirkung der Kortikosteroide vermitteln (de Kloet et al. 1990), und damit zu einer Abschwächung der inhibitorischen Wirkung des Kortisols. Der normale Regelkreis hat sich zur stärkeren Erregbarkeit hin verschoben.

Begleitet wird dies durch die CRH-induzierten Veränderungen noradrenerger Sekretion. Unter höheren CRH-Dosierungen verlieren die Nervenzellen des Locus coeruleus ihr phasisches Aktivitätsmuster und feuern gleichmäßig und vermehrt (Valentino et al. 1987). An den Zielneuronen des Locus coeruleus führt dies ebenfalls zu einem gesteigerten Noradrenalineffekt, der aber nicht mehr in Koppelung zu Umweltreizen, sondern unabhängig davon die Erregbarkeit steigert. Dies könnte eine Erklärung der bei der Depression verminderten Wahrnehmungs- und Konzentrationsfähigkeit sein. Eine andere liegt in der Verminderung der Glukokortikoidrezeptoren. Mäuse, die eine „Antisense-Behandlung" gegen den Glukokortikoidrezeptor bekommen hatten, waren in ihren kognitiven Fähigkeiten deutlich herabgesetzt (Montkowski et al. 1995). Interessanterweise besserten sie sich nach Behandlung mit verschiedenen Antidepressiva.

Ein weiteres Beispiel sind die zellulären Veränderungen bei Sucht und Toleranzentwicklung. Benzodiazepine verstärken über ihre Wirkung auf den an den Benzodiazepinrezeptorkomplex gekoppelten Chloridkanal die physiologische Wirkung des Transmitters γ-Aminobuttersäure (GABA), d.h. sie vergrößern den inhibitorischen Chloridstrom. Bei regelmäßiger Benzodiazepingabe schwächt sich diese Wirkung bis hin zum Rebound-Phänomen ab: Seine elektrophysiologische Erklärung liegt in einer Abschwächung der hemmenden GABA-Wirkung, wodurch es zum Überwiegen der exzitatorischen Einflüsse auf das Membranpotential kommt. Aus klinischer Sicht erscheint interessant, daß die beim Entzugssyndrom oft zu beobachtende Angst auch durch andere zellulär exzitatorisch wirkende Substanzen ausgelöst werden kann wie Yohimbin, Koffein oder intrinsisch wirksame Benzodiazepinantagonisten.

Auch bei der Alkoholabhängigkeit kommt es zu einer Verschiebung des Erregungsgleichgewichts: Einerseits nehmen die hemmenden Mechanismen der Zelle bei regelmäßiger Zufuhr des auch zellulär inhibitorisch wirkenden Alkohols ab, andererseits kommt es zur Neubildung von Ca^{++}-Kanälen (Dolin et al. 1987). Beide Wirkungen führen zu einer Verschiebung des Erregungsgleichgewichts, die fast alle wesentlichen klinischen Phänomene des Alkoholentzugs, wie gesteigerte Übertragung in allen sensorischen Kanälen, gesteigertes Vegetativum und epileptische Anfälle, erklären kann.

– gesteigerte Noradrenalinwirkung

– Verminderung der Glukokortikoidrezeptoren

Zelluläre Veränderungen bei Sucht und Toleranzentwicklung

Wirkung regelmäßiger Benzodiazepingabe

Alkoholabhängigkeit

3.2 Störung der Second-messenger-Systeme des cAMP und des Ca^{++}

Zelluläre Veränderungen nach Antidepressivagabe

In klinischen Studien ist v.a. der Einfluß verschiedener antidepressiv wirkender Maßnahmen, wie die Gabe von Imipramin oder Monoaminooxidase-(MAO-)Hemmern und die elektrokonvulsive Behandlung, auf die über den β-Rezeptor aktivierte cAMP-abhängige Proteinkinase A untersucht worden (Nestler et al. 1990). Dabei fanden sich Hinweise, daß diese Maßnahmen, die pharmakologisch gesehen ja völlig verschieden sind, gemeinsam zu einer Translokation der Kinase vom Zytosol in den Zellkern führten, was für eine mögliche Veränderung der Genexpression sprach. An depressiven Patienten fand man eine signifikante Verminderung der Aktivität dieses Enzyms (Shelton et al. 1996).

Direkte Untersuchungen der $[Ca^{++}]_i$ an Nervenzellen des Menschen liegen nicht vor, aber es gibt einige indirekte Hinweise, daß auch dieser Second messenger an der Entstehung psychiatrischer Störungen beteiligt sein könnte.

Bipolare affektive Erkrankungen

Eines der attraktivsten Modelle für die Entstehung bipolarer affektiver Erkrankungen beruht auf dem Phänomen des „kindling" (Post et al. 1986), bei dem es nach wiederholter Stimulation der Amygdala zu einer bleibenden Erhöhung des Erregungsniveaus („sensitization") kommt. Obwohl anders hervorgerufen, ähnelt das „kindling" der LTP. Diese Beobachtung brachte Post und seine Mitarbeiter zu der Annahme, daß ein ähnlicher Prozeß für die Entstehung und v.a. für die Beschleunigung der Phasen affektiver Erkrankungen verantwortlich sei. Nach dieser Hypothese führen möglicherweise spontan entstandene affektive Episoden zur Entstehung einer biologischen Narbe im Sinne des „kindling", die weitere Krankheitsphasen begünstigen. Jede dieser Phasen stößt den pathogenen Prozeß von neuem an und verstärkt ihn, so daß der Abstand zwischen den Phasen mit jeder Episode weiter abnimmt und im schlimmsten Fall ein sog. „rapid cycling" entsteht. Dazu paßt, daß auch die wesentlichen pharmakologischen Behandlungsmöglichkeiten der bipolaren Erkrankung, Lithium und Carbamazepin, mit der Regulation von $[Ca^{++}]_i$ interagieren (s. unten).

Alter und Demenz

Die Beobachtung, daß ein Anstieg von $[Ca^{++}]_i$ über einen kritischen Wert den Zelltod zur Folge hat, führte zu der Hypothese, daß Alter und insbesondere Demenz mit erhöhten intrazellulären $[Ca^{++}]_i$-Spiegeln assoziiert seien (Landfield 1987). Dazu paßte, daß man im Hippocampus von alten Ratten auch Vergrößerungen von $I_{K(Ca)}$ fand (Landfield u. Pitler 1984). Gegen dieses Modell spricht, daß solche akuten Effekte kaum mit einem allmählichen Prozeß wie dem Alter in Einklang zu bringen sind. Bei direkten Messungen von $[Ca^{++}]_i$ in einzelnen T-Lymphozyten fanden wir, daß sich die Ca^{++}-Signale in Zellen alter Menschen nicht von denen junger unterschieden bzw. sogar vermindert waren (Sulger et al. 1999); in T-Lymphozyten von Patienten mit Alzheimer-Demenz fanden wir sogar „hypernormale" Ca^{++}-Signale bei normalen Ruhekonzentrationen. Dies kann die ursprüngliche Hypothese nicht bestätigen, sondern spricht eher für eine Verminderung von Ca^{++}-bindenden Proteinen, etwa Calbindin, bei der Demenz.

Die Einführung der Antisense-Technik in die Neurobiologie hat gerade in die Wirkung von $[Ca^{++}]_i$-regulierenden Kinasen wesentliche Einsichten gebracht. Schaltet man die fyn-Tyrosin-Kinase aus, so kommt es zu einem „Syndrom" von Wirkungen, die offenbar auch in einem engen kausalen Zusammenhang stehen (Grant et al. 1992): Das räumliche Gedächtnis im „water maze" verschlechtert sich deutlich, elektrophysiologisch ist die Wirkung von LTP abgeschwächt, und in anatomischen Studien des für das räumliche Gedächtnis für wesentlich gehaltenen Hippocampus zeigte sich eine Desintegration zwischen Granulazellen und Pyramidenzellen. Die fyn-Tyrosin-Kinase scheint an mehreren Stellen in Speicherungsprozesse einzugreifen, da sie auch für die Entstehung von „kindling" unverzichtbar ist (Cain et al. 1995). Auch bei Störung der CaMKII kommt es zu einer Beeinträchtigung des räumlichen, allerdings nicht des kontextuellen Gedächtnisses (Bach et al. 1995).

Antisense-Technik

Olney u. Farber (1995) postulieren, daß eine Unterfunktion des NMDA-Rezeptors der zentrale Mechanismus sei, über welchen man wesentliche pathophysiologische und klinische Aspekte der Schizophrenie erklären kann. Diese Annahme beruht auf der klinischen Wirkung von Substanzen wie Phencyclidin, Ketamin oder anderen Substanzen, die den NMDA-Rezeptor-Kanal-Komplex blockieren: Phencyclidin induziert bei Normalpersonen schizophrenie-ähnliche Psychosen und führt bei remittierten Schizophrenen zu schweren Rückfällen. Ketamin, ein Anästhetikum, induziert ebenfalls Psychosen, aber nur bei Erwachsenen und nicht bei Jugendlichen. Die Autoren stützen ihre Hypothese mit neuropathologischen Befunden, daß NMDA-Antagonisten neurodegenerative Veränderungen in kortikolimbischen Regionen hervorrufen. Sie gehen von folgenden Veränderungen des neuronalen Netzwerks aus:

NMDA-Hypofunktion und Schizophrenie

Glutamat wirkt über NMDA-Rezeptoren auf GABAerge und noradrenerge Nervenzellen und übt so eine tonisch inhibitorische Kontrolle auf vielfältige erregende Afferenzen zum hinteren Cingulum und zum retrosplenialen Kortex (PC/RS-Kortex) aus. Die PC/RS-Neuronen regulieren ihre Aktivität über rekurrente Kollateralen, bei denen der inhibitorische Einfluß wiederum durch die Wirkung von Glutamat auf GABAerge Neuronen bedingt sei. Eine NMDA-Unterfunktion führt in diesem Netzwerk zu einem Verlust der inhibitorischen Kontrolle im Bereich des PC/RS-Kortex. Dadurch kommt es zu einer massiven Störung der nachgeschalteten Second-messenger-Systeme und zu schweren neuropsychologischen Störungen.

Veränderungen des neuronalen Netzwerkes durch NMDA-Antagonisten

Dieses Modell stellt eine faszinierende Verbindung zellphysiologischer, pharmakologischer, neuroanatomischer und klinischer Befunde dar, die viele Beobachtungen zusammenführen und auch angrenzende Befunde der Schizophrenieforschung integrieren kann.

3.3 Genetik psychiatrischer Erkrankungen

Die Entdeckung der Enhancer-Proteine und damit der funktionsabhängigen Expression vorher nicht transkribierbarer Gene zeigt ganz neue Möglichkeiten der Interaktion zwischen Funktion und Genom.

Enhancer-Proteine

So führt die chronische Applikation von Antidepressiva zu einer gesteigerten Expression von CREB im Hippocampus der Ratte (Nibuya et al. 1996). Diese Wirkung ist spezifisch für Antidepressiva. In den nächsten Jahren kann man von diesem sehr aktuellen pharmakologischen Ansatz interessante Befunde erwarten.

Phylogenetischer Vererbungsmodus

Bisher gibt es keine Berichte über psychiatrische Störungen infolge von Mutationen im Bereich eines Gens. Die „großen" psychiatrischen Erkrankungen sind, soweit man über ihre Genetik heute Aussagen machen kann, polygenetisch bedingt (Propping et al. 1994). Dies könnte verschiedene Gründe haben: Die diagnostischen Entitäten der psychiatrischen Störungen, wie sie in den auf die dem DSM-III folgenden Klassifikationen definiert sind, fassen möglicherweise eine Vielzahl von neuropsychologischen Subsyndromen zusammen, die sich nach Auftreten eines pathogenen Mechanismus mittelfristig entwickeln und erst nach einer größeren Latenz zu dem der diagnostischen Definition entsprechenden Störungsbild führen.

Kompensations- mechanismen genetischer Veränderungen

Man muß wohl annehmen, daß eine genetische Mutante, die sich an einem Zelltyp manifestiert, zunächst von den reichlich vorhandenen Kompensationsmechanismen ausgeglichen wird. Erst wenn auch diese Mechanismen ausfallen, kommt es zur klinisch wahrnehmbaren Störung. Einzelne genetische Defekte, die wir als markante Verhaltenskonsequenzen aus den Antisense-Experimenten kennen, blieben beim Menschen unter dem kompensativen Ausgleich wahrscheinlich länger verborgen.

Ein Zugang zur anstehenden Klärung der Rolle von Mutationen bei psychiatrischen Erkrankungen wäre, die Hinweise, die wir aus der Forschung an transgenen Tieren und mit Hilfe der Antisense-Technik bekommen haben, in die Klinik zu tragen. Beispielsweise führt das Fehlen des 5-HT$_{2C}$-Rezeptors zu Eßstörungen und zerebralen Anfällen (Tecott et al. 1995), das Fehlen der α-Kalzium-Calmodulin-Kinase II neben den oben genannten Gedächtnisstörungen zu einer abnormen Angstantwort und zu aggressivem Verhalten (Chen et al. 1994). Bei entsprechenden Verhaltensauffälligkeiten könnte uns die gezielte Suche möglicherweise weiterführen als die bisherigen populationsgenetischen Ansätze.

Störungen der genetischen Kodierung von Ionenkanälen

Neuerdings wurden Störungen der genetischen Kodierung von Ionenkanälen publiziert, die auch für die Psychiatrie relevant sein könnten. Diese Störungen liegen überwiegend im Bereich der Ca^{++}- und K^+-Kanäle: so wurden „Missense-Mutationen" im Bereich des Gens für eine α1-Untereinheit eines Ca^{++}-Kanals vom P/Q-Typ bei familiärer Migräne und episodischer Ataxie gefunden (Ophoff et al. 1996). Ebenfalls bei der episodischen Ataxie fand man eine falsche genetische Enkodierung eines K^+-Kanals (Browne et al. 1994).

Weaver-Gen

Eine umfangreiche Diskussion wird derzeit um das „Weaver-Gen" geführt, dessen Produkt G-Protein-gekoppelte K^+-Kanäle blockiert (Liao et al. 1996). Neben funktionellen und anatomischen Auffälligkeiten im Kleinhirnbereich kommt es bei diesen Mutanten zu einem spezifischen und progredienten Untergang von dopaminergen Neuronen (Oo et al. 1996), so daß man an eine Relevanz für die Parkinson-Krankheit denken könnte.

Der ionale Mechanismus stellt sich folgendermaßen dar: Beim Wildtyp wird durch Bindung eines Liganden zum einen ein G-Protein-gekoppelter K^+-Kanal geöffnet, der zum Ruhepotential der Zelle beiträgt, zum anderen wird eine Gentranskription aktiviert, die in die weitere Differenzierung der Zelle eingreift. Bei der Mutante GIRK2 blockiert eine große Aminosäure den K^+-Kanal: Daraus resultieren eine Depolarisation, die zum exzitotoxischen Zelltod führt, und eine Blockade der genetischen Transkription (Goldowitz u. Smeyne 1995). Interessant ist, daß die Konsequenzen solcher Mutanten nicht dauernd zu beobachten sind, sondern episodisch auftreten, was auch für psychiatrische Erkrankungen bedeutsam sein dürfte. Dieser Befund könnte die Suche nach Unterformen der ansonsten genetisch ja nicht besonders ergiebigen Depression fördern. Auch ein Anfallsleiden mit Absencen ist durch eine Mutante im Bereich eines spannungsabhängigen Ca^{++}-Kanals bedingt (Fletcher et al. 1996).

3.4 Zelluläre Wirkung von Pharmaka

Ein typisches Beispiel für ein zelluläres Erklärungsmodell ist das synaptische Modell der Wirkung von Antidepressiva. Hier wirkte sich aber nachteilig aus, daß man zum Zeitpunkt seiner Generierung über die tatsächliche Funktion von Synapsen kaum etwas wußte. Dies führte zur einseitigen Überbewertung der „Reuptake-Hemmung" als Wirkmechanismus. Heute kann die Wirkung von Antidepressiva über ein funktionelles neuroendokrinologisches Modell bis hin zu zellulären Mechanismen erklärt werden (Barden et al. 1997; Karanth et al. 1997; Modell et al. 1997). Andere pharmakologische Mechanismen können auch über neuromodulatorische Wirkungen erklärt werden.

Antidepressiva

So läßt sich am Beispiel von Lithium die Interaktion zwischen elektrischen und biochemischen Wirkungen gut demonstrieren. An Nervenzellen der Weinbergschnecke Helix pomatia, von denen einige (Burster-Zellen, D-Zellen) ihr Aktivitätsmuster wesentlich über $I_{K(Ca)}$ regulieren, beobachteten wir eine Desintegration des phasischen Aktivitätsmusters unter Lithium. Die Messung von $[Ca^{++}]_i$ zeigte, daß Lithium die intrazelluläre Rückregulation von $[Ca^{++}]_i$ nach Erregung deutlich verlangsamte (Aldenhoff u. Lux 1985).

Lithium

Man kann postulieren, daß sich dieser Effekt je nach Aktivitätszustand der Zelle unterschiedlich auswirken muß: Ist sie wenig aktiv, so wird ein Ca^{++}-Signal eher verstärkt; bei einer schnell feuernden Zelle überlagern sich die Ca^{++}-Transienten, und es kommt allmählich zu einem Anstieg von $[Ca^{++}]_i$, der sich experimentell auch nachweisen läßt. Als starker Aktivator von $I_{K(Ca)}$ dürfte dieser Anstieg von $[Ca^{++}]_i$ zu einem schnelleren Einsetzen neuronaler Hemmung führen, also eine „dämpfende" Wirkung auf die neuronale Aktivität haben. Die diesem Wirkmechanismus entsprechende biochemische Funktionsänderung wurde Jahre später durch die Wirkung von Lithium auf das Inositolphosphat bestätigt (van Calker et al. 1993).

– neuromodulatorische Wirkung

Löst man sich vom physiologischen Modell, so kann man diese Lithiumwirkung als Ca^{++}-antagonistisch zusammenfassen. Solche Überlegungen führten zum Versuch, affektive Erkrankungen mit Ca^{++}-Antagonisten

Konsequenzen für die Behandlung affektiver Erkrankungen

wie Verapamil zu behandeln. Während ältere Untersuchungen nicht eindeutig waren (Aldenhoff et al. 1986), zeigen sich neuerdings mit aufwendigen Untersuchungsdesigns doch deutliche Befunde zur Unterstützung der Hypothesen (Soares u. Mallinger 1997). Auch Carbamazepin scheint über das Phosphoinositolsystem seine dem Lithium verwandte klinische Wirkung auszuüben (Biber et al. 1996) und ebenfalls Ca^{++}-Ströme zu reduzieren (Schirrmacher et al. 1995).

Ein schon länger verfolgter Weg ist die funktionelle Untersuchung von Second-messenger-Systemen im Zusammenhang mit der Wirkung von Antidepressiva (Shelton et al. 1996), der neuerdings durch die Entdeckung der Enhancement-Faktoren wieder Aktualisierung erfahren hat (s. oben).

4 Zellphysiologie und Psychiatrie: Das Kompensationspotential des Gehirns

Man muß davon ausgehen, daß sich umschriebene Defekte im Bereich von Genen oder Rezeptoren nicht notwendigerweise im beobachtbaren Verhalten abbilden müssen, weil sie lange kompensiert werden können. Wichtige Zellfunktionen sind meist redundant vertreten, so daß ein defekter zellulärer oder interzellulärer Mechanismus durch andere ersetzt und so ausgeglichen werden kann. Dieser für das Überleben der Arten und Individuen wesentliche Umstand erschwert den Zugang von seiten des Phänotyps, also von seiten der Klinik, enorm. So bleiben auch die vom wissenschaftstheoretischen Ansatz her gesehen klarsten Interventionen, nämlich die durch den Einsatz der Antisense-knockout-Techniken und transgener Tiere, bei diesen oft ohne deutliche Verhaltenseffekte. Das trifft v. a. dann zu, wenn gezielte Defekte bereits während der embryonalen und der frühkindlichen Entwicklung vorhanden sind. Unter solchen Bedingungen scheint der Druck für den Einsatz kompensatorischer Mechanismen besonders hoch zu sein.

Experimentelle Möglichkeiten

Eine sinnvolle experimentelle Alternative liegt in der Möglichkeit, entsprechende genetische Defekte in einer inaktiven Form einzubauen, die erst zu dem Zeitpunkt der geplanten Untersuchung aktiviert werden. Eine solche Aktivierung ist über die Sensitivität solcher Mechanismen für Tetrazykline möglich (Gossen et al. 1995): So können entsprechende, gezielt eingebrachte genetische Defekte am erwachsenen und vollständig verhaltenskompetenten Tier durch die Gabe von Tetrazyklinen „eingeschaltet" werden.

Notwendigkeit komplexer Modellbildungen

Andererseits muß man annehmen, daß beim Manifestwerden von Störungen oder Krankheiten in den meisten Fällen mehrere zelluläre Funktionen ausgefallen sein dürften. Bei der Modellierung solcher potentieller Störungshierarchien wird immer noch übersehen, daß die meisten von uns verwendeten Modelle eher schlicht sind und multifaktoriell bedingten Abläufen kaum gerecht werden. Der Einsatz komplexerer Modellbildungen, etwa im Sinne der Chaostheorie, befindet sich in der Klinik nach wie vor erst in den Anfängen.

Bis heute gibt es noch keine klaren Vorstellungen, welche zellulären Grundlagen den Begriffen der klassischen Psychopathologie, beispielsweise Ich-Störungen, Affekt, Antrieb, entsprechen. Globale Begriffe, wie z.B. Psychose oder Depression, lassen sich über die sog. pharmakologische Brücke mit bestimmten zellulären Funktionen verknüpfen (Aldenhoff 1989). Man scheitert jedoch, wenn man diesen Zusammenhang konkreter fassen will.

Abhilfe könnte sich aus der Kombination neuropsychologischer und neuroanatomischer Methoden ergeben. Mit den Techniken der modernen Neuropsychologie lassen sich diskrete Verarbeitungsstrategien definieren, die auch im Tierexperiment nach entsprechenden Läsionen nachgewiesen werden können. Dies wurde sehr eindrucksvoll durch die Kombination tierexperimenteller, neuroanatomischer und neuropsychologischer Befunde zur Erklärung der klinischen Symptomatik der Schizophrenie gezeigt:

Kombination neuropsychologischer und neuroanatomischer Methoden

Ältere hirnmorphologische Befunde hatten gezeigt, daß schizophrene Patienten im präfrontalen Kortex eine erhöhte Zelldichte und eine gestörte Zytoarchitektur, also Auffälligkeiten auf zellulärer Ebene, aufweisen (Beckmann 1992). Die Arbeitsgruppe von Goldman-Rakic konnte in einer eindrucksvollen Serie von tierexperimentellen Befunden (Friedman u. Goldman-Rakic 1994) und magnetresonanztomographischen Untersuchungen (McCarthy et al. 1996) zeigen, daß der dorsolaterale präfrontale Kortex eine Schlüsselrolle bei solchen Aufgaben spielt, bei denen ein Individuum eine Absicht über mehrere Aufgabenschritte aufrechterhalten muß.

Beispiel: Schizophrenie

Dies scheint nach neuesten neuropsychologischen Untersuchungen ein Mechanismus zu sein, der auch wesentliche Merkmale der Schizophrenie erklären könnte: Dabei lassen sich Defekte im Arbeitsgedächtnis, die Unfähigkeit, Verhalten durch Repräsentationen leiten zu lassen und innere Repräsentationen von äußeren Reizen zu unterscheiden, nachweisen. Diese neuropsychologischen Defizite leiten zur Ebene der klinischen Symptome über: Die Unfähigkeit, einen Plan im Bewußtsein zu halten und sein Fortschreiten während des Sprechens zu monitorieren, könnte zur desorganisierten Sprache und zu Denkstörungen führen, die Unfähigkeit, eine Absicht aufrechtzuerhalten, zu Negativsymptomen und die Unfähigkeit, eine spezifische externe oder interne Erfahrung gegen das assoziative Gedächtnis abzugrenzen, zu Wahn und Halluzinationen (Andreasen et al. 1997).

– neuropsychologische Defizite und klinische Symptome

So erscheint der Weg von der klinischen Phänomenologie zum zellulären Substrat letztlich doch möglich.

5 Literatur

Aldenhoff JB, Lux HD (1985) Lithium slows neuronal calcium regulation in the snail Helix pomatia. Neurosci Lett 54/1:103–108

Aldenhoff JB (1989) Imbalance of neuronal excitability as a possible cause of psychic disorder. Pharmacopsychiatry 22:227–240

*Aldenhoff JB (1997) Reflections on the psychobiology of depression. Nervenarzt 68/5:379–389

Aldenhoff JB, Gruol DL, Rivier J, Vale W, Siggins GR (1983a) Corticotropin releasing factor decreases postburst hyperpolarizations and excites hippocampal neurons. Science 221/4613:875–877

Aldenhoff JB, Hofmeier G, Lux HD, Swandulla D (1983b) Stimulation of a sodium influx by cAMP in Helix neurons. Brain Res 276/2:289–296

Aldenhoff JB, Schlegel S, Heuser I, Wetzel H (1986) Antimanic effects of the calcium-antagonist D600. A double-blind placebo-controlled study. Clin Neuropharmacol 9(Suppl 4):553–555

Aldenhoff JB, Dumais-Huber C, Fritzsche M, Sulger J, Vollmayr B (1997) Altered Ca(2+)-homeostasis in single T-lymphocytes of depressed patients. J Psychiatr Res 31/3:315–322

Andreasen NC, O'Leary DS, Flaum M, Nopoulos P, Watkins GL, Boles Ponto LL, Hichwa RD (1997) Hypofrontality in schizophrenia: distributed dysfunctional circuits in neuroleptic-naive patients. Lancet 349/9067:1730–1734

Amara SG, Kuhar MJ (1993) Neurotransmitter transporters: recent progress Annu Rev Neurosci 16:73–93

Bach ME, Hawkins RD, Osman M, Kandel ER, Mayford M (1995) Impairment of spatial but not contextual memory in CaMKII mutant mice with a selective loss of hippocampal LTP in the range of the theta frequency. Cell 881:905–915

*Barden N, Stec IS, Montkowski A, Holsboer F, Reul JM (1997) Endocrine profile and neuroendocrine challenge tests in transgenic mice expressing antisense RNA against the glucocorticoid receptor. Neuroendocrinol 66:212–220

Beckmann H (1992) Temporal lobe cytoarchitectural neuropathology in schizophrenia. Clin Neuropharmacol 15(Suppl 1):493–494

Bennett MV (1997) Gap junctions as electrical synapses. J Neurocytol 26/6:349–366

**Berridge MJ (1993) Inositol trisphosphate and calcium signalling. Nature 361/6410:315–325

Berridge MJ (1997) Elementary and global aspects of calcium signalling. J Physiol (Lond) 499:290–306

Biber K, Walden J, Gebicke Harter P, Berger M, Calker D van (1996) Carbamazepine inhibits the potentiation by adenosine analogues of agonist induced inositolphosphate formation in hippocampal astrocyte cultures. Biol Psychiatry 40/7:563–567

Bloom FE (1984) The functional significance of neurotransmitter diversity. Am J Physiol 246:C184–C194.

Bonhoeffer T, Staiger V, Aertsen A (1989) Synaptic plasticity in rat hippocampal slice cultures: local „Hebbian" conjunction of pre- and postsynaptic stimulation leads to distributed synaptic enhancement. Proc Natl Acad Sci USA 86/20:8113–8117

Bourtchuladze R, Frenguelli B, Blendy J, Cioffi D, Schutz G, Silva AJ (1994) Deficient long-term memory in mice with a targeted mutation of the cAMP-responsive element-binding protein. Cell 79/1:59–68

Browne DL, Gancher ST, Nutt JG, Brunt ER, Smith EA, Kramer P, Litt M (1994) Episodic ataxia/myokymia syndrome is associated with point mutations in the human potassium channel gene, KCNA1. Nat Genet 8/2:136–140.

Cain DP, Grant SG, Saucier D, Hargreaves EL, Kandel ER (1995) Fyn tyrosine kinase is required for normal amygdala kindling. Epilepsy Res 22/2:107–114.

Calker D van, Forstner U, Bohus M, Gebicke-Harter P, Hecht H, Wark HJ, Berger M (1993) Increased sensitivity to agonist stimulation of the Ca2+ response in neutrophils of manic-depressive patients: effect of lithium therapy. Neuropsychobiology 27/3:180–183

Catterall WA (1995) Structure and function of voltage-gated ion channels. Annu Rev Biochem 64:493–531

*Catterall WA (1996a) Ion channels in plasma membrane signal transduction. J Bioenerg Biomembr 28/3:217–218

*Catterall WA (1996b) Molecular properties of sodium and calcium channels. J Bioenerg Biomembr 28/3:219–230

Chen C, Rainnie DG, Greene RW, Tonegawa S (1994) Abnormal fear response and aggressive behavior in mutant mice deficient for alpha-calcium-calmodulin kinase II. Science 266/5183:291–294

CohenC, Vollmayr B, Aldenhoff JB (1996) K+ currents of human T-lymphocytes are unaffected by Alzheimers disease and amyloid beta protein. Neurosci Lett 202/3:177–180

**Cooper JR, Bloom FE, Roth RH (1996) The biochemical basis of neuropharmacology. Oxford Univ Press, Oxford

Dolin S, Little H, Hudspith M, Pagonis C, Littleton J (1987) Increased dihydropyridine-sensitive calcium channels in rat brain may underlie ethanol physical dependence. Neuropharmacology 26:275–279

Dolmetsch RE, Lewis RS (1997) Signaling between intracellular Ca2+ stores and depletion-activated Ca2+ channels generates [Ca2+]i oscillations in T lymphocytes. J Gen Physiol 103/3:365–388

Fletcher CF, Lutz CM, O'Sullivan TN et al. (1996) Absence epilepsy in tottering mutant mice is associated with calcium channel defects. Cell 87/4:607–617

*Foote SL, Bloom FE, Aston-Jones G (1983) Nucleus locus ceruleus: new evidence of anatomical and physiological specificity. Physiol Rev 63/3:844–914

Friedman HR, Goldman-Rakic PS (1994) Coactivation of prefrontal cortex and inferior parietal cortex in working memory tasks revealed by 2DG functional mapping in the rhesus monkey. J Neurosci 14:2775–2788

Gattaz WF, Cairns NJ, Levy R, Forstl H, Braus DF, Maras A (1996) Decreased phospholipase A2 activity in the brain and in platelets of patients with Alzheimers disease. Eur Arch Psychiatry Clin Neurosci 246/3:129–131

Goldowitz D, Smeyne RJ (1995) Tune into the weaver channel. Nat Genet 11/2:107–109

*Gossen M, Freundlieb S, Bender G, Müller G, Hillen W, Bujard H (1995) Transcriptional activation by tetracyclines in mammalian cells. Science 268:1766–1769

Grant SG, O'Dell TJ, Karl KA, Stein PL, Soriano P, Kandel ER (1992)

Impaired long-term potentiation, spatial learning, and hippocampal development in fyn mutant mice. Science 258:1903–1910

Hille B (1992) Ionic channels of excitable membranes. Sinauer

Hodgkin AD (1964) The conduction of the nervous impulse. Thomas, Springfield

**Holsboer F (1989) Psychiatric implications of altered limbic-hypothalamic-pituitary-adrenocortical activity. Eur Arch Psychiatry Neurol Sci 238:302–322

Holscher C (1997) Nitric oxide, the enigmatic neuronal messenger: its role in synaptic plasticity. Trends Neurosci 20/7:298–303

Jacobs JM, Meyer T (1997) Control of action potential-induced Ca^{2+} signaling in the soma of hippocampal neurons by Ca^{2+} release from intracellular stores. J Neurosci 17:4129–4135

**Kandel ER, Schwartz JH, Jessell TM (1995) Essentials of neural science and behavior. Appleton & Lange

Karanth S, Linthorst AC, Stalla GK, Barden N, Holsboer F, Reul JM (1997) Hypothalamic-pituitary-adrenocortical axis changes in a transgenic mouse with impaired glucocorticoid receptor function. Endocrinology 138:3476–3485

Kloet ER de, Reul JM, Sutanto W (1990) Corticosteroids and the brain. J Steroid Biochem Mol Biol 37/3:387–394

Koob GF, Swerdlow N, Seeligson M, Eaves M, Sutton R, Rivier J, Vale W (1984) Effects of alpha-flupenthixol and naloxone on CRF-induced locomotor activation. Neuroendocrinology 39/5:459–464

Korkotian E, Segal M (1996) Lasting effects of glutamate on nuclear calcium concentration in cultured rat hippocampal neurons: regulation by calcium stores. J Physiol (Lond) 496:39–48.

Kretsinger RH (1979) The informational role of calcium in the cytosol. Adv Cyclic Nucleotide Res 11:1–26

*Landfield PW (1987) Increased calcium current hypothesis of brain aging. Neurobiol Aging 8:346–347

Landfield PW, Pitler TA (1984) Prolonged Ca2+-dependent afterhyperpolarizations in hippocampal neurons of aged rats. Science 226/4678:1089–1092

Lefkowitz RJ, Caron MG (1988) Adrenergic receptors. Models for the study of receptors coupled to guanine nucleotide regulatory proteins. J Biol Chem 263/11:4993–4996

Lewis C, McEwen BS Frankfurt M (1995) Estrogen-induction of dendritic spines in ventromedial hypothalamus and hippocampus: effects of neonatal aromatase blockade and adult GDX. Brain Res Dev Brain Res 87/1:91–95

Liao YJ, Jan YN, Jan LY (1996) Heteromultimerization of G-protein-gated inwardly rectifying K+ channel proteins GIRK1 and GIRK2 and their altered expression in weaver brain. Neurosci 16/22:137–7150

**Llinas RR (1988) The intrinsic electrophysiological properties of mammalian neurons: insights into central nervous system function. Science 242/4886:1654–1664

McCarthy G, Puce A, Constable RT, Krystal JH, Gore JC, Goldman-Rakic P (1996) Activation of human prefrontal cortex during spatial and nonspatial working memory tasks measured by functional MRI. Cereb Cortex 6/4:600–611

*Modell S, Yassouridis A, Huber J, Holsboer F (1997) Corticosteroid receptor function is decreased in depressed patients Neuroendocrinology 65:216–222

Montkowski A, Holsboer F (1996) Transgene Tiermodelle in der psychiatrischen Forschung Neuroforum 1:25–32

*Montkowski A, Barden N, Wotjak C et al. (1995) Long-term antidepressant treatment reduces behavioural deficits in transgenic mice with impaired glucocorticoid receptor function. J Neuroendocrinol 7/11:841–845

Murphy DD, Segal M (1997) Morphological plasticity of dendritic spines in central neurons is mediated by activation of cAMP response element binding protein. Proc Natl Acad Sci USA 94/4:1482–1487

Nathanson NM, Harden TK (1990) G-Proteins and signal transduction. Rockefeller Univ Press (Societies of General Physiologists Series, no. 45)

Neher E (1992) Ion channels for communication between and within cells. Science 256/5056:498–502

*Neher E, Sakmann B (1992) The patch clamp technique. Sci Am 266/3:28–35

Nestler EJ, McMahon A, Sabban EL, Tallman JF, Duman RS (1990) Chronic antidepressant administration decreases the expression of tyrosine hydroxylase in the rat locus coeruleus. Proc Natl Acad Sci USA 87/19:7522–7526

*Nibuya M, Nestler EJ, Duman RS (1996) Chronic antidepressant administration increases the expression of cAMP response element binding protein (CREB) in rat hippocampus. J Neurosci 16/7:2365–2372

Nicoll RA, Kauer JA, Malenka RC et al. (1988) The current excitement in long-term potentiation. Neuron 1/2:97–103

*Nieuwenhuys, R (1987) Chemoarchitecture of the brain. Springer, Berlin Heidelberg New York Tokyo

Olney JW, Farber NB (1995) Glutamate receptor dysfunction and schizophrenia. Arch Gen Psychiatry 52/12:998–1007

Oo TF, Blazeski R, Harrison SM, Henchcliffe C, Mason CA, Roffler-Tarlov SK, Burke RE (1996) Neuron death in the substantia nigra of weaver mouse occurs late in development and is not apoptotic. J Neurosci 16/19:6134–6145.

Ophoff RA, Terwindt GM, Vergouwe MN et al. (1996) Familial hemiplegic migraine and episodic ataxia type-2 are caused by mutations in the Ca^{2+} channel gene CACNL1A4. Cell 87/3:543–552

Post RM, Rubinow DR, Ballenger JC (1986) Conditioning and sensitisation in the longitudinal course of affective illness. Br J Psychiatry 149:191–201

*Propping P, Nothen MM, Korner J, Rietschel M, Maier W (1994) Genetic association in psychiatric diseases. Concepts and findings. Nervenarzt 65/11:725–740

Reyes M, Stanton PK (1996) Induction of hippocampal long-term depression requires release of Ca^{2+} from separate presynaptic and postsynaptic intracellular stores. J Neurosci 16:5951–5960

Rotenberg A, Mayford M, Hawkins RD, Kandel ER, Muller RU (1996) Mice expressing activated CaMKII lack low frequency LTP and do not form stable place cells in the CA1 region of the hippocampus. Cell 87/7:1351–1361

Rusakov DA, Stewart MG, Korogod SM (1996) Branching of active dendritic spines as a mechanism for controlling synaptic efficacy. Neuroscience 75/1:315–323

Schirrmacher K, Mayer A, Walden J, Dusing R, Bingmann D (1995) Effects of carbamazepine on membrane properties of rat sensory spinal ganglion cells in vitro. Eur Neuropsychopharmacol 5/4:501–507

Schneggenburger R, Zhou Z, Konnerth A, Neher E (1993) Fractional contribution of calcium to the cation current through glutamate receptor channels. Neuron 11/1:133–143

Shelton RC, Mainer DH, Sulser F (1996) cAMP-dependent protein kinase activity in major depression. Am J Psychiatry 153/8:1037–1042

Soares JC, Mallinger AG (1997) Intracellular phosphatidylinositol pathway abnormalities in bipolar disorder patients. Psychopharmacol Bull 33:685–691

Spudich JA (ed) (1993) Molecular genetic approaches to protein structure and function: applications to cell and developmental biology. Lissauer, New York

Stevens CF (1987) Molecular neurobiology. Channel families in the brain. Nature 328/6127:198–199

Strachan T, Read AP (1996) Human molecular genetics. BIOS

Sulger J, Dumais-Huber C, Zerfass R, Henn FA, Aldenhoff J (1999) The calcium response of human T-lymphocytes is decreased in aging but increased in Alzheimers dementia. Biol Psychiatry 45:737–742

Tecott LH, Sun LM, Akana SF, Strack AM, Lowenstein DH, Dallman MF, Julius D (1995) Eating disorder and epilepsy in mice lacking 5-HT2c serotonin receptors. Nature 374/6522:542–546

Tully T (1997) Regulation of gene expression and its role in long-term memory and synaptic plasticity. Proc Natl Acad Sci USA 94:4239–4241

Valentino RJ, Foote SL, Aston-Jones G (1987) Corticotropin-releasing factor activates noradrenergic neurons of the locus coeruleus. Brain Res 270/2:363–367

Vidal C, Jordan W, Zieglgansberger W (1986) Corticosterone reduces the excitability of hippocampal pyramidal cells in vitro. Brain Res 383:54–59

Wang YY, Aghajanian GK (1987) Excitation of locus coeruleus neurons by an adenosine 3,5-cyclic monophosphate-activated inward current: extracellular and intracellular studies in rat brain slices. Synapse 1/5:481–487

Yin JC, Del Vecchio M, Zhou H, Tully T (1995) CREB as a memory modulator: induced expression of a dCREB2 activator isoform enhances long-term memory in Drosophila. Cell 81/1:107–115

KAPITEL 8
Psychoneuroendokrinologie

I. HEUSER

1	Geschichtlicher Überblick	236
2	Das Gehirn: endokrines Zielorgan und endokrine Drüse	236
3	Endokrine Systeme und psychiatrische Erkrankungen	238
3.1	Hypothalamus-Hypophysen-Nebennierenrinden-System	238
3.1.1	Die Streßkaskade	239
3.1.2	Hippocampale Glukokortikoidrezeptoren	239
3.1.3	Klinische Ergebnisse der neuroendokrinen Depressionsforschung	240
3.1.4	CRH-overdrive-Hypothese der Depression	242
4	Hypothalamus-Hypophysen-Wachstumshormon-System	243
5	Hypothalamus-Hypophysen-Gonaden-System	245
6	Neurosteroide	246
7	Ausblick	247
8	Literatur	248

1 Geschichtlicher Überblick

Humoralpathologie

Bereits im Corpus Hippokratum (5. Jh. v. Chr.) wird darauf verwiesen, daß bestimmte psychische Störungen ihren Ursprung in einer zugrunde liegenden biologischen Störung haben. In diesem Zusammenhang wurden gemäß der Theorie der Humoralpathologie auch die psychischen Störungen als unausgewogene Mischung (Dyskrasie) von schwarzer und gelber Galle, Schleim und Blut gedeutet, wobei es bei der Melancholie zu einen Überwiegen der „schwarzen Galle" kommt. Bereits hier deutet sich ein humorales Verständnis psychischer Auffälligkeiten an. In Abgrenzung von dieser scholastisch verstandenen Medizin sah sich Paracelsus (1491–1541), der den Grundstein für die Entwicklung der im 17. Jh. bedeutenden Iatrochemie legte, die den Menschen als chemisches System auffaßte und daher auch mit Chemikalien kurierte. Mit seiner Feststellung über den Zusammenhang zwischen Kropf und Kretinismus verband er erstmals endokrinologische Veränderungen mit psychischen Auffälligkeiten.

Endokrinologische Psychiatrie

Der Begriff „endokrinologische Psychiatrie" wurde anläßlich einer psychiatrischen Konferenz (1908) in Dijon geprägt, wo Laignel-Lavastine seine Zuhörer aufrief, ihre Forschungsbemühungen bezüglich der Interaktion zwischen Persönlichkeit und endokrinen Systemen zu intensivieren. Es war aber das Verdienst Manfred Bleulers, genau zu beschreiben, wie hormonelle Störungen (z. B. Hypothyreose, Akromegalie, Cushing-Syndrom und die Addison-Erkrankung) mit psychischen Störungen oder „Defekten" (Kretinismus) vergesellschaftet sind. Bleuler (1948) stellte die Hypothese auf, daß sich „psychische und endokrine Steuerungen ergänzen und in hohem Maße vereinigen", eine Behauptung, die er auch aus der Beobachtung ableitete, daß das Krankheitsgeschehen bei Psychosen häufig mit Zeiten endokriner Umbruchsphasen (z. B. Gravidität, Situation post partum) zusammenhängt. Er bemerkte, daß endokrine Erkrankungen jedweder Art selbst dann, wenn sie nicht besonders schwer und akut verlaufen, i. allg. von Störungen der Stimmung, v. a. aber der Vitalgefühle und der Triebhaftigkeit, begleitet sind (Bleuler 1948).

2 Das Gehirn: endokrines Zielorgan und endokrine Drüse

Bidirektionalität zwischen Gehirn und Endokrinium

Heute gehen wir von einem Modell der Bidirektionalität zwischen Gehirn und Endokrinium aus: Eine veränderte periphere Hormonaktivität kann nicht nur Folge zentraler Regulationsstörungen sein, sondern gleichzeitig auch Ursache veränderter Hirnfunktionen und kann somit beobachtbares Verhalten modifizieren. Moderne neurobiologische Methoden und Biotechnologie haben in den letzten Jahrzehnten diese konzeptionelle Vorstellung dahingehend erweitert, daß das Gehirn nicht nur als endokrines Zielorgan, sondern auch als „endokrine Drüse" selbst verstanden werden kann: Im Gehirn finden sich nicht nur Rezeptoren sog. „peripherer" Hormone [z. B. Somatostatin, vasoaktives intestinales Polypeptid (VIP), Cholezystokinin], sondern im Gehirn selbst werden Hormone (z. B. Prolaktin) unter Kontrolle der sog. „klassischen" Neuro-

Das Gehirn als „endokrine Drüse"

transmitter (z. B. Dopamin), aber auch anderer zentraler Peptide (z. B. VIP) synthetisiert und exprimiert bzw. inhibitiert.

So synthetisieren und sezernieren viele Neurone des Hypothalamus Peptide, und individuelle Neurone setzen in der Regel mehr als ein Neuropeptidhormon frei. Einige dieser Neurone setzen ihre Peptide in den synaptischen Spalt frei, wo sie selbst lokal als Neurotransmitter wirken können, andere geben die Neuropeptidhormone direkt in die Blutzirkulation ab, wo sie dann als eigentliche Hormone an verschiedenen Geweben und/oder als Neuromodulatoren an entfernter gelegenen Zellen wirken.

In diesem Zusammenhang ist es wichtig, zu verstehen, daß Hormone als Neurotransmitter Verhaltenseffekte haben: So bewirkt z. B. Thyrotropin-releasing-Hormon (TRH) eine zunehmende motorische Aktivität, Kortikotropin-releasing-Hormon (CRH) dämpft die Nahrungsaufnahme, vermindert die Libido und verringert Tiefschlaf; bei Cholezystokinin (CCK) werden anxiogene Effekte beschrieben. Dies sind nur einige wenige Beispiele für die „psychotropen" Wirkungen verschiedener Hormone, und sie sollen verdeutlichen, welche Bedeutung die Neuroendokrinologie für die Psychiatrie hat.

Psychotrope Wirkungen verschiedener Hormone

Dabei münden diese Erkenntnisse auch in die Entwicklung von therapeutischen Strategien. So hat beispielsweise die Beobachtung der angstvermittelnden Effekte von CCK zur Entwicklung eines Neurokinin-3-(NK3-)Rezeptorantagonisten – der sich z. Z. in der klinischen Prüfung befindet – geführt. Hierbei geht man davon aus, daß mesolimbische dopaminerge Nervenzellen an der Entstehung der Angst beteiligt sind, wie auch noradrenerge Nervenzellverbände, die im Locus coeruleus liegen. Durch die Verabreichung des funktionellen Tachykininantagonisten soll eine Hemmung dieser Neuronenverbände erreicht und damit einhergehend eine Reduktion der Angst erzielt werden.

Entwicklung therapeutischer Strategien

Hormone lassen sich nach ihren Wirkmechanismen grob in 2 große Gruppen einteilen:
1. Über Rezeptoren an der Zelloberfläche wirken aminerge und Peptidhormone: Hierbei kommt es nach Bindung des Liganden an den Rezeptor und der Membran über G-Proteine zur Veränderung der Leitfähigkeit von Ionenkanälen oder zur Modulation von Second-messenger-Systemen (z. B. Adenylzyklase, Phosphorylase).
2. Intrazellulär wirksam werden Steroid- und Schilddrüsenhormone, die aufgrund ihrer lipophilen Eigenschaften Zellmembranen ohne wesentliche Schwierigkeiten passieren. Wenn sie an ihre jeweiligen Rezeptorproteine im Zytoplasma oder am Nukleus der Zelle binden, kommt es zu einer Konfirmationsänderung des Rezeptorproteins. Der Hormon-Rezeptor-Komplex kann dann an spezifische Regionen, sog. „hormon responsive elements", innerhalb der Promotor-Region binden und so, je nach Gen, die Produktion des Genprodukts stimulieren oder inhibieren. Allerdings ist in jüngster Zeit ein zweiter, sog. „nichtgenomischer", schneller Steroideffekt, der über membranständige Bindungsstellen vermittelt wird, beschrieben worden (Wehling et al. 1998).

Gruppen von Hormonen

– aminerge und Peptidhormone

– Steroid- und Schilddrüsenhormone

Zeitliches Muster der hormonellen Sekretion

Es ist ein Charakteristikum der hormonellen Sekretion, daß sie einem bestimmten zeitlichen Sekretionsmuster folgt. So werden viele Hormone, besonders die der Hypophyse pulsatil freigesetzt, z. B. luteinisierendes Hormon (LH) und follikelstimulierendes Hormon (FSH). Diese basale Hormonfreisetzung folgt dabei einem Rhythmus, der sich entweder ultradian (kürzer als ein Tag), zirkadian (Periodendauer ca. 24 h) oder infradian (Periodendauer >24 h) darstellt. Der Nucleus suprachiasmaticus spielt als Schrittmacher dieses Rhythmus eine wichtige Rolle.

3 Endokrine Systeme und psychiatrische Erkrankungen

Endokrine Veränderungen bei Streß und Depression

Schon Kraepelin beobachtete, daß das Auftreten der ersten klinisch manifesten Krankheitsepisode durch aversive Lebensereignisse ausgelöst werden kann. Frühe Arbeiten aus den 60er und 70er Jahren konnten zeigen, daß bei depressiven Patienten ähnliche endokrine Veränderungen beobachtbar waren wie bei psychiatrisch gesunden Individuen, die jedoch „gestreßt" waren. Diese Befunde haben die neurobiologische Forschung enorm stimuliert. Am Beispiel der Depression soll dies näher erläutert werden.

3.1 Hypothalamus-Hypophysen-Nebennierenrinden-System

Das Hypothalamus-Hypophysen-Nebennierenrinden-System stellt das wichtigste hormonelle Streßregulationssystem dar (Abb. 1). Es unterliegt

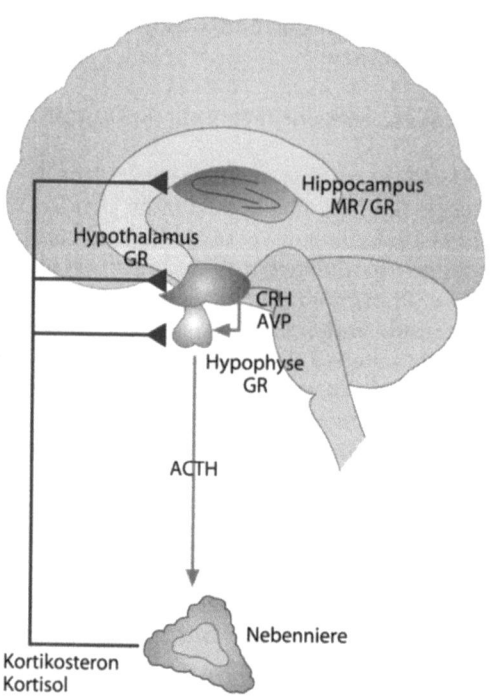

Abb. 1.
Das Hypothalamus-Hypophysen-Nebennierenrinden-System
GR Glukokortikoid-Rezeptor; *CRH* Kortikotropin-Releasing-Hormon; *AVP* Arginin-Vasopressin; *ACTH* adrenokortikotropes Hormon

einem komplexen Regulationsgefüge, welches gleichermaßen von zentralnervösen wie peripheren Faktoren beeinflußt wird. Der Hypothalamus stellt dabei eine zentrale Regulierungsstruktur dar, mit multiplen afferenten und efferenten Verbindungen. Dabei hat der Hypothalamus neuronalen afferenten Zufluß vom Hippocampus, von der Amygdala und dem Septum, dem Kortex, dem Thalamus, der Formatio reticularis und von autonomen aufsteigenden Nervenfasern des Spinalmarks, außerdem auch direkten Zufluß vom Auge via retinohypothalamische Verbindungen.

Streßregulation

Neuroendokrine Veränderungen sind Bestandteil einer Streßantwort, die der Adaptation des Organismus an eine belastende Situation dienen sollen: So wird z.B. durch die Aktivierung sympathischer Anteile des ZNS eine erhöhte Vigilanz und Aufmerksamkeit erreicht, während bestimmte vegetative Funktionen, wie z.B. Libido, Schlafbedürfnis sowie Hungergefühle, vermindert sind („Alarmreaktion").

Neuroendokrine Veränderungen zur Adaptation des Organismus

3.1.1 Die Streßkaskade

Der Hypothalamus ist der Ort der Transduktion von „psychologischem" Streß zu „körperlichen" Ereignissen. Immer wenn Belastungen auf den Organismus auftreffen, kommt es zu einer vermehrten hypothalamischen Freisetzung von Kortikotropin-releasing-Hormon (CRH) und in bestimmten Fällen auch Arginin-Vasopressin. Diese beiden Neuropeptidhormone werden im Nucleus paraventricularis des Hypothalamus synthetisiert und gespeichert und verstärken sich gegenseitig in ihrer Wirkung auf die äquimolare hypophysäre Freisetzung von adrenokortikotropem Hormon (ACTH) und β-Lipokortin aus dem gemeinsamen Vorläufermolekül Pro-Opio-Melanokortin (POMC). Unabhängig davon wirken noch Adrenalin und Noradrenalin und andere Peptide, wie z.B. Angiotensin II, stimulierend auf die nachfolgende hypophysäre ACTH-Sekretion, während das atrionatriuretische Peptid (ANP) die ACTH-Freisetzung inhibiert (Fink et al. 1991).

Hypothalamus, Hypophyse, Nebenniere

Als tropes Hormon steigert ACTH die Biosynthese und Freisetzung von Glukokortikoiden aus der Nebennierenrinde, aus dem Nebennierenmark werden die Katecholamine (Adrenalin, Noradrenalin) freigesetzt. Das Hypothalamus-Hypophysen-Nebennierenrinden-System reguliert seine eigene Aktivität durch negative Feedbackschleifen sowohl auf Nebennieren-, hypophysärer, hypothalamischer und hippocampaler Ebene.

3.1.2 Hippocampale Glukokortikoidrezeptoren

Dem Hippocampus wird eine besondere Bedeutung in der Inhibition bzw. Aktivierung des Hypothalamus-Hypophysen-Nebennierenrinden-Systems zugeschrieben. Zwei verschiedene Rezeptortypen, der Mineralokortikoid- und der Glukokortikoidrezeptor, binden im Hippocampus Glukokortikoide. Beide Rezeptortypen sind gleichermaßen, wenn auch mit unterschiedlichen Funktionen, in die homöostatische Kontrolle des

Mineralokortikoid- und Glukokortikoidrezeptoren

Hypothalamus-Hypophysen-Nebennierenrinden-Systems involviert (Funder 1994).

- Affinität zu Glukokortikoiden

Die Arbeitsgruppe um de Kloet konnte anhand von Agonisten- und Antagonistenstudien zeigen, daß bei der Ratte der Mineralokortikoidrezeptor im Gehirn fast ausschließlich im Hippocampus exprimiert wird, während der Glukokortikoidrezeptor im gesamten Gehirn gefunden wird. Nachfolgende Studien beschrieben, daß der hippocampale Mineralokortikoidrezeptor eine 10fach höhere Affinität zu Glukokortikoiden als der zentrale Glukokortikoidrezeptor hat und für gewöhnlich zu mehr als 90% vom Liganden okkupiert ist. Der Glukokortikoidrezeptor hingegen wird erst bei steigenden Glukokortikoidkonzentrationen, z. B. im Verlauf diurnaler Schwankungen sowie nach Streß, von dem Liganden besetzt (de Kloet 1991).

- Regulationsfunktionen

Zusammengefaßt bedeutet dies, daß der Glukokortikoidrezeptor im Vergleich zum Mineralokortikoidrezeptor eine deutlich niedrigere Affinität zum Liganden hat, der, wie erwähnt, im Hippocampus ein glukokortikoidbevorzugender Rezeptor ist. Anhand von Tierexperimenten konnte gezeigt werden, daß der Mineralokortikoidrezeptor hauptsächlich basale Rhythmen wie Schlaf-Wach-Zyklus und Nahrungsaufnahme reguliert, während der Glukokortikoidrezeptor eine Rolle in der Terminierung von streßresponsiver Glukokortikoidsekretion zu spielen scheint (McEwen et al. 1998). In Folge von wiederholtem, schwerem Streß oder auch durch chronische Glukokortikoidbehandlung werden die hippocampalen Glukokortikoidrezeptoren herunterreguliert (Abnahme von B_{max}).

Kaskadentheorie

Weiterhin konnte demonstriert werden, daß Hypersekretion von Glukokortikoiden in Verbindung mit der Herunterregulierung des Glukokortikoidrezeptors und gleichzeitig auftretenden Noxen, wie z. B. Hypoxämie, zu Zelluntergängen in der CA_3-Region des Hippocampus führen kann. Diese Beobachtung führte Sapolsky und Mitarbeiter zur Formulierung der sog. „Kaskadentheorie". Erhöhte Exposition des Gehirns gegenüber Glukokortikoiden kann eine Verkürzung dendritischer Aussprossungen zur Folge haben, die wiederum den Glukose-3-Transporter, der besonders in hippocampalen Neuronen exprimiert wird, inhibieren und damit zu einer Verstärkung exzitatorischer Aminosäurewirkungen führen (Sapolsky 1996). Die Glukokortikoidwirkungen können somit entweder eine erhöhte Vulnerabilität, eine vorübergehende Schädigung oder sogar neuronale Zelluntergänge bedingen.

3.1.3 Klinische Ergebnisse der neuroendokrinen Depressionsforschung

Hyperkortisolämie bei Depression

Patienten mit Hyperkortisolismus leiden häufig an depressiven Syndromen (Dorn et al. 1997), wobei von Gibbons (1964) in einer Nachuntersuchung depressiver Patienten auch gezeigt werden konnte, daß bei remittierten Patienten die Kortisolkonzentrationen signifikant niedriger waren, als in der Voruntersuchung, d.h. während der akuten Krankheitsepisode. Diese Beobachtung konnte in jüngster Zeit bestätigt werden (Deuschle et al. 1997). Darüber hinaus zeigen Patienten mit einer Depression typischerweise Symptome, die auf eine hypothalamische Fehlfunktion (Schlafstörungen, Appetitstörungen, Libidoverlust, zirkadiane Auffälligkeiten, autonome Dysregulation) hindeuten.

Bei 50–70% aller depressiven Patienten wurde festgestellt, daß nach Gabe einer geringen Menge des synthetischen Glukokortikoids Dexamethason im Gegensatz zu Gesunden die Kortisolkonzentrationen nicht supprimierbar sind (Dexamethason-Suppressionstest; Carroll et al. 1981). Zusammen mit den Befunden von erhöhten basalen Kortisolwerten bei depressiven Patienten weist dies auf das Vorliegen einer Regulationsstörung des Hypothalamus-Hypophysen-Nebennierenrinden-Systems bei depressiven Patienten hin.

Regulationsstörung des Systems bei depressiven Patienten

In der internistischen Endokrinologie hat sich der CRH-Test (Gabe von 1 μg CRH/kg Körpergewicht als Bolus; Blutentnahmen 30 min vor Injektion, unmittelbar vor Injektion und 30, 60, 90 min danach zur Bestimmung von ACTH und Kortisol) in der Differentialdiagnose von Cushing-Syndromen bewährt (als Übersicht s. Müller 1987). Der CRH-Test wurde auch bei Patienten mit Depression durchgeführt. Dabei fand sich übereinstimmend, daß es bei hyperkortisolämischen Patienten zu einer abgeschwächten ACTH-Antwort kommt, während die Kortisolantwort den üblichen Verlauf – wie er bei Kontrollpersonen vorkommt – zeigt. Diese Reduktion der ACTH-Antwort wird als sog. „ACTH-Blunting" bezeichnet (Holsboer et al. 1984, 1987; Gold et al. 1986).

Differentialdiagnose mittels CRH-Test

Werden depressive Patienten mit Metyrapon, einem 11-β-Steroidhydroxylasehemmer, der die Biosynthese von Kortisol aus seinen Vorstufen hemmt, vorbehandelt und anschließend mit CRH stimuliert, so zeigt sich eine normalisierte, nicht abgeschwächte ACTH- bei normaler Kortisolantwort. Diese Ergebnisse werden dahingehend interpretiert, daß die erhöhten Plasmakortisolkonzentrationen bei depressiven Patienten eine gewisse Bremswirkung auf die CRH-induzierbare ACTH-Freisetzung haben, d.h., die Kortisolfeedbackschleife zwischen Nebennierenrinde und Hypophyse scheint bei depressiven Patienten intakt zu sein.

Um diese inverse Beziehung zwischen basalen Plasmakortisolkonzentrationen und CRH-simulierbarer ACTH-Freisetzung weiter zu untersuchen, erhielten hyperkortisolämische Patienten mit Depression sowie gesunde normokortisolämische Kontrollpersonen Dexamethason (um 23 Uhr am Vorabend) und wurden 16 h später (um 15 Uhr am folgenden Tag) mit CRH stimuliert (sog. kombinierter Dexamethason-Suppressions-/CRH-Stimulationstest).

Die Erwartung war, daß durch die erhöhte Gesamtmenge an Kortisol (endogen und exogen) bei depressiven Patienten eine deutlich abgeschwächte ACTH-Stimulierbarkeit durch CRH resultieren würde. Genau das Gegenteil trat aber ein: Bei hyperkortisolämischen, depressiven Patienten führte die zusätzliche Gabe von Dexamethason mit anschließender CRH-Injektion zu einer überschießenden ACTH- und auch Kortisolantwort. Bei gesunden Kontrollpersonen hingegen wurde erwartungsgemäß eine abnehmende Kortisol- und ACTH-Antwort in Abhängigkeit von steigenden Dexamethason-Dosen gesehen (Heuser et al. 1994) (Abb. 2).

Ergebnisse des Dexamethason-Suppressions-/CRH-Stimulationstests

Abb. 2

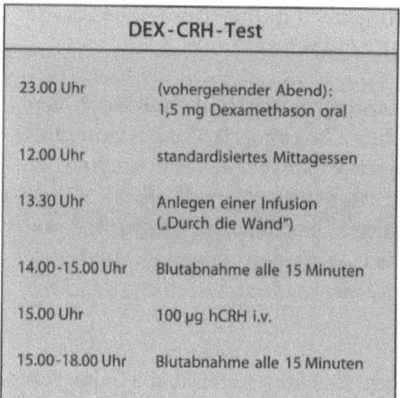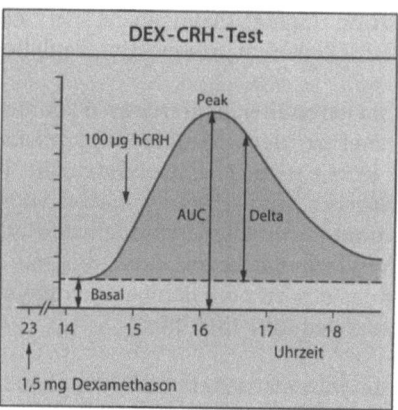

Bisher ist noch nicht klar, wie dieses scheinbar paradoxe Phänomen zu verstehen ist, zumal, wenn man bedenkt, daß die „Standard"-CRH-Testuntersuchung (also ohne Dexamethason-Vorbehandlung) bei depressiven Patienten vermuten läßt, daß die infrahypophysären Glukokortikoidrückkopplungsmechanismen regelrecht funktionieren. Zunahme von CRH- und/oder Abnahme von Glukokortikoidrezeptorzahl und/oder Sensitivität auf verschiedenen Ebenen des streßresponsiven Hypothalamus-Hypophysen-Nebennierenrinden-Systems sind als Hypothesen denkbar, um das Phänomen des Dexamethason-Suppressions-/CRH-Stimulationstests zu erklären.

3.1.4 CRH-overdrive-Hypothese der Depression

Hyperkortisolismus aufgrund suprahypophysärer Veränderungen bei Depressiven

Insgesamt weisen die Befunde bei depressiven Patienten darauf hin, daß der Hyperkortisolismus dieser Kranken von suprahypophysären Veränderungen unterhalten wird. Höchstwahrscheinlich spielt dabei eine vermehrte hypothalamische CRH-Freisetzung eine wesentliche, aber nicht erschöpfende Rolle, denn auch Glukokortikoidrezeptorveränderungen mit konsekutiven Rückkopplungsstörungen sind hierbei ins Kalkül zu ziehen. Eine Reihe von Liquoruntersuchungen wurde durchgeführt, um diese sog. „CRH-overdrive-Hypothese" des depressionsabhängigen Hyperkortisolismus zu überprüfen (Heuser 1998; Heuser et al. 1998a). In vielen, aber nicht in allen Liquorstudien konnte gezeigt werden, daß der CRH-Gehalt im lumbalen Liquor depressiver Patienten im Gegensatz zu gesunden Kontrollpersonen signifikant erhöht ist und daß dieser bei erfolgreicher antidepressiver Behandlung auf Normalwerte abfällt. In diesem Zusammenhang konnte auch gezeigt werden, daß remittierte Patienten, die aber noch ein pathologisches Ergebnis im Dexamethason-Suppressions- oder im Dexamethason-Suppressions-/CRH-Stimulationstest zeigen, ein erhöhtes Rückfallrisiko für eine erneute depressive Episode haben (Zobel et al., im Druck).

Erhöhte Aktivität und veränderte Regulation des Systems bei Depression

Zusammenfassend kann an dieser Stelle festgehalten werden, daß eine erhöhte Aktivität und veränderte Regulation des hypothalamisch-hypophysären Nebennierenrinden-Systems ein häufiges neuroendokrines Symptom bei der Depression ist. Es wird davon ausgegangen, daß die

Hypothalamus-Hypophysen-Nebennierenrinden-Aktivitätserhöhung bei Depression u. a. durch eine vermehrte hypothalamische Freisetzung von CRH unterhalten wird, da in mehreren Studien gezeigt werden konnte, daß depressive Patienten eine erhöhte Konzentration von CRH im lumbalen Liquor haben, die Dichte von CRH-Rezeptoren im frontalen Kortex bei Suizidenten vermindert ist und im Hypothalamus depressiver Patienten CRH-Neurone aktiviert sind (Nemeroff et al. 1984, 1988).

Zwei verschiedene CRH-Rezeptoren, CRH-1 und CRH-2, wurden bei Nagern identifiziert. CRH-1 wird in hohem Maße im Vorderlappen der Hypophyse, im Neokortex, im Hippocampus, in der Amygdala und im Zerebellum gefunden. Kürzlich konnte gezeigt werden, daß eine transgene Maus, die diesen CRH-1-Rezeptor nicht exprimiert, eine Atrophie der Nebennierenrinde zeigt sowie eine verminderte streßinduzierte Freisetzung von ACTH und Kortikosteron. Außerdem zeigte diese Maus eine verminderte „Ängstlichkeit" und reduzierte „Streßantwort" (Timpl et al. 1998).

CRH-Rezeptoren bei Nagetieren

Abgeleitet von solchen Tierexperimenten werden z. Z. humane CRH-Rezeptor-Antagonisten als Antidepressiva und/oder Anxiolytika in verschiedenen Labors als rationale Therapie affektiver Erkrankungen entwickelt. Aber auch andere Neuropeptidhormone, wie z. B. Substanz P, von der kürzlich eine antidepressive Wirkung, vergleichbar der von Paroxetin, nachgewiesen werden konnte, erscheinen in dieser Hinsicht vielversprechend (Kramer et al. 1998).

CRH-Rezeptor-Antagonisten zur Therapie affektiver Erkrankungen

Das Hypothalamus-Hypophysen-Nebennierenrinden-System mit seinen Verknüpfungen und Auswirkungen bei Streß und Depression wurde im vorangegangenen Kapitel ausführlich gewürdigt. Hierbei konnte anhand dieser Darstellung exemplarisch gezeigt werden, wie sich in der modernen psychoneuroendokrinologischen Forschung klinische Beobachtungen und präklinische tierexperiementelle Fragestellungen gegenseitig befruchten und sich hieraus Ansätze für neuartige therapeutische Fortschritte herleiten lassen. Neben dem Hypothalamus-Hypophysen-Nebennierenrinden-System sollen im folgenden noch das somatotrope System (Hypothalamus-Hypophysen-Wachstumshormon-System) und das Hypothalamus-Hypophysen-Gonadensystem beschrieben werden.

4 Hypothalamus-Hypophysen-Wachstumshormon-System

Die Sekretion wachstumsfördernder Hormone ist im Laufe des Lebens vom jeweiligen Alter abhängig. Niedrige Sekretionsraten nach der Geburt wechseln zu erhöhten Werten während des Wachstums in der Kindheit und fallen im Alter wieder ab. Die Regulierung der somatotropen Wirkung erfolgt über die peripher wirksamen insulinähnlichen Wachstumsfaktoren („Insulin like growth factors"; IGF), die eine insulinähnliche Wirkung aufweisen und an der Proteinsynthese, der Lipolyse und dem Kohlenhydratstoffwechsel beteiligt sind.

Regulierung über insulinähnliche Wachstumshormone

Insulinähnliche Wachstumsfaktoren stellen eine strukturell verwandte Familie von Wachstumsfaktoren dar. IGF-1 und IGF-2 setzten dabei die wachstumsfördernde Wirkung von Wachstumshormon („growth hormon"; GH) an den peripheren Erfolgsorganen um. Neben diesen zirkulierenden IGF mit endokriner Wirkung ist ihre lokale Produktion in verschiedenen Geweben, wie z.B. den Knochen, für eine auto- oder parakrine Wirkungsweise wichtig.

Wirkungsweise der Wachstumshormone

Die Bildung und Sekretion von IGF-I in der Leber, dem Hauptsyntheseort, wird durch hypophysär ausgeschüttetes GH stimuliert. Die GH-Freisetzung wiederum wird vom hypothalamischen Growth-hormon-releasing-Hormon (GHRH) gefördert und durch Somatostatin inhibiert. Das mit seinen Neuronen im Nucleus arcuatus befindliche GHRH wird selbst über zahlreiche Transmittersysteme reguliert. Zu erwähnen ist hier insbesondere der stimulatorische Effekt von Noradrenalin über α_2- und der inhibitorische Effekt über β_2-Rezeptoren.

Bedeutung von Somatostatin

Der hypothalamische Gehalt und die Freisetzung von Somatostatin werden durch Wachstumshormone erhöht und durch ACTH verringert. Somatostatin selbst hat hauptsächlich inhibitorische Effekte auf die Freisetzung von Neuropeptidhormonen. Es wird vermutet, daß Somatostatin seine eigene Freisetzung via Autorezeptoren hemmt, die auf den Perykarien oder den Dendriten von somatostatinenthaltenden Neuronen lokalisiert sind (Epelbaum 1986). Liganden für GH-sekretionsverstärkende Rezeptoren sind neben GHRH auch natürlich vorkommende Moleküle, nach denen z.B. das synthetische GH-releasing-Peptid, ein vom Enkephalin abgeleitetes Hexapeptid, entwickelt wurde. An dieser Stelle sei auch kurz das Pituitary-Adenylatzyklase-Peptid (PACAP) erwähnt. Es stimuliert somatotrope Aktivität und scheint insgesamt ein hypophysiotroper Faktor zu sein, der differentiell zwei verschiedene Second-messenger-Systeme aktiviert (Spengler et al. 1993).

Wachstumshormone bei depressiven Störungen

Bei depressiven Patienten wird oft eine abgeschwächte GH-Antwort auf GHRH (GHRH-Test) gefunden. Auch wurde gezeigt, daß depressive Patienten verminderte nächtliche GH-Sekretionsamplituden und -frequenzen haben. Es wird vermutet, daß die vermehrte, depressionsbegleitende CRH-Freisetzung dafür verantwortlich ist, da CRH ein funktioneller Antagonist von GHRH ist. Gemäß der von Ehlers u. Kupfer (1987) formulierten Hypothese spielt diese reziproke Interaktion zwischen GHRH und CRH insbesondere in der Schlafregulation eine wichtige Rolle. So konnte von Steiger et al. (1994) bei depressiven Patienten, die typischerweise Schlafstörungen, besonders Ein- und Durchschlafstörungen und morgendliches Früherwachen haben, gezeigt werden, daß es unter der Gabe von GHRH zu einer Verbesserung der Schlafarchitektur kommt. Gleiches gilt auch für ältere, gesunde Probanden, wo typischerweise eine verminderte Aktivität des GHRH-Systems mit reduzierter Wachstumshormonfreisetzung beobachtet und „schlechter Schlaf" beklagt wird.

Substitution von Wachstumshormon als psychotrope Strategie in der Geriatrie

In diesem Zusammenhang berichteten Rudman et al. (1990), daß ältere gesunde Probanden, denen für 12 Wochen Wachstumshormon subkutan gegeben wurde, sich subjektiv wohler fühlten („increased sense of well being"). Gleichzeitig nahm deren Muskelmasse sowie ihre allgemeine körperliche Aktivität und Energie zu. Daraus wurde abgeleitet, daß die Substitution von Wachstumshormon bei älteren, ansonsten gesunden

5 Hypothalamus-Hypophysen-Gonaden-System

Das Hypothalamus-Hypophysen-Gonaden-System reguliert die Sexualsteroidproduktion und die Gametogenese. Das hypothalamische Gonadotropin-releasing-Hormon (GnRH), ein Dekapeptid, stimuliert die Freisetzung von luteinisierendem Hormon (LH) und follikelstimulierendem Hormon (FSH) aus der Hypophyse. GnRH-Neurone finden sich in der präoptischen Area des Hypothalamus, ihre Axone projizieren hauptsächlich auf die Eminentia mediana. Neben seiner Wirkung auf die LH- und FSH-Sekretion hat GnRH aber auch Verhaltenseffekte, so verstärkt es bei Ratten eine Lordose.

Regulation von Sexualsteroidproduktion und Gametogenese

Die hypophysären Glykoproteinhormone, LH und FSH, bestehen aus einer α- und β-Untereinheit, werden von der gleichen Zelle sezerniert und binden an Rezeptoren in den Ovarien und den Testes. Beim männlichen Geschlecht stimuliert LH die Testosteronproduktion in den Leydig-Zellen der Hoden, FSH stimuliert Hodenwachstum, beide Hormone gemeinsam werden für die Reifung der Spermatozoen benötigt.

Funktionen von LH und FSH

Beim weiblichen Geschlecht stimuliert LH die ovarielle Östrogen- und Progesteronproduktion. Ein rascher Anstieg von LH in der Mitte des Menstruationszyklus bewirkt die Ovulation, unter anhaltendem LH-Einfluß wird das Corpus luteum zur Produktion von Progesteron angeregt. Die Reifung des Follikels ist dann hauptsächlich unter FSH-Kontrolle, während die Sekretion von Östrogen aus dem Follikel sowohl FSH als auch LH benötigt. FSH und LH werden episodisch in Abhängigkeit vom Schlaf-Wach-Zustand freigesetzt.

Verhaltenseffekte der Hormone des Hypothalamus-Hypophysen-Gonaden-Systems wurden zumindest in Tierstudien nachgewiesen. Dabei scheinen die gonadalen Steroide, Testosteron und Östradiol, Aggressivität, Motivation und i. allg. „Emotionalität" zu modulieren. Insgesamt sind die Ergebnisse aus diesen Tieruntersuchungen allerdings noch als vorläufig zu betrachten, Übertragungen auf den Menschen sind noch nicht zulässig.

Verhaltenseffekte der gonadalen Steroide

Sehr viel besser belegt – v. a. beim Menschen – sind die Effekte der Geschlechtshormone auf kognitive Prozesse: Dabei scheint Östradiol verantwortlich zu sein für die konsistent beschriebene bessere Sprachflüssigkeit, Wortverständnis und Analogiedenken von Frauen, Testosteron für die größere Fähigkeit von Männern visuell-räumliche Aufgaben zu lösen (Sherwin 1998 a,b). Besonders von Östrogenen wird nach neuesten epidemiologischen und praktischen Tierexperimenten dabei vermutet, daß diese Moleküle über eine neuroprotektive Wirkung gegenüber den besonders empfindlichen Neuronen des Hippocampus verfügen.

Einfluß der Geschlechtshormone auf kognitive Prozesse

Seit langem ist gut bekannt, daß chronische Belastungen oder starke, akute Stressoren die Funktion des Hypothalamus-Hypophysen-Gonaden-

Beeinträchtigungen des Systems durch chronische Belastungen und Streß

Systems beeinträchtigen können, dies schlägt sich z. B. nieder in dem Begriff „Notstandsamenorrhö". Es wurde gezeigt, daß streßinduzierte CRH-Mehrsekretion GnRH inhibiert und somit zu einer verminderten hypophysären LH- und FSH-Sekretion führt. Außerdem verringern hohe Glukokortikoidkonzentrationen im Plasma die ovariale und testikuläre Sensitivität für LH, was in einer verminderten Östradiol-, Progesteron- und Testosteronsekretion resultiert.

Untersuchung zu gonadalen Funktionen bei depressiven Patienten

Dieser Zusammenhang zwischen der streßinduzierten erhöhten Aktivität des Hypothalamus-Hypophysen-Nebennierenrinden-Systems und der damit verbundenen Inhibition der Aktivität des Hypothalamus-Hypophysen-Gonaden-Systems hat zu Untersuchungen der gonadalen Funktionen bei depressiven Patienten Anlaß gegeben. Typische Symptome von mittelschweren bis schweren Depressionen bestehen in Libidoverlust, erektiler Dysfunktion bis hin zur Impotenz, anovulatorischen Zyklen und/ oder Amenorrhöen. In diesem Zusammenhang konnte eine kürzliche Studie an schwer depressiv erkrankten Männern zeigen, daß diese Patienten im Vergleich zu einer gesunden altersparallelisierten Kontrollgruppe signifikant erniedrigte Testosteronkonzentrationen haben, die negativ mit der Höhe der Plasmakortisolkonzentration korreliert sind, und daß außerdem diese schwer depressiv erkrankten Männer tendenziell eine erniedrigte LH-Pulsfrequenz haben (Schweiger et al. im Druck).

6 Neurosteroide

Im zentralen Nervensystem werden die de novo synthetisierten Steroide als Neurosteroide bezeichnet (Baulieu u. Robel 1990). Aus der Tatsache, daß substanzielle Mengen Pregnenolon, Dehydroepiandrosteron (DHEA) und ihrer Metaboliten im Gehirn von Mäusen, Ratten, Schweinen und Primaten nachgewiesen werden konnten, wurde die Annahme formuliert, daß das ZNS ein steroidproduzierendes Gewebe darstellt (Mathur et al. 1993). Dabei ist es wichtig, daß die Anwesenheit von Neurosteroiden im ZNS unabhängig von gonadaler und adrenaler Synthese zu sein scheint, da sie auch nach Adrenalektomie und Gonadektomie dort nachgewiesen werden konnten (Corpéchot et al. 1993).

ZNS als steroidproduzierendes Gewebe

Erhöhte Neurosteroidkonzentrationen im ZNS im Vergleich zum Plasma

Im Gegensatz zu klassischen, genomvermittelten Steroideffekten interagieren Neurosteroide mit an der Zellmembran lokalisierten GABA-A- sowie N-Methyl-D-Aspartat-(NMDA-)Rezeptoren. Zusätzlich führte die Inkubation von glialen Vorderhirnzellkulturen der Ratte mit einer Cholesterinvorstufe zur Bildung von Cholesterin, Pregnenolon, 20-OH-Pregnenolon und Progesteron (Jung-Testas et al. 1989). Diese tierexperimentellen Resultate wurden ergänzt durch humane Post-mortem-Studien, in denen vielfach höhere Konzentrationen von Neurosteroiden im ZNS gegenüber der Menge im Plasma nachgewiesen werden konnten (Lanthier u. Patwardhan 1986).

Unabhängig von ihrem Syntheseort entfalten Gluko- und Mineralokortikoide, Androgene, Östrogene und Progestine ihre ZNS-Effekte über intrazelluläre Steroidhormonrezeptoren, wodurch die Expression von spezifischen Genen beeinflußt wird (McEwen 1991). Darüber hinaus konnte gezeigt werden, daß neuronale Funktionen durch Modulation der Genexpression reguliert werden können, bei deren Vermittlung intrazelluläre Progesteronrezeptoren eine entscheidende Rolle spielen (Rupprecht et al. 1993).

Neurosteroide wirken als allosterischer Agonist am GABA-A-Rezeptor durch Erhöhung der Frequenz und Dauer der Chloridkanalöffnung sowie durch Potenzierung der inhibitorischen Wirkung von GABA (Majewska 1992). Sulfatierte Neurosteroide, z. B. Pregnenolonsulfat und DHEA-Sulfat, wirken als nonkompetitive Antagonisten am GABA-A-Rezeptor und inhibieren GABA-induzierten Chloridtransport durch eine Reduktion der Chloridkanalöffnungsfrequenz (Demirgoren et al. 1991).

Wirkungsweise der Neurosteroide

Während Benzodiazepine, Barbiturate, Antikonvulsiva und GABA selbst an den GABA-A-Rezeptor Untereinheiten binden, tun dies Neurosteroide mit großer Wahrscheinlichkeit an einer anderen Stelle des GABA-Rezeptors (Costa et al. 1994). Wegen ihrer Wirkung auf die GABA- und NMDA-Rezeptor-Systeme könnten Neurosteroide klinische Relevanz bei der Behandlung von Gedächtnisstörungen, Schmerzsyndromen, affektiven Erkrankungen und Angststörungen haben. Dieses vermutete Potential der Neurosteroide als Pharmaka ist z. Z. Gegenstand intensiver Studien (Rupprecht 1997).

7 Ausblick

Diese zugegebenermaßen willkürlichen Einblicke in die Neuroendokrinologie sollten zeigen, daß sich unser Verständnis von der Relevanz und Wirkung von Hormonen erweitert hat: Hormone sind nicht nur die Ekulatoren und Intrikatoren des Metabolismus, sie steuern nicht nur endokrine Funktionen im engeren Sinne, sondern sie haben deutliche verhaltensaktive, d. h. „psychotrope" Wirkungen. Auf der anderen Seite sollte am Beispiel der affektiven Erkrankungen – hier besonders der Depression – verdeutlicht werden, daß sog. „seelische" Erkrankungen „körperliche" Bedingungen und Konsequenzen haben, die erkannt, beschrieben und bei der Therapie mit beachtet werden müssen.

Bedeutung der verhaltensaktiven Wirkung von Hormonen

8 Literatur

Baulieu EE, Robel P (1990) Neurosteroids: a new brain function? J Steroid Biochem 37:395–403

Bleuler E (1948) Untersuchungen aus dem Grenzgebiet zwischen Psychopathologie und Endokrinologie. Arch Psychiatr Nervenkr 180:271–528

Carroll BJ, Feinberg M, Greden JF et al. (1981) A specific laboratory test for the diagnosis of melancholia. Standardization, validation, and clinical utility. Arch Gen Psychiatry 38/1:15–22

Corpéchot C, Young J, Calvel M et al. (1993) Neurosteroids: 3 alpha-hydroxy-5 alpha-pregnan-20-one and its precursors in the brain, plasma, and steroidogenic glands of male and female rats. Endocrinology 133/3:1003–1009

Costa E, Auta J, Guidotti A, Korneyev A, Romeo E (1994) The pharmacology of neurosteroidogenesis. J Steroid Biochem Mol Biol 49:385–389

Demirgoren S, Majewska MD, Spivak CE, London ED (1991) Receptor binding and electrophysiological effects of dehydroepiandrosterone sulfate, an antagonist of the GABAA receptor. Neuroscience. 45/1:127–35

Deuschle M, Schweiger U, Weber B et al. (1997) Diurnal activity and pulsatility of the hypothalamus-pituitary-adrenal system in male depressed patients and healthy controls. J Clin Endocrinol Metab 82/1:234–238

Dorn LD et al. (1997) The longitudinal course of psychopathology in Cushing's syndrome after correction of hypercortisolism. J Clin Endocrinol Metab 82/3:912–919

Ehlers CL, Kupfer DJ (1987) Hypothalamic peptide modulation of EEG sleep in depression: a further application of the S-process hypothesis. Biol Psychiatry 22/4:513–517

Epelbaum J (1986) Somatostatin in the central nervous system: physiology and pathological modifications. Prog Neurobiol 27:63–100

Fink G, Dow RC, Casley D et al. (1991) Atrial natriuretic peptide is a physiological inhibitor of ACTH release: evidence from immuno-neutralization in vivo. J Endocrinol 131:9–12

Funder JW (1994) Corticosteroid receptors and the central nervous system. J Steroid Biochem Mol Biol 49:381–384

Gibbons JL (1964) Cortisol secretion rate in depressive illness. Arch Gen Psychiatry 10:572–575

Gold PW, Loriaux DL, Roy A et al. (1986) Responses to corticotropin-releasing hormone in the hypercortisolism of depression and Cushings disease. N Engl J Med 314:1329–1335

Heuser I (1998) The hypothalamic-pituitary-adrenal system in depression. Pharmacopsychiatry 31:10–13

Heuser I, Yassouridis A, Holsboer F (1994) The combined dexamethasone/CRH-test: a refined laboratory test for psychiatric disorders. J Psychiatr Res 28:341–356

Heuser I, Bissette G, Dettling M, et al. (1998a) Cerebrospinal fluid concentrations of corticotropin-releasing hormone, vasopressin, and somatostatin in depressed patients and healthy controls: response to amitriptyline treatment. Depress Anxiety 8/2:71–79

Holsboer F, Doerr HG, Gerken A, Muller OA, Sippell WG (1984) Cortisol, 11-deoxycortisol, and ACTH concentrations after dexamethasone in depressed patients and healthy volunteers. Psychiatry Res 11/1:15–23

Holsboer F, Gerken A, Stalla GK, Muller OA (1987) Blunted aldosterone and ACTH release after human CRH administration in depressed patients. Am J Psychiatry 144/2:229–231

Holsboer F, Spengler D, Heuser I (1992) The role of corticotropin-releasing hormone in the pathogenesis of Cushings disease, anorexia nervosa, alcoholism, affective disorders and dementia. Prog Brain Res 93:385–417

Jung-Testas I, Hu ZY, Baulieu EE, Robel P (1989) Neurosteroids: biosynthesis of pregnenolone and progesterone in primary cultures of rat glial cells. Endocrinology 125/4:2083–2091

Kloet ER de (1991) Brain corticosteroid receptor balance and homeostatic control. Front Neuroendocrinol 12: 95–164

Kramer MS, Cutler N, Feighner J et al. (1998) Distinct mechanism for antidepressant activity by blockade of central substance p receptors. Science 281/5383:1640–1645

Lanthier A. Patwardhan VV (1986) Sex steroids and 5-en-3 beta-hydroxysteroids in specific regions of the human brain and cranial nerves. J Steroid Biochem 25/3: 445–449

Majewska MD (1992) Neurosteroids: endogenous bimodal modulators of the GABAA receptor. Mechanism of action and physiological significance. Prog Neurobiol 38:379–395

Mathur C, Prasad VV, Raju VS, Welch M, Lieberman S (1993) Steroids and their conjugates in the mammalian brain. Proc Natl Acad Sci U S A 90/1:85–88

McEwen BS (1991) Non-genomic and genomic effects of steroids on neural activity. Trends Pharmacol Sci 12/4:141–147

McEwen BS (1998) Protective and damaging effects of stress mediators. N Engl J Med 338/3:171–179

Müller OA (Hrsg) (1987) Corticotropin releasing hormone. Thieme, Stuttgart New York (Hormone metabolic research supplement series, Bd 16)

Nemeroff CB, Owens MJ, Bissette G, Andorn AC, Stanley M (1988) Reduced corticotropin releasing factor binding sites in the frontal cortex of suicide victims. Arch Gen Psychiatry 45/6:577–579

Nemeroff CB, Widerlov E, Bissette G et al. (1984) Elevated concentrations of CSF corticotropin-releasing factor-like immunoreactivity in depressed patients. Science 226/4680:1342–1344

Rudman D, Feller AG, Nagraj HS et al. (1990) Effects of human growth hormone in men over 60 years old. N Engl J Med 323/1:1–6

Rupprecht R (1997) The neuropsychological potential of neuroactive stroieds. J Psychiatr Res 31/3:297–314

Rupprecht R, Reul JM, Trapp T et al. (1993) Progesterone receptor-mediated effects of neuroactive steroids. Neuron 11/3:523–530

Sapolsky RM (1996) Stress, glucocorticoids, and damage to the nervous system: the current state of confusion. Stress 1:1–19

Schweiger U, Deuschle M, Weber B et al. (im Druck) Testosterone, gonadotropin and cortisol secretion in male patients with major depression. Psychosomatic Med

Sherwin BB (1998a) Use of combined estrogen-androgen preparations in the postmenopause – evidence from clinical studies. International J Fertil Menopaus Stud 43/2:98–103

Sherwin BB (1998b) Estrogen and cognitive functioning in women.

Proc Soc Exp Biol Med 217/1:17–22

Spengler D, Waeber C, Pantaloni C, Holsboer F, Bockaert J, Seeburg PH, Journot L (1993) Differential signal transduction by five splice variants of the PACAP receptor. Nature 365/6442:170–175

Steiger A, Guldner J, Colla-Muller M, Friess E, Sonntag A, Schier T (1994) Growth hormone-releasing hormone (GHRH)-induced effects on sleep EEG and nocturnal secretion of growth hormone, cortisol and ACTH in patients with major depression. Journal of Psychiatric Research. 28/3:225–238

Timpl P, Spanagel R, Sillaber I et al. (1998) Impaired stress response and reduced anxiety in mice lacking a functional corticotropin-releasing hormone receptor 1. Nature Genetics 19/2:162–166

Wehling M, Spes CH, Win N, Janson CP, Schmidt BMW, Theisen K, Christ M (1998) Rapid cardiovascular action of aldosterone in man. J Clin Endocrin Metabol 83/10:3517–3522

Zobel A, Yassouridis A, Frieboes RM, Holsboer F (in press). Cortisol response to the combined dexamethasone-CRH test predicts medium-term outcome in patients with remitted depression. Am J Psychiatry

KAPITEL 9
Psychiatrische Neurophysiologie

W. STRIK

1	Bedeutung der Neurophysiologie für die Psychiatrie	252
2	Messung hirnelektrischer Signale	253
3	Quantitative Analyse hirnelektrischer Signale	254
3.1	EEG im Frequenzbereich	254
3.2	Räumliche Analyse hirnelektrischer Felder	255
3.3	Lokalisation der neuronalen Generatoren	257
3.4	Andere moderne Analysemethoden	258
4	EEG und Schlaf	260
5	Evozierte Potentiale und ihre Komponenten	260
6	Psychopharmakologie von EEG und EKP	262
7	Neurophysiologische Befunde bei psychiatrischen Erkrankungen	263
7.1	Schizophrenien	263
7.2	Affektive Erkrankungen	267
7.3	Demenzen	268
7.4	Zwangserkrankungen	269
7.5	Angststörungen	269
7.6	Persönlichkeitsstörungen	269
7.7	Alkoholismus	270
8	Schlußfolgerungen und Ausblick	270
9	Literatur	272

1 Bedeutung der Neurophysiologie für die Psychiatrie

Die Elektroenzephalographie ist eine außerordentlich sensible Methode, um Veränderungen der Hirnfunktion zu erfassen. Tatsächlich handelt es sich um das erste biologische Meßverfahren, mit dem es gelang, bewußtes menschliches Denken wie Kopfrechnen zu erfassen. Bald nach der Entdeckung etablierte sich ein wohl umschriebener Einsatz v. a. in der neurologischen Diagnostik, die erhofften Erkenntnisse über Physiologie und Pathophysiologie mentaler Prozesse blieben zunächst jedoch aus. Erst die Computertechnologie erlaubte die Mittelung ereignisgekoppelter EEG-Abschnitte und die Berechnung von Frequenzspektren und Rekonstruktionen hirnelektrischer Felder. Mit diesen Methoden leistete die Neurophysiologie wesentliche Beiträge zum Verständnis höherer Hirnfunktionen, wie z. B. zur Chronologie sensorischer Wahrnehmung und von Entscheidungsprozessen. Die physiologischen Voraussetzungen für moderne Analysemethoden in der psychiatrischen Neurophysiologie sollen im Folgenden kurz umrissen werden.

Erfassung bewußten menschlichen Denkens über das EEG

Durch die Organisation des zerebralen Kortex entsteht ein hohes Maß an Information über die Struktur eintreffender Sinnesreize. Bei ausreichender Komplexität des Systems wäre es somit denkbar, daß ein einzelnes Neuron am Ende einer Transformationskette die gesamte Information über das Aktivationsmuster der Rezeptorzellen repräsentiert. Obwohl das Modell durch seine Einfachheit besticht, konnte es sich nie völlig durchsetzen, wohl wegen der unrealistisch hohen Anzahl von „Pontifikalzellen", die benötigt würden, um die Erfahrungen eines ganzen Lebens zu repräsentieren. Aufgrund der neuroanatomischen Voraussetzungen und zellphysiologischer Evidenz geht man heute davon aus, daß insbesondere die höheren, integrativen Leistungen des Gehirns wie bewußte Wahrnehmung, Vorstellungen und die Planung und Durchführung von Willkürbewegungen auf der simultanen und konzertierten Aktivität räumlich verteilter Neuronen aller involvierten hierarchischen Ebenen, einschließlich der primären Hirnareale, beruhen. Die Flexibilität und Kapazität des Systems resultiert aus dem hohen organisatorischen Niveau der räumlichen Aktivationsmuster.

Höhere Hirnfunktionen als konzertierte Aktivität räumlich verteilter Neuronen

In dieser Sicht entspricht Bewußtsein der Gesamtheit des kortikalen elektrochemischen Erregungsmusters, das subjektiv durch unterschiedliche Gewichtungen exogener und endogener Anteile entweder als bewußte Wahrnehmung oder als Vorstellung empfunden wird. Neuropsychologische und neurophysiologische Untersuchungen sprechen sogar dafür, daß ein solches Erregungsmuster in Form eines subliminal aktivierten Suchmusters Filterfunktionen übernehmen kann, indem es passende Sinnesreize bahnt und unpassende hemmt (Freeman 1983; Wilson u. McNaughton 1993; Eichenbaum 1993).

Bewußtsein als Gesamtheit der kortikalen elektrochemischen Erregungsmuster

Vor diesem Hintergrund erklärt sich das anhaltende Interesse an der hirnelektrischen Aktivität und deren räumlicher Konfiguration zur Untersuchung höherer Hirnfunktionen. Die räumliche Auflösung des EEG reicht bei weitem aus, um makroskopische Veränderungen der hirnelektrischen Erregungsmuster etwa durch wechselnde Beteiligung unterschiedlicher Kortexareale als topographische Veränderungen der hirnelektrischen Felder darzustellen. Die direkte Messung der hirnelektrischen Felder erlaubt wertvolle Erkenntnisse über die Bedingungen und die Chronologie kortikaler Aktivation, die mit mentalen Prozessen assoziiert sind (als Ausprägung oder Amplitude, als Zeitpunkt oder Latenz mit einer Auflösung bis ca. 1 ms, als räumliches Muster oder Topographie sowie als Veränderung der Oszillationsmuster oder Frequenzen). Diese Methode ist selbst mit den modernen bildgebenden Methoden wie funktioneller Kernspintomographie (fMRI) und Positronenemissionstomographie (PET) noch nicht zu ersetzen, da diese bisher auf der Messung trägerer, metabolischer Sekundärprozesse beruhen.

Erkenntnisse über zerebrale Abläufe in Echtzeit

Bei psychiatrischen Störungen sind die höchsten, zum Teil spezifisch menschlichen Hirnfunktionen wie Sprache, Denken, Willkürbewegungen, Emotionen und Grundstimmung betroffen. Daraus erklärt sich, daß die psychiatrische im Gegensatz zur neurologischen Neurophysiologie nicht lokal isolierte elektrische Neuronenaktivität wie epileptische Foci, frühe evozierte Potentiale oder die Erregung einzelner Nervenbahnen untersucht. Vielmehr sind Ereignisse von Interesse, die mit kognitiven Prozessen assoziiert sind, nämlich ereigniskorrelierte Potentiale (EKP) und die spontane Hirnaktivität.

Bedeutung für psychische Störungen

2 Messung hirnelektrischer Signale

Potentialverschiebungen von der Nullinie sind auf die Summe aller elektrischen Aktivitäten zwischen den Elektroden zurückzuführen. Man geht davon aus, daß das EEG durch neuronale Massenaktivität entsteht, vorwiegend durch die Summe exzitatorischer und inhibitorischer postsynaptischer Potentiale. Die Potentiale schwächen sich in quadratischer Funktion mit dem Abstand von der Quelle ab, wodurch eher oberflächliche als tiefere Aktivität gemessen wird. Die umgebenden Medien wie Liquor, Knochen, Meningen und Haut verändern die Felder bis zu einem gewissen Grad.

Die hirnelektrischen Signale werden als Potentialdifferenzen zwischen 2 Elektroden gemessen. Im klinischen EEG ist es üblich, Potentialdifferenzen zwischen Skalpelektroden und Referenzelektroden (sog. monopolare Schaltungen) oder Gradienten (Potentialdifferenzen zwischen benachbarten Elektroden, sog. bipolare Schaltungen) darzustellen. Da es sich bei jeder Messung um die Potentialdifferenz zwischen 2 Elektroden handelt, ist die Unterscheidung zwischen bipolaren und monopolaren Ableitungen und zwischen inaktiven und aktiven Elektroden irreführend und sollte vermieden werden.

Messung von Potentialdifferenzen

Jeder elektrische Dipol generiert ein magnetisches Feld, das senkrecht zu seinem elektrischen Feld orientiert ist. Im Gegensatz zum EEG können mit der Magnetenzephalographie (MEG) ausschließlich Dipolkomponenten gemessen werden, die tangential zur Schädeloberfläche ausgerichtet sind. Aufgrund der Orientierung der Axone betrifft das die Neuronenaktivität der kortikalen Sulci. Im Vergleich zu hirnelektrischen Fel-

Vergleich von MEG und EEG

dern werden magnetische Felder von den umgebenden Geweben nicht verzerrt, die Feldstärke nimmt mit zunehmender Entfernung jedoch rascher (kubisch) ab. Tieferliegende Quellen werden daher schlechter erfaßt. Praktisch ist von Vorteil, daß die langwierige Elektrodenplazierung entfällt. Allerdings muß der Kopf in Beziehung zu den Sensoren fixiert werden, was die Anwendung bei psychiatrischen Patienten erschwert.

Die beschriebenen Eigenschaften weisen das MEG als eine dem EEG komplementäre Methode aus, die ihre Vorteile virtuell am besten in Kombination mit EEG-Messungen entfalten kann. Bis heute stehen jedoch systematische Untersuchungen dieser Möglichkeiten bei psychiatrischen Patienten noch aus.

Die Analyse der magnetischen Hirnfelder erfolgt prinzipiell mit denselben Methoden wie die hirnelektrischer Felder. Für die Lokalisation der intrazerebralen Quellen wird eine etwas bessere räumliche Auflösung angenommen als mit dem EEG (Cohen et al. 1990; Wikswo et al. 1993).

3 Quantitative Analyse hirnelektrischer Signale

3.1 EEG im Frequenzbereich

Graphologie der Wellenformen

Gemäß der elektroenzephalographischen Tradition findet sich die Information über zerebrale Prozesse in den EEG- oder EKP-Wellenmustern wieder. Vorwiegend in der Neurologie etablierte sich eine Graphologie der Wellenformen, die auch heute noch klinische Validität für lokalisierte neurologische Prozesse oder für schwere generalisierte Funktionsstörungen besitzt. Im Gegensatz dazu erlauben moderne Analysemethoden die Quantifizierung des EEG im Frequenzbereich für deskriptive und statistische Zwecke.

Spektralanalyse

Das digitalisierte Signal jedes einzelnen EEG-Kanals läßt sich mit einer Fast-Fourier-Transformation (FFT) in Powerwerte (Mikrovolt^2/mV^2) einzelner Frequenzanteile transformieren. Die Frequenzauflösung hängt von der Abtastfrequenz des Eingangssignals ab, bei einer Abtastfrequenz von 128 Hz erhält man z.B. die Powerwerte von 64 Frequenzpunkten in 0,5-Hz-Schritten (von 0–32 Hz). Zur weiteren Auswertung werden diese Poweranteile meist durch Mittelung in die klassischen Frequenzbänder δ, ϑ, α und β zusammengefaßt. Die FFT-Ergebnisse können als absolute Power oder als Verhältnis der Frequenzbänder (relative Power) angegeben werden. Der Nachteil der Frequenz- oder Spektralanalyse besteht in der geringen zeitlichen Auflösung, da in der Regel Datenreihen von mindestens 1 s Länge benötigt werden. Neben der Untersuchung von Gruppenunterschieden und von Psychopharmakaeffekten wurden die Powerwerte pro Frequenzband für die Messung der EEG-Reaktivität benutzt, die Veränderungen der Hirnaktivität durch Sinnesreize erfaßt und somit die Untersuchung normaler und pathologischer Informationsverarbeitung sowie ihrer Hemisphärenlateralisierung erlaubt (Flor-Henry u. Gruzelier 1983; Koukkou-Lehmann 1987).

Mit der Kohärenzanalyse wird der Zusammenhang von elektrischen Signalen untersucht, die gleichzeitig in verschiedenen Kanälen abgeleitet wurden. Die Methode entspricht einer statistischen Schätzung der Korrelation zweier Signale im Frequenzbereich und wird jeweils paarweise zwischen verschiedenen Kanälen in einem Frequenzpunkt oder in einem Frequenzband durchgeführt. Die Kohärenz ist mathematisch unabhängig von der Amplitude des Signals und nimmt grundsätzlich proportional zum Elektrodenabstand ab (French u. Beaumont 1984). Unter der Annahme, daß sich gekoppelte Neuronenaktivität in einer Zunahme der Kohärenz im Frequenzbereich ausdrückt, wird der Parameter als Maß für die funktionellen Beziehungen zwischen 2 Hirnarealen gedeutet.

Kohärenzanalyse

Digitale Filterung selektiert die Aktivität in schmalen Frequenzbändern, die im ungefilterten EEG nicht oder nur schwer erkennbar ist. Auf diese Weise wurde v.a. das Verhalten des EEG im sog. γ-Band untersucht, das Frequenzen um 40 Hz beinhaltet. Über Reaktionen im γ-Band auf kognitive Stimuli und Zusammenhänge der γ-Reaktion mit evozierten Potentialen wurde berichtet. Unter anderem aufgrund der Analogie mit 40-Hz-Aktionspotentialen bestimmter Nervenzellen wurde ein verteiltes γ-System mit funktioneller Relevanz für kognitive Prozesse postuliert (Basar-Eroglu et al. 1996)

Digitale Filterung

Die Charakteristika des Ruhe-EEG im Frequenzbereich sind nicht stationär, sondern verändern sich laufend (Lopes da Silva et al. 1974). Diese Veränderungen können quantitativ im Sekundenbereich durch Segmentierung der spontanen EEG-Aktivität anhand von Analysen der Frequenzveränderungen erfaßt werden. Versuche mit Autokorrelationsanalysen der Signale einzelner Kanäle (Barlow et al. 1981) erlangten bisher keine Relevanz für die Psychiatrie.

Im Frequenzbereich muß beachtet werden, daß Wellenformen mehrdeutig sind, wenn sie referenzabhängig analysiert werden. So sind bei N Ableitekanälen $N \times (N-1)/2$ unterschiedliche Wellenformen möglich, d.h. 210 mögliche Wellenformen bei 21 Kanälen. Bei allen topographischen Analysen sind daher referenzunabhängige Umrechnungen (z.B. „average reference") vorzuziehen.

Notwendigkeit referenzunabhängiger Umrechnungen

3.2 Räumliche Analyse hirnelektrischer Felder

Bei der Untersuchung weitverteilter neuronaler Massenaktivität mit unbekannten Quellenlokalisationen und – neurologisch gesehen – gering ausgeprägten Funktionsstörungen, wie sie bei psychiatrischen Erkrankungen vorliegen, gewinnt die Analyse der räumlichen Konfiguration der hirnelektrischen Felder eine besondere Bedeutung. Die topographischen Veränderungen erlauben Untersuchungen zur Chronologie der Aktivation räumlich verteilter Neuronenverbände, die mit anderen bildgebenden Verfahren bis heute nicht möglich sind.

Analyse der räumlichen Konfiguration

Die Information einer Mehrkanal-EEG- oder -EKP-Ableitung kann als eine raum-zeitliche Serie instantaner Potentialverteilungen angesehen werden, aus der die hirnelektrischen Felder rekonstruiert werden kön-

– über Potentialverteilungen

nen. Die Potentialverteilungen auf der Schädeloberfläche werden in einer zweidimensionalen Projektion der Elektrodenanordnung entsprechend einer Landkarte als Berge (positive Anteile) und Täler (negative Anteile) mit Isopotentiallinien und ggf. einer Farbkodierung der Amplituden dargestellt („brain mapping"; Lehmann 1971). Die topographischen Verhältnisse innerhalb einer Kartenlandschaft sind eindeutig. Verschiedene Referenzen ändern lediglich die Nullinie („offset"); die „average reference" entfernt den räumlichen „offset" aus den Karten, ohne die Landschaften zu verändern. Baselinekorrekturen sind dagegen nicht zulässig, da sie die Felder verzerren.

– über FFT-Werte, Gradienten und CSD

Neben Potentialverteilungen können FFT-Werte (s. oben), Gradienten (die 1. Ableitung der Verteilung, d.h. die lokale Steigung des Feldes) oder die Quellendichte („current source density", CSD; 2. Ableitung der Potentialverteilung) als Kartenlandschaft dargestellt werden. Sowohl Gradienten als auch die CSD wirken als räumliche Hochpaßfilterung, wobei die Werte randständiger Elektrodenpositionen verlorengehen. Die Unterschiede zwischen weiter entfernten Elektroden werden dabei zugunsten der Potentialunterschiede zu benachbarten Elektroden reduziert. Die resultierenden Karten sind referenzunabhängig und heben oberflächliche, kortikale Quellen hervor. Insbesondere die CSD findet breitere Anwendung, hier wurden zur Berechnung verschiedene Algorithmen vorgeschlagen (Nunez 1989).

Notwendigkeit der Artefaktkontrolle

Vor jeder Interpretation von Kartenlandschaften, unabhängig davon, ob es sich um EEG oder EKP, um Potentialverteilungen, Gradienten, CSD- oder FFT-Werte handelt, ist zu beachten, daß eine kompetente Artefaktkontrolle anhand der Rohsignale unerläßlich und die anatomisch-topologische Deutung der Kartenlandschaften nicht trivial ist. Insbesondere ist die oft praktizierte Projektion der neuronalen Quellen senkrecht unter die Extremwerte der Kartenlandschaften nicht korrekt.

Schätzung der globalen Feldstärke hirnelektrischer Felder

Die Kartenlandschaften des spontanen EEG und der kognitiven EKP sind in der Regel einfach konfiguriert, mit einer, höchstens zwei Spitzen und einem Tal. Die Isopotentiallinien tendieren dazu, sich konzentrisch um diese Extremwerte zu legen. Für deskriptive und statistische Zwecke können die Feldstärke und Topographie der Landschaften daher sinnvoll durch lokale bzw. globale Deskriptoren quantifiziert werden. Als Schätzwert der Stärke des gesamten Feldes eignet sich die globale Feldstärke („global field power", GFP), die der Standardabweichung der gemessenen Potentiale entspricht. Die GFP kann zur referenzunabhängigen Bestimmung von EKP-Komponenten verwendet werden. Ein nicht parametrischer Schätzwert der Feldstärke ist die referenzunabhängige Amplitude, die als Differenz aus dem höchsten und dem niedrigsten Wert der Karte errechnet wird. Ein wesentlicher Vorteil der referenzunabhängigen globalen Schätzwerte der Feldstärke im Vergleich zu traditionellen Amplitudenmaßen an festgelegten Elektrodenpositionen ist ihre weitgehende Unabhängigkeit von der Topographie des Feldes (Strik et al. 1994a).

Beschreibende Parameter der Feldtopographie

Zur Berechnung von Deskriptoren der Topographie der Felder wird die Elektrodenanordnung auf ein zweidimensionales Koordinatensystem projiziert. Die zweidimensionalen Koordinaten der Extremwerte (Maximum und Minimum) der Karte oder die mathematischen Schwerpunkte der positiven und negativen Areale ergeben eine amplituden- und referenzunabhängige Quantifizierung der Feldkonfiguration. Mit diesen Werten können topographische Gruppenunterschiede mit einfachen statistischen Tests geprüft werden. Als globaler Parameter zur Quantifizierung der Unterschiede zweier Kartenlandschaften wurde die Dissimilarität entwickelt, die mit dem Korrelationskoeffizienten verwandt ist (Lehmann 1987). Diese Methode erlaubt amplitudenunabhängige topographische Vergleiche und erwies sich als robust und multivariaten Tests multipler Elektrodenpositionen überlegen (Strik et al. 1994b).

Bei topographischer Darstellung zeigen die Kartenlandschaften des spontanen EEG typischerweise eine periodische Phasenumkehr mit okzipital und frontal entgegengesetzter Polarität. Frühere Annahmen von „Wellenfronten" oder von „wandernden Wellen", die sich auf der Schädeloberfläche ausbreiten, bestätigten sich nicht. Die periodische Grundaktivität des EEG kann als der tonische Zustandsrahmen (Makrozustand) angesehen werden, in den rasche, kleinere Veränderungen der topographischen Konfiguration der Felder (Mikrozustände) eingebettet sind (Lehmann 1995). Die Makrozustände sind intraindividuell verhältnismäßig stabil und zum Teil genetisch determiniert (Buchsbaum u. Gershon 1984), Mikrozustände verändern sich dagegen in Sekundenbruchteilen (Lehmann et al. 1987).

Mikro- und Makrozustände

Eine topographisch orientierte Segmentierungsmethode, die diese Veränderungen der Mikrozustände erfassen kann, wurde von Lehmann et al. (1987) vorgeschlagen. Es wurde gezeigt, daß Mikrozustände als Feldkonfigurationen für eine Dauer von 50 ms bis zu über 1 s stabil bleiben (Mittelwert: 144 ms; Strik u. Lehmann 1993) und von raschen Wechseln der Feldlandschaften getrennt sind. Diese Zeiten lassen sich gut mit den Einzelbausteinen kognitiver Prozesse in Einklang bringen, wie sie aus psychologischen Experimenten bekannt sind. Neuere Studien zeigten tatsächlich einen Zusammenhang der Mikrozustände mit bewußten Denkvorgängen, da in entspannter Ruhe auftretende visuelle Bewußtseinsinhalte und sprachlich-abstrakte Gedanken mit unterschiedlich konfigurierten Mikrozuständen einhergingen (Lehmann 1995, Lehmann et al. 1998). Räumlich orientierte Segmentierungsmethoden wurden auch zur Komponentenbestimmung von EKP verwendet (Koenig u. Lehmann 1996).

Zusammenhang von Mikrozuständen und bewußten Denkprozessen

3.3 Lokalisation der neuronalen Generatoren

Zur Lokalisierung der neuronalen Quelle hirnelektrischer Felder ist die Projektion auf das unter der Ableiteelektrode liegende Kortexareal nicht zulässig, da die implizite Annahme eines senkrecht zwischen der Referenz- und der Ableiteelektrode liegenden Dipoles bei keinem der Felder gerechtfertigt ist, die für die Psychiatrie relevant sind. Aus physikalischer Sicht ist es zwar möglich, das Feld eines elektrischen Dipoles zu berechnen. Umgekehrt kann die Lokalisation und die Anzahl der elektrischen Quellen nicht eindeutig aus der Feldkonfiguration rückgerechnet werden. Diese Einschränkung ist als das Problem der inversen Lösung bekannt.

Problem der inversen Lösung

Dipolberechnung

Die Berechnung eines Modelldipoles, der das gemessene Feld bis zu einem quantifizierbaren Maß (erklärte Varianz) erklären kann, muß daher durch iterative Algorithmen vorgenommen werden. In die Berechnung kann eine Reihe von Annahmen über Schädelform, umgebende Medien (Haut, Knochen, Meningen, Liquor) sowie über Lokalisation und Anzahl der Generatoren einfließen.

Die natürlichen Dipole des Gehirns sind Nervenzellen. Jede berechnete Quelle stellt daher den Schwerpunkt neuronaler Massenaktivität dar, der durchaus in einem elektrisch inaktiven Gebiet, z.B. in den Ventrikeln liegen kann. Je mehr gesicherte Einschränkungen in Lokalisation, Symmetrie, Anzahl usw. der Dipolquelle möglich sind, um so zuverlässiger wird die Dipollösung aus physiologischer Sicht. Umgekehrt wird das Ergebnis um so willkürlicher, je mehr spekulative Einschränkungen an das Dipolmodell gestellt werden (Fender 1987).

Dipole als mathematische Modelle

Es ist daher zu fordern, daß nur jene Annahmen über Zahl, Symmetrie und Lokalisation angewendet werden, die physiologisch gesichert sind. Da bei kognitiv relevanten hirnelektrischen Feldern diese Informationen sehr lückenhaft sind, sind die berechneten Dipole als mathematische Modelle anzusehen, ihre Lokalisationen können nicht mit anatomischen Orten gleichgesetzt werden. Neue Entwicklungen schlagen interessante Lösungen des Quellenproblems vor, wobei durch den Verzicht auf lokalisatorische Schärfe eine datengetriebene Lösung errechnet wird, die ohne Vorannahmen über die Anzahl der Dipolquellen auskommt („low resolution electromagnetic tomography", LORETA; Pascual-Marqui et al. 1994).

Zusammenfassend stellen Dipolquellenberechnungen eine nützliche Methode dar, um ein hirnelektrisches Feld mit 6 Parametern (dreidimensionale Koordinaten, 2 Richtungswinkel und die Stärke) deskriptiv zu quantifizieren. Neben den Feldern des Spontan-EEG und der EKP können Dipolquellen auch im Frequenzbereich berechnet werden (FFT-Approximation; Lehmann u. Michel 1990), Anwendungen in der Psychiatrie liegen vor (Michel et al. 1993; Dierks et al. 1995).

3.4 Andere moderne Analysemethoden

Dimensionale Komplexität

Algorithmen zur Berechnung der Komplexität biologischer Signale wurden aus der theoretischen Physik nichtlinearer Systeme (Chaostheorien) entlehnt. Diese Ansätze beruhen auf der Möglichkeit, die Dynamik des Signals eines deterministischen Systems auf einen statischen Attraktor zu projizieren. Dieser Attraktor kann u.a. durch seine Dimensionalität beschrieben werden, wobei ein höherer Wert der Dimensionalität auf eine höhere Komplexität des Systems hinweist. Dieser Parameter wird daher auch als dimensionale Komplexität bezeichnet, die Berechnung erfolgt als Korrelationsdimension (Grassberger u. Procaccia 1983).

Für die Bestimmung dieses Parameters muß das Signal in der Regel eine Mindestanzahl von Datenpunkten aufweisen, daher ist die Analyse sehr kurzer Zeiträume im Hirnsignal nicht möglich. Allgemein gehen schnellere Frequenzmuster (REM-Schlaf, Wach-EEG mit geöffneten Augen, erhöhtes Arousal) mit einer Erhöhung der dimensionalen Komplexität einher, während die Komplexität bei epileptischen 3-s-Entladungen, bei geschlossenen Augen und im Tiefschlaf abnimmt (Röschke u. Aldenhoff 1992; Babloyantz 1989).

Für Mehrkanalableitungen wurde vorgeschlagen, die Anzahl der Kanäle als „embedding dimension" zu verwenden. So läßt sich die globale Korrelationsdimension einer hirnelektrischen Kartenserie berechnen (Wackermann et al. 1993).

Mit Hilfe multivariater statistischer Methoden wurde versucht, klinische Untergruppen anhand der Parameter des Multikanal-EEG zu identifizieren. Bekanntestes Beispiel ist das Neurometrics-System (John et al. 1988). Bei dieser Art von Verfahren werden bei EEG-Ableitungen bereits diagnostizierter Patienten mit Hilfe einer Diskriminanzanalyse oder ähnlichen Verfahren charakteristische Parameterkonstellationen identifiziert. Die Güte der gefundenen Muster wird dann anhand der klinischen Diagnosen an einem unabhängigen Kollektiv getestet. Es handelt sich um optimierbare Expertensysteme, die allerdings nicht abschließend validiert werden können, da ätiopathogenetische Klassifikationen psychiatrischer Diagnosen nicht zur Verfügung stehen. Neue Hinweise auf natürliche Krankheitseinheiten können daher methodenbedingt nicht gewonnen werden. Andererseits sind die praktischen Anwendungen eingeschränkt, da jede Veränderung diagnostischer Kriterien Neuanpassungen des Systems erfordert und die Anwendung als einfaches diagnostisches System in der Hand von Nicht-Psychiatern nicht vorstellbar ist.

Multivariate statistische Methoden

Ein weiterer interessanter Ansatz besteht in dem Versuch, neue Patientenuntergruppen anhand der EEG-Parameterkonstellation etwa mittels einer prinzipiellen Komponentenanalyse (PCA) oder einer Clusteranalyse zu erhalten. In einigen solcher Untergruppen häuften sich neuroleptisch behandelte Patienten (John et al. 1994).

Komponenten- und Clusteranalyse

Bei den sog. neuronalen Netzen handelt es sich um lernfähige Kontroll- oder Entscheidungssysteme, die in Statistik, bei der Maschinensteuerung, der adaptiven Signalverarbeitung oder bei der Mustererkennung (z. B. Sprache) Anwendung finden. Der Name wurde der neurophysiologischen Tradition entlehnt (Hebb 1949). In jüngerer Zeit wurde gelegentlich der Eindruck erweckt, durch diese modernen mathematischen Methoden seien die biologischen Grundlagen bewußter Informationsverarbeitung „berechenbar" geworden. Tatsächlich sind Theorien, die auf Analogien zwischen biologischen und mathematischen neuronalen Netzen beruhen, sehr spekulativ, da realistische Simulationen höherer Hirnfunktionen bis heute nicht möglich sind. Praktisch liegt hier eine statistische Methode vor, mit deren Hilfe, ähnlich wie mit der PCA oder mit einer Diskriminanzanalyse, ein multidimensionaler Datenraum auf die beste Trennung von zuvor bekannten Gruppen optimiert (hier: trainiert) werden kann (Arbib 1995).

Neuronale Netze

4 EEG und Schlaf

Stadieneinteilung

Das EEG ist bis heute die empfindlichste Methode, um nichtinvasiv kurzdauernde Vigilanzänderungen zu messen. Es spielt im heutigen Verständnis der Physiologie des Schlafes eine wichtige Rolle und ist die Grundlage von Systemen zur Klassifikation von Schlafstadien. Neben der Dokumentation von Ein- und Durchschlafstörungen sind Parameter wie die Zeit vom Einschlafen bis zur ersten Traumphase (REM-Latenz) sowie die absolute und proportionale Dauer der verschiedenen Schlafphasen (Dauer der Tiefschlafphasen, REM-Dichte etc.) bei psychiatrischen Erkrankungen von Bedeutung. Die Stadieneinteilung wird anhand der Wellenmuster vorgenommen, die durch visuelle Inspektion oder durch Computeralgorithmen erkannt werden. Zur Beschreibung und zu Klassifikationskriterien der Schlafstadien wird auf spezialisierte Texte verwiesen (Rechtschaffen u. Kales 1968; Schulz 1997).

Alle in Abschn. 3 beschriebenen quantitativen Analysemethoden können zur Untersuchung des Schlaf-EEG angewandt werden. Die wichtigsten Befunde der Schlaf-EEG-Untersuchungen bei psychiatrischen Patienten sind in Abschn. 7 beschrieben.

5 Evozierte Potentiale und ihre Komponenten

Evozierte Potentiale

Ereigniskorrelierte Potentiale

Evozierte Potentiale werden durch die Mittelung von EEG-Abschnitten gewonnen, die mit einem bestimmten, mehrmals wiederholten Reiz zeitlich gekoppelt sind. Ist der Reiz ein kognitiv relevantes Ereignis, so spricht man von ereigniskorrelierten Potentialen. Die periodische, nicht ereignisgekoppelte Aktivität wird durch den Mittelungsprozeß aufgehoben, während die spezifische hirnelektrische Antwort bzw. Vorbereitung für das Ereignis bestehenbleibt. Der folgende Abschnitt enthält einige ausgewählte Beispiele, die aus der Vielzahl der beschriebenen Paradigmen und Komponenten herausgegriffen wurden und die für psychiatrische Erkrankungen von Interesse sind. Eine Übersicht über frühe evozierte Potentiale findet sich bei Maurer (1993), eine umfassende Klassifikation und Beschreibung der EKP bei Olbrich (1989). Die Nomenklatur der EKP ergibt sich in der Regel aus einem Kürzel für die Polarität bei traditioneller Referenzelektrode (P=positiv, N=negativ) und aus der typischen Latenz in Millisekunden.

P50-Komponente

Unter den EKP mit mittlerer Latenz ist die P50 von Interesse für die Psychiatrie. Diese Komponente reduziert sich bei Gesunden, wenn kurz nach dem auslösenden akustischen Reiz (Klick) ein zweiter folgt. Die maximale Unterdrückung wird bei Reizwiederholung nach 500 ms erreicht, nach 8 s und mehr geht der Effekt verloren. Die P50 wird als Ausdruck der Aktivität eines frühen sensorischen Filterkanals angesehen, der die neuronale Antwort auf irrelevante Reize hemmt und so die Flut der Außenreize begrenzt. Es gibt Hinweise, daß die P50 im medialen Temporallappen erzeugt wird (Freedman et al. 1991)

Durch akustische Reize wird eine N100-Komponente hervorgerufen. Die Amplitude ist proportional zur Aufmerksamkeitsleistung, die Deutung erfolgt im Rahmen automatischer Reizverarbeitung und selektiver Aufmerksamkeit. Diese Komponente wird als Ausdruck der Aktivität des akustischen Kortex angesehen (Näätänen 1990). Durch Steigerung der Stimulusintensität reagiert die N100-Amplitude je nach Proband mit Erhöhung oder Erniedrigung. Diese Intensitätsabhängigkeit wurde mit der zentralen serotonergen Aktivität in Zusammenhang gebracht, wobei hohe serotonerge Aktivation mit niedrigeren Amplituden assoziiert war (Hegerl et al. 1996).

N100-Komponente

Leichte Abweichungen der Dauer, Höhe oder Intensität eines akustischen Reizes im Rahmen einer sonst einförmigen Serie führt zu einer Zunahme der Negativierung im Latenzbereich um 200 ms. Dieser Effekt ist als Mismatch-negativity (MMN) bekannt. Im Unterschied zum P300-Paradigma richtet der Proband seine Aufmerksamkeit nicht auf die Stimuli, sondern erhält eine ablenkende Aufgabe. Gedeutet wird diese Komponente als Ausdruck automatischer Wahrnehmung und Diskrimination vor dem Hintergrund einer akustischen „Echo"-Gedächtnisleistung. (Näätänen 1990). Die Amplitude der MMN nimmt mit steigendem Alter zu (Woods 1992).

MMN

Die bekannteste und wohl am besten untersuchte späte Komponente der EKP ist die P300, die nur dann entsteht, wenn mit der Stimulation ein bewußter mentaler Vorgang verbunden ist. Dazu gehört in einem typischen P300-Experiment die Erkennung eines seltenen Reizes vor dem Hintergrund von bedeutungslosen Stimuli („Oddball-Paradigma"). Die Amplitude wird bei selteneren Zielreizen höher, auch das Fehlen eines erwarteten Reizes löst eine P300 aus.

P300-Komponente

In der akustischen Modalität findet sich bei Gesunden in der Regel ein linkshemisphärischer positiver Schwerpunkt des P300-Feldes (Morstyn et al. 1983; Strik et al. 1993a), in der visuellen Modalität dagegen eine leichte rechtshemisphärische Asymmetrie (Alexander et al. 1995). Der positive Schwerpunkt liegt weiter frontal, wenn eine gebahnte motorische Antwort unterdrückt wird, als wenn sie ausgeführt wird (Fallgatter u. Strik 1996), was in einer dreidimensionalen Quellenberechnung (LORETA) durch hemmende Frontalhirnfunktionen erklärt wird (Strik et al. 1998).

Die neuronalen Generatoren der P300 sind bis heute nicht sicher bekannt. Man geht davon aus, daß der Temporal- und Parietallappen und das Frontalhirn zu diesem Summenpotential beitragen (Halgren 1986). Die Aktivität des Temporallappens allein erklärt das Potential allerdings nicht (Johnson 1988). Die Latenz der P300 nimmt ab dem 18. Lebensjahr zu (Goodin et al. 1978).

Ein interessantes Potential für die Kognitionsforschung ist die N400-Komponente, die nur dann auftritt, wenn ein Satz mit einem unpassenden Wort endet (semantische Inkongruenz). Die Komponente fehlt, wenn Satzbau oder Rechtschreibung fehlerhaft sind. Es handelt sich um eine zentrale Negativität, die nach ca. 400 ms auftritt. Zur Lokalisation der neuronalen Generatoren liegen noch keine abgesicherten Ergebnisse vor.

N400-Komponente

PINV

Die postimperative negative Variation (PINV) ist eine späte Komponente der EKP, die bei Gesunden typischerweise dann auftritt, wenn die erwartete Wirkung einer motorischen Aktion ausbleibt. Sie wird als Zeichen anhaltender kognitiver Verarbeitung angesehen (Pritchard 1986).

CNV

Vor einem erwarteten sensorischen Reiz entsteht die kontingente negative Variation („contingent negative variation", CNV). In einem typischen Experiment werden 2 Reize in einem festen Abstand präsentiert (meist unter 2 s). Vor dem 2. Reiz entsteht die CNV als ein zentral negatives Potential von der Dauer von 100–500 ms oder mehr. Das Potential spiegelt die Vorbereitung des Gehirns auf den eintreffenden Reiz wider und wurde als Ausdruck der bereitgestellten neuronalen Ressourcen gedeutet (Rockstroh et al. 1989).

6 Psychopharmakologie von EEG und EKP

Das EEG reagiert sensibel auf psychotrope Substanzen. Mit quantitativen Methoden können Wirkungsweise, Dosis-Wirkung- und Zeit-Wirkung-Profile, Hirngängigkeit und Bioäquipotenzdosen von Psychopharmaka untersucht werden (Herrmann 1982; Saletu 1989). Da die Veränderungen eine erhebliche interindividuelle Streuung zeigen, wurden Expertensysteme entwickelt, die psychoaktive Substanzen mit antidepressiver, neuroleptischer, anxiolytischer und nootroper Wirkung unterscheiden (Itil et al. 1979).

Benzodiazepine

Im einzelnen führen Benzodiazepine zu einer charakteristischen β-Aktivation mit Spindeln von 14–16 Hz, bei höheren Dosen treten langsame Wellen auf (Friedman et al. 1992). Neuroleptische Medikamente verursachen bei Gesunden eine Zunahme der δ- und ϑ-Aktivität. Die α-Tätigkeit bleibt dagegen unverändert oder nimmt leicht ab, während β-Wellen okzipital ab- und frontal zunehmen (Fink 1974).

Neuroleptika

Clozapin führt zu ausgeprägten generalisierten Verlangsamungen und gelegentlich zu Spikes und Spike-wave-Komplexen, die zur Vorsicht bei Dosissteigerungen mahnen, aber an sich kein Grund zum Absetzen sind (Koukkou et al. 1979). Trizyklika erhöhen die δ- und die β-Aktivität. Die EEG-Veränderungen sowohl durch Neuroleptika als auch durch Trizyklika sind dosisabhängig (Czobor u. Volavka 1992). Nootropika verursachen in der Regel die Zunahme schneller Frequenzanteile als Hinweis auf eine Vigilanzerhöhung (Fischhof et al. 1992), eine eindeutige Dosisabhängigkeit wurde hier nicht gefunden.

Lithium

Unter Lithium finden sich oft ausgeprägte EEG-Veränderungen mit Verlangsamungen und Amplitudenerhöhung der Grundaktivität, paroxysmalen Dysrhythmien und gelegentlich hypersynchronen Entladungen (Helmchen u. Kanowski 1971).

Beeinflussung der P300-Komponente

Die Einflüsse psychotroper Substanzen wurden am besten für die P300-Komponente beschrieben. Zentral sedierende Substanzen wie Alkohol, Benzodiazepine, Flupentixol und Anticholinergika erniedrigen die P300-Amplitude. Cholinergika wie Physostigmin erhöhen die Amplituden dagegen bei gesunden Probanden (Rösler et al. 1985; Picton 1992; Maurer et al. 1990). Amplitudenerhöhungen ohne Veränderungen der Latenz wurden bei älteren gesunden Probanden auch nach Gabe der cholinergen Substanz Pyritinol beschrieben (Dierks et al. 1994). Nicht einheitlich zu deuten sind die Veränderungen durch den Dopaminagonisten Methylphenhydat, der bei hyperkinetischen Kindern, nicht aber bei Gesunden die Amplitude erhöht (Klorman u. Brumaghim 1991). Zieht man Zusammenhänge der P300-Amplitude mit dem Liquor-MHPG (Noradrenalin-Hauptmetabolit) und mit der anhand psychologischer Tests ermittelten Aufmerksamkeitsleistung hinzu, so bietet sich die einheitliche Interpretation der P300-Amplitude als Ausdruck des kortikalen Erregungszustandes („arousal") an.

Die P300-Latenzen werden bei Gesunden durch Anticholinergika und Haloperidol verlängert. Haloperidol hatte dabei keinen Einfluß auf die Amplituden (Stanzione et al. 1990). Dopaminagonisten wie L-Dopa normalisieren dagegen verlängerte Latenzen bei Parkinson-Patienten, bei Gesunden bleiben sie ohne Einfluß auf die P300-Parameter.

7 Neurophysiologische Befunde bei psychiatrischen Erkrankungen

7.1 Schizophrenien

Bei schizophrenen Patienten findet sich in der Regel eine Zunahme langsamer (δ und ϑ), aber auch schneller (β) Frequenzanteile. Die α-Grundaktivität ist dagegen reduziert und verlangsamt (Shagass 1987). Als Erklärung wurde zwar der mögliche Einfluß von Augenartefakten diskutiert (Guenther et al. 1988), mehrere Studien fanden jedoch keine für Augenartefakte charakteristische frontale Betonung der δ-Aktivität. Auch Neuroleptika können den Befund nicht erklären, da die langsame Aktivität bei unbehandelten Patienten stärker ausgeprägt ist als bei behandelten (Galderisi et al. 1991).

Zunahme langsamer und schneller Frequenzen

Das EEG schizophrener Patienten wird spontan und durch Außenreize weniger moduliert als bei Gesunden. Diese Eigenart wurde als Rigidität des schizophrenen EEG bezeichnet (Shagass 1987). Nach der Remission einer akuten Episode normalisiert sich die Reaktivität; die Frequenzbereiche und ihre Meßwerte sind aber nicht gleichmäßig betroffen (Koukkou-Lehmann 1987). Bei nicht behandelten Ersterkrankten ist hauptsächlich die Reaktivität der Frequenz und der Power des α-Bandes reduziert. Bei gut remittierten, seit 3 Monaten medikamentenfreien Patienten ist die Frequenzreaktivität des α-Bandes normalisiert. Die Powerreaktivität bleibt dagegen rigide und wurde daher als Trait-Korrelat vorgeschlagen. Die EEG-Reaktivität wurde auch als EEG-Manifestation der Umorganisation des Arbeitsgedächtnisses in der Psychose gedeutet (Koukkou et al. 1995).

EEG-Rigidität

Neuroleptische Einzeldosen verändern das EEG in Abhängigkeit von der späteren therapeutischen Wirksamkeit des Medikamentes. So nehmen bei Therapierespondern langsame Frequenzanteile zu (Herrmann u.

Einfluß von Neuroleptika

Winterer 1996; Gaebel et al. 1988). Anhand der a_1-Reaktion (7,7–9,5 Hz) konnten 17 von 18 Respondern und 8 von 10 Non-Respondern korrekt klassifiziert werden. Responder reagierten mit einer a_1-Erhöhung, Non-Responder dagegen mit einer Reduktion (Galderisi et al. 1994). Die Ergebnisse unterstützen die Hypothese, daß nur Schizophrene einen Therapieerfolg zeigen, deren EEG auf Neuroleptika reagiert wie das gesunder Probanden.

Befunde mit neueren Methoden

Die Anwendung neuerer Methoden deckte Unterschiede der Feldkonfiguration des spontanen EEG zwischen Gesunden und schizophrenen Patienten auf. So wurde eine Erhöhung der Korrelationsdimension bei nie behandelten Patienten in anterioren Ableiteregionen beschrieben (Koukkou et al. 1993), gleichsinnig dazu wurden unter Aktivationsbedingungen erniedrigte Kohärenzen zwischen präfrontalen Kortexarealen als Hinweis auf funktionelle Entkoppelung gefunden (Hoffman et al. 1991). Veränderungen der Orientierung der EEG-Mikrozustände wurden anhand topographisch orientierter Segmentierung beschrieben. Die Konfiguration der Mikrozustände entsprach dabei derjenigen Gesunder während bildlich-konkreten Denkens (Strik et al. 1995).

Schlaf-EEG

Bei etwa 60% unbehandelter und behandelter schizophrener Patienten sind die Tiefschlafphasen (Non-REM oder „slow-wave") um etwa 50% reduziert. Dieser Befund ist allerdings nicht spezifisch, da er auch bei gesunden älteren Personen, bei Depression und bei Demenz zu erheben ist (Keshavan et al. 1990; Fleming 1994). Jüngere Untersuchungen der Korrelationsdimension zeigten eine reduzierte Komplexität des Signals in Phase II und während des REM-Schlafes. Eine plausible Deutung dieses Befundes steht noch aus (Röschke u. Aldenhoff 1993).

Veränderungen der frühen Reizverarbeitung

Bereits bei mittleren Komponenten der EKP finden sich Hinweise auf veränderte Wahrnehmungsmodalitäten. Nach wiederholter Präsentation eines einfachen akustischen Reizes reduziert sich die Amplitude der evozierten P50-Komponente bei Schizophrenen nicht wie bei Gesunden (Adler et al. 1982; Judd et al. 1992). Der Befund wird im Rahmen des „sensory gating" gedeutet, womit die Regulation des Informationsflusses durch einen hypothetischen Kanal mit begrenzter Kapazität gemeint ist. Die fehlende Reduktion der P50 bei Schizophrenen wird als Zeichen der Hypervigilanz angesehen, die zu einem Verlust der Fähigkeit führt, irrelevante Außenreize zu unterdrücken. Die Veränderung wurde als relativ spezifisch für schizophrene Erkrankungen beschrieben. Neuroleptische Medikation erhöht zwar insgesamt die P50-Amplituden, nicht aber das Verhältnis zwischen Warn- und Testreiz. Allein manische Patienten haben in der akuten Phase ähnliche Veränderungen, die aber nach Medikation und Remission verschwinden. Bei Verwandten Schizophrener soll diese charakteristische Veränderung häufiger sein als in der Normalbevölkerung (Freedman et al. 1991). Die P50-Antwort normalisiert sich bei Schizophrenen nach einer kurzen Tiefschlafphase oder nach dem Rauchen einer Zigarette (Griffith et al. 1993; Adler et al. 1993).

P300-Forschung bei Schizophrenen

Zu den interessantesten neurophysiologischen Entwicklungen in der Psychiatrie sind neuere Ergebnisse der P300-Forschung bei Schizophrenen zu zählen. Bereits seit vielen Jahren ist bekannt, daß schizophrene

Patienten geringere P300-Amplituden aufweisen als gesunde Probanden. Latenzverlängerungen wurden dagegen nicht einheitlich nachgewiesen. Aufgrund der beträchtlichen Überlappung mit Gesunden und der mangelnden Spezifität konnte sich die Amplitudenreduktion jedoch nicht als diagnostischer Marker durchsetzen.

Ein interessanter neuer Aspekt ergab sich durch die Beschreibung topographischer Veränderungen in Form einer asymmetrischen, linkshemisphärischen Amplitudenreduktion mit rechtshemisphärischem Maximum. Gesunde Kontrollkollektive weisen eine umgekehrte (physiologische) Asymmetrie mit linkshemisphärischem Maximum auf (Morstyn et al. 1983). Der Befund besitzt eine höhere Spezifität als die Amplitudenreduktion, da er bei anderen Patientengruppen bisher nicht beschrieben wurde.

– topographische Veränderungen

Aufgrund des inversen Problems (s. oben: Dipolanalyse) läßt ein rechtshemispärisches Maximum nicht mit Sicherheit den Rückschluß auf Funktionsdefizite linkstemporaler Kortexareale zu. Indirekte Hinweise aus neuropsychologischen und kernspintomographischen Untersuchungen sind mit dieser Hypothese jedoch vereinbar (Heidrich u. Strik 1997; McCarley et al. 1993). Konsistente Befunde wurden bei visuellen Hemifeldstimulationen mit einem „Oddball-Paradigma" erhoben, da Patienten bei Stimulationen des rechten Hemifeldes im P300-Bereich verlängerte Latenzen und reduzierte Amplituden hatten (Galderisi et al. 1988).

Jüngere klinische Untersuchungen weisen auf eine prognostische Bedeutung der P300-Veränderungen und auf einen Zusammenhang mit diagnostischen Untergruppen hin. Niedrige Amplituden korrelierten signifikant mit der sozialen Beeinträchtigung durch Negativsymptome (Strik et al. 1993b). In ähnliche Richtung weisen die Ergebnisse einer Querschnittuntersuchung von Hegerl et al. (1995), die bei Patienten mit niedrigen Amplituden häufiger Spätdyskinesien und einen schwereren Verlauf fanden. Tatsächlich waren in einer Längsschnittuntersuchung niedrige P300-Amplituden mit schlechterer sozialer Eingliederung nach einer mittleren Follow-up-Periode von 2,4 Jahren assoziiert, was auf eine mögliche prognostische Bedeutung des Parameters hinweist (Strik et al. 1996).

– mögliche prognostische Bedeutung

Aufgrund der Zusammenhänge der P300-Amplitude mit der Aufmerksamkeitsleistung (Heidrich u. Strik 1997) und mit der Höhe des Liquor-MHPG (Ford et al. 1994), des Hauptmetaboliten von Noradrenalin, kann davon ausgegangen werden, daß die P300-Amplitude durch den zentralnervösen Erregungszustand moduliert wird. Dies würde einen unspezifischen Zusammenhang mit der kognitiven Leistungsbereitschaft herstellen. Es gibt Hinweise, daß eine entsprechende Dimension auch bei Gesunden relevant ist: Hier fanden sich negative Korrelationen der P300-Amplitude mit einem testpsychologischen Maß für Anhedonie (Simons et al. 1982).

– P300-Amplituden als Ausdruck kognitiver Leistungsbereitschaft

Ein erfolgreicher Ansatz ergab sich aus der Untergruppierung von schizophrenen Patienten in zykloide Psychosen und Schizophrenien nach der Klassifikation von Leonhard (1986). Wie in unabhängigen Patienten-

Spezifische Befunde bei Schizophrenien und zykloiden Psychosen

kollektiven gezeigt und repliziert werden konnte, liegt das P300-Maximum nur bei Schizophrenen nach Leonhard rechtshemisphärisch. Die P300-Topographie bei zykloiden Psychosen war normal, selbst wenn sie die Kriterien des DSM-III-R für Schizophrenie erfüllten. Erstmals wurden in einem Kollektiv psychiatrischer Patienten bei zykloiden Psychosen dagegen erhöhte P300-Amplituden beschrieben (Strik et al. 1993a; Strik et al. 1997). Dabei ist anzumerken, daß die Unterteilung Leonhards in zykloide Psychosen und Schizophrenien keineswegs der Positiv-negativ-Unterscheidung der Schizophrenien entspricht, da auch viele schizophrene Unterformen nach Leonhard überwiegende Positivsymptomatik aufweisen.

Deutung der Befunde

Bislang ungeklärt bleibt, ob sich die Amplitudenerhöhung bei zykloiden Psychosen nach vollständiger Remission und Reintegration ins Alltagsleben wieder zurückbildet. Weitere offene Fragen betreffen die psychophysiologische Bedeutung der P300-Asymmetrie für die Pathogenese schizophrener Symptome. Sprachliche Funktionen, die bei Gesunden eine ausgeprägte linkshemisphärische Lateralisierung aufweisen, erscheinen besonders interessant für die Hypothesenbildung zukünftiger Studien, da viele zentrale schizophrene Symptome auf Störungen sprachbezogener Hirnfunktionen beruhen (Sprachausdruck: Zerfahrenheit; sprachliche Vorstellungen: Denken; Sprachwahrnehmung: sprachliche Halluzinationen). Als weiterer Hinweis kann gedeutet werden, daß pathologische Asymmetrien nur dann beschrieben wurden, wenn als Aufmerksamkeitskontrolle stilles Zählen (Bildung von Wortvorstellungen) angewendet wurde, nicht aber wenn eine motorische Reaktion erfolgte.

Amplitudenreduktion der MMN

Sowohl bei behandelten als auch bei unbehandelten schizophrenen Patienten fand sich wiederholt eine reduzierte Amplitude der MMN. Die Ausprägung dieser Amplitudenreduktion korrelierte, wenn auch nur schwach ($\rho=0.4$), mit dem Ausmaß an Negativsymptomen. Bei einer Kontrollgruppe mit bipolar affektiven Patienten war die Komponente dagegen normal (Catts et al. 1995). Einschränkend muß hinzugefügt werden, daß bei traditioneller Analyse praktisch alle kognitiv beeinflußten EKP-Komponenten bei Schizophrenen reduziert sind, so daß statt der Störung spezifischer Funktionen eher ein allgemein modulierender Faktor postuliert werden muß.

Veränderungen der N400-Amplituden

Ähnlich zurückhaltend müssen heute noch die Ergebnisse zur N400-Komponente gedeutet werden, obwohl es sich aus theoretischer Sicht um ein höchst interessantes Potential für die Schizophrenie handelt. Bisher liegen traditionelle Wellenformanalysen vor, die in Analogie zu anderen EKP-Komponenten inkonsistent Amplitudenverminderungen und/oder Latenzverlängerungen aufdeckten. Es gibt Hinweise, daß die Veränderungen nur in einer Untergruppe von Schizophrenen auftreten und daß N400-Amplituden nur dann verringert sind, wenn die Aufgabe keine Entscheidung erfordert (Andrews et al. 1993). Umfassende topographische Beschreibungen der N400 Schizophrener stehen aus. Analog zu den jüngeren Ergebnissen der P300-Forschung ist zu erwarten, daß die Topographie der N400-Landschaften bei schizophrenen Erkrankungen von Interesse ist.

Im Einklang mit anderen Komponenten der EKP haben schizophrene Patienten reduzierte Amplituden der CNV. Widersprüchliche Ergebnisse liegen über die Zusammenhänge mit der Symptomatik vor. So wurde über niedrigere Amplituden bei Patienten mit florider Psychose und über Normalisierung nach klinischer Remission berichtet (Pritchard 1986), während andere Autoren diesen Befund nicht replizieren konnten (van den Bosch et al. 1988). Als spezifisch für schizophrene Patienten wurde eine Amplitudenreduktion vorwiegend früher Komponenten der CNV und über Vertexarealen beschrieben (Rockstroh et al. 1989).

Amplitudenreduktion der CNV

Bei verschiedenen Reiz-Reaktions-Aufgaben findet sich bei Schizophrenen häufig spontan eine späte Negativierung (PINV), die bei Gesunden nur unter bestimmten Versuchsbedingungen zu beobachten ist. Topographische Aspekte der Potentialverteilung waren mit Negativsymptomen korreliert (Eikmeier et al. 1993).

7.2 Affektive Erkrankungen

Während die Frequenzmuster des EEG affektiv gestörter Patienten keine charakteristischen Veränderungen aufweisen, wurden innerhalb depressiver Gruppen Hinweise auf eine erhöhte Rigidität der α-Aktivität bei psychotischen Depressionen und eine erhöhte Labilität bei neurotischen Patienten gefunden (Herrmann u. Winterer 1996). Die Befunde bei psychotischen Depressionen zeigen Analogien zu den typischen Veränderungen bei schizophrenen Patienten (s. oben): Mit räumlich orientierter Segmentierung des Spontan-EEG wurde eine erhöhte räumliche Variabilität gefunden, d.h. die hirnelektrischen Felder änderten ihre Konfiguration pro Zeiteinheit häufiger bzw. mit größerer Ausprägung als bei Gesunden. Dies wurde in Hinblick auf psychopathologisch beschriebene Eigenheiten der kognitiven Strategien Depressiver gedeutet. Die Topographie der Mikrozustände unterschied sich dagegen nicht von der gesunder Kontrollpersonen (Strik et al. 1995).

Veränderungen der Frequenzmuster

Im Schlaf-EEG wurde bei depressiven Patienten eine Verkürzung der REM-Latenz bei Erhöhung der REM-Dichte gefunden, d.h. die Patienten verfallen signifikant schneller als Kontrollpersonen in die erste Traumphase des Schlafes und haben kürzere Tiefschlafphasen. Dieser Befund ist sehr robust, aber leider unspezifisch, da er auch bei anderen psychiatrischen Erkrankungen zu finden ist. Antidepressiva unterdrücken den REM-Schlaf, und bei vielen Patienten normalisieren sich die Schlafparameter nach klinischer Remission.

Besonderheiten des Schlaf-EEG

Überraschenderweise fanden sich jedoch keine Zusammenhänge zwischen REM-Latenz und therapeutischer Wirkung einer Schlafentzugstherapie (Fleming 1994). Bei Angehörigen von Patienten mit Schlafphasenanomalien findet sich diese Veränderung mit einer Konkordanz von etwa 70%. Die REM-Latenz wurde daher als Vulnerabilitätsmarker für affektive Erkrankungen vorgeschlagen. Zusammenhänge reduzierter REM-Latenz mit erhöhtem Rückfallrisiko und frühe Normalisierungen bei Amitriptylin-Respondern richteten die Aufmerksamkeit auf einen prädiktiven Wert dieses Parameters. Allerdings wurden diese Hinweise bis-

Bedeutung der REM-Latenz

her nicht ausreichend definiert und abgesichert, um einen Einsatz im klinischen Alltag zu erlauben. Aufgrund der Abhängigkeit der REM-Latenz vom Zustand des Patienten ist sie zudem als Vulnerabilitätsmarker weniger geeignet.

Veränderungen der ereigniskorrelierten Potentiale

Bei Patienten mit schwerer Depression wurden Amplitudenminderungen der P300 beschrieben, die weniger ausgeprägt waren als bei schizophrenen Patienten. Diesem Befund kommt nach heutigem Stand der Forschung keine klinische Bedeutung zu, da als Ursache fehlende Motivation angenommen wird und die Störung nach Remission wieder verschwindet (Picton 1992). Systematische P300-Untersuchungen bei manischen Patienten sind bisher rar. In einer jüngst abgeschlossenen Studie wurden bei manischen Patienten Hinweise auf eine frontale Enthemmung gefunden, im Gegensatz zu den Ergebnissen bei zykloiden Psychosen, die auf eine zerebrale Übererregung hinweisen (Strik et al. 1998). Bei akuter Manie fehlt wie bei Schizophrenen die P50-Amplitudereduktion nach Reizwiederholung, nach klinischer Remission normalisiert sich der Befund jedoch. Die CNV zeigt bei depressiven Patienten eine Tendenz zu kleineren Amplituden, die negativ mit dem Schweregrad der Depression korrelieren (Ashton et al. 1988). Timsit-Berthier (1986) fand jedoch in einem Kollektiv depressiver Patienten eine Untergruppe mit erhöhten statt erniedrigten Amplituden. Diese Untergruppe hatte im Apomorphintest auch eine höhere Dopaminreaktivität als der Rest des Kollektivs.

7.3 Demenzen

Veränderungen der spontanen hirnelektrischen Aktivität

Bei Demenzen sind schon in der qualitativen EEG-Beurteilung typische Merkmale zu erkennen. Dazu zählen die Zunahme von ϑ- und δ-Wellen, die bei der Demenz vom Alzheimer-Typ generalisiert, bei zerebrovaskulären Demenzen dagegen fokal betont auftreten. Weiterhin findet sich eine relative Zunahme der α-Aktivität in frontalen Ableitungen und eine Abnahme der Reagibilität der α-Aktivität nach Augenöffnen oder Photostimulation. Diese Veränderungen ließen sich mit quantitativen topographischen FFT-Analysen statistisch absichern (Dierks et al. 1991). Jüngere Untersuchungen zeigten, daß die Zunahme der langsamen Aktivität mit dem Schweregrad der Demenz korreliert.

Korrelation von Ausprägung der Aktivitätsveränderungen mit dem Schweregrad der Demenz

Demenz vom Alzheimer-Typ bzw. Multiinfarktdemenz

Die Frontalverlagerung des Schwerpunktes der α-Aktivität läßt sich bereits in frühen Phasen der Alzheimer-Demenz feststellen, auch die Ausprägung dieser Veränderung korreliert mit dem Schweregrad der Demenz. Es gibt Hinweise, daß die funktionelle Beurteilung durch EEG-Parameter besser der kognitiven Beeinträchtigung entspricht als der regionale zerebrale Blutfluß (Müller et al. 1997). Demenzen stellen somit eine Erkrankung dar, bei der das EEG einen orientierenden Beitrag über den Schweregrad und die Natur der Erkrankung (DAT bzw. MID) zu leisten vermag. Hier erlaubt auch das „EEG-Mapping" eine anschauliche Darstellung der beschriebenen Veränderungen (Frontalverlagerung, fokale vs. globale Zunahme langsamer Frequenzen), sofern von erfahrenem Auge Artefakte ausgeschlossen wurden.

Bei Demenzerkrankungen finden sich typischerweise Amplitudenreduktionen sowie Latenzverlängerungen der P300. Während Amplitudenminderungen unspezifisch sind, werden Latenzverlängerungen als relativ charakteristisch für den kognitiven Abbauprozeß angesehen. In einer Metaanalyse schwankte die Sensitivität von 13–80%, die Spezifität lag im Vergleich zu allgemeinpsychiatrischen Patienten dagegen bei fast 90% (Goodin 1990). Die Sensitivität war in Studien mit schwereren Demenzen höher. Von besonderem Interesse ist die Abgrenzung eines Frühstadiums der Alzheimer-Demenz von depressiven Pseudodemenzen. Eine Validierung der P300-Latenz als differentialdiagnostische Hilfe steht allerdings aus. In späteren Phasen der Erkrankung ist die P300-Untersuchung von geringem Wert, da viele demente Patienten bereits so aufmerksamkeitsgestört sind, daß eine Untersuchung gar nicht möglich ist.

Veränderungen der P300-Amplitude und -Latenz

7.4 Zwangserkrankungen

Bei Zwangspatienten wurden im Rahmen einer akustischen „Oddball-Aufgabe" höhere N200-Amplituden und kürzere P300-Latenzen, aber normale P300-Amplituden beschrieben. Während die Latenzen der P300 mit zunehmender Schwierigkeit der Aufgabe bei Gesunden länger wurden, fand sich dieser Effekt bei den Patienten nicht. Die höheren Amplituden der N200-Komponente wurden als Zeichen einer erhöhten selektiven Aufmerksamkeit, die kürzeren Latenzen als Zeichen einer beschleunigten Informationsverarbeitung gedeutet (Towey et al. 1990). In einer jüngeren Studie wurden Amplitudenerhöhungen der N100-, aber auch der P300-Komponente beschrieben, wobei die P300-Amplitude mit dem Schweregrad der Symptomatik positiv korrelierte (Olbrich et al. 1996). Die Ursachen für diese inkonsistenten Ergebnisse sind noch nicht geklärt.

Veränderungen der N200- und P300-Komponente

7.5 Angststörungen

Im EEG von Patienten mit Angsterkrankungen wurden Reduktionen der α-Aktivität bei gleichzeitiger Zunahme langsamer und schneller Frequenzen beschrieben. Anders als bei Gesunden erhöht sich unter kognitiver Aktivation bei ängstlichen Personen bzw. bei chronischen Angsterkrankungen die α-Aktivität; die α-Blockadereaktion sowie die Amplituden- und Frequenzvariablität nehmen ab. Gleichzeitig reduziert sich der Anteil der schnellen und langsamen Wellenanteile. Bei Panikattacken wurden gelegentlich epileptische Entladungen beschrieben, wobei allerdings nicht geklärt ist, ob es sich um Fälle mit Komorbidität unterschiedlicher Erkrankungen handelte (Herrmann u. Winterer 1996).

Veränderungen der spontanen hirnelektrischen Aktivität

7.6 Persönlichkeitsstörungen

Personen mit Persönlichkeitsstörungen (Raine 1989) und extravertierte Gesunde (Cahill u. Polich 1992) hatten höhere P300-Amplituden, gesunde Erwachsene mit testpsychologisch höheren Werten für Anhedonie dagegen reduzierte Amplituden (Simons 1982) gegenüber Vergleichsgruppen. Höhere Amplituden wurden als Ausdruck erhöhter kortikaler Erre-

Veränderungen der P300-Amplitude

gung („arousal") mit dem Epiphänomen risikofreudigen Verhaltens („sensation-seeking") gedeutet.

Augmenting-reducing-Phänomen bei der N100-Amplitude

Bei Persönlichkeitsstörungen wurde das Phänomen des „augmenting-reducing" der N100 eingehend untersucht. In der visuellen Modalität wurde gezeigt, daß die Erhöhung der N100-Amplitude durch Steigerung der Lichtintensität („augmenting") mit risikofreudigem Verhalten, Extraversion und Impulsivität korreliert, während entgegengesetzte Persönlichkeitsmerkmale mit einer Reduktion der N100-Amplitude („reducing") einhergingen (Pritchard 1986). Dieses Phänomen wurde analog zu den P300-Befunden als Ausdruck einer psychophysiologisch begründeteten Neigung gedeutet, stimulierende Reize zu suchen bzw. zu meiden.

7.7 Alkoholismus

Veränderung des Frequenzspektrums

Moderate Dosen von Alkohol führen bei gesunden jungen Männern zu einer Verlangsamung des EEG-Frequenzspektrums (Ehlers et al. 1989). Dieser Effekt war bei Probanden, die in einer Follow-up-Periode von 10 Jahren alkoholabhängig wurden, geringer als bei Probanden, die später nicht abhängig wurden (Volavka et al. 1996). Dieser Befund läßt sich gut mit Ergebnissen vereinbaren, die eine geringe berauschende Wirkung von Alkohol als Prädiktor für späteren Alkoholismus fanden (Schuckit 1994)

Veränderungen der evozierten Potentiale

Die Amplitude der P300 ist bei Alkoholikern reduziert und die Latenz verlängert. Diese Veränderung ist bei akustischer Stimulation stärker ausgeprägt als bei visueller Reizung. Von besonderem klinischen und theoretischen Interesse ist der Befund von Amplitudenreduktionen bei Angehörigen von Alkoholikern; Replikationsuntersuchungen konnten den Befunde jedoch nicht einheitlich bestätigen (Picton 1992).

Alkohol reduziert bei Gesunden und bei Alkoholikern die Intensitätsabhängigkeit der akustischen N1/P2-Komponente. Vor dem Hintergrund anderer pharmakologischer Einflüsse wurde dieser Befund auf die serotonerge Wirkung von Alkohol zurückgeführt (Hegerl et al. 1996).

Sensible Methode zur Erfassung mentaler Phänomene mit angemessener zeitlicher, aber geringer örtlicher Auflösung

8 Schlußfolgerungen und Ausblick

Der besondere Stellenwert neurophysiologischer Verfahren in der Psychiatrie ergibt sich aus der Tatsache, daß sie eine biologische Messung der Tätigkeit des intakten Gehirns ermöglichen, die den Zeiträumen bewußter mentaler Prozesse angemessen ist. Zwar ist die anatomisch-topologische Zuordnung der meßbaren Ereignisse noch nicht befriedigend gelöst. Die Sensibilität neurophysiologischer Verfahren zur Erfassung geistiger Aktivität wie Kopfrechnen, bewußte Reizdiskriminierung oder semantische Sprachverarbeitung ist jedoch unerreicht. Dies gilt ebenso für die durch sie mögliche zeitliche Auflösung, die es erlaubt, den zeitlichen Ablauf von Wahrnehmungs- und Entscheidungsprozessen im Millisekundentakt zu beschreiben.

Moderne Analysemethoden sowie ausgefeilte Paradigmen, die gut definierbare Hirnfunktionen aktivieren und sinnvolle Referenzbedingungen zur Verfügung stellen, lassen einen weiteren Zuwachs an wichtigen Informationen über die konzertierte Neuronenaktivität erwarten, die Grundlage der höchsten Funktionen des menschlichen Gehirns ist. Der Erfahrungsschatz der Neurophysiologie zu Bedingungen und Chronologie kognitiver Aktivität, die praktischen Einsatzmöglichkeiten und die Sensibilität für funktionelle Veränderungen sind von unschätzbarem Wert für die Entwicklung und Prüfung von geeigneten Aktivationsbedingungen, die auch für moderne, räumlich hochauflösende funktionelle Bildgebungsverfahren wie PET und fMRI geeignet sind.

Zukünftige Fortschritte durch Weiterentwicklung der Analysemethoden und Aktivierungsparadigmen

Bedeutung für andere moderne Bildgebungsverfahren

9 Literatur

Adler LE, Patchman E, Franks, RD, Pechevich M, Waldo MC, Freedman R (1982) Neurophysiological evidence for a defect in neural mechanisms involved in sensory gating in schizophrenia. Biol Psychiatry 17:639–654

Adler LE, Hoffer LD, Wiser A, Freedman R (1993) Normalization of auditory physiology by cigarette smoking in schizophrenic patients. Am J Psychiatry 150:1856–1861

Alexander JE, Porjesz B, Bauer LO et al. (1995) P300 hemispheric amplitude asymmetries from a visual oddball task. Psychophysiology 32:467–475

Andrews S, Shelley AM, Ward PB, Fox A, Catts SV, McConaghy N (1993) Event-related potential indices of semantic processing in schizophrenia. Biol Psychiatry 34:443–458

Arbib MA (1995) The handbook of brain theory and neural networks. MIT, Cambridge, MA

Ashton H, Golding JF, Marsh VR, Thompson JW, Hassanyeh F, Tyrer SP (1988) Cortical evoked potentials and clinical rating scales as measures of depressive illness. Psychol Med 18:305–317

Babloyantz A (1989) Estimation of correlation dimensions from single and multiple recordings - a critical review. In: Basar E, Bullock TH (eds) Brain dynamics. Springer, Berlin Heidelberg New York Tokio, pp 122–130

Barlow JS, Creutzfeld OD, Michael D, Houchin J, Epelbaum H (1981) Automatic adaptive segmentation of clinical EEGs. Electroencephal Clin Neurophysiol 51:512–525

*Basar-Eroglu C, Strüber D, Schürmann M, Stadler M, Basar E (1996) Gamma-band responses in the brain: a short review of psychophysiological correlates and functional significance. Int J Psychophysiol 24:101–112

Bosch RJ van den, Rozendaal N, Mol JM (1988) Slow potential correlates of frontal function, psychosis, and negative symptoms Psychiatry Res 23:201–208

Buchsbaum MS, Gershon ES (1984) Genetic factors in EEG. In: Davidson J, Davidson RJ, Schwartz GE (eds) Human conciousness and its transformations. Plenum, New York

Cahill JM, Polich J (1992) P300, probability, and introverted/extroverted personality types. Biol Psychol 33:23–35

Callaway E (1984) Human information-processing: some effects of methylphenidate, age and scopolamine. Biol Psychiatry 19:649–662

Catts SV, Shelley AM, Ward PB, Liebert B, McConaghy N, Andrews S, Michie T (1995) Brain potential evidence for an auditory sensory memory deficit in schizophrenia. Am J Psychiatry 152:213–219

Cohen D, Cuffin BN, Yunokuchi K et al. (1990) MEG versus EEG localization test using implanted sources in the human brain. Ann Neurol 28:811–817

Czobor P, Volavka J (1992) Level of haloperidol in plasma is related to electroencephalographic findings in patients who improve. Psychiatry Res 42:129–144

Dierks T, Perisic I, Frölich L, Ihl R, Maurer K (1991) Topography of the quantitative electroencephalogram in dementia of the Alzheimer type: relation to severity of dementia. Psych Res Neuroimaging 40:181–194.

Dierks T, Frölich L, Ihl R, Maurer K (1994) Event-related potentials and psychopharmacology. Cholinergic modulation of P300. Pharmacopsychiatry 27:72–74

*Dierks T, Strik WK, Maurer K (1995) Electrical brain activity in schizophrenia, measured by center of gravity dipoles of FFT-data. Schizophr Res 14:145–154

Ehlers CL, Wall TL, Schuckit MA (1989) EEG spectral characteristics following ethanol administration in young men. Electroencephalogr Clin Neurophysiol 73:179–187

Eichenbaum H (1993) Thinking about brain cell assemblies. Science 261:993–994

Eikmeier G, Lodemann E, Olbrich HM, Pach J, Zerbin D, Gastpar M (1993) Altered fronto-central PINV topography and the primary negative syndrome in schizophrenia. Schizophr Res 8:251–256

Fallgatter AJ, Brandeis D, Strik WK (1997) A robust assessment of the NoGo anteriorisation of P300 microstates in a cued Continous Performance Test. Brain Topogr 9:295–302

*Fender DH (1987) Source localization of brain electrical activity. In: Gevins AS, Rémond A (eds) Methods of analysis of brain electrical and magnetic signals. Elsevier, Amsterdam (Handbook of electroencephalography and clinical neurophysiology, vol 1, rev edn, pp 355–403)

Fink M (1974) EEG profiles and bioavailability measure of psychoactive drugs. In: Itil TM (ed) Psychotropic drugs and the human EEG. Karger, Basel (Modern problems of pharmacopsychiatry, vol 8, pp 76–98)

Fischhof PK, Saletu B, Ruther E, Litschauer G, Moslinger R, Herrmann WM (1992) Therapeutic efficacy of pyritinol in patients with senile dementia of the Alzheimer type (SDAT) and multiinfarct dementia (MID). Neuropsychobiology 26:65–70

Fleming JA (1994) REM sleep abnormalities and psychiatry. J Psychiatry Neurosci 19:335–344

*Flor-Henry P, Gruzelier J (1983) Lateralization and psychopathology. Elsevier, Amsterdam

Ford JM, White PM, Csernansky JG, Faustman WO, Roth WT, Pfefferbaum A (1994) ERPs in schizophrenia: effects of antipsychotic medication. Biol Psychiatry 36:153–170

Freedman R, Waldo M, Bickford-Wimer P, Nagamoto H (1991) Elementary neuronal dysfunctions in schizophrenia. Schizophr Res 4:233–243

**Freeman WJ (1983) The physiological basis of mental images. Biol Psychiatry 18:1107–1125

French CC, Beaumont JG (1984) A critical review of EEG coherence studies of hemisphere function. Int J Psychophysiol 1:241–254

Friedman H, Greenblatt DJ, Peters GR et al. (1992) Pharmacokinetics and pharmacodynamics of oral diazepam: effect of dose, plasma concentration, and time. Clin Pharmacol Ther 52:139–150

Gaebel W, Ulrich G, Pietzker A, Müller-Oerlinghausen B (1988) Elektroenzephalographische Indikatoren der neuroleptischen Akuteresponse. In: Beckmann H, Laux G (Hrsg) Biologische Psychiatrie, Synopsis 1986/87. Springer, Berlin Heidelberg New York Tokio, S 303–306

Galderisi S, Maj M, Mucci A, Monteleone P, Kemali D (1988) Lateralization patterns of verbal stimuli processing assessed by reaction time and event-related potentials in schizophrenic patients. Int J Psychophysiol 6:167–176

Galderisi S, Mucci A, Mignone ML, Maj M, Kemali D (1991) CEEG mapping in drug-free schizophrenics. Differences from healthy subjects and changes induced by haloperidol treatment. Schizophr Res 6:15-23

*Galderisi S, Maj M, Mucci A, Bucci P, Kemali D (1994) QEEG alpha1 changes after a single dose of high-potency neuroleptics as a predictor of short-term response to treatment in schizophrenic patients. Biol Psychiatry 35:367-374

Goodin DS, Squires KC, Hendersen BH, Starr A (1978) Age-related variations in evoked potentials to auditory stimuli in normal human subjects. Electroencephalogr Clin Neurophysiol 44:447-458

Goodin DS (1990) Clinical utility of long latency 'cognitive' event-related potentials (P3): the pros. Electroencephalogr Clin Neurophysiol 76:2-5

Grassberger P, Procaccia I (1983) Measuring the strangeness of strange attractors. Physica 9:189-208

Griffith JM, Waldo M, Adler LE, Freedman R (1993) Normalization of auditory sensory gating in schizophrenic patients after a brief period for sleep. Psychiatry Res 49:29-39

Guenther W, Davous P, Godet JL, Guillibert E, Breitling D, Rondot P (1988) Bilateral brain dysfunction during motor activation in type II schizophrenia measured by EEG mapping. Biol Psychiatry 23:295-311

Halgren E, Stapleton JM, Smith M, Altafullah I (1986) Generators of the human scalp P3(s). In: Cracco Q, Bodis-Wollner I (eds) Evoked potentials. Liss, New York, pp 269-284

Hebb D (1949) Organization of behavior. Wiley, New York

Hegerl U, Juckel G, Müller-Schubert A, Petzcker A, Gaebel W (1995) Schizophrenics wit small P300: a subgroup with a neurodevelopmental disturbance and a high risk for tardive dyskinesia? Acta Psychiatr Scand 91:120-125

Hegerl U, Juckel G, Möller HJ (1996) Ereigniskorrelierte Hirnpotentiale als Indikatoren neurochemischer Dysfunktionen bei psychiatrischen Patienten. Nervenarzt 67:360-368

*Heidrich A, Strik WK (1997) Auditory P300 topography and neuropsychological test performance: evidence for left hemispheric dysfunction in schizophrenia. Biol Psychiatry 41:327-335

Helmchen H, Kanowski S (1971) EEG changes under Lithium (Li) treatment. Electroencephalogr Clin Neurophysiol 30:269

Herrmann WM (1982) Development and critical evaluation of an objective procedure for the electroencephalographic classification of psychotropic drugs. In: Herrmann WM (eds) EEG in drug research. Fischer, Stuttgart New York, pp 249-351

*Herrmann WM, Winterer G (1996) Über die Elektroenzephalographie in der Psychiatrie - gegenwärtiger Stand und Ausblick. Nervenarzt 67:348-359

Hoffman RE, Buchsbaum MS, Escobar MD, Makuch RW, Nuechterlein KH, Guich SM (1991) EEG coherence of prefrontal areas in normal and schizophrenic males during perceptual activation. J Neuropsychiatry Clin Neurosci 3:169-175

Itil TM, Shapiro DM, Herrmann WM, Schulz W, Morgan V (1979) HZI Systems for EEG parametrization and classification of psychotropic drugs. Pharmacopsychiatria 12:4-19

John ER, Prichep LS, Easton P (1988) Neurometrics: computer assisted differential diagnosis of brain dysfunction. Science 293:162-169

John ER, Prichep LS, Alper KR, Mas FG, Cancro R, Easton P, Sverdlov L (1994) Quantitative electrophysiological characteristics and subtyping of schizophrenia. Biol Psychiatry 36:801-826

Johnson R Jr (1988) Scalp-recorded P300 activity in patients following unilateral temporal lobectomy. Brain 111:1517-1529

Judd LL, McAdams L, Budnick B, Braff DL (1992) Sensory gating deficits in schizophrenia: new results. Am J Psychiatry 149:488-493

Keshavan MS, Reynolds CF, Kupfer DJ (1990) Electroencephalographic sleep in schizophrenia: a critical review. Comp Psychiatry 30:34-47

Klorman R, Brumaghim JT (1991) Stimulant drugs and ERPs. Electroencephalogr Clin Neurophysiol 42(Suppl):135-141

Koenig T, Lehmann D (1996) Microstates in language-related brain potential maps show noun-verb differences. Brain Language 53:169-182

Koukkou M, Angst J, Zimmer D (1979) Paroxysmal EEG activity and psychopathology during treatment with clozapine. Pharmacopsychiatria 12:173-183

Koukkou M, Lehmann D, Wackermann J, Dvorak I, Henggeler B (1993) Dimensional complexity of EEG brain mechanisms in untreated schizophrenia. Biol Psychiatry 33:397-407

Koukkou M, Lehmann D, Federspiel A, Merlo, MCG (1995) EEG reactivity and EEG activity in never-treated acute schizophrenics, measured with spectral parameters and dimensional complexity. J Neural Transm Gen Sect 99:89-102

*Koukkou-Lehmann M (1987) Hirnmechanismen normalen und schizophrenen Denkens. Springer, Berlin Heidelberg New York Tokio

Lehmann D (1971) Multichannel topography of human alpha EEG fields. Electroencephalography Clin Neurophysiol 31:439-449

**Lehmann D (1987) Principles of spatial analysis. In: Gevins AS, Rémond A (eds) Methods of analysis of brain electrical and magnetic signals. Elsevier, Amsterdam (Handbook of electrophalography and clinical neurophysiology, vol 1, rev edn, pp 309-354)

Lehmann D, Strik WK, Henggeler B, Koenig Z, Koukkou M (1998) Brain electrical microstates and momentary conscious mind states as buildings of blocks of spontaneous thinking: I. Visual imagery and abstract thoughts. Int J Psychophysiol 29:1-11

Lehmann D, Michel CM (1990) Intracerebral dipole source localization for FFT power maps. Electroencephalogr Clin Neurophysiol 76:271-276

Lehmann D, Ozaki H, Pal I (1987) EEG alpha map series: brain micro-states by space-oriented adaptive segmentation. Electroencephalogr Clin Neurophysiol 48:609-621

Leonhard K (1986) Aufteilung der endogenen Psychosen und ihre differenzierte Aetiologie. Akademie Verlag, Berlin

Lopes da Silva FH, Hoeks A, Smits H, Zetterberg LH (1974) Model of brain rhythmic activity. Kybernetik 15:27-37

*Maurer K (1993) Akustisch evozierte Potentiale (AEP) und ereigniskorrelierte Potentiale (P300). In: Lowitsch K, Maurer K, Hopf HC, Tackmann W, Claus D (Hrsg) Evozierte Potentiale bei Erwachsenen und Kindern. Thieme, Stuttgart, S 142-212

Maurer K, Dierks T, Strik WK, Frölich L (1990) P3 topography in psychiatry and psychopharmacology. Brain Topogr 3:79-84

*McCarley RW, Shenton ME, O'Donnel BF et al. (1993) Auditory P300 abnormalities and left posterior superior temporal gyrus volume reduction in schizophrenia. Arch Gen Psychiatry 50:190–197

Michel CM, Koukkou M, Lehmann D (1993) EEG reactivity in high and low symptomatic schizophrenics, using source modelling in the frequency domain. Brain Topogr 5:389–394

Morstyn R, Duffy FH, McCarley RW (1983) Altered P300 topography in schizophrenia. Arch Gen Psychiatry 40:729–734

Müller TJ, Thome J, Chiaramonti R, Dierks T, Frölich L, Scheubeck M, Strik WK (1997) A comparison of qEEG and HMPAO-SPECT in relation to the clinical severity of Alzheimer's disease. Eur J Psychiatr Neurol Sci 247:259–263

Näätänen R (1990) The role of attention in auditory information processing as revealed by event-related potentials and other brain measures of cognitive function. Behav Brain Sci 13:201–288

Nunez PL (1989) Estimation of large scale neocortical source activity with EEG surface laplacians. Brain Topogr 2:141–154

*Olbrich HM (1989) Ereigniskorrelierte Potentiale (EKP). In: Stöhr M, Dichgans J, Diener HC, Buettner UW (Hrsg) Evozierte Potentiale. Springer, Berlin Heidelberg New York Tokio, S 513–587

Olbrich HM, Hohagen F, Lis S, Krieger S (1996) Ereigniskorrelierte Potentiale als Korrelate kognitiver Störungen bei Zwangsstörungen und Schizophrenie. Nervenarzt 67(Suppl):92

*Pascual-Marqui RD, Michel CM, Lehmann D (1994) Low resolution electromagnetic tomography: a new method for localizing electrical activity in the brain. Int J Psychophysiol 18:49–65

Picton TW (1992) The P300 wave of the human event-related potential. J Clin Neurophysiol 9:456–479

Pritchard WS (1986) Cognitive event-related potential correlates of schizophrenia. Psychol Bull 100:43–66

Raine A (1989) Evoked potentials and psychopathy. Int J Psychophysiol 8:1–16

Rechtschaffen A, Kales A (eds) (1968) A manual of standardized terminology, techniques and scoring systems for sleep stages of human sleep. Public Health Service, Washington, DC

Rockstroh B, Elbert T, Canavan A, Lutzenberger W, Birbaumer N (1989) Slow cortical potentials and behaviour, 2nd edn. Urban & Schwarzenberg, Baltimore München Wien

Röschke J, Aldenhoff JB (1992) A nonlinear approach to brain function: deterministic chaos and sleep EEG. Sleep 15:95–101

*Röschke J, Aldenhoff JB (1993) Estimation of the dimensionality of sleep-EEG data in schizophrenics. Arch Psychiatry Clin Neurosci 242:191–196

Rösler F, Manzey D, Sojka B (1985) Delineation of pharmacopsychological effects by means of endogeneous event-related brain potentials: an exemplification with flupentixol. Neuropsychobiology 13:81–92

*Saletu B (1989) EEG Imaging of brain activity in clinical psychopharmacology. In: Maurer K (ed) Topographic brain mapping of EG and evoked potentials. Springer, Berlin Heidelberg New York Tokyo, pp 482–506

Schuckit MA (1994) Low level of response to alcohol as a predictor of future alcoholism. Am J Psychiatry 151:184–189

Schulz H (ed) (1997) Kompendium der Schlafmedizin. Ecomed, Landsberg/Lech

Shagass C (1987) Deviant cerebral functional topography as revealed by electrophysiology In: Helmchen H, Henn FA (eds) Biological perspectives of schizophrenia. Wiley, New York, pp 237–253

Simons RF (1982) Physical anhedonia and future pathology: an electrocortical continuity? Psychophysiology 19:433–441

Stanzione P, Fattapposta F, Tagliati M, D'Alessio C, Marciani MG, Foti A, Amabile G (1990) Dopaminergic pharmacological manipulations in normal humans confirm the specificity of the visual (PERG-VEP) and cognitive (P300) electrophysiological alterations in Parkinson's disease. Electroencephalogr Clin Neurophysiol 41(Suppl):216–220

Strik WK, Lehmann D (1993) Data-determined window size for space oriented segmentation of EEG-map series. Electroencephalogr Clin Neurophysiol 87:169–174

Strik WK, Dierks T, Franzek E, Maurer K, Beckmann H (1993a) Differences in P300 amplitudes and topography between cycloid psychosis and schizophrenia in Leonhard's classification. Acta Psychiatr Scand 87:179–183

Strik WK, Dierks T, Maurer K (1993b) Amplitudes of auditory P300 in remitted and residual schizophrenics: correlations with clinical features. Neuropsychobiology 27:54–60

Strik WK, Dierks T, Franzek E, Stöber G, Maurer K (1994a) P300 in schizophrenia: interactions between amplitudes and topography. Biol Psychiatry 35:850–856

Strik WK, Dierks T, Franzek E, Stöber G, Maurer K (1994b) P300 asymmetries in schizophrenia revisited with reference-independent methods. Psychiatry Research: Neuroimaging 55:153–166

Strik WK, Lehmann D, Dierks T, Becker T (1995) Larger topographical variance and decreased duration of brain electric microstates in depression. J Neural Transm Gen Sect 99:213–222

Strik WK, Dierks T, Kulke H, Maurer K, Fallgatter AJ (1996) The predictive value of auditory P300 on the course of schizophrenia. J Neural Transmis 103:1351–1359

Strik WK, Fallgatter AJ, Stöber G, Franzek E, Beckmann, H (1997) Specific features of auditory P300 in cycloid psychosis. Acta Psychiatr Scand 95:67–72

*Strik WK, Fallgatter AJ, Brandeis D, Pascual-Marqui RD (1998) Three dimensional tomography of event-related potentials during response inhibition: evidence for phasic frontal lobe inhibition. Electroencephalogr Clin Neurophysiol 108:406–413

**Strik WK, Ruchsow M, Fallgatter AJ, Mueller TJ (1998) Distinct neurophysiological mechanisms for manic and cycloid psychoses: evidence from a P300 study on manic patients. Acta Psychiatrica Scand 98:459–466

Timsit-Berthier M (1986) Contingent negative variation (CNV) in psychiatry. In: McCallum WC, Zappoli R, Denoth F (eds) Cerebral psychophysiology: studies in event-related potentials. Elsevier, Amsterdam, pp 429–438

Towey J, Bruder G, Hollander E, Friedman D, Erhan H, Liebowitz M, Sutton S (1990) Endogenous event-related potentials in obsessive-compulsive disorder. Biol Psychiatry 28:92–98

Volavka J, Czobor P, Goodwin DW et al. (1996) The electroencephalogram after alcohol administration in high-risk men and the development of alcohol use disorders 10 years later. Arch Gen Psychiatry 53:258–63

Wackermann J, Lehmann D, Dvorak I, Michel CM (1993) Global dimensional complexity of multichannel EEG indicates change of human brain functional state after a single dose of a nootropic drug. Electroencephalogr Clin Neurophysiol 86:193–198

Wikswo JP, Gevins A, Williamson SJ (1993) The future of the EEG and MEG. Electroencephalogr Clin Neurophysiol 87:1–9

Wilson MA, McNaughton BL (1993) Dynamics of the hippocampal ensemble code for space. Science 261:1055–1058

Woods DL (1992) Auditory selective attention in middle-aged and elderly subjects: an event-related potential study. Electroencephalogr Clin Neurophysiol 84:456–468

KAPITEL 10
Neuroanatomische und neuropathologische Grundlagen psychischer Störungen

B. BOGERTS und P. FALKAI

1	Zur Bedeutung hirnstruktureller Untersuchungen in der Psychiatrie	278
2	Funktionell-neuroanatomische Grundlagen	282
2.1	Bedeutung des limbischen Systems für psychische Erkrankungen	282
2.2	Umwelt und Hirnstruktur: Neuroplastizität	285
3	Organische Psychosyndrome	287
3.1	Psychosen nach umschriebenen Hirngewebszerstörungen	287
3.2	Alkoholbedingte Hirnschäden	288
3.3	Alzheimer-Krankheit	289
4	Schizophrenien	291
4.1	Derzeitiger Kenntnisstand der Neuroanatomie der Schizophrenien	291
4.2	Hinweise auf die Ätiologie der Erkrankung	294
4.3	Klinische Korrelate der morphologischen Befunde	296
4.4	Relevanz morphologischer Befunde für die Differentialdiagnose und Beurteilung der Therapieresponse	298
4.5	Interpretation der hirnstrukturellen Befunde	300
5	Affektive Erkrankungen	301
5.1	Histopathologische Untersuchungen	301
5.2	Strukturbildgebende Verfahren	302
6	Zusammenfassung und Ausblick	304
7	Literatur	306

1 Zur Bedeutung hirnstruktureller Untersuchungen in der Psychiatrie

Das Verhältnis der Neuropathologie zu klassischen psychiatrischen Erkrankungen wie Schizophrenien, affektiven Störungen, Persönlichkeitsstörungen, Angst- und Zwangserkrankungen ist durch zahlreiche Kontroversen gekennzeichnet. Wenn man von den organischen Psychosyndromen durch lokale Hirngewebszerstörung oder von degenerativen Prozessen absieht, dann waren bisher neuropathologische Befunde bei psychiatrischen Erkrankungen entweder gar nicht zu erheben oder der Nachweis morphologischer Veränderungen war sehr schwierig und erforderte einen hohen methodischen Aufwand.

Neuropathologische Veränderungen bei Schizophrenien und affektiven Psychosen

Bei Schizophrenien und affektiven Psychosen dominierte lange Zeit die Meinung, daß neuropathologische Substrate nicht existierten. Die neuere Forschung konnte aber sowohl durch morphometrisch-statistische und neuere histochemische postmortale Untersuchungen als auch in vivo mit struktur- und funktionsbildgebenden Verfahren nachweisen, daß bei vielen dieser Patienten moderate Veränderungen in bestimmten Hirnregionen vorhanden sind. Das Ausmaß der beschriebenen makroskopischen oder histologischen Veränderungen reicht jedoch an das, was wir von bekannten hirnorganischen Erkrankungen kennen, nicht heran; die Veränderungen sind inhomogen (d.h. Art und Lage differieren) und sind nur bei einem Teil der bisher als „endogen psychotisch" diagnostizierten Patienten anzutreffen.

Probleme beim Nachweis hirnstruktureller Veränderungen

Oft bedarf es aufwendiger statistischer Verfahren, um Gruppendifferenzen zu psychisch gesunden Vergleichsfällen nachzuweisen. Es gibt deutliche Überlappungen zwischen Patienten- und Kontrollgruppen, und die untersuchten morphologischen Parameter vieler Patienten liegen im Normbereich. Pathognomonische Hirngewebsalterationen, anhand derer die nach den gängigen Klassifizierungssystemen definierten schizophrenen und affektiven Erkrankungen sicher differentialdiagnostisch abgegrenzt werden könnten, wurden bis jetzt nicht gefunden. Es liegt hier somit eine ganz andere Qualität hirnpathologischer Veränderungen vor, als wir sie von Krankheiten aus dem Gebiet der Neurologie oder von Hirnabbauprozessen her kennen.

Mangel an neuropathologischen Studien zu psychiatrischen Erkrankungen

Im Gegensatz zur großen Zahl hirnstruktureller Untersuchungen an schizophrenen Patienten gibt es kaum neuropathologische und relativ wenige strukturbildgebende Untersuchungen bei affektiven Erkrankungen. Bei den sog. Neurosen oder Persönlichkeitsstörungen wurden bislang noch überhaupt keine hirnpathologischen Studien durchgeführt; das ist nicht verwunderlich, da hier psychosoziale Faktoren oder Variationen normaler Persönlichkeitszüge (aber auch genetische Faktoren!) als Ursachen angenommen werden. Auch bei den letzteren Krankheitsgruppen sind hirnstrukturelle Vulnerabilitätsfaktoren durchaus denkbar, zumindest nicht widerlegt, da diesbezügliche Post-mortem-Studien fehlen.

Erklärungsmöglichkeiten für diesen Mangel

Es gibt mehrere Erklärungsmöglichkeiten für den Mangel an offensichtlichen und homogenen hirnpathologischen Substraten bei den genannten psychiatrischen Krankheitsbildern. Eine Erklärung liegt darin, daß

– im Gegensatz zu den klassischen hirnorganischen Psychosyndromen – Schizophrenien und affektive Psychosen keine Krankheitseinheiten, sondern durch Konventionen geschaffene diagnostische Konstrukte sind, deren hirnbiologische Ursachen so verschiedenartig sein können wie die klinischen Symptome. Wie von internistischen Erkrankungen bekannt, könnten bei ähnlicher Symptomatik unterschiedliche biologische Substrate mit gemeinsamer funktioneller Endstrecke zugrunde liegen (vergleiche z. B. Fieber, Bluthochdruck).

– unterschiedliche hirnbiologische Substrate bei ähnlicher Symptomatik

Andererseits ist es denkbar, daß die Gehirne vieler dieser Patienten eine völlig normale Struktur haben, daß aber reversible neurochemische Störungen oder streßabhängige Transmitter- oder Neurohormonveränderungen die psychische Erkrankung verursachen.

– reversible neurochemische Störungen als Ursache

Eine andere Erklärung ist, daß histopathologische Veränderungen bei den typischen psychiatrischen Erkrankungen so subtil sind, daß sie von den traditionellen, auf qualitativer Hirngewebsbeurteilung beruhenden Methoden neuropathologischer Forschung übersehen wurden oder daß sie in Hirnarealen oder Zellarten liegen, die bisher nicht untersucht wurden. Ein Beispiel dafür ist das limbische System, dessen funktionelle Bedeutung erst in den 50er Jahren voll erkannt wurde (McLean 1952) und das in der Hirnpathologie und Pathophysiologie psychischer Störungen derzeit zunehmend an Bedeutung gewinnt. Die intrazerebralen Neurotransmittersysteme wurden erst in den sechziger Jahren entdeckt (Dahlström u. Fuxe 1964), 10 Jahre später die neuropeptidhaltigen Zellgruppen (als Übersichtsarbeit s. Nieuwenhuis 1985). Trotz der enormen Bedeutung für die Theorie und Pharmakologie psychischer Erkrankungen erfolgte bisher keine systematische histopathologische Untersuchung dieser Zellgruppen.

– methodische Probleme

Ein möglicher technischer Grund für die zurückhaltende Bearbeitung dieses Bereichs durch die Neuropathologie ist im Fehlen geeigneter weiterführender Untersuchungstechniken zu suchen. Erst die Einführung der Immunhistochemie oder der In-situ-Hybridisierung erlauben die rasche Untersuchung von neuronalen bzw. glialen Subpopulationen oder Rückschlüsse auf deren Funktionszustand (Tabelle 1). Erst solche Tech-

– Fehlen weiterführender Untersuchungstechniken

Technik	Untersuchungsparameter
Stereologie	Bestimmung der absoluten Zellzahlen in einer Hirnstruktur
Immunhistochemie	Analyse der Proteinexpression im Hirnschnitt
Westernblot	Analyse der Proteinexpression im Hirnhomogenat
In-situ-Hybridisierung	Analyse der mRNS-Expression im Hirnschnitt
RT-PCR	Analyse der mRNS-Expression im Hirnhomogenat

RT-PCR reverse Transkriptionspolymerasekettenreaktion; *mRNS* Messenger-Ribonukleinsäure

Tabelle 1. Neue Untersuchungstechniken in der Post-mortem-Hirnforschung

Abb. 1.
Funktionelle Systeme des menschlichen Gehirns

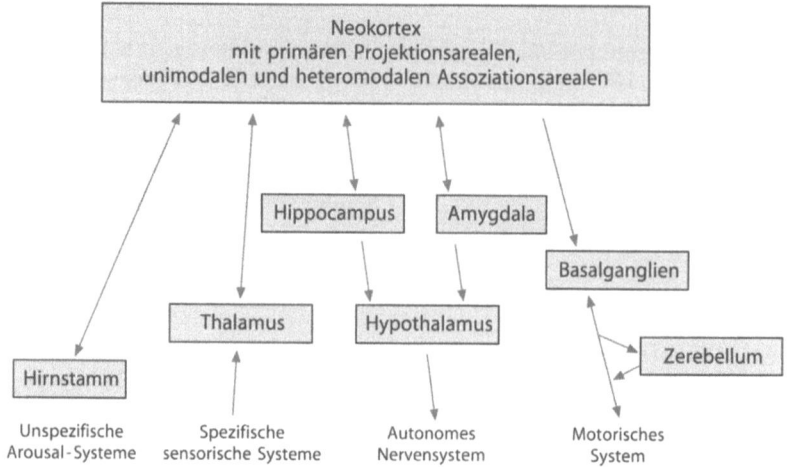

niken fügen strukturellen Veränderungen eine funktionelle Dimension hinzu, wodurch eine Verbindung zur Ätiologie einerseits (z. B. Expression von Genprodukten) und andererseits zur Funktion (z. B. Darstellung inhibitorischer Interneurone) hergestellt wird.

– Erfolglosigkeit der älteren psychopathologischen Schizophrenieforschung

Ein weiterer Grund für das zurückhaltende Interesse der Hirnpathologie bei psychischen Erkrankungen ist zum einen in der Erfolglosigkeit der neuropathologischen Schizophrenieforschung in der ersten Hälfte dieses Jahrhunderts zu suchen, zum anderen wohl auch darin, daß in der Psychiatrie dualistische Einstellungen zum Gehirn-Geist-Problem weit verbreitet waren und viele Zusammenhänge des Zentralnervensystems nicht bekannt waren. Mittlerweile ist durch die Bemühungen der modernen Hirnforschung die funktionelle Architektur des Gehirns weitgehend bekannt (Abb. 1).

Historische Daten zur hirnpathologischen Erforschung von Geisteskrankheiten, durch die dualistische Sichtweisen relativiert wurden, sind in den Übersichten 1 und 2 dargestellt.

Bedeutende Fortschritte zur Hirnbiologie psychotischer Syndrome

Folgende bahnbrechende Fortschritte, die auch zum besseren Verständnis der Hirnbiologie psychotischer Syndrome beigetragen haben, seien hervorgehoben:
- Hess (1949) entdeckte, daß elementare Triebe und Emotionen durch direkte elektrische Stimulation des Zwischenhirns hervorgerufen werden können.
- McLean erkannte 1952 die Bedeutung des limbischen Systems für die neuronale Modulation der Gefühle und Emotionen.
- Die intrazerebralen Neurotransmitter Dopamin, Noradrenalin und Serotonin wurden erstmals 1964 von Dahlström u. Fuxe lokalisiert.
- Die neuroanatomischen Grundlagen der kortikalen Integration und Assoziation sensorischen Inputs wurden 1970 von Jones u. Powel beschrieben.
- Das erste integrative, mehrdimensionale Modell, das hirnphysiologische, psychologische, verhaltensbiologische und pharmakologische

Übersicht 1. Daten zur Geschichte der Hirnanatomie und Psychiatrie

6.–4. Jh. v. Chr.	*Vorsokratiker:* Demokrit: Denken und Empfinden haben eine materielle Grundlage Hippokrates: Epilepsien und Psychosen sind Folgen einer Gehirnirritation
4. Jh. v. Chr.	Aristoteles: Herz ist Sitz von Verstand und Empfindung, Gehirn ist Kühlorgan, sondert Nasenschleim ab
8. Jh. n. Chr.	Galen: Entdeckung der Hirnkammern
1662	Descartes: Zirbeldrüse vermittelt zwischen Geist und Körper
Ende 18. Jh.	Gall: Phrenologie und Kranioskopie Flourens: Hirn-Holisten vs. -Regionalisten Seelenheilkunde: Somatiker vs. Psychiker
1822	Bayle: Beschreibung der progressiven Paralyse
1861	Broca: Fall Leborgne, motorische Aphasie
1868	Harlow: Fall Phineas Gage, Stirnhirnsyndrom
1867	Griesinger: Geisteskrankheiten sind Hirnkrankheiten
1874	Darwin: Körper und Geist sind Produkte einer biologischen Evolution
Jahrhundertwende	Cajal, Golgi, Nissl: Neuronenlehre (Nobelpreis 1906) Sherrington: Konzept der Synapse Alzheimer: Beschreibung der hirnanatomischen Grundlagen der Demenzen, Epilepsien, progressiver Paralyse und Psychosen Kraepelin: Systematik psychiatrischer Erkrankungen Freud: Psychoanalyse Pawlow, Thorndike: klassisches und operantes Konditionieren, Grundlagen der Verhaltenstheorie und -therapie
1949	Hess: Intrahypothalamische Stimulation (Auslösung elementarer Triebe und Emotionen durch elektrische Reizung des Gehirns)
1952	McLean: Konzept des limbischen Systems; 1. Internationaler Kongreß für Neuropathologie Einführung antipsychotisch wirksamer Neuroleptika;
1965	Dahlström und Fuxe: Entdeckung der intrazerebralen Transmittersysteme
1970	Jones und Powel: neuroanatomische Grundlagen der kortikalen Informationsverarbeitung
1975	Huges und Kosterlitz: Entdeckung der Endorphine (Neuropeptide)
ca. seit 1980	Struktur- und funktionsbildgebende Untersuchungen des Gehirns durch Computertomographie (CT), Kernspintomographie (MRT), Positronemissionstomographie (PET) und Single-Photon-Emissions-Computertomographie (SPCET)
ca. seit 1990	Funktionskernspintomographie (fMRT) und Magnetenzephalographie (MEG)

Aspekte eines psychischen Symptoms zusammenfaßte, wurde 1982 von Gray am Beispiel der Angst vorgestellt.

Abschließend sollte nicht unerwähnt bleiben, daß die Einführung von Computertomographie (CT) bzw. Kernspintomographie und die Publikation von strukturellen Veränderungen bei psychiatrischen Erkrankungen (z.B. Johnstone et al. 1976) ein wesentliches Argument für die Fortführung hirnmorphologischer Untersuchungen in diesem Bereich darstellten. Mittlerweile hat sich auch die Kernspintomographie u.a. mit der Magnetresonanzspektroskopie und der funktionellen Kernspintomographie (fMRT) von der Struktur in Richtung Biochemie und Hirnfunktion entwickelt, was die strukturellen Befunde in einen funktionellen Zusammenhang stellt.

2 Funktionell-neuroanatomische Grundlagen

2.1 Bedeutung des limbischen Systems für psychische Erkrankungen

Bedeutung des limbischen Systmes

In der Neuropathologie und Pathophysiologie von Schizophrenien, affektiven Störungen, symptomatischen Psychosen, Angsterkrankungen sowie der Alzheimer-Krankheit und des amnestischen Syndroms spielt das limbische System eine zentrale Rolle. Die anatomische Lage der wichtigsten limbischen Strukturen ist in Abb. 2 dargestellt. Die Bedeutung des limbischen Systems liegt darin, daß in ihm Informationen aus dem gesamten Assoziationskortex konvergieren, bewertet werden und mit Strukturen des Hirnstammes verschaltet werden.

Anatomische Lage der wichtigsten limbischen Strukturen

Die zentralen limbischen Strukturen liegen an der medianen Hemisphärenoberfläche ringförmig um den Balken. In den limbischen Schlüsselstrukturen des medialen Temporallappens konvergiert Information aus dem gesamten höheren Assoziationskortex. Hippocampus und Mandelkern projizieren zu den phylogenetisch alten Hirnteilen des Hirnstammes und Septums. Die Bahnen sind doppelläufig (Pfeile in beiden Richtungen), d.h. die temporolimbischen Areale projizieren zurück zum Assoziationskortex, Septum und Zwischenhirn zurück zu Hippocampus und Mandelkern. Strukturelle und funktionelle Läsionen führen zu psychiatrischen Syndromen.

Da Kenntnisse über die Stadien der zerebralen Informationsverarbeitung und über limbische Funktionen Voraussetzung zum besseren Verständnis der hirnphysiologischen Grundlagen psychiatrischer Erkrankungen sind, werden die Prinzipien der kortikalen Informationsverarbeitung im folgenden näher dargestellt (s. hierzu auch Abb. 3).

Prinzipien der kortikalen Informationsverarbeitung

– kaskadenförmiges Durchlaufen der Assoziationskortizes

Alle Sinneseindrücke treffen zunächst nach Durchlaufen der spezifischen Sinnesbahnen (Sehbahn, Hörbahn, Körperfühlbahn) und nach Passage thalamischer Schaltstationen in den primären sensorischen Kortexarealen (Hörrinde, Sehrinde, somatosensible Rinde, s. Abb. 3, 1a–c) ein. Von dort wird die Information in die den primären Kortex umgebenden, sekundären unimodalen sensorischen Assoziationsareale weitergeleitet

1 Hippocampus
2 Mandelkern
3 Parahippocampale Rinde, entorhinaler Kortex
4 Gyrus cinguli
5 Septum und posteriorer Orbitalkortex
6 Mediobasales Frontalhirn
7 Dorsolateraler frontaler Kortex

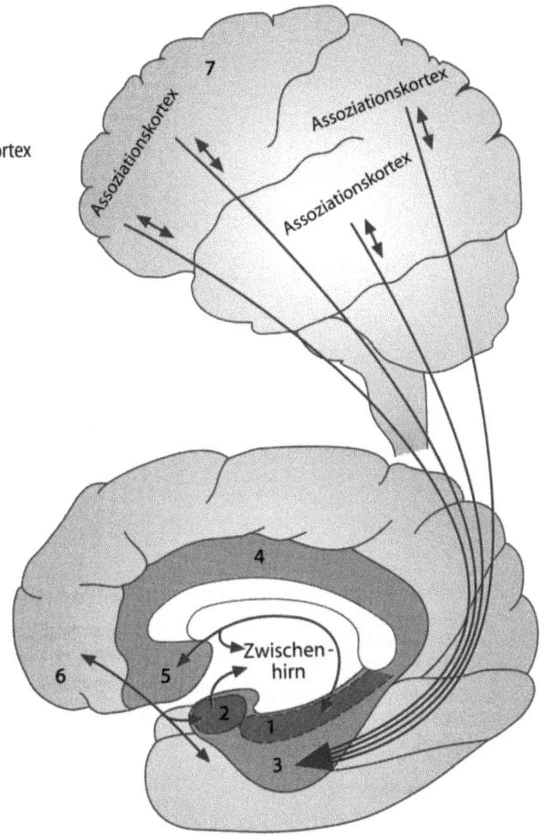

Abb. 2.
Lage der limbischen Endhirnstrukturen und deren wichtigster Bahnverbindungen

(Abb. 3, 2a–c). In diesen unimodalen Assoziationsarealen werden Reize der gleichen Sinnesqualität synthetisiert; hier erfolgt z. B. die Erkennung von Worten oder räumlichen Mustern. Von den sekundären Arealen wird die unimodal assoziierte Information in polymodale kortikale Assoziationsareale des Frontal-, Parietal- und Temporalhirns geleitet. In diesen tertiären Neokortexbezirken konvergieren Informationen verschiedener Sinnesqualitäten, z. B. Seh- und Höreindrücke, am gleichen Neuron, was die hirnanatomische Grundlage dafür ist, daß verschiedene Sinnesqualitäten trotz getrennter peripherer Kanäle als Sinneseinheit wahrgenommen werden. Der tertiäre Assoziationskortex projiziert weiter zu supramodalen kortikalen Assoziationsregionen in der präfrontalen und temporalen Rinde, in denen die eingehende Information auf noch höherer Ebene mit bereits Erlerntem integriert und assoziiert wird (3).

Nach dem kaskadenförmigen Durchlaufen von unimodalem, polymodalem und supramodalem Assoziationskortex konvergiert letztlich alle Information in den limbischen Schlüsselstrukturen des medialen Temporallappens, das sind Hippocampus und Mandelkern (4). Letztere beeinflussen die Aktivität des Hypothalamus (5), und dieser steuert wiederum die vegetativen sympathischen und parasympathischen Zentren der Medulla (6). Abbildung 3 zeigt ebenfalls die relevanten Faserverbindungen (Pfeilsymbole im Kortex: kurze und lange Assoziationsfasern; Bahnver-

– Informationsausfilterung in limbischen Strukturen

Abb. 3.
Schematische Darstellung der anatomischen Stationen der zerebralen Informationsverarbeitung

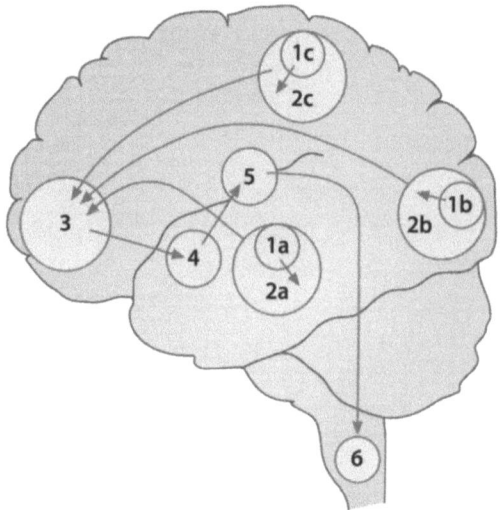

1a-c primär sensorische Kortexareale:
   a) primäre Hörrinde,
   b) primäre Sehrinde,
   c) somatosensorische Rinde

2a-c unimodale sensorische kortikale Assoziationsareale:
   a) akustisch,
   b) optisch,
   c) somatosensibel

3 polymodale kortikale Assoziationsareale;
4 temporolimbische Strukturen (supramodale Assoziationsareale);
5 Hypothalamus
6 vegetative Hirnstammzentren (parasympathisch, sympathisch)

bindung zwischen 4 und 5: Fornix, Stria terminalis, ventrale amygdalafugale Bahnen; Bahnverbindungen zwischen 5 und 6: Fasciculus longitudinalis dorsalis).

Den limbischen Strukturen kommt eine zentrale Bedeutung in der Ausfilterung unwichtiger Informationen, dem „sensory gating" zu, indem sie in Zusammenarbeit mit dem vorgeschalteten Kortex und durch Vergleich vergangener mit der gegenwärtigen Erfahrung die eingehende Umweltinformation auf deren emotionale Relevanz hin bewerten. Was emotional bedeutsam ist, beeinflußt weiter die Hirnaktivität, was redundant ist, wird gelöscht (Mesulam 1986; van Hoesen 1982; Swanson 1983; Gray 1982; Millner 1992).

– *Stimulation der Aktivitäten des Hypothalamus*

Außerdem stimulieren oder hemmen dieselben zentralen temporolimbischen Strukturen über mehrere Bahnen die Aktivitäten des Hypothalamus, in dem die neuronalen Generatoren der phylogenetisch alten Trieb- und Emotionalsphäre liegen (Palkovits u. Zaborski 1979). Elementare Triebe wie Aggression, Flucht, Sexualität, die im Hypothalamus-Septum-Bereich auch durch direkte elektrische Stimulierung aktivierbar sind (Hess 1949), werden durch Afferenzen von Amygdala und Hippocampus gesteuert, und zwar in Abhängigkeit von Informationen, die letztere Strukturen vom sensorischen Assoziationskortex bekommen.

Der Hypothalamus reguliert seinerseits über lange, absteigende vegetative Bahnen (Fasciculus longitudinalis dorsalis) den dorsalen Vaguskern, der für die parasympathische Innervation fast des gesamten Körpers zuständig ist, und die Sympatikuszentren der Medulla und damit alle peripher-vegetativen Reaktionen (Palkovits u. Zaborski 1979; Nieuwenhuis 1985).

– Steuerung sympathischer und parasympathischer Reaktionen

Damit ist die Kette der sensorischen Informationsverarbeitung vom Sinnesorgan über kortikale Assoziation und Integration, limbische Bewertung, Aktivierung oder Hemmung des Hypothalamus bis hin zur peripheren sympathischen oder parasympathischen Reaktion vollständig.

Neben der Steuerung endokriner Mechanismen durch hypothalamische Zellgruppen stellt eine Faserverbindung zwischen dem emotionsrelevanten limbisch-hypothalamischen System und den parasympathischen und sympathischen Ursprungskernen der unteren Medulla, nämlich der Fasciculus longitudinalis dorsalis, eine Art Kopplung zwischen Psyche und peripher-somatischer Reaktion dar. Dieses Faserbündel kann deshalb auch als eine Art „psychosomatische Bahn" angesehen werden, die das anatomische Substrat für die Steuerung sympathischer und parasympathischer Reaktionen durch höhere zerebrale Vorgänge ist.

2.2 Umwelt und Hirnstruktur: Neuroplastizität

In der neuropathologischen Erforschung psychiatrischer Erkrankungen werden ausschließlich reduktionistische Strategien, mit deren Hilfe die klinische Symptomatik auf eine primär gestörte Hirnbiologie zurückgeführt werden soll, angewandt. Dennoch darf nicht übersehen werden, daß durch ein pathogenes psychosoziales Umfeld auch ein primär gesundes Gehirn in seiner Neuroanatomie krankhaft verändert werden kann. Untersuchungen zur Hirnplastizität zeigen eindrucksvoll – daß abnorme Reizkonstellationen der Umwelt eine nachhaltige Störung der normalen Hirnentwicklung in funktioneller und morphologischer Hinsicht haben kann. Ein Beispiel für psychosoziale Ursachen morphologischer Veränderungen ist das Auftreten von teilweise irreversiblen Schädigungen von Hirnstruktur und -funktion nach sensorischer Deprivation insbesondere in frühen Phasen der postnatalen Hirnentwicklung (Braun 1996).

Umwelteinflüsse auf die Hirnentwicklung

In den letzten 20 Jahren konnte v.a. durch eine umfangreiche Deprivationsforschung nachgewiesen werden, daß die Entwicklung von Hirnstruktur und -funktion nicht nur von genetischen Faktoren abhängt, sondern auch von Umwelteinflüssen wesentlich mitbestimmt wird (Singer 1991; Roth 1991; Fields u. Nelson 1992). Die Ergebnisse sind aber auf andere Hirnsysteme übertragbar. Durch diese Forschungen wurden folgende Prinzipien der Hirnplastizität aufgestellt:

Prinzipien der Hirnplastizität

- Funktionelle Inaktivierung (sensorische Deprivation) von Hirnsystemen in frühen postnatalen kritischen Entwicklungsphasen führt zu irreversiblen oder nur partiell reversiblen morphologischen und funktionellen Ausfällen.

- Nach Abschluß der kritischen Phasen sind durch eine Aktivierung der durch vorherigen Funktionsentzug unterentwickelten Hirnsysteme keine oder nur minimale Nachholeffekte zu erreichen. Umgekehrt hat nach Abschluß der kritischen Phase eine Inaktivierung von früher bereits ausreichend stimulierten und somit normal entwickelten Hirnsystemen nur geringfügige und reversible Funktionseinbußen zur Folge.
- Die kritischen, d.h. für Funktionsentzug vulnerablen Zeitspannen sind für einzelne Hirnsysteme unterschiedlich und fallen mit den postnatalen Entwicklungsabschnitten zusammen, in denen die genetisch determinierte Reifung der betroffenen Systeme abgeschlossen ist und die entsprechenden Fähigkeiten normalerweise erlernt werden (z.B. bei Primaten 3.-6. postnatale Woche für binokuläres Sehen).

Ähnliche Effekte wurden nach früher Deprivation auf Rezeptorebene für Kortikosteroide und Kortikotropin-releasing-Hormon (CRH) nachgewiesen (als Übersichtsarbeit s. Aldenhoff 1997).

Ergebnisse der Deprivationsforschung

Nach den Ergebnissen der Deprivationsforschung ist nach Abschluß der sensiblen Phasen wegen der dann stark eingeschränkten Plastizität der betroffen Hirnsysteme therapeutisch eine vollständige Wiederherstellung der normalen Struktur und Funktion nicht mehr erreichbar. Das erklärt die mangelhafte spätere therapeutische Beeinflußbarkeit psychischer Störungen als Folge massiver früher Deprivation (Bogerts 1996). Bei der Diskussion über die Ursachen subtiler neuroanatomischer Substanzdefekte, die bei psychiatrischen Syndromen oft angetroffen werden, sollte unter dem Aspekt der Hirnplastizität auch an eine mögliche Verursachung durch eine unzureichende, frühe sensorische Aktivierung gedacht werden.

Bedeutung der Neuroplastizität nach Hirnschädigung

Die neuronale Plastizität ist für neuropsychiatrische Erkrankungen nicht nur im Rahmen der frühkindlichen Deprivation von Bedeutung, sondern auch beim ausgereiften, normal entwickelten Gehirn als Reaktion auf eine Schädigung. Hierbei greifen neuronale und oligodendrogliale Mechanismen ineinander bei dem Versuch, die synaptische Plastizität und das Auswachsen von Axonen zu koordinieren, um die normale Funktion wiederherzustellen. Als typischer Marker für die neuronale Plastizität gilt GAP-43 („growth associated protein 43"), ein häufig in den Synapsen vorkommendes Protein, dessen Bedeutung für die Hirnentwicklung und als Antwort auf eine Schädigung des Gehirns etabliert ist (Benowitz u. Perrone-Bizzozero 1991). Für schizophrene Psychosen wurde post mortem eine erhöhte GAP-43 Immunoreaktivität im frontalen Kortex bei einer gleichzeitigen Verminderung des synaptischen Markers Synaptophysin gefunden (Perrone-Bizzozero et al. 1996). Dies könnte man interpretieren als Versuch des Gehirns, seine plastischen Reserven zu aktivieren, wobei die synaptischen Aktivitäten schon herunterreguliert worden sind.

3 Organische Psychosyndrome

3.1 Psychosen nach umschriebenen Hirngewebszerstörungen

Während Läsionen primär sensorischer oder motorischer Hirnareale oder des extrapyramidal motorischen Systems mit Symptomen einhergehen, die in das Gebiet der Neurologie fallen, verursachen Störungen des höheren Assoziationskortex und des limbischen Systems klinische Bilder, die in den Bereich der psychiatrischen Symptomatologie gehören. Läsionen einfacher unimodaler kortikaler Assoziationsareale, die anatomisch und funktionell zwischen dem primären sensorischen oder motorischen Kortex und dem höheren Assoziationskortex liegen, manifestieren sich klinisch in einem neurologisch-psychiatrischen Übergangsbereich (z. B. Agnosien, Aphasien, Apraxien, sog. Werkzeugstörungen).

Störungen des höheren Assoziationskortex und limbischen Systems

Das Stirnhirn und Temporalhirn besteht überwiegend aus polymodalen und supramodalen Assoziationsarealen. Das erklärt, daß selbst größere Tumoren, Infekte, Traumen vaskuläre Schäden und degenerative Veränderungen im Stirn- und Schläfenlappen ohne motorische oder sensorisch-neurologische Symptome auftreten (Ausnahme olfaktorische Symptome bei Stirnhirntumoren oder -traumen), daß Stirn- und Schläfenhirnsyndrome aber regelmäßig mit einer Einbuße an höheren kortikalen Funktionen oder limbischen Funktionsstörungen verbunden sind.

Schädigungen des Stirnhirns verursachen unabhängig von der Ätiologie Persönlichkeitsveränderungen, gekennzeichnet durch Motivationsverlust, Apathie, Urteilsschwäche, fehlende antizipatorische Fähigkeiten, soziale Enthemmung oder Rückzug sowie psychomotorische Verlangsamung.

Schädigungen des Stirnhirns

Zerstörungen temporolimbischer Areale verursachen Amnesien oder psychotische Symptome. Komplette bilaterale Ausfälle des Hippocampus heben die Erinnerungsfähigkeit für neu eintretende Ereignisse auf. Die Überführung des Kurzzeitgedächtnisses in das Langzeitgedächtnis ist nicht mehr möglich; beidseitige Läsionen des Mandelkerns verursachen das Klüver-Bucy-Syndrom. Dieses ist gekennzeichnet durch die Unfähigkeit einer adäquaten emotionalen Einstufung des sensorisch Wahrgenommenen, oft verbunden mit Hypersexualität und verminderter Aggressivität (Mesulam 1986).

Zerstörungen temporolimbischer Areale

Geringgradigere Läsionen temporolimbischer Strukturen, z. B. Anfangsstadien von Tumoren und Infekten, gehen oft mit einer schizophrenieähnlichen Symptomatik einher. Virale Infekte mit einer hohen Affinität zum medialen Temporallappen wie Herpes-simplex-Enzephalitis oder Rabies verursachen in den Frühstadien schwere emotionale Alterationen, verbunden mit Angst, Schreckhaftigkeit, Überreaktionen, Aggressivität oder Apathie, abnormem Sexualverhalten, Wahn und Halluzinationen (Greenwood et al. 1983). Das gleiche Symptomspektrum kann bei Traumen, Tumoren und Durchblutungsstörungen des medialen Temporallappens auftreten (Davison u. Bagley 1969; Hillbom 1951) sowie bei Temporallappenepilepsie (Slater et al. 1963), insbesondere wenn der Fokus auf der linken Seite liegt und die zugrundeliegende Läsion angeboren ist

Läsionen temporolimbischer Strukturen

Tabelle 2.
Verteilung von Hirnläsionen bei schizophrenieähnlichen Psychosen in %

Lokalisation	Hirnverletzungen (Hillbom 1951)	Hirntumoren (Davison u. Bagley 1969)
Temporallappen	40	35
Frontallappen	23	19
Parietallappen	14	–
Okzipitallappen	8	2
Zwischenhirn	–	19
Kleinhirn	–	6
Basalganglien	–	1
Hirnstamm	–	3
Andere	15	15

(Flor-Henry 1969; Perez et al. 1984). In den Frühstadien werden solche Erkrankungen limbischer oder paralimbischer Regionen des Temporalhirns oder Frontalhirns oft als Schizophrenie oder affektive Psychose fehldiagnostiziert.

Tabelle 2 gibt einen Überblick über die hirnregionale Verteilung von Tumoren und Verletzungen, in deren Folge schizophreniforme Psychosen auftraten. Am häufigsten sind das Frontal- und Temporalhirn betroffen, also die Hirnteile, in denen die ausgedehntesten limbischen und paralimbischen Regionen (Hippocampus, parahippocampale Rinde, Mandelkern, Temporalpol, Gyrus cinguli, Orbitalkortex) liegen.

3.2 Alkoholbedingte Hirnschäden

Wernicke-Enzephalopathie

Der hirngewebszerstörende Einfluß chronischen Alkoholmißbrauchs wurde bereits 1881 von Wernicke beschrieben. Die bekannteste neuropathologische Folge des Alkoholismus ist die Wernicke-Enzephalopathie, charakterisiert durch degenerative Veränderungen, Gliose und kleine Einblutungen mit Schwerpunkt im Zwischenhirn und Mittelhirn. Besonders betroffen sind dienzephale limbische Strukturen, die an den 3. Ventrikel und das Aquädukt angrenzen (medialer Thalamuskern, Corpus mammillare, Tegmentum des Mittelhirns) und eine enge Beziehung zum limbischen Endhirn haben, außerdem das Kleinhirn.

Wernicke-Korsakow-Syndrom

Das klinische Bild des Wernicke-Korsakow-Syndroms, nämlich Amnesie, Störungen der Augenmotilität, Ataxie, emotionale Verflachung und Desorientierung kann aus der hirnregionalen Verteilung der Pathologie und der daraus resultierenden Störung der betroffenen funktionellen Systeme im Zwischenhirn, Mittelhirn und Kleinhirn hergeleitet werden. Andere neuropathologische Veränderungen bei chronischem Alkoholismus sind zentrale pontine Myelinolyse, Marchiafava-Syndrom und fötales Alkoholsyndrom (Übersichtsarbeiten s. Victor et al. 1989; Mann u. Widmann 1995).

Veränderungen des Kleinhirns

Neuere morphometrische Untersuchungen des Kleinhirns von Alkoholikern ergaben signifikante Verminderungen der Purkinje-Zellen im Kleinhirn und Schrumpfungen der molekularen und granulären Zellschichten. Eine zerebelläre Atrophie wird etwa bei der Hälfte der Alkoholiker angetroffen. Alkohol allein kann zerebelläre Schäden verursachen; bei der Wernicke-Enzephalopathie wurde ein ernährungsbedingter Thiaminmangel mit verantwortlich gemacht (Victor et al. 1989).

Erweiterungen kortikaler Sulci und der Ventrikel sind ein häufiger Befund im CT und MRT von Alkoholikern (Mann et al. 1989). Dem entspricht eine reduzierte Nervenzellzahl im frontalen Kortex und ein geschrumpftes Einzelzellvolumen im zingulären, motorischen und temporalen Kortex. Die kortikale Atrophie ist bis zu einem gewissen Grad nach längerer Abstinenz reversibel (Mann u. Widmann 1995), besonders bei jüngeren Individuen und solchen mit kurzer Abhängigkeitsdauer. Bereits eingetretene Verluste an zerebellären und kortikalen Neuronen sowie die morphologischen Schäden im Zwischen- und Mittelhirn bei Wernicke-Enzephalopathie sind aber irreversibel.

CT- und MRT-Befunde

Von beträchtlichem Interesse ist die Frage, ob bereits moderates, aber regelmäßiges Trinken Hirnschäden verursachen kann. Da die Definition von dem, was als moderates Trinken anzusehen ist, erheblichen soziokulturellen Einflüssen unterliegt, wurde für wissenschaftliche Zwecke ein täglicher Alkoholkonsum von 40–80 g als „moderat" definiert. In einer Post-mortem-Studie wurde bei „moderaten" Trinkern ein nicht signifikanter Trend zur Hirngewebsschrumpfung und eine signifikante Retraktion an Dendriten kortikaler Neurone beschrieben (Harper et al. 1988). Interessant erscheint der mittlerweile replizierte Befund einer umschriebenen Volumenverminderung des Präfrontallappens bei Alkoholikern bzw. polyvalent Süchtigen (Liu et al. 1998). Die Verminderung scheint regional beschränkt und möglicherweise prämorbid angelegt zu sein, d. h. keine toxische Genese zu haben.

Folgen „moderaten" Trinkens

3.3 Alzheimer-Krankheit

In Hinblick auf die umfangreiche Literatur über die hirnpathologischen Grundlagen der Alzheimer-Krankheit und auf mehrere exzellente Übersichtsarbeiten (Henderson u. Henderson 1988; Maurer et al. 1990; Bauer 1994; Kurz 1995) wird hier auf eine eingehendere Darstellung verzichtet (s. auch Kap. 5–7, Bd. 4). Herausgehoben werden hier aber neuere Befunde, die eine Einteilung der Krankheit in Schweregrade auf hirnpathologischer Basis und eine Verbesserung der Diagnostik mit bildgebenden Techniken ermöglichen.

Die wichtigsten mikroskopischen Merkmale der Erkrankung, die im Zwischenzellraum liegenden amyloidhaltigen Plaques und die in den Nervenzellen liegenden neurofibrillären Entartungen, haben eine verschiedene hirnregionale Verteilung. Während die Plaques ubiquitär in der Hirnrinde verteilt sind, sind die Fibrillen im Anfangsstadium der Erkrankung fast ausschließlich in der parahippocampalen Region anzutreffen. Sie breiten sich von hier aus über den Hippocampus, den übrigen limbischen und paralimbischen Kortex und schließlich auf das gesamte

Senile Plaques und Neurofibrillenveränderungen

– unterschiedliche Merkmale

Gehirn aus, behalten ihren Schwerpunkt aber im limbischen mesiotemporalen Bereich (Braak u. Braak 1991).

– molekularbiologische Grundlagen

Auch in den molekularbiologischen Grundlagen differieren Plaques und Fibrillen. Der im Zentrum der Plaques liegende Amyloidanteil besteht aus aggregiertem β-A4-Protein; dieses entsteht durch pathologische Abspaltung aus dem Amyloidvorläuferprotein (APP), dessen Gen auf dem Chromosom 21 lokalisiert ist. Die Entstehung der Plaques beansprucht einen Zeitraum von Jahrzehnten und geht dem ersten Auftreten der ersten klinischen Symptome lange voraus.

– tau-Protein

Die Hauptkomponente der Neurofibrillenbündel ist das tau-Protein, dem unter physiologischen Bedingungen eine stabilisierende Funktion der intraneuronalen Transportwege, der Mikrotubuli, zugesprochen wird. Durch pathologische Phosphorylierung des tau-Proteins kommt es zur Bildung der Fibrillenbündel und Unterbrechung des intraneuronalen Transports.

Das Ausmaß der Demenz korreliert besser mit der Ausbreitung neurofibrillärer Veränderungen als mit der Zahl der Plaques.

Kernspintomographische Untersuchungen

Kernspintomographische wie histopathologische Untersuchungen fanden den Schwerpunkt der Pathologie im medialen Temporalhirn (s. auch Kap. 1 in diesem Band). Mittels MRT konnte eine Reduktion des Gesamthirnvolumens in einer Größenordnung von etwa 10% und eine diffuse Erweiterung der Liquorräume festgestellt werden; wesentlich ausgeprägter war die Atrophie des Hippocampus-Amygdala-Komplexes, dessen Volumen um 30–40% kleiner war (Pantel et al. 1997). Die Sensitivität des Hippocampusvolumens für die korrekte Zuordnung zur Patientengruppe wurde von mehreren Autoren mit 80–90% angegeben (Hampel et al. 1997).

– Bedeutung für die Differentialdiagnostik

Es zeichnen sich somit Entwicklungen zur Anwendung morphometrisch-kernspintomographischer Methoden in der Differentialdiagnostik der Alzheimer-Krankheit ab. In der Differentialdiagnostik der Demenzen haben nuklearmedizinische Verfahren mittlerweile eine große Bedeutung erlangt. Während in der Anfangszeit der Einführung der Single-Photon-Emissions-Computertomographie (SPECT) in die klinische Routine vorwiegend Patienten mit ausgeprägter Symptomatik und längerem Krankheitsverlauf untersucht wurden, die dann häufig deutlich ausgeprägte Befundmuster aufwiesen, kommen zunehmend Patienten mit „milder" Symptomatik zur Diagnostik, z. B. solche, die sich wegen neu aufgetretener Gedächtnisstörungen erstmals zum Psychiater oder Neurologen begeben. Auch bei diesen Patienten lassen sich in vielen Fällen bereits regionale Störungen von Durchblutung und Glukoseutilisation nachweisen.

– symmetrische temporoparietale Durchblutungsminderungen

Weitgehend symmetrische temporoparietale Durchblutungsminderungen, die als nahezu pathognomonisch für die Demenz vom Alzheimer-Typ angesehen werden können, treten (abhängig vom untersuchten Patientenkollektiv) in etwa einem Drittel der Fälle auf (Holman et al. 1992). Magnetresonanzspektroskopische Untersuchungen scheinen eine noch bessere Trennschärfe zwischen 70 und 80% zu erreichen (z. B. Heun et al. 1997).

Der Beginn der Erkrankung im limbischen System erklärt, daß unter den klinischen Erstsymptomen neben mnestischen Problemen häufig emotionale und wahnhafte Symptome angetroffen werden, die die differentialdiagnostische Abgrenzung zu depressiven Syndromen der zweiten Lebenshälfte, paranoiden Entwicklungen und Spätschizophrenien sehr schwierig machen können.

4 Schizophrenien

4.1 Derzeitiger Kenntnisstand der Neuroanatomie der Schizophrenien

Nachdem sich auf dem 1. Internationalen Kongreß für Neuropathologie, der 1952 in Rom stattfand, die Meinung durchsetzte, daß hirnanatomische Alterationen bei schizophrenen Patienten nicht nachweisbar seien, kam es in der Folgezeit zu einem Stillstand dieser Forschungsrichtung bis Anfang der 80er Jahre (s. Übersicht 2); statt dessen rückten tiefen-

Übersicht 2. Historische Aspekte der neuropathologischen Schizophrenieforschung

um 1900	Kortex (Kraepelin, Alzheimer, Nissl)
1930–1960	Thalamus, Basalganglien (C. u. O. Vogt, Fünfgeld, Hopf, Hempel, Treff)
1927–1969	Pneumenzephalographie, Ventrikel (Jacobi u. Winkler, Huber)
1952	1. Internationaler Kongreß für Neuropathologie in Rom „Schizophrenia is the graveyard of neuropathology" (Plum)
ca. 1960–1976	Einstellung der hirnanatomischen Schizophrenieforschung; Dominieren psychoanalytischer, biochemischer und sozialer Theorien, Antipsychiatrie
seit 1976	CT-Befunde zu Ventrikelerweiterungen (Johnstone, Weinberger u. a.)
seit 1983	Morphometrische Post-mortem-Studien am dopaminergen System, limbischen System, Basalganglien, Thalamus (Bogerts, Pakkenberg, Benes u. a.)
seit 1984	Zytoarchitektonische Untersuchungen (Kovelman und Scheibel, Benes, Jakob u. Beckmann, Falkai, Arnold u. a.)
seit 1989	MRT-Volumetrie am Ventrikelsystem, limbischen System, Kortex, Thalamus (Suddath, Andreasen, Bogerts, Degreef u. a.)
seit 1990	Untersuchungen der zerebralen Strukturasymmetrie (Crow, Falkai, Bilder u. a.)
seit 1995	Immunhistologische Studien von Zelltypen und Zellkomponenten

Besonderheiten im CT schizophrener Patienten

psychologische sowie transmitterchemische Erklärungsversuche der Erkrankung in den Vordergrund.

Das Interesse an der Hirnstruktur Schizophrener wurde durch die Einführung der Computertomographie in die Psychiatrie wieder belebt. Hier sei auf Kap. 11 in diesem Band verwiesen, in dem auf alle Aspekte der bildgebenden Verfahren bei schizophrenen Psychosen detailliert eingegangen wird. 1976 konnten Johnstone und Mitarbeiter erstmals computertomographisch nachweisen, daß Schizophrene im statistischen Mittel weitere innere Liquorräume haben als neuropsychiatrisch gesunde Vergleichsfälle, und bestätigte damit ältere pneumenzephalographische Untersuchungen (Huber 1957). Diese hatten bis dahin keine ungeteilte Anerkennung gefunden, da es wegen der Risiken, die mit der Pneumenzephalographie verbunden waren, nicht ohne weiteres möglich war, psychisch gesunde Kontrollgruppen mitzuuntersuchen.

- erweiterte Liquorräume

Nachdem die ersten CT-Befunde erweiterter Liquorräume (Johnstone et al. 1976) bestätigt wurden, kam es zu einer Vielzahl von computertomographischen und später kernspintomographischen Untersuchungen der inneren und äußeren Liquorräume sowie subkortikaler Strukturen bei Patienten mit einer schizophrenen Psychose. Über diese Studien liegen mittlerweile mehrere Metaanalysen vor, in denen überzeugend nachgewiesen werden konnte, daß trotz Abweichungen in Einzelergebnissen in computertomographischen Untersuchungen ca. 30-50% der Schizophrenen eine Erweiterung des Seitenventrikelsystems, des 3. Ventrikels und der zerebralen Sulci (Raz u. Raz 1990; Lewis 1990) und in kernspintomographischen Studien eine Verminderung des Gesamthirnvolumens (3%), der Temporallappen bilateral und des Amygdala-Hippocampus-Komplexes ebenfalls bilateral (ca. 10% beidseits) aufweisen (Lawrie und Abukmeil 1998). Die Erweiterung der Seitenventrikel im CT konnte kernspintomographisch bestätigt werden und beträgt nach der neuesten Metaanalyse dort links 44 und rechts 36% (Lawrie u. Abukmeil 1998).

- Erweiterung des Ventrikelsystems

- Verminderung des Gesamthirnvolumens

- Reduktion des Amygdala-Hippocampus-Komplexes

Bezüglich der Einschätzung der bilateralen Reduktion des Amygdala-Hippocampus-Komplexes konnte eine andere Metaanalyse zwar die Volumenreduktion des Hippocampus bestätigen, fand aber keinen Hinweis auf eine solche für den vorgelagerten Mandelkern (Nelson et al. 1998). Grund für die Abweichung ist wohl die Tatsache, daß selbst in hochauflösenden Kernspintomogrammen eine anatomische Differenzierung zwischen Mandelkern und Hippocampus nur schwer möglich ist. Eine exakte anatomische Abgrenzung kortikaler Regionen ist auch kernspintomographisch schwierig.

Trotzdem gibt es mittlerweile einen Konsens, daß im Kortexbereich insbesondere die Sulci höherer Integrations- und Assoziationsareale im Frontalhirn und Temporalhirn erweitert sind. Ventrikel- und Sulcuserweiterungen sind auch bei qualitativer Befundung im CT oder MRT bei etwa der Hälfte der Patienten erkennbar (Lieberman et al. 1992; Lawrie et al. 1997) (Abb. 4 und 5).

Der Einsatz von qualitativen Ratingskalen (z.B. Smith et al. 1997) ist hilfreich bei dem Versuch, eine große Zahl von Computer- oder Kernspinto-

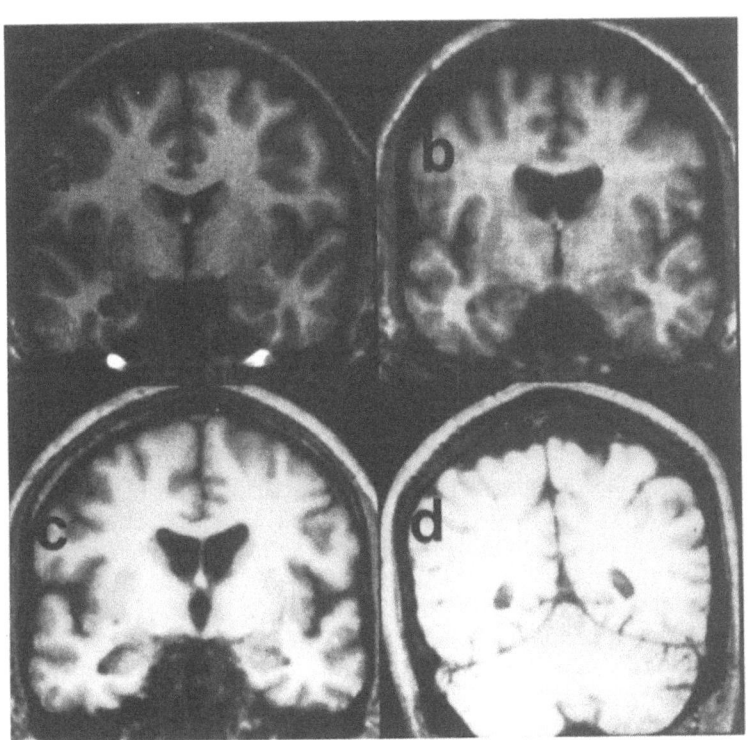

Abb. 4 a–d. Koronare kernspintomographische Schichten a eines neuropsychiatrisch unauffälligen Individuums, b,c von 2 altersgleichen schizophrenen Patienten mit einer Erweiterung der Seitenventrikel (b) und einer kombinierten Erweiterung der Seitenventrikel und des 3. Ventrikels (c), d eines schizophrenen Patienten mit einer parietalen Liquorraumerweiterung

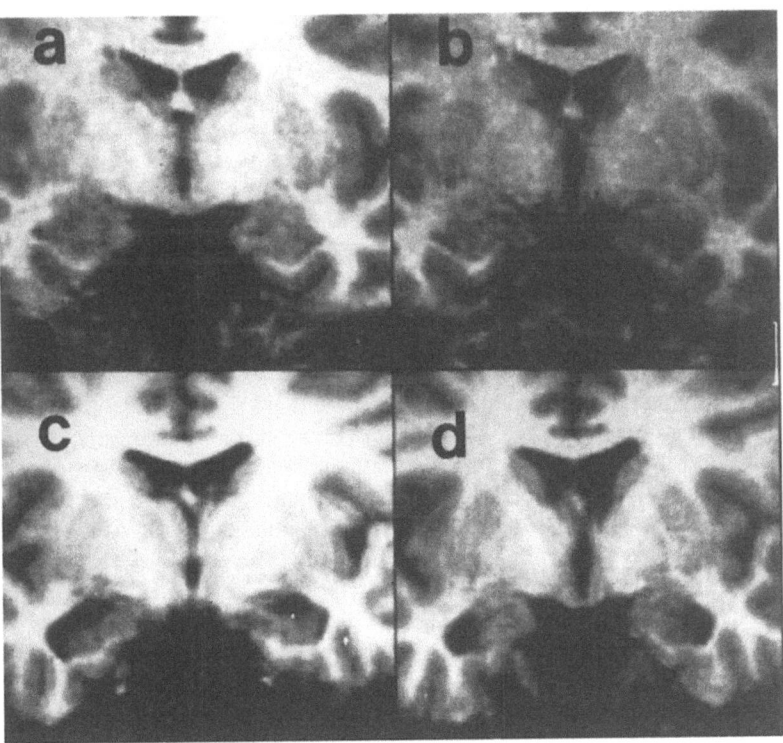

Abb. 5 a–d. Koronare kernspintomographische T2-gewichtete Schichten durch den vorderen Hippocampusbereich. a,b 2 aufeinanderfolgende Schichten mit normaler Anatomie, c,d gleiche anatomische Ebenen bei einem altersgleichen schizophrenen Patienten mit einer Erweiterung der Temporalhörner und einer Hypoplasie des Hippocampus

mogrammen bezüglich hirnregionaler Veränderungen ohne zeitraubende Messungen zu beurteilen. Besonders zur Eingrenzung möglicher Meßorte ist dieses Vorgehen ökonomisch.

4.2 Hinweise auf die Ätiologie der Erkrankung

Neben den häufig replizierten Befunden zu Erweiterungen der inneren und äußeren Liquorräume stehen heute Untersuchungen an limbischen Strukturen, am Thalamus, zur kortikalen Architektur, an den Basalganglien sowie Befunde einer gestörten kortikalen Strukturasymmetrie im Zentrum des Interesses.

Subtile Strukturdefekte in limbischen Arealen

In den letzten 10 Jahren wurden etwa 50 neuropathologische oder MRT-Studien limbischer Strukturen publiziert (Übersichtsarbeiten s. Bachus u. Kleinman 1996; Bogerts 1993, 1995; Bogerts u. Lieberman 1993; Shapiro 1993; Travis u. Kerwin 1997; Nelson et al. 1998). An dieser Stelle sei auch auf Kap. 6 in Bd. 5 hingewiesen. Bei weitem die meisten dieser Studien beschrieben in limbischen Arealen subtile Strukturdefekte wie Volumenreduktionen, verminderte Zellzahlen, zytoarchitektonische Veränderungen oder Konfigurationsanomalien im Hippocampus, in der parahippocampalen Rinde, im Mandelkern, im Gyrus cinguli, im Septum sowie im Orbitalhirn. Es wurde auch über pathologische Alterationen in Bezirken des Thalamus und des Kleinhirns berichtet, die mit dem limbischen System in enger Beziehung stehen (Pakkenberg 1990; Katsetos et al. 1997).

Insbesondere der Nucleus anterior des Thalamus, der dem limbischen System zuzurechnen ist, sowie der mediodorsale Thalamuskern scheinen in den Krankheitsprozeß einbezogen zu sein. Im vorderen Thalamuskern wurde eine selektive Reduzierung von parvalbuminhaltigen Neuronen (inhibitorische Projektionsneurose) um 40% nachgewiesen (Danos et al. 1998). Signifikante Zellausfälle wurden auch im mediodorsalen Thalamuskern (Pakkenberg 1990) gefunden. Weiterhin gelang der Nachweis von Substanzdefekten im periventrikulären Grau des Thalamus (Lesch u. Bogerts 1984). Der Befund einer Volumenreduktion des thalamischen Gesamtvolumens kann mittlerweile auch kernspintomographisch als gesicherter Befund gelten (Andreasen et al. 1994).

Lokalisation von Hirnfunktionsstörungen in limbischen Strukturen

Aufgrund schizophrenieähnlicher Symptome bei organischen Läsionen des limbischen Systems wird seit langem vermutet, daß bestimmte Hirnfunktionsstörungen Schizophrener in limbischen Strukturen, insbesondere im medialen Temporallappen, zu suchen sind (Bogerts 1997). Wie oben dargestellt, liegen dort die limbischen Schlüsselstrukturen als zentrale Konvergenzstellen von Informationen aus den höheren kortikalen Assoziationsarealen des Frontal-, Temporal- und Parietalhirns (s. Abb. 1 und 2). Sie spielen eine zentrale Rolle bei der Analyse des situativen Kontextes, in der Reizausfilterung und beim Vergleich von vergangener mit gegenwärtiger Erfahrung; diese Strukturen sind als höchste kortikale Integrations- und Assoziationsareale anzusehen und nehmen zugleich eine Vermittlerstellung zwischen neokortikal-kognitiven Aktivitäten und entwicklungsbiologisch alten neuronalen Reaktionsweisen des Septum-Hypothalamus-Hirnstamm-Bereiches ein.

Es ist deshalb sehr wohl vorstellbar, daß Struktur- und Funktionsstörungen in temporolimbischen Arealen zu einer Dissoziation zwischen höheren kognitiven Prozessen und elementaren emotionalen Reaktionsformen führen. In dieser Entkopplung von Kognition und Emotion sah Bleuler eine Grundstörung schizophrener Erkrankungen.

Entkopplung von Kognition und Emotion als Grundstörung schizophrener Erkrankungen

Neben limbischen Struktur- und Funktionsstörungen gibt es eine Vielzahl von Hinweisen auf eine Dysfunktion des Präfrontalkortex bei Schizophrenen (Weinberger 1987; Goldman-Rakic 1994). Da es enge Verbindungen zwischen medialem Temporallappen und Präfrontalkortex gibt, ist es nicht überraschend, daß eine präfrontale Dysfunktion und eine hippocampale Pathologie bei den gleichen Patienten beschrieben wurde. Bei diskordant erkrankten eineiigen Zwillingen konnte nachgewiesen werden, daß der erkrankte Zwilling eine signifikante inverse Korrelation zwischen Hippocampusvolumen und präfrontaler Aktivierbarkeit im *Wisconsin-Card-Sorting-Test* aufwies (Weinberger et al. 1994). Daraus wurde geschlossen, daß die Funktion des präfrontalen Kortex auch vom Hippocampus aus gesteuert wird.

Dysfunktion des Präfrontalkortex

Es mehren sich Hinweise, daß zusätzlich zu temporolimbischen Alterationen ausgedehntere kortikale Volumenreduktionen bei Schizophrenen vorliegen. Durch mehrere kernspintomographische und computertomographische Arbeiten (Harvey et al. 1993; Raz 1993; Schlaepfer et al. 1994; Ross u. Pearlson 1996) konnte gezeigt werden, daß der heteromodale Assoziationskortex (dorsolateraler präfrontaler Kortex, unterer Parietallappen und obere Temporalwindung), nicht aber die okzipitalen und sensomotorischen kortikalen Volumina verkleinert sind. Eine Volumenreduktion des heteromodalen Assoziationskortex scheint spezifisch für schizophren Kranke zu sein; bei affektiven Psychosen konnten derartige Veränderungen nicht gefunden werden. Der Befund unterstützt die Auffassung, daß bei Schizophrenen neben limbischen Funktionen auch die Funktion höherer kortikaler Assoziationsareale gestört ist.

Kortikale Volumenreduktion

Eine Reihe anderer Untersuchungen zeigt, daß auch makroskopische Parameter des Hirns geringgradig reduziert sind. Ein um ca. 3% verringertes Hirnvolumen, ein verringerter anterior-posteriorer Durchmesser sowie eine diffuse Erweiterung des äußeren Liquorraumes wurde mehrfach beschrieben (Bogerts 1995).

Die neueren Ergebnisse der hirnstrukturellen Schizophrenieforschung lassen sich in folgenden Punkten zusammenfassen:
- inhomogene hirnstrukturelle Veränderungen,
- Erweiterung der Seitenventrikel und des 3. Ventrikels,
- geringgradige Substanzdefizite in limbischen Strukturen (und Thalamus),
- subtile Pathologie höherer kortikaler Assoziationsareale,
- aufgehobene kortikale Strukturasymmetrie,
- neuroleptikainduzierte Vergrößerung der Basalganglien,
- fehlende Progression limbischer Substanzdefekte,
- Korrelation des Ausmaßes der Liquorraumerweiterung mit einem ungünstigen Krankheitsverlauf.

Ergebnisse der hirnstrukturellen Schizophrenieforschung

Inhomogene Muster der Hirnsubstanzdefizite

Die hirnstrukturellen Befunde weisen auf inhomogene Muster der Hirnsubstanzdefizite bei Schizophrenen hin. Einige Patienten haben den Schwerpunkt der Pathologie im limbischen System, andere im Assoziationskortex, bei wiederum anderen steht eine Ventrikelerweiterung im Vordergrund. Bei der Wertung aller Befunde scheinen jedoch strukturelle Veränderungen im temporolimbischen System und dem damit eng zusammenhängenden heteromodalen Assoziationskortex eine herausragende Rolle für die Pathophysiologie dieser Erkrankung wie auch für symptomatische schizophreniforme Psychosen bei organischen Hirnerkrankungen zu spielen (Ross u. Pearlson 1996).

4.3 Klinische Korrelate der morphologischen Befunde

Die meisten Autoren stimmen überein, daß die Ventrikelerweiterungen und die Volumenreduktion des Hippocampus nicht progredient sind; sie weisen keine Korrelation zur Krankheitsdauer auf und erweisen sich in Follow-up-Studien – von normalen Alterseffekten abgesehen – als unverändert. Dadurch wird eine progressive degenerative Hirnerkrankung unwahrscheinlich, eine früh erworbene Hypoplasie ist mit diesen Befunden aber vereinbar (Weinberger 1987; Bogerts 1991; McCarley et al. 1996). Dagegen mehren sich Befunde, die darauf hinweisen, daß die kortikale Pathologie progressiv sein könnte (Waddington 1993; Zipurski et al. 1994; DeLisi et al. 1997) (Tabelle 3).

Geringe Wahrscheinlichkeit einer progressiven degenerativen Hirnerkrankung

Außerdem sind zytoarchitektonische Veränderungen in limbischen und präfrontalen kortikalen Regionen wichtige Hinweise auf eine frühe Störung der Hirnentwicklung, auch wenn die ersten Berichte von Migrationsstörungen von Zellgruppen in der parahippocampalen Region (Jakob

Hinweise auf frühe Hirnentwicklungsstörung

Tabelle 3. CT- und MRT-Follow-up-Studien bei schizophrenen Psychosen

Autoren	Methodik	Parameter[a]	Progression ja (+), nein (−)
Nasrallah et al. (1986)	CT	VBR	−
Bogerts et al. (1987)	CT	Oberer Anteil der linken Inselzisterne	+
Illowsky et al. (1988)	CT	VBR	−
Vita et al. (1988)	CT	VBR	−
Sponheim et al. (1991)	CT	VBR, Frontalhörner der Seitenventrikel, 3. Ventrikel	−
Kemali et al. (1989)	CT	VBR	+
Woods et al. (1990)	CT	VBR	+
DeLisi et al. (1997)	MRT	Temporallappen, Corpus callosum, Seitenventrikel	+
Zipurski et al. (1994)	MRT	Temporallappen	+

[a] Parameter wurden spezifisch zur Fragestellung untersucht oder zeigten diesbezüglich einen Befund.

u. Beckmann 1986; Arnold et al. 1991) wegen methodischer Probleme kontrovers diskutiert werden (Falkai et al. 1988a,b; Heinsen et al. 1996; Akil u. Lewis 1997; Krimer et al. 1997; Bernstein et al. 1998a). Eine abnorme Anordnung und Verteilung von Nervenzellen im Hippocampus, im zingulären, frontalen und temporalen Kortex und den daran angrenzenden Schichten des subkortikalen Marklagers (Benes u. Bird 1987; Akbarian et al. 1996; Jönsson et al. 1997; Luts et al. 1998) passen zu früheren Befunden einer gestörten Zytoarchitektur bei Schizophrenen und sind ebenso wie ein gehäuftes Vorkommen eines Cavum septi pellucidi (Degreef et al. 1992a; Kwon et al. 1998) ein weiteres Indiz für eine Hirnentwicklungsstörung.

Hinweise auf eine frühe Hirnentwicklungstörung bei Schizophrenen

Als Hinweise auf eine frühe Hirnentwicklungstörung bei Schizophrenen sind zu nennen:
- das Fehlen einer Gliose in limbischen und kortikalen Strukturen,
- zytoarchitektonische Veränderungen im temporalen und frontalen Kortex,
- vermehrtes Auftreten eines Cavum septi pellucidi,
- aufgehobene kortikale Struktursymmetrie,
- fehlende Korrelation zwischen Strukturveränderung und Krankheitsdauer,
- keine Progression in Follow-up-Studien.

Schließlich findet sich in den meisten kontrollierten Post-mortem-Studien kein Hinweis auf eine signifikante Gliose (Falkai et al. 1998). Eine erhöhte Dichte von Gliazellen (= Gliose) findet sich bei progredienten Hirnerkrankungen wie der Alzheimer-Krankheit, was neuropathologisch einfach nachweisbar ist. Veränderungen dieser Art finden sich bei schizophrenen Patienten nicht, aber langsam fortschreitende Enzephalopathien müssen hier differentialdiagnostisch genannt werden. Zusammengenommen sprechen die strukturellen Befunde am ehesten für eine Hirnentwicklungsstörung, auf die sich möglicherweise im Bereich kortikaler Strukturen ein zweiter Prozeß aufpfropft (Woods et al. 1996).

Bedeutung genetischer Faktoren

Genetische Faktoren spielen bei der Ätiopathogenese schizophrener Psychosen eine wichtige Rolle (z. B. Maier u. Schwab 1998), wobei Konkordanzraten in bezug auf schizophrene Erkrankungen bei monozygoten Zwillingen lediglich 50% betragen und somit die Beteiligung von Umweltfaktoren nahelegen. Das Risiko, an einer Schizophrenie zu erkranken, verdoppelt sich nach einer aktuellen Metaanalyse, wenn Geburtskomplikationen vorliegen (Geddes u. Lawrie 1995). In einer prospektiven Untersuchung an Risikokindern zeigte sich, daß das Ausmaß von Veränderungen im CT signifikant mit dem genetischen Risiko und dem Vorhandensein von Geburtskomplikationen korrelierte (Cannon et al. 1993). Interessanterweise fand sich zusätzlich, daß beim Ventrikelsystem der Einfluß von Geburtskomplikationen überwog und bei den kortikalen Sulci sowohl Geburtskomplikationen als auch genetisches Risiko eine Rolle spielen (Cannon et al. 1993).

Wirkungen von Neuroleptika

Ventrikelerweiterungen und limbische Substanzdefizite sind nicht als Folge der Neuroleptikabehandlung oder als sekundäre Krankheitseffekte anzusehen. In keiner CT-, MRT- oder Post-mortem-Studie konnte bislang ein Zusammenhang zwischen Dosis oder Dauer der Behandlung und Strukturveränderungen in diesen Hirnregionen festgestellt werden. Trotz der manchmal erstaunlichen klinischen Erscheinung von neuroleptikainduzierten Spätdyskinesien konnte bisher auch in gut kontrollierten Post-mortem-Studien kein Zusammenhang zwischen Dyskinesien und regional umschriebenen Veränderungen, z. B. im Bereich der Basalganglien, hergestellt werden (Bogerts 1995; Marsh et al. 1994).

– Vergrößerung des Volumens der Basalganglien

Ein sehr bemerkenswerter, replizierter Befund ist die Vergrößerung des Volumens der Basalganglien bei chronisch Schizophrenen (Chakos et al. 1994; Keshavan et al. 1994; Meshul et al. 1996). Der Befund ist deshalb überraschend, weil neuropathologische Prozesse in der Regel nicht zu einer Vergrößerung von neuronalem Gewebe führen. Eine Erklärung für die Vergrößerung der Basalganglien bei chronisch Schizophrenen konnte durch eine Studie gewonnen werden, bei der schizophren Ersterkrankte zunächst nach Krankheitsbeginn und dann erneut 18 Monate später kernspintomographisch untersucht wurden: Das Volumen des Caudatums war beim zweiten Untersuchungszeitpunkt signifikant größer als beim ersten; die Volumenvergrößerung korrelierte mit der kumulativen Dosis der Neuroleptikamedikation. Erklärt wurde die Volumenzunahme des Caudatums mit dem dysinhibitorischen Effekt der Neuroleptika auf die Basalganglien (Blockade der inhibitorischen Wirkung von Dopamin) und eine dadurch verursachte Aktivitätshypertrophie striataler Neurone (Chakos et al. 1994).

– Volumenzunahme des Caudatums

Bemerkenswert ist in diesem Zusammenhang eine aktuelle Längsschnittuntersuchung, die im Kernspintomogramm eine Volumenverminderung der oberen Temporalwindung (= Gyrus temporalis superior) bei unbehandelten Schizophrenen im Vergleich zu Kontrollpersonen fand. In einer Nachuntersuchung 1 Jahr später hatte sich diese Volumendifferenz unter Neuroleptikabehandlung vollständig zurückgebildet (Keshavan et al. 1998). Die Autoren interpretieren diesen Befund als einen Hinweis, daß die länger andauernde Überfunktion des dopaminergen Systems zu einer reversiblen Schädigung kortikaler Zellen führt, die sich unter Neuroleptika zurückbildet.

4.4 Relevanz morphologischer Befunde für die Differentialdiagnose und Beurteilung der Therapieresponse

Bei unauffälligem körperlich-neurologischem Befund findet sich bei einem unausgelesenen Patientengut mit psychotischen Störungen bei 3–10% in der strukturellen Bildgebung eine Hirnläsion (Lewis 1995; Falkai 1996). In der Regel handelt es sich um klinisch irrelevante Nebenbefunde wie Arachnoidalzysten (Abb. 6) oder Septumzysten (Abb. 7), wobei aber auch Tumoren oder subdurale Hämatome zu finden sind.

Kriterien für die Indikation zur Durchführung von struktureller Bildgebung sind in der Literatur selten (z. B. Weinberger 1984), was aber nicht dazu führen sollte, bei atypischen Manifestationen oder Verläufen eine gründliche hirnmorphologische Abklärung zu unterlassen.

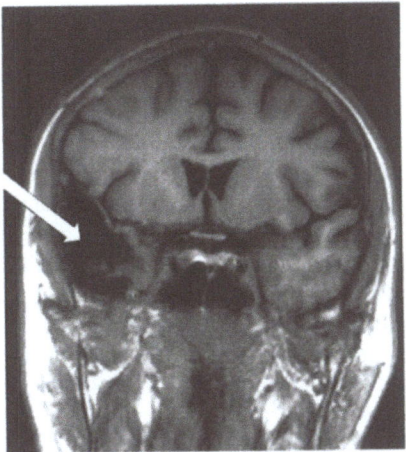

Abb. 6.
Zyste im rechten Temporallappen bei einem 33jährigen männlichen Patienten

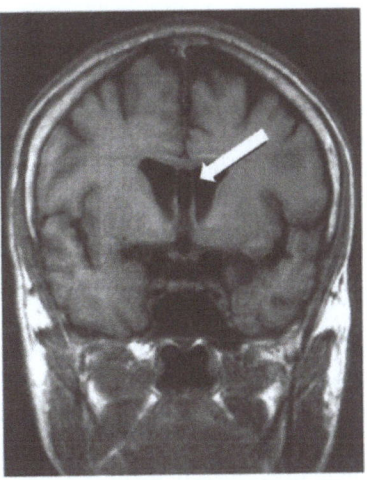

Abb. 7.
Cavum Vergae bei einem 47jährigen männlichen Patienten

Inwiefern strukturelle Bildgebung bei der Differentialdiagnose und der Prädiktion von Therapieresponse bzw. Verlauf hilfreich ist, wird in der Literatur kontrovers diskutiert. In einer Metaanalyse von 33 computer- bzw. kernspintomographischen Studien wurde untersucht, inwieweit die „ventricle-to-brain-ratio" (VBR; größte Ausdehnung des Ventrikelsystems), die Weite der Sulci oder des 3. Ventrikels sowie andere strukturelle Parameter ein kurzfristiges Ansprechen auf Neuroleptika voraussagen können (Friedman et al. 1992). Obwohl sich eine bemerkenswerte Heterogenität in der Befundlage ergab, konnte kein Parameter mit prädiktivem Wert ermittelt werden. In einer eigenen Untersuchung konnte die Aussage der Metaanalyse bezüglich der zentralen Liquorräume bestätigt werden, wobei sich aber für den Interhemisphärenspalt (= frontaler Kortex), die temporobasalen Anteile der Inselzisterne, das Unterhorn und die frontale Asymmetrie eine signifikante Differenz im Mittel zwischen Respondern und Non-Respondern ergab, was aber keine Differenzierung für den Einzelfall erlaubt (Falkai et al. 1993; Falkai u. Bogerts 1994). Bemerkenswert ist dieser Befund, da es sich hier schwerpunktmä-

Nutzen struktureller Bildgebung bei der Differentialdiagnose

ßig um eine Liquorraumerweiterung im Bereich von heteromodalen Assoziationskortizes handelt.

Beurteilung der langfristigen Prognose anhand struktureller Parameter

Anders als für die kurzfristige Therapieresponse verhält sich der prädiktive Wert von strukturellen Parametern bei der Beurteilung der langfristigen Prognose. So ist die Ventrikelerweiterung ein guter Prädiktor für den langfristigen Behandlungserfolg und den Ausgang der Erkrankung (Lieberman et al. 1992; Raz et al. 1993; van Os et al. 1995); zudem besteht eine hochsignifikante Korrelation zwischen Ventrikelerweiterung und prämorbider sozialer Anpassung (van Os et al. 1995): d.h., je weiter die Ventrikel, desto ungünstiger ist der Langzeitverlauf der Erkrankungen und auch die prämorbide Anpassung.

4.5 Interpretation der hirnstrukturellen Befunde

Aufgehobene kortikale Strukturasymmetrie bei Schizophrenie

In den letzten beiden Jahren gewann die Frage, ob bei Schizophrenen eine aufgehobene oder abgeschwächte Asymmetrie verschiedener Hirnstrukturen vorliegt, an Bedeutung (Crow 1990, 1993). Mehrfach repliziert wurde der Befund, daß die normale Asymmetrie des Frontallappens (rechts > links) und des Okzipitallappens (links > rechts) bei Schizophrenen aufgehoben ist (Bilder et al. 1994; Falkai et al. 1995). Die aufgehobene Strukturasymmetrie des Frontal- und Okzipitallappens ist möglicherweise schizophreniespezifisch. Nach Falkai et al. (1995) sind – im Gegensatz zu Schizophrenen – die Asymmetrieverhältnisse bei Patienten mit affektiven Erkrankungen und neurotischen Patienten normal.

Neben der Asymmetrie des Frontal- bzw. Okzipitallappens weist das menschliche Gehirn noch ausgeprägtere strukturelle Asymmetrien auf, so im Planum temporale oder in der Fissura Sylvii. Wegen der Variabilität des menschlichen Gehirns haben aktuelle Studien zu widersprüchlichen Ergebnissen geführt (Rossi et al. 1992; Kleinschmidt et al. 1994; Frangou et al. 1997). Eine detaillierte Darstellung dieser Zusammenhänge findet sich in Kap. 5, Bd. 5.

Neben einer subtilen Erweiterung der inneren und äußeren Liquorräume, Strukturdefekten in temporolimbischen Arealen und vergrößerten Basalganglien hat sich bei chronisch Schizophrenen als vierte Kategorie von Hirnstrukturveränderungen eine aufgehobene Asymmetrie des Frontal- und Okzipitallappens etabliert. Da sich die zerebrale Asymmetrie vor der Geburt entwickelt, ist letzter Befund wie die zytoarchitektonischen Veränderungen und die fehlende Korrelation zwischen Hirnstrukturveränderungen und Krankheitsdauer als klares Indiz für eine pränatale Hirnentwicklungsstörung zu werten.

Ursachen der Uneinheitlichkeit der hirnstrukturellen Veränderungen

Eine Erklärung für die Uneinheitlichkeit der hirnstrukturellen Veränderungen bei Schizophrenen ist in der biologischen und klinischen Heterogenität der Erkrankung zu suchen. Ein klarer, d.h. durch mehrere Arbeiten replizierter, Zusammenhang zwischen den einzelnen Typen der Hirnsubstanzanomalien und psychopathologischen Untergruppen konnte bislang nicht etabliert werden. Eine Ausnahme macht hier das Zusammentreffen von linkstemporaler Liquorraumerweiterung und positiv schizophrenen Symptomen (Degreef et al. 1992a).

Erweiterungen der Seitenventrikel und des 3. Ventrikels, der kortikalen Sulci sowie pathomorphologische Befunde im limbischen System sind die am besten dokumentierten morphologischen Alterationen bei Schizophrenen. Darüber hinaus wurden Substanzdefizite in kortikalen Assoziationsarealen außerhalb des limbischen Systems wiederholt beschrieben. Strukturveränderungen in heteromodalen kortikalen Assoziationsarealen sowie die aufgehobene Strukturasymmetrie des Frontal- und Okzipitallappens konnten bislang nur bei Schizophrenen, nicht aber bei affektiven Psychosen und neurotischen Patienten gefunden werden. Es scheint hier also eine gewisse Krankheitsspezifität vorzuliegen.

Geht man von den neueren hirnstrukturellen Studien aus, dann sind Schizophrenien Erkrankungen des gesamten Gehirns, bei denen aber limbische Regionen und damit in enger funktioneller Verbindung stehende kortikale Assoziationsareale besonders betroffen sind.

Schizophrenie als Erkrankung des gesamten Gehirns

Die Mehrzahl der neuropathologischen Befunde sowie der CT- und MRT-Untersuchungen spricht dafür, daß die Ventrikelerweiterungen und limbischen Strukturdefekte Schizophrener statischer Natur sind, d.h., sie sind nicht progressiv. Untersuchungen, die einen Zusammenhang zwischen kortikaler Volumenverminderung und Krankheitsdauer aufzeigen, legen hier einen zweiten Krankheitsprozeß nahe. Da zumindest die subkortialen Veränderungen statisch zu sein scheinen, können sie weder den variablen Krankheitsverlauf noch den typischen Beginn der klinischen Symptomatik im frühen Erwachsenenalter erklären. Sie sind deshalb als Vulnerabilitätsfaktoren zu betrachten, die zusammen mit anderen Faktoren (psychosoziale, biochemische, unspezifische Stressoren) Voraussetzung zum Entstehen der Erkrankung sind.

5 Affektive Erkrankungen

5.1 Histopathologische Untersuchungen

In Gegensatz zu einer Vielzahl von neuropathologischen Arbeiten zur Schizophrenie, die seit der Jahrhundertwende publiziert wurden, blieb das Interesse an hirnpathologischen Untersuchungen an Patienten mit affektiven Psychosen bis heute vergleichsweise gering. Ein Grund hierfür mag darin gelegen haben, daß man unter dem Einfluß dualistischer Sichtweisen des Körper-Geist-Problems weniger geneigt war, der Emotionalsphäre hirnorganische Mechanismen beizumessen als schizophrenen Denk- und Wahrnehmungsstörungen (s. auch Kap. 6, Bd. 5).

Geringes Interesse der Neuropathologie an affektiven Psychosen

In zwei umfangreichen Übersichtsarbeiten (Jeste 1988; Bogerts u. Lieberman 1993) konnten weltweit nur etwa 15 neuropathologische Studien gefunden werden, in denen bei Patienten mit affektiven Erkrankungen temporolimbische Areale, Zerebellum und Basalganglien untersucht wurden. In den meisten Arbeiten dienten Hirne von depressiven oder zyklothymen Patienten als Kontrollfälle für Schizophrene, es wurden sehr geringe Fallzahlen (5 und weniger) mit wenig aussagekräftigen qualitativen Methoden, d.h. ohne quantitativ-statistische Gewebsbeurteilung untersucht. Replizierte Befunde konnten durch diese methodisch unzureichenden Arbeiten bisher nicht gewonnen werden.

Untersuchungsergebnisse

Trotz der Bedeutung der neurotransmitterhaltigen Zellgruppen des Hirnstammes für die Pharmakologie affektiver Psychosen gibt es bei Depressiven oder Zyklothymen keine histopathologischen Arbeiten hierüber. Ähnlich sieht die Situation für den Septum-Hypothalamus-Bereich sowie für die Amygdala und andere limbische Strukturen aus, obwohl die Zuständigkeit dieser Hirnbezirke für die Steuerung elementarer Triebe und Emotionen sowie für zirkadiane und endokrine Funktionen seit langem bekannt ist (Ketter et al. 1996; Grasby u. Bench 1997). Mit Hilfe immunhistochemischer Methoden wurde kürzlich im hypothalamischen Nucleus paraventricularis eine erhöhte Zahl Kortikotropin-releasing-Faktor-(CRF-)haltiger Neurone beschrieben, ein Befund, der mit dem Hyperkortisolismus Depressiver in Zusammenhang gebracht wurde (Raadsheer 1994). Darüber hinaus wurde immunhistochemisch im Hypothalamus eine verminderte Zahl stickoxidsynthasehaltiger Neurone beschrieben; hier wurde ein Zusammenhang mit der gestörten endokrinen Regulation depressiver Patienten vermutet (Bernstein et al. 1998b).

5.2 Strukturbildgebende Verfahren

Aufschlußreicher über die hirnstrukturelle Situation affektiv Erkrankter sind Untersuchungen mit strukturbildgebenden Verfahren (s. auch Kap. 11 in diesem Band). Eine mittlerweile ansehnliche Zahl von CT- und MRT-Untersuchungen bestimmte die Weite der inneren und äußeren Liquorräume und führte volumetrische Messungen an kortikalen und subkortikalen Strukturen durch. Nicht nur bei Altersdepressiven, sondern auch bei einigen unipolar und bipolar affektiv Erkrankten scheinen subtile Erweiterungen der Hirnventrikel vorzuliegen, jedoch zeigen die statistischen Gruppenvergleiche geringere Effekte als bei Schizophrenen (als Übersichtsarbeiten s. Wurthmann et al. 1995; Soares u. Mann 1997; Grasby u. Bench 1997). Die Mehrzahl der Analysen kortikaler Sulci zeigte keine Erweiterung bei Zyklothymen. Auch direkte Vergleiche der äußeren Liquorräume mit Schizophrenen ergaben, daß supramodale kortikale Assoziationsareale zwar bei Schizophrenen, nicht aber bei affektiv Erkrankten betroffen sind (Harvey et al. 1993; Schlaepfer et al. 1994). Hierdurch könnte erklärt werden, daß profunde Denkstörungen bei der letzteren Krankheitsgruppe weniger prävalant sind.

Erweiterung der Hirnventrikel

Läsionen der weißen Substanz

Der am häufigsten replizierte hirnstrukturelle Befund bei sowohl unipolaren als auch bipolaren Patienten ist ein gehäuftes Vorkommen von signalintensiven Zonen in der weißen Substanz (Marklager) des gesamten Endhirns, sog. „white matter lesions" (Abb. 8).

Diese sind insbesondere bei älteren Depressiven im Vergleich zu altersgleichen Kontrollpersonen auffällig und bleiben auch nach Ausschluß vaskulärer Prozesse signifikant (Soares u. Mann 1997; Grasby u. Bench

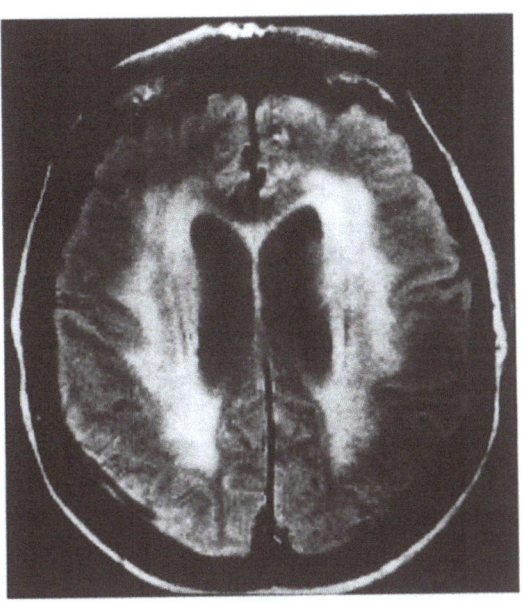

Abb. 8.
Läsionen der weißen Substanz bei einem Patienten mit einer affektiven Psychose

1997). Die histologische Natur der Marklagerveränderungen und ihre pathophysiologische Interpretierbarkeit sind bislang unklar.

Andererseits findet sich eine morphologische Dichotomie struktureller Befunde bei unipolar-depressiven und bipolaren Erkrankungen für zahlreiche Hirnareale. Während bei Patienten mit einer unipolaren Depression eine Verkleinerung der Volumina des Frontallappens, des Zerebellums und des Striatums beschrieben wird, findet sich bei Patienten mit einer bipolaren affektiven Störung eine Erweiterung des 3. Ventrikels bei einer Verkleinerung von Zerebellum und Temporallappen. Weiterhin konnte ein reduziertes Volumen der Basalganglien (Caudatum, Putamen, Nucleus accumbens) kernspintomographisch bei unipolar depressiven Patienten mehrfach repliziert werden (Soares u. Mann 1997).

Strukturelle Dichotomie bei unipolar-depressiven und bipolaren Erkrankungen

Im Bereich der Basalganglien scheint der limbische Teil der Basalganglien, der Nucleus accumbens, besonders betroffen zu sein (Baumann et al. 1999). Daß den Basalganglien nicht nur eine Bedeutung bei der Steuerung der Motorik, sondern auch in der neuronalen Modulation der Affekte zukommt, wird auch durch die Beobachtung unterstützt, daß vaskulär bedingte Schädigungen der Basalganglien häufig eine depressive Symptomatik zur Folge haben (Herrmann et al. 1993). Schlüsselstrukturen des limbischen Systems, die Emotionen und Gedächtnis betreffen, sind in Abb. 9 dargestellt.

Die Dichotomie im Bereich kernspintomographischer Parameter legt nahe, daß den beiden Typen affektiver Störungen unterschiedliche hirnbiologische Ursachen zugrunde liegen. Interessant ist auch der Befund, daß bei nach ICD-9 als endogen depressiv diagnostizierten Patienten eine Erweiterung des 3. Ventrikels sowie frontaler und temporaler Liquorräume morphometrisch gesichert wurde, nicht aber bei neurotisch-depressiven, bei denen im Gegensatz zu den endogenen Patienten eine lebensge-

Unterschiedliche hirnbiologische Ursachen bei verschiedenen affektiven Störungen

Abb. 9.
Schlüsselstrukturen von Emotionen und Gedächtnis

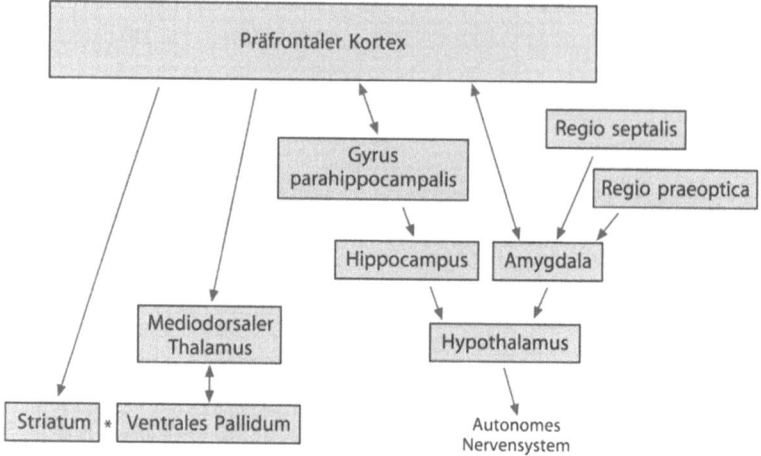

schichtliche Herleitbarkeit der depressiven Symptomatik gegeben war (Baumann et al. 1997). Der Befund ist ein Argument gegen die durch DSM-IV und ICD 10 vorgenommene Aufhebung der Trennung neurotisch versus endogen bei depressiven Syndromen und unterstreicht auf hirnstruktureller Ebene die unterschiedliche Gewichtung von Psychogenese und Organogenese in der Ätiologie affektiver Störungen.

6 Zusammenfassung und Ausblick

Besondere Bedeutung der limbischen Endhirnstrukturen

Neuere Erkenntnisse zur funktionellen Neuroanatomie des Gehirns, insbesondere zu den Stadien der kortikalen Informationsverarbeitung und der Bedeutung des limbischen Systems, trugen wesentlich zu einem besseren Verständnis der Hirnbiologie psychiatrischer Erkrankungen bei. Eine besondere Rolle spielen die limbischen Endhirnstrukturen im medialen Temporallappen, die aufgrund ihrer anatomischen Verbindungen eine Vermittlerfunktion zwischen Neokortex und Hirnstamm und somit zwischen höheren kognitiven Prozessen und archaischen Emotionen einnehmen.

Psychiatrische Syndrome aufgrund von Störungen höherer kortikaler Areale

Teilt man das Hirn vereinfachend in primäre und höhere Areale der sensorischen Informationsverarbeitung ein, dann geht aus den klassischen hirnpathologischen Arbeiten und der neueren hirnstrukturellen Psychoseforschung hervor, daß Schädigungen primärer sensorischer und motorischer Kortexareale Symptome verursachen, die dem Gebiet der Neurologie zugerechnet werden können, während Störungen der höheren kortikalen Integrations- und Assoziationsorgane des Frontalhirns, Temporalhirns und des limbischen Systems psychiatrische Syndrome hervorrufen. Eine Pathologie dieser für die Psychiatrie relevanteren Hirnbereiche spielt eine zentrale Rolle bei organischen Psychosyndromen (Alzheimer-Krankheit, symptomatische Psychosen) wie auch bei den bisher sog. „endogenen" Psychosen. Beim Wernicke-Korsakow-Syndrom sind Strukturen des limbischen Zwischen- und Mittelhirns besonders betroffen, bei affektiven Psychosen scheinen auch limbische Teile der Basalganglien gestört zu sein. Mnestische Störungen, Denkstörungen, abnorme Realitätsinterpretation sowie die psychosetypische Dissoziation zwischen Kognition und Emotion lassen sich aus der Dysfunktion der höheren Kortexorgane und des limbischen Systems herleiten.

Die hirnpathologische Erforschung der Schizophrenien und mehr noch der affektiven Psychosen steht noch im Anfangsstadium, hat aber nach dem Scheitern der hirnbiologischen Psychoseforschung in der ersten Hälfte des 20. Jahrhunderts beachtliche Fortschritte erzielt. Die Mehrzahl der Studien berichtete über mäßiggradige, aber statistisch signifikante und replizierbare Substanzverluste makroskopisch gemessener Areale. Detailliertere, histologische und zytologische Analysen dieser Areale sowie von neuronalen Systemen und Zelltypen, die bisher nur unzureichend oder noch gar nicht untersucht worden sind, aber für die Theorie der Syndrome von Bedeutung sind, sind eine wichtige Aufgabe der Zukunft.

Bei schizophrenen, aber wahrscheinlich auch bei affektiven Störungen sind die hirnpathologischen Befunde als Vulnerabilitätsfaktoren zu werten. Gänzlich unbekannt ist, welche anderen, nichtmorphologischen biologischen Faktoren (z. B. alters- und streßabhängige) den Krankheitsverlauf der durch eine strukturelle Vorschädigung vulnerabel gewordenen Gehirne psychotischer Patienten bestimmen. Gelänge in dieser Frage ein Durchbruch, dann würde sich die therapeutische Situation entscheidend verbessern.

Hirnpathologische Befunde als Vulnerabilitätsfaktoren schizophrener und affektiver Erkrankungen

7 Literatur

Akbarian S, Kim JJ, Potkin SG, Hetrick WP, Bunney WE, Jones EG (1996) Maldistribution of interstitial neurons in the prefrontal white matter of the brains of schizophrenics. Arch Gen Psychiatry 53:425–436

Akil M, Lewis DA (1997) Cytoarchitecture of the entorhinal cortex in schizophrenia. Am J Psychiatry 154:1010–1012

Aldenhoff J (1997) Überlegungen zur Psychobiologie der Depression. Nervenarzt 68/5:379–389

Andreasen NC, Arndt S, Swayze V 2nd et al. (1994) Thalamic abnormalities in schizophrenia visualized through magnetic resonance image averaging. Science 266:294–298

Arnold SE, Hyman BT, Hoesen van GW, Damasio AR (1991) Some cytoarchitectural abnormalities of the entorhinal cortex in schizophrenia. Arch Gen Psychiatry 48:625–632

**Bachus SE, Kleinman JE (1996) The neuropathology of schizophrenia. J Clin Psychiatry 57(Suppl 11):72–83

Bauer J (1994) Die Alzheimer-Krankheit. Schattauer, Stuttgart

Baumann B, Bornschlegl C, Krell D, Bogerts B (1997) Changes in CSF spaces differ in endogenous and neurotic depression. A planimetric CT scan study. J Affect Dis 45:179–188

Baumann B, Danos P, Krell D et al. (1999) Reduced volume of limbic system-affiliated basal ganglia in mood disorders: preliminary data from a post mortem study. J Neuropsychiatry Clin Neurosci 11:71–78

Benes FM (1995) Altered glutamatergic and GABAergic mechanisms in the cingulate cortex of the schizophrenic brain. Arch Gen Psychiatry 52:1015–1018

Benes FM, Bird ED (1987) An analysis of the arrangement of neurons in the cingulate cortex of schizophrenic patients. Arch Gen Psychiatry 44:608–616

Benes FM, McSparren J, Bird ED, SanGiovanni JP, Vincent SL (1991) Deficits in small interneurons in prefrontal and cingulate cortices of schizophrenic and schizoaffective patients. Arch Gen Psychiatry 48:996–1001

Benowitz LI, Perrone-Bizzozero NI (1991) The expression of GAP-43 in relation to neuronal growth and plasticity: when, where, how, and why? Prog Brain Res 89:69–87

Bernstein HG, Krell D, Baumann B et al. (1998a) Morphometric studies of the entorhinal cortex in neuropsychiatric patients and controls: clusters of heterotopically displaced lamina II neurons are not indicative of schizophrenia. Schizophr Res 33:125–132

Bernstein HG, Stanarius A, Baumann B et al. (1998b) Nitric oxide sythase-containing neurons in the human hypothalamus: reduced number of immunoreactive cells in the paraventricular nucleus of depressive patients and schizophrenics. Neuroscience 83:867–875

Bilder RM, Wu H, Bogerts B et al. (1994) Absence of regional hemispheric volume asymmetries in first episode schizophrenia. Am J Psychiatry 151:1437–1447

Bogerts B (1991) The neuropathology of schizophrenia: Pathophysiological and neurodevelopmental implications. In Mednick SA, Cannon TD, Barr CE (eds) Fetal neural development and adult schizophrenia. Cambridge Univ Press, Cambridge, pp 153–173

**Bogerts B (1993) Recent advances in the neuropathology of schizophrenia. Schizophr Bull 19:431–445

Bogerts B (1995) Hirnstrukturelle Untersuchungen an schizophrenen Patienten. In: Lieb K, Riemann D, Berger M (Hrsg) Biologisch-psychiatrische Forschung – Ein Überblick. Fischer, Stuttgart, S 123–144

Bogerts B (1996) Plastizität von Hirnstruktur und -funktion als neurobiologische Grundlage der Psychotherapie. Z Klin Psychol Psychiatr Psychother 44:243–252

Bogerts B (1997) The temporolimbic system theory of positive schizophrenic symptoms. Schizophr Bull 23:423–435

Bogerts B, Lieberman J (1993) Neuropathology in the study of psychiatric disease. In: Costa e Silva ACJ, Nadelson CC (eds) International review of psychiatry, vol 1. American Psychiatric Press, Washington, pp 515–555

Bogerts B, Wurthmann C, Piroth HD (1987) Hirnsubstanzdefizit mit paralimbischem und limbischem Schwerpunkt im CT Schizophrener. Nervenarzt 58/2:97–106

Braak H, Braak E (1991) Neuropathological stageing of Alzheimer-related changes. Acta Neuropathol 82:239–259

Braun K (1996) Synaptische Reorganisation bei frühkindlichen Erfahrungs- und Lernprozessen: Relevanz für die Entstehung psychischer Erkrankungen. Z Klin Psychol Psychiatr Phsychother 44:231–242

Cannon TD, Mednick SA, Parnas J, Schulsinger F, Praestholm J, Vestergaard A (1993) Developmental brain abnormalities in the offspring of schizophrenic mothers, I. contribution of genetic and perinatal factors. Arch Gen Psychiatry 50:551–564

Chakos MH, Lieberman JA, Bilder RM et al. (1994) Increase in caudate nuclei volumes of first-episode schizophrenic patients taking antipsychotic drugs. Am J Psychiatry 151:1430–1436

Crow TJ (1990) Temporal lobe asymmetries as the key to the etiology of schizophrenia. Schizophr Bull 16/3:434–443

Crow TJ (1993) Schizophrenia as an anomaly of cerebral asymmetry. In: Maurer K (ed) Imaging of the brain in psychiatry and related fields. Springer, Berlin Heidelberg New York Tokyo, pp 2–17

Dahlström A, Fuxe K (1964) Evidence for the existence of monoamine-containing neurons in the central nervous system. I. Demonstration of monoamines in the cell bodies of the brain stem neurons. Acta Physiol Scand 62(Suppl 232):1–55

Danos P, Baumann B, Bernstein HG et al. (1998) Schizophrenia and anteroventral nucleus: selective decrease of parvalbumin-immunoreactive thalamocortical projection neurons. Psychiatry Res Neuroimaging 82:1–10

Davison K, Bagley CR (1969) Schizophrenia-like psychosis associated with organic disorders of the central nervous system. A review of the literature. In: Hertington RN (ed) Current problems in neuropsychiatry. Br J Psychiatry, special publication 4:113–187

Degreef G, Bogerts B, Falkai P, Greve B, Lantos G, Ashtari M, Lieberman J (1992a) Increased prevalence of the cavum septum pellucidum in MRI scans and postmortem brains of schizophrenic patients. Psychiatry Res Neuroimaging 45:1–13

Degreef G, Ashtari M, Bogerts B, Bilder RM, Jody DN, Alvir JMJ, Lieberman JA (1992b) Volumes of ventricular system subdivisions measured from magnetic resonance images in first episode schizophrenic patients. Arch Gen Psychiatry 49:531–537

DeLisi LE, Sakuma M, Tew W, Kushner M, Hoff AL, Grimson R (1997) Schizophrenia as a chronic active brain process: a study of progressive brain structural change subsequent to the onset of schizophrenia. Psychiatry Res 74/3:129–140

Falkai P (1996) Differential diagnosis in acute psychotic episode. Int Clin Psychopharmacol 11(Suppl 2):13–17

Falkai P, Bogerts B (1994) Brain morphology and prediction of neuroleptic treatment response in schizophrenia. In: Gaebel W, Awad AG (eds) Prediction of Neuroleptic treatment outcome in schizophrenia. Springer, Berlin Heidelberg New York Tokyo, pp 135–147

Falkai P, Bogerts B, Rozumek M (1988a) Cell loss and volume reduction in the entorhinal cortex of schizophrenics. Biol Psychiatry 24:515–521

Falkai P, Bogerts B, Roberts GW, Crow TJ (1988b) Measurement of the alpha-cell-migration in the entorhinal region: a marker for developmental disturbances in schizophrenia? Schizophr Res 1:157–158

Falkai P, Bogerts B, Klieser E, Waters U, Schlüter U, Mooren I (1993) Quantitativ-morphometrische Befunde im CT bei Neuroleptika-Non-Respondern. In: Müller HJ (Hrsg) Therapieresistenz bei Neuroleptikabehandlung. Thieme, Stuttgart, S 37–48

Falkai P, Schneider T, Greve B, Klieser E, Bogerts B (1995) Reduced frontal and occipital lobe asymmetry on CT-scans of schizophrenic patiens. Its specifity and clinical significance. J Neural Transm (Gen Sect) 99:63–77

Fields DR, Nelson PG (1992) Activity dependent development of the vertebrate nervous system. In: Bradley R (ed) International review of neurobiology, vol 43. Academic Press, New York, pp 133–214

Flor-Henry P (1969) Psychosis and temporal lobe epilepsy: a controlled investigation. Epilepsia 10:363–395

Frangou S, Sharma T, Sigmudsson T, Barta P, Pearlson G, Murray RM (1997) The Maudsley Family Study. 4. Normal planum temporale asymmetry in familial schizophrenia. A volumetric MRI study. Br J Psychiatry 170:328–333

Friedman L, Lys C, Schulz SC (1992) The relationship of structural brain imaging parameters to antipsychotic treatment response: a review. J Psychiatry Neurosci 17/2:42–54

Geddes JR, Lawrie S (1995) Obstetric complications and schizophrenia. A meta-analysis. Br J Psychiatry 167:786–793

Goldman-Rakic P (1994) Cerebral Cortical Mechanisms in Schizophrenia. Neuropsychopharmacology 10(Suppl 3):22–27

Grasby PM, Bench C (1997) Neuroimaging of mood disorders. Curr Opin Psychiatry 10:73–78

Gray JA (1982) The neuropsychology of anxiety: an enquiry into the function of the septo-hippocampal system. Oxford Univ Press, Oxford

Greenwood R, Bhalla A, Gordon A, Roberts J (1983) Behavior disturbances during recovery from herpes simplex encephalitis. J Neurol Neurosurg Psychiatry 46:809–817

Hampel H, Teipel SJ, Kötter HU et al. (1997) Strukturelle Magnetresonanztomographie in der Diagnose und Erforschung der Demenz vom Alzheimer-Typ. Nervenarzt 68:365–378

Harper CG, Kril JJ, Daly J (1988) Does 'moderate' alcohol intake damage the brain? J Neurol Neurosurg Psychiatry 51:909–913

Harvey I, Ron MA, Du Boulay G, Wicks SW, Lewis SW, Murray RM (1993) Reduction of cortical volume in schizophrenia on magnetic resonance imaging. Psychol Med 23:591–604

Heinsen H, Gössmann E, Rüb U et al. (1996) Variability in the human entorhinal region may confound neuropsychiatric diagnoses. Acta Anat 157:226–237

Henderson AS, Henderson JH (eds) (1988) Etiology of dementias of Alzheimers type. Wiley, New York

Herrmann M, Bartels C, Wallesch CW (1993) Depression in acute and chronic aphasia: symptoms, pathoanatomical-clinical correlations and functional implications. J Neurol Neurosurg Psychiatry 56:672–678

Hess WR (1949) Das Zwischenhirn. Schwabe, Basel

Heun R, Schlegel S, Graf-Morgenstern M, Tintera J, Gawehn J, Stoeter P (1997) Proton magnetic resonance spectroscopy in dementia of Alzheimer type. Int J Geriatr Psychiatry 12/3:349–358

Hillbom E (1951) Schizophrenia-like psychoses after brain trauma. Acta Psychiatr Neurol Scand 60:36–47

Hoesen GW van (1982) The parahippocampal gyrus. New observations regarding its cortical connections in the monkey. Trends Neurosci 5:345–350

Holman BL, Johnson KA, Gerada B, Carvalho PA, Satlin A (1992) The scintigraphic appearance of Alzheimers disease: a prospective study using technetium-99m-HMPAO SPECT. Nucl Med 33/2:181–185

Huber G (1957) Pneumencephalographische und psychopathologische Bilder bei endogenen Psychosen. Springer, Berlin Göttingen Heidelberg

Illowsky BP, Juliano DM, Bigelow LB, Weinberger DR (1988) Stability of CT scan findings in schizophrenia: results of an 8 year follow-up study. J Neurol Neurosurg Psychiatry 51:209–213

Jakob J, Beckmann H (1986) Prenatal developmental disturbances in the limbic allocortex in schizophrenics. J Neural Transmiss 65:303–326

**Jeste D, Lohr JB, Goodwin FK (1988) Neuroanatomical studies of major affective disorders. Br J Psychiatry 153:444–459

Johnstone EC, Crow TJ, Frith CD, Husband J, Kreel L (1976) Cerebral ventricular size and cognitive impairment in chronic schizophrenia. Lancet 2:924–926

**Jones EG, Powell TPS (1970) An anatomical study of converging sensory pathways within the cerebral cortex of the monkey. Brain 93:793–820

Jönsson SA, Luts A, Guldberg-Kjaer N, Brun A (1997) Hippocampal pyramidal cell disarray correlates negatively to cell number: implications for the pathogenesis of schizophrenia. Eur Arch Psychiatry Clin Neurisci 247:120–127

Katsetos CD, Hyde TM, Herman MM (1997) Neuropathology of the cerebellum in Schizophrenia – an Update: 1996 and future directions. Biol Psychiatry 42:213–224

Kemali D, Maj M, Galderisi S, Milici N, Salvati A (1989) Ventricle-to-brain ratio in schizophrenia: a controlled follow-up study. Biol Psychiatry 26:756–759

Keshavan MS, Bagwell WW, Haas GL, Sweeney JA, Schooler NR, Pettegrew JW (1994) Changes in caudate volume with neuroleptic treatment. Lancet 344(8934):1434

Keshavan MS, Haas GL, Kahn CE et al. (1998) Superior temporal gyrus and the course of early schizophrenia: progressive, static, or reversible? J Psychiatr Res 32:161-167

Ketter TA, George MS, Kimbrell TA, Benson BE, Post RM (1996) Functional brain imaging, limbic function and affective disorders. Neuroscientist 2:55-65

Kleinschmidt A, Falkai P, Huang Y, Schneider T, Furst G, Steinmetz H (1994) In vivo morphometry of planum temporale asymmetry in first-episode schizophrenia. Schizophr Res 12:9-18

Krimer LS, Herman MM, Saunders RC et al. (1997) A qualitative and quantitative analysis of the entorhinal cortex in schizophrenia. Cereb Cortex 7:732-739

Kurz A, Egensperger R, Lautenschlager N, Haupt M, Altland K, Graeber MB, Muller U (1995) Das Apolipoprotein E Gen und der Phänotyp der Alzheimer Krankheit. Z Gerontol Geriatr 28/3:195-199

Kwon JS, Shenton ME, Hirayasu Y et al. (1998) MRI study of cavum septi pellucidi in schizophrenia, affective disorder, and schizotypal personality disorder. Am J Psychiatry 155:509-515

Lawrie SM, Abukmeil SS, Chiswick A, Egan V, Santosh CG, Best JJ (1997) Qualitative cerebral morphology in schizophrenia: a magnetic resonance imaging study and systematic literature review. Schizophr Res 25:155-166

**Lawrie SM, Abukmeil SS (1998) Brain Abnormality in schizophrenia. Br J Psychiatry 172:110-120

Lesch A, Bogerts B (1984) The diencephalon in schizophrenia: Evidence for reduced thickness of the periventricular grey matter. Europ Arch Psychiatry Neurol Sci 234:212-219

**Lewis SW (1990) Computed tomography in schizophrenia, 15 years on. Br J Psychiatry 157(Suppl 9):16-24

Lewis SW (1995) The secondary schizophrenias. In: Hirsch S, Weinberger DR (eds) Schizophrenia. Blackwell, Oxford, pp 324-340

Lieberman J, Bogerts B, Degreef G, Ashtari M, Alvir J (1992) Qualitative assessment of brain morphology in acute and chronic schizophrenia. Am J Psychiatry 149:784-791

Liu X, Matochik JA, Cadet JL, London ED (1998) Smaller volume of prefrontal lobe in polysubstance abusers: a magnetic resonance imaging study. Neuropsychopharmacology 18/4:243-252

Luts A, Jonsson SA, Guldberg-Kjaer N, Brun A (1998) Uniform abnormalities in the hippocampus of five chronic schizophrenic men compared with age-matched controls. Acta Psychiatr Scand 98/1:60-64

**Maier W, Schwab S (1998) Molecular genetics of schizophrenia. Curr Opin Psychiatry 11:19-25

**Mann K, Widmann U (1995) Zur Neurobiologie der Alkoholabhängigkeit. Fortschr Neurol Psychiatr 63:238-247

Mann K, Opitz H, Petersen D, Schroth G, Heimann H (1989) Intracranial CSF volumetry in alcoholics: studies with MRI and CT. Psychiatry Res 29:277-279

Marsh L, Suddath RL, Higgins N, Weinberger DR (1994) Medial temporal lobe structures in schizophrenia: relationship of size to duration of illness. Schizophr Res 11:225-238

**Maurer K, Riederer P, Beckmann H (eds) (1990) Alzheimers disease. Epidemiology, neuropathology, neurochemistry, and clinics. Springer, Wien New York

McCarley RW, Hsiao JK, Freedman R, Pfefferbaum A, Donchin E (1996) Neuroimaging and the cognitive neuroscience of schizophrenia. Schizophr Bull 22:703-725

McLean PD (1952) Some psychiatric implications of physiological studies on frontotemporal portion of limbic system (visceral brain). Electroenceph Clin Neurophysiol 4:407-418

Meshul CK, Buckman JF, Allen C, Riggan JP, Feller DJ (1996) Activation of corticostriatal pathway leads to similar morphological changes observed following haloperidol treatment. Synapse 22/4:350-361

Mesulam MM (1986) Patterns in behavioral neuroanatomy: association areas, the limbic system, and hemispheric specialization. In: Mesulam MM (ed) Principles of behavioral neurology. Davis, Philadelphia, pp 1-70

Millner R (1992) Cortico-hippocampal interplay and the representation of contexts in the brain. Springer, Berlin Heidelberg New York Tokyo

Nasrallah HA, Olson SC, McCalley-Witters M, Chapman S, Jacoby CG (1986) Cerebral ventricular enlargement in schizophrenia: a preliminary follow-up study. Arch Gen Psychiatry 43:157-159

Nelson MD, Saykin AJ, Flashman LA, Riordan HJ (1998) Hippocampal volume reduction in schizophrenia as assessed by magentic resonance imaging. Arch Gen Psychiatry 55:433-440

**Nieuwenhuys R (1985) Chemoarchitecture of the brain. Springer, Berlin Heidelberg New York Tokyo

Os J van, Fahy A, Jones P et al. (1995) Increased intracerebral cerebrospinal fluid spaces predict unemployment and negative symptoms in psychotic illness - a prospective study. Br J Psychiatry 166:750-758

Pakkenberg B (1990) Pronounced reduction of total neuron number in mediodorsal thalamic nucleus and nucleus accumbens in schizophrenics. Arch Gen Psychiatry 47:1023-1028

Palkovits M, Zaborski L (1979) Neural connections of the hypothalamus. In Morgane PJ (ed) Anatomy of the hypothalamus. Dekker, New York, pp 379-509

Pantel J, Schröder J, Schad LR et al. (1997) Quantitative magnetic resonance imaging and neuropsychological functions in dementia of the Alzheimer type. Psychol Med 27:221-229

Perez MM, Trimble MR, Reider I, Murray M (1984) Epileptic psychosis, a further evaluation of PSE profiles. Br J Psychiatry 146:155-163

Perrone-Bizzozero NI, Sower AC, Bird ED, Benowitz LI, Ivins KJ, Neve RL (1996) Levels of the growth-associated protein GAP-43 are selectively increased in association cortices in schizophrenia. Proc Natl Acad Sci USA 93:14182-14187

Phillips SC, Harper CG Kril J (1987) A quantitative histological study of cerebeller vermis in alcoholic patients. Brain 110:301-314

Raadsheer FC, Hoogendijk WJ, Stam FC, Tilders FJ, Swaab DF (1994) Increased numbers of corticotropin-releasing hormone expressing neurons in the hypothalamic paraventricular nucleus of depressed patients. Neuroendocrinology 60:436-444

Raz S (1993) Structural cerebral pathology in schizophrenia: regional or diffuse? J Abnorm Psychol 102:445-452

Ross CA, Pearlson GD (1996) Schizophrenia, the heteromodal association neocortex and development: potential for a neurogenetic approach. Trends Neurosci 19/5:171-176

Rossi A, Stratta P, Mattei P, Cupillari M, Bozzao A, Gallucci M, Casacchia M (1992) Planum temporale in schizophrenia: a magnetic resonance study. Schizophr Res 7:19–22

Roth G (1991) Neuronale Grundlagen des Lernens und des Gedächtnisses. In: Schmidt JS (Hrsg) Gedächtnis: Probleme und Perspektiven der interdisziplinären Gedächtnisforschung. Suhrkamp, Frankfurt, S 127–158

Scheibel AB, Kovelman JA (1981) Disorientation of the hippocampal pyramidal cells and its processes in the schizophrenic patient. Biol Psychiatry 16:101–102

Schlaepfer TE, Harris GJ, Tien AY et al. (1994) Decreased regional cortical gray matter volume in schizophrenia. Am J Psychiatry 151:842–848

Shapiro RM (1993) Regional neuropathology in schizophrenia: Where are we? Where are we going? Schizophr Res 10:187–239

Singer W (1991) Die Entwicklung kognitiver Strukturen - ein selbstreferentieller Lernprozeß. In: Schmidt JS (Hrsg) Gedächtnis: Probleme und Perspektiven der interdisziplinären Gedächtnisforschung. Suhrkamp, Frankfurt, S 96–126

Slater E, Beard AW, Glithero E (1963) The schizophrenia-like psychosis of epilepsy. Br J Psychiatry 109:95–150

**Soares JC, Mann JJ (1997) The anatomy of mood disorders. Biol Psychiatry 41:86–106

Smith GN, Flynn SW, Kopala LC, Bassett AS, Lapointe, JS, Falkai P, Honer WG (1997) A comprehensive method of assessing routine CT scans in schizophrenia. Acta Psychiatr Scand 96:395–401

Sponheim SR, Iacono WG, Beiser M (1991) Stability of ventricular size after the onset of psychosis in schizophrenia. Psychiatry Res 40/1:21–29

Swanson LW (1983) The hippocampus and the concept of limbic system. In: Seifert W (ed) Neurobiology of the hippocampus. Academic Press, London, pp 3–19

Travis MJ, Kerwin R (1997) Schizophrenia - neuroimaging. Curr Opin Psychiatry 10:16–25

Victor M, Adams RD, Collins G (1989) The Wernicke-Korsakow syndrome and related neurologic disorders due to alcoholism and malnutrition. Davis, Philadelphia

Vita A, Saccetti G, Cazullo CL (1988) Brain morphology in schizophrenia: A 2-to 5-year CT scan follow-up study. Acta Psychiatr Scand 78:618–621

Waddington JL (1993) Neurodynamics of abnormalities in cerebral metabolism and structure in schizophrenia. Schizophr Bull 19:55–69

Weinberger DR (1984) Brain disease and psychiatric illness: when should a psychiatrist order a CAT scan? Am J Psychiatry 141:1521–1527

**Weinberger DR (1987) Implications of normal brain development for the pathogenesis of schizophrenia. Arch Gen Psychiatry 44:660–669

Weinberger DR, Aloia MS, Goldberg TE, Berman KF (1994) The frontal lobes and schizophrenia. J Neuropsychiatry Clin Neurosci 6:419–427

Wernicke C (1881) Lehrbuch der Gehirnkrankheiten für Ärzte und Studierende, Bd 2. Fischer, Kassel, S 229–242

Woods BT, Yurgelun-Todd D, Goldstein JM, Seidman LJ, Tsuang MT (1996) MRI brain abnormalities in chronic schizophrenia: one process or more? Biol Psychiatry 40:585–596

Wurthmann C, Bogerts B, Falkai P (1995) Brain morphology assessed by computed tomography in patients with geriatric depression, patients with degenerative dementia, and normal control subjects. Psychiatry Res Neuroimaging 61:103–111

Zipurski RB, Marsh L, Lim KO et al. (1994) Volumetric assessment of temporal lobe structures in schizophrenia. Biol Psychiatr 35:501–516

KAPITEL 11
Bildgebende Verfahren

R. SCHLÖSSER und J.D. BRODIE

1	Einleitung	312
2	**Strukturelle bildgebende Untersuchungen: Computertomographie und Magnetresonanztomographie**	313
2.1	Technische Grundlagen	313
2.2	Befunde	314
3	**Funktionelle Bildgebung**	317
3.1	Positronenemissionstomographie	317
3.1.1	Technische Grundlagen	317
3.1.2	Untersuchung von Metabolismus und Blutfluß	321
3.1.3	Untersuchung von spezifischen Neurotransmittersystemen	330
3.2	Single-Photon-Emissions-Computertomographie	335
3.2.1	Technische Grundlagen	335
3.2.2	Untersuchung des Blutflusses	337
3.2.3	Untersuchung von spezifischen Neurotransmittersystemen	340
3.3	Funktionelle Magnetresonanztomographie	342
3.3.1	Technische Grundlagen	342
3.3.2	Befunde bei normalen Probanden	344
3.3.3	Befunde bei Patientenuntersuchungen	346
3.4	Magnetresonanzspektroskopie	348
3.4.1	Technische Grundlagen	348
3.4.2	Befunde	349
4	Zusammenfassung und Ausblick	353
5	Literatur	355

1 Einleitung

*Post-mortem-
Läsionsstudien
zerebraler Strukturen*

Durch die Entwicklungen in der Radiologie und Nuklearmedizin dieses Jahrhunderts wurde das Zeitalter moderner bildgebender In-vivo-Untersuchungen eingeleitet. Dies führte zu neuen funktionellen Konzepten und ermöglichte die Beschreibung von spezifischen pathologischen Veränderungen bei Erkrankungen des zentralen Nervensystems. Die Untersuchung von Hirnfunktionen war lange Zeit lediglich auf Läsionsstudien zerebraler Strukturen post mortem und auf Informationen, die anhand von elektrophysiologischen Parametern gewonnen wurden, beschränkt. Erste funktionelle Kartierungen des Gehirns waren oftmals spekulativ und beruhten auf sehr mechanistischen Vorstellungen. Auf diesem Wege konnten nur grundlegende Vorstellungen über die modulare Organisation des Gehirns entwickelt werden.

Die ersten Ansätze zur bildlichen Darstellung von Gehirnstrukturen in vivo stellten die Röntgenaufnahme des Schädels sowie die Pneumoenzephalographie dar. Letztere markierte den Beginn der Untersuchung des Verhältnisses von Hirnparenchym und Ventrikelgröße bei verschiedenen psychiatrischen Störungen.

*Entwicklung
emissionstomographischer
Verfahren*

Erste Schritte in Richtung auf eine funktionelle Bildgebung in vivo wurden dann in der 2. Hälfte dieses Jahrhunderts mit der Entwicklung emissionstomographischer Verfahren unternommen und öffneten damit neue Zugangswege zur Untersuchung von Blutfluß, Metabolismus und spezifischen neurochemischen Aspekten von Gehirnfunktionen. Der endgültige Durchbruch für die moderne funktionelle Bildgebung ergab sich schließlich mit der Entwicklung von Rekonstruktionsalgorithmen für emissionstomographische und radiologische Verfahren. Die Verfügbarkeit der Magnetresonanztomographie leistete einen weiteren Beitrag zu den verschiedenen strukturellen und funktionellen bildgebenden Modalitäten, die mittlerweile Neurowissenschaftlern und Klinikern zur Verfügung stehen.

Das vorliegende Kapitel vermittelt einen Überblick über die Techniken der Computertomographie (CT), Magnetresonanztomographie (MRT), Single-Photon-Emissions-Computertomographie (SPECT), Positronenemissionstomographie (PET), funktionellen Magnetresonanztomographie (fMRT) und der Magnetresonanzspektroskopie (MRS). Zielsetzung ist dabei primär, einen Eindruck von den wichtigsten Forschungsstrategien zu vermitteln. Repräsentative Ergebnisse und die prinzipiellen Möglichkeiten der verschiedenen bildgebenden Modalitäten werden dargestellt und diskutiert.

*Bildgebende Verfahren
der Hirndiagnostik*

Als „bildgebendes Verfahren" im weiteren Sinne kann jede Technik bezeichnet werden, die eine Darstellung struktureller oder funktioneller Informationen mit räumlicher Auflösung ermöglicht. Da nahezu jede Ansammlung von Daten über Struktur und Funktion des Gehirns in diesem Sinne in bildlicher Form darstellbar ist, können auch die quantitative Elektroenzephalographie (qEEG), die ereigniskorrelierten Potentiale (EKP) und die Magnetenzephalographie (MEG) als bildgebende Verfahren bezeichnet werden. Die zuletzt genannten Techniken werden jedoch im vorliegenden Kapitel nicht berücksichtigt, diesbezüglich wird auf Kap. 9 in diesem Band verwiesen. Untersuchungen zur bildgebenden Hirndiagnostik, die sich auf Substanzabusus und -mißbrauch beziehen, werden ebenfalls in einem separaten Kapitel behandelt (Kap. 22, Bd. 6).

2 Strukturelle bildgebende Untersuchungen: Computertomographie und Magnetresonanztomographie

2.1 Technische Grundlagen

Vor der Verfügbarkeit moderner radiologischer Verfahren war mit der Pneumoenzephalographie lediglich eine indirekte Abschätzung der Größenverhältnisse zerebraler Strukturen in vivo möglich. Bei dieser Untersuchungstechnik wurde Luft auf dem Wege einer Punktion in das ventrikuläre System injiziert. Diese Technik war jedoch invasiv und für den Patienten z. T. sehr unangenehm.

Pneumenzephalographie

Computertomographische Untersuchungen gehörten zu den ersten radiologischen Verfahren, die eine exakte quantitative Information über Hirnstrukturen vermittelten. Die Methodik ist nicht invasiv und, abgesehen von einer Strahlenexposition, ohne wesentliche Belastungen für den Patienten. Die Röntgenstrahlen werden von einer um den Kopf rotierenden Strahlenquelle ausgesendet und passieren das Gehirn. Die Schwächung dieser Röntgenstrahlung durch das Gewebe wird gemessen. Auf der Basis dieser Informationen kann die räumliche Verteilung der abschwächenden Strukturen bestimmt und üblicherweise als ein grau skaliertes Bild dargestellt werden.

Computertomographie

Die MRT basiert auf dem physikalischen Phänomen, daß sich Atomkerne mit einer ungeraden Anzahl von Nukleonen (Protonen plus Neutronen) wie elektrisch geladene, drehende Kreisel verhalten, die ein magnetisches Feld entstehen lassen. Werden diese Atomkerne nun einem starken externen magnetischen Feld ausgesetzt, so ordnen sich diese entweder parallel oder antiparallel zu dem Feld an und rotieren zusätzlich mit einer von der Stärke des Magnetfeldes abhängigen, spezifischen Frequenz, der sog. Larmorfrequenz, um ihre Achse (sog. Präzessionsbewegung). Externe elektromagnetische Impulse können die sich drehenden Atomkerne aus ihrer ursprünglichen Ausrichtung lenken. Nach Beendigung dieser Impulse kehren die Atomkerne wieder in ihre Ausgangsposition zurück. Diese sog. Relaxation ist durch ein Radiofrequenzsignal begleitet und kann durch entsprechende Empfängerspulen detektiert werden. Die Lokalisation des ausgesendeten Signals wird durch wiederholte Radiofrequenzimpulse, gefolgt von einer systematischen Anwendung von verschiedenen Frequenz- und Phasenkodierungen, ermöglicht. Schließlich wird mittels einer mathematischen Transformation, der sog. Fourier-Transformation, eine Bilddatenmatrix rekonstruiert, die dann gleichfalls grau skaliert und als MRT-Bild präsentiert werden kann.

Physikalische Grundlagen der MRT

Zwei grundlegende Relaxationsparameter, T_1 und T_2, sowie die Protonendichte charakterisieren das erhaltene Signal. T_1 repräsentiert die

Relaxationsparameter

Zeit, welche die Kerne zur Rückkehr in ihre ursprüngliche Ausrichtung benötigen. T2 ist ein Maß für die Zeit, in welcher ein Verlust der Phasenkohärenz eintritt.

T1-gewichtete Bilder ermöglichen eine gute Differenzierung zwischen grauer und weißer Substanz, wohingegen T2-gewichtete Aufnahmen einen deutlicheren Kontrast zwischen Gehirnparenchym und Liquor gestatten (Buschong 1996).

2.2 Befunde

Schizophrenie

Die Pneumenzephalographie ergab erste Hinweise für eine Ventrikelvergrößerung bei der Schizophrenie. Dieser Befund konnte durch CT-Untersuchungen schließlich eindeutiger belegt werden (Andreasen et al. 1990b; Jones et al. 1994). Die beobachteten Ventrikelvergrößerungen ergaben einen Hinweis auf eine mögliche strukturelle Basis psychiatrischer Störungen. Die gefundenen Unterschiede waren jedoch nur gering; insbesondere der Überlappungsbereich zu gesunden Kontrollpersonen war beträchtlich.

Ventrikelgröße

In jüngerer Zeit konnten detailliertere und sensitivere Untersuchungen mit der MRT durchgeführt werden. Aus diesem Grund beschränken sich die nachfolgenden Abschnitte im wesentlichen auf die Darstellung von MRT-Befunden.

Ermittlung der Ventrikel-Gehirn-Ratio

Der Befund einer Erweiterung des Seitenventrikels konnte in vielen MRT-Studien repliziert werden (Chua u. McKenna 1995). Eine verbreitete Methode zur Quantifizierung ist dabei die Ermittlung des Verhältnisses zwischen Ventrikelgröße und Gehirnsubstanz („ventricle-brain ratio"; VBR), welches bei schizophrenen Patienten aufgrund einer Reduktion des Hirnparenchyms erhöht ist. Über eine Beziehung zwischen Ventrikelerweiterung und schizophrener Negativsymptomatik (Andreasen et al. 1990a; Gur et al. 1994) sowie Positivsymptomatik (A.H. Young et al. 1991) wurde berichtet.

Ventrikelerweiterung und allgemeine Hirnatrophie standen in Beziehung zu den Ratingscores der *Brief Psychiatric Rating Scale (BPRS)* (A.H. Young et al. 1991). Die Ventrikelerweiterung schien jedoch nicht mit der Dauer der Erkrankung zu korrelieren (Hoffman et al. 1991; A.H. Young et al. 1991). Daraus läßt sich ableiten, daß strukturelle Hirnveränderungen nicht lediglich eine fortgeschrittene Atrophie im Rahmen des bereits manifesten Erkrankungsprozesses widerspiegeln, sondern aus pathogenetischen Faktoren resultieren, die bereits vor oder zu Beginn der Erkrankung vorgelegen haben. Allerdings zeigten nachfolgende prospektive Studien, daß offensichtlich auch nach Erkrankungsbeginn fortlaufende hirnstrukturelle Veränderungen im Rahmen der Schizophrenie auftreten. So wurden eine zunehmende Volumenabnahme der linken und rechten Hemisphäre, des rechten Zerebellums sowie von Anteilen des Corpus callosum beschrieben (DeLisi 1997b).

Direkte morphologische Untersuchungen fanden Hinweise dafür, daß die normale Asymmetrie (links > rechts) im Planum temporale bei schizophrenen Patienten im Vergleich zu gesunden Kontrollpersonen reduziert ist (Petty et al. 1995). In einer Zwillingsuntersuchung waren die Korrelationen hinsichtlich der Asymmetrie der Fissura Sylvii innerhalb von zusammengehörigen schizophrenen Geschwisterpaaren im Vergleich zur allgemeinen Korrelation zwischen nicht verwandten Untersuchungsteilnehmern signifikant erhöht (DeLisi et al. 1997a), ein Befund, der auf eine genetische Basis dieser strukturellen Hirnveränderungen hinweisen kann.

Reduzierte Asymmetrie im Planum temporale

Strukturelle bildgebende Verfahren belegten darüber hinaus ausgedehnte Volumenminderungen bei schizophrenen Patienten, die sich nicht nur auf temporale Veränderungen beschränkten (Schlaepfer et al. 1994). Neben signifikant kleineren Frontallappen (Andreasen et al. 1986) wurde bei schizophrenen Patienten auch ein verkleinertes Corpus callosum (Woodruff et al. 1993) beschrieben. In einer anderen Untersuchung wurde allerdings auch über eine Vergrößerung der Basalganglien berichtet (Hokama et al. 1995).

Volumenveränderungen

Allerdings korrelieren normale Altersvorgänge und eine Vielzahl soziodemographischer Variablen, einschließlich sozialer Klassenzugehörigkeit, Intelligenz und Anzahl der Ausbildungsjahre, mehr oder weniger stark mit der Größe des Gesamtgehirns und verschiedener Substrukturen (Pearlson et al. 1989; Andreasen et al. 1993). Somit ist die sorgfältige Auswahl der Kontrollgruppen, die diesen Variablen Rechnung trägt, unabdingbare Voraussetzung für aussagekräftige Patientenstudien.

Strukturelle Veränderungen können in direkter Beziehung zu neuropsychologischen Defiziten stehen. Eine signifikante Korrelation zwischen kognitiven Parametern der präfrontalen Funktion und der Größe des dorsolateralen präfrontalen Kortex, vorzugsweise auf der linken Seite, wurde beschrieben (Seidman et al. 1994). Die Ergebnisse von bildgebenden Untersuchungen legten eine strukturelle Schädigung frontaler Hirnsysteme bei schizophrenen Patienten nahe, die in Beziehung zu ermittelten kognitiven Defiziten stand. Die bislang durchgeführten Studien wiesen ferner auf eine stärker ausgeprägte zerebrale Atrophie bei solchen Patienten hin, die auf eine neuroleptische Behandlung nicht respondierten (Lawrie et al. 1997).

Strukturelle Veränderungen und neuropsychologische Defizite

Affektive Störungen

Strukturelle Veränderungen des Gehirns wurden ebenfalls bei Patienten mit unipolaren und bipolaren Depressionen beschrieben. Diese umfaßten eine vergrößerte VBR und andere Zeichen zerebraler Atrophie (Videbech 1997). Eine Reduktion des Gesamtganglienvolumens wurde bei unipolaren, aber nicht bei bipolaren Patienten beobachtet. Die VBR und die Weite des 3. Ventrikels korrelierten signifikant mit den Scores auf verschiedenen Ratingskalen für depressive Symptomatik (Schlegel et al. 1989b; Krishnan et al. 1992). Über diese Befunde hinaus fand sich bei affektiven Störungen ein vermehrtes Vorkommen von subkortikalen Si-

Zerebrale Atrophie

gnalhyperintensitäten im MRT (Dupont et al. 1990). Dabei waren die Befunde zu strukturellen Abweichungen bei affektiven Störungen insgesamt aber weniger konsistent als diesbezügliche Befunde bei der Schizophrenie. Parameter für Volumenreduktion, wie die VBR, scheinen zudem nicht spezifisch für diagnostische Entitäten zu sein, da sie sowohl bei schizophrenen Patienten als auch bei Patienten mit affektiven Störungen gefunden wurden.

Demenz

Strukturelle Veränderungen bei Alzheimer-Demenz

Strukturelle Veränderungen bei der Alzheimer-Krankheit wurden im Rahmen von CT- und MRT-Untersuchungen beschrieben. Diese umfaßten eine zerebrale Atrophie mit einer Ausweitung von kortikalen Sulci, ventrikuläre Vergrößerungen und periventrikuläre Läsionen der weißen Substanz (Faulstich 1991). Die MRT wies ferner eine Betonung der Atrophie in mediotemporalen Arealen (Murphy et al. 1993) und im Amygdala-Hippocampus-Komplex (Heun et al. 1997a) nach. Eine Hirnatrophie tritt offenbar bereits frühzeitig während des Krankheitsprozesses auf, und es besteht eine Korrelation zwischen dieser Atrophie und dem Schweregrad der kognitiven Beeinträchtigung (Kesslak et al. 1991, Pearlson et al. 1992).

Korrelation zwischen zerebraler Atrophie und Schweregrad der kognitiven Beeinträchtigung

Abgrenzung von Alzheimer- und vaskulärer Demenz

Hinsichtlich der differentialdiagnostischen Abgrenzung der Alzheimer-Krankheit von der vaskulären Demenz erwiesen sich eine größere Anzahl von Läsionen in der weißen Substanz, insbesondere periventrikulär, als richtungsweisend für eine vaskuläre Grundlage der Erkrankung (Erkinjuntti 1987). Es besteht zwischen Patienten mit einer Demenz und normalen Kontrollpersonen wie auch zwischen den verschiedenen Subgruppen der Demenz ein beträchtlicher Überlappungsbereich, so daß eine diagnostische Entscheidung auf Einzelfallbasis häufig jedoch nicht mit ausreichender Sicherheit möglich ist.

Andere Erkrankungen

Zwangserkrankungen

Das Vorkommen von signifikanten Unterschieden in der VBR zwischen Patienten mit Zwangserkrankung und normalen Kontrollpersonen wurde in CT-Studien beschrieben (Behar et al. 1984). Nachfolgende MRT-Untersuchungen ergaben Hinweise für eine Seitenasymmetrie zugunsten der Größe des rechten Nucleus caudatus (Calabrese et al. 1993). Dagegen konnten Unterschiede hinsichtlich der VBR zwischen den Patientengruppen und normalen Kontrollpersonen mit der MRT nicht mehr bestätigt werden (Kellner et al. 1991). Insoweit ist die Anwendung von strukturellen bildgebenden Verfahren bei der Zwangserkrankung ein Beispiel dafür, daß ursprüngliche Befunde mit neueren, besseren technischen Möglichkeiten nicht mehr repliziert werden können.

Methodische Probleme und inkonsistente Befunde

Vergleichbare Phänomene ergaben sich auch für strukturelle Befunde bei der Schizophrenie, insbesondere dann, wenn die Unterschiede zwischen den Gruppen klein waren und ein großer Überlappungsbereich zu der Normalbevölkerung bestand. In einem Literaturüberblick (Van Horn

u. McManus 1992) wird angemerkt, daß sogar das Publikationsjahr der Untersuchung signifikant negativ mit der berichteten Effektgröße der jeweiligen Studie korreliert. Dies legt den Gedanken nahe, daß methodische Aspekte einen nicht unerheblichen Beitrag zu diesen Inkonsistenzen leisten.

Dennoch hat die Entwicklung moderner tomographischer Untersuchungen das Interesse der psychiatrischen Forschung an strukturellen bildgebenden Verfahren grundlegend erneuert. Mit diesen neuen Methoden gelang es, strukturelle Veränderungen in Beziehung zu psychopathologischen Variablen, neuropsychologischen Leistungsparametern sowie zu genetischen Aspekten verschiedener psychiatrischer Störungen zu setzen.

3 Funktionelle Bildgebung

Die Einführung von Untersuchungstechniken unter Verwendung kurzlebiger Radionuklide trug entscheidend zur Entwicklung der funktionellen Bildgebung bei. Bei einem Radiotracer werden ein oder mehrere Atome durch ein radioaktives Isotop ersetzt und dadurch eine Markierung der Substanz erzielt. Je nach Auswahl der Tracersubstanz bindet diese dann entweder an Rezeptoren oder reichert sich durch andere spezifische neurochemische Prozesse im Gehirn an. Üblicherweise wird der Tracer in ein peripheres Blutgefäß injiziert und dann auf dem Blutwege in das Gehirn transportiert. Die Quantität und Verteilung der injizierten Radioaktivität kann anschließend durch unten näher beschriebene Methoden bestimmt und dann als Bild dargestellt werden.

Verwendung kurzlebiger Radionuklide

Obwohl die Anfänge der In-vivo-Bildgebung von Hirnstrukturen mit Radiotracern bereits bis etwa in die 50er Jahre zurückreichen, ergab sich der letzte Durchbruch dieser Technologie, als durch die Entwicklung von schnellen Computern eine ausreichende Rechenkapazität für aufwendigere Rekonstruktionsalgorithmen zur Verfügung stand.

Notwendigkeit großer Rechenkapazitäten

3.1 Positronenemissionstomographie

3.1.1 Technische Grundlagen

Die PET-Technologie verwendet instabile Positronenstrahler als Markierung für verschiedene chemische Verbindungen. Nachdem ein Positron von diesen Radionukliden ausgesendet wurde, setzt es noch über eine kurze Distanz seine Reise fort, kollidiert dann mit einem Elektron und verliert seine Energie. Die Kollision mit dem Elektron führt zu einer sog. Annihilationsreaktion, bei der 2 Photonen (γ-Strahlen) mit jeweils 511 keV Energie in entgegengesetzte Richtung (180°) ausgesendet werden. Da diese beiden γ-Photonen gleichzeitig emittiert werden, kann die Lokalisation des Positronenstrahlers im Rahmen einer Koinzidenzdetektion bestimmt werden. Das Signal wird durch Szintillationskristalle aufgenommen und anschließend digitalisiert. Durch mathematische Algorithmen wird aus der so gewonnenen Information ein Bild rekonstruiert.

Verwendung instabiler Positronenstrahler

Tabelle 1.
Häufig verwendete Positronenstrahler bei PET-Untersuchungen in der Psychiatrie

Radionuklide	Halbwertszeit in min
^{11}C	20,4
^{13}N	10,0
^{15}O	2,1
^{18}F	109,8
^{75}Br	99,0
^{76}Br	972,0

Positronenemitter sind in der Regel durch kurze Halbwertszeiten charakterisiert. Aus diesem Grunde bedarf es in der Regel eines Zyklotrons in unmittelbarer Nähe des PET-Scanners. Die kurzlebigen Isotope ^{15}O, ^{11}C und ^{13}N können zur Markierung von Molekülen ohne wesentliche Veränderung der ursprünglichen chemischen Struktur verwendet werden, da die entsprechenden nichtradioaktiven Elemente in den meisten biologischen Molekülen vorhanden sind. Die kurze Halbwertszeit gestattet zudem die Durchführung von Wiederholungsstudien und begrenzt die Strahlenbelastung für den Patienten. Andere verwendete Radioisotope, wie z.B. ^{18}F, ^{75}Br und ^{76}Br, sind durch längere Halbwertszeiten gekennzeichnet (s. Tabelle 1).

Positronenstrahler und entsprechende Aufnahmegeräte fanden bereits in den 50er Jahren bei Untersuchungen von Hirntumoren Anwendung. Eine der ersten Kameras, die eine Anordnung von Ringdetektoren verwendete, wurde im Brookhaven National Laboratory in New York entwickelt (Robertson et al. 1973). Die PET-Technologie wurde in den letzten Jahren fortlaufend weiterentwickelt und gestattet in Abhängigkeit von Tracer und Gerät eine räumliche Auflösung von bis zu etwa 4 mm. Die theoretische Begrenzung der Auflösung der PET ist abhängig von der Distanz, über die sich das Positron nach seinem Zerfall noch weiterbewegt, bis das Annihilationsereignis eintritt. Dieses Streckenstück beträgt etwa 2 mm beim Isotop ^{11}C.

Grundlegende Untersuchungsstrategien

Gegenwärtig gibt es 2 grundlegende Untersuchungsstrategien, die bei der funktionellen Bildgebung zur Anwendung kommen. Zum einen besteht die Möglichkeit, den Blutfluß oder den zerebralen Metabolismus zu messen. Zum anderen kann auch ein Radiotracer mit einer definierten Spezifität für ein bestimmtes Transmittersystem eingesetzt werden. Die spezielle Bindungsstelle des Radiotracers kann dabei ein Rezeptor, ein Transporter, ein Neurotransmitter oder auch eine Vorläufersubstanz eines Transmitters sein. Die PET kann bei der letztgenannten Methode dazu verwendet werden, die In-vivo-Verteilungsdichte oder Affinität von prä- oder postsynaptischen Neurorezeptoren darzustellen.

Untersuchung des Glukosestoffwechsels

^{18}F-Fluordeoxyglukose (^{18}F-FDG) ist der Tracer der Wahl zur Untersuchung des Energiemetabolismus im Sinne der regionalen zerebralen metabolischen Rate von Glukose (rCMRglc). Für diese Methode konnte eine hohe intraindividuelle Stabilität bei wiederholten Messungen demonstriert werden (Bartlett et al. 1991a). Die ^{18}F-FDG wird durch den gleichen Transporter wie unmarkierte Glukose bidirektional über die Blut-

Hirn-Schranke transportiert. Auch der erste Stoffwechselschritt, die 6-Phosphorylierung, teilt ^{18}F-FDG mit Glukose. An diesem Punkt (FDG-6-Phosphat) endet jedoch der Metabolismus von ^{18}F-FDG und unterscheidet sich dadurch von dem der Glukose.

Nach 35 min ist der größte Anteil der Radioaktivität als Deoxyglukose-6-Phosphat in die Zelle eingeschlossen und bleibt etwa für 30 min in dieser Form konstant bestehen. Während dieser Zeit erfolgen die tomographischen Aufnahmen, um die Verteilung des Positronemitters im Gehirn zu bestimmen. Unter Verwendung von mathematischen Modellen, die u.a. die Konzentration von ^{18}F-FDG im Plasma und andere Korrekturfaktoren berücksichtigen, können bildliche Darstellungen der metabolischen Aktivität erstellt werden (Sokoloff et al. 1977; Huang et al. 1980).

Bei der Bewertung dieser Daten ist zu berücksichtigen, daß ein bestimmter Wert des regionalen Glukosemetabolismus nicht direkt einen bestimmten funktionalen Zustand der betroffenen Neurone impliziert. Metabolische Messungen mittels ^{18}F-FDG repräsentieren primär die metabolische Aktivität in den mitochondrienreichen Nervenendigungen. Da die Neuronen bzw. die durch sie freigesetzten Neurotransmitter sowohl eine exzitatorische als auch eine inhibitorische Funktion ausüben können, sind metabolische Aktivitäten einer bestimmten Region durchaus auch mit einer möglicherweise insgesamt verringerten Informationsverarbeitung in Verbindung zu bringen.

^{15}O-H$_2$O ist der gegenwärtige Tracer der Wahl zur Messung des regionalen zerebralen Blutflusses (rCBF) mit PET. Da die Halbwertszeit von ^{15}O deutlich kürzer ist als die Halbwertszeit von ^{18}F, können auch Wiederholungsuntersuchungen zur Darstellung von kognitiven Aktivierungen oder kurzfristigen pharmakologischen Einflußgrößen durchgeführt werden. Demgegenüber erweist sich ^{18}F aufgrund der längeren Halbwertszeit eher geeignet für die Darstellung von relativ stabilen mentalen Zuständen und längerfristigen klinisch-pharmakologischen Interventionen.

Untersuchung des Blutflusses

Neben der Erfassung des Hirnmetabolismus werden PET und SPECT insbesondere bei der Untersuchung der Pharmakologie von Neurorezeptoren eingesetzt. Die Methoden gestatten auch die Untersuchung der Interaktion von verschiedenen Neurotransmittersystemen. Viele Radioliganden mit Spezifität für bestimmte Rezeptortypen wurden in den letzten Jahren entwickelt. PET-Liganden für Rezeptoren zeichnen sich u.a. durch folgende Charakteristika aus: Modellierung des kinetischen Verhaltens des Tracers, Reversibilität der Bindung, Selektivität, Anteil an nichtspezifischer Bindung sowie metabolische Stabilität.

Untersuchung von Neurotransmittersystemen

Bildgebende Verfahren zur Untersuchung von Neurorezeptoren konzentrierten sich initial insbesondere auf das dopaminerge Transmittersystem. Die verfügbaren Liganden gestatteten in den vergangenen Jahren die Untersuchung einer Vielzahl von Aspekten dieses Systems. Einer der ersten verwendbaren Liganden für die Untersuchung des D$_2$-dopaminergen Rezeptorsystems war ^{11}C-N-Methylspiperon (NMSP) (Wagner et al. 1983). Dieser Ligand bindet vorzugsweise an D$_2$-Rezeptoren, besitzt aber auch eine hohe Affinität für serotonerge 5-HT$_2$-Rezeptoren. Für die Un-

Verschiedene Radioliganden – dopaminerges System

tersuchung von D_2-Rezeptoren wurden außerdem auch ^{76}Br-Bromospiperon (Maziere et al. 1985) und ^{11}C-Racloprid (Farde et al. 1985) sowie ^{18}F-N-Methylspiperon (NMSP) verwendet.

Zur Darstellung des Dopamintransporters wurden ^{11}C-Nomifensin (Aquilonius et al. 1987), ^{11}C-WIN 35,428 (Bennett et al. 1995), ^{11}C-Kokain (Volkow et al. 1992; Bennett et al. 1995) sowie ^{11}C-Methylphenidat (Volkow et al. 1995) und ^{11}C-β-CIT (Farde et al. 1994) erfolgreich eingesetzt. Die Konzentration und Verteilung des Dopamin-metabolisierenden Enzyms Monoaminoxidase B konnte mit den ^{11}C-markierten irreversiblen Enzyminhibitoren ^{11}C-Clorgyline und ^{11}C-L-Deprenyl (Bench et al. 1991) bestimmt werden. Die Messung präsynaptischer dopaminerger Funktionen gelang mit dem Radiotracer ^{18}F-Fluorodopa (Leenders et al. 1986; Kuwabara et al. 1993).

– serotonerges System

Auch andere Neurotransmittersysteme und -rezeptoren sind Gegenstand von PET-Untersuchungen gewesen. Zur Darstellung von 5-HT$_2$-Rezeptoren eignen sich die Radiotracer ^{11}C-Setoperon (Blin et al. 1990) und ^{11}C-Altanserin (Sadzot et al. 1995). Die meisten der bisher verwendeten Tracer im serotonergen System besaßen eine nur niedrige Affinität und Selektivität, was ihren Nutzen einschränkte. Neuere serotonerge Radiotracer wie ^{11}C-MDL 100907 (Lundkvist et al. 1996) könnten hier in Zukunft zu einer Verbesserung führen. Für die Untersuchungen des 5-HT$_{1A}$-Rezeptors stellen Liganden wie z.B. WAY-100635 weitere vielversprechende Ansätze dar (Pike et al. 1996). Zur Darstellung der Funktion präsynaptischer serotonerger Nervenendigungen wurde ^{11}C-5-Hydroxytryptophan als Radiotracer eingesetzt (Agren et al. 1991). Eine quantitative Untersuchung von Benzodiazepinrezeptoren war unter Verwendung des Benzodiazepinantagonisten ^{11}C-Flumazenil möglich (Frey et al. 1991).

– Benzodiazepinrezeptoren

Untersuchung des Einflusses pharmakologischer und neuropsychologischer Effekte

Mit der funktionellen Bildgebung wurde unter anderem der Einfluß von Pharmaka und von neuropsychologischen Aufgabenstellungen auf metabolische und neurochemische Prozesse des Gehirns untersucht. Die dynamische Antwort auf diese Einflußnahme konnte durch Messung der regionalen Metabolismusrate oder auch des regionalen Blutflusses bestimmt werden. Darüber hinaus war auch die Untersuchung der veränderten Rezeptorbesetzung durch endogene Liganden möglich (Schlösser et al. 1996).

Kartierung kognitiver Funktionen

Mittels verschiedener neuropsychologischer Aufgabenstellungen konnte eine zerebrale Kartierung kognitiver Funktionen bei normalen Probanden und unterschiedlichen Patientenpopulationen erstellt werden. Ein typisches experimentelles Design für eine ^{15}O-H$_2$O-Untersuchung zur Messung des regionalen Blutflusses bestand dabei aus einer Reihe von alternierenden Epochen von Baseline und Aktivierung. Durch die Mittelung aller jeweils während der Aktivierungs- und der Baselinebedingung akquirierten Scans und eines nachfolgenden t-Tests für jedes einzelne Volumenelement (Voxel) wurde eine statistische Kartierung der regionalen Aktivierung erstellt. Hierzu wurden die t-Werte farbkodiert und dem entsprechenden anatomischen Bild (MRT oder CT) überlagert.

Ein erweiterter Ansatz bezog die erwartete Response über die Zeit des Experiments als Referenzfunktion ein. Die beobachteten Aktivierungen in jedem Voxel über die Zeit wurden nun mit der vorhergesagten Responsefunktion korreliert und das Ausmaß dieser Korrelation als statistische Kartierung dargestellt. Moderne statistische Ansätze, wie Statistical Parametric Mapping (SPM), kombinieren eine statistische Wertung von Signalstärke und Ausdehnung der Aktivierungsareale in Verbindung mit geeigneten Verfahren zur Korrektur für Mehrfachvergleiche (Friston et al. 1991, 1996). Ausführliche Übersichtsdarstellungen zu methodischen Aspekten und Ergebnissen von Aktivierungsuntersuchungen mit PET und fMRI liegen von Roland (1993) und Frackowiak et al. (1997) vor.

3.1.2 Untersuchung von Metabolismus und Blutfluß

In diesem Abschnitt sowie in Abschn. 3.1.3 werden einige repräsentative Befunde, die mit PET-Untersuchungstechniken erhoben werden konnten, beschrieben. Bei der Darstellung wird dabei zwischen sog. Baselineuntersuchungen und Untersuchungen unter Verwendung einer besonderen pharmakologischen oder neuropsychologischen Einflußgröße unterschieden.

Bei metabolischen PET-Untersuchungen wurden kognitive Aufgabenstellungen oftmals verwendet, um einen stabilen mentalen Zustand während der Untersuchung zu gewährleisten (Buchsbaum et al. 1992a). Durch diesen Ansatz sollten natürliche Fluktuationen der Aufmerksamkeit oder des allgemeinen mentalen Status kontrolliert werden. Die gestellten Aufgaben erfüllten damit mehr die Funktion einer Normalisierung als einer spezifischen Aktivierung kognitiver Funktionen. Sie standen daher in der Regel nicht in Beziehung zu einer definierten Kontrollbedingung innerhalb des gleichen Experiments. Deshalb werden diese Untersuchungen im Folgenden trotz der verwendeten Aufgabenstellung gleichfalls den Baselineuntersuchungen zugeordnet. Der Begriff Baseline wird daher hier nicht synonym mit Ruhezustand verwendet.

Aufmerksamkeitskontrolle durch Verwendung kognitiver Aufgaben

Schizophrenie

Bei schizophrenen Patienten existiert eine Vielzahl von PET-Studien mit Ergebnissen zur metabolischen Aktivität oder Perfusion im frontalen Kortex. Die beschriebenen Befunde waren aber teilweise inkonsistent. Während ein hypofrontales Muster durch eine Reihe von Untersuchungen beschrieben wurde (z.B. Williamson 1987; Andreasen 1988; Buchsbaum et al. 1992a), konnten andere Gruppen diese Ergebnisse nicht replizieren (Gur u. Gur 1995). Allerdings unterschieden sich diese Untersuchungen z.T. beträchtlich hinsichtlich ihres Designs, der ausgewählten Stichprobe, des Medikamentenstatus und der Definition auszuwertender Hirnareale voneinander. Diese Heterogenität stellt eine grundsätzliche Schwierigkeit beim Vergleich von derartigen Untersuchungen dar.

Baselineuntersuchungen

- inkonsistente Ergebnisse

Insgesamt ist es aber unwahrscheinlich, daß eine medikamentöse Therapie allein den ausschlaggebenden Grund für ein hypofrontales Aktivierungsmuster darstellt, da PET-Untersuchungen gezeigt haben, daß unbehandelte bzw. noch nie behandelte Patienten ebenfalls eine reduzierte Aktivität im präfrontalen Kortex aufweisen (Andreasen et al. 1997).

- hypofrontaler Glukosemetabolismus

Hypofrontalität scheint zudem eher ein Merkmal von chronisch kranken Patienten und von Patienten mit überwiegender Negativsymptomatik zu sein (Volkow et al. 1987). Weitere Erkenntnisse über metabolische Veränderungen im Rahmen psychotischer Zustandsbilder ergaben sich aus der Anwendung von pharmakologischen Modellsubstanzen, die weiter unten diskutiert werden soll.

- Veränderungen metabolischer Gesamtmuster

Von Andreasen et al. (1997) wurde in einer Untersuchung von nicht neuroleptikabehandelten Patienten ein herabgesetzter rCBF sowohl im präfrontalen Kortex (lateral, orbital, medial) als auch in inferioren temporalen und parietalen kortikalen Arealen beschrieben. Dieser Befund gab Anlaß zur Überlegung, daß die neuronale Basis für die Schizophrenie ein weitverzweigtes dysfunktionales Netzwerk sein könnte.

Weiter wurde aus diesen und vergleichbaren Befunden geschlossen, daß eine Analyse funktioneller Konnektivität gegenüber einer lediglich isolierten Analyse der regionalen Veränderungen des rCBF und der rCMRglc deutliche Vorteile besitzt. Es setzte sich zunehmend die Ansicht durch, daß nicht so sehr lokal begrenzte Veränderungen, sondern eher eine Abweichung der metabolischen Gesamtmuster das pathophysiologische Korrelat von psychiatrischen Erkrankungen darstellt. So konnte gezeigt werden, daß verschiedene Subsyndrome der Schizophrenie, wie psychomotorische Verlangsamung, Desorganisation und Realitätsverzerrung, anhand von charakteristischen metabolischen Mustern unterschieden werden können (Liddle et al. 1992).

Neuropsychologische Effekte

Wie bereits oben diskutiert, wurden in Untersuchungen unter neuropsychologischen Aufgabenstellungen definierte Aktivierungsstadien mit Baselinebedingungen innerhalb eines Experiments verglichen. Es wurde dann davon ausgegangen, daß die Differenz zwischen den beiden Bedingungen in einer spezifischen kognitiven Hirnleistung besteht. Beispiele für diese definierten Hirnleistungen stellen Wortfindungsvermögen oder Arbeitsgedächtnisfunktionen dar (Friston 1992). Es konnte gezeigt werden, daß schizophrene Patienten in einer Wortfindungsaufgabe (verbal fluency) u. a. im linken präfrontalen Kortex eine vergleichbare Aktivierung aufweisen wie gesunde Kontrollprobanden. Bei den Patienten trat jedoch nicht das bei gesunden Probanden zu beobachtende Muster eines verminderten Blutflusses im linken superioren temporalen Kortex auf. Die Autoren dieser Untersuchung interpretierten den Befund dahingehend, daß es sich hier um den Ausdruck einer Störung der funktionalen Konnektivität zwischen dem frontalen und dem temporalen Kortex handelt (Frith et al. 1995).

- Untersuchung von akustischen Halluzinationen

Neben verschiedenen neuropsychologischen Aktivierungsparadigmen konnten auch Aktivierungsmuster, die mit spontan auftretenden psychopathologischen Symptomen in Verbindung stehen, mit der PET untersucht werden. Unter Verwendung eines entsprechenden Studiendesigns war bei schizophrenen Patienten mit aktuell vorhandenen akustischen Halluzinationen eine Aktivierung von subkortikalen Nuklei, limbischen

Strukturen (insbesondere des Hippocampus) und paralimbischen Regionen sowie eine Aktivierung des orbitofrontalen Kortex darstellbar. Basierend auf diesen Befunden wurde spekuliert, daß akustische Halluzinationen u.a. in tiefer gelegenen Hirnstrukturen generiert oder zumindest moduliert werden. Hingegen könnte die individuell unterschiedliche Aktivierung von neokortikalen Regionen den speziellen inhaltlichen Aspekt der Halluzinationen bestimmen (Silberstweig et al. 1995).

Die Untersuchung von Veränderungen des zerebralen Metabolismus unter dem Einfluß verschiedener Neuroleptika hat zu teilweise inkonsistenten Befunden geführt. Dies könnte durch Unterschiede in der medikamentösen Vorbehandlung oder durch andere Heterogenitätsfaktoren der untersuchten Patientenpopulationen bedingt sein. Häufig repliziert wurde der Befund einer erhöhten striatalen metabolischen Aktivität während der Behandlung mit typischen Neuroleptika, wie z.B. Haloperidol (Volkow et al. 1986; Bartlett et al. 1991b; Holcomb et al. 1996).

Pharmakologische Interventionen: Therapieeffekte

Eine Erhöhung der metabolischen Aktivität in den Basalganglien wurde auch nach subchronischer Behandlung mit dem atypischen Neuroleptikum Clozapin gezeigt (Buchsbaum et al. 1992b). Auf der anderen Seite wurde eine verminderte neokortikale, frontal betonte Minderaktivität nach Haloperidolbehandlung berichtet (Bartlett et al. 1991b; Holcomb et al. 1996). In einem direkten Vergleich von Patienten, die entweder mit Fluphenazinhydrochlorid oder mit Clozapin behandelt wurden, zeigten beide Gruppen übereinstimmend einen verminderten absoluten kortikalen Glukosemetabolismus. Beide Medikamente reduzierten die rCMRglc im superioren präfrontalen Kortex und erhöhten die rCMRglc im limbischen Kortex. Fluphenazin erhöhte gleichzeitig die rCMRglc subkortikal und in den lateralen Temporallappen, während Clozapin die Aktivität im inferioren präfrontalen Kortex verminderte (Cohen et al. 1997).

– typische und atypische Neuroleptika

Diese Ergebnisse legen nahe, daß typische und atypische Neuroleptika z.T. in den gleichen Hirnstrukturen ihre Wirkansätze entfalten. So scheint die Erhöhung des subkortikalen Metabolismus insbesondere in den Basalganglien und verschiedene Ausprägungen eines reduzierten neokortikalen, vorwiegend frontalen Metabolismus ein gemeinsames Merkmal der verschiedenen Substanzklassen zu sein. Hinsichtlich der Behandlungsresponse wurde gezeigt, daß eine Erhöhung des Metabolismus im rechten Putamen und eine Verminderung im Nucleus caudatus mit einer klinischen Verbesserung nach der Behandlung mit Neuroleptika in Beziehung steht (Buchsbaum et al. 1987). Bei klinischen Respondern auf Haloperidol-Medikation wurde ein verminderter striataler Metabolismus vor Beginn der Behandlung gefunden (Buchsbaum et al. 1992c), gleiches gilt auch für Patienten, die erfolgreich mit Clozapin therapiert wurden (Buchsbaum et al. 1992b).

Nach einem akuten Haloperidol-Challenge zeigte sich bei schizophrenen Neuroleptika-Respondern im Vergleich zu den Nonrespondern eine signifikante Abnahme des absoluten Glukosemetabolismus in kortikalen Arealen, Thalamus und Zerebellum. Dieses Ergebnis läßt die Verwendung von pharmakologischen Challenge-Paradigmen zur Vorhersage einer Therapieresponse geeignet erscheinen (Bartlett et al. 1998).

Pharmakologische Interventionen: Akute Challenges

– Haloperidol

- *NMDA-Antagonisten*

Die Verwendung pharmakologischer Modellsubstanzen stellt einen innovativen methodischen Ansatz zur Untersuchung von Hirnmetabolismus und Blutfluß im Rahmen der Schizophrenie und verwandter psychotischer Krankheitsbilder dar. Es ist bekannt, daß Phencyclidin (PCP) und andere N-Methyl-D-Aspartat-(NMDA-)Antagonisten bei gesunden Probanden Symptome hervorrufen können, die der Negativ- und der Positivsymptomatik der Schizophrenie ähneln. Das PCP-Analogon Ketamin führte zu einer leichtgradigen psychotischen Symptomatik bei gesunden Probanden, die in einer ^{18}F-FDG-PET-Untersuchung von einer fokalen Zunahme der metabolischen Aktivität im präfrontalen Kortex begleitet war (Breier et al. 1997a).

Bei schizophrenen Patienten ergab sich nach Applikation von Ketamin eine Aktivierung psychotischer Symptome, die mit Veränderungen des rCBF in einer ^{15}O-H$_2$O-PET-Untersuchung einherging (Lahti et al. 1995).

Abbildung 1 zeigt die Ergebnisse von ^{15}O-H$_2$O-PET-Scans 10 schizophrener Patienten vor und 6 min nach einer Bolusgabe von Ketamin. Signifikant veränderte Areale sind farbkodiert und anatomischen MRT-Bildern überlagert. Die statistische parametrische Darstellung der Resultate zeigt einen verminderten rCBF im visuellen Kortex, Zerebellum und linken Temporallappen (*A* und *B*). Zunahmen des rCBF fanden sich im vorderen Cingulum sowie im rechten und medialen frontalen Kortex (*C* und *D*). Diese Ergebnisse unterstützen die Hypothese, daß der frontale Kortex und limbische Strukturen bei NMDA-Rezeptor-vermittelten psychoti-

Abb. 1.
Transversale und sagittale Darstellung der Areale eines signifikant veränderten regionalen Blutflusses im ^{15}O-H$_2$O-PET bei 10 schizophrenen Patienten vor und 6 min nach einer Bolusgabe von Ketamin. (Daten teilweise basierend auf Lahti et al. 1995)

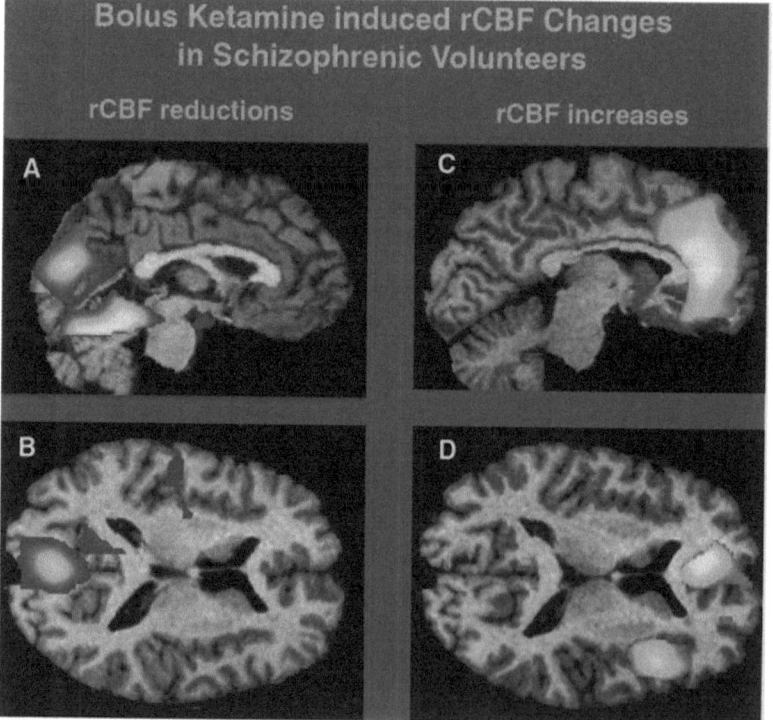

schen Zuständen beteiligt sind (Daten mit freundlicher Genehmigung von A.C. Lahti und H.H. Holcomb; teilweise basierend auf Lathi et al. 1995).

Bei gesunden Probanden wurden mittels ^{18}F-FDG-PET die Effekte des Halluzinogens Psilocybin, eines 5-HT$_2$- und 5-HT$_1$-Agonisten, auf den regionalen Glukosemetabolismus untersucht. Die farbkodierten statistischen Ergebnisse der ^{18}F-FDG-PET-Untersuchung sind in Abb. 2 dargestellt. Gezeigt ist der Glukosemetabolismus unter Baselinebedingungen *(links)* und nach Psilocybin-Challenge *(rechts)*. Die orale Psilocybingabe führte zu einer globalen Zunahme der rCMRglc mit der deutlichsten Ausprägung im medialen frontalen *(FRM)*, lateralen frontalen *(FRL)* und medialen temporalen Kortex *(TEMPORAL)* sowie im anterioren Cingulum *(CGA)*. Subkortikale Strukturen wie Nucleus caudatus, Putamen und Thalamus zeigten eine geringere Stimulation der rCMRglc als kortikale Regionen.

– *Halluzinogene*

Die Ergebnisse dieser Untersuchung demonstrierten, daß eine exzessive 5-HT-Rezeptor-Aktivierung zu einem hyperfrontalen metabolischen Muster führte, das sich von der Hypofrontalität, wie sie bei schizophrenen Patienten beschrieben wurde, unterschied. Die Ausprägung der psychotischen Symptome, die von den gesunden Probanden unter Psilocybin erlebt wurden, standen dabei in Beziehung zu den ermittelten metabolischen Veränderungen (Vollenweider et al. 1997).

Die beiden zuletzt zitierten Studien zu Ketamin und Psilocybin geben einen Beleg dafür, daß akute psychotische Zustandsbilder eher mit vorübergehenden hyperfrontalen metabolischen Mustern in Verbindung stehen. Dagegen wurde bei chronisch schizophrenen Patienten eher ein hypofrontales Muster beschrieben.

Abb. 2. ^{18}F-FDG-PET-Aufnahmen unter Baselinebedingungen *(links)* und nach Psilocybin-Challenge *(rechts)*. (Nach Vollenweider et al. 1997)

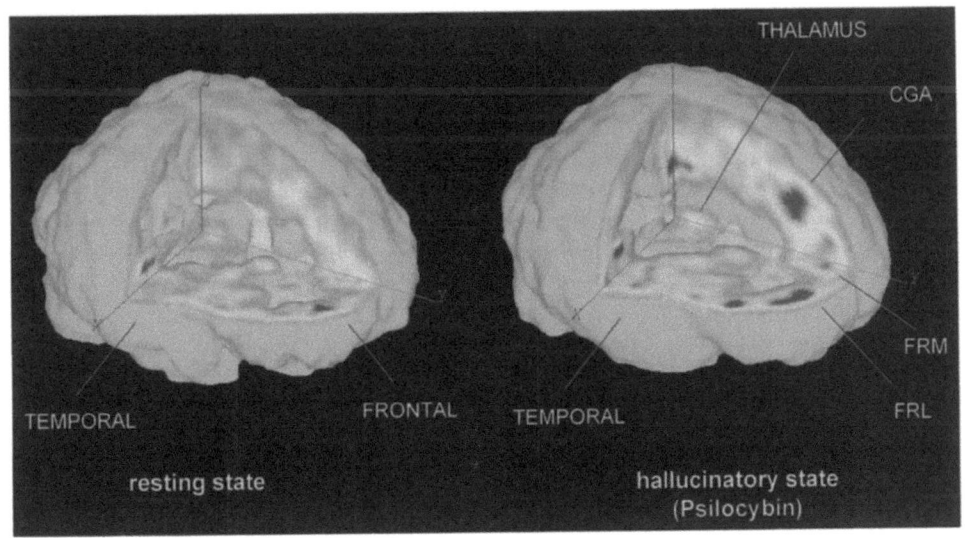

Kombinierte pharmakologische und neuropsychologische Intervention

Der modulatorische Einfluß von dopaminergen, serotonergen oder cholinergen pharmakologischen Substanzen auf die kognitive Hirnaktivierung wurde in einer Serie von Studien erfaßt. Wesentliche Erkenntnisse konnten auch aus Arbeiten gewonnen werden, bei denen pharmakologische und neuropsychologische Interventionen kombiniert wurden. So wurde der Effekt des cholinerg-muskarinischen Antagonisten Scopolamin auf den regionalen zerebralen Blutfluß während der Ausführung einer Gedächtnisaufgabe mit ^{15}O-H$_2$O-PET bei gesunden Probanden untersucht. Dabei konnte nach Applikation von Scopolamin eine weitverteilte Abschwächung der Aktivierungen beidseits im präfrontalen Kortex sowie in der Region des vorderen Cingulums festgestellt werden (Grasby et al. 1995).

Der Effekt der Gabe des Dopaminagonisten Apomorphin in Verbindung mit einer Wortfindungsaufgabe wurde bei unbehandelten schizophrenen Patienten im ^{15}O-H$_2$O-PET untersucht. Ohne pharmakologische Einflußnahme wurde eine relative Verminderung der Aktivierung des vorderen Cingulums bei schizophrenen Patienten im Vergleich zu gesunden Kontrollpersonen beobachtet. Nach Gabe des Dopaminagonisten Apomorphin wurde in der Patientengruppe hingegen eine Zunahme der Aktivierung des vorderen Cingulums registriert, die deutlicher ausgeprägt war, als die von gesunden Probanden (Dolan et al. 1995). Diese Ergebnisse geben Hinweise auf eine dopaminerge Dysregulation im Bereich des vorderen Cingulums bei der Schizophrenie.

Affektive Störungen

Baselineuntersuchungen

Baselineuntersuchungen bei affektiven Störungen mittels ^{18}F-FDG- oder ^{15}O-H$_2$O-PET zeigten eine Reduktion des rCMRglc oder des rCBF im inferioren und superioren frontalen sowie im temporalen und auch parietalen Kortex (Baxter et al. 1989; Hurwitz et al. 1990; Martinot et al. 1990; Bench et al. 1992; Drevets et al. 1992). Insbesondere häufen sich Hinweise für die Beteiligung des anterioren Cingulums bei depressiver Symptomatik. So wurde ein verminderter Blutfluß im vorderen Cingulum von depressiven Patienten im Vergleich zu gesunden Kontrollpersonen beschrieben (Bench et al. 1993). Mayberg et al. (1997) wiesen bei depressiven Patienten nach, daß die rCMRglc im anterioren Gyrus cinguli bei Behandlungsrespondern und Non-Respondern auf eine antidepressive Therapie unterschiedlich ist: So fand sich bei Non-Respondern ein Hypometabolismus, während sich Responder charakteristischerweise durch einen Hypermetabolismus auszeichneten. Abbildung 3 zeigt die entsprechende farbkodierte Darstellung der Unterschiede im Glukosemetabolismus des rostralen Gyrus cinguli bei Respondern (*links*) und Non-Respondern (*rechts*).

In einer anderen Studie mit bipolaren und unipolaren depressiven Patienten mit positiver Familienanamnese wurde ein verminderter rCBF im präfrontalen Kortex ventral zum Genu corpus callosum identifiziert. Allerdings war diese Aktivitätsminderung teilweise durch eine Reduktion des kortikalen Volumens erklärbar, die in parallel durchgeführten MRT-Untersuchungen nachgewiesen wurde (Drevets et al. 1997).

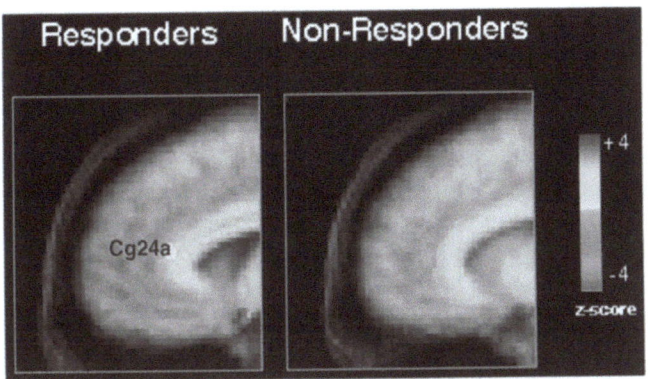

Abb. 3.
^{18}F-FDG-PET: Statistische Darstellung der Unterschiede im Glukosemetabolismus des rostralen Gyrus cinguli (Brodmann Area 24a) bei depressiven Patienten mit Response (*links*) bzw. Non-Response (*rechts*) auf eine antidepressive Therapie. (Nach Mayberg et al. 1997)

Nach Applikation von Fenfluramin, einem Serotoninfreisetzer und -wiederaufnahmeinhibitor, nahm in einer ^{18}F-FDG-Studie bei gesunden Probanden die rCMRglc signifikant insbesondere im linken präfrontalen und temporoparietalen Kortex zu, während sich eine Abnahme der rCMRglc u.a. im rechten präfrontalen Kortex fand. Depressive Patienten hingegen zeigten nach Applikation von Fenfluramin keine signifikanten Änderungen und glichen damit dem Reaktionsmuster von gesunden Probanden ohne pharmakologischen Challenge (Mann et al. 1996). Dieses Ergebnis unterstützt die Hypothese einer verminderten serotonergen Transmission bei der Depression.

Pharmakologische Interventionen: Akute Challenges

Durch Induktion einer traurigen Stimmungslage konnten Zunahmen des rCBF im inferioren orbitofrontalen Kortex bei gesunden Probanden festgestellt werden (Pardo et al. 1993). Bei einer anderen Untersuchung wurden gleiche Resultate sowohl bei Induktion einer depressiven wie auch einer gehobenen Stimmungslage beschrieben (Baker et al. 1997). Insgesamt kann davon ausgegangen werden, daß funktionale neuronale Netzwerke höherer Ordnung, die für die Verarbeitung emotionaler Informationen verantwortlich sind, vor allem im anterioren Cingulum und in den inferioren frontalen Gyri organisiert sind (George et al. 1993). Sowohl unter gehobener als auch unter depressiver Stimmungslage waren die Aktivierungen während einer Wortfindungsaufgabe in Regionen des linken präfrontalen und prämotorischen Kortex sowie des Cingulums und des Thalamus abgeschwächt, was mit einer reduzierten kognitiven Leistungsfähigkeit korrelierte (Baker et al. 1997). Dies legt nahe, daß die kognitive Leistungsfähigkeit vom vorherrschenden Stimmungszustand abhängt. Klinisch könnte sich dies in der häufig veränderten kognitiven Wahrnehmung während depressiver Zustandsbilder abbilden. Insgesamt liefern die Befunde bei gesunden Probanden wertvolle Informationen über die anatomischen und funktionellen Grundlagen emotionaler Stimuli. Die hier zitierten Untersuchungen stellen zugleich auch eine Basis für weitere wissenschaftliche Arbeiten in dieser Richtung dar.

Neuropsychologische Effekte

Auch die Effekte von Antidepressiva auf den zerebralen Stoffwechsel wurden mit der PET erfaßt. Nach einer 10wöchigen Behandlung mit dem selektiven Serotoninrückaufnahmehemmer (SSRI) Sertralin fand sich eine relative Erhöhung der Aktivität im mittleren frontalen Gyrus. Diese Re-

– Behandlungseffekte von Antidepressiva

gion wies bei unbehandelten depressiven Patienten eine verminderte Aktivität im Vergleich zu temporalen und einigen okzipitalen Arealen auf. Andere Regionen, die sich zwischen Kontrollpersonen und depressiven Patienten unterschieden (u.a. medialer Frontallappen, Cingulum und Thalamus), zeigten eine Normalisierung des Metabolismus nach einer Sertralinbehandlung (Buchsbaum et al. 1997). Diese Ergebnisse belegen, daß eine antidepressive Therapie zu einer Normalisierung eines zuvor im Rahmen einer Depression verminderten Hirnmetabolismus führen kann.

Angst- und Zwangserkrankungen

Baselineuntersuchungen und pharmakologische Interventionen bei generalisierter Angststörung

Bei Patienten mit einer generalisierten Angststörung konnte unter einer aktiven Aufmerksamkeitsaufgabe gezeigt werden, daß eine Behandlung mit Benzodiazepinen mit einer generellen Verringerung der absoluten Metabolismusrate in kortikalen Regionen, im limbischen System und in den Basalganglien einhergeht (Wu et al. 1991). Das vor Benzodiazepingabe vorhandene Verteilungsmuster der rCMRglc fand sich nach der Therapie jedoch nicht normalisiert. Dies kann als Hinweis dafür gewertet werden, daß Benzodiazepine – obwohl klinisch effektiv – nicht zu einer vollständigen Normalisierung eines pathologisch veränderten Hirnmetabolismus führen.

Effekte bei Zwangserkrankungen

Die Arbeitsgruppe von Baxter et al. (1987) hat ausführliche Untersuchungen zu metabolischen Veränderungen bei Zwangserkrankungen vor und nach einer erfolgten Therapie durchgeführt. In zwei Studien fanden die Autoren bei unbehandelten Zwangserkrankungen einen signifikant höheren Glukosemetabolismus in den zerebralen Hemisphären, den Caudatusköpfen und den orbitalen Gyri im Vergleich zu gesunden Kontrollpersonen. Sowohl nach medikamentöser Therapie als auch nach Verhaltenstherapie konnte bei den Therapierespondern eine reduzierte rCMRgcl im Kopf des Nucleus caudatus im Vergleich zur ipsilateralen Hemisphäre nachgewiesen werden (Baxter et al. 1992). In einer anderen Untersuchung fanden sich bei Zwangspatienten im Verleich zu gesunden Kontrollpersonen signifikant erhöhte rCMRglc-Werte im Cingulum, Thalamus und Putamen-Pallidum-Komplex. Die Verbesserung der Zwangssymptomatik unter einem SSRI ging mit einer signifikanten Verminderung der rCMRglc im Gyrus cinguli einher (Perani et al. 1995). Diese Befunde legen nahe, daß Zwangserkrankungen mit einer Hyperaktivität definierter neuronaler Netzwerke einhergehen. Erfolgreiche Behandlungsansätze können einen modulatorischen und normalisierenden Einfluß auf diese Regelkreise haben.

Symptomprovokationsparadigmen – Phobien

Bei der Untersuchung von Angststörungen wurde auch mit verschiedenen Symptomprovokationsparadigmen gearbeitet. Während initiale Untersuchungen bei Patienten mit einfacher Phobie keine Beziehung zwischen der induzierten Angstsymptomatik und den gemessenen Veränderungen im rCBF erkennen ließen (Mountz et al. 1989), lieferten jedoch nachfolgende Studien eindeutige Hinweise für Veränderungen des rCBF im Rahmen einer Angstsymptomatik: So fanden sich bei Patienten mit einfacher Phobie unter Induktion von phobischen Symptomen signifikante Zunahmen des rCBF im Bereich des vorderen Cingulums, der Insula, des anterioren temporalen, somatosensorischen und orbitofrontalen Kortex sowie des Thalamus im Vergleich zum angstfreien Kontrollzustand (Rauch et al. 1995). Diese Befunde deuten auf die Beteiligung paralimbischer Strukturen bei einfachen Phobien hin.

Der Amygdala kommt offenbar eine Schlüsselfunktion bei der Verarbeitung von emotionalen, angstbesetzten Informationen zu. So geht die visuelle Verarbeitung von Gesichtern mit angstvollem Ausdruck bei gesunden Probanden mit einer signifikanten Aktivierung in dieser Region einher (George et al. 1993).

Bei posttraumatischer Belastungsstörung wurde eine Zunahme des rCBF im Vergleich zu symptomfreien Kontrollbedingungen im Bereich des rechten limbischen und paralimbischen Systems sowie in visuellen Arealen während traumatischer Erlebnisinhalte beschrieben (Rauch et al. 1996).

– posttraumatische Belastungsstörung

Demenz

Auch die Alzheimer-Demenz und die mit ihr verbundenen neuropsychologischen Defizite wurden intensiv mit PET untersucht. Bildgebende Untersuchungen zum Hirnmetabolismus zeigten bei der Alzheimer-Demenz in konsistenter Weise eine Reduktion des neokortikalen Metabolismus, insbesondere im Bereich des präfrontalen, temporalen und parietalen Assoziationskortex (Frackowiak 1989; Smith et al. 1992). Abgesehen von Frühstadien waren in der Regel beide Hemisphären betroffen, dabei waren aber z. T. deutliche Asymmetrien zu erkennen. Der Schweregrad der Demenz korrelierte hauptsächlich mit der Reduktion der temporoparietalen rCMRglc (Herholz 1995).

Baselineuntersuchungen

Das typische Muster des Glukosemetabolismus bei der vaskulären Demenz bestand dagegen aus verstreuten fokalen kortikalen und subkortikalen hypometabolischen Arealen (Mielke et al. 1996). Genauso wie mit strukturellen bildgebenden Untersuchungen bleibt jedoch auch bei den funktionellen Ansätzen eine Restunsicherheit bei dem Versuch, Alzheimer-Demenz, vaskuläre Demenz und andere Nicht-Alzheimer-Demenzen differentialdiagnostisch voneinander abzugrenzen (Tedeschi et al. 1995; Brooks 1996).

Die neurochemischen Effekte, die im Rahmen einer Therapie mit dem Cholinesteraseinhibitor Tacrin auftraten, wurden mittels PET untersucht. Dabei wurde eine Zunahme der rCMRglc nach einer 3monatigen Behandlung mit Tacrin nachgewiesen (Nordberg et al. 1992).

Pharmakologische Interventionen

Die Modulation cholinerger Transmittersysteme führt bei Patienten mit Alzheimer-Krankheit zu Veränderungen von Gedächtnisleistungen, einschließlich der Funktion des Arbeitsgedächtnisses. Der kurz wirksame Cholinesteraseinhibitor Physostigmin verbesserte die Effizienz bei der Ausführung einer Arbeitsgedächtnisaufgabe, was mit einer gleichzeitigen Verminderung des rCBF im rechten mittleren frontalen Gyrus einherging. Diese Region wird mit Leistungen des Arbeitsgedächtnisses in Ver-

Kombinierte pharmakologische und neuropsychologische Interventionen

bindung gebracht. Die Autoren interpretierten ihr Ergebnis dahingehend, daß eine Stimulation cholinerger Funktionen zu einer Verbesserung der Verarbeitungseffizienz innerhalb des Arbeitsgedächtnis führt und sich auf diesem Wege die erforderliche Anstrengung verringert, was eine Reduktion des rCBF der involvierten Hirnareale nach sich zieht (Furey et al. 1997).

3.1.3 Untersuchung von spezifischen Neurotransmittersystemen

Pharmakologische Bindungsstudien

Rezeptorbindungsprofil von Psychopharmaka – typische Neuroleptika

Wie bereits erwähnt, wurden PET-Untersuchungen zur Bestimmung des Rezeptorbindungsprofils von Neuroleptika durchgeführt. Diese Untersuchungen bestimmen das Ausmaß der Verdrängung des jeweiligen Radioliganden durch die applizierten Pharmaka. Auf diesem Wege konnte nachgewiesen werden, daß bei Gabe mittlerer Dosen eines typischen Neuroleptikums, z.B. 2–6 mg Haloperidol, bereits eine 65–89%ige D_2-Rezeptor-Besetzung im Putamen resultiert (Farde et al. 1989). Dieses Ergebnis lieferte ein Argument gegen eine Hochdosisstrategie, da auch bei einer Dosissteigerung über den angegebenen Dosisbereich hinaus keine wesentlich höhere Rezeptorbesetzung mehr zu erwarten ist.

– atypische Neuroleptika

Das atypische Neuroleptikum Clozapin führte in PET-Studien zu einer deutlich geringeren D_2-Rezeptor-Besetzung als typische Neuroleptika (Farde et al. 1992). Dagegen ließ sich bereits unter relativ niedrigen Clozapindosen (125–200 mg täglich) eine mehr als 80%ige $5-HT_2$-Rezeptor-Besetzung nachweisen. Dieser Befund unterstützt die Vorstellung, daß der $5-HT_2$-Antagonismus entscheidend zum atypischen Wirkprofil von Clozapin beiträgt (Nordström et al. 1993). Eine relativ hohe $5-HT_2$-Rezeptor-Besetzung wurde auch für andere atypische Neuroleptika beschrieben und scheint ein Charakteristikum des atypischen Wirkprofils zu sein. So konnte etwa in einer PET-Untersuchung mit dem $5-HT_2$-Liganden ^{18}F-Setoperon an gesunden Probanden gezeigt werden, daß das atypische Neuroleptikum Ziprasidone eine hohe Potenz zur Blockade von $5-HT_2$-Rezeptoren hat (Fischman et al. 1996). Gesunde Probanden zeigten 7 h nach einmaliger Olanzapingabe eine D_2-Rezeptor-Besetzung von 59–63%, die $5-HT_2$-Rezeptor-Besetzung betrug nach 9,5 h 74–92% (Nyberg et al. 1997).

Es ist davon auszugehen, daß die präklinische und klinische Evaluation von pharmakokinetischen und pharmakodynamischen Eigenschaften neuer Substanzen in Zukunft eines der wesentlichen Anwendungsgebiete für PET-Untersuchungen in der Psychiatrie sein wird.

Schizophrenie

Nachdem D_2-Rezeptor-Liganden für PET-Untersuchungen zur Verfügung standen, richtete sich ein großer Teil der wissenschaftlichen Aufmerksamkeit auf die Frage nach spezifischen Unterschieden hinsichtlich der Rezeptordichte (B_{max}) und -affinität (K_D) bei Patienten mit verschiedenen neuropsychiatrischen Störungen. Anfängliche Untersuchungen bei unbehandelten schizophrenen Patienten zeigten inkonsistente Befunde. Wong und Mitarbeiter an der Johns-Hopkins-University in Baltimore berichteten wiederholt über eine Zunahme der Dichte (B_{max}) von D_2-Rezeptoren bei unbehandelten schizophrenen Patienten im Vergleich zu gesunden Kontrollpersonen (Wong et al. 1986c; Tune et al. 1993).

Rezeptordichte (B_{max}) und -affinität (K_D)

Diese Befunde konnten jedoch durch die Arbeitsgruppe um Farde et al. (1987) am Karolinska-Institut in Stockholm, aber auch durch andere Arbeitsgruppen, nicht repliziert werden. Die ursprüngliche Begeisterung über einen spezifischen Befund erfuhr somit eine deutliche Abschwächung. Später wurde eine Vielzahl von Erklärungen für die divergenten Ergebnisse diskutiert (Andreasen et al. 1988).

Inkonsistente Befunde

So verwendete die Karolinska-Gruppe in ihren ursprünglichen Untersuchungen als Radioliganden für den D_2-Rezeptor ^{11}C-Raclopid, ein hochspezifisches substituiertes Benzamid, während die Arbeitsgruppe in Baltimore ^{11}C-N-Methylspiperon einsetzte. Einer der wesentlichen Unterschiede zwischen beiden Liganden war nun, daß endogenes Dopamin mit ^{11}C-Raclopid um die Bindung am postsynaptischen D_2-Rezeptor konkurriert (Wong et al. 1986a, b; Seeman et al. 1989). Im Gegensatz dazu ist ^{11}C-N-Methylspiperon weniger sensitiv gegenüber dem Einfluß von endogenem Dopamin (L.T. Young et al. 1991; Volkow et al. 1994).

Unterschiedliche Liganden

Ein weiterer Gesichtspunkt ergab sich aus In-vitro-Daten, die darauf hinwiesen, daß sich ^{11}C-N-Methylspiperon gegenüber ^{11}C-Raclopid durch eine höhere Affinität für D_4-dopaminerge Rezeptoren auszeichnet. In Post-mortem-Untersuchungen wurde in Gehirnen von schizophrenen Patienten eine Erhöhung der D_4-Rezeptordichte gefunden (Seeman et al. 1993). Dies könnte zumindest teilweise die divergierenden Ergebnisse der PET-Studien erklären.

Allerdings waren die beschriebenen Unterschiede hinsichtlich der Rezeptordichte zwischen schizophrenen Patienten und gesunden Kontrollpersonen selbst in einer Untersuchung, die den gleichen Radiotracer wie die ursprüngliche Studie von Wong et al. (1986c) verwendete, nämlich ^{11}C-N-Methylspiperon, nicht replizierbar (Nordström et al. 1995). Auch bei der Bestimmung der D_2-Dopaminrezeptordichte mit den Liganden ^{76}Br-Bromospiperon (Maziere et al. 1985) oder ^{76}Br-Bromolisurid (Martinot et al. 1991) konnten keine quantitativen Veränderungen der striatalen D_2-Rezeptordichte bei schizophrenen Patienten gefunden werden.

Die Bemühungen, Veränderungen der Rezeptordichte bei schizophrenen Patienten aufzudecken, führten dazu, daß andere bedeutende Fragestellungen zunächst vernachlässigt wurden: Die Rezeptordichte ist nur eine Komponente im Rahmen neurochemischer Regulationsprozesse. Variationen

Neurochemische Regulationsprozesse

von B_{max} und K_D treten wahrscheinlich sowohl bei Gesunden als auch bei Patienten auf und spiegeln die physiologische Kapazität von neurochemischen Prozessen zur Anpassung an interne und externe Stimuli wider. So sagen diese Parameter mehr über den allgemeinen adaptiven Status des Systems als über spezifische pathophysiologische Veränderungen aus.

Interindividuelle Variabilität

In einer PET-Untersuchung mit ^{11}C-Racloprid konnten statistisch signifikante interindividuelle Unterschiede von B_{max}, aber nicht von K_D bei gesunden Probanden gefunden werden (Farde et al. 1995). Dieser Befund unterstreicht die Vorstellung von der interindividuellen Variabilität im dopaminergen Tonus.

Stabilität von Bindungsparametern über die Zeit

Andere Untersuchungen belegen die kurz- und auch die langfristige individuelle Stabilität von D_2-Rezeptor-Bindungseigenschaften mit Hilfe einer ^{11}C-Racloprid-PET (Volkow et al. 1993; Schlösser et al. 1998a). Diese relative Stabilität ist jedoch durch Alterseffekte eingeschränkt, die für eine Vielzahl von prä- und postsynaptischen Bindungsstellen sowie für Wiederaufnahmestellen nachgewiesen wurden (Wang et al. 1996).

Amphetamin-Challenge

Es konnte in konsistenter Weise gezeigt werden, daß die ^{11}C-Racloprid-PET ausreichende Sensitivität besitzt, um Veränderungen von endogenem Dopamin nach einer pharmakologischen Beeinflussung zu untersuchen. So wurde nachgewiesen, daß Amphetamin das Bindungspotential von ^{11}C-Racloprid verringert, was durch die Freisetzung von endogenem Dopamin erklärt werden kann.

In einer klinischen Studie unter Verwendung dieses Aktivierungsparadigmas zeigten Patienten mit Schizophrenie eine signifikant größere amphetamininduzierte Reduktion der spezifischen Bindung von ^{11}C-Racloprid im Striatum als gesunde Kontrollpersonen (Breier et al. 1997b). Der Befund bei Patienten bestätigte das Ergebnis einer SPECT-Untersuchung mit ^{123}I-Iodobenzamid (IBZM), die mit einem vergleichbaren Challenge-Paradigma durchgeführt wurde (Laruelle et al. 1996).

Diese Daten stellten die erste direkte In-vivo-Bestätigung der Hypothese einer erhöhten amphetamininduzierten synaptischen Dopaminkonzentration bei schizophrenen Patienten dar. Sie legten ferner nahe, daß eine dopaminerge Hyperresponsivität bei schizophrenen Patienten im Vergleich zu gesunden Kontrollpersonen besteht.

Interaktion verschiedener Neurotransmittersysteme

Nach über einer Dekade von PET-Untersuchungen mit spezifischen Radiotracern für Neurotransmittersysteme wurde in den letzten Jahren auch den Interaktionen dieser Systeme zunehmende Aufmerksamkeit gewidmet. Eine Reihe dieser Untersuchungen wurde zunächst an Primaten durchgeführt (Dewey et al. 1992, 1993). Bei gesunden männlichen Probanden wurde eine signifikante Abnahme der spezifischen Bindung von ^{11}C-Racloprid im Striatum nach akuter Gabe von Fenfluramin, einem Serotoninfreisetzer und -rückaufnahmehemmer, gefunden. Dieser Befund bestätigte die Hypothese, daß Serotonin das dopaminerge System stimulieren und die intrasynaptische Dopaminkonzentration erhöhen kann (Smith et al. 1997).

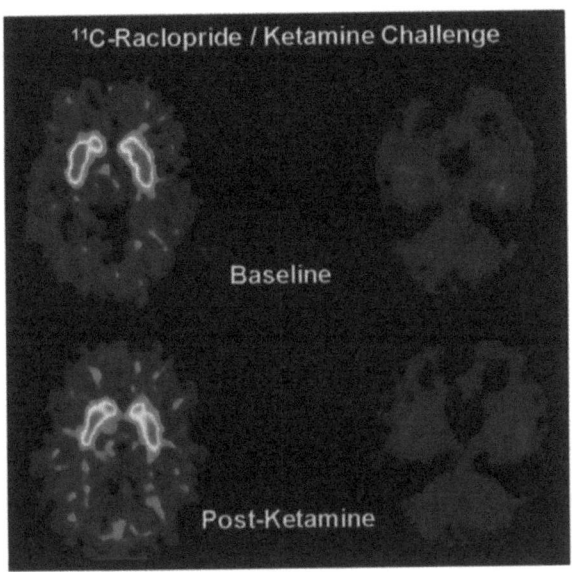

Abb. 4.
¹¹C-Racloprid-PET-Aufnahmen eines gesunden Probanden vor (*oben*) und nach (*unten*) Gabe von Ketamin i.v. (Nach Smith et al. 1998)

Ketamin-Challenge

In analoger Weise wurde die glutamaterg-dopaminerge Achse unter akuter Gabe des NMDA-Antagonisten Ketamin untersucht. Abbildung 4 zeigt repräsentative ¹¹C-Racloprid-PET-Aufnahmen eines gesunden Probanden vor *(links)* und nach *(rechts)* akuter Gabe von Ketamin. Erkennbar ist die Abnahme der ¹¹C-Racloprid-Bindung in den Basalganglien beidseits als Folge einer Zunahme der Freisetzung von endogenem Dopamin (Smith et al. 1998).

Dieser Befund steht möglicherweise in Beziehung zu den psychotomimetischen Eigenschaften von Ketamin, die durch vorübergehende Änderungen im dopaminergen System vermittelt sein können. Zukünftige Studiendesigns werden diese Paradigmen auf Patientenuntersuchungen ausweiten und auch die Untersuchung von Neurotransmitterinteraktionen bei verschiedenen Erkrankungen und Behandlungsformen zulassen.

Untersuchung des D_1-Rezeptors

Neben den Untersuchungen von D_2-Rezeptorveränderungen bei Schizophrenie, die teilweise zu kontroversen Diskussionen geführt haben, wurden auch andere Rezeptoren mit spezifischen Radiotracer-Bindungsstudien betrachtet. In einer Untersuchung mit dem D_1-Rezeptor-Liganden ¹¹C-Sch 23390 konnten im Striatum keine Bindungsunterschiede zwischen schizophrenen Patienten und gesunden Kontrollprobanden gefunden werden. Dagegen war jedoch im präfrontalen Kortex die Bindung des Radioliganden an D_1-Rezeptoren bei schizophrenen Patienten im Vergleich zu Kontrollpersonen vermindert. Diese Reduktion stand in Beziehung zum Schweregrad der vorhandenen Negativsymptomatik und zu einer verminderten Leistung im *Wisconsin Card Sorting Test*, der einen Indikator für Defizite in frontalen und funktionell damit verbundenen Hirnregionen darstellt. Die Autoren dieser Untersuchung interpretierten ihre Befunde dahingehend, daß eine Dysfunktion des D_1-Rezeptor-Systems im präfrontalen Kortex zur Herausbildung von Negativsymptomatik und kognitiven Defiziten bei schizophrenen Patienten beiträgt (Okubo et al. 1997).

Untersuchung präsynaptischer dopaminerger Funktionen

Ein anderer Focus der Schizophrenieforschung war auf präsynaptische dopaminerge Funktionen gerichtet. Erste Untersuchungen mit ^{18}F-Fluorodopa erbrachten den Nachweis einer höheren striatalen Fluorodopaeinflußkonstanten (K_i) im Nucleus caudatus bei Patienten mit Schizophrenie im Vergleich zu gesunden Kontrollpersonen (Hietala et al. 1995). In einer neueren Untersuchung konnten hingegen keine Unterschiede zwischen schizophrenen Patienten und Kontrollpersonen hinsichtlich des K_i-Wertes gefunden werden (Dao-Castellana et al. 1997). Allerdings fand sich in der zuletzt erwähnten Studie bei schizophrenen Patienten eine höhere Variabilität der ^{18}F-Fluorodopa-Uptake-Werte, was auf heterogene Zustandsformen präsynaptischer dopaminerger Funktionen bei der Schizophrenie hinweisen könnte.

Affektive Störungen

Die PET-Ergebnisse zu Neurotransmitterveränderungen bei affektiven Störungen sind weniger konsistent als in der Schizophrenieforschung. Dies kann teilweise durch das Fehlen von geeigneten Radiotracern für die hier interessierenden Neurotransmittersysteme erklärt werden. Für 5-HT$_2$-Rezeptoren wurden u.a. ^{11}C-N-Methylspiperon, ^{18}F-Setoperon oder ^{18}F-Altanserin verwendet, wobei die Qualität dieser Untersuchungen jedoch teilweise durch die geringe Spezifität der Liganden eingeschränkt war. In einer Untersuchung mit ^{18}F-Altanserin wurde bei einer Gruppe von depressiven Patienten eine signifikant verringerte Aufnahme des Tracers insbesondere im posterolateralen orbitofrontalen Kortex und der vorderen Inselregion rechts festgestellt. Allerdings war keine Korrelation zwischen dem Schweregrad der depressiven Symptomatik und der Traceraufnahme zu erkennen (Biver et al. 1997).

5-HT$_2$-Rezeptoren

Präsynaptische Funktionen

Bezüglich des präsynaptischen Metabolismus konnte bei Patienten mit unipolarer Depression eine verminderte Aufnahme von ^{11}C-5-Hydroxytryptophan und ^{11}C-L-Dopa durch die Blut-Hirn-Schranke festgestellt werden. Die Verwertung von ^{11}C-5-Hydroxytryptophan, nicht aber die von ^{11}C-L-Dopa, war bei depressiven Patienten darüber hinaus in den unteren Regionen des medialen präfrontalen Kortex mit linksseitiger Betonung erhöht. Die Autoren gehen davon aus, daß dieser Befund eine erhöhte Serotoninsynthese in diesem Areal widerspiegelt. Ferner wird von möglichen lokalen Kompensationsmechanismen im Rahmen eines allgemeinen serotonergen Hypometabolismus ausgegangen (Agren u. Reibring 1994).

Demenz

Verminderte Anzahl von nikotinischen azetylcholinergen Rezeptoren

Patienten mit Alzheimer-Demenz wiesen in PET-Untersuchungen mit dem Radiotracer ^{11}C-Nikotin eine verminderte Anzahl von nikotinischen azetylcholinergen Rezeptoren auf (Nordberg et al. 1990). Dieser Befund bestätigte frühere Beobachtungen bei Hirnuntersuchungen post mortem. Bezüglich des dopaminergen Systems konnte eine signifikante Korrelation zwischen einer im *Mini-Mental-Status-Test* ermittelten kognitiven Leistungsfähigkeit und den Uptake-Werten (K_i) von ^{18}F-Fluorodopa beschrieben werden. Das zuletzt genannte Ergebnis deutet darauf hin, daß eine zunehmende Schwere der Alzheimer-Demenz mit einer gleichfalls an Intensität zunehmenden Störung des dopaminergen Metabolismus einhergeht (Itoh et al. 1994).

Zur Klärung der Frage, ob die regional spezifischen Abnahmen des Hirnmetabolismus bei der Alzheimer-Demenz durch einen lokalen Verlust an Neuronen oder aber durch eine Abnahme synaptischer Aktivität bedingt werden, wurde die Akkumulation von ^{11}C-Methionin in Proteinstrukturen in vivo untersucht. Es fand sich dabei keine signifikante Verminderung der Anreicherung von ^{11}C-Methionin im Bereich temporoparietaler und frontaler Kortizes. In dem gleichen Kollektiv konnte mit Hilfe eines ^{18}F-FDG-PET eine 45%ige Abnahme des temporoparietalen Glukosemetabolismus nachgewiesen werden. Dies läßt vermuten, daß eine Abnahme synaptischer Aktivität bedeutender ist als der Verlust an Neuronen.

In einer Studie konnte nachgewiesen werden, daß die Behandlung mit dem Cholinesteraseinhibitor Tacrin die Aufnahme von ^{11}C-Nikotin ins Gewebe erhöhte, was als Ausdruck einer Wiederherstellung der nikotinischen cholinergen Rezeptorfunktionen nach einer Therapie mit Cholinesteraseinhibitoren gewertet wurde. Der Befund war begleitet von einer Zunahme der rCMRglc sowie einer Besserung in neuropsychologischen Performance-Parametern (Nordberg et al. 1992, 1997).

Effekte pharmakotherapeutischer Interventionen

Zusammenfassend lassen die Befunde aus spezifischen Neurotransmitterstudien den Schluß zu, daß unterschiedliche funktionelle Systeme im Verlauf der Alzheimer-Demenz betroffen sein können. Die Resultate deuten ferner darauf hin, daß durch eine spezifische pharmakotherapeutische Intervention eine partielle Wiederherstellung der cholinergen Transmission und des Hirnmetabolismus möglich sein könnte.

3.2 Single-Photon-Emissions-Computertomographie

3.2.1 Technische Grundlagen

Die SPECT basiert auf der Verwendung von protonenreichen Radionukliden, die in der Lage sind, ein Elektron einzufangen und ein Proton in ein Neutron umzuwandeln. Der entstehende Tochterkern zerfällt weiter und produziert ein einzelnes γ-Photon. Die γ-Strahlung der üblicherweise verwendeten Isotopen ^{99m}Tc und ^{123}I besitzt ausreichend Energie, um den Körper zu passieren.

Aussendung von einzelnen γ-Photonen

Durch die Positionierung eines Kollimators zwischen der Strahlenquelle und den Szintillationsdetektoren wird erreicht, daß nur Photonen mit parallelen Trajektorien die Detektoren erreichen. Diese Detektoren sind entweder in Form mehrerer um den Patienten rotierender Detektorköpfe angeordnet oder direkt in einen Ringdetektor integriert. Durch die Erfassung vieler verschiedener Trajektorien kann die ursprüngliche Verteilung des Radiotracers mittels geeigneter mathematischer Algorithmen rekonstruiert werden. Viele frühere Untersuchungen verwendeten radio-

Messung der Strahlung

aktives ^{133}Xe als Radiotracer, das durch intraarterielle Injektion oder Inhalation appliziert wurde. Die Erfassung des Radiotracers erfolgte dann mit feststehenden Strahlungsdetektoren. Die räumliche Auflösung dieser Methode war jedoch relativ schlecht, und tiefere Hirnregionen können nicht erfaßt werden. Eine wesentliche Verbesserung der technischen Möglichkeiten ergab sich dann durch die Entwicklung von rotierenden γ-Kameras. Gegenwärtig verfügbare SPECT-Scanner gestatten eine Auflösung von etwa 6–8 mm.

Vorteile der SPECT

Die Vorteile der SPECT bestehen vor allem darin, daß für diese Technik kein Zyklotron vor Ort benötigt wird, womit die Kosten der Einrichtung und Erhaltung eines Zyklotrons sowie der angeschlossenen Radiochemie entfallen. SPECT-Kameras sind daher heute in klinischen Einrichtungen weiter verbreitet als PET-Systeme. Die Tracer besitzen eine relativ lange Halbwertszeit und können entweder vom Ort ihrer Synthese zur SPECT-Kamera geliefert werden, wie z.B. bei ^{123}I, oder am Ort der SPECT-Kamera synthetisiert werden, wie dies für ^{99m}Tc der Fall ist.

Problem der Quantifizierung

Obwohl sowohl die räumliche Auflösung als auch die Sensitivität der Kamerasysteme zunehmend verbessert wurden, bleibt die absolute Quantifizierung mit SPECT weiterhin ein Problem. Die Sensitivität der Methode wird durch verschiedene Faktoren eingeschränkt. SPECT-Photonen besitzen eine niedrigere Energie (80–160 keV) als die bei der PET (511 keV) auftretenden Photonen und sind daher in stärkerem Maße Abschwächungsprozessen unterworfen; eine große Anzahl von Photonen wird außerdem durch den Kollimator eliminiert. Da lediglich ein einzelnes Photon emittiert wird, kann das Prinzip der Koinzidenzdetektion, wie es bei der PET verwendet wird, hier nicht zugrunde gelegt werden, wodurch eine Einschränkung der räumlichen Auflösung resultiert. Auch die Probleme von Streuungs- und Schwächungskorrektur sind bislang nur teilweise gelöst und müssen in diesem Zusammenhang erwähnt werden.

Verwendete Radiotracer

Einer der am meisten verwendeten Radioliganden für SPECT-Untersuchungen des regionalen zerebralen Blutflusses und der präsynaptischen metabolischen Aktivität ist ^{99m}Tc-Hexamethylpropilenaminooxim (HMPAO). Der Tracer wird rasch über die Blut-Hirn-Schranke aufgenommen und, nachdem er in einen hydrophilen Metaboliten transformiert wurde, intrazellulär eingelagert. In dieser Form bleibt der Tracer über mehrere Stunden stabil in der Zelle, so daß der eigentliche Scanningprozeß auch mehrere Stunden nach der Injektion stattfinden kann.

Spezifische Tracer für verschiedene Neurotransmittersysteme

Es existieren eine Reihe von spezifischen SPECT-Tracern für verschiedene Neurotransmittersysteme. Zu erwähnen sind hier etwa Tracer für prä- und postsynaptische Stellen von Transmitteraktivitäten. Zu den wichtigsten Liganden gehören ^{123}I-IBZM für D_2- und D_3-Rezeptoren, ^{123}I-Iomazenil für den Benzodiazepinrezeptor sowie ^{123}I-β-CIT für die Serotonin-, Dopamin- und Noradrenalintransporter (Bartenstein u. Koepp 1995; Schlösser u. Schlegel 1995, Schlösser et al. 1997). Andere verwendete Liganden für den D_2-Rezeptor sind ^{123}I-IBF und ^{123}I-Epideprid. Da ^{123}I-Epideprid eine wesentlich höhere Affinität für striatale D_2-Rezeptoren besitzt als ^{123}I-IBZM (Kornhuber et al. 1995), schließt dies die Verwendung von ^{123}I-Epideprid für Verdrängungs- und Challenge-Studien, bei denen eine Kompetition zwischen Ligand und endogenem Transmitter gewünscht ist, weitgehend aus. Die höhere Affinität macht den Liganden jedoch für Untersuchungen von extrastriatalen D_2-Rezeptoren geeignet (Kuikka et al. 1997).

Da eine absolute Quantifizierung bislang nur begrenzt möglich war, wurden semiquantitative Meßmethoden entwickelt, die für viele Fragestellungen ausreichend waren.

Quantifizierung von SPECT-Messungen

Der Ratio-Ansatz vergleicht die Speicherung des Radiotracers in einer rezeptorreichen Zielregion mit dem Uptake des Tracers in einer Referenzregion, die idealerweise keine oder eine zu vernachlässigende Anzahl der betreffenden Rezeptoren enthält. Im Fall von ^{123}I-IBZM dient das Striatum als Zielregion, während das Zerebellum oder spezifische kortikale Regionen als Referenzregion herangezogen werden. Die Ratio der Speicherung im Striatum versus der Speicherung im Zerebellum ist ein geeigneter Parameter, um die Besetzung der D_2-Rezeptoren zu ermitteln. Die Rezeptorbesetzung durch ein Pharmakon bezieht sich auf die Veränderung dieser Ratio vor und nach der Applikation der pharmakologischen Substanz.

– Ratio-Ansatz

Eine kontinuierliche Infusionsmethode, bei der der Radiotracer über eine Perfusionseinrichtung mit konstanter Einflußrate appliziert wird, wurde erfolgreich zur Aufrechterhaltung stabiler Level von striatalen und okzipitalen Aktivitäten eingeführt (Laruelle et al. 1994). Die Vorteile der kontinuierlichen Infusionsmethode liegen v. a. in der geringeren Variabilität des kortikalen Uptakes im Rahmen von Veränderungen des Blutflusses.

3.2.2 Untersuchung des Blutflusses

Eine Reihe von Fragestellungen wurde mit den Methoden der PET und der SPECT in vergleichbarer Weise zu beantworten versucht. Um Redundanzen zu vermeiden, werden wir im wesentlichen die Resultate behandeln, die nicht bereits vorher im Abschnitt zur PET-Untersuchungstechnik erwähnt wurden.

Schizophrenie

Die ^{133}Xe-Methode ermöglichte trotz der oben beschriebenen technischen Begrenzungen fundamentale Beobachtungen hinsichtlich der kortikalen Aktivierung während normaler und pathologisch veränderter Hirnfunktionszustände. Auf dieser Methodik beruhte die bedeutende Entdeckung von Ingvar u. Franzen (1974), daß der relative frontale kortikale Blutfluß im Sinne einer Hypofrontalität bei schizophrenen Patienten vermindert ist. Mit diesem Verfahren wurde später beschrieben, daß schizophrene Patienten, die bei der Ausführung des *Wisconsin Card Sorting Test* schlechtere Leistungen zeigten, im Bereich des dorsolateralen präfrontalen Kortex nur in einem geringeren Ausmaße aktivierten

Hypofrontalität

Wisconsin Card Sorting Test

Tower-of-London-Aufgabe

als eine Vergleichsgruppe von gesunden Probanden (Weinberger et al. 1986). Vergleichbare Ergebnisse einer fehlenden Aktivierung bei schizophrenen Patienten in frontalen Hirnarealen konnten später auch im Rahmen einer SPECT-Untersuchung mit der „Tower-of-London-Aufgabe" demonstriert werden (Andreasen et al. 1992). Die Aufgabenstellungen in den beiden zuletzt genannten Untersuchungen setzen die Leistungsfähigkeit des Arbeitsgedächtnisses voraus, und die Resultate stimmen daher mit den bei schizophrenen Patienten beschriebenen Defiziten in dieser kognitiven Domäne überein.

Zusammenhang zwischen psychopathologischen Merkmalen und regionalen Hirnperfusionsmustern

In einer ^{99m}Tc-HMPAO-SPECT-Untersuchung bei bislang unbehandelten Patienten mit akuter Schizophrenie konnten in Abhängigkeit von der vorherrschenden Psychopathologie sowohl Hyperperfusions- als auch Hypoperfusionsmuster beschrieben werden. Die Scores auf einer Ratingskala für formale Denkstörungen und Größenideen waren positiv mit bifrontalen und bitemporalen Parametern des rCBF korreliert. Die Scores der Items für Wahn, Halluzinationen und Mißtrauen zeigten eine negative Korrelation mit dem rCBF im frontalen und linkstemporalen Kortex sowie im Cingulum und linken Thalamus. Stereotype Gedankengänge waren negativ mit dem linksfrontalen, linkstemporalen und linksparietalen rCBF korreliert (Sabri et al. 1997).

Affektive Störungen

Korrelation von depressiver Symptomatik und regionalen Uptake-Parametern

Durch Untersuchungen mit ^{99m}Tc-HMPAO-SPECT wurde die Annahme einer verminderten metabolischen Aktivität im frontalen, temporalen und parietalen Kortex bei Depressionen unterstützt. Dabei war der Schweregrad der depressiven Symptomatik negativ mit den regionalen Uptake-Parametern korreliert (Schlegel 1989a). Obwohl die Unterschiede in der Datenakquisition und Auswertung teilweise einen direkten Vergleich erschweren, stimmen insgesamt die Ergebnisse aus ^{99m}Tc-HMPAO-SPECT-Untersuchungen mit den Resultaten aus PET-Studien überein.

Angststörungen

SPECT wurde bereits erfolgreich zur Untersuchung der Veränderungen von Blutflußmustern bei verschiedenen Angststörungen eingesetzt. Die Resultate bestätigen und ergänzen die Ergebnisse, die bereits oben für PET-Untersuchungen dargestellt wurden.

Panikstörung

Unter Verwendung der ^{133}Xe-Inhalationsmethode konnte gezeigt werden, daß Patienten mit Panikstörung im Anschluß an eine durch Laktatinfusion induzierte Panikattacke entweder eine geringfügige Zunahme oder eine Abnahme des hemisphärischen Blutflusses aufweisen. Dagegen führte die Laktatinfusion sowohl bei Kontrollprobanden als auch bei Patienten, die unter der Infusion von Laktat keine Panikattacke erlitten hatten, zu einer deutlichen Erhöhung des hemisphärischen Blutflusses (Stewart et al. 1988).

Auch bei Zwangserkrankungen zeigten sich hyperfrontale metabolische Muster mit ^{99m}Tc-HMPAO-SPECT. Nach einer Behandlung mit dem SSRI Fluoxetin fand sich eine Reversibilität des auffälligen frontalen Musters, wobei allerdings im Unterschied zu Ergebnissen aus PET-Studien die metabolische Rate in den Basalganglien unverändert blieb (Hoehn-Saric et al. 1991).

Zwangserkrankung

Demenz

Bei der Demenz vom Alzheimer-Typ zeigten ^{99m}Tc-HMPAO-SPECT-Untersuchungen sehr konsistent ein temporoparietales Perfusionsdefizit (Lang et al. 1990). Angaben zur Sensitivität und Spezifität verdeutlichten, daß die diskriminierende Eigenschaft der SPECT sich mit zunehmendem Schweregrad der Demenz verbessert. Die Alzheimer-Demenz konnte mit einer Spezifität von 90% anhand des SPECT-Perfusionsmusters diagnostiziert werden, wobei die Sensitivität des Verfahrens in Abhängigkeit vom Schweregrad der Erkrankung bei 42–79% lag (Claus et al. 1994). Moderne Mustererkennungsansätze, z. B. unter Verwendung von künstlichen neuronalen Netzwerken, scheinen bei der Erfassung des typischen Perfusionsmusters von Patienten mit Alzheimer-Demenz den klassischen statistischen Ansätzen überlegen zu sein (Page et al. 1996).

Temporoparietales Perfusionsdefizit bei Alzheimer-Demenz

Bedeutende Differentialdiagnosen zur Demenz vom Alzheimer-Typ stellen die vaskuläre Demenz und die sog. depressive Pseudodemenz dar. Das Muster temporoparietaler Hypoperfusion fand sich, wie beschrieben, bei den meisten SPECT-Scans von Patienten mit Alzheimer-Demenz, wurde aber auch bei anderen Demenzformen gefunden und kann damit nicht als spezifisch für die Alzheimer-Demenz (Masterman et al. 1997) angesehen werden. Patienten mit vaskulärer Demenz wiesen allerdings öfter einen höheren Uptake in vorderen parietalen Regionen auf als Patienten mit Alzheimer-Demenz.

Unterscheidung von Alzheimer-Krankheit und vaskulärer Demenz

Patienten mit einer besser ausgeprägten posterioren temporalen Perfusion und einer eher frontalen Reduktion des rCBF oder der rCMRglc sollen möglicherweise eher an einer depressiven Pseudodemenz als an einer Alzheimer-Demenz leiden (Curran et al. 1993). Es muß jedoch nochmals betont werden, daß SPECT und PET gegenwärtig nicht in der Lage sind, im Einzelfall eine zuverlässige Diagnose zu gewährleisten, da zuweilen ein beträchtlicher Überlappungsbereich zwischen den Gruppen besteht.

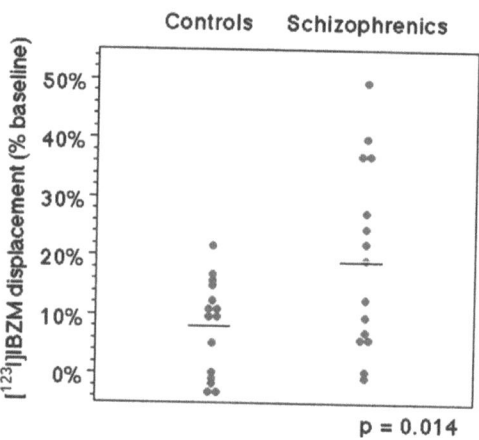

Abb. 5.
Relative Abnahme der ^{123}I-IBZM Bindung im Striatum in Prozent vom Ausgangswert bei schizophrenen Patienten und Kontrollpersonen nach akuter Amphetamingabe. Nach Laruelle et al. 1996; Copyright (1996) National Academy of Sciences, U.S.A.

3.2.3 Untersuchung von spezifischen Neurotransmittersystemen

Schizophrenie

Dopaminerge Responsivität

Analog zu D_2-Rezeptor-Liganden im PET konkurriert ^{123}I-IBZM mit endogenem Dopamin um die Bindung am postsynaptischen D_2-Rezeptor. Schizophrene Patienten wiesen nach akutem Challenge mit dem Dopaminfreisetzer Amphetamin eine signifikant stärkere Abnahme des ^{123}I-IBZM-Bindungspotentials im Vergleich zu einer Gruppe von gesunden Kontrollpersonen auf – ein Effekt, der auf die erhöhte Freisetzung endogenen Dopamins bei schizophrenen Patienten zurückzuführen ist. Dabei war der Befund mit psychotischer Positivsymptomatik assoziiert. Die graphische Darstellung dieses Ergebnisses ist in Abb. 5 wiedergegeben. Diese Resultate legen den Schluß nahe, daß bei der schizophrenen Patientengruppe eine erhöhte Sensitivität für die amphetamininduzierte Freisetzung von endogenem Dopamin besteht, was wiederum in Verbindung zu einer pathologisch veränderten Responsivität dopaminerger Neurone bei der Schizophrenie stehen könnte (Laruelle et al. 1996).

Benzodiazepinrezeptoren

Zentrale Benzodiazepinrezeptoren bei schizophrenen Patienten wurden mit Hilfe des Benzodiazepinrezeptorliganden ^{123}I-Iomazenil untersucht. Zwischen Patienten mit Schizophrenie oder schizophreniformer Störung und gesunden Kontrollpersonen fanden sich keine Gruppenunterschiede hinsichtlich der Benzodiazepinrezeptorbindung. Es zeigten sich jedoch signifikante Korrelationen zwischen der Schwere von schizophrenen Symptomen und der ^{123}I-Iomazenil-Bindung im limbischen Kortex: Die Positivsymptomatik war negativ mit der Benzodiazepinrezeptorbindung im linken medialen temporalen Kortex korreliert, wohingegen die Negativsymptomatik eine umgekehrte Beziehung zur Rezeptorbindung in medialen frontalen Arealen zeigte. Diese Resultate könnten darauf hindeuten, daß ein reduzierter inhibitorischer GABAerger Tonus zur Entstehung von schizophrener Symptomatik beiträgt (Busatto et al. 1997b).

Affektive Störungen

Bei depressiven Patienten wurde eine vermehrte Aufnahme des 5-HT$_2$-Antagonisten ^{123}I-Ketanserin im parietalen Kortex sowie eine Rechts-links-Asymmetrie zugunsten der rechten Seite in inferioren frontalen Arealen im Vergleich zu gesunden Kontrollpersonen demonstriert. Dieses Resultat impliziert, daß Veränderungen im 5-HT$_2$-Rezeptorsystem bei der Pathogenese der Depression eine Rolle spielen könnten (D'haenen et al. 1992).

5-HT$_2$-Rezeptoren

Angststörungen

Patienten mit einer Panikstörung zeigten einen geringeren ^{123}I-Iomazenil-Uptake im frontalen, okzipitalen und temporalen Kortex im Vergleich zu Patienten mit einer Epilepsie (Schlegel et al. 1994). Daneben fand sich in einer anderen Untersuchung von Patienten mit Panikstörung eine erhöhte Rechts-links-Relation der Aufnahme des Benzodiazepinrezeptorliganden im rechten mittleren und inferioren Gyrus frontalis (Kuikka et al. 1995).

Benzodiazepinrezeptoren

Die geschilderten Resultate basieren auf semiquantitativen Ansätzen zur Bestimmung des ^{123}I-Iomazenil-Uptakes. Daher könnten die Ergebnisse sowohl auf Veränderungen des regionalen Blutflusses als auch auf spezifische Benzodiazepinrezeptoreffekte zurückgeführt werden. In einer Untersuchung von Kaschka et al. (1995) fanden sich Hinweise auf blutflußbedingte Veränderungen der Radiotracerspeicherung. Es wurde postuliert, daß die Iomazenil-Uptake-Werte 10 min nach Tracerinjektion im wesentlichen blutflußbedingte Effekte darstellen, während die Werte nach 90 min spezifische Bindungseigenschaften des Liganden widerspiegeln. Die Ratio der Uptake-Werte nach 90 versus 10 min wurde daher als eine semiquantitative Korrekturgröße für die blutflußbedingte Traceraufnahme herangezogen. Auch nach Durchführung dieser Korrektur war bei Patienten mit Panikstörung noch eine Hypoaktivität im linken lateralen temporalen Kortex zu erkennen.

Einfluß des zerebralen Blutflusses auf die Tracerspeicherung

Demenz

Bei Patienten mit einer klinisch wahrscheinlichen Alzheimer-Krankheit leichteren Schweregrades konnte eine verminderte Bindung des muskarinischen Azetylcholinrezeptorliganden ^{123}I-4-Iododexetimid in temporalen und temporoparietalen kortikalen Arealen nachgewiesen werden (Claus et al. 1997). Dieser Befund könnte als Beleg für eine verminderte Azetylcholinrezeptordichte in den genannten Regionen bei der Alzheimer-Krankheit gewertet werden.

Verminderung muskarinischer Azetylcholinrezeptoren

Alzheimer-Patienten zeigten eine vermehrte Anreicherung des muskarinischen Azetylcholinrezeptorliganden ^{123}I-QNB nach einer chronischen Gabe von Scopolamin. Da eine Parallelgruppe von nicht an einer Demenz erkrankten älteren Kontrollprobanden eine geringere Traceraufnahme nach Scopolamingabe aufwies, könnte dies die besondere Sensiti-

Unterschiedliche Sensitivität gegenüber einer cholinergen Blockade

vität von Patienten mit Alzheimer-Demenz gegenüber einer chronischen cholinergen Blockade belegen (Sunderland et al. 1995).

3.3 Funktionelle Magnetresonanztomographie

3.3.2 Technische Grundlagen

Einfluß neuronaler Aktivität auf Perfusion, Blutoxygenierung und Metabolismus

Die Entwicklung der fMRT zur Untersuchung von regionalem Blutfluß und neuronaler Aktivität hat die funktionelle Bildgebung in den vergangenen Jahren zunehmend beeinflußt. Veränderungen neuronaler Aktivität führen zu fokalen Veränderungen von Perfusion, Blutoxygenierung und Metabolismus. Diese Vorgänge werden bei der fMRT zur Untersuchung der Hirnaktivierung unter verhaltensbezogenen oder neuropsychologischen Aufgabenstellungen genutzt. Das Fehlen einer Strahlenbelastung, der nichtinvasive Charakter und die Durchführbarkeit von fMRT-Studien mit weitverbreiteten klinischen Scannern trägt zum wachsenden Interesse an dieser Technologie maßgeblich bei.

BOLD-Kontrast

Gegenwärtig basieren die meisten fMRT-Untersuchungen auf dem sog. „Blood-Oxygenation-Level-Dependent-(BOLD-)Kontrast". Blutfluß-Untersuchungen haben gezeigt, daß eine zerebrale Aktivierung eine lokale Zunahme der Sauerstoffversorgung bedingt, die über den eigentlichen metabolischen Bedarf hinausgeht (Fox u. Raichle 1986). Im Zuge dieser vermehrten Oxygenierung kommt es zu höheren Konzentrationen von diamagnetischem Oxyhämoglobin und einer Abnahme des paramagnetischen Deoxyhämoglobins in den aktivierten Hirnregionen. Nachfolgend verringern sich die Feldinhomogenitäten, was eine lokale Zunahme des Signals in $T2^*$-gewichteten MRT-Bildern nach sich zieht.

Echo-Planar-Imaging

Zeitliches und räumliches Auflösungsvermögen

Schnelle Bildgebungssequenzen werden aufgrund der dadurch ermöglichten hohen zeitlichen Auflösung und der Verringerung von Bewegungsartefakten bevorzugt. Das grundlegende Prinzip des Echo-Planar-Imaging (EPI) besteht darin, daß die gesamte räumliche Frequenzinformation nach einem einzelnen Radiofrequenzpuls bestimmt werden kann. Die Vorteile dieser Sequenz umfassen eine hohe Akquisitionsgeschwindigkeit (bis etwa 50 ms) und einen guten Signal-Rausch-Abstand. Die mit EPI erreichbare räumliche Auflösung für bildgebende Sequenzen mit BOLD-Kontrast liegt bei etwa 1×1 mm bei einer Schichtdicke von etwa 3 mm. Durch die Entwicklung neuer Scanner befindet sich die technische Qualität in einem ständigen Verbesserungsprozeß.

Mehrschichtaufnahmen

Die EPI-fMRT des Gesamtgehirns mit mehreren Schichten erlaubt eine gute räumliche Lokalisation und die Aufnahme des Gesamtgehirns in wenigen Sekunden. Die Verwendung von Feldstärken über 1,5 Tesla hinaus führt zu weiteren Verbesserungen des Signal-Rausch-Abstandes. Die entsprechenden Scanner mit dieser Feldstärke sind jedoch zum gegenwärtigen Zeitpunkt noch nicht weit verbreitet. Zudem begrenzen derzeit technische Probleme, wie etwa die Feldinhomogenität und die Temperaturgradienten, die bei der Verwendung von höheren Feldstärken vermehrt zum Tragen kommen, die breite Anwendung in klinischen Untersuchungen.

Durch die schnellen fMRT-Techniken wird die Akquisition eines einzelnen Bildes nahezu zu einem Schnappschuß, der signifikante Bewegungsartefakte während der Bildaufnahme weitgehend verhindert. Die Artefakte aufgrund von Bewegungen zwischen den einzelnen Akquisitionen sind jedoch noch immer vorhanden und müssen berücksichtigt werden. Physikalische Kopfimmobilisationen, wie z. B. Kopfhalter, kommen ebenso zum Einsatz wie computergestützte Algorithmen zur Bewegungskorrektur (Woods et al. 1992).

Kontrolle von Bewegungsartefakten

Neben bewegungsbezogenen Artefakten müssen physiologische Ursachen des Rauschens, wie z.B. Atmung, Herzschlag und Hirnpulsationen bei der Interpretation der Daten berücksichtigt werden. Auch die Korrektur für Signale, die aufgrund des Blutflusses in großen Gefäßen, wie z. B. Venen, entstehen, ist noch nicht vollständig gelöst. Veränderungen in der Mikrovaskulatur stellen die Folge neuronaler Aktivität am Ort dieser Aktivierungsprozesse dar, aber auch die ableitenden Venen der jeweiligen betroffenen Region können zu Signalveränderungen distal vom Ort der ursprünglichen Aktivierung beitragen (Segebarth et al. 1994). Lösungsansätze umfassen hier u. a. die Verwendung von mehr oder weniger spezifischen Signalschwellen und die Anwendung von angiographischen Sequenzen zur Subtraktion der Gefäßsignale.

Kontrolle von physiologischen Artefakten „Gehirn-Vene-Problem"

Die beobachteten Signalveränderungen der fMRT-Aktivierungsstudien mit 1,5 T Feldstärke liegen üblicherweise im Bereich von 1–5%. Bei der fMRT wird eine Vielzahl von Scans in rascher Folge akquiriert. Diese Aufnahmeserie erlaubt die Untersuchung unter verschiedenen Aktivierungsparadigmen, die üblicherweise, ähnlich wie bei der PET, aus Epochen von wechselnden verhaltensbezogenen oder neuropsychologischen Aufgabenstellungen bestehen. Neben diesen geblockten Designs ist es aufgrund schneller Bildgebungssequenzen nun auch möglich, einzelne sensorische oder kognitive Ereignisse hinsichtlich ihrer hämodynamischen Effekte zu untersuchen. Diese Technik wird auch als „event related fMRI" bezeichnet (Rosen et al. 1998).

Aktivierungsparadigmen

Es muß angemerkt werden, daß weder emissionstomographische Techniken noch die fMRT in der Lage sind, direkt neuronale Aktivitäten zu erfassen. Beide Ansätze messen Korrelate von neuronalen Ereignissen, die üblicherweise der neuronalen Aktivierung erst mit einer gewissen zeitlichen Verzögerung folgen. Die PET ist dabei durch eine relativ geringe zeitliche Auflösung mit Akquisitionszeiten im Bereich von 40 s bis zu einigen Minuten pro Scan charakterisiert. fMRT-Einzelschichtaufnahmen können in wesentlich kürzeren Zeiträumen (derzeit etwa bis 50 ms) akquiriert werden.

Indirekte Erfassung neuronaler Aktivität

MEG- und EEG-Untersuchungen haben gezeigt, daß die neuronale Aktivität etwa 300–800 ms nach Beendigung des entsprechenden Stimulus bereits wieder auf die Ausgangswerte zurückkehrt. Die hämodynamische Response erfolgt aber verzögert mit einem Maximum nach bis zu 9 s (Bandettini et al. 1993). Die Begrenzung der zeitlichen Auflösung des fMRT scheint daher im wesentlichen durch die Natur der hämodynamischen Antwortkurve selbst und nicht durch technische Einschränkungen gegeben zu sein. Aus diesen Überlegungen ergibt sich die Notwendigkeit

Hämodynamische Responsefunktion

einer exakten Modellierung der zugrundeliegenden hämodynamischen Responsefunktion, wie sie mit geeigneten statistischen Auswerteverfahren möglich ist.

3.3.2 Befunde bei normalen Probanden

Systematische Kartierung von Hirnfunktionen

In den vergangenen Jahren wurden funktionelle Aktivierungsstudien verwendet, um motorische Funktionsareale, verschiedene sensorische Modalitäten sowie die höheren Assoziationsareale des Gehirns zu untersuchen. Die fMRT eignete sich durch die fehlende Strahlenbelastung hervorragend, um eine systematische funktionelle Kartierung des Gehirns („functional brain mapping") vorzunehmen. Reliable Paradigmen für die Untersuchung von verschiedenen funktionellen Modalitäten konnten etabliert werden. Die folgenden Abschnitte versuchen, angesichts der Fülle von bisher durchgeführten Paradigmen einige repräsentative Beispiele der verschiedenen Modalitäten zu geben.

Sprachverarbeitung

Sprachaktivierungs-paradigmen

Funktionelle Aktivierungsstudien unter Verwendung von Sprachaktivierungsparadigmen führten zu neuen Kenntnissen der zugrundeliegenden neuronalen Netzwerke. Es scheint, daß zerebrale Strukturen, die bei der Sprachverarbeitung beteiligt sind, über die „klassischen" Sprachareale, wie etwa die Broca- und die Wernicke-Region, erkennbar hinausgehen. Die Ausdehnung der involvierten frontalen, temporalen und parietalen Regionen ist bemerkenswert (Hinke et al. 1993; Imperato et al. 1994).

Anfängliche fMRT-Untersuchungen schienen eine Bestätigung von Geschlechtsunterschieden bei der Sprachverarbeitung zu liefern. So bestehen Berichte über Geschlechtsvariationen auf der Ebene der phonologischen Sprachverarbeitung (Shaywitz et al. 1995). Neuere und sensitive-

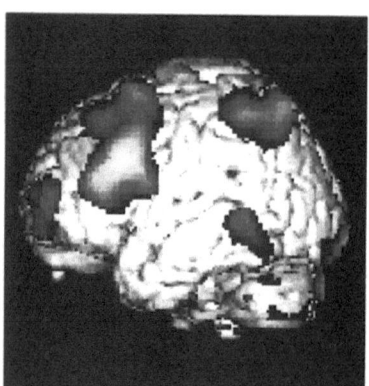 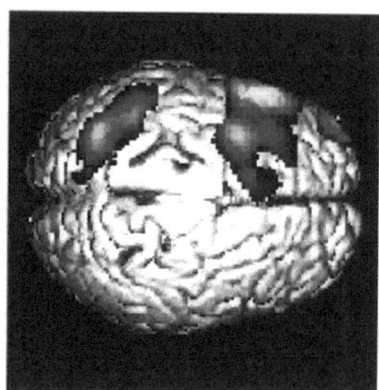 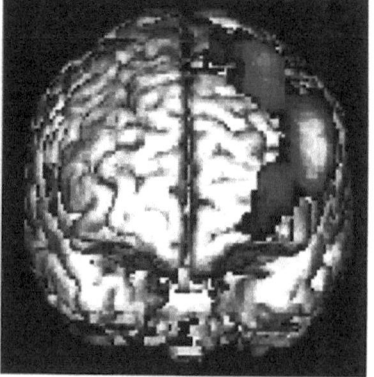

Abb. 6.
fMRT-Untersuchung mit einer Wortfindungsaufgabe als Aktivierungsparadigma, hier beschränkt auf die Darstellung der Areale mit einer Signalzunahme während der Aktivierungsbedingung. Gesunder männlicher rechtshändiger Proband. (Daten aus Schlösser et al. 1998b)

re Untersuchungen konnten jedoch signifikante Geschlechtsunterschiede im Bereich der Sprachverarbeitung nicht bestätigen (Frost et al. 1997; Schlösser et al. 1998 b). Abbildung 6 zeigt das Ergebnis einer fMRT-Untersuchung mit einer Wortfindungsaufgabe als Aktivierungsparadigma, hier beschränkt auf die Darstellung der Areale mit einer Signalzunahme während der Aktivierungsbedingung. Erkennbar ist bei einem rechtshändigen männlichen Probanden insbesondere die Beteiligung des linken frontalen und parietalen Kortex.

Arbeitsgedächtnis

Verschiedene Aufgabenstellungen zur Überprüfung des Arbeitsgedächtnisses wurden eingesetzt, um daran funktionell beteiligte Hirnareale in der fMRT zu erfassen.

Eines der am häufigsten verwendeten Paradigmen zur Untersuchung verschiedener Komponenten des Arbeitsgedächtnisses stellt das sequentielle Buchstabentask (sog. „n-back task") dar, das in einer Vielzahl funktioneller einschließlich bildgebender Untersuchungen verwendet wurde (Cohen et al. 1994). Eine mögliche Variante dieser Aufgabe umfaßt eine Serie von Buchstabensequenzen. Der Proband erhält unter der 0-back-Bedingung die Instruktion, jeweils bei Erscheinen eines vorher definierten Buchstabens eine Taste zu betätigen. Unter der 2-back-Bedingung soll ein Tastendruck immer dann erfolgen, wenn ein Buchstabe erscheint, der dem vorletzten Buchstaben entspricht. Mit dieser Aufgabenstellung konnte u. a. eine Aktivierung des frontalen und parietalen Assoziationskortex unter der 2-back-Bedingung im Vergleich zur 0-back-Bedingung gefunden werden. Darüber hinaus wurde durch Wechsel zur 1-back- oder 3-back-Bedingung eine systematische Variation der Anforderungen an das Arbeitsgedächtnis vorgenommen. Hierbei zeigte sich eine Zunahme des Aktivierungssignals in Abhängigkeit von der Leistungsanforderung (Braver et al. 1997).

„n-back task"

Arbeitsgedächtnisleistung und Aktivierungsänderung

Weitere Variationen der verwendeten neuropsychologischen Paradigmen gestatten die Abgrenzung von verschiedenen Komponenten des Arbeitsgedächtnisses und damit verbundener sensorischer Prozesse. Mit Hilfe von Aufgabenstellungen zum visuellen Arbeitsgedächtnis konnte nachgewiesen werden, daß okzipitotemporale Areale nur vorübergehende Antworten auf visuelle Stimuli zeigten, was ihre vorwiegende Bedeutung bei der Verarbeitung von sensorischen Informationen belegt. Präfrontale Areale hingegen wiesen eine kontinuierliche Aktivierung über die Zeit der Informationsspeicherung auf – ein Befund, der mit der Bedeutung dieser Areale für das Arbeitsgedächtnis zu vereinbaren ist (Courtney et al. 1997).

Abgrenzung einzelner Komponenten des Arbeitsgedächtnisses

Untersuchung des episodischen Gedächtnisses

Die fMRT wurde auch zur Untersuchung von längerfristigen Gedächtnisfunktionen eingesetzt. So konnte in vivo dargestellt werden, daß der Hippocampus und andere mediale temporale Strukturen bei Prozessen des Einprägens und der Speicherung von Informationen im episodischen Gedächtnis beteiligt sind. Während der Speicherung von neuen Bildinformationen konnten statistisch signifikante Zunahmen des fMRT-Signals bilateral im posterioren Hippocampus und im Gyrus parahippocampalis sowie im Gyrus lingualis und im Gyrus fusiformis beobachtet werden (Stern et al. 1996). Andere Untersuchungen deuteten darauf hin, daß auch der frontale Kortex während des Einprägens und Abrufens von Informationen von Bedeutung ist (Busatto et al. 1997a).

Darstellung emotionaler Prozesse

Die fMRT erwies sich auch zur Darstellung von Hirnaktivierungen im Rahmen emotionaler Prozesse als geeignet. Die linke Amygdala zeigte sowohl während der Induktion von trauriger als auch von glücklicher Stimmung eine Aktivierung – ein Ergebnis, das in Übereinstimmung mit einer früheren PET-Untersuchung stand (Schneider et al. 1997).

3.3.3 Befunde bei Patientenuntersuchungen

Schizophrenie

Primäre sensorische Areale und motorischer Kortex

Die ersten fMRT-Studien bei schizophrenen Patienten waren auf die Untersuchung der primären sensorischen Areale und des motorischen Kortex gerichtet. Renshaw et al. (1994) verwendeten die fMRT, um Veränderungen regionaler neuronaler Aktivität unter visueller Stimulation bei schizophrenen Patienten und gesunden Kontrollpersonen zu erfassen. Die mittlere Veränderung der Signalintensität im primären visuellen Kortex war signifikant größer bei Patienten mit Schizophrenie als bei gesunden Kontrollpersonen. Die genauen Gründe für diese Unterschiede blieben weitgehend unklar, mögliche Erklärungsansätze postulieren eine Abnormität der Gefäßkonfiguration im Gehirn von schizophrenen Patienten (Cohen et al. 1995). Eine verminderte Aktivierung sowohl sensomotorischer Kortizes als auch supplementär motorischer Areale fand sich bei schizophrenen Patienten während der Ausführung der „Finger-zu-Daumen-Oppositions-Aufgabe" (Schröder et al. 1995). In einer anderen Studie unter einer vergleichbaren Aufgabenstellung waren jedoch keine Unterschiede im motorischen Kortex zwischen Patienten und Kontrollprobanden nachweisbar (Buckley et al. 1997).

Höhere kognitive Leistungen

Nach diesen relativ einfachen Untersuchungen unimodaler kortikaler Areale wurden zunehmend auch höhere kognitive Leistungen untersucht.

Arbeitsgedächtnis

Untersuchungen bei schizophrenen Patienten haben mehrfach Hinweise auf eine Reihe von neuropsychologischen Auffälligkeiten insbesondere auch im Bereich des Arbeitsgedächtnisses gegeben. Während der Ausführung des zuvor dargestellten „n-back-task" konnte bei schizophrenen Patienten eine deutlich geringere Aktivierung des präfrontalen Kortex bei der 2-back-Bedingung verzeichnet werden als bei gesunden Kontrollpersonen (Callicott et al. 1998). In einer anderen Untersuchung zeigten schizophrene Patienten während der Ausführung des *Wisconsin Card*

Sorting Test eine fehlende Aktivierung rechts frontal und eine erhöhte Aktivierung links temporal im Vergleich zu gesunden Kontrollpersonen (Volz et al. 1997 a).

Wortfindungsaufgaben, die weitverzeigte neuronale Netzwerke aktivieren, scheinen besonders zur Untersuchung von verschiedenen Patientenpopulationen geeignet zu sein. So zeigten schizophrene Patienten während der Wortproduktion eine signifikant geringere linksfrontale und eine größere linkstemporale Aktivierung als gesunde Kontrollpersonen (Yurgelun-Todd et al. 1996). In einer neueren Untersuchung wiesen schizophrene Patienten unter einer Wortfindungsaufgabe ebenfalls eine geringere linkspräfrontale Aktivierungsstärke und eine erhöhte Signalantwort im linken parietalen Kortex auf (Curtis et al. 1998).

Wortfindungsvermögen

Diese Untersuchungen stützten die Beobachtung einer verminderten frontalen kortikalen Aktivierung mit Blick auf Arbeitsgedächtnis und Sprachfunktionen bei schizophrenen Patienten und stehen im Einklang mit den Ergebnissen von PET-Aktivierungsstudien. Gleichzeitig scheinen auch andere funktionell verbundene Areale im Rahmen der Pathophysiologie der Schizophrenie betroffen zu sein.

Zwangssymptomatik

Symptomprovokationsparadigmen mit individuell zugeschnittenen, eine Zwangssymptomatik induzierenden Stimuli führten bei Patienten mit Zwangsstörungen zu einer Aktivierung verschiedener Hirnareale. So zeigten sich Aktivierungen in medialen orbitofrontalen, lateralen frontalen und anterioren temporalen Regionen sowie im anterioren Cingulum. Zusätzlich fanden sich der Nucleus caudatus und die Amygdala aktiviert. Bei gesunden Kontrollprobanden war jedoch keine signifikante Veränderung als Reaktion auf diese Stimuli erkennbar (Breiter u. Rauch 1996a; Breiter et al. 1996b). Diese Ergebnisse weisen auf eine pathologische Überaktivierung von frontostriatalen Regelkreisen im Rahmen einer Zwangssymptomatik hin und sind konsistent mit früheren Ergebnissen von metabolischen PET-Untersuchungen.

Symptomprovokationsparadigmen

Pharmakologische Modulation des fMRT-Signals

In ersten Ansätzen wurden Veränderungen der kognitiven Hirnaktivierungsmuster unter pharmakologischen Stimuli untersucht. So wurden in einer fMRT-Studie Narkolepsiepatienten unter fortlaufender Präsentation periodischer auditorischer und visueller Stimuli vor und nach Gabe von Amphetamin untersucht. Bei gesunden Kontrollpersonen reduzierte Amphetamin die sensorisch vermittelte Aktivierung, während es bei Patienten mit Narkolepsie zu einer Zunahme innerhalb des primären sensorischen Kortex und des sensorischen Assoziationskortex führte (Howard et al. 1996). Dieses Ergebnis zeigt, daß pharmakologische Challenge-Studien mit fMRT prinzipiell möglich sind. Vergleichbare Designs werden wahrscheinlich in der Zukunft noch weiter an Interesse gewinnen.

Amphetamin

Zukunftspotential der fMRT

In der Zusammenschau besitzt die fMRT das Potential eines leistungsfähigen Werkzeugs zur Untersuchung von kognitiven Hirnaktivierungen bei gesunden Probanden und Patientenpopulationen. Es steht zu erwarten, daß die Anwendungsbereiche der fMRT sich auch zukünftig ausweiten werden.

3.4 Magnetresonanzspektroskopie

3.4.1 Technische Grundlagen

Die Magnetresonanzspektroskopie (MRS) ermöglicht die In-vivo-Untersuchung von spezifischen chemischen Substanzen und Prozessen, einschließlich von Membranbestandteilen, Substraten des Energiemetabolismus, des Neurotransmitterstoffwechsels und auch des Metabolismus verschiedener Pharmaka.

Einfluß der molekularen Zusammensetzung auf die Resonanzfrequenzen

Die technische Grundlage der MRS entspricht in weiten Teilen der der MRT. Wie oben bereits dargestellt, weisen die verschiedenen Nuklei eine bestimmte Resonanzfrequenz auf. Wenn sich die Atomkerne entlang der Achse des statischen magnetischen Feldes reorientieren, senden sie ein Signal mit ihrer spezifischen Resonanzfrequenz aus, das zur Bildung eines MRT-Signals führt. Auch unabhängig von vorhandenen externen Gradienten resonieren nicht alle Atomkerne eines bestimmten Typs bei der gleichen Frequenz. Ursächlich für diesen Zusammenhang ist die Tatsache, daß sich die Kerne in geringfügigen lokalen Variationen des magnetischen Feldes, die durch verschiedenartige chemische Umgebungen bedingt sind, befinden. Diese geringfügige Abweichung in der Resonanzfrequenz wird als chemische Verschiebung („chemical shift") bezeichnet. Während MRT und fMRT keinen spezifischen Nutzen aus dieser zusätzlichen Frequenzinformation ziehen, löst die MRS die verschiedenen Resonanzfrequenzen in Form eines Spektrums auf. Die Qualität der Auflösung der verschiedenen Frequenzen wird durch die Stärke des angelegten magnetischen Feldes bedingt. Im allgemeinen ist ein sehr homogenes Feld mit einer Stärke von wenigstens 1,5 T notwendig, um eine angemessene Auftrennung der im Frequenzspektrum enthaltenen chemischen Substanzen zu erreichen.

Anwendung in der psychiatrischen Forschung

Die häufigsten Anwendungen der MRS in der psychiatrischen Forschung sind die ^{1}H- und die ^{31}P-Spektroskopie. Das chemische Spektrum der ^{1}H-Spektroskopie schließt Peaks von N-Azetylaspartat (NAA), Kreatinin (Cr), Phosphokreatinin (PCr), Cholin (Cho), myo-Inositol (mIns), Glutamin, Glutamat, Aspartat, Gammaaminobuttersäure (GABA) und Laktat ein. NAA wird als Marker neuronaler Integrität betrachtet, wobei die genaue Funktion dieser Substanz bis jetzt noch nicht vollständig geklärt ist (Tsai u. Coyle 1995). Da das Signal dieser Moleküle in ein Signal von reichlich vorhandenen Wassermolekülen eingebettet ist, muß das durch Wasser bedingte Signal durch besondere Techniken supprimiert werden.

Die ^{31}P-Spektroskopie ermöglicht die Messung von zerebralen Membranphospholipiden und der energiereichen Phosphate. Das Phosphorspektrum umfaßt die Peaks von Adenosintriphosphat (ATP, β-ATP und α-

ATP), Phosphokreatinin (PCr), Phosphodiestern (PDE), Phosphomonoestern (PME) und von anorganischem Phosphat (P$_i$). Die Peaks von PME und PDE werden als Indikatoren für Membransynthese betrachtet, und die Abnahme der PME/PDE-Ratio wird als Ausdruck für eine verminderte Rate der Phospholipidsynthese gewertet. Für die psychiatrische Forschung mit MRS sind außerdem auch ^{7}Li, ^{13}P und ^{19}P von Bedeutung.

3.4.2 Befunde

Schizophrenie

Im dorsolateralen präfrontalen Kortex von erstmalig erkrankten, bislang noch unbehandelten schizophrenen Patienten konnte eine Verminderung des Gehalts an PME und P$_i$ sowie eine Erhöhung von ATP und PDE gefunden werden (Pettegrew et al. 1991). In einer neueren Studie waren die PME in frontalen Regionen bei schizophrenen Patienten mit hohen Scores für Negativsymptomatik signifikant vermindert (Shioiri et al. 1994). Diese Befunde legen eine verminderte Synthese und einen erhöhten Abbau von Membranphospholipiden nahe. Allerdings wurde in einer anderen Untersuchung auch eine Verminderung der PDE bei schizophrenen Patienten im Vergleich zu normalen Kontrollpersonen beschrieben (Volz et al. 1997b). Unterschiede in der verwendeten MRS-Technik sowie der Lokalisationsmethoden könnten diese Widersprüche möglicherweise erklären.

Verringerung von Membranphospholipiden im frontalen Kortex

^{1}H-MRS-Untersuchungen bei Patienten mit Schizophrenie ergaben Hinweise für eine Reduzierung von NAA-Konzentrationen in den Frontallappen (Buckley et al. 1994). Bertolino et al. (1996) fanden bei schizophrenen Patienten signifikant reduzierte NAA/Cr- und NAA/Cho-Ratios bilateral im Hippocampus und im dorsolateralen präfrontalen Kortex. In allen anderen erfaßten Regionen fanden sich keine signifikanten Veränderungen des Verhältnisses von Cho/Cr oder bezüglich der NAA-Ratios. Die Verminderung von NAA trat also lokalisiert in 2 Regionen auf, deren mögliche Bedeutung für die Pathogenese der Schizophrenie vielfach herausgestellt wurde. Die entsprechende regionale Verteilung der Metaboliten, wie sie in dieser Untersuchung gefunden wurde, ist in Abb. 7 dargestellt. Auch das vordere Cingulum wies in einer anderen Untersuchung einen signifikant geringeren Anteil an NAA bei schizophrenen Patienten im Verleich zu gesunden Kontrollpersonen auf (Deicken et al. 1997). Außerdem wurde eine Erhöhung von Glutamin im medialen präfrontalen Kortex und anterioren Cingulum gefunden. Die Autoren dieser letztgenannten Untersuchung interpretieren den Befund im Sinne eines glutamatergen Defizits, da Glutamin die unittelbare Vorläufersubstanz in der Glutamatsynthese darstellt (Bartha et al. 1997).

Verminderung von NAA im frontalen Kortex, Hippokampus und Cingulum

Gedächtnisfunktionen fanden sich bei Patienten mit Schizophrenie in enger Beziehung zum temporalen, aber nicht zum frontalen Kreatiningehalt; dieses Verteilungsmuster unterschied sich von dem bei Kontrollprobanden. Gedächtnisstörungen bei schizophrenen Patienten könnten daher mit einem bestimmten Muster des Temporallappenstoffwechsels in Verbindung stehen (Buckley et al. 1994).

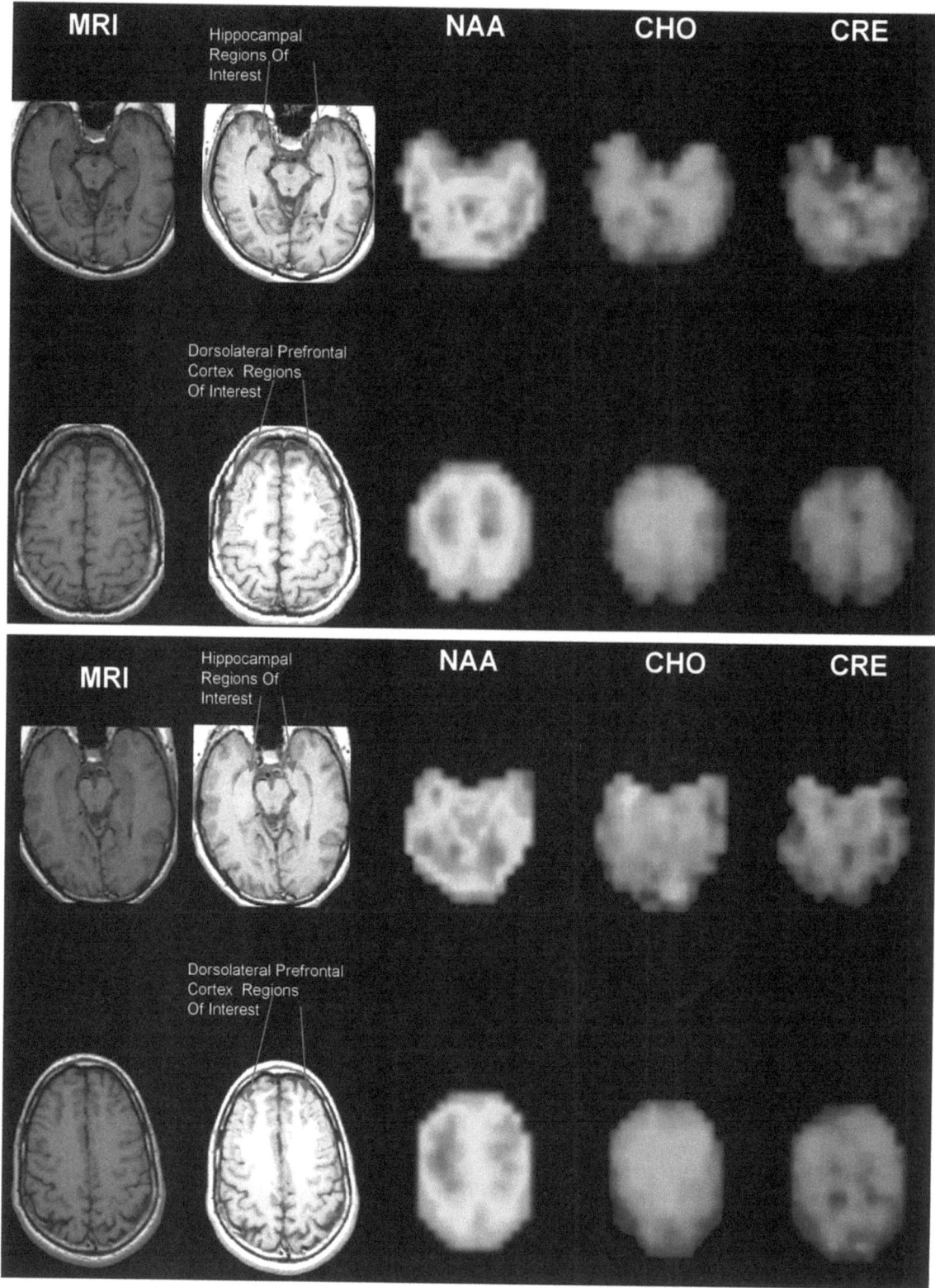

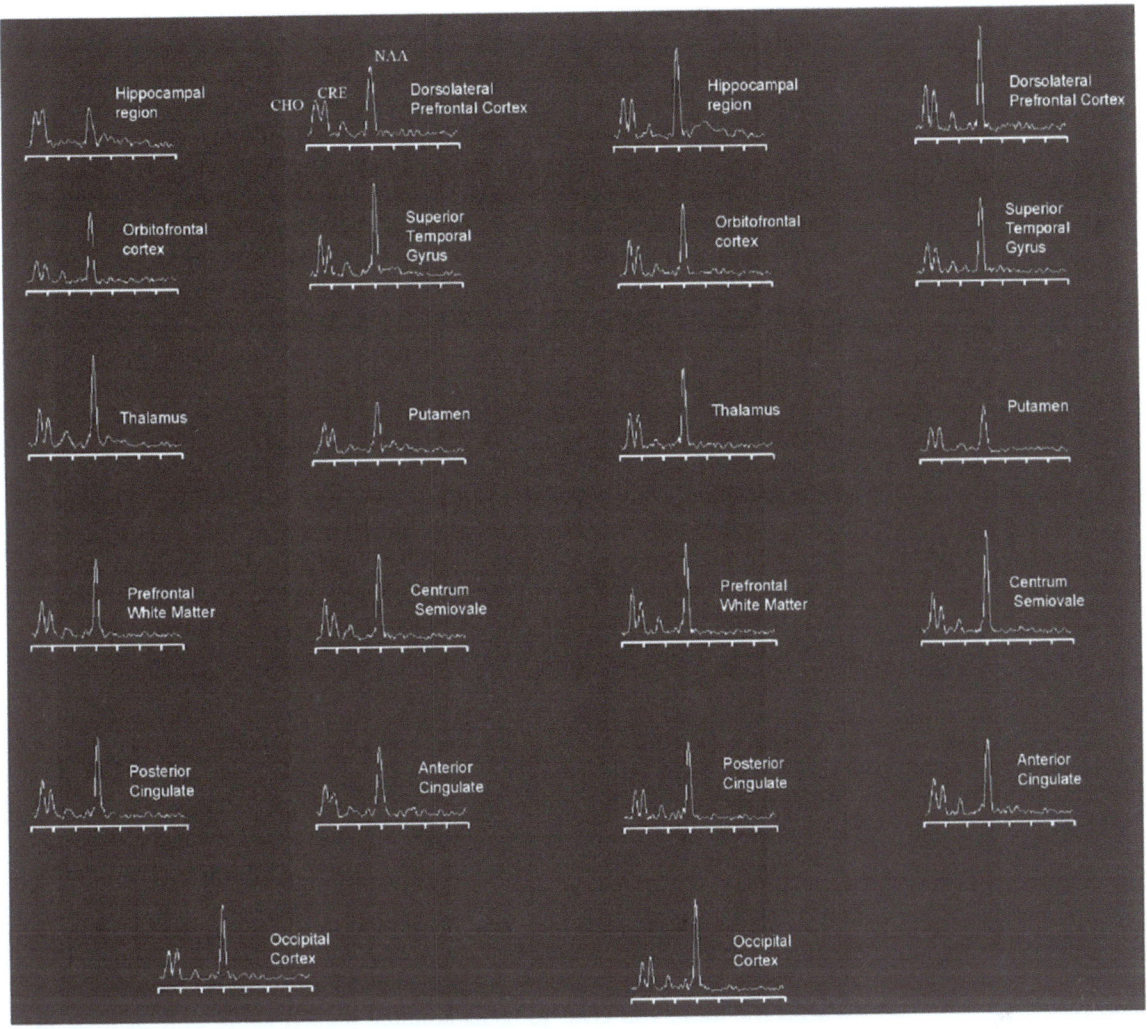

Abb. 7 a–c.
¹H-Magnetresonanzspektroskopische Untersuchungen bei schizophrenen Patienten und gesunden Kontrollpersonen (nach Bertolino et al. 1996): a, b Metabolitensignalintensitätsdarstellung von N-Azetyl-enthaltenden Verbindungen (*NAA*), Cholin-enthaltenden Verbindungen (*CHO*) und Kreatin/Phosphokreatin (*CRE*) eines schizophrenen Patienten (a) und eines gesunden Kontrollprobanden (b). Dargestellt sind ferner die der regionalen Analyse zugrundegelegten Gebiete im Hippocampus und dorsolateralen präfrontalen Kortex. c Repräsentative ¹H-MRT-Spektren eines Patienten mit Schizophrenie *(beide linken Spalten)* und eines gesunden Kontrollprobanden *(beide rechten Spalten)* in 11 anatomischen Regionen

Das Verhältnis von NAA zu Cho war in den Basalganglien behandelter schizophrener Patienten bilateral signifikant reduziert, was als ein Hinweis auf eine neuronale Dysfunktion in subkortikalen Strukturen gewertet werden könnte (Fujimoto et al. 1996).

Affektive Störungen

³¹P-MRS-Untersuchungen erbrachten Hinweise auf Veränderungen im Membranmetabolismus und im Metabolismus energiereicher Phosphate

Bipolare Störungen

bei Patienten mit affektiven Störungen. So waren bei Patienten in manischen oder depressiven Phasen einer Bipolar-I-Störung die PME-Konzentrationen erhöht, während sich diese in einem euthymen Zustand der Patienten vermindert fanden. Bipolar-II-Patienten wiesen verminderte PCr-Werte sowohl während der Krankheitsepisoden als auch während euthymer Zustände auf (Kato et al. 1994b). Die beobachteten Veränderungen standen in keinem Zusammenhang mit zerebralen ^{7}Li-Konzentrationen, wie sie ebenfalls mit der MRS bestimmt wurden (Kato et al. 1993b). Mit der ^{1}H-MRS fand sich das Verhältnis von Cho/(Cr+PCr) in den Basalganglien links bei euthymen Patienten mit bipolarer Störung erhöht, was als Folge eines Membranuntergangs bei bipolaren Störungen betrachtet werden kann (Kato et al. 1996b).

Angststörungen

Veränderungen im Phosphormetabolismus

In einer Studie mit ^{31}P-MRS zeigten Patienten mit Panikstörung eine leicht verminderte Konzentration von anorganischem Phosphat und eine signifikante Asymmetrie (links > rechts) von PCr-Konzentrationen im frontalen Kortex. Veränderungen im Phosphormetabolismus des frontalen Kortex bei Patienten mit Panikstörung sind demnach möglich (Shioiri et al. 1996b).

Demenz

Veränderungen des Membranmetabolismus

Die Alzheimer-Krankheit geht nach den Ergebnissen von MRS-Untersuchungen zu Beginn des Krankheitsverlaufs mit einer vermehrten Konzentrationen von zerebralen PME einher. Später folgt dann eine Zunahme von PDE und PCr (Pettegrew et al. 1988, 1994). Die Zunahme von PME könnte Veränderungen des Membranmetabolismus widerspiegeln, während die Zunahme von PDE und PCr auf Prozesse neuronaler Degeneration hinweist. Neuere Studien beschreiben eine Zunahme der PME/PDE-Ratio von etwa 50%. Es konnten jedoch keine Unterschiede in den Absolutwerten von PME und PDE zwischen Patienten mit Alzheimer-Demenz und normalen Kontrollpersonen gefunden werden (Gonzalez et al. 1996).

Verminderung von NAA

Verminderungen von NAA in temporalen und frontalen Arealen wurden bei Alzheimer-Patienten im Vergleich zu nicht erkrankten, etwa gleich alten Kontrollpersonen beschrieben (Parnetti et al. 1997). Die ermittelte NAA-Verminderung korrelierte z.T. signifikant mit dem Ausmaß der kognitiven Störungen bei den Patienten (Heun et al. 1997b, Parnetti et al. 1997). Die mit der ^{1}H-MRS bei der Alzheimer-Krankheit nachgewiesenen vermehrten myo-Inositol-Konzentrationen spiegeln möglicherweise Veränderungen im Polyphosphat-Second-messenger-System wider (Miller et al. 1993).

Therapiestudien

Die ⁷Li-MRS erbrachte den Nachweis, daß die Lithiumkonzentrationen im Gehirn etwa halb so hoch sind wie die entsprechenden Konzentrationen im Serum (Kato et al. 1993a). Zusätzlich konnte bei manischen Patienten mit einer bipolaren Störung gezeigt werden, daß die Therapieresponse unter Lithium in engerer Relation zu der Lithiumkonzentration im Gehirn als zu der entsprechenden Konzentration im Serum steht (Kato et al. 1994a). Des weiteren wurde der Zusammenhang zwischen dem Auftreten von Tremor und der Lithiumkonzentration im Gehirn beschrieben (Kato et al. 1996a).

Lithium

¹⁹F wurde zur Bestimmung von Gehirnkonzentrationen verschiedener Fluor enthaltender Pharmaka, wie etwa Fluvoxamin, eingesetzt. Aussagekräftige Beziehungen dieser Konzentrationen zur Behandlungsresponse bei psychiatrischen Erkrankungen konnten jedoch noch nicht eindeutig etabliert werden (Strauss et al. 1997).

¹⁹F-MRS

Dagegen ermöglichte die MRS die Darstellung des Einflusses pharmakologischer Interventionen auf biochemische Prozesse im Gehirn. In den Basalganglien von schizophrenen Patienten wurde so etwa eine positive Korrelation zwischen der Chlorpromazinäquivalentdosis einer Neuroleptikatherapie und der Konzentration von NAA gefunden. Gleichzeitig zeigte sich eine negative Korrelation zwischen der neuroleptischen Dosis und der Cho/NAA-Ratio (Shioiri et al. 1996a).

Die dargestellten Ergebnisse unterstreichen die besonderen Möglichkeiten der MRS, unterschiedliche biochemische Bestandteile in vivo zu analysieren, ohne daß vorher eine Tracersubstanz injiziert werden muß. Die weitere Entwicklung und der Einsatz der MRS für die Untersuchung von psychiatrischen Erkrankungen und als eine Möglichkeit der therapeutischen Überwachung hängt aber entscheidend von der ausreichenden Stabilität der Methode ab. Gegenwärtig erscheint die Test-Retest-Reliabilität, die sich für metabolische und Neurorezeptor-PET-Studien als ausreichend hoch erwiesen hat, bei MRS noch verbesserungsbedürftig (Marshall et al. 1996; Bertolino et al. 1998). Insbesondere angesichts z. T. kontroverser Ergebnisse aus MRS-Untersuchungen sollte diese verbleibende methodische Unsicherheit in Rechnung gestellt werden.

Methodische Probleme

4 Zusammenfassung und Ausblick

Die funktionelle Bildgebung eröffnet neue Zugangswege zur Untersuchung von psychiatrischen Erkrankungen und den zugrundeliegenden pathophysiologischen Prozessen. Mit dem so erworbenen erweiterten Verständnis sollte es möglich sein, neue biologische Konzepte mit innovativen therapeutischen Implikationen zu entwickeln. Es ist möglich, daß in Zukunft die klassische Nosologie zumindest teilweise durch eine eher funktionale Klassifikation psychiatrischer Erkrankungen ersetzt wird.

Neue Zugangswege zur Untersuchung psychiatrischer Erkrankungen

Funktionelle Konnektivität

Zukünftige Ausrichtungen des Forschungfeldes funktioneller Bildgebung mit PET und fMRI werden voraussichtlich auch vermehrt die Bedeutung funktioneller Netzwerke und Konnektivität für psychopathologische Veränderungen erfassen. Die Anwendung von In-vivo-Challenge-Paradigmen könnte ferner zu einer Erarbeitung echter quantitativer Dosis-Response-Beziehungen im Sinne einer funktionalen Interaktion zwischen verschiedenen Neurotransmittersystemen führen.

Multimodale Bildgebung

Überwachung von therapeutischen Interventionen

Basierend auf den verschiedenen im vorliegenden Kapitel dargestellten Methoden, wird es in Zukunft zu einer Ausweitung des multimodalen Imaging kommen, bei dem anatomische, funktionell-metabolische und spezifische neurochemische Informationen integriert werden. Die Überwachung von therapeutischen Interventionen und die Untersuchung neuropsychologischer Leistungsfähigkeit mit funktionellen bildgebenden Verfahren könnten dabei schließlich auch von großem klinischen Nutzen sein.

Integrativer neuropsychiatrischer Ansatz

Es deutet sich an, daß Psychiatrie und Neurologie hinsichtlich Fragestellung und Methodik auf dem Gebiet der modernen bildgebenden Verfahren wieder enger zusammenwachsen und sich sowohl klinisch wie auch wissenschaftlich zu einem integrativen neuropsychiatrischen Ansatz verbinden könnten.

5 Literatur

Agren H, Reibring L (1994) PET studies of presynaptic monoamine metabolism in depressed patients and healthy volunteers. Pharmacopsychiatry 27:2–6

Agren H, Reibring L, Hartvig P et al. (1991) Low brain uptake of L-[11 C]5-hydroxytryptophan in major depression: a positron emission tomography study on patients and healthy volunteers. Acta Psychiatr Scand 83:449–455

Andreasen NC (1988) Evaluation of brain imaging techniques in mental illness. Annu Rev Med 39:335–345

Andreasen N, Nasrallah HA, Dunn V et al. (1986) Structural abnormalities in the frontal system in schizophrenia. A magnetic resonance imaging study. Arch Gen Psychiatry 43:136–144

*Andreasen NC, Carson R, Diksic M et al. (1988) Workshop on schizophrenia, PET, and dopamine D2 receptors in the human neostriatum. Schizophr Bull 14:471–484

*Andreasen NC, Ehrhardt JC, Swayze VW, Alliger RJ, Yuh WT, Cohen G, Ziebell S (1990a) Magnetic resonance imaging of the brain in schizophrenia. The pathophysiologic significance of structural abnormalities. Arch Gen Psychiatry 47:5–44

Andreasen NC, Swayze VW, Flaum M, Yates WR, Arndt S, McChesney C (1990b) Ventricular enlargement in schizophrenia evaluated with computed tomographic scanning. Effects of gender, age, and stage of illness. Arch Gen Psychiatry 47:1008–1015

Andreasen NC, Rezai K, Alliger R et al. (1992) Hypofrontality in neuroleptic-naive patients and in patients with chronic schizophrenia. Assessment with xenon 133 single-photon emission computed tomography and the Tower of London. Arch Gen Psychiatry 49:943–958

Andreasen NC, Flaum M, Swayze V, O'Leary DS, Alliger R, Cohen G, Ehrhardt J, Yuh WT (1993) Intelligence and brain structure in normal individuals. Am J Psychiatry 150:130–134

Andreasen NC, O'Leary DS, Flaum M, Nopoulos P, Watkins GL, Boles Ponto LL, Hichwa RD (1997) Hypofrontality in schizophrenia: distributed dysfunctional circuits in neuroleptic-naive patients. Lancet 349:1730–1734

Aquilonius SM, Bergstrom K, Eckernas SA et al. (1987) In vivo evaluation of striatal dopamine reuptake sites using 11C-nomifensine and positron emission tomography. Acta Neurol Scand 76:283–287

Baker SC, Frith CD, Dolan RJ (1997) The interaction between mood and cognitive function studied with PET. Psychol Med 27:565–578

Bandettini PA, Jesmanowicz A, Wong EC, Hyde JS (1993) Processing strategies for time-course data sets in functional MRI of the human brain. Magn Reson Med 30:161–173

Bartenstein P, Koepp M (1995) Benzodiazepine receptor imaging with positron emission tomography and single photon emission tomography. Nervenarzt 66:412–421

Bartha R, Williamson PC, Drost DJ et al. (1997) Measurement of glutamate and glutamine in the medial prefrontal cortex of never-treated schizophrenic patients and healthy controls by proton magnetic resonance spectroscopy. Arch Gen Psychiatry 54:959–65

Bartlett EJ, Barouche F, Brodie JD, Wolkin A, Angrist B, Rotrosen J, Wolf AP (1991a) Stability of resting deoxyglucose metabolic values in PET studies of schizophrenia. Psychiatry Res 40:11–20

Bartlett EJ, Wolkin A, Brodie JD, Laska EM, Wolf AP, Sanfilipo M (1991b) Importance of pharmacological control in PET studies: effects of thiothixene and haloperidol on cerebral glucose utilization in chronic schizophrenia. Psychiatry Res 40:115–124

*Bartlett EJ, Brodie JD, Simkowitz P et al. (1998) Effect of a haloperidol challenge on regional brain metabolism in neuroleptic-responsive and nonresponsive schizophrenic patients. Am J Psychiatry 155:337–43

*Baxter LR Jr, Phelps ME, Mazziotta JC, Guze BH, Schwartz JM, Selin CE (1987) Local cerebral glucose metabolic rates in obsessive-compulsive disorder. A comparison with rates in unipolar depression and in normal controls. Arch Gen Psychiatry 44:211–218

Baxter LR Jr, Schwartz JM, Phelps ME et al. (1989) Reduction of prefrontal cortex glucose metabolism common to three types of depression. Arch Gen Psychiatry 46:243–250

Baxter LR Jr, Schwartz JM, Bergman KS et al. (1992) Caudate glucose metabolic rate changes with both drug and behavior therapy for obsessive-compulsive disorder. Arch Gen Psychiatry 49:681–689

Behar D, Rapoport JL, Berg CJ (1984) Computerized tomography and neuropsychological test measured in adolescents with obsessive-compulsive disorder. Am J Psychiatry 141:363–369

Bench CJ, Price GW, Lammertsma AA et al. (1991) Measurement of human cerebral monoamine oxidase type B (MAO-B) activity with positron emission tomography (PET): a dose ranging study with the reversible inhibitor Ro 19-6327. Eur J Clin Pharmacol 40:169–173

Bench CJ, Friston KJ, Brown RG, Scott LC, Frackowiak RS, Dolan RJ (1992) The anatomy of melancholia-focal abnormalities of cerebral blood flow in major depression. Psychol Med 22:607–615

Bench CJ, Friston KJ, Brown RG, Frackowiak RS, Dolan RJ (1993) Regional cerebral blood flow in depression measured by positron emission tomography: the relationship with clinical dimensions. Psychol Med 23:579–590

Bennett BA, Wichems CH, Hollingsworth CK, Davies HM, Thornley C, Sexton T, Childers SR (1995) Novel 2-substituted cocaine analogs: uptake and ligand binding studies at dopamine, serotonin and norepinephrine transport sites in the rat brain. J Pharmacol Exp Ther 272:1176–1186

Bertolino A, Callicott JH, Nawroz S et al. (1998) Reproducibility of proton magnetic resonance spectroscopic imaging in patients with schizophrenia. Neuropsychopharmacology 18:1–9

*Bertolino A, Nawroz S, Mattay VS et al. (1996) Regionally specific pattern of neurochemical pathology in schizophrenia as assessed by multislice proton magnetic resonance spectroscopic imaging. Am J Psychiatry 153:1554–1563

Biver F, Wikler D, Lotstra F, Damhaut P, Goldman S, Mendlewicz J (1997) Serotonin 5-HT2 receptor imaging in major depression: focal changes in orbito-insular cortex. Br J Psychiatry 171:444–448

Blin J, Sette G, Fiorelli M, Bletry O, Elghozi JL, Crouzel C, Baron JC (1990) A method for the in vivo investigation of the serotonergic

5-HT2 receptors in the human cerebral cortex using positron emission tomography and 18F-labeled setoperone. J Neurochem 54:1744-1754

Braver TS, Cohen JD, Nystrom LE, Jonides J, Smith EE, Noll DC (1997) A parametric study of prefrontal cortex involvement in human working memory. Neuroimage 5:49-62

Breier A, Malhotra AK, Pinals DA, Weisenfeld NI, Pickar D (1997a) Association of ketamine-induced psychosis with focal activation of the prefrontal cortex in healthy volunteers. Am J Psychiatry 154:805-811

Breier A, Su TP, Saunders R, Carson RE et al. (1997b) Schizophrenia is associated with elevated amphetamine-induced synaptic dopamine concentrations: evidence from a novel positron emission tomography method. Proc Natl Acad Sci USA 94:2569-2574

*Breiter HC, Rauch SL (1996a) Functional MRI and the study of OCD: from symptom provocation to cognitive-behavioral probes of cortico-striatal systems and the amygdala. Neuroimage 4:127-138

Breiter HC, Rauch SL, Kwong KK et al. (1996b) Functional magnetic resonance imaging of symptom provocation in obsessive-compulsive disorder. Arch Gen Psychiatry 53:595-606

Brooks DJ (1996) Functional imaging techniques in the diagnosis of non-Alzheimer dementias. J Neural Transm Suppl 47:155-167

Buchsbaum MS, Wu JC, DeLisi LE, Holcomb HH, Hazlett E, Cooper-Langston K, Kessler R (1987) Positron emission tomography studies of basal ganglia and somatosensory cortex neuroleptic drug effects: differences between normal controls and schizophrenic patients. Biol Psychiatry 22:479-494

*Buchsbaum MS, Haier RJ, Potkin SG et al. (1992a) Frontostriatal disorder of cerebral metabolism in never-medicated schizophrenics. Arch Gen Psychiatry 49:935-942

Buchsbaum MS, Potkin SG, Marshall JF et al. (1992b) Effects of clozapine and thiothixene on glucose metabolic rate in schizophrenia. Neuropsychopharmacology 6:155-163

Buchsbaum MS, Potkin SG, Siegel BV Jr et al. (1992c) Striatal metabolic rate and clinical response to neuroleptics in schizophrenia. Arch Gen Psychiatry 49:966-974

Buchsbaum MS, Wu J, Siegel BV, Hackett E, Trenary M, Abel L, Reynolds C (1997) Effect of sertraline on regional metabolic rate in patients with affective disorder. Biol Psychiatry 41:15-22

Buckley PF, Moore C, Long H et al. (1994) 1H-magnetic resonance spectroscopy of the left temporal and frontal lobes in schizophrenia: clinical, neurodevelopmental, and cognitive correlates. Biol Psychiatry 36:792-800

Buckley PF, Friedman L, Wu D et al. (1997) Functional magnetic resonance imaging in schizophrenia: initial methodology and evaluation of the motor cortex. Psychiatry Res 74:13-23

Busatto G, Howard RJ, Ha Y et al. (1997a) A functional magnetic resonance imaging study of episodic memory. Neuroreport 8:2671-5

Busatto GF, Pilowsky LS, Costa DC, Ell PJ, David AS, Lucey JV, Kerwin RW (1997b) Correlation between reduced in vivo benzodiazepine receptor binding and severity of psychotic symptoms in schizophrenia. Am J Psychiatry 154:56-63

Buschong SC (1996) Magnetic resonance imaging: physical and biological principles, 2nd edn. Mosby, St. Louis

Calabrese G, Colombo C, Bonfanti A, Scotti G, Scarone S (1993) Caudate nucleus abnormalities in obsessive-compulsive disorder measurements of MRI signal intensity. Psychiatry Res 50:89-92

Callicott JH, Ramsey NF, Tallent K et al. (1998) Functional magnetic resonance imaging brain mapping in psychiatry: methodological issues illustrated in a study of working memory in schizophrenia. Neuropsychopharmacology 18:186-196

Chua SE, McKenna PJ (1995) Schizophrenia - a brain disease? Br J Psychiatry 166:563-582

Claus JJ, Harskamp F van, Breteler MM et al. (1994) The diagnostic value of SPECT with Tc 99 m HMPAO in Alzheimer's disease: a population-based study. Neurology 44:454-461

Claus JJ, Dubois EA, Booij J et al. (1997) Demonstration of a reduction in muscarinic receptor binding in early Alzheimer's disease using iodine-123 dexetimide single-photon emission tomography. Eur J Nucl Med 24:602-608

*Cohen JD, Forman SD, Braver TS, Casey BJ, Servan-Schreiber D, Noll DC (1994) Activation of prefrontal cortex in a non-spatial working memory task with functional MRI. Hum Brain Mapp 1:293-304

Cohen BM, Yurgelun-Todd D, English CD, Renshaw PF (1995) Abnormalities of regional distribution of cerebral vasculature in schizophrenia detected by dynamic susceptibility contrast MRI. Am J Psychiatry 152:1801-1803

Cohen RM, Nordahl TE, Semple WE, Andreason P, Litman RE, Pickar D (1997) The brain metabolic patterns of clozapine- and fluphenazine-treated patients with schizophrenia during a continuous performance task. Arch Gen Psychiatry 54:481-486

Courtney SM, Ungerleider LG, Keil K, Haxby JV (1997) Transient and sustained activity in a distributed neural system for human working memory. Nature 386:608-611

Curran SM, Murray CM, Van Beck M et al. (1993) A single photon emission computerised tomography study of regional brain function in elderly patients with major depression and with Alzheimer-type dementia. Br J Psychiatry 163:155-165

*Curtis VA, Bullmore ET, Brammer MJ et al. (1998) Attenuated frontal activation during a verbal fluency task in patients with schizophrenia. Am J Psychiatry 155:1056-1063

Dao-Castellana MH, Paillere-Martinot ML, Hantraye P et al. (1997) Presynaptic dopaminergic function in the striatum of schizophrenic patients. Schizophr Res 23:167-174

Deicken RF, Zhou L, Schuff N, Weiner MW (1997) Proton magnetic resonance spectroscopy of the anterior cingulate region in schizophrenia. Schizophr Res 27:65-71

DeLisi LE, Sakuma M, Kushner M, Finer DL, Hoff AL, Crow TJ (1997a) Anomalous cerebral asymmetry and language processing in schizophrenia. Schizophr Bull 23:255-271

DeLisi LE, Sakuma M, Tew W, Kushner M, Hoff AL, Grimson R (1997b) Schizophrenia as a chronic active brain process: a study of progressive brain structural change subsequent to the onset of schizophrenia. Psychiatry Res 74:129-140

Dewey SL, Smith GS, Logan J et al. (1992) GABAergic inhibition of endogenous dopamine release measured in vivo with 11C-raclopride and positron emission

tomography. J Neurosci 12:3773–3780
Dewey SL, Smith GS, Logan J, Brodie JD (1993) Modulation of central cholinergic activity by GABA and serotonin: PET studies with 11C-benztropine in primates. Neuropsychopharmacology 8:371–376
D'haenen H, Bossuyt A, Mertens J, Bossuyt-Piron C, Gijsemans M, Kaufman L (1992) SPECT imaging of serotonin2 receptors in depression. Psychiatry Res 45:227–237
*Dolan RJ, Fletcher P, Frith CD, Friston KJ, Frackowiak RS, Grasby PM (1995) Dopaminergic modulation of impaired cognitive activation in the anterior cingulate cortex in schizophrenia. Nature 378:180–182
Drevets WC, Videen TO, Price JL, Preskorn SH, Carmichael ST, Raichle ME (1992) A functional anatomical study of unipolar depression. J Neurosci 12:3628–3641
Drevets WC, Price JL, Simpson JR Jr, Todd RD, Reich T, Vannier M, Raichle ME (1997) Subgenual prefrontal cortex abnormalities in mood disorders. Nature 386:824–827
Dupont RM, Jernigan TL, Butters N, Delis D, Hesselink JR, Heindel W, Gillin JC (1990) Subcortical abnormalities detected in bipolar affective disorder using magnetic resonance imaging. Clinical and neuropsychological significance. Arch Gen Psychiatry 47:55–59
Erkinjuntti T (1987) Differential diagnosis between Alzheimer's disease and vascular dementia: evaluation of common clinical methods. Acta Neurol Scand 76:433–442
Farde L, Ehrin E, Eriksson L et al. (1985) Substituted benzamides as ligands for visualization of dopamine receptor binding in the human brain by positron emission tomography. Proc Natl Acad Sci USA 82:3863–3867
*Farde L, Wiesel F, Hall H, Halldin C, Stone-Elander S, Sedvall G (1987) No D2 receptor increase in PET study of schizophrenia. Arch Gen Psychiatry 44:672–672
*Farde L, Wiesel FA, Nordström AL, Sedvall G (1989) D1- and D2-dopamine receptor occupancy during treatment with conventional and atypical neuroleptics. Psychopharmacology (Berl) 99(Suppl):28–31
Farde L, Nordström AL, Wiesel FA, Pauli S, Halldin C, Sedvall G (1992) PET analysis of central D1 and D2 dopamine receptor occupancy in patients treated with typical neuroleptics and clozapine: relation to extra-pyramidal side effects. Arch Gen Psychiatry 49:538–544
Farde L, Halldin C, Muller L, Suhara T, Karlsson P, Hall H (1994) PET study of [11 C]beta-CIT binding to monoamine transporters in the monkey and human brain. Synapse 16:93–103
Farde L, Hall H, Pauli S, Halldin C (1995) Variability in D2-dopamine receptor density and affinity: a PET study with [11 C]raclopride in man. Synapse 20:200–208
Faulstich ME (1991) Brain imaging in dementia of the Alzheimer type. Int J Neurosci 57:39–49
Fischman AJ, Bonab AA, Babich JW et al. (1996) Positron emission tomographic analysis of central 5-hydroxytryptamine2 receptor occupancy in healthy volunteers treated with the novel antipsychotic agent, ziprasidone. J Pharmacol Exp Ther 279:939–947
Fox PT, Raichle ME (1986) Focal physiological uncoupling of cerebral blood flow and oxidative metabolism during somatosensory stimulation in human subjects. Proc Natl Acad Sci USA 83:1140–1144
Frackowiak RS (1989) PET: studies in dementia. Psychiatry Res 29:353–355
**Frackowiak RS, Friston KJ, Frith CD, Dolan RJ, Mazziotta JC (1997) Human brain function. Academic Press, San Diego
Frey KA, Holthoff VA, Koeppe RA, Jewett DM, Kilbourn MR, Kuhl DE (1991) Parametric in vivo imaging of benzodiazepine receptor distribution in human brain. Ann Neurol 30:663–672
Friston KJ (1992) The dorsolateral prefrontal cortex, schizophrenia and PET. J Neural Transm Suppl 37:79–93
Friston KJ, Frith CD, Liddle PF, Frackowiak RS (1991) Comparing functional (PET) images: the assessment of significant change. J Cereb Blood Flow Metab 11:690–699
Friston KJ, Holmes A, Poline JB, Price CJ, Frith CD (1996) Detecting activations in PET and fMRI: levels of inference and power. Neuroimage 4:223–235
Frith CD, Friston KJ, Herold S et al. (1995) Regional brain activity in chronic schizophrenic patients during the performance of a verbal fluency task. Br J Psychiatry 167:343–349
Frost JA, Springer JA, Binder JR, Hammeke TA, Bellgowan PSF, Rao SM, Cox RW (1997) Sex does not determine functional lateralization of semantic processing: evidence from fMRI. Neuroimage 5:S564
Fujimoto T, Nakano T, Takano T, Takeuchi K, Yamada K, Fukuzako T, Akimoto H (1996) Proton magnetic resonance spectroscopy of basal ganglia in chronic schizophrenia. Biol Psychiatry 40:14–18
Furey ML, Pietrini P, Haxby JV et al. (1997) Cholinergic stimulation alters performance and task-specific regional cerebral blood flow during working memory. Proc Natl Acad Sci USA 94:6512–6516
George MS, Ketter TA, Gill DS, Haxby JV, Ungerleider LG, Herscovitch P, Post RM (1993) Brain regions involved in recognizing facial emotion or identity: an oxygen-15 PET study. J Neuropsychiatry Clin Neurosci 5:384–394
Gonzalez RG, Guimaraes AR, Moore GJ, Crawley A, Cupples LA, Growdon JH (1996) Quantitative in vivo 31P magnetic resonance spectroscopy of Alzheimer disease. Alzheimer Dis Assoc Disord 10:46–52
Grasby PM, Frith CD, Paulesu E, Friston KJ, Frackowiak RS, Dolan RJ (1995) The effect of the muscarinic antagonist scopolamine on regional cerebral blood flow during the performance of a memory task. Exp Brain Res 104:337–348
Gur RC, Gur RE (1995) Hypofrontality in schizophrenia: RIP. Lancet 345:1383–1384
Gur RE, Mozley PD, Shtasel DL et al. (1994) Clinical subtypes of schizophrenia: differences in brain and CSF volume. Am J Psychiatry 151:343–350
Herholz K (1995) FDG PET and differential diagnosis of dementia. Alzheimer Dis Assoc Disord 9:6–16
Heun R, Mazanek M, Atzor KR et al. (1997a) Amygdala-hippocampal atrophy and memory performance in dementia of Alzheimer type. Dement Geriatr Cogn Disord 8:329–336
Heun R, Schlegel S, Graf-Morgenstern M, Tintera J, Gawehn J, Stoeter P (1997b) Proton magnetic resonance spectroscopy in dementia of Alzheimer type. Int J Geriatr Psychiatry 12:349–358
Hietala J, Syvälahti E, Vuorio K et al. (1995) Presynaptic dopamine function in striatum of neuroleptic-naive schizophrenic patients. Lancet 1130–1131

Hinke RM, Hu X, Stillman AE, Kim SG, Merkle H, Salmi R, Ugurbil K (1993) Functional magnetic resonance imaging of Broca's area during internal speech. Neuroreport 4:675–678

Hoehn-Saric R, Pearlson GD, Harris GJ, Machlin SR, Camargo EE (1991) Effects of fluoxetine on regional cerebral blood flow in obsessive-compulsive patients. Am J Psychiatry 148:1243–1245

Hoffman WF, Ballard L, Turner EH, Casey DE (1991) Three-year follow-up of older schizophrenics: extrapyramidal syndromes, psychiatric symptoms, and ventricular brain ratio. Biol Psychiatry 30:913–926

Hokama H, Shenton ME, Nestor PG et al. (1995) Caudate, putamen, and globus pallidus volume in schizophrenia: a quantitative MRI study. Psychiatry Res 61:209–229

Holcomb HH, Cascella NG, Thaker GK, Medoff DR, Dannals RF, Tamminga CA (1996) Functional sites of neuroleptic drug action in the human brain: PET/FDG studies with and without haloperidol. Am J Psychiatry 153:41–49

Howard RJ, Ellis C, Bullmore ET et al. (1996) Functional echoplanar brain imaging correlates of amphetamine administration to normal subjects and subjects with the narcoleptic syndrome. Magn Reson Imaging 14:1013–1016

Huang S-C, Phelps ME, Hoffman EJ, Sideria K, Selin CJ, Kuhl DE (1980) Noninvasive determination of local cerebral metabolic rate of glucose in man. Am J Physiol 238:E69–E82

Hurwitz TA, Clark C, Murphy E, Klonoff H, Martin WR, Pate BD (1990) Regional cerebral glucose metabolism in major depressive disorder. Can J Psychiatry 35:684–688

Imperato A, Dazzi L, Serra M, Gessa GL, Biggio G (1994) Differential effects of abecarnil on basal release of acetylcholine and dopamine in the rat brain. Eur J Pharmacol 261:205–208

Ingvar DH, Franzen G (1974) Abnormalities of cerebral blood flow distribution in patients with chronic schizophrenia. Acta Psychiatr Scand 50:425–462

Itoh M, Meguro K, Fujiwara T et al. (1994) Assessment of dopamine metabolism in brain of patients with dementia by means of 18F-fluorodopa and PET. Ann Nucl Med 8:245–251

Jones PB, Harvey I, Lewis SW, Toone BK, Van-Os J, Williams M, Murray RM (1994) Cerebral ventricle dimensions as risk factors for schizophrenia and affective psychosis: an epidemiological approach to analysis. Psychol Med 24:995–1011

Kaschka W, Feistel H, Ebert D (1995) Reduced benzodiazepine receptor binding in panic disorders measured by iomazenil SPECT. J Psychiatr Res 29:427–434

Kato T, Shioiri T, Inubushi T, Takahashi S (1993a) Brain lithium concentrations measured with lithium-7 magnetic resonance spectroscopy in patients with affective disorders: relationship to erythrocyte and serum concentrations. Biol Psychiatry 33:147–152

Kato T, Takahashi S, Shioiri T, Inubushi T (1993b) Alterations in brain phosphorous metabolism in bipolar disorder detected by in vivo 31P and 7Li magnetic resonance spectroscopy. J Affect Disord 27:53–59

Kato T, Inubushi T, Takahashi S (1994a) Relationship of lithium concentrations in the brain measured by lithium-7 magnetic resonance spectroscopy to treatment response in mania. J Clin Psychopharmacol 14:330–335

Kato T, Shioiri T, Murashita J, Hamakawa H, Inubushi T, Takahashi S (1994b) Phosphorus-31 magnetic resonance spectroscopy and ventricular enlargement in bipolar disorder. Psychiatry Res 55:41–50

Kato T, Fujii K, Shioiri T, Inubushi T, Takahashi S (1996a) Lithium side effects in relation to brain lithium concentration measured by lithium-7 magnetic resonance spectroscopy. Prog Neuropsychopharmacol Biol Psychiatry 20:87–97

Kato T, Hamakawa H, Shioiri T, Murashita J, Takahashi Y, Takahashi S, Inubushi T (1996b) Choline-containing compounds detected by proton magnetic resonance spectroscopy in the basal ganglia in bipolar disorder. J Psychiatry Neurosci 21:248–254

Kellner CH, Jolley RR, Holgate RC, Austin L, Lydiard RB, Laraia M, Ballenger JC (1991) Brain MRI in obsessive-compulsive disorder. Psychiatry Res 36:45–49

Kesslak JP, Nalcioglu O, Cotman CW (1991) Quantification of magnetic resonance scans for hippocampal and parahippocampal atrophy in Alzheimer's disease. Neurology 41:51–54

Kornhuber J, Brucke T, Angelberger P, Asenbaum S, Podreka I (1995) SPECT imaging of dopamine receptors with [123I]epidepride: characterization of uptake in the human brain. J Neural Transm 101:95–103

Krishnan KR, McDonald WM, Escalona PR et al. (1992) Magnetic resonance imaging of the caudate nuclei in depression. Preliminary observations. Arch Gen Psychiatry 49:553–557

Kuikka JT, Pitkanen A, Lepola U et al. (1995) Abnormal regional benzodiazepine receptor uptake in the prefrontal cortex in patients with panic disorder. Nucl Med Commun 16:273–280

Kuikka JT, Akerman KK, Hiltunen J et al. (1997) Striatal and extrastriatal imaging of dopamine D2 receptors in the living human brain with [123I]epidepride single-photon emission tomography. Eur J Nucl Med 24:483–487

Kuwabara H, Cumming P, Reith J, Leger G, Diksic M, Evans AC, Gjedde A (1993) Human striatal L-dopa decarboxylase activity estimated in vivo using 6-[18F]fluoro-dopa and positron emission tomography: error analysis and application to normal subjects. J Cereb Blood Flow Metab 13:43–56

*Lahti AC, Holcomb HH, Medoff DR, Tamminga CA (1995) Ketamine activates psychosis and alters limbic blood flow in schizophrenia. Neuroreport 6:869–872

Lang C, Herholz K, Huk W, Feistel H (1990) Die diagnostische Differenzierung dementieller Erkrankungen durch moderne bildgebende Verfahren. Fortschr Neurol Psychiatr 58:380–390

Laruelle M, Abi-Dargham A, al-Tikriti MS et al. (1994) SPECT quantification of [123I]iomazenil binding to benzodiazepine receptors in nonhuman primates: II. Equilibrium analysis of constant infusion experiments and correlation with in vitro parameters. J Cereb Blood Flow Metab 14:453–465

*Laruelle M, Abi-Dargham A, Dyck CH van et al. (1996) Single photon emission computerized tomography imaging of amphetamine-induced dopamine release in drug-free schizophrenic subjects. Proc Natl Acad Sci USA 93:9235–9240

Lawrie SM, Abukmeil SS, Chiswick A, Egan V, Santosh CG, Best JJ (1997) Qualitative cerebral morphology in schizophrenia: a magnetic resonance imaging study and systematic literature review. Schizophr Res 25:155–166

Leenders KL, Palmer AJ, Quinn N et al. (1986) Brain dopamine metabolism in patients with Parkinson's disease measured with positron emission tomography. J Neurol Neurosurg Psychiatry 49:853–860

Liddle PF, Friston KJ, Frith CD, Frackowiak RS (1992) Cerebral blood flow and mental processes in schizophrenia. J R Soc Med 85:224–227

Lundkvist C, Halldin C, Ginovart N et al. (1996) [11 C]MDL 100907, a radioligand for selective imaging of 5-HT(2 A) receptors with positron emission tomography. Life Sci 58:187–192

Mann JJ, Malone KM, Diehl DJ, Perel J, Cooper TB, Mintun MA (1996) Demonstration in vivo of reduced serotonin responsivity in the brain of untreated depressed patients. Am J Psychiatry 153:174–182

Marshall I, Wardlaw J, Cannon J, Slattery J, Sellar RJ (1996) Reproducibility of metabolite peak areas in 1H MRS of brain. Magn Reson Imaging 14:281–292

Martinot JL, Hardy P, Feline A et al. (1990) Left prefrontal glucose hypometabolism in the depressed state: a confirmation. Am J Psychiatry 147:1313–1317

Martinot JL, Paillere-Martinot ML, Loc'h C et al. (1991) The estimated density of D2 striatal receptors in schizophrenia. A study with positron emission tomography and 76Br-bromolisuride. Am J Psychiatry 158:346–350

Masterman DL, Mendez MF, Fairbanks LA, Cummings JL (1997) Sensitivity, specificity, and positive predictive value of technetium 99-HMPAO SPECT in discriminating Alzheimer's disease from other dementias. J Geriatr Psychiatry Neurol 10:15–21

*Mayberg HS, Brannan SK, Mahurin RK et al. (1997) Cingulate function in depression: a potential predictor of treatment response. Neuroreport 8:1057–1061

Maziere B, Loc'h C, Baron JC, Sgouropoulos P, Duquesnoy N, D'Antona R, Cambon H (1985) In vivo quantitative imaging of dopamine receptors in human brain using positron emission tomography and [76Br]bromospiperone. Eur J Pharmacol 114:267–272

Mielke R, Kessler J, Szelies B, Herholz K, Wienhard K, Heiss WD (1996) Vascular dementia: perfusional and metabolic disturbances and effects of therapy. J Neural Transm Suppl 47:183–191

Miller BL, Moats RA, Shonk T, Ernst T, Woolley S, Ross BD (1993) Alzheimer disease: depiction of increased cerebral myo-inositol with proton MR spectroscopy. Radiology 187:433–437

Mountz JM, Modell JG, Wilson MW, Curtis GC, Lee MA, Schmaltz S, Kuhl DE (1989) Positron emission tomographic evaluation of cerebral blood flow during state anxiety in simple phobia. Arch Gen Psychiatry 46:501–504

Murphy DG, DeCarli CD, Daly E et al. (1993) Volumetric magnetic resonance imaging in men with dementia of the Alzheimer type: correlations with disease severity. Biol Psychiatry 34:612–621

Nordberg A, Hartvig P, Lilja A et al. (1990) Decreased uptake and binding of 11C-nicotine in brain of Alzheimer patients as visualized by positron emission tomography. J Neural Transm Park Dis Dement Sect 2:215–224

Nordberg A, Lilja A, Lundqvist H et al. (1992) Tacrine restores cholinergic nicotinic receptors and glucose metabolism in Alzheimer patients as visualized by positron emission tomography. Neurobiol Aging 13:747–758

Nordberg A, Lundqvist H, Hartvig P, Andersson J, Johansson M, Hellstrom-Lindahl E, Langstrom B (1997) Imaging of nicotinic and muscarinic receptors in Alzheimer's disease: effect of tacrine treatment. Dement Geriatr Cogn Disord 8:78–84

Nordström AL, Farde L, Halldin C (1993) High 5-HT2 receptor occupancy in clozapine treated patients demonstrated by PET. Psychopharmacology 110:365–367

Nordström AL, Farde L, Eriksson L, Halldin C (1995) No elevated D2 dopamine receptors in neuroleptic-naive schizophrenic patients revealed by positron emission tomography and [11 C]N-methylspiperone. Psychiatry Res 61:67–83

Nyberg S, Farde L, Halldin C (1997) A PET study of 5-HT2 and D2 dopamine receptor occupancy induced by olanzapine in healthy subjects. Neuropsychopharmacology 16:1–7

Okubo Y, Suhara T, Suzuki K et al. (1997) Decreased prefrontal dopamine D1 receptors in schizophrenia revealed by PET. Nature 385:634–636

Page MP, Howard RJ, O'Brien JT, Buxton-Thomas MS, Pickering AD (1996) Use of neural networks in brain SPECT to diagnose Alzheimer's disease. J Nucl Med 37:195–200

Pardo JV, Pardo PJ, Raichle ME (1993) Neural correlates of self-induced dysphoria. Am J Psychiatry 150:713–719

Pearlson GD, Kim WS, Kubos KL et al. (1989) Ventricle-brain ratio, computed tomographic density, and brain area in 50 schizophrenics. Arch Gen Psychiatry 46:690–697

*Pearlson GD, Harris GJ, Powers RE et al. (1992) Quantitative changes in mesial temporal volume, regional cerebral blood flow, and cognition in Alzheimer's disease. Arch Gen Psychiatry 49:402–408

Parnetti L, Tarducci R, Presciutti O et al. (1997) Proton magnetic resonance spectroscopy can differentiate Alzheimer's disease from normal aging. Mech Ageing Dev 97:9–14

Perani D, Colombo C, Bressi S et al. (1995) [18F]FDG PET study in obsessive-compulsive disorder. A clinical/metabolic correlation study after treatment. Br J Psychiatry 166:244–250

Pettegrew JW, Moossy J, Withers G, McKeag D, Panchalingam K (1988) 31P nuclear magnetic resonance study of the brain in Alzheimer's disease. J Neuropathol Exp Neurol 47:235–248

Pettegrew JW, Keshavan MS, Panchalingam K, Strychor S, Kaplan DB, Tretta MG, Allen M (1991) Alterations in brain high-energy phosphate and membrane phospholipid metabolism in first-episode, drug-naive schizophrenics. A pilot study of the dorsal prefrontal cortex by in vivo phosphorus 31 nuclear magnetic resonance spectroscopy. Arch Gen Psychiatry 48:563–568

Pettegrew JW, Panchalingam K, Klunk WE, McClure RJ, Muenz LR (1994) Alterations of cerebral metabolism in probable Alzheimer's disease: a preliminary study. Neurobiol Aging 15:117–132

Petty RG, Barta PE, Pearlson GD et al. (1995) Reversal of asymmetry of the planum temporale in schizophrenia. Am J Psychiatry 152:715–721

Pike VW, McCarron JA, Lammertsma AA et al. (1996) Exquisite delineation of 5-HT1 A receptors in human brain with PET and [carbonyl-11 C]WAY-100635. Eur J Pharmacol 301:R5–R7

Rauch SL, Savage CR, Alpert NM et al. (1995) A positron emission tomographic study of simple phobic symptom provocation. Arch Gen Psychiatry 52:20–28

Rauch SL, Kolk BA van der, Fisler RE et al. (1996) A symptom provocation study of posttraumatic stress disorder using positron emission tomography and script-driven imagery. Arch Gen Psychiatry 53:380–387

Renshaw PF, Yurgelun-Todd DA, Cohen BM (1994) Greater hemodynamic response to photic stimulation in schizophrenic patients: an echo planar MRI study. Am J Psychiatry 151:1493–1495

Robertson JS, Marr RB, Rosenblum M et al. (1973) 32-Crystal positron transverse section detector. In: Freedman GS (ed) Tomographic imaging in nuclear medicine. Springer, Berlin Heidelberg New York

**Roland PE (1993) Brain activation. Wiley & Liss, New York

Rosen BR, Buckner RL, Dale AM (1998) Event-related functional MRI: past, present, and future. Proc Natl Acad Sci USA 95:773–780

Sabri O, Erkwoh R, Schreckenberger M et al. (1997) Regional cerebral blood flow and negative/positive symptoms in 24 drug-naive schizophrenics. J Nucl Med 38:181–188

Sadzot B, Lemaire C, Maquet P et al. (1995) Serotonin 5HT2 receptor imaging in the human brain using positron emission tomography and a new radioligand, [18F]altanserin: results in young normal controls. J Cereb Blood Flow Metab 15:787–797

Schlaepfer TE, Harris GJ, Tien AY et al. (1994) Decreased regional cortical gray matter volume in schizophrenia. Am J Psychiatry 151:842–848

Schlegel S, Aldenhoff JB, Eissner D, Lindner P, Nickel O (1989a) Regional cerebral blood flow in depression: associations with psychopathology. J Affect Disord 17:211–218

Schlegel S, Maier W, Philipp M, Aldenhoff JB, Heuser I, Kretzschmar K, Benkert O (1989b) Computed tomography in depression: association between ventricular size and psychopathology. Psychiatry Res 29:221–230

Schlegel S, Steinert H, Bockisch A, Hahn K, Schloesser R, Benkert O (1994) Decreased benzodiazepine receptor binding in panic disorder measured by IOMAZENIL-SPECT. A preliminary report. Eur Arch Psychiatry Clin Neurosci 244:49–51

Schlösser R, Schlegel S (1995) D2-receptor imaging with [123I]IBZM and single photon emission tomography in psychiatry: a survey of current status. J Neural Transm 99:173–185

*Schlösser R, Schlegel S, Hiemke C, Nickel O, Bockisch A, Rao ML, Hahn K (1997) [123I]IBZM SPECT in patients treated with typical and atypical neuroleptics: relationship to drug plasma levels and extrapyramidal side effects. Psychiatry Res 75:103–114

*Schlösser R, Simkowitz P, Bartlett EJ, Wolkin A, Smith GS, Dewey SL, Brodie JD (1996) The study of neurotransmitter interactions using positron emission tomography and functional coupling. Clin Neuropharmacol 19:371–389

Schlösser R, Brodie JD, Dewey SL et al. (1998a) Long-term stability of neurotransmitter activity investigated with 11C-raclopride PET. Synapse 28:66–70

*Schlösser R, Hutchinson M, Joseffer S et al. (1998b) Functional magnetic resonance imaging of human brain activity in a verbal fluency task. J Neurol Neurosurg Psychiatry 64:492–498

Schneider F, Grodd W, Weiss U, Klose U, Mayer KR, Nagele T, Gur RC (1997) Functional MRI reveals left amygdala activation during emotion. Psychiatry Res 76:75–82

Schröder J, Wenz F, Schad LR, Baudenstiel R, Knopp MV (1995) Sensorimotor cortex and supplementary motor area changes in schizophrenia: a study with functional magnetic resonance imaging. Br J Psychiatry 167:197–201

Seeman P, Guan HC, Niznik HB (1989) Endogenous dopamine lowers the dopamine D2 receptor density as measured by [3H]raclopride: implications for positron emission tomography of the human brain. Synapse 3:96–97

Seeman P, Guan HC, Van Tol HH (1993) Dopamine D4 receptors elevated in schizophrenia. Nature 365:441–445

Segebarth C, Belle V, Delon C et al. (1994) Functional MRI of the human brain: predominance of signals from extracerebral veins. Neuroreport 5:813–816

Shaywitz BA, Shaywitz SE, Pugh KR et al. (1995) Sex differences in the functional organization of the brain for language. Nature 373:607–609

Seidman LJ, Yurgelun Todd D, Kremen WS, Woods BT, Goldstein JM, Faraone SV, Tsuang MT (1994) Relationship of prefrontal and temporal lobe MRI measures to neuropsychological performance in chronic schizophrenia. Biol Psychiatry 35:235–46

Shioiri T, Kato T, Inubushi T, Murashita J, Takahashi S (1994) Correlations of phosphomonoesters measured by phosphorus-31 magnetic resonance spectroscopy in the frontal lobes and negative symptoms in schizophrenia. Psychiatry Res 55:223–235

Shioiri T, Hamakawa H, Kato T, Murashita J, Fujii K, Inubushi T, Takahashi S (1996a) Proton magnetic resonance spectroscopy of the basal ganglia in patients with schizophrenia: a preliminary report. Schizophr Res 22:19–26

Shioiri T, Kato T, Murashita J, Hamakawa H, Inubushi T, Takahashi S (1996b) High-energy phosphate metabolism in the frontal lobes of patients with panic disorder detected by phase-encoded 31P-MRS. Biol Psychiatry 40:785–793

Silbersweig DA, Stern E, Frith C et al. (1995) A functional neuroanatomy of hallucinations in schizophrenia. Nature 378:176–179

Smith GS, Leon MJ de, George AE et al. (1992) Topography of cross-sectional and longitudinal glucose metabolic deficits in Alzheimer's disease. Pathophysiologic implications. Arch Neurol 49:1142–1150

Smith GS, Dewey SL, Brodie JD et al. (1997) Serotonergic modulation of dopamine measured with [11C]raclopride and PET in normal human subjects. Am J Psychiatry 154:490–496

*Smith GS, Schlösser R, Brodie JD et al. (1998) Glutamate modulation of dopamine measured in vivo with positron emission tomography (PET) and 11C-raclopride in normal human subjects. Neuropsychopharmacology 18:18–25

Sokoloff L, Reivich M, Kennedy C et al. (1977) The [14 C]deoxyglucose method for the measurement of local cerebral glucose utilization: theory, procedure, and normal values in the conscious and anesthetized albino rat. J Neurochem 28:897–916

Spitzer M (1993) The psychopathology, neuropsychology, and neurobiology of associative and working memory in schizophrenia. Eur Arch Psychiatry Clin Neurosci 243:57–70

Stern CE, Corkin S, Gonzalez RG et al. (1996) The hippocampal formation participates in novel picture encoding: evidence from functional magnetic resonance imaging. Proc Natl Acad Sci USA 93:8660–8665

Stewart RS, Devous MD Jr, Rush AJ, Lane L, Bonte FJ (1988) Cerebral blood flow changes during sodium-lactate-induced panic attacks. Am J Psychiatry 145:442–449

Strauss WL, Layton ME, Hayes CE, Dager SR (1997) 19F magnetic resonance spectroscopy investigation in vivo of acute and steady-state brain fluvoxamine levels in obsessive-compulsive disorder. Am J Psychiatry 154:516–522

Sunderland T, Esposito G, Molchan SE et al. (1995) Differential cholinergic regulation in Alzheimer's patients compared to controls following chronic blockade with scopolamine: a SPECT study. Psychopharmacology (Berl) 121:231–241

Tedeschi E, Hasselbalch SG, Waldemar G et al. (1995) Heterogeneous cerebral glucose metabolism in normal pressure hydrocephalus. J Neurol Neurosurg Psychiatry 59:608–615

Tsai G, Coyle JT (1995) N-acetylaspartate in neuropsychiatric disorders. Prog Neurobiol 46:531–540

Tune LE, Wong DF, Pearlson G et al. (1993) Dopamine D2 receptor density estimates in schizophrenia: a positron emission tomography study with 11C-N-methylspiperone. Psychiatry Res 49:219–237

Van Horn JD, McManus IC (1992) Ventricular enlargement in schizophrenia. A meta-analysis of studies of the ventricle:brain ratio (VBR). Br J Psychiatry 160:687–697

Videbech P (1997) MRI findings in patients with affective disorder: A meta analysis. Acta Psychiatr Scand 96:157–168

Volkow ND, Brodie JD, Wolf AP, Angrist B, Russell J, Cancro R (1986) Brain metabolism in patients with schizophrenia before and after acute neuroleptic administration. J Neurol Neurosurg Psychiatry 49:1199–1202

Volkow ND, Wolf AP, Van Gelder P, Brodie JD, Overall JE, Cancro R, Gomez-Mont F (1987) Phenomenological correlates of metabolic activity in 18 patients with chronic schizophrenia. Am J Psychiatry 144:151–158

Volkow ND, Fowler JS, Wolf AP et al. (1992) Distribution and kinetics of carbon-11-cocaine in the human body measured with PET. J Nucl Med 33:521–525

Volkow ND, Fowler JS, Wang GJ et al. (1993) Reproducibility of repeated measures of carbon-11-raclopride binding in the human brain. J Nucl Med 34:609–613

Volkow ND, Wang GJ, Fowler JS et al. (1994) Imaging endogenous dopamine competition with [11 C]raclopride in the human brain. Synapse 16:255–262

Volkow ND, Ding YS, Fowler JS et al. (1995) A new PET ligand for the dopamine transporter: studies in the human brain. J Nucl Med 36:2162–2168

*Vollenweider FX, Leenders KL, Scharfetter C, Maguire P, Stadelmann O, Angst J (1997) Positron emission tomography and fluorodeoxyglucose studies of metabolic hyperfrontality and psychopathology in the psilocybin model of psychosis. Neuropsychopharmacology 16:357–372

Volz HP, Gaser C, Hager F et al. (1997a) Brain activation during cognitive stimulation with the Wisconsin Card Sorting Test - a functional MRI study on healthy volunteers and schizophrenics. Psychiatry Res 75:145–157

Volz HP, Rzanny R, May S et al. (1997b) 31P magnetic resonance spectroscopy in the dorsolateral prefrontal cortex of schizophrenics with a volume selective technique-preliminary findings. Biol Psychiatry 41:644–648

Wagner HN Jr, Burns HD, Dannals RF et al. (1983) Imaging dopamine receptors in the human brain by positron tomography. Science 221:1264–1266

Wang GJ, Volkow ND, Fowler JS et al. (1996) Age associated decrements in dopamine D2 receptors in thalamus and in temporal insula of human subjects. Life Sci 59:PL31–PL35

Weinberger DR, Berman KF, Zec RF (1986) Physiologic dysfunction of dorsolateral prefrontal cortex in schizophrenia. I. Regional cerebral blood flow evidence. Arch Gen Psychiatry 43:114–124

Williamson P (1987) Hypofrontality in schizophrenia: a review of the evidence. Can J Psychiatry 32:399–404

Wong DF, Gjedde A, Wagner HN Jr (1986a) Quantification of neuroreceptors in the living human brain. I. Irreversible binding of ligands. J Cereb Blood Flow Metab 6:137–146

Wong DF, Gjedde A, Wagner HN Jr, Dannals RF, Douglass KH, Links JM, Kuhar MJ (1986b) Quantification of Neuroreceptors in the living human brain. II. Inhibition studies of receptor density and affinity. J Cereb Blood Flow Metab 6:147–153

*Wong DF, Wagner HN Jr, Tune LE et al. (1986c) Positron emission tomography reveals elevated D2 dopamine receptors in drug-naive schizophrenics. Science 234:1558–1563

Woodruff PW, Pearlson GD, Geer MJ, Barta PE, Chilcoat HD (1993) A computerized magnetic resonance imaging study of corpus callosum morphology in schizophrenia. Psychol Med 23:45–56

Woods R, Mazziotta J, Cherry S (1992) Automated algorithm for aligning tomographic images. II. Crossmodality MRI-PET images. J Comput Assist Tomogr 16:620–633

Wu JC, Buchsbaum MS, Hershey TG, Hazlett E, Sicotte N, Johnson JC (1991) PET in generalized anxiety disorder. Biol Psychiatry 29:1181–1199

Young AH, Blackwood DH, Roxborough H, McQueen JK, Martin MJ, Kean D (1991) A magnetic resonance imaging study of schizophrenia: brain structure and clinical symptoms. Br J Psychiatry 158:158–164

Young LT, Wong DF, Goldman S et al. (1991) Effects of endogenous dopamine on kinetics of [3H]N-methylspiperone and [3H]raclopride binding in the rat brain. Synapse 9:188–194

Yurgelun-Todd DA, Waternaux CM, Cohen BM, Gruber SA, English CD, Renshaw PF (1996) Functional magnetic resonance imaging of schizophrenic patients and comparison subjects during word production. Am J Psychiatry 153:200–205

Sozial- und Verhaltenswissenschaften

KAPITEL 12
Psychologie und ihre Bedeutung für die Psychiatrie

U. BAUMANN und M. PERREZ

1	Einleitung	366
2	Methodische Grundlagen	368
3	Inhaltliche Grundlagen: Persönlichkeitskonzepte	371
4	Ätiologie bzw. Bedingungsanalyse psychischer Störungen	374
5	Diagnostik	377
6	Intervention	379
7	Ausblick	383
8	Literatur	384

1 Einleitung

Psychologie als Wissenschaft

Eine einheitliche Definition von Psychologie liegt nicht vor, doch finden sich in unterschiedlichen Umschreibungen ähnliche Bestimmungsstücke. So definiert z. B. Gray (1994, S. 3) Psychologie als „the science of behavior and the mind". Unter „behavior" werden beobachtbare Handlungen, unter „mind" Wahrnehmung, Gedächtnis, Motive, Emotionen etc. subsumiert. Die im deutschsprachigen Raum oft verwendete Umschreibung der Psychologie als Wissenschaft vom Erleben und Verhalten trifft sich mit den amerikanischen Definitionen. Dabei umfaßt die Psychologie als Wissenschaft eine Vielzahl von Teilgebieten, wobei der Bereich des kranken, psychisch gestörten Menschen nur einen Teilausschnitt darstellt.

Psychologie als empirische Wissenschaft

Innerhalb der wissenschaftlichen Psychologie besteht weitgehend Konsens darüber, daß es sich bei der Psychologie um eine *empirische* Wissenschaft bzw. Realwissenschaft (Baumann 1995; Perrez 1991), also um eine erfahrungswissenschaftliche Disziplin handelt, wobei dem Experiment bereits seit dem letzten Jahrhundert eine besondere Bedeutung zukommt (zur Geschichte s. Evans et al. 1992; Ash u. Geuter 1985). Die Wissenschaft Psychologie versteht sich z. T. als Grundlagenwissenschaft, z. T. aber auch als angewandte Wissenschaft (Herrmann 1976).

Bereitstellung von Grundlagenwissen

Das aus den Grundlagenwissenschaften der Psychologie, z. B. der allgemeinen Psychologie, resultierende *Grundlagenwissen* soll ein besseres Verständnis der Mechanismen und der Prinzipien erlauben, die menschliches Verhalten regulieren und den Veränderungen des Verhaltens im normalen wie im pathologischen Bereich zugrunde liegen. Dieses Wissen ist für das Verständnis normaler und pathologischer Entwicklungen (Ätiologie und Pathogenese) notwendig. Das aus den angewandten Wissenschaften der Psychologie, z. B. der klinisch-psychologischen Intervention, resultierende *technologische Wissen* begründet die rational fundierte Anwendung von Methoden, indem es darüber informiert, unter welchen Bedingungen welche Methoden der Handlungsstrategien welche Erfolge versprechen (Perrez 1991, 1998b). Dieses Wissen ist für die Therapie und besonders für die Prävention unerläßlich; es fundiert die diagnostischen und psychotherapeutischen Methoden.

Überführung wissenschaftlicher Erkenntnisse in technologisches Wissen

In diesem Kapitel kann nur ein kleiner Ausschnitt der realisierten und möglichen Beiträge der Psychologie zur Psychiatrie dargestellt werden; einzelne Teilgebiete werden an anderer Stelle dieser Reihe abgehandelt (s. z. B. Kap. 13 und 14 in diesem Band). Auf Einzelbefunde kann vielfach nicht eingegangen werden, da v. a. grundsätzliche Aspekte herausgearbeitet werden sollen.

Wissenschaft Psychologie und ihre Relation zu anderen Gebieten

Grundkategorien des Menschen

Folgende Datenebenen, die als Grundkategorien zum Verständnis des Menschen beitragen, lassen sich unterscheiden (Seidenstücker u. Baumann 1987): die biologische bzw. somatische, die psychische bzw. psychologische, die soziale und die ökologische Ebene. Durch Begriffe wie Sozialpsychologie, Psychophysiologie, Psychosomatik etc. wird betont, daß die Psychologie die psychische Datenebene mit anderen Datenebenen zu verknüpfen sucht. Gemäß Wissenschaftsrat (1983) steht die Psychologie zwischen den Sozial- und Geisteswissenschaften, den Natur- und Biowissenschaften sowie der Medizin, ist also multidisziplinär bzw. multimodal ausgerichtet. Die Analyse des Bezuges der psychischen Datenebene zur biologisch-somatischen berührt das Leib-Seele-Problem, für das in der Philosophie unterschiedliche ontologische und epistemiologische Lösungsansätze diskutiert werden.

Leib-Seele-Problem

Wir gehen in Anlehnung an das Komplementaritätsprinzip von Fahrenberg (1981) davon aus, daß sich die somatische und die psychische Datenebene bei der Beschreibung des Menschen wechselseitig ergänzen, wobei beide Ebenen auf je eigene Kategoriensysteme, theoretische Begründungszusammenhänge und Begründungsmethodologien rekurrieren (zum Emergenzkonzept s. Bunge 1984). Damit wird ein ontologischer Reduktionismus verworfen und anerkannt, daß die Psychologie eine eigenständige Rolle bei der Analyse des Verhaltens innehat, indem sie als Disziplin den Themenbereich zwischen der sozialen und biologischen Dimension behandelt.

Komplementaritätsprinzip

Klinische Psychologie und Psychiatrie

Von den Teilgebieten der Psychologie steht die Klinische Psychologie der Psychiatrie besonders nahe (Überblick: Baumann u. Perrez 1998a). Baumann u. Perrez (1998b, S. 4) geben für die Klinische Psychologie folgende Definition: „Klinische Psychologie ist diejenige Teildisziplin der Psychologie, die sich mit psychischen Störungen und den psychischen Aspekten somatischer Störungen befaßt." Die Klinische Psychologie beinhaltet die Themenbereiche Grundlagenfragen (u. a. wissenschaftstheoretische, ethische, begriffliche Klärungen), Epidemiologie, Klassifikation, Diagnostik, Ätiologie bzw. Bedingungsanalyse und Intervention mit den Bereichen Prävention, Psychotherapie, Rehabilitation, Gesundheitsversorgung und Evaluation (Baumann u. Perrez 1998a; zur Geschichte der Klinischen Psychologie: Routh 1994; Walker 1991).

Teildisziplinen der Klinischen Psychologie

Hieraus wird deutlich, daß die Überschneidungen mit der Psychiatrie sehr groß sind. Wissenschaftlich gesehen ist sowohl die Klinische Psychologie als auch die Psychiatrie mit psychischen Störungen befaßt; d. h. sie unterscheiden sich grundsätzlich gesehen wenig, auch wenn unterschiedliche Akzentuierungen im Forschungsverständnis festgestellt werden können, insofern in der Psychiatrie stärker die somatische, in der Psychologie dagegen stärker die psychische Datenebene im Vordergrund steht. Von der Ausbildung her und berufsrechtlich bestehen zwischen Psychologen und Psychiatern indes deutliche und auch gesetzlich festgelegte Unterschiede.

Überschneidungen mit der Psychiatrie

Neben der Klinischen Psychologie sind die Gesundheitspsychologie, die Verhaltensmedizin und die medizinische Psychologie weitere psychologi-

Gesundheitspsychologie

sche Nachbargebiete zur Psychiatrie. Die Gesundheitspsychologie („health psychology"; s. Schwarzer 1997) ist in ihrem Selbstverständnis v. a. auf die Prävention von somatischen Störungen und die Gesundheitsförderung ausgerichtet. Teilweise befaßt sie sich auch mit Fragen der Behandlung und Rehabilitation. Auch zur Verhaltensmedizin (Blanchard 1992) bestehen Überlappungen, insofern diese sich als interdisziplinärer Ansatz versteht, bei dem Psychologen, Mediziner und Wissenschaftler anderer Disziplinen bei der Erforschung und Behandlung v. a. somatischer Störungen zusammenarbeiten. Die Bezeichnung medizinische Psychologie weist auf das Unterrichtsfach Psychologie für Mediziner hin; in der Forschung steht hier die Arzt-Patient-Interaktion und die Situation des Patienten im Vordergrund (Schwenkmezger u. Schmidt 1994).

Verhaltensmedizin

Medizinische Psychologie

Psychologie als Beruf

Hauptarbeitsbereiche der Psychologie

In Deutschland waren 1995 ca. 28000 Psychologen mit abgeschlossenem Diplomstudium im Fach Psychologie erwerbstätig; der größere Teil (ca. 60%) arbeitet im Bereich der Klinischen Psychologie; davon ist wiederum ein großer Teil psychotherapeutisch qualifiziert und auch entsprechend tätig. Viele Psychologen arbeiten in psychiatrischen Institutionen und leisten damit in der Praxis, aber auch in der Forschung einen wesentlichen Beitrag zur Gesundheitsversorgung. Eine für alle Seiten befriedigende gesetzliche Basis für Psychologen im Bereich der Heilkunde ist in der Schweiz bisher nicht geschaffen worden; in Österreich liegt ein Gesetz für Psychotherapeuten und für Psychologen (insbesondere klinische Psychologen und Gesundheitspsychologen) vor; in Deutschland ist am 1.1.1999 das Psychotherapeutengesetz in Kraft getreten, das die Psychotherapie für Psychologen regelt.

2 Methodische Grundlagen

Allgemeine Bemerkungen

Bedeutung der psychologischen Methodenlehre

Neben den inhaltlichen Teilbereichen bildet die psychologische Methodenlehre bzw. Forschungsmethodik durch die Behandlung von Fragen der Theoriebildung, Versuchsplanung, statistischen Auswertung etc. ein zentrales Grundlagenfach der Psychologie (Breakwell et al. 1995). Die Ergebnisse der psychologischen Methodenlehre sind für die Klinische Psychologie und die Psychiatrie in zweifacher Hinsicht zu spezifizieren (Baumann 1991):

– inhaltliche Spezifizierung

Zum einen erfordern die spezifischen Belange der Klinischen Psychologie und Psychiatrie im Sinne einer inhaltlichen Spezifizierung eine Adaptation der methodischen Postulate aufgrund der speziellen Probleme. So werden z.B. in der allgemeinen Methodenlehre für Experimente Kontrollgruppen gefordert; die inhaltliche Ausgestaltung (z.B. Placebokontrollgruppen) kann nur durch eine fachbezogene Methodologie erfolgen (s. z.B. Kazdin 1994; Sher u. Trull 1996).

Zum anderen sind je nach Position im Forschungsablauf einzelne methodische Ansätze unterschiedlich zu bewerten. So sind z. B. Einzelfallstudien in Phase I der medikamentösen Prüfung sinnvoll; in Phase III haben Einzelfallstudien kaum Aussagegehalt, da umfassende Multicenterstudien erforderlich sind.

– Spezifizierung aufgrund der Position im Forschungsablauf

Die Psychologie hat durch ihr Methodenverständnis auch für die Psychiatrie wesentliche Impulse gesetzt. Besonders zu erwähnen sind Beiträge zur Versuchsplanung bei Experimenten, ebenso die Beiträge zur Diagnostik (s. Abschn. 5), aber auch zur Evaluation von Interventionsansätzen und Versorgungskonzepten (s. Abschn. 6). Im Folgenden werden – als Beispiel für die Methodendiskussion in der Psychologie, die auch für die Psychiatrie bedeutsam ist – zwei allgemeine Rahmenkonzepte dargestellt: Feld- vs. Laborforschung und Multimodalität; weitere Themenbereiche können aus Platzgründen nicht vertieft werden.

Feld- vs. Laborforschung

In der psychologischen Methodenlehre unterscheidet man vielfach zwischen Labor- und Feldforschung (Breakwell et al. 1995), wobei die Laborforschung – als Prototyp des konstruierten, künstlichen Ansatzes – mit dem hypothesenprüfenden Experiment gleichgesetzt wurde, die Feldforschung mit der Betonung des Natürlichen dagegen mit dem korrelativen Ansatz. Die neuere Methodologie (Patry 1982) hat diese Dichotomisierung mit den damit verbundenen methodischen Zuschreibungen als unnötig und unhaltbar kritisiert. So unterscheiden wir nach Patry (1982) mindestens 3 Kriterien, die „natürlich" oder „künstlich" sein können, nämlich das Untersuchungssetting, das Treatment (unabhängige Variable) und das untersuchte Verhalten (abhängige Variable).

Probleme der Dichotomisierung von Labor- und Feldforschung

Die bisherige psychologische Forschung zeigt eine Dominanz des konstruierten, künstlichen Ansatzes, sei es im Labor, sei es im Feld. Da die Konstruiertheit des Ansatzes von Bedeutung für die Generalisierbarkeit der Befunde ist, ist es notwendig, den mit den unterschiedlichen methodischen Zugängen verbundenen Aussagegehalt von Studien unter der Perspektive natürlich vs. künstlich zu reflektieren. Ein u. E. allzu großer Teil der klinisch-psychologischen und psychiatrischen Forschung ist nicht nur bezüglich des Settings, sondern auch hinsichtlich der abhängigen Variablen (vielfach Fragebogen- und Interviewstudien) als künstlich zu bezeichnen. Zusätzlich wird der Aussagegehalt dadurch eingeschränkt, daß die erhobenen Daten sehr häufig retrospektiver Art sind. Für eine Wissenschaft, die sich als Beobachtungswissenschaft versteht, scheint die methodische Einengung auf künstliche Bedingungen problematisch zu sein; es ist zu fordern, verstärkt auch natürliche Bedingungen mit einzubeziehen (s. Abschn. 5). Dabei stellen Studien unter natürlichen Bedingungen keine Alternative, sondern eine Ergänzung zu Studien mit konstruierten Parametern dar.

Künstlichkeit vs. Natürlichkeit von Setting, Treatment und Verhalten

Multimodalität als Grundprinzip

Eine zentrale Grundannahme der Klinischen Psychologie und der Psychiatrie stellt das Prinzip der Multimodalität dar (Seidenstücker u. Baumann 1987). Multimodalität bedeutet, daß anstelle des univariaten Zuganges ein multivariates Vorgehen gewählt wird, bei dem jeweils innerhalb einzelner Kategorien variiert wird. Folgende Kategorien sind zu unterscheiden:

Multimodales Vorgehen

- *Datenebene* (Grundkategorien der Beobachtung): biologische bzw. somatische, psychische bzw. psychologische, soziale, ökologische (s. oben).
- *Datenquelle* (Informationsgeber): Befragte selbst, andere Personen (Bezugspersonen, geschulte Beurteiler, Therapeut, institutionell anfallende Daten etc.), Daten von Instrumenten bzw. Apparaten. Bezüglich der Relation von Selbst- und Fremdbeurteilung ist festzuhalten, daß mangelnde Übereinstimmung nicht nur auf Meßungenauigkeiten zurückzuführen ist. Vielmehr ist zu berücksichtigen, daß es sich bei Selbst- und Fremdbeurteilungen um grundsätzlich unterschiedliche Zugänge mit z.T. verschiedenen Aussagebereichen handelt. Die Fremdbeurteilung ist daher im Vergleich zur Selbstbeurteilung nicht objektiver; beide Varianten haben gleiche wissenschaftstheoretische Dignität.
- *Untersuchungsverfahren* (s. Abschn. 5).
- *Konstrukte*: Für die Psychologie liegen keine anerkannten Konstrukttaxonomien vor, so daß im Einzelfall die sinnvolle Konstruktauswahl durch den aktuellen Forschungsstand bestimmt wird. Ein Spezifikum des klinischen Bereichs stellen komplexe Globalkonstrukte dar, die unterschiedliche Datenbereiche beinhalten (vgl. Laireiter et al. 1994). Diese Globalkonstrukte (z.B. soziale Anpassung, soziale Integration) suchen primär, Angaben zur sozialen Datenebene zu machen; daneben fließen häufig auch Indikatoren der biologischen (z.B. Gesundheitszustand), psychischen (z.B. Bewältigung) und ökologischen (z.B. Wohnqualität) Datenebene ein, so daß es sich um multimodale Konstrukte handelt. Ähnlichkeiten zu diesen Globalkonstrukten (insbesondere soziale Anpassung) hat das Konstrukt der Lebensqualität (Bullinger 1996; s. auch Kap. 7, Bd. 2).

Multimodalität als allgemeines Rahmenkonzept

Multimodalität ist ein allgemeines Rahmenkonzept, das für die konkrete Untersuchung die Auswahl der Untersuchungsverfahren nicht bis ins einzelne spezifiziert, was im Einzelfall zu Interpretationsproblemen führen kann (Seidenstücker u. Baumann 1987): Mehrere Datenmodalitäten können in ihren Ergebnissen pro Zeitpunkt oder im Verlauf mehr oder weniger übereinstimmen. Zur Behebung dieses Problems gibt es keine eindeutigen Lösungen, doch kann die hypothesen- und theoriengeleitete Auswahl der Verfahren Interpretationsprobleme erleichtern. Zusätzlich sind Methodenstudien im Sinne der „Multitrait-multimethod-Analyse" notwendig, um komplexe Zusammenhänge empirisch zu klären.

3 Inhaltliche Grundlagen: Persönlichkeitskonzepte

Aufgaben der Persönlichkeitsforschung

Ein weiteres für die psychiatrische Forschung relevantes Teilgebiet der Psychologie ist die Persönlichkeitsforschung. In diesem Teilbereich stellt die Psychologie Theorien zum allgemeinen Verständnis unterschiedlicher Menschen zur Verfügung. Diese Theorien sind insofern für die Psychiatrie von Bedeutung, da für die Beurteilung psychischer Störungen ein Wissen um das ungestörte Erleben und Verhalten notwendig ist (Baumann 1993; Becker 1996; Butcher u. Rouse 1996). Insbesondere sind Konzepte der Persönlichkeitspsychologie für das Verständnis von Persönlichkeitsstörungen, aber auch der prämorbiden Persönlichkeit von Bedeutung (Watson u. Clark 1994; Zerssen 1996).

Besseres Verständnis psychischer Störungen

Für die Persönlichkeitsforschung stellen die Dimensionen Person, Merkmal und Situation (bzw. Zeit) wesentliche Variationsquellen dar. Bezüglich der Dimensionen Person und Merkmal können 2 Betrachtungsweisen unterschieden werden: So führt die Analyse der Kovariation von Merkmalen zu Eigenschaften bzw. im klinischen Sektor zu Syndromen. Die Analyse der Kovariation von Personen ergibt dagegen Typologien bzw. im klinischen Sektor Diagnosen.

Analyse der Kovariation von Merkmalen und Personen

Während in der Persönlichkeitspsychologie der Eigenschaftsansatz den typologischen Ansatz verdrängt hat, finden wir in der Psychiatrie – bedingt durch die Art der Diagnosestellung – verstärkt den typologischen Ansatz; der Eigenschaftsansatz bzw. Syndromansatz hat zwar in der Psychiatrie eine lange Tradition, ist aber in den letzten Jahren aufgrund der Dominanz der Diagnosesysteme ICD und DSM etwas in den Hintergrund getreten.

Eigenschaftsansatz

Typologischer Ansatz

Unterschiedliche Persönlichkeitsansätze

Persönlichkeitskonzepte lassen sich in Theoriengruppen unterteilen; im Folgenden sollen einige dieser Konzepte angeführt werden, die u. a. auch in der Psychiatrie explizit oder implizit verwendet wurden oder werden (Asendorpf 1996; Amelang u. Bartussek 1997; Wiggins u. Pincus 1992).

Bei den *psychodynamischen* Ansätzen handelt es sich um Theorien, die v. a. intrapsychische Aspekte – insbesondere Motivationen – betonen. Prototyp der psychodynamischen Ansätze sind die psychoanalytischen Persönlichkeitskonzepte (vgl. Freud), die für die psychoanalytische Ätiologie und Therapie maßgebend sind. Psychodynamische Ansätze sind vielfach im klinischen Setting gewonnen und dann auf den Bereich ungestörten Erlebens und Verhaltens generalisiert worden. Aus der Sicht der empirischen Persönlichkeitsforschung konnten insbesondere die psychoanalytischen Persönlichkeitskonzepte empirisch nicht ausreichend bestätigt werden. Als sehr fruchtbar hat sich aber das Konzept der Motivation erwiesen, ebenso das Konzept der Abwehrmechanismen, das in der Copingforschung (Lazarus 1991; Perrez u. Reicherts 1992) und in

Psychodynamische Ansätze

Eigenschaftsansätze

neuen Konzepten der Abwehrstile wie Vigilanz und kognitive Vermeidung (Krohne 1996) weiterentwickelt wurde.

Der *Eigenschaftsansatz* hat in der Persönlichkeitspsychologie seit den 30er Jahren sehr starke Verbreitung gefunden (z. B. Guilford, Eysenck, Cattell; s. Amelang u. Bartussek 1997). Dabei wird das Verhalten aufgrund von überdauernden, von situativen Momenten weitgehend unabhängigen Persönlichkeitseigenschaften („traits") vorhergesagt. Seit den 80er Jahren finden wir bezüglich der Temperamentsfaktoren verstärkt integrative Bemühungen, die in das Konzept der „Big-five-Faktoren" einmündeten (Wiggins u. Pincus 1992). Extraversion, Neurotizismus, Verträglichkeit („agreeableness"), Gewissenhaftigkeit („conscientiousness") und Offenheit („openness") werden als übergeordnete Einheiten postuliert. Integrative Ansätze finden wir auch in der Intelligenzforschung, in der einige wenige Grunddimensionen postuliert werden (Carroll 1993). Der Integrationsversuch ist positiv zu bewerten; die Defizite des Eigenschaftsansatzes, die u. a. auf der Vernachlässigung der situativen Momente beruhen, sind aber durch dieses Konzept nicht behoben (vgl. Butcher u. Rouse 1996). Eigenschaftskonzepte finden sich auch in den anderen, hier angeführten Theoriengruppen wie z. B. den psychodynamischen Konzepten (z. B. Oralität), kognitiven Ansätzen („locus of control" bzw. Kontrollüberzeugung). Eigenschaften (z. B. „hardiness", soziale Unterstützung, Hostilität) finden sich auch in den Diskussionen um protektive bzw. vulnerabilisierende Faktoren bezüglich psychischer und somatischer Erkrankungen.

- Extraversion, Neurotizismus, Verträglichkeit, Gewissenhaftigkeit und Offenheit als übergeordnete Konzepte

Behaviorale Ansätze

Bei den *behavioralen* Ansätzen steht das beobachtbare Verhalten, das von der Umwelt bzw. den situativen Gegebenheiten bedingt ist, im Vordergrund (z. B. Thorndike, Dollard, Miller; s. Amelang u. Bartussek 1997). Wesentlich sind die Gesetze der Lernpsychologie, die in Konditionierung, operantem Lernen und Modellernen beschrieben werden. Diese Ansätze haben insbesondere für die Intervention (Verhaltenstherapie), aber auch für das Verständnis der Entstehung von Störungen wesentliche Impulse gesetzt (Perrez u. Zbinden 1996; Westmeyer 1995). Verhaltenstheoretisch konzipierte Persönlichkeitskonstrukte, die als intervenierende Variablen zwischen Umweltfaktoren und Lernprozessen vermitteln, sind u. a. die Konditionierbarkeit (bzw. Introversion nach Eysenck; s. Amelang u. Bartussek 1997) als zeitstabiles Persönlichkeitsmerkmal, das in seinen Extremausprägungen zur Über- bzw. Unteranpassung (dysthyme Störungen vs. Soziopathie) disponieren soll. Eine weitere Eigenschaft ist die differentielle Fähigkeit zum Belohnungsaufschub („delay of reinforcement"), die für die operante Konditionierung bedeutungsvoll ist (Mischel 1983) und besonders bei der Ätiologie delinquenten Verhaltens untersucht wurde. Weiterentwicklungen der klassischen behavioralen Ansätze finden wir in den folgenden kognitiven Konzepten, die u. a. auch lerntheoretische Konzepte sehr stark mit einbeziehen.

- klassische und operante Konditionierung sowie Modellernen als grundlegende Konzepte

Kognitive bzw. Informationsverarbeitungsansätze

So sind bei den *kognitiven* Ansätzen bzw. den Ansätzen der *Informationsverarbeitung* interne Prozesse, die sich in Plänen, Zielvorstellungen, persönlichen Konstrukten, Bewertungen (z. B. Verstärkerpräferenzen), selbstregulierenden Systeme etc. manifestieren, wesentliche Komponenten (vgl. z. B. Kelly, Rotter, Mischel, Kanfer; s. Amelang u. Bartussek

1997). Durch diese Ansätze wurde der behaviorale Ansatz maßgebend erweitert, was sich im Übergang von der Verhaltenstherapie im engeren Sinne zur kognitiven Verhaltenstherapie widerspiegelt. In den Ansätzen der Informationsverarbeitung sind die kognitiven Theorien präzisiert und vertieft worden.

Gemäß den *humanistischen* bzw. *existentiellen* Ansätzen ist für das Verständnis einer Person – wie z. B. Frankl, Maslow, Rogers betonen – ihre Individualität maßgebend; zentrale Begriffe sind dabei das Selbst und selbstregulierende Kräfte (Buss 1995). Dieser Denkansatz hat v. a. in der humanistischen Psychotherapie große Resonanz gefunden; teilweise hat sich dieser Ansatz von der empirischen Forschung wegentwickelt; phänomenologische, hermeneutische Denkkategorien werden bevorzugt.

Humanistische bzw. existentielle Ansätze

Unter dem Stichwort *Interaktionismus* werden die Vorteile unterschiedlicher Ansätze zusammengeführt (z. B. Magnusson 1990). Das aktuelle Erleben und Verhalten gestaltet sich dynamisch und in Wechselwirkung zwischen internen Prozessen und externen Gegebenheiten. Dabei tritt eine Person nicht als Tabula rasa in eine Situation ein, sondern bringt stabile Rahmenbedingungen (Eigenschaften) mit. Wenn auch derart komplexe Konzepte theoretisch formuliert werden, so sind die einzelnen Operationalisierungen vielfach doch nur für Teilaspekte realisiert worden. Interaktionistische Ansätze erfordern eine komplexe Erfassung von Persönlichkeit und Situation bzw. Umwelt.

Interaktionistische Ansätze

Die bisherigen Modelle sind primär für die psychische Datenebene formuliert worden. Es fehlen bisher – trotz einer Vielzahl an Untersuchungen und interessanten Befunden – überzeugende biopsychologische Persönlichkeitskonzepte (vgl. Zuckermann 1991; Fahrenberg 1996). Für die Persönlichkeitsforschung, aber auch die Kooperation zwischen Psychologie und Psychiatrie sind derartige Konzepte unerläßlich. Zusätzlich sind für die Forschung im klinischen Sektor Persönlichkeitsmodelle notwendig, die den Normalbereich und den klinischen Bereich in gleicher Genauigkeit abbilden. Die meisten Persönlichkeitsmodelle sind „normalpsychologisch" formuliert und können psychische Störungen nur als Extremvariante abbilden, ohne aber zwischen unterschiedlichen Störungen adäquat zu differenzieren. Eine Ausnahme stellt das Konzept von Eysenck (s. Amelang u. Bartussek 1997) dar, der mit den Dimensionen Extraversion, Neurotizismus und Psychotizismus Konstrukte postulierte, die den Normalbereich und unterschiedliche klinische Störungen erfassen lassen. Das Konstrukt Psychotizismus ist aber – im Gegensatz zum Neurotizismus – weniger gut elaboriert; ebenso ist durch die Eliminierung des Neurosenbegriffes in DSM-IV und ICD-10 die Unterscheidung von Neurotizismus und Psychotizismus problematisch geworden.

Fehlen biopsychologischer Persönlichkeitskonzepte

4 Ätiologie bzw. Bedingungsanalyse psychischer Störungen

Stufenmodell

In der Klinischen Psychologie wird bezüglich der Entstehung von Störungen zwischen der Ätiologie als Ursache für die Entwicklung der Störung und den die Störung aufrechterhaltenden aktuellen Bedingungen unterschieden. Für die Entwicklung der Störungen können verschiedene, voneinander abgrenzbare Phasen (Shepherd 1987; Baumann u. Perrez 1998c) unterschieden werden, in denen jeweils spezifische Ursachen, darunter auch psychologische Faktoren, einwirken:

Phasen der Entwicklung psychischer Störungen

1. *Prä- und perinatale Phase*: Dazu zählen genetische, intrauterine und perinatale Einflußgrößen. Die Summe der hier lokalisierbaren Störungsursachen wird oft mit dem Begriff Prädisposition (Veranlagung) umschrieben.
2. *Sozialisations-, Entwicklungsphase*: Dieser Phase werden die Einflußfaktoren, die während des Lebenslaufes relevant werden, zugeordnet. Vielfach wurden in Anlehnung an die Psychoanalyse die frühkindlichen Einflußgrößen als bedeutsam angesehen. Nach dem heutigen Verständnis der Entwicklung als lebenslangem Prozeß sind aber auch spätere Faktoren von Bedeutung. Die Einflüsse der Sozialisation moderieren die Prädisposition und determinieren die Vulnerabilität für psychische Störungen im Sinne einer allgemeinen oder speziellen Störungsanfälligkeit.
3. *Unmittelbares Vorfeld des Ausbruchs einer Störung*: Bei verschiedenen Störungen geht man davon aus, daß der Ausbruch einer Störung durch kritische Lebensereignisse („life events"), Traumata etc. (vgl. Streßforschung) mitbedingt wird.
4. *Phase nach Ausbruch der Störung*: Die 4. Phase entspricht in etwa dem medizinischen Begriff der Pathogenese, wobei den aktuellen aufrechterhaltenden intrapsychischen und sozialen Bedingungen in der Klinischen Psychologie eine besondere Bedeutung zukommt.

Während Erkenntnisse bezüglich der ersten 3 Phasen v. a. für die Prävention wichtig sind, haben Informationen über die 4. Phase besondere therapeutische Relevanz. Kenntnisse über die aufrechterhaltenden Bedingungen schließen die störungsspezifischen Mechanismen, also intrapsychische und evtl. auch soziale Funktionsmechanismen, mit ein.

Beispiel: depressive Störung

Angewandt auf das Beispiel einer depressiven Störung, die durch ein Verlusterlebnis ausgelöst wird, könnte angenommen werden, daß durch Anlagefaktoren und Sozialisationsfaktoren eine Person eine erhöhte Vulnerabilität für depressive Reaktionen aufweist. Dies wäre eine Arbeitshypothese, da im konkreten Fall die Bedingungen nicht exakt rekonstruierbar sind und die Ätiologie daher in dieser Hinsicht unbekannt ist. Größere Sicherheit könnte im konkreten Fall über die auslösenden Faktoren erlangt werden, indem das Verlusterlebnis und die damit verbundenen Funktionsmechanismen der depressiven Reaktionen genauer analysiert werden. Dazu kann z. B. gehören, daß bestimmte Modalitäten der Kontrollüberzeugungen (externale Kontrollüberzeugungen) und bestimmte Formen der Kausalattribution (internal attribuierter Mißerfolg) wesentliche Elemente des depressiven Funktionsmodus darstellen. Auch wenn diese Elemente nicht die Ätiologie für die Depression repräsentieren, stellen sie doch Bedingungsfaktoren dar, deren Beeinflussung von therapeutischer Bedeutung ist.

Kausalitätsmodelle

Die in der Klinischen Psychologie zugrundegelegten Kausalitätsmodelle unterscheiden sich prinzipiell nicht von denen der Medizin. Es wird von einer multikausalen deterministischen oder probabilistischen Ursache-Wirkung-Struktur ausgegangen, bei der biologische, psychologische, soziale und ökologische Faktoren (s. Abschn. 2) die psychosomatischen Vorgänge beeinflussen können. Für die Ätiologie spielt der historisch-genetische Erklärungstyp eine zentrale Rolle, der Störungen als Ergebnis eines Entwicklungsprozesses rekonstruiert. Die einzelnen Entwicklungsschritte stellen dabei eine Folge vorausgehender Dispositionen einerseits und neu hinzutretender Ereignisse andererseits dar.

Multikausale Ursache-Wirkungs-Struktur

Bezüglich der psychophysischen Zusammenhänge ist es bei einzelnen Störungsgruppen möglich, daß biologische Prozesse psychische Zustände hervorbringen, wie auch die psychischen Zustände und Prozesse auf die neurobiologischen Prozesse einwirken. Vielfach lassen sich die Bedingungsketten nicht exakt definieren; dies trifft für Bedingungsketten zwischen der somatischen und psychischen Datenebene, aber auch für Ketten innerhalb der psychischen Datenebene zu. Psychische Faktoren können Ursache, Bedingung, Prodromalphänomen, Symptomatik, Begleitphänomen oder Folge einer Störung sein (vgl. z. B. Interpretationen depressiver Störungen mittels des Konzeptes der erlernten Hilflosigkeit, Baumann u. Perrez 1998c). Vielfach kann durch Experimente mit Personen mit psychischen Störungen die Bedingungskette nicht aufgeklärt werden; dazu sind Längsschnittstudien notwendig. Aufgabe der Psychologie ist es – in Zusammenarbeit mit der Psychiatrie –, entsprechend präzise Versuchspläne zu entwickeln, die das Bedingungsgefüge optimal aufklären.

Probleme der exakten Definition von Bedingungsketten

Sozialisationstheorien

Die Psychoanalyse galt lange Zeit als Prototyp einer Sozialisationstheorie. Die psychoanalytischen Ätiologietheorien hatten einen hohen Anregungsgehalt, haben sich aber in ihrer Ausschließlichkeit nicht empirisch bewährt (vgl. Ernst u. von Luckner 1985). Von größerer Bedeutung sind die aus der Psychoanalyse hervorgegangenen Ansätze der Bindungstheorie, die eine interaktionistische Entwicklungspsychologie (Mutter-Kind-Interaktion) der frühen Kindheit darstellt (s. auch Kap. 22 in diesem Band). Die Bindungsforschung, die durch Bowlby initiiert wurde, hat fruchtbare Hypothesen über die Folgen unsicherer Bindung und der Trennung für die Entstehung u. a. depressiver Störungen geliefert (Jones et al. 1997).

Bindungstheorie

Ein zweites, fruchtbares entwicklungspsychologisches Sozialisationskonzept, das sich mit der Entstehung psychischer Störungen beschäftigt, ist

Konzept der Entwicklungsaufgaben

das Konzept der Entwicklungsaufgaben von Havighurst (Perrez 1998a). Die Entwicklung wird als Sequenz von mehr oder weniger beanspruchenden Readaptations- oder Entwicklungsaufgaben verstanden, die als phasentypische Gleichgewichtsstörungen erlebt werden. Diese sind durch die Entwicklung bzw. durch die Kultur in unterschiedlicher Verbindlichkeit vorgegeben. Sie stellen Phasen der erhöhten Vulnerabilität dar; ihre unangemessene Bewältigung erhöht das Risiko der Nichtbewältigung der darauffolgenden Aufgabe. So wird z.B. eine schlechte Bindung – als unangemessene Bewältigung dieser ersten Entwicklungsaufgabe – die nächste Entwicklungsstufe (Exploration der Nahumwelt beim Kleinkind) beeinträchtigen.

Lerntheorien und Theorien der Informationsverarbeitung

Lernforschung

Zwei psychologische Forschungstraditionen haben bisher besonders wichtige Beiträge zum besseren Verständnis der Entwicklung und Aufrechterhaltung von psychischen Störungen hervorgebracht: die Lernforschung und die Konzepte der Informationsverarbeitung. Die Tradition der Lernforschung wurde in Rußland durch die Pawlow-Schule begründet, die die Verhaltensdesorganisation durch Konditionierung von antagonistischen Hemmungs- und Erregungsprozessen analysierte. In den USA haben sich seit den späten 30er Jahren Dollard, Meyer, Masserman und Miller tierexperimentell mit den Neurosen auseinandergesetzt. Heute liegt ein umfangreicher Wissenskorpus vor, der auf der Lernpsychologie beruht (vgl. Perrez u. Zbinden 1996): klassische Konditionierung (z.B. Entstehung von Angststörungen), operante Konditionierung (z.B. Entstehung von bestimmten depressiven Störungen durch Verstärker- und Kontrollverlust), Modellernen (z.B. Erwerb aggressiven Verhaltens; s. hierzu auch Kap. 14 in diesem Band).

Informationsverarbeitung

Ansätze der Informationsverarbeitung (s. auch Abschn. 3) zentrieren sich bei der Feststellung von Charakteristika oder aktuellen Determinanten psychischer Störungen bisher besonders auf depressive und Angststörungen (vgl. Ehlers u. Lüer 1996). Experimentelle Befunde zum Zusammenhang von Stimmung und Gedächtnis legen z.B. nahe, daß depressive Patienten verstärkt negative Erlebnisse berichten, obwohl sie nicht notwendigerweise vermehrt Negatives erlebt haben. Auch bei schizophrenen Störungen haben sich Konzepte der Informationsverarbeitung als fruchtbar erwiesen.

Notwendigkeit multimodaler Ätiologietheorien

Es ist zu erwarten, daß die künftige Entwicklung der psychologischen Ätiologietheorien Entwicklungsaspekte mit verhaltens- und kognitionspsychologischen Aspekten in eine systematische Verbindung bringen wird. Dabei werden v.a. multimodale Ätiologietheorien benötigt, die psychologische Befunde mit biologischen Parametern in Verbindung bringen (vgl. Ansätze der Psychoendokrinologie und Psychoimmunologie).

5 Diagnostik

Aufgaben der klinisch-psychologischen Diagnostik

In der psychologischen Diagnostik werden fächerübergreifende Fragen der Diagnostik bearbeitet (z. B. Jäger u. Petermann 1995). Aus der Perspektive einzelner Teildisziplinen der Psychologie ergeben sich aber auch spezifische Probleme; in diesem Abschnitt werden daher einige Aspekte der klinisch-psychologischen Diagnostik behandelt (vgl. Stieglitz u. Baumann 1994; Maruish 1994).

In der Medizin wird Diagnostik oft mit dem Erstellen einer Diagnose gleichgesetzt; diese Aufgabe stellt aber nur *eine* Funktion der psychologischen Diagnostik dar. Gemäß Perrez (1985) können der klinisch-psychologischen Diagnostik verschiedene Funktionen zugeordnet werden, die sich auf Einzelpersonen, aber auch auf interpersonelle Systeme (Partner, Familien, Gruppen, Organisationen) beziehen (Reinecker-Hecht u. Baumann 1998):

- *Beschreibung*: Die Beschreibung des Ist-Zustandes bzw. der Veränderung ist die Ausgangsbasis der übrigen Funktionen (Klassifikation etc.); dazu steht eine Vielzahl an unterschiedlichen diagnostischen Verfahren zur Verfügung.
- *Klassifikation*: Aufbauend auf Patientenbeschreibungen werden im klinischen Bereich z. T. Zuordnungen zu Klassifikationssystemen getroffen (z. B. ICD-10; DSM-IV), wobei diese Zuordnungen vielfach auf der Basis von strukturierten und standardisierten Interviews erfolgen.
- *Erklärung*: Die klinisch-psychologische Diagnostik kann (s. Abschn. 4) zur Erklärung einer Störung, insbesondere bezüglich der aufrechterhaltenden Bedingungen, beitragen.
- *Prognose*: Die klinisch-psychologische Diagnostik trägt zur Vorhersage von Verläufen (mit oder ohne Intervention) psychischer Störungen bei. Dabei beinhaltet die Prognose von Interventionsverläufen Aussagen zur Erfolgswahrscheinlichkeit von Therapien (vgl. Prädiktorforschung).
- *Evaluation*: Im klinischen Sektor sind Bewertungen einzelner Therapieansätze (s. Baumann u. Reinecker-Hecht 1998), aber auch von Versorgungsmodellen (vgl. auch Qualitätssicherung; Haug u. Stieglitz 1995 sowie Kap. 12, Bd. 2) mittels psychologischer Untersuchungsverfahren notwendig.

Funktionen der klinisch-psychologischen Diagnostik

Während im deutschen Sprachbereich der Begriff (psychologische) Diagnostik verwendet wird, finden wir im englischsprachigen Raum die Begriffe „assessment" bzw. „behavioral assessment", wobei mit „behavioral assessment" die Verhaltensdiagnostik bezeichnet wird.

Psychologische Untersuchungsverfahren

Zur Systematisierung der Untersuchungsverfahren wurden sehr unterschiedliche Taxonomien vorgeschlagen. Es liegt aber bis heute keine anerkannte Taxonomie vor, so daß meist pragmatische Unterteilungen

Merkmale psychologischer Tests

vorgenommen werden (vgl. z. B. Baumann u. Stieglitz 1994). Als besonders wichtige Verfahrensgruppe haben sich psychologische Tests erwiesen (z. B. Rost 1996; Lienert u. Raatz 1994). Tests sind u.a. durch eine Standardisierung (d. h. vorgegebene Regeln) bezüglich Durchführung, Auswertung und Interpretation, die Gewinnung von Verhaltensstichproben zur Schlußfolgerung auf Eigenschaften, die Quantifizierung bzw. Messung von Merkmalen und durch das Vorliegen von Gütekriterien wie Objektivität, Reliabilität, Validität und Normen charakterisiert (Jäger u. Petermann 1995).

Interview

Wenn auch die psychologischen Tests die stringentesten Verfahren darstellen, so wird doch in der Praxis das diagnostische Gespräch bzw. das Interview sehr häufig angewendet (Wittchen et al. 1994). Das diagnostische Gespräch dient jedoch nicht nur der Informationserhebung, sondern erfüllt gleichzeitig Funktionen beratender oder therapeutischer Art.

Individuelle, interindividuelle und systemische Untersuchungsansätze

Zur Erhebung psychischer und sozialer Daten stehen unterschiedliche Untersuchungsverfahren bzw. Meßinstrumente zur Verfügung, auf die hier nicht im einzelnen eingegangen werden kann (vgl. z. B. AMDP u. CIPS 1990; CIPS 1996; Stieglitz u. Baumann 1994; Westhoff 1993). Die meisten Untersuchungsverfahren, insbesondere psychologische Tests, sind für die Individualdiagnostik konzipiert. Eine weitere Gruppe von Verfahren erfaßt interindividuelle Systeme (z. B. soziale Netzwerke, Partner-, Familienaspekte) aus der Sicht des einzelnen („egozentrierter Ansatz"; z. B. Familienatmosphäre aus der Sicht des Kindes). Nur ein kleiner Teil der Verfahren ist tatsächlich systemisch konzipiert, d. h. daß alle Elemente des Systems in ihrer gegenseitigen Relation diagnostisch erfaßt werden (z. B. gemeinsames Problemlösen innerhalb einer Familie; Cierpka 1996).

Felddiagnostik

Von besonderer Bedeutung ist eine neuere Verfahrensgruppe, und zwar Verfahren der Felddiagnostik, die einen ergänzenden Zugang zur klassischen Diagnostik darstellen (s. Abschn. 2). Felddiagnostik liegt dann vor, wenn die Untersuchungssituation und das beobachtete Verhalten natürlich sind (vgl. Perrez 1994; Fahrenberg 1994; Laireiter u. Thiele 1995). Dabei kann die Felddiagnostik die verschiedenen in Abschn. 5 angeführten Ziele der Diagnostik erfüllen. Verfahren der Felddiagnostik können sich in verschiedenen Parametern unterscheiden, wobei die folgenden besonders wichtig sind:

Unterschiedliche Parameter felddiagnostischer Verfahren

- *Datenquelle*: Selbst-, Fremdbeobachtung, automatische Registrierung
- *Datenebene*: somatische, psychische, soziale, ökologische Ebene
- *Aufzeichnungsmethode*: Papier und Bleistift (vgl. klassisches Tagebuch), Tonträger, Computer
- *Datenstichprobe*: intervallkontingent (z. B. zu bestimmten Zeitpunkten), ereigniskontingent (z. B. nach Belastung, nach Kontakt), signalkontingent (aufgrund von Signalton)
- *Zeitliche Distanz* zwischen Ereignis und Aufzeichnung: unmittelbar, verzögert (retrospektiv)
- *Bezugssysteme* für felddiagnostische Aussagen: empirische Normierungen, ideale Kriterien, intrapersonale Prä-post-Vergleiche

12 Psychologie und ihre Bedeutung für die Psychiatrie

Als ältestes Verfahren der Felddiagnostik ist das Tagebuch zu nennen, das in seiner traditionellen Form durch den geringen Strukturierungsgrad charakterisiert ist und für die Generierung von Hypothesen und für explorative Zwecke durchaus auch klinisch hilfreich sein kann. Hochstrukturierte Papier-und-Bleistift-Verfahren sind die Beobachtungsbögen bzw. -bücher, die präzise Instruktionen über die Beobachtungsmodalitäten enthalten (u. a. Zeitpunkte der Beobachtung, z. T. mittels Zeitgeber gesteuert; de Vries 1992).

Verfahren der Felddiagnostik

Diese werden aber immer mehr durch computergestützte Verfahren (Taschencomputer bzw. Palmtop-Computer; Fahrenberg u. Myrtek 1997) abgelöst, die gegenüber Papier-und-Bleistift-Verfahren verschiedene Vorteile aufweisen. So verringert sich bei den computerunterstützten Verfahren im Vergleich zu Papier-und-Bleistift-Versionen die Latenzzeit zwischen dem Erleben bzw. Verhalten und der diagnostischen Erfassung. Die bessere Organisation der Beobachtungsbedingungen, Möglichkeiten zur verzweigten Befragung und die höhere Auswertungskomplexität der Daten stellen weitere Vorteile dar. Durch die elektronische Datenspeicherung sind die Daten direkt auf andere Rechner überführbar. Der Computer liefert darüber hinaus psychologisch relevante Informationen über das Verhalten der zu diagnostizierenden Person, beispielsweise bezüglich der Exaktheit der Einhaltung der Beobachtungsinstruktionen. So kann der Computer nicht nur das akustische Zeichen für den Beobachtungszeitpunkt geben, sondern auch aufzeichnen, wann tatsächlich beobachtet wird. Je nach Erfassungsziel erstellen die Benutzer nach einem Zeit- oder Ereignisstichprobenplan computergestützt aktuelle Verhaltensprotokolle. Damit können unterschiedliche Daten (z. B. Verhaltensmotive, Verhalten, Stimmungen etc.) in unterschiedlichem Kontext erfaßt werden (z. B. Erfassung von Panikattacken, Belastungserleben, Kontaktstrukturen, Belastung in Familien; Fahrenberg u. Myrtek 1997).

Vorteile computergestützter Verfahren

Zusammenfassend ist zu sagen, daß sich insbesondere mit der computerunterstützten Felddiagnostik neue Möglichkeiten zur Datenerhebung ergeben, die weit über die bisherigen Ansätze hinausgehen. Diese Verfahren sind besonders für die Fremdbeurteilung sowohl stationär wie ambulant sowie für die Selbstbeurteilung im ambulanten Bereich von Bedeutung; für die Selbstbeurteilung im stationären Bereich sind diese Verfahren allerdings nur begrenzt verwendbar.

Bedeutung der computergestützten Diagnostik

6 Intervention

Klinisch-psychologische Intervention

Für Änderungen im Erleben und Verhalten können unterschiedliche Interventionsformen eingesetzt werden. In der somatischen Medizin stehen u. a. medikamentöse, chirurgische und physikalische Interventionsformen im Vordergrund. Eine weitere Interventionsform stellt die psychologische Intervention dar, die u. a. im pädagogischen, betrieblichen und klinischen Setting Anwendung findet. Die klinisch-psychologischen Interventionen (Bergin u. Garfield 1994), die u. a. auch für die Psychia-

Einsatz unterschiedlicher Methoden

trie von Bedeutung sind, sind v. a. durch die Spezifität der Methode charakterisiert (Perrez u. Baumann 1998a); diese hat in der psychischen Ebene, d. h. im Erleben und Verhalten, ihren Ansatzpunkt. Typische psychologische Methoden sind das Gespräch (z. B. Deutung, Konfrontation) oder der Einsatz von Verhaltenselementen (z. B. Rollenspiel, Konfrontation in der Realität). Nicht die Ätiologie der Störung oder der Zielbereich charakterisieren klinisch-psychologische Interventionen, sondern deren Methoden. Klinisch-psychologische Interventionen können daher auch auf somatische Merkmale ausgerichtet sein.

Bestimmungsstücke klinisch-psychologischer Interventionen

Weitere Bestimmungsstücke der klinisch-psychologischen Intervention, die nicht für alle Methoden gleichermaßen zutreffen, sind (Perrez u. Baumann 1998a) ihre Funktionen (Prävention, Behandlung, Rehabilitation), Zielorientierung, theoretische Begründung (insbesondere Theorien der Psychologie), Wirksamkeitsüberprüfung und ihre professionelle Realisierung. Klinisch-psychologische Interventionsmethoden beziehen sich auf Einzelindividuen mit gestörten Funktionen (z. B. Gedächtnisstörungen) oder gestörten Funktionsmustern (z. B. depressive Symptomatik), aber auch auf interpersonelle Systeme wie Paare, Familien etc. (z. B. Partnerkonflike).

Beispiel: depressive Störungen

Als Beispiel für die Beeinflussung gestörter Funktionen seien depressive Störungen genannt. Bei depressiven Störungen sind u. a. Interessenverlust, Aktivitätsverlust, Gefühle der Wertlosigkeit, Schuldgefühle etc. bedeutsam. Ansätze der kognitiven Verhaltenstherapie (s. Hautzinger u. de Jong-Meyer 1996) versuchen auf die psychischen Komponenten mittels psychologischer Methoden gezielt und organisiert einzuwirken. Das therapeutische Arrangement besteht u. a. in der Organisation von Lernprozessen, die die Motivation zu befriedigenden Aktivitäten wieder aufbauen und die Qualität und Frequenz von Freizeit- und beruflichen Aktivitäten konsolidieren (z. B. durch Verstärkerprogramme). Im weiteren werden gezielt kognitive Komponenten beeinflußt, die zu Aktivitätssteigerungen motivieren, befriedigendere Emotionen fördern, angemessenere Kausalattributionen ermöglichen etc. Durch Selbstsicherheitstrainings wird das Selbstbild modifiziert. Dabei sind die einzelnen Therapieelemente systematisch integriert und stellen nicht eine Addition von Einzelaspekten dar.

Klinisch-psychologische Intervention auch bei somatischen Erkrankungen

Klinisch-psychologische Interventionsmethoden sind traditionell v. a. auf psychische Störungen bezogen (z. B. Van Hasselt u. Hersen 1994; Bellack u. Hersen 1990). In den letzten 20 Jahren ist vermehrt auch die klinisch-psychologische Intervention bei somatischen Krankheiten hinzugekommen (Sweet et al. 1991).

Psychotherapie

Der traditionelle Psychotherapiebegriff bezeichnet eine Teilmenge der klinisch-psychologischen Interventionsmethoden, nämlich jene Methoden, die auf die Therapie gestörter Funktionsmuster (Syndrome) und gestörter interpersoneller Systeme bei psychischen Störungen bezogen sind

(Freedheim 1992). Strukturell sind sich verschiedene Psychotherapieformen aufgrund der Prozeßstruktur ähnlich (Perrez u. Baumann 1998 b):
1. Eingangsphase mit umfassender Diagnostik und Klärung der Indikationsfrage;
2. Aufbau der therapeutischen Beziehung, die der Rollenstrukturierung und der therapeutischen Allianz dient;
3. Realisierung des therapeutischen Lernens;
4. Evaluation des Therapieprozesses.

Grundstruktur psychotherapeutischer Verfahren

Bei der Psychotherapie nimmt die Verhaltenstherapie eine besondere Stellung ein, da sie besonders eng mit der wissenschaftlichen Psychologie verbunden ist (Baumann 1996). Die klassische Verhaltenstherapie basierte v. a. auf der Lerntheorie. Mit Beginn der 70er Jahre wurden neue Strömungen wichtig; als Beispiel sind zu nennen Banduras sozial-kognitive Lerntheorie (Lernen am Modell) und der kognitive Ansatz von Beck. Für die Verhaltenstherapie gibt es keine einheitliche Definition; vielfach wird die Umschreibung von Franks u. Wilson (1975; vgl. Margraf u. Lieb 1995) als zutreffend angesehen. In dieser Umschreibung wird ein besonders enger Bezug zur wissenschaftlichen Psychologie hergestellt, indem u. a. die Anwendung von Prinzipien der Experimental- und Sozialpsychologie und die systematische Evaluation der Effektivität als Grundprinzipien hervorgehoben werden.

Verhaltenstherapie

Die Orientierung an der empirischen Psychologie, wie sie in diesem Umfang von keiner anderen Psychotherapiemethode vorgenommen wurde, stellt bis heute ein zentrales Moment der Verhaltenstherapie dar (Margraf u. Lieb 1995). In der heutigen Verhaltenstherapie ist die Lernpsychologie weiterhin von zentraler Bedeutung, doch werden zusätzlich andere Gebiete der Psychologie (Kognitions-, Emotions-, Sozialpsychologie etc.) mit einbezogen.

Orientierung an der empirischen Psychologie

Verhaltenstherapie hat sich zu einem Sammelbegriff für eine Vielzahl von z. T. vielfältig evaluierten Methoden entwickelt, die auch für die Psychiatrie von großer Bedeutung sind (z. B. Bellack u. Hersen 1993; Margraf 1996). Die Verhaltenstherapie deckt unterschiedlichste Interventionsfelder ab und hat sich, wie verschiedene Evaluationsstudien zeigen (s. unten), besonders gut bewährt. Da die Verhaltenstherapie auch das konkrete Verhalten in seinem Bezugssystem thematisiert, ist sie für die Psychiatrie besonders hilfreich.

Verhaltenstherapie als Sammelbegriff

Übergreifende Psychotherapiekonzepte

Obwohl die Verhaltenstherapie sehr breit fundiert und evaluiert worden ist, ist auch aus psychologischer Sicht Kritik an der Verhaltenstherapie geübt worden. Die Verhaltenstherapie hat ihre Grundidee – den Bezug auf die gesamte empirische Psychologie – nicht in allen Punkten umgesetzt und sich strukturell teilweise zur Psychotherapieschule mit den damit verbundenen Nachteilen entwickelt (Baumann 1996). Verschiedentlich wurde ein Psychotherapieverständnis gefordert, das nicht schulenbezogen, sondern übergreifend ist, um die notwendige Breite zu gewährlei-

Kritik an der Verhaltenstherapie

Übergreifende Ansätze

sten. Übergreifende Ansätze finden sich dabei unter den folgenden Stichwörtern (s. Norcross 1995):
- *Integration*: Hierunter wird die theoretische Verknüpfung von unterschiedlichen Ansätzen (z.B. Verhaltenstherapie und Psychoanalyse) verstanden.
- *Eklektizismus*: Es werden wirksame Elemente verschiedener Ansätze – ohne Berücksichtigung ihrer theoretischen Kompatibilität – verwendet.
- *Gemeinsame, allgemeine, unspezifische Faktoren*: Der Stellenwert dieses Konzeptes wird zum einen mehr abwertend („unspezifische Faktoren als Placeboeffekt"), zum anderen mehr erklärend („unspezifische Faktoren sind für mangelnde differentielle Befunde verantwortlich") gesehen. In neuerer Zeit werden mit den allgemeinen Faktoren wesentliche Dimensionen beschrieben, die in allen Psychotherapien realisiert werden sollten, da es sich um zentrale Postulate handelt (Weinberger 1995; Grawe 1995, 1998).

Evaluation

Für den Interventionssektor ist die Evaluation, d.h. die Bewertung, einzelner Therapieansätze und Versorgungsangebote besonders wichtig (Baumann u. Reinecker-Hecht 1998). Für die Evaluation einzelner Interventionsformen sind durch die Verhaltenstherapie wesentliche Impulse gesetzt worden; die Evaluation von Versorgungssystemen und die Fragen der Qualitätssicherung (Haug u. Stieglitz 1995) haben erst in neuerer Zeit auch in der Psychologie Beachtung gefunden.

Wirksamkeitsprüfung

Für wissenschaftlich begründete Interventionsformen stellt die Wirksamkeit ein zentrales Element dar (Perrez u. Baumann 1998a). Dabei ist zu berücksichtigen (Baumann 1997), daß das Konstrukt Wirksamkeit mehrdeutig ist, so daß man nicht von *der* Wirksamkeit einer Therapiemethode sprechen kann. Wirksamkeit ist u.a. bezüglich folgender Punkte zu präzisieren:

Komponenten der Wirksamkeit von Interventionen

- Datenebenen, Datenquellen, Konstrukte (s. Abschn. 2);
- Abstraktionslevel der Therapieziele (theoretische Begriffe, Dispositions-, Beobachtungsbegriffe; Perrez u. Baumann 1998a);
- Meßzeitpunkt (während oder am Ende der Therapie oder bei der Katamnese).

Aufgrund der verschiedenen Aspekte der Wirksamkeit ist es daher nicht verwunderlich, wenn im Psychotherapiesektor z.T. Dissens bezüglich der Wirksamkeit einzelner Therapieverfahren besteht.

Metaanalysen

Neben der Wirksamkeitsüberprüfung von Psychotherapiemethoden in Form von Einzelstudien ist in den letzten 15 Jahren die Beurteilung einer Summe von Einzelstudien mittels Metaanalysen bedeutsam geworden (Smith et al. 1980; Lipsey u. Wilson 1993; Grawe et al. 1994). Metaanalysen suchen die vorhandene Literatur meist mittels sog. Effektstärken systematisch auszuwerten (zu den Vor- und Nachteilen der Metaanalysen: z.B. Grawe et al. 1994). Metaanalysen im engeren Sinne stellen einen wichtigen Beitrag zur Evaluation der Wirksamkeit von Psychotherapie dar, doch kann sich eine Evaluation nicht auf Metaanalysen im engeren Sinne allein stützen (s. Kap. 10, Bd. 2). Diese bringen primär Deskriptionen, können aber auch Unterschiede in der Wirksamkeit verschiedener Therapieformen nachweisen. Die Bewertung der Unterschiede ist aber – wie bei allen statistischen Entscheidungsfragen – von Konventionen abhängig (α-Risiko etc.).

Ein über die Metaanalysen hinausgehender normativer Evaluationsansatz wurde von der American Psychological Association (Task Force APA 1993) vorgelegt. Es wurde ein Kriterienkatalog für gut belegte und wahrscheinlich gut belegte Techniken der Intervention erstellt, der als Beurteilungsraster für einzelne Interventionsformen herangezogen werden kann. Die Expertengruppe ist sich dabei der Willkürlichkeit der Kriterien durchaus bewußt, begründet aber die Formulierung von Kriterien auf der Basis von Expertenwissen und stellt eine Liste von Psychotherapieverfahren auf, die den aufgestellten Kriterien genügen. Derartige Listen sind selbstverständlich fortlaufend zu aktualisieren und zu überprüfen, so daß ein „Gütesiegel" nicht unbegrenzt verliehen werden kann.

Kriterienkatalog zur Beurteilung von Interventionsformen

Wie die Diskussionen um den Ansatz von Grawe et al. (1994) zeigen, ist die Evaluationsfrage für Interventionen sehr zentral und für den Psychotherapiesektor vielfach noch nicht abgeschlossen. Für weiterführende Diskussionen der Evaluationsfrage sind gerade die methodischen Konzepte der Psychologie von großer Bedeutung.

7 Ausblick

Die Ausführungen in unserem Beitrag zeigen, daß die Psychologie für die Psychiatrie wesentliche Impulse setzen kann, sei es durch das psychologische Methodenverständnis, sei es durch psychologische Theorien. Wenn nicht eine reduktionistische Position („alles Psychische ist letztlich biologisch fundierbar und erklärbar") vertreten wird, die wir aber nicht teilen, wird die Psychiatrie immer von der Psychologie wichtige Anregungen benötigen. Inwieweit dieser Transfer tatsächlich zustande kommt, hängt von beiden Seiten ab. Psychologie und Psychiatrie müssen sich einem multimodalen Denken verpflichten und Kompetenzen in den verschiedenen Modalitäten haben, damit die Kommunikation zustande kommt. Für die Psychologie bedeutet dies eine verstärkte Auseinandersetzung mit den heute vertretenen biologischen Konzepten der Psychiatrie; für die Psychiatrie ist es erforderlich, trotz starker biologischer Ausrichtung weiterhin in der notwendigen Breite die psychologische Datenebene mit einzubeziehen. Der Dialog mit den einzelnen Patienten wird immer auf der psychischen Ebene erfolgen, so daß diese Perspektive zum Nutzen der Menschen mit psychischen Störungen optimiert werden muß.

Bedeutung des Wissenstransfers

Verpflichtung von Psychiatrie und Psychologie zu multimodalem Denken

8 Literatur

AMDP, CIPS (eds) (1990) Rating-scales for psychiatry (European Edition). Beltz Test, Weinheim
*Amelang M, Bartussek D (1997) Differentielle Psychologie und Persönlichkeitsforschung, 4. Aufl. Kohlhammer, Stuttgart
Ash MG, Geuter U (Hrsg) (1985) Geschichte der deutschen Psychologie im 20. Jahrhundert. Westdeutscher Verlag, Opladen
Asendorpf JB (1996) Psychologie der Persönlichkeit. Springer, Berlin Heidelberg New York Tokio
Baumann U (1991) Methodische Probleme in Klinischer Psychologie und Psychiatrie. In: Schneider F, Bartels M, Foerster K, Gaertner HG (Hrsg) Perspektiven der Psychiatrie. Forschung – Diagnostik – Therapie. Fischer, Stuttgart, S 209–218
Baumann U (1993) Persönlichkeitsforschung in der Psychiatrie. In: Berger M, Möller HJ, Wittchen HU (Hrsg) Psychiatrie als empirische Wissenschaft. Zuckerschwerdt, München, S 40–50
Baumann U (1995) Bericht zur Lage der deutschsprachigen Psychologie 1994 – Fakten und Perspektiven. Psychol Rundschau 46:3–17
Baumann U (1996) Wissenschaftliche Psychotherapie auf der Basis der Wissenschaftlichen Psychologie. Rep Psychol 21:686–689
Baumann U (1997) Wie objektiv ist die Wirksamkeit der Psychotherapie. In: Mundt CH, Linden M, Barnett W (Hrsg) Psychotherapie in der Psychiatrie. Springer, Berlin Heidelberg New York Tokio
**Baumann U, Perrez M (Hrsg) (1998a) Lehrbuch Klinische Psychologie – Psychotherapie, 2. Aufl. Huber, Bern
Baumann U, Perrez M (1998b) Grundbegriffe – Einleitung. In: Baumann U, Perrez M (Hrsg) Lehrbuch Klinische Psychologie – Psychotherapie, 2. Aufl. Huber, Bern, S 3–18
Baumann U, Perrez M (1998c) Ätiologie, Bedingungsanalyse: methodische Gesichtspunkte. In: Baumann U, Perrez M (Hrsg) Lehrbuch Klinische Psychologie – Psychotherapie, 2. Aufl. Huber, Bern, S 135–148
Baumann U, Reinecker-Hecht C (1998) Methodik der klinisch-psychologischen Interventionsforschung. In: Baumann U, Perrez M (Hrsg) Lehrbuch Klinische Psychologie – Psychotherapie, 2. Aufl. Huber, Bern, S 346–365
Baumann U, Stieglitz RD (1994) Psychodiagnostik psychischer Störungen: Allgemeine Grundlagen. In: Stieglitz RD, Baumann U (Hrsg) Psychodiagnostik psychischer Störungen. Enke, Stuttgart, S 3–18
Becker P (1996) Persönlichkeit. In: Ehlers A, Hahlweg K (Hrsg) Grundlagen der Klinischen Psychologie. Hogrefe, Göttingen (Enzyklopädie der Psychologie, Bd 1, S 465–534)
Bellack AS, Hersen M (eds) (1990) Comparative treatments for adult disorders. Wiley, New York
Bellack AS, Hersen M (eds) (1993) Handbook of behavior therapy in the psychiatric setting. Plenum, New York
**Bergin AE, Garfield SL (eds) (1994) Handbook of psychotherapy and behavior change, 4th edn. Wiley, New York
Blanchard EB (1992) An update for the 1990s. J Consult Clin Psychol 60/4 (Special Issue on Behavioral Medicine)
Breakwell GM, Hammond S, Fife-Schaw Ch (eds) (1995) Research methods in psychology. Sage, London
Bullinger M (1996) Lebensqualität – ein Ziel- und Bewertungskriterium medizinischen Handelns. In: Möller HJ, Engel RE, Hoff P (Hrsg) Befunderhebung in der Psychiatrie. Lebensqualität, Negativsymptomatik und andere aktuelle Entwicklungen. Springer, Berlin Heidelberg New York Tokio, S 13–29
Bunge M (1984) Das Leib-Seele-Problem. Mohr, Tübingen
Buss AH (1995) Personality. Allyn & Bacon, Boston
Butcher JN, Rouse SV (1996) Personality: Individual differences and clinical assessment. Ann Rev Psychol 47:87–111
Carroll JB (1993) Human cognitive abilities. Cambridge Univ Press, Cambridge
Cierpka M (Hrsg) (1996) Handbuch der Familiendiagnostik. Springer, Berlin Heidelberg New York Tokio
CIPS (Collegium Internationale Psychiatriae Scalarum) (Hrsg) (1996) Internationale Skalen für die Psychiatrie, 4. Aufl. Beltz, Weinheim
Ehlers A, Lüer G (1996) Pathologische Prozesse der Informationsverarbeitung. In: Ehlers A, Hahlweg K (Hrsg) Grundlagen der Klinischen Psychologie. Hogrefe, Göttingen (Enzyklopädie der Psychologie, Bd 1, S 351–403)
Ernst C, Luckner N von (1985) Stellt die Frühkindheit die Weichen? Eine Kritik an der Lehre von der schicksalshaften Bedeutung erster Erlebnisse. Enke, Stuttgart
Evans RB, Sexton VS, Caswallader TC (eds) (1992) The American Psychological Association – a historical perspective. American Psychological Association, Washington
Fahrenberg J (1981) Zum Verständnis des Komplementaritätsprinzips. Z Klin Psychol 29:205–208
Fahrenberg J (1994) Ambulantes Assessment. Computerunterstützte Datenerfassung unter Alltagsbedingungen. Diagnostica 40:195–216
Fahrenberg J (1996) Biopsychologische Unterschiede. In: Amelang M (Hrsg) Differentielle Psychologie und Persönlichkeitsforschung. Hogrefe, Göttingen (Enzyklopädie der Psychologie, Bd 2, S 139–193)
*Fahrenberg J, Myrtek M (eds) (1997) Ambulatory assessment. Hogrefe & Huber, Seattle
Franks CM, Wilson GT (1975) Annual review of behavior therapy – theory and practice, vol 3. Brunner, New York
Freedheim DK (ed) (1992) History of psychotherapy. American Psychological Association, Washington
Grawe K (1995) Grundriß einer Allgemeinen Psychotherapie. Psychother 40:130–145
*Grawe K (1998) Psychologische Therapie. Huber, Bern
Grawe K, Donati R, Bernauer F (1994) Psychotherapie im Wandel – Von der Konfession zur Profession. Hogrefe, Göttingen
Gray P (1994) Psychology, 2nd edn. Worth, New York
Haug HJ, Stieglitz RD (Hrsg) (1995) Qualitätssicherung in der Psychiatrie. Enke, Stuttgart
Hautzinger M, Jong-Meyer R de (1996) Depression. Z Klin Psychol 25/2 (Themenheft)
Herrmann T (1976) Die Psychologie und ihre Forschungsprogramme. Hogrefe, Göttingen
*Jäger S, Petermann F (Hrsg) (1995) Psychologiosche Diagnostik. Psychologie Verlagsunion, Weinheim
Jones EE, Main M, Carmen R del (eds) (1997) Attachment and psychopathology, Part 1, 2. J Consult Clin Psychol 64/1,2 (Special section)

Kazdin AE (1994) Methodology design and evaluation in psychotherapy research. In: Bergin AE, Garfield SL (eds) Handbook of psychotherapy and behavior change, 4th edn. Wiley, New York, pp 19–71

Krohne HW (1996) Angst und Angstbewältigung. Kohlhammer, Stuttgart

Lazarus E (1991) Emotion und Adaptation. Oxford Univ Press, New York

Laireiter AR, Thiele C (1995) Psychologische Soziodiagnostik. Tagebuchverfahren zur Erfassung sozialer Beziehungen, sozialer Interaktionen und sozialer Unterstützung. Z Diff Diagn Psychol 16:125–151

Laireiter AR, Baumann U, Stieglitz RD (1994) Soziodiagnostik. In: Stieglitz RD, Baumann U (Hrsg) Psychodiagnostik psychischer Störungen. Enke, Stuttgart, S 21–33

Lienert GA, Raatz, U (1994) Testaufbau und Testanalyse, 5. Aufl. Psychologie Verlagsunion, München

Lipsey MW, Wilson DB (1993) The efficacy of psychological, educational, and behavioral treatment. Am Psychol 7:702–714

Magnusson D (1990) Personality development from an interactional perspective. In: Pervin LA (ed) Handbook of personality. Guilford, New York, pp 193–222

**Margraf J (Hrsg) (1996) Lehrbuch der Verhaltenstherapie, Bd 1, 2. Springer, Berlin Heidelberg New York Tokio

Margraf J, Lieb R (1995) Was ist Verhaltenstherapie? Versuch einer zukunftsoffenen Neucharakterisierung. Z Klin Psychol 24:1–7

Maruish ME (1994) (ed) The use of psychological testing for treatment planning and outcome assessment. Erlbaum, Hillsdale, NJ

Mischel W (1983) Delay of gratification as process and person variable in development. In: Magnusson D, Allen VP (eds) Human development: An interactional perspective. Academic Press, New York, pp 149–166

Norcross JC (1995) Psychotherapie-Integration in den USA. Überblick über eine Metamorphose. Integr Ther 1:45–62

Patry JL (1982) Laborforschung – Feldforschung. In: Patry JL (Hrsg) Feldforschung. Huber, Bern, S 17–42

Perrez M (1985) Diagnostik in der Psychotherapie – ein anachronistisches Ritual? Psychol Rundschau 36:106–109

Perrez M (1991) The difference between everyday knowledge, ideology, and scientific knowledge. New Ideas Psychol 9:227–231

Perrez M (1994) Felddiagnostik mit besonderer Berücksichtigung der computerunterstützten Diagnostik. In: Stieglitz RD, Baumann U (Hrsg) Psychodiagnostik psychischer Störungen. Enke, Stuttgart, S 149–161

Perrez M (1998a) Psychologische Faktoren: Einflüsse der Sozialisation. In: Baumann U, Perrez M (Hrsg) Lehrbuch Klinische Psychologie – Psychotherapie, 2. Aufl. Huber, Bern, S 215–245

Perrez M (1998b) Wissenschaftstheoretische Grundbegriffe der klinisch-psychologischen Interventionsforschung. In: Baumann U, Perrez M (Hrsg) Lehrbuch Klinische Psychologie – Psychotherapie, 2. Aufl. Huber, Bern, S 46–62

Perrez M, Baumann U (1998a) Systematik der klinisch-psychologischen Intervention. In: Baumann U, Perrez M (Hrsg) Lehrbuch Klinische Psychologie – Psychotherapie, 2. Aufl. Huber, Bern, S 309–319

Perrez M, Baumann U (1998b) Psychotherapie: Systematik. In: Baumann U, Perrez M (Hrsg) Lehrbuch Klinische Psychologie – Psychotherapie, 2. Aufl. Huber, Bern, S 392–415

*Perrez M, Reicherts M (1992) Stress coping and health. Hogrefe, Seattle

Perrez M, Zbinden M (1996) Lernen. In: Ehlers A, Hahlweg K (Hrsg) Grundlagen der Klinischen Psychologie. Hogrefe, Göttingen (Enzyklopädie der Psychologie, Bd 1, S 301–349)

Reinecker-Hecht C, Baumann U (1998) Klinisch-psychologische Diagnostik: Allgemeine Gesichtspunkte. In: Baumann U, Perrez M (Hrsg) Lehrbuch Klinische Psychologie – Psychotherapie, 2. Aufl. Huber, Bern, S 100–116

Rost J (1996) Testtheorie und Testkonstruktion. Huber, Bern

Routh DK (1994) Clinical psychology since 1917. Plenum, New York

Schwarzer R (Hrsg) (1997) Gesundheitspsychologie, 2. Aufl. Hogrefe, Göttingen

Seidenstücker G, Baumann U (1987) Multimodale Diagnostik als Standard in der Klinischen Psychologie. Diagnostica 33:243–258

Schwenkmezger P, Schmidt L (1994) Gesundheitspsychologie: alter Wein in neuen Schläuchen? In: Schwenkmezger P, Schmidt L (Hrsg) Lehrbuch der Gesundheitspsychologie. Enke, Stuttgart, S 1–8

Sher KJ, Trull TJ (1996) Methodological issues in psychopathology research. Ann Rev Psychol 47:371–400

Shepherd M (1987) Formation of new research strategies on schizophrenia. In: Häfner H, Gattaz WF, Janzarik W (eds) Search for the causes of schizophrenia. Springer, Berlin Heidelberg New York Tokyo, pp 29–38

Smith ML, Glass GV, Miller TI (1980) The benefits of psychotherapy. Johns Hopkins Univ Press, Baltimore

*Stieglitz RD, Baumann U (Hrsg) (1994) Psychodiagnostik psychischer Störungen. Enke, Stuttgart

Ströker E (1992) Einführung in die Wissenschaftstheorie. Wissenschaftliche Buchgesellschaft, Darmstadt

Sweet JJ, Rozensky RH, Tovian SM (eds) (1991) Handbook of clinical psychology in medical setting. Plenum, New York

*Task Force APA (1993) Task Force on promotion and dissemination of psychological procedures. American Psychological Association, Washington (übersetzt in Auszügen: Hahlweg K (1995) Zur Förderung und Verbreitung psychologischer Verfahren. Ein APA-Bericht (editorial). Z Klin Psychol 24:275–284)

Van Hasselt VB, Hersen M (eds) (1994) Advanced abnormal psychology. Plenum, New York

Vries M de (ed) (1992) The experience of psychopathology. Cambridge Univ Press, Cambridge

Walker CE (ed) (1991) Clinical psychology: Historical and research foundations. Plenum, New York

Watson D, Clark A (eds) (1994). Personality and psychopathology. J Abnorm Psychol 103/1 (special issue).

Weinberger J (1995) Common factors aren't so common the common factors dilemma. Clin Psychol 2:45–69

Westhoff G (Hrsg) (1993) Handbuch psychosozialer Meßinstrumente. Hogrefe, Göttingen

Westmeyer H (1995) Lerntheoretische Persönlichkeitsforschung. In: Pawlik K (Hrsg) Grundlagen und Methoden der Differentiellen Psychologie. Hogrefe, Göttingen (Enzyklopädie der Psychologie, Bd 1, S 205–239)

Wiggins JS, Pincus AL (1992) Personality structure and assessment. Ann Rev Psychol 43:473–504

Wissenschaftsrat (1983) Empfehlungen zur Forschung in der Psychologie. Wissenschaftsrat, Köln

Wittchen HU, Unland H, Knäuper B (1994) Interview. In: Stieglitz RD, Baumann U (Hrsg) Psychodiagnostik psychischer Störungen. Enke, Stuttgart, S 107–125

Zerssen D von (1996) Forschung zur prämorbiden Persönlichkeit in der Psychiatrie der deutschsprachigen Länder: Die letzten drei Jahrzehnte. Fortschr Neurol Psychiatr 64:168–183

Zuckerman M (1991) Psychobiology of personality. Cambridge Univ Press, Cambridge

Kapitel 13
Neuropsychologie des Gedächtnisses und der zentralen Kontrolle

G. Goldenberg

1	Einleitung	388
2	Neuropsychologische Modelle menschlicher Gedächtnisfunktionen	388
3	Gedächtnisstörungen bei Hirnläsionen	390
3.1	Störungen des Arbeitsgedächtnisses	390
3.2	Anterograde und retrograde Gedächtnisstörungen	390
3.3	Amnestisches Syndrom	391
3.4	Konfabulationen	391
3.5	Weitreichende retrograde Gedächtnisstörungen	392
4	Anatomische Grundlagen von Gedächtnisstörungen	395
5	Störungen der zentralen Kontrolle	398
5.1	Problemlösestörungen	399
5.2	Verhaltensstörungen	400
6	Dissoziationen zwischen verschiedenen Aspekten der Kontrollstörung	402
7	Anatomie der zentralen Kontrolle	406
8	Schlußbemerkung	408
9	Literatur	409

Ich danke Franziska Karlbauer und Uwe Schuri für kritische Anmerkungen zu einer ersten Version des Kapitels.

1 Einleitung

In diesem Kapitel werden aktuelle Entwicklungen aus zwei Gebieten der Neuropsychologie herausgegriffen, die von besonderer Relevanz für das Verständnis psychiatrischer Krankheitsbilder sind: Gedächtnisstörungen und Störungen der zentralen Kontrolle kognitiver und emotionaler Funktionen. Die beiden Gebiete sind eng miteinander verwoben. Das Kapitel beginnt daher mit der Darstellung eines Modells menschlicher Gedächtnisfunktionen, das die zentrale Kontrolle integriert. Davon ausgehend werden klinische Aspekte der Störungsbilder dargestellt und neue Erklärungsansätze zur Diskussion gestellt.

2 Neuropsychologische Modelle menschlicher Gedächtnisfunktionen

Der umgangssprachliche Begriff „Gedächtnis" zerfällt in der Neuropsychologie in mehrere Gedächtnisfunktionen (Tulving 1985; Baddeley 1990; Squire et al. 1993). Zur Darstellung und Abgrenzung solcher Funktionen verwendet die Neuropsychologie Modelle. Diese Modelle sollen beobachtetes Verhalten erklären und die Brücke vom Verhalten zur neuronalen Funktion schlagen. Sie sind und bleiben aber immer theoretische Konstrukte, deren Inhalte und Abgrenzung kontrovers diskutiert werden und die einem stetigen Wandel unterworfen sind (Goldenberg 1996).

Primäres und sekundäres Gedächtnis

Traditionell unterscheidet man zwischen einem primären Gedächtnis, das dem kurzfristigen Behalten von Informationen dient, und einem sekundären Gedächtnis, in dem Informationen dauerhaft gespeichert werden. Während die Kapazität des primären Gedächtnisses beschränkt ist, ist die des sekundären prinzipiell unbegrenzt. Die Inhalte des primären Gedächtnisses sind im Bewußtsein unmittelbar präsent, während die des sekundären Gedächtnisses erst abgerufen werden müssen, um ins Bewußtsein zu gelangen.

Das primäre Gedächtnis wird auch als Kurzzeitgedächtnis und das sekundäre als Langzeitgedächtnis bezeichnet. In dem hier vorgestellten Modell wird das primäre Gedächtnis als Arbeitsgedächtnis charakterisiert. Das sekundäre Gedächtnis wird in episodisches und semantisches Gedächtnis unterteilt.

Arbeitsgedächtnis

Verbales und visuospatiales Subsystem

Die im primären Gedächtnis gehaltene Information kann kognitiv bearbeitet werden. Das primäre Gedächtnis kann daher als Arbeitsgedächtnis aufgefaßt werden. Theorien des Arbeitsgedächtnisses nehmen an, daß es aus spezialisierten Subsystemen und einer zentralen Kontrolle besteht. Das verbale Subsystem des Arbeitsgedächtnisses hält sprachliche Informationen, also v. a. Worte und Ziffern, während das visuospatiale Subsystem der kurzfristigen Speicherung von bildlichen und räumlichen Inhalten dient. Die zentrale Kontrolle wird benötigt, wenn die in den

Subsystemen gehaltene Information gleichzeitig kognitiv bearbeitet werden soll, wie z. B. wenn man beim Schachspiel mehrere Züge vorausplant. Die zentrale Kontrolle steuert auch die Aktivität der Subsysteme, wenn sie mehrere konkurrierende Informationsströme verfolgen sollen, wie etwa wenn man liest und gleichzeitig Radio hört.

Im schon erwähnten Beispiel des Schachspiels ist das Vorausplanen möglicher Zugkombinationen nicht Selbstzweck. Es soll vielleicht dazu dienen, einen Ausweg aus einer kniffligen Stellung zu finden, auf jeden Fall aber zu einer Entscheidung über den nächsten Zug führen. Das Beispiel macht deutlich, daß im Arbeitsgedächtnis Probleme gelöst und Entscheidungen über das künftige Verhalten getroffen werden. Man stellt sich daher vor, daß die zentrale Kontrolle des Arbeitsgedächtnisses gleichzeitig eine übergeordnete Kontrollinstanz für Kognitionen und Verhalten ist. Auf diesen Aspekt der zentralen Kontrolle wird im 2. Abschnitt des Kapitels eingegangen.

Zentrale Kontrolle als übergeordnete Kontrollinstanz

Episodisches und semantisches Gedächtnis

Innerhalb des sekundären Gedächtnisses unterscheidet man zwischen episodischem und semantischem Gedächtnis. Inhalt des episodischen Gedächtnisses sind Erinnerungen an einzelne, zeitlich und situativ bestimmte Ereignisse. Hingegen enthält das semantische Gedächtnis allgemeines Wissen, dessen Gültigkeit nicht auf einzelne Episoden beschränkt ist und von dem man oft gar nicht weiß, wie und wann man es erworben hat. Episodische und semantische Inhalte sind eng miteinander verknüpft. Bei der Speicherung im episodischen Gedächtnis werden einzelne Episoden mit allgemeinem Weltwissen verknüpft und dadurch interpretiert, und beim Abruf der Episoden werden fehlende Einzelheiten aus dem allgemeinen Weltwissen plausibel ergänzt.

Speicherung von Erinnerungen und allgemeinem Weltwissen

Die meisten Informationen, die in das episodische und semantische Gedächtnis aufgenommen wurden, sind zunächst labil und können noch vergessen werden. Eine wirklich dauerhafte Speicherung setzt einen Konsolidierungsprozeß voraus, der sich über mehrere Jahre erstrecken kann. Man nimmt an, daß Informationen, die einen Zeitraum von etwa 5 Jahren überlebt haben, für das restliche Leben erhalten bleiben.

Konsolidierungsprozeß

Der Abruf von Inhalten aus den Speichern des episodischen und semantischen Gedächtnisses kann durch die zentrale Kontrolle gesteuert und kontrolliert werden. Besonders wichtig ist die zentrale Kontrolle für die richtige Zuordnung und die Plausibilitätskontrolle von Inhalten des episodischen Gedächtnisses.

Bedeutung der zentralen Kontrolle beim Abruf von Inhalten

Explizites und implizites Wissen

Episodisches und semantisches Gedächtnis haben gemeinsam, daß daraus abgerufene Informationen zu Inhalten des Bewußtseins werden. Nicht nur die abgerufene Information, sondern auch der Akt des Abrufs ist bewußt. Episodisches und semantisches Gedächtnis wurden daher als

Deklaratives vs. prozedurales Gedächtnis

explizites oder deklaratives Gedächtnis dem impliziten, nondeklarativen oder prozeduralen Gedächtnis gegenübergestellt. Mit diesen Begriffen werden eine Reihe von Lernleistungen und erworbenen Fertigkeiten zusammengefaßt, die angewandt werden, ohne daß man sie bewußt suchen und abrufen muß, und manchmal sogar, ohne daß man überhaupt bewußten Zugang zu ihren Inhalten hat. Zum Beispiel haben schon Vorschulkinder implizites Wissen von grammatikalischen Regeln, aber dieses Wissen äußert sich nur darin, daß sie grammatikalisch korrekte Sätze bilden. Die Kinder wären unfähig, die Regeln, die ihre Satzbildung bestimmen, explizit anzugeben. Auch motorische Fertigkeiten wie z. B. Skifahren oder Klavierspielen beherrscht man erst wirklich, wenn ihre Regeln aus explizitem in prozedurales Wissen übergegangen sind und ohne den Umweg über einen bewußten Abruf direkt das Handeln steuern.

3 Gedächtnisstörungen bei Hirnläsionen

3.1 Störungen des Arbeitsgedächtnisses

Wenn eines der Subsysteme des Arbeitsgedächtnisses ausfällt, ist die kurzfristige Behaltensleistung für die entsprechende Information herabgesetzt. Die Einbuße äußert sich bereits bei sehr einfachen Aufgaben, die keine Intervention der zentralen Kontrolle benötigen. Eine solche Aufgabe ist für das verbale Subsystem die Ziffernspanne: Dabei muß der Patient eine Folge von Ziffern unmittelbar nach Präsentation nachsprechen. Eine parallele Aufgabe für visuospatiale Information ist die Blockspanne, bei der eine Folge von räumlichen Lokalisationen unmittelbar nach der Präsentation reproduziert werden muß. Bedeutende Herabsetzungen dieser einfachen Gedächtnisleistungen sind meist mit weiteren Störungen im Verarbeiten der entsprechenden Information verbunden, also im Falle der verbalen Spanne mit Aphasien und im Falle der Blockspanne mit visuospatialen Störungen.

Einbußen bei sehr einfachen Aufgaben

Ist die zentrale Kontrolle des Arbeitsgedächtnisses ausgefallen oder geschwächt, bleiben die einfachen Spannenmaße erhalten, weil sie nur das kurzfristige Behalten, aber nicht das gleichzeitige Bearbeiten der Information verlangen. Die Patienten haben aber Schwierigkeiten mit Tests, die verlangen, daß Informationen gleichzeitig gehalten und verarbeitet werden sollen, wie z. B. dem *Paced Auditory Serial Addition Test* (Gronwall u. Wrightson 1981): Dabei hört der Patient in rascher Folge Ziffern und muß auf jede Ziffer mit der Summe aus dieser und der vorhergehenden antworten.

3.2 Anterograde und retrograde Gedächtnisstörungen

Konsolidierungs- vs. Abrufstörungen

Störungen des expliziten Langzeitgedächtnisses können anterograd oder retrograd sein. Anterograde Störungen betreffen die Fähigkeit, neue Inhalte in das Langzeitgedächtnis aufzunehmen und darin dauerhaft zu konsolidieren. Als retrograde Gedächtnisstörung bezeichnet man hingegen den Verlust von Inhalten, die vor dem Beginn der Erkrankung bereits dauerhaft gespeichert und abrufbar waren. Retrograde Gedächtnisstörungen können zeitlich begrenzt nur Gedächtnisinhalte betreffen, die sich bei Eintritt der Störung noch in der Konsolidierungsphase befanden oder als weitreichende retrograde Gedächtnisstörungen auch Inhalte betreffen, die bereits über Jahre dauerhaft gespeichert und verfügbar waren (Hodges 1995).

3.3 Amnestisches Syndrom

Hirnschädigungen können ein amnestisches Syndrom verursachen. Das amnestische Syndrom ist charakterisiert durch eine selektive Störung der Aufnahme und Konsolidierung neuer Inhalte im episodischen und semantischen Gedächtnis. Dabei sind sowohl das primäre Gedächtnis als auch implizite Lernleistungen erhalten. Das amnestische Syndrom ist immer mit einer zeitlich begrenzten retrograden Gedächtnisstörung verbunden, die wenige Minuten bis mehrere Jahre zurückreichen kann. Der Abruf bereits dauerhaft konsolidierter Gedächtnisinhalte bleibt hingegen unversehrt.

Störung der Aufnahme und Konsolidierung neuer Inhalte

Die anterograde Gedächtnisstörung ist selten global. Bei inkompletten Amnesien ist die Aufnahme neuer Inhalte nicht unmöglich, aber verlangsamt und lückenhaft. Eventuell können die Merkleistungen auch noch normal erscheinen, wenn die Wiedergabe kurz nach der Aufnahme geprüft wird, aber ein rasches Vergessen über wenige Tage zeigt die mangelhafte Konsolidierung der Inhalte. Die Behaltensstörung kann auch materialspezifisch entweder vorwiegend verbale oder vorwiegend nonverbale Inhalte betreffen (Milner 1971).

In Klinik und Alltag macht sich die fehlende Aufnahme von neuen Inhalten in das episodische Gedächtnis zunächst deutlicher und dramatischer bemerkbar als die mangelhafte Speicherung im semantischen Gedächtnis. Die Unfähigkeit, laufende Ereignisse im episodischen Gedächtnis zu speichern, kann zum Verlust der zeitlichen und situativen Orientierung führen. Daß gleichzeitig auch das neue Lernen im semantischen Gedächtnis gestört ist, wird erst deutlich, wenn Patienten versuchen, wieder in Ausbildung oder Studium zurückzukehren.

Verlust der zeitlichen und situativen Orientierung

3.4 Konfabulationen

Neuropsychologische Syndrome sind dadurch gekennzeichnet, daß sie selten „rein" sind, weil die ursächlichen Hirnschädigungen sich selten genau auf jene Strukturen beschränken, die für eine bestimmte psychologische Funktion verantwortlich sind. Im Falle des amnestischen Syndroms ist die Kombination mit einer gleichzeitigen Störung der zentralen Kontrolle besonders häufig. Dann sind nicht nur die Konsolidierung neuer Inhalte, sondern auch der systematische Abruf vorhandener Inhalte und die Plausibilitätskontrollen mangelhaft. Eine Folge davon können Konfabulationen sein: Die Patienten suchen nicht systematisch nach der richtigen Antwort auf Fragen, sondern geben die erstbeste Antwort,

Störungen von Abruf und Plausibilitätskontrolle

die ihnen in den Sinn kommt, ohne ihre Plausibilität zu prüfen. Wenn die Inhalte von vornherein nur mangelhaft gespeichert waren, wird durch die Abrufstörung die Symptomatik der eigentlichen Gedächtnisstörung verstärkt. Die Menge der Konfabulationen hängt aber weniger vom Ausmaß der Gedächtnisstörung selbst als vom Ausmaß der begleitenden Kontrollstörung ab (Fischer et al. 1995).

3.5 Weitreichende retrograde Gedächtnisstörungen

Weitreichende retrograde Gedächtnisstörungen gehen über die zeitlich limitierte retrograde Amnesie des amnestischen Syndroms hinaus und betreffen Inhalte, die vor langen Jahren erworben und längst konsolidiert sind. Sie sind ein Thema, das seit einigen Jahren in der Neuropsychologie sehr aktiv erforscht und diskutiert wird (Warrington u. McCarthy 1988; Hodges 1995). Sie können das episodische oder das semantische Gedächtnis betreffen.

Retrograde Störungen des autobiographischen Gedächtnisses

Korsakow-Syndrom

Im Zusammenhang mit weitreichenden retrograden Gedächtnisstörungen wird das episodische Gedächtnis häufig als autobiographisches Gedächtnis charakterisiert. Weitreichende retrograde Störungen des autobiographischen Gedächtnisses wurden v. a. beim alkoholischen Korsakow-Syndrom beobachtet und analysiert. Dabei reichen die Erinnerungslücken über viele Jahre zurück, zeigen aber doch einen zeitlichen Gradienten mit relativer Aussparung sehr lange zurückliegender Erinnerungen. Neben der weitreichenden retrograden Gedächtnisstörung besteht aber beim Korsakow-Syndrom immer auch eine schwere anterograde Gedächtnisstörung. Es wurde daher diskutiert, ob die scheinbare retrograde Gedächtnisstörung nicht dadurch zustande kommt, daß eine über Jahre langsam zunehmende anterograde Gedächtnisstörung die Aufnahme neuer Informationen behinderte und die scheinbar verlorengegangenen Erinnerungen von vornherein nicht stabil gespeichert wurden. Einen eindrucksvollen Gegenbeweis lieferte die Beobachtung eines Patienten, der kurz vor Ausbruch des Korsakow-Syndroms eine Autobiographie verfaßt hatte (Butters u. Cermak 1986). Beim Vergleich mit der schriftlichen Autobiographie zeigte sich ein retrograder Gedächtnisverlust, der für die letzten 10 Jahre komplett war und sich mit zunehmendem Abstand aufhellte, aber insgesamt bis zu 50 Jahren zurückreichte. Der Patient hatte also eindeutig den Zugang zu Erinnerungen verloren, die vorher gespeichert und verfügbar gewesen waren.

Unabhängigkeit retrograder und anterograder Gedächtnisstörung

Es ist eine kontroverse Frage, ob weitreichende retrograde Störungen des autobiographischen Gedächtnisses auch ohne anterograde Gedächtnisstörung auftreten können. In erster Linie wird man bei dieser Kombination an eine psychogene Amnesie oder an ein vorgetäuschtes Defizit denken. Für Patienten mit „Identitätsverlust", die nicht mehr wissen, wie sie heißen und wer sie sind, wird diese Annahme kaum in Zweifel gezogen (Kopelman et al. 1994). In letzter Zeit wurden aber mehrere Fälle beschrieben, bei denen nach Schädel-Hirn-Traumen nur minimale oder gar keine anterograden Gedächtnisstörungen, aber schwere und weitreichende retrograde Störungen des autobiographischen Gedächtnisses bestanden und bei denen die Untersucher weder psychiatrische Auffälligkeiten noch Motive für Simulation fanden (Kapur 1993). Als Argument für eine organische Genese isolierter retrograder Störungen des autobiographischen Gedächtnisses wurde auch vorgebracht, daß mehrere Patienten mit solchen Störungen Läsionen derselben Lokalisation hatten (s. unten).

Eine weitere offene Frage ist, ob weitreichende retrograde Gedächtnisstörungen selektiv nur das autobiographische Gedächtnis oder nur das semantische Gedächtnis betreffen können (Hodges u. McCarthy 1993; De Renzi et al. 1987). Die Selektivität von autobiographischen Gedächtnisverlusten könnte dadurch vorgetäuscht werden, daß die Rekonstruktion einmaliger autobiographischer Episoden größere Ansprüche an die zentrale Kontrolle stellt als der Abruf allgemeingültigen semantischen Wissens. Störungen der zentralen Kontrolle könnten daher zu scheinbar selektiven Ausfällen des autobiographischen Gedächtnisses führen. Dieser Zusammenhang scheint v. a. dann überzeugend, wenn sich die retrograde Störung des autobiographischen Gedächtnisses weniger in einem kompletten Verlust als in einer konfabulatorischen Vermengung und Verwechslung von Erinnerungen äußert (Hodges u. McCarthy 1993). Es wurden aber auch Patienten beschrieben, bei denen der Abruf autobiographischer Episoden besser erhalten war als der von allgemeinem semantischem Wissen (De Renzi et al. 1987). Das würde dafür sprechen, daß autobiographische Erinnerungen und Weltwissen tatsächlich verschiedene zerebrale Substrate haben.

Selektivität von Gedächtnisstörungen

Retrograde Störungen des semantischen Gedächtnisses

Bei weitreichenden retrograden Störungen des semantischen Gedächtnisses verlieren die Patienten den Zugang zu Wissen, das ihnen vorher selbstverständlich war. Der Wissensverlust hat Auswirkungen auf die sprachlichen Fähigkeiten. Die Spontansprache kann inhaltsleer und floskelhaft werden, und beim Benennen von Gegenständen treten Wortfindungsstörungen und Fehlbenennungen auf. Bei Fehlbenennungen bleiben typischerweise übergeordnete Kategorien erhalten, während die Differenzierungen innerhalb der Kategorie verlorengehen. So kann es sein, daß ein Patient alle vierbeinigen Tiere als Pferd bezeichnet. Es kommt aber kaum je vor, daß ein Pferd als Obstsorte oder ein Obst als Tier verkannt wird. Auch wenn man die Namen der Dinge nennt und nach ihren Eigenschaften fragt, fehlen den Antworten v. a. jene Charakteristika, die einzelne Exemplare der Kategorie von anderen Exemplaren derselben Kategorie unterscheiden. Eigenschaften, die der ganzen Kategorie gemeinsam sind, bleiben dagegen erhalten. Fragt man nach den Eigenschaften des Pfirsichs, wissen die Patienten, daß er – wie die meisten Obstsorten – rund und saftig ist, aber nicht, daß die Haut samtig und der Kern groß ist. Die Schädigungen des semantischen Gedächtnisses äußern sich also eher in einer allgemeinen Verarmung und Entdifferenzierung des Wissens als im völligen Verlust des Wissens über einzelne Dinge (Warrington 1975).

Verarmung und Entdifferenzierung des Wissens mit Auswirkungen auf sprachliche Fähigkeiten

Kategoriespezifische Störungen des semantischen Gedächtnisses

Weitreichende retrograde Störungen des semantischen Gedächtnisses können kategoriespezifisch sein (Warrington u. McCarthy 1987; Gainotti et al. 1995). Es wurde eine Reihe von Patienten beobachtet, die das Wissen über lebende Dinge wie Tiere, Obst und Gemüse verloren hatte, während das Wissen über vom Menschen hergestellte Dinge wie Werkzeuge oder Einrichtungsgegenstände gut erhalten war. Die umgekehrte Dissoziation, erhaltenes Wissen über natürliche Dinge und fehlendes Wissen über von Menschen hergestellte Dinge wurde hingegen nur in ganz wenigen Fällen beschrieben. Die betreffenden Patienten hatten bis auf eine Ausnahme (Sacchett u. Humphreys 1992) schwere Aphasien, die nur eine sehr eingeschränkte Untersuchung des semantischen Gedächtnisses erlaubten.

Differentielle Störung des Wissens über natürliche vs. vom Menschen hergestellte Dinge

Die Abgrenzung zwischen natürlichen und vom Menschen hergestellten Dingen beschreibt nur sehr ungefähr, welche Arten von Wissen bei diesen Patienten ausgefallen und welche erhalten sind. So ist z. B. bei Patienten mit Verlust des Wissens über natürliche Dinge fast immer die Unterscheidung von Körperteilen erhalten, obwohl diese auch natürliche Dinge sind. Eine mögliche Erklärung für die Verteilung der Wissenslücken geht davon aus, daß im semantischen Gedächtnis verschiedene Arten von Wissen über einzelne Eigenschaften der Dinge miteinander verknüpft sind (Warrington u. McCarthy 1987). Zum Beispiel spezifiziert eine Art von Wissen das visuell wahrgenommene Aussehen der Dinge und eine andere Art von Wissen motorische Aktionen und Funktionen, die mit den Dingen verbunden sind. Die Idee ist nun, daß sich die Exemplare innerhalb der natürlichen Kategorien in Details des Aussehens, aber kaum in der Funktion unterscheiden. Ein Apfel unterscheidet sich von einer Birne in der Länge der Rundung, aber nicht in seiner Funktion als eßbares Obst und auch nicht wesentlich im motorischen Vollzug des Essens. Hingegen haben vom Menschen gemachte Dinge verschiedene Funktionen und sind mit verschiedenen motorischen Aktionen verbunden. Eine Zange wird anders angewandt als ein Hammer. Unterschiede des Aussehens werden weitgehend von Funktion und Gebrauch bestimmt: Der Kopf des Hammers muß fest auf dem Stiel sitzen, damit man die Wucht des Schlages auf den Nagel bringen kann, aber die Zange muß ein Gelenk haben, damit man ihre Backen um den Nagel schließen kann. Körperteile haben ebenfalls spezifische und voneinander verschiedene Funktionen, die ihre Form bestimmen: Die Nase hat Öffnungen zum Einziehen der Luft und die Hand Finger zum Greifen. Kategoriespezifische Störungen könnten dadurch entstehen, daß selektiv nur Wissen über das Aussehen oder nur Wissen über die Funktionen verlorengeht. Je nachdem wie wichtig dieses Wissen für die Differenzierung der Exemplare innerhalb einer Kategorie ist, sind die Kategorien von dem Ausfall mehr oder weniger stark betroffen. Der Ausfall des Wissens über das Aussehen würde v. a. natürliche Dinge betreffen, der Ausfall des Wissens über Funktion und Gebrauch v. a. vom Menschen hergestellte Dinge und Körperteile.

Wissen über das Aussehen vs. über die Funktion von Dingen

Die Idee, daß sich das semantische Gedächtnis aus Subsystemen zusammensetzt, die jeweils nur Informationen über einen Aspekt oder eine Eigenschaft der Dinge enthalten, wird durch Beobachtungen von Patienten bestärkt, die selektiv nur das Wissen über das Aussehen von Dingen verloren haben, während das Wissen über nichtvisuelle Eigenschaften derselben Dinge erhalten ist (Goldenberg 1993). Im gleichen Sinn wurden Störungen des Werkzeuggebrauchs bei Patienten mit Apraxie so interpretiert, daß diese Patienten selektiv das Wissen über den richtigen Gebrauch von Gegenständen und Werkzeugen verloren haben (De Renzi u. Luchelli 1988; Goldenberg u. Hagmann 1998).

Zusammensetzung des semantischen Gedächtnisses aus unterschiedlichen Subsystemen

Trotz möglicher methodischer Mängel (Gaffan u. Heywood 1993) geben diese Beobachtungen doch ein zusammenhängendes und im Ganzen überzeugendes Bild. Demnach besteht das semantische Gedächtnis aus einem Netzwerk, in dem sinnesnahe Informationen über einzelne Eigenschaften der Dinge miteinander verknüpft sind. Beim Abruf des Wissens werden die zusammengehörigen Bestandteile gemeinsam aktiviert. Werden nur einzelne Teile dieses Netzwerks geschädigt, fällt das Wissen selektiv für einzelne Kategorien von Dingen oder für einzelne Eigenschaften der Dinge aus.

Semantisches Gedächtnis als Netzwerk

4 Anatomische Grundlagen von Gedächtnisstörungen

Technische Fortschritte haben in den letzten 10 Jahren zu einer enormen Ausweitung und Verfeinerung der Darstellung anatomischer Grundlagen psychologischer Funktionen und ihrer Störungen geführt. Die eindrucksvollen Bilder, die publiziert werden, und die Popularität, die sie erlangen, sollten aber nicht darüber hinwegtäuschen, daß die Zuordnung psychischer Funktionen zu anatomischen Lokalisationen immer ein unsicheres Unterfangen bleibt. Die Unsicherheit kommt daher, daß die psychischen Funktionen theoretische Konstrukte sind, die nur durch Interpretation aus den tatsächlich beobachteten Daten erschlossen werden können. Auch wenn die anatomischen Befunde selbst exakt und verläßlich sind, bleibt ihre Zuordnung zu psychischen Funktionen ein Gegenstand von Interpretation und Kontroverse. Dennoch machen gerade die Versuche, solche Zuordnungen zu finden und zu belegen, das Wesen und auch die Faszination der Neuropsychologie aus.

Probleme der Zuordnung

Zerebrales Substrat des Arbeitsgedächtnisses

Messungen der Hirndurchblutung von gesunden Probanden bei Aufgaben, die kurzfristiges Behalten von verbalem oder visuospatialem Material erfordern, geben ein recht klares und glaubwürdiges Bild der zerebralen Grundlage des Arbeitsgedächtnisses. Das kurzzeitige Behalten verbaler Information aktiviert prämotorische und temporookzipitale Sprachregionen der linken Hemisphäre in ähnlicher Weise wie das Sprechen. Das wird darauf zurückgeführt, daß das aktive Behalten von verbaler Information im Arbeitsgedächtnis über inneres Sprechen erfolgt (Paulesu et al. 1993). Visuospatiale Aufgaben aktivieren hingegen vorwiegend rechtshirnige Regionen, und zwar sowohl frontal als auch parietookzipital (Jonides et al. 1993). Wenn allerdings die zu haltende Information nicht räumliche Beziehungen, sondern das Aussehen einzelner

Regionale Differenzierung verbaler und visuospatialer Fähigkeiten

Objekte betrifft, verlagert sich die Aktivität vom rechten in den linken Parietallappen, und es kommt zu einer zusätzlichen links-temporookzipitalen Aktivierung (Smith et al. 1995). Auf die Anatomie der zentralen Kontrolle des Arbeitsgedächtnisses wird im letzten Abschnitt dieses Kapitels eingegangen.

Amnestisches Syndrom

Unterscheidung von 3 Läsionsregionen

Die Lokalisation der Strukturen, die für die Neuaufnahme und Konsolidierung von Information in das deklarative Langzeitgedächtnis verantwortlich sind, wurde hauptsächlich aus der Analyse der Läsionen bei Patienten mit amnestischem Syndrom abgeleitet. Demnach hängen diese Gedächtnisfunktionen von der Integrität limbischer Zirkel ab, die an der Innenseite der Hemisphären den 3. Ventrikel umkreisen. Innerhalb dieser Zirkel gibt es 3 strategische Lokalisationen, in denen Läsionen typischerweise ein amnestisches Syndrom verursachen: die Hippocampusformation, den Thalamus und das basale Vorderhirn. Die Kernsymptome des amnestischen Syndroms dürften für alle 3 Lokalisationen gleich sein, aber aufgrund unterschiedlicher anatomischer Nachbarschaftsbeziehungen können jeweils verschiedene Begleitsymptome auftreten.

Symptome bei Schädigung des basalen Vorderhirns

Läsionen des basalen Vorderhirns können den basalen Frontallappen mitbetreffen und sind dann oft mit Konfabulationen verbunden (Fischer et al. 1995). Läsionen des Thalamus liegen dem Korsakow-Syndrom zugrunde, das ebenfalls mit Konfabulationen und mit weitreichenden Störungen des autobiographischen Gedächtnisses verbunden ist. Diese Zusammenhänge werden verständlich, wenn man annimmt, daß sowohl Konfabulationen als auch weitreichende autobiographische Gedächtnisstörungen durch mangelhafte zentrale Kontrolle des Abrufs aus dem Langzeitgedächtnis zustande kommen. Die zentrale Kontrolle hängt wesentlich von der Funktion frontaler Rindenbezirke ab. Frontobasale Läsionen führen daher zu direkten Störungen der zentralen Kontrolle. Thalamische Läsionen unterbrechen möglicherweise die Verbindung des Frontallappens zu den limbischen Zirkeln und damit den Zugriff der zentralen Kontrolle auf die Gedächtnisspeicher (Hodges u. McCarthy 1993).

Symptome bei Schädigung der Hippocampusformation

Die Hippocampusformation grenzt an die neokortikalen Anteile des Temporallappens. Läsionen des neokortikalen Temporallappens können weitreichende retrograde Gedächtnisstörungen verursachen (s. Abschn. 4.3). Darüber hinaus besteht eine Nachbarschaftsbeziehung der Hippocampusformation zu den Mandelkernen, die eine wichtige Rolle in der Steuerung von Emotionen spielen dürften. Welche Symptome einer Schädigung der Mandelkerne beim Menschen zuzuschreiben sind, ist allerdings noch nicht eindeutig geklärt (Aggleton 1993; Young et al. 1995).

Vollständiges amnestisches Syndrom bei beidseitiger Schädigung der limbischen Zirkel

Für ein vollständiges amnestisches Syndrom sind beidseitige Schädigungen der limbischen Zirkel nötig. Einseitige Läsionen führen zu materialspezifischen Gedächtnisstörungen, die bei linkshirnigen Läsionen vorwiegend verbales, bei rechtshirnigen nonverbales Material betreffen. Dabei sind aber die Folgen linkshirniger Läsionen insgesamt ausgeprägter als die rein rechtshirniger. Die wenigen Fälle, für die die Möglichkeit diskutiert wird, daß einseitige Läsionen zu einem vorübergehend kompletten amnestischen Syndrom geführt haben, hatten durchwegs linkshirnige Läsionen (Goldenberg 1995a).

Weitreichende retrograde Störungen des semantischen Gedächtnisses

Die oben erwähnten Studien von Fällen mit kategoriespezifischen Ausfällen des semantischen Gedächtnisses haben ein einigermaßen konsistentes Bild der anatomischen Grundlagen des semantischen Gedächtnisses geliefert (Gainotti et al. 1995). Demnach ist für fast alle Arten von Wissen die linke Hemisphäre wichtiger als die rechte. Einseitig linkshirnige Läsionen können ausreichen, um retrograde Ausfälle des semantischen Gedächtnisses zu verursachen. Diese Asymmetrie ist unabhängig davon, ob das Wissen sprachlich oder über Bilder geprüft wird (Gainotti et al. 1983; Goldenberg 1995b). Kategoriespezifischen Ausfällen des Wissens über lebende Dinge liegen Läsionen des Temporallappens zugrunde, wobei es hier v. a. auf die lateralen Anteile des basalen und mittleren Temporallappens ankommen dürfte. Hingegen hatten die Patienten mit Ausfällen des Wissens über von Menschen hergestellte Dinge durchweg suprasylvische Läsionen. Diese Läsionen waren sehr ausgedehnt und erfaßten Frontallappen, Parietallappen und die perisylvische Sprachregion. Entsprechend dieser Ausdehnung der linkshirnigen Läsion hatten fast alle Patienten schwere Aphasien.

Bedeutung der linken Hemisphäre

Aphasien

Isolierte Ausfälle des Wissens über das Aussehen von Dingen wurden nach Läsionen des temporookzipitalen Übergangs an der Basis der linken Hemisphäre beschrieben (Goldenberg 1993), während Apraxien mit Störungen der Kenntnis über den richtigen Gebrauch von Objekten wiederum an links-suprasylvische Regionen gebunden sind (Basso et al. 1985). Diese Regionen sind einerseits den für kategoriespezifische Ausfälle verantwortlichen Regionen benachbart, andererseits grenzen sie an visuelle bzw. motorische Rindenfelder. Solche anatomischen Nachbarschaftsbeziehungen verleihen der oben ausgeführten Hypothese, daß im semantischen Gedächtnis sinnesnahe Informationen miteinander verknüpft sind, Plausibilität.

Kategorie- vs. funktionsspezifische Wissensausfälle

Studien der Hirndurchblutung gesunder Probanden stimmen insofern mit diesen klinischen Ergebnissen überein, als Aktivierungen beim Identifizieren von Tierbildern im basalen Temporallappen konzentriert sind, während sie beim Identifizieren von Werkzeugen über die sylvische Furche in den Parietal- oder in den Frontallappen reichen (Damasio et al. 1996; Perani et al. 1995). Bildliches Vorstellen von Gegenständen aktiviert linksokzipitale und temporookzipitale Regionen (Farah 1989; Goldenberg 1993; D'Esposito et al. 1997).

Weitreichende retrograde Störungen des autobiographischen Gedächtnisses

Weitreichende autobiographische Gedächtnisstörungen bei thalamischen Läsionen wurden bereits erwähnt. Sie sind mit einer anterograden Amnesie verbunden und werden am ehesten als Störung des geordneten Abrufs der an sich vorhandenen autobiographischen Erinnerungen gedeutet. Ausgedehnte bilaterale temporale Schädigungen, wie sie z.B. nach Herpes-simplex-Enzephalitis vorkommen, zerstören nicht nur das semantische, sondern auch das autobiographische Altwissen. Weniger klar ist, welches anatomische Substrat selektive Störungen des autobiographischen Gedächtnisses bedingt. Möglicherweise können sie durch rechts-frontotemporale Läsionen verursacht werden (Markowitsch et al. 1993; O'Connor et al. 1992); es sind aber auch Fälle beschrieben, in denen gar keine sichere Läsion nachgewiesen werden konnte.

Probleme der eindeutigen Zuordnung

Gedächtnisstörungen bei degenerativen Demenzen

Die Kombination eines amnestischen Syndroms mit weitreichenden retrograden Gedächtnisstörungen ist besonders charakteristisch für die Demenz vom Alzheimer-Typ. Dieser Befund läßt sich gut mit einer Schlüsselrolle des Temporallappens für Gedächtnisfunktionen vereinen, denn die pathologischen Veränderungen bei der Alzheimer-Krankheit breiten sich wahrscheinlich vom entorhinalen Kortex an der Medialseite des Temporallappens einerseits zum Hippocampus und andererseits nach lateral in die neokortikale Rinde aus (Braak 1991). Möglicherweise betrifft in den Frühphasen der Krankheit die retrograde semantische Störung natürliche Dinge stärker als vom Menschen hergestellte (Silveri et al. 1991). Dieser Befund wäre ebenfalls gut mit einer vorwiegend temporalen Lokalisation der degenerativen Veränderungen vereinbar.

Alzheimer-Krankheit

Schlüsselrolle des Temporallappens

5 Störungen der zentralen Kontrolle

Die in diesem Kapitel behandelten Störungen werden traditionell als „Frontalhirnsyndrom" bezeichnet. Diese Bezeichnung paßt aber nicht in die Logik der Neuropsychologie. Die Methode der Neuropsychologie besteht darin, beobachtete Verhaltensweisen zunächst auf psychische Funktionen zurückzuführen und dann nach dem neurologischen Substrat dieser Funktionen zu suchen. Der Begriff „Frontalhirnsyndrom" suggeriert hingegen eine direkte Beziehung zwischen Verhalten und neurologischem Substrat. Ausgehend von der Annahme, daß die gestörte Funktion am besten als zentrale Kontrolle („central executive") beschrieben werden kann, hat sich daher in den letzten Jahren die Bezeichnung „dysexecutive syndrome" durchgesetzt (Baddeley 1996; Shallice 1988).

Frontalhirnsyndrom

Die zentrale Kontrolle wurde schon im vorigen Abschnitt im Zusammenhang mit Gedächtnisfunktionen behandelt. Es wird postuliert, daß dieselbe zentrale Kontrolle, die das Arbeitsgedächtnis steuert, auch andere kognitive Funktionen sowie emotionale Reaktionen und soziales

Verhalten steuert und überwacht. Diese Idee ist nicht unproblematisch. Sie kann dazu führen, daß die zentrale Kontrolle mit einer Allmacht und Allwissenheit ausgerüstet wird, die aus ihr einen „Geist im Geist", einen „Homunkulus" macht. Mit etwas Übertreibung könnte man sagen, daß sich in der zentralen Kontrolle die Überreste der unteilbaren und unerklärlichen Seele vor den Attacken der neuropsychologischen Analyse verbergen (s. Baddeley 1996).

Zentrale Kontrolle als übergeordnete Steuereinheit

Mangelhafte zentrale Kontrolle wird als Ursache verschiedener neuropsychologischer Symptome angenommen. In einer ersten Annäherung kann man sie in 2 Klassen unterteilen: Störungen des kognitiven Problemlösens und Störungen des emotionalen und sozialen Verhaltens.

5.1 Problemlösestörungen

Die zentrale Kontrolle muß eingreifen, wenn Probleme und Hindernisse den routinierten Handlungsablauf unterbrechen und Vorausplanen, Abwägen von Handlungsalternativen und rationales Entscheiden erfordern. Fällt sie aus, kann es sein, daß die Patienten in ihrer Handlungsroutine fortfahren, ohne zu erkennen, daß überhaupt ein Problem vorliegt. Wenn überhaupt Problemlösungen versucht werden, werden nicht alle Alternativen in Betracht gezogen. Die Patienten haften an einmal eingeschlagenen Lösungswegen und entscheiden vorschnell und ohne Berücksichtigung späterer Konsequenzen und evtl. auch unter Verletzung vorgegebener Regeln.

Dysexekutives Syndrom

Testpsychologische Untersuchung des dysexekutiven Syndroms zielen zum größten Teil auf den Nachweis der kognitiven Problemlösestörung. Dafür werden verschiedene Typen von Aufgaben verwendet (von Cramon u. Matthes-von Cramon 1993).

Sortiertests verlangen, daß eine Reihe von Stimuli nach möglichst vielen verschiedenen Kriterien klassifiziert und sortiert wird. Zum Beispiel können bunte Plättchen verschiedener Größe, Dicke und Form nach den Kriterien Farbe, Form, Dicke und Größe sortiert werden. Um Gemeinsamkeiten zwischen den Stimuli zu finden, muß von den augenfälligen Unterschieden zwischen ihnen abstrahiert werden. Sortiertests verlangen daher sowohl Abstraktionsvermögen als auch Flexibilität des Denkens. Spezifischer auf die Flexibilität des Denkens zielen Aufgaben, in denen ein Antwortkriterium über mehrere Durchgänge eingeübt und dann gewechselt wird. Wenn die zentrale Kontrolle versagt, gelingt es nicht, die eingefahrene Reaktion zu hemmen.

Sortiertests

Bei sog. Flüssigkeitsaufgaben wird die Flüssigkeit der Ideenproduktion geprüft, indem man z. B. den Patienten bittet, innerhalb einer begrenzten Zeit möglichst viele Wörter mit einem bestimmten Anfangsbuchstaben aufzuzählen, möglichst viele verschiedene graphische Figuren zu produzieren oder auch möglichst viele verschiedene Zwecke zu nennen, zu denen man einen gegebenen Gegenstand – z. B. einen Ziegelstein – verwenden kann. Eine weitere Variante der Flüssigkeitstests ist die „Zufallsgeneration" („random-generation"; Baddeley 1966; Spatt u. Golden-

Flüssigkeitsaufgaben

berg 1993). Dabei wird verlangt, Ziffern oder Buchstaben in zufälliger Reihenfolge aufzuzählen. Diese scheinbar triviale Aufgabe stellt hohe Anforderungen an die zentrale Kontrolle. Der menschliche Geist kann nicht würfeln. Menschen können daher die Ziffern oder Buchstaben nur nach Strategien produzieren (z. B. Ziffern in aufsteigender Folge, in Zweierschritten etc.). Wird eine Strategie zu lange beibehalten, entsteht aber eine vorhersehbare Folge von Buchstaben oder Ziffern. Um Zufall zu simulieren, darf daher jede Strategie nur kurz beibehalten werden. Die zentrale Kontrolle muß also ununterbrochen Strategien überwachen und wechseln.

Sowohl bei den Sortier- als auch bei den Flüssigkeitsaufgaben treten als Leitsymptom der Kontrollstörung Perseverationen auf: Die Patienten haften an einmal gewählten Antworten und Strategien. Dabei kann die Perseveration auch nach einem Intervall auftreten, in dem bereits eine andere Antwort gegeben wurde.

Planungsaufgaben

Eine weitere Möglichkeit der Untersuchung besteht in der Vorgabe von Planungsaufgaben, bei welchen Patienten mit komplexen Problemsituationen konfrontiert werden und nach einer Lösung suchen müssen. Die Probleme können in „Denkspielen" bestehen, bei denen z. B. Scheiben oder Kugeln unter Einhaltung von Regeln aus einer Stellung in eine andere gebracht werden müssen, wobei mehrere Züge vorausgeplant werden müssen und die richtige Endstellung nur über Umwege erreicht werden kann. Eine andere Möglichkeit ist, die Patienten direkt mit alltagsähnlichen Planungsaufgaben zu konfrontieren, wie etwa der Erstellung eines Terminplanes, in dem eine Reihe von Erledigungen optimal koordiniert werden soll. In solchen Aufgaben manifestieren sich als Zeichen der Kontrollstörung Kurzschlußhandlungen, mangelnde Berücksichtigung aller Umstände und auch Regelverletzungen.

Gemeinsamkeiten sog. Frontaltests

Allen kognitiven „Frontaltests" ist gemeinsam, daß die Patienten klare Instruktionen erhalten, was sie tun sollen, daß sie sich ganz auf die eine vorgegebene Aufgabe konzentrieren können und daß sie in der Testsituation von äußeren Ablenkungen abgeschirmt sind.

Die in den Frontaltests geforderten Leistungen – Abstraktionsvermögen, Ideenproduktion, Flexibilität des Denkens, Vorausplanen – haben starken Anklang an eine Beschreibung von „flüssiger Intelligenz". Tatsächlich wurde bei Normalpersonen eine hohe Korrelation zwischen Ergebnissen in Frontaltests und „Cultural-fair-Intelligenztests" nachgewiesen (Duncan et al. 1996).

5.2 Verhaltensstörungen

Die Folgen gestörter Kontrolle von emotionalem und sozialem Verhalten lassen sich nicht leicht in eine durchgängige Systematik bringen, zumal manche von ihnen scheinbar gegensätzliche Symptome hervorbringen.

Umweltabhängigkeit

Verstärkte Umweltabhängigkeit („environmental dependency") kann sich in verschiedenen Schweregraden äußern. Extreme und eindrucksvolle

13 Neuropsychologie des Gedächtnisses und der zentralen Kontrolle

Manifestationen sind „utilization behaviour" und „imitation behaviour". „Utilization behaviour" bezeichnet die Tendenz, Gegenstände, die sich in Reichweite befinden, aufzunehmen und zu benützen, auch wenn die Benützung im Moment unpassend ist. Wenn z. B. am Tisch Stempel und Papier liegen, wird das Papier vollgestempelt. Mildere Manifestationen, die teilweise schon an der Grenze zur Normalität liegen, sind das Spielen mit herumliegenden Gegenständen wie z. B. Zündholzschachteln oder Bleistiften. Beim „imitation behaviour" imitieren die Patienten Handlungen ihres Gegenübers, ohne dazu aufgefordert zu sein und evtl. unter Verletzung sozialer Anstandsregeln. Zu diesem Komplex gehört auch die Echolalie, das Nachsprechen der jeweils letzten Worte des Gesprächspartners.

– „utilization behaviour"

– „imitation behaviour"

Ein weiteres Symptom der Umweltabhängigkeit ist erhöhte Ablenkbarkeit. Es fällt den Patienten schwer, den Aufforderungscharakter irrelevanter Umweltreize auszublenden, und sie folgen ihnen evtl. sogar unter Aufgabe ihrer eigentlichen Handlungsziele. Auch Patienten, die dieser Versuchung widerstehen können, klagen, daß sie durch irrelevante Umweltreize leicht gestört und in ihrer Tätigkeit gehemmt werden.

– Ablenkbarkeit

Sozial besonders folgenschwere Symptome fehlender zentraler Kontrolle sind ungezügelte Ausbrüche von Aggression und von Sexualität als Manifestation einer mangelhaften Impulskontrolle. Pathologische Wutausbrüche können durch Kleinigkeiten ausgelöst werden. Es kann sein, daß die Patienten im nachhinein den Anlaß als lächerlich und die Wut als unangemessen erkennen, aber in der Situation sind sie nicht fähig, ihr Verhalten zu kontrollieren. Mangelnde Kontrolle sexueller Impulse kann sich in sozial inakzeptablen Kontaktversuchen und in exzessiver Masturbation äußern.

Mangelhafte Impulskontrolle

Vorschnelles Handeln betrifft v. a. das Verhalten beim Lösen kognitiver Aufgaben. Es ist Auffassungssache, ob man sie als kognitive oder als Verhaltensstörung einordnet. Wenn Patienten mit Problemen konfrontiert sind, denken sie nicht mehrere mögliche Lösungen und ihre Konsequenzen durch, sondern entscheiden sich vorschnell für die erstbeste Handlungsalternative. Durch vorschnelles Handeln wird das Problemlösen abgebrochen, bevor es noch eigentlich begonnen wurde, und die Problemlöseanforderung wird gar nicht als solche erkannt und bewertet.

Vorschnelles Handeln

Regelverletzungen wurden bereits als Fehlertyp bei Frontaltests erwähnt. Bei diesen Tests müssen die Patienten Regeln einhalten, die ihnen mit der Aufgabe vorgegeben werden und die ansonsten keine allgemeine Gültigkeit haben. Es kann aber sein, daß die Patienten auch soziale Regeln verletzen, die allgemein gültig sind und die ihnen seit langem vertraut sind. Solche Regeln gibt es z. B. für das Gesprächsverhalten. Wenn die Patienten sie mißachten, lassen sie den Partner nicht zu Wort kommen, gehen nicht auf Einwände ein, reden an Fragen vorbei und bringen Themen ins Gespräch, die für den jeweiligen Gesprächspartner und die Gesprächssituation nicht angemessen sind. Mißachtung sozialer Hierarchie- und Höflichkeitsregeln wird von der Umwelt als „Distanzlosigkeit" empfunden.

Regelverletzungen

Affektive Verflachung und egozentrisches Verhalten

Bei affektiver Verflachung und egozentrischem Verhalten handelt es sich um subtile Symptome, die evtl. nur den nächsten Angehörigen auffallen, aber in ihrer Auswirkung auf zwischenmenschliche Beziehungen äußerst folgenschwer sind. Die Patienten wirken vergröbert und zeigen weniger Mitgefühl mit ihren Nächsten. In Konflikten sind sie egozentrisch und ausschließlich auf ihr eigenes Leid oder ihren eigenen Vorteil konzentriert. Es scheint, als seien sie unfähig, gleichzeitig sowohl ihre eigenen Meinungen und Gefühle als auch die des Partners in Betracht zu ziehen und zu berücksichtigen.

Antriebslosigkeit

Die zentrale Kontrolle wird benötigt, um bei Fehlen von äußeren Anstößen eigene Handlungen zu initiieren und um diese auch bei fehlender äußerer Verstärkung zu Ende zu führen. Fällt sie aus, resultiert Antriebslosigkeit. Die Patienten starten von selbst keine Tätigkeiten, sondern warten auf Anweisungen und Aufforderungen. Begonnene Handlungen werden schon bei geringen Schwierigkeiten abgebrochen. Die Patienten machen keine längerfristigen Pläne und setzen sich nicht aktiv mit ihrer Zukunft auseinander.

Plazidität

Der Antriebslosigkeit verwandt, aber nicht mit ihr identisch und nicht notwendigerweise mit ihr verbunden, ist die Plazidität (lat.: placidus = ruhig, sanft). Manche Patienten mit Störungen der zentralen Kontrolle sind übermäßig friedfertig und zufrieden. Bemerkenswerterweise wird diese Veränderung von manchen Patienten als positiv empfunden und dahingehend rationalisiert, daß ihnen der Schicksalsschlag der Hirnverletzung geholfen habe, Frieden mit sich selbst und der Welt zu schließen. Bei Patienten, die vor der Hirnverletzung aggressive Verhaltensweisen zeigten, kann es sein, daß auch die Angehörigen die Veränderung als Vorteil sehen.

6 Dissoziationen zwischen verschiedenen Aspekten der Kontrollstörung

Es ist eine offene Frage, ob die zentrale Kontrolle tatsächlich eine einheitliche Funktion ist oder ob sich in diesem Konstrukt eine ganze Reihe von mehr oder minder verwandten Kontrollinstanzen und -fähigkeiten verbirgt. Wesentlich für die Entscheidung dieser Frage ist, ob verschiedene Aspekte der Kontrollstörung auch unabhängig voneinander auftreten können. Dissoziationen zwischen verschiedenen Aspekten der Kontrollstörung würden gegen eine einheitliche zentrale Kontrolle sprechen.

Unterscheidung mehrerer, voneinander unabhängiger Kontrollfunktionen

Die klinische Erfahrung stützt eher eine Aufteilung in mehrere, voneinander unabhängige Kontrollfunktionen. So lassen die Ergebnisse von Frontaltests keine zwingenden Vorhersagen auf Verhaltensstörungen zu. Es gibt Patienten, die theoretische Problemlöseaufgaben normal bewältigen und dennoch im Alltagsleben scheitern (Shallice u. Burgess 1991; Saver u. Damasio 1991). Umgekehrt gibt es Patienten, die in Frontaltests versagen, deren emotionales und soziales Verhalten im Alltag aber zumindest dem klinischen Eindruck nach weitgehend unauffällig ist. Dazu gehören z. B. Patienten mit Parkinson-Krankheit (Goldenberg et al. 1990).

Im folgenden werden wir 3 theoretische Ansätze vorstellen, die versuchen, Dissoziationen zwischen kognitiver Problemlösestörung und Störungen des emotionalen und sozialen Verhaltens zu erklären. Man sollte sich aber bei ihrer Bewertung vor Augen halten, daß die Annahme der Existenz dieser Dissoziation auf klinischem Eindruck und einzelnen mehr oder minder anekdotischen Beobachtungen beruht und bislang nicht systematisch untersucht wurde.

Unterschiedliche theoretische Ansätze

Zwei der vorgestellten Ansätze bauen direkt auf anatomischen Überlegungen auf und setzen die zentrale Kontrolle mit der Funktion des Frontallappens gleich. Dabei ist in erster Linie die präfrontale Rinde gemeint, die den vorderen Anteil des Frontallappens einnimmt.

Integration und Hemmung

Ein anatomisch fundierter Ansatz unterscheidet 2 Funktionen der zentralen Kontrolle, die verschiedenen Abschnitten der präfrontalen Rinde zugeordnet werden: Einerseits hält und integriert sie Informationen im Arbeitsgedächtnis. Andererseits hindert sie irrelevante Informationen daran, in das Arbeitsgedächtnis einzudringen (Fuster 1989). Die Unterscheidung stützt sich hauptsächlich auf Versuche mit Affen, denen Teile des Frontallappens entfernt wurden. Affen mit dorsolateralen Läsionen versagen, wenn sie auf einen Stimulus erst mit Verzögerung reagieren dürfen. Ihre Schwierigkeit dürfte das Behalten der Assoziation zwischen Stimulus und Antwort im Arbeitsgedächtnis sein. Affen mit orbitofrontalen Läsionen haben dagegen besondere Schwierigkeiten, wenn der Zusammenhang zwischen Stimulus und Antwort einem ständigen Wechsel unterworfen wird. Sie können eine einmal gebildete Assoziation nicht daran hindern, weiter die Reaktionen zu beeinflussen. Das Versagen der Tiere kann darauf zurückgeführt werden, daß sie nicht fähig sind, das Arbeitsgedächtnis gegen irrelevante und ablenkende Informationen abzuschirmen.

Läsionen des Frontallappens

Von diesen tierexperimentellen Ergebnissen könnte man Parallelen zu den klinischen Manifestationen gestörter zentraler Kontrollfunktionen beim Menschen ziehen. Frontaltests fordern eher das Behalten und Bearbeiten von Informationen im Arbeitsgedächtnis, die Kontrolle von Alltagsverhalten und Emotionen hingegen eher die Unterdrückung von irrelevanten und abweichenden Informationen und Handlungsanstößen. Frontaltests werden in einer vorstrukturierten und ablenkungsfreien Testsituation geprüft, während im Alltag das Verhalten in unstrukturierten Situationen und unter dem Einfluß von Umweltreizen kontrolliert werden muß. Die Fähigkeit, irrelevante Reize abzuschirmen und abweichende Reaktionen zu blockieren, wird daher im Alltag mehr gefordert als in der Testsituation. Umgekehrt sind die Ansprüche, die Frontaltests an das Behalten und die umfassende Integration von Informationen stellen, möglicherweise höher als die Anforderungen an die Steuerung sozial angepaßten Verhaltens in Alltagssituationen. Für die Bedeutung des Unterschieds zwischen

Störung der Integration relevanter Informationen

Störung der Hemmung irrelevanter Informationen

"Labor" und "Leben" bei der Manifestation von Kontrollstörungen sprechen Beobachtungen von Patienten, die Problemlöseaufgaben im Test anstandslos lösen, aber planlos handeln, irrelevante und vorschnelle Aktionen setzen und Regeln verletzen, wenn sie wirkliche Aktivitäten außerhalb des Labors planen und durchführen sollen (Shallice u. Burgess 1991). Die schon erwähnte Beobachtung, daß Patienten mit Parkinson-Syndrom in Frontaltests versagen, aber im Alltag nicht durch Planlosigkeit oder Regelverletzungen auffallen, ist vielleicht ein Hinweis darauf, daß Verhalten im Alltag auch besser erhalten sein kann als das Problemlösen im Labor.

Kognitive Vorausplanung und Verhaltenskontrolle

Orbitofrontale Läsionen

Ein weiterer direkt auf anatomischen Überlegungen aufbauender Ansatz unterscheidet zwischen der kognitiven Leistungsfähigkeit der zentralen Kontrolle und ihrer Fähigkeit, in emotionale Reaktionen und Verhalten steuernd einzugreifen. Es wird angenommen, daß die letztere Fähigkeit an die Integrität des orbitofrontalen Kortex und seiner Verbindungen zum limbischen System gebunden ist. Saver u. Damasio (1991) demonstrierten, daß ein Patient, der aufgrund seiner hirnschädigungsbedingten "Soziopathie" einen kompletten sozialen Abstieg erlitten hatte, nicht nur kognitive Problemlöseaufgaben perfekt löste, sondern auch fähig war, moralisch hochstehende und sozial adäquate Lösungen für theoretisch erörterte soziale Konfliktfälle anzugeben. Die zentrale Kontrolle konnte offensichtlich Handlungen und ihre Folgen richtig vorausplanen und beurteilen, aber diese Beurteilung nicht in reales Handeln umsetzen.

Probleme der Umsetzung von Urteilen in reales Handeln

In einer weiteren Studie (Damasio et al. 1990) untersuchten die Autoren psychogalvanische Hautreflexe bei diesem und 5 weiteren Patienten mit orbitofrontalen Läsionen. Den Patienten wurden Bilder von Katastrophen, Verstümmelungen und Nacktheit unter 2 Bedingungen gezeigt: einmal ohne weitere Instruktion und einmal mit der Aufforderung, ihre Gefühle beim Sehen der Bilder zu beschreiben. Während sowohl Kontrollpersonen als auch Patienten mit nichtfrontalen Hirnschädigungen in beiden Bedingungen eine psychogalvanische Reaktion entwickelten, war sie bei den frontalgeschädigten Patienten auf die zweite Bedingung beschränkt, in der sie ihre Gefühle verbal beschreiben mußten.

Bedeutung emotionaler Reaktionen

Damasio baut auf diesen Befund eine weitreichende theoretische Spekulation auf. Er nimmt an, daß emotionale Reaktionen das Mittel sind, mit dessen Hilfe der präfrontale Kortex biologisch wichtige Entscheidungen rasch und wirkungsvoll dem restlichen Gehirn mitteilen und in adäquates Verhalten umsetzen kann (Damasio 1994). Die anatomische Grundlage dieser Art der Verhaltenssteuerung ist die Verbindung des präfrontalen Kortex zum limbischen System. Diese Verbindung erfordert die Integrität der orbitofrontalen Rinde. Die psychogalvanische Hautreaktion wird als äußerliches Zeichen der präfrontal gesteuerten emotionalen Reaktion interpretiert. Ihr Ausfall bei Patienten mit orbitofrontalen Läsionen bedeutet daher, daß der präfrontale Kortex den Zugang zur Emotion und damit zur wirkungsvollen Steuerung des Verhaltens verloren hat. Glaubt man allerdings dem Experiment, das der Spekulation zugrunde liegt, so reicht schon die Aufforderung, die eigenen Gefühle zu beschreiben, um die Kompetenz der zentralen Kontrolle wiederherzustellen.

Verhaltenskontrolle als kognitive Doppelaufgabe

Der dritte hier vorgestellte Ansatz sucht eine Erklärung auf der Ebene der psychischen Funktionen, ohne sie direkt auf die anatomischen Grundlagen zu beziehen. Es wird angenommen, daß die Koordination von 2 gleichzeitigen Aktivitäten die zentrale Kontrolle besonders stark belastet. Die Kontrolle des emotionalen und sozialen Verhaltens kann als eine solche Doppelaufgabe verstanden werden. Um Verhalten und Emotionen im Alltag zu kontrollieren, müssen die von der Umwelt ankommenden Informationen, Aufforderungen und Anregungen verarbeitet werden und gleichzeitig die eigenen emotionalen Reaktionen darauf und das eigene Verhalten beobachtet, bewertet und kontrolliert werden. Diese Doppelaufgabe überlastet die zentrale Kontrolle des Arbeitsgedächtnisses. Die Unfähigkeit, 2 Aktivitäten zugleich zu überwachen, betrifft kognitive Doppelaufgaben ebenso wie die Verhaltenskontrolle, aber während die Störung kognitiver Doppelaufgaben nur in speziellen Testsituationen nachweisbar ist, hat die Störung der Verhaltenskontrolle dramatische Auswirkungen auf den Alltag der Patienten.

Überlastung der zentralen Kontrolle durch Koordination mehrerer Aktivitäten

Der Zusammenhang zwischen kognitiven Doppelaufgaben und Verhaltenskontrolle wurde von einer britischen Forschergruppe in 2 Studien überprüft (Baddeley 1996; Alderman 1996). Die Fähigkeit, 2 Aufgaben zugleich durchzuführen, wurde durch Kombination zweier an sich sehr einfacher Aufgaben untersucht, nämlich dem Verfolgen eines Rotors und dem Nachsprechen von Ziffernfolgen. Als Maß für die Fähigkeit, die beiden Aufgaben zu kombinieren, wurde der Leistungsabfall in der Kombination gegenüber den einzeln gegebenen Aufgaben bewertet. In einer Studie zeigte dieses Maß eine weitaus stärkere Beziehung zu einer Beurteilung von Verhaltensauffälligkeiten hirngeschädigter Patienten als eine Reihe von anderen Frontaltests. In einer weiteren Studie wurde die Wirksamkeit verhaltenstherapeutischer Maßnahmen bei Patienten mit schwersten Verhaltensstörungen nach Hirnschädigung überprüft (Alderman 1996). Einige der Patienten profitierten von der Therapie, während andere nicht fähig waren, ihre Verhaltensstörung unter Kontrolle zu bringen. Die Therapieversager unterschieden sich von den erfolgreich therapierten Patienten durch einen dramatischen Leistungsabfall in der beschriebenen Doppelaufgabe, aber kaum in Leistungen bei anderen Frontaltests. Die Autoren schlossen, daß diese Patienten unfähig waren, ihr eigenes Verhalten gleichzeitig mit den sozialen Sanktionen, die es hervorrief, zu bewerten, und daß daher die therapeutische Rückmeldung keinen Einfluß auf ihr Verhalten ausüben konnte.

Studien zum Zusammenhang von kognitiven Doppelaufgaben und Verhaltenskontrolle

Die Annahme, daß die Verhaltenskontrolle eine Doppelaufgabe ist und daß die Kontrolle von Doppelaufgaben eine besonders schwierige und fehleranfällige Aufgabe der zentralen Kontrolle ist, kann allerdings nicht erklären, daß es Patienten gibt, die in kognitiven Problemlöseaufgaben versagen und sich dennoch sozial angepaßt verhalten. Wenn die Kontrolle von Doppelaufgaben besonders hohe Ansprüche an die zentrale

Verhaltenskontrolle als Doppelaufgabe

Kontrolle stellt, müßte sie bei allen Patienten beeinträchtigt sein, die irgendwelche Symptome mangelhafter zentraler Kontrolle zeigen, und es sollten daher auch alle Patienten Verhaltensstörungen zeigen. Um die Dissoziation zu erklären, müßte man annehmen, daß die Kontrolle von Doppelaufgaben unabhängig von anderen Aufgaben der zentralen Kontrolle beeinträchtigt oder erhalten sein kann. Für diese Annahme spricht, daß es mehreren darauf abzielenden Studien nicht gelang, eine eindeutige Beeinträchtigung von Parkinson-Patienten in kognitiven Doppelaufgaben nachzuweisen (Goldenberg 1990; Brown u. Marsden 1991; Robertson et al. 1996).

Parkinson-Krankheit

Es gäbe allerdings auch eine andere Möglichkeit, die Beobachtung zu erklären, daß manche Patienten Problemlösestörungen bei guter Verhaltenskontrolle haben. Es könnte sein, daß das Fehlen der Verhaltensstörung nur scheinbar ist. Zum Beispiel könnten bei Patienten mit Parkinson-Krankheit tatsächlich vorhandene mangelnde Impulskontrolle und Egozentrik im Urteil der Angehörigen hinter die offensichtlichen motorischen Symptome zurücktreten oder als natürliche Altersveränderungen entschuldigt werden. Systematische Untersuchungen zu möglichen Verhaltensstörungen dieser Patienten fehlen jedenfalls.

7 Anatomie der zentralen Kontrolle

Störungen der zentralen Kontrolle sind häufig mit Läsionen des Frontallappens verbunden. Sowohl tierexperimentelle als auch klinische Befunde sprechen dafür, daß verschiedenartige Läsionen innerhalb des Frontallappens verschiedene Aspekte der zentralen Kontrolle schädigen können. Außerdem können Störungen der zentralen Kontrolle auch durch Läsionen verursacht werden, die außerhalb des Frontallappens liegen.

Abschnitte des Frontallappens

Zuordnung von Kontrollstörungen zu Läsionsregionen

Für Störungen der zentralen Kontrolle sind v.a. 3 Abschnitte des Frontallappens relevant: Die dorsolaterale präfrontale Rinde, die orbitale präfrontale Rinde und der Gyrus cinguli. Läsionen dieser 3 Anteile lassen sich 3 verschiedenen Aspekten der Kontrollstörung zuordnen: Dorsolaterale Läsionen führen zu den stärksten Beeinträchtigungen in kognitiven Problemlöseaufgaben. Selektive Verhaltensstörungen bei erhaltenem Problemlösen wurden so gut wie ausschließlich nach orbitofrontalen Läsionen beobachtet. Läsionen des Gyrus cinguli sind besonders bedeutsam für Antriebsmangel und Plazidität.

Ausmaß der Läsion und Ausprägung der Störung

Die klinische Erfahrung zeigt allerdings, daß die Zuordnung von Symptomen zu Lokalisationen im Frontallappen kritischer zu bewerten ist als in anderen Teilen des Gehirns. Jeder Kliniker kennt Fälle, bei denen ausgeprägte Frontallappenläsionen ohne merkbaren Effekt auf Kognition und Verhalten blieben und umgekehrt solche, bei denen ausgeprägten Störungen nur ein minimales oder gar kein Substrat in bildgebenden Verfahren entspricht.

Läsionen können natürlich die Grenzen der 3 Abschnitte des Frontallappens überschreiten. Die resultierenden Kombinationen der verschiedenen Aspekte der zentralen Kontrollstörung können dazu führen, daß sich die Symptome gegenseitig verstärken oder auch abschwächen. So können Regelmißachtungen, mangelhafte Impulskontrolle und erhöhte Ablenkbarkeit durch Umweltreize das Problemlösen und die Leistungen in Frontaltests verschlechtern. Andererseits können Antriebslosigkeit und Plazidität die gleichzeitig vorhandene mangelnde Impulskontrolle und Egozentrik verdecken.

Lateralität der frontalen Läsion

Die lokalisatorische Zuordnung von Symptomen im Frontallappen unterscheidet sich auch darin von anderen Teilen des Gehirns, daß Unterschiede zwischen rechts- und linkshirnigen Läsionen weniger deutlich sind. Bei dorsolateralen Läsionen kann man mit geeigneten Tests evtl. nachweisen, daß rechtsseitige Läsionen eher die Flüssigkeit der Produktion von graphischen Mustern oder Zeichnungen und das Behalten und Bearbeiten von visuospatialer Information beeinträchtigen, während linksseitige Läsionen eher die Flüssigkeit der sprachlichen Produktion und das Behalten und Bearbeiten von verbaler Information betreffen. Darüber hinaus dürften aber auch die Auswirkungen rechts- und linksseitiger frontaler Läsionen auf soziales Verhalten und kognitive Leistungen verschieden sein. Bei ansonsten gleicher Lokalisation der frontalen Schädigung stehen bei rechtsseitigen Läsionen oft gestörtes soziales Verhalten und Regelverletzungen im Vordergrund, während Patienten mit linksseitigen Läsionen eher bei Aufgaben versagen, die Problemlösen und kognitive Flexibilität verlangen.

Unterschiedliche Auswirkungen rechts- und linksseitiger frontaler Läsionen

Störungen der zentralen Kontrolle bei nichtfrontalen Läsionen

Die Störung der zentralen Kontrolle ist eine klinische Diagnose, die unabhängig von der Lokalisation der Schädigung gestellt werden kann und soll. Tatsächlich ist der Zusammenhang mit Läsionen des Frontallappens nicht zwingend. Gleichartige Störungen können auch bei Läsionen auftreten, die den Frontallappen gar nicht betreffen. Es ist eine offene Frage, ob in diesen Fällen die Kontrollstörung dadurch zustande kommt, daß Verbindungen von und zur frontalen Rinde unterbrochen werden, oder ob es doch so ist, daß das neuronale Substrat der zentralen Kontrolle Hirnregionen außerhalb des Frontallappens umfaßt.

Gestörte Leistungen in Frontaltests sind der hervorstechendste neuropsychologische Befund bei subkortikaler Demenz durch multiple Läsionen der weißen Substanz, wie sie z. B. bei der progressiven supranukleären Lähmung, beim Status lacunaris und bei der multiplen Sklerose vorkommen (Albert et al. 1974). Bei der Parkinson-Krankheit finden sich kognitive „frontale" Störungen auch bei Patienten, die keinerlei sonstige Zeichen einer Demenz aufweisen (Goldenberg et al. 1990; Dubois et al. 1991). Selbst gesunde Normalpersonen zeigen verminderte Flexibilität

Subkortikale Demenz

Parkinson-Krankheit

Schizophrenie

und ungenügende Vorausplanung in Frontaltests, wenn sie nach Schlafentzug untersucht werden (Horne 1988).

Patienten mit schizophrenen Störungen versagen ebenfalls in Frontaltests und zeigen darüber hinaus auch Verhaltensstörungen wie Affektverflachung und Apathie, die den Folgen frontaler Hirnläsionen ähneln (Weinberger 1988; Frith 1992). Allerdings sind diese Symptome mit Gedächtnisstörungen und anderen kognitiven Einbußen verbunden (Dunkley u. Rogers 1994; McKenna et al. 1995).

Psychose

Es wird diskutiert, ob die Störung der zentralen Kontrolle als Ursache der Psychose angesehen werden kann (Frith 1992; David 1992). Es wurde behauptet, daß mangelhafte zentrale Kontrolle der Wahrnehmung, des Denkens und der Affekte zu Wahnideen, Halluzinationen und Denkstörungen führt. Diese Idee ist verlockend, aber logisch nicht stringent. Sie erinnert an das Prinzip der Politikerverantwortlichkeit: Nach Skandalverbrechen wird der Rücktritt des Innenministers gefordert, weil die Polizeikontrolle nicht ausreichte, das Verbrechen zu verhindern. Das heißt aber noch lange nicht, daß der Minister selbst verdächtigt wird, das Verbrechen begangen zu haben. Das Zusammentreffen der Psychose mit der Störung der zentralen Kontrolle und auch mit Störungen des Gedächtnisses und anderer kognitiver Funktionen (Dunkley u. Rogers 1994; McKenna et al. 1995) kann ohne logische Fallstricke damit erklärt werden, daß es sich um verschiedene Manifestationen derselben Hirnkrankheit handelt.

8 Schlußbemerkung

Beschäftigung mit psychischen Manifestationen von Hirnkrankheiten

Modellorientierte Analyse normaler psychischer Funktionen

Die neuropsychologische Erforschung der Schizophrenie ist ein wachsendes Feld des Gedankenaustausches und der Zusammenarbeit zwischen Psychiatrie und Neuropsychologie. Insofern als sich die Psychiatrie mit den psychischen Manifestationen von Hirnkrankheiten auseinandersetzt, deckt sich der Gegenstand ihrer Forschung mit dem der Neuropsychologie. Die Neuropsychologie bringt in die Erforschung psychiatrischer Krankheitsbilder Methoden und Denkweisen ein, die in erster Linie aus der Erfahrung mit Patienten mit umschriebenen, anatomisch definierten Hirnläsionen entstanden sind. Kennzeichnend für die Denkweise der Neuropsychologie ist neben der Betonung der zerebralen Lokalisation psychischer Funktionen die modellorientierte Analyse psychischer Phänomene. Die Neuropsychologie geht von Modellen der normalen psychischen Funktionen und ihrer Störungen aus und versucht, aus diesen Modellen falsifizierbare Hypothesen abzuleiten und experimentell zu überprüfen. Die Anwendung dieser Methoden auf Demenzen, Psychosen und affektive Störungen stellt für die Neuropsychologie eine Herausforderung und für die Psychiatrie hoffentlich eine Bereicherung dar (Halligan u. Marshall 1996).

9 Literatur

Aggleton JP (1993) The contribution of the amygdala to normal and abnormal emotional states. Trends Neurosci 16:328-333

Albert ML, Feldman RG, Willis AL (1974) The "subcortical dementia" of progressive supranuclear palsy. J Neurol Neurosurg Psychiatr 37:121-130

Alderman N (1996) Central executive deficit and response to operant conditioning methods. Neuropsychol Rehab 6:161-186

Baddeley A (1966) The capacity for generating information by randomization. Q J Exp Psychol 18:119-129

Baddeley A (1990) Human memory – theory and implications. Lawrence Erlbaum, Hove London Hillsdale

*Baddeley A (1996) Exploring the central executive. Q J Exp Psychol 49A:5-28

Basso A, Faglioni P, Luzzatti C (1985) Methods in neuroanatomical research and an experimental study of limb apraxia. In: Roy EA (ed) Neuropsychological studies of apraxia and related disorders. North Holland, Amsterdam New York Oxford, pp 179-202

Braak H, Braak E (1991) Neuropathological staging of Alzheimer-related changes. Acta Neuropathol 82:239-259

Brown RG, Marsden CD (1991) Dual task performance and processing resources in normal subjects and patients with Parkinson's disease. Brain 114:215-231

Butters N, Cermak LS (1986) A case study of the forgetting of autobiographical knowledge: implications for the study of retrograde amnesia. In: Rubin DC (ed) Autobiographical memory. Cambridge Univ Press, Cambridge, pp 253-272

Cramon DY von, Matthes-von Cramon G (1993) Problemlösendes Denken. In: Cramon DY von, Mai N, Ziegler W (Hrsg) Neuropsychologische Diagnostik. VCH, Weinheim, S 123-152

Damasio AR (1994) Descartes' error – emotion, reason and the human brain. Putmans, New York

Damasio AR, Tranel D, Damasio H (1990) Individuals with sociopathic behavior caused by frontal damage fail to respond autonomically to social stimuli. Behav Brain Res 41:81-94

Damasio H, Grabowski TJ, Tranel D, Hichwa RD, Damasio AR (1996) A neural basis for lexical retrieval. Nature 380:499-505

David AS (1992) Frontal lobology – psychiatry's new pseudoscience. Br J Psychiatry 161:244-248

D'Esposito M, Detre JA, Aguirre GK, Stallcup M, Alsop DC, Tippet LJ, Farah MJ (1997) A functional MRI study of mental image generation. Neuropsychologia 35:725-730

De Renzi E, Luchelli F (1988) Ideational apraxia. Brain 111:1173-1185

De Renzi E, Liotti M, Nichelli P (1987) Semantic amnesia with preservation of autobiographical memory. A case report. Cortex 23:575-598

Dubois B, Boller F, Pillon B, Agid Y (1991) Cognitive deficits in Parkinson's disease. In: Boller F, Grafman J (eds) Handbook of neuropsychology, vol 5. Elsevier, Amsterdam, pp 195-240

Duncan J, Emslie H, Williams P (1996) Intelligence and the frontal lobe: the organization of goal-directed behavior. Cogn Psychol 30:257-303

Dunkley G, Rogers D (1994) The cognitive impairment of severe psychiatric illness: a clinical study. In: David AS, Cutting JC (eds) The neuropsychology of schizophrenia. Lawrence Erlbaum, Hove Hillsdale, pp 181-196

Farah M (1989) The neural basis of mental imagery. Trends Neurosci 12:395-399

Fischer RS, Alexander MP, D'Esposito M, Otto R (1995) Neuropsychological and neuroanatomical correlates of confabulation. J Clin Exp Neuropsychol 17:20-28

Frith CD (1992) The cognitive neuropsychology of schizophrenia. Lawrence Erlbaum, Hove Hillsdale

Fuster JM (1989) The prefrontal cortex – anatomy, physiology, and neuropsychology of the frontal lobe. Raven, New York

Gaffan D, Heywood CA (1993) A spurious category-specific visual agnosia for living things in normal human and nonhuman primates. J Cogn Neurosci 5:118-128

*Gainotti G, Silveri MC, Villa G, Caltagirone C (1983) Drawing objects from memory in aphasia. Brain 106:613-622

Gainotti G, Silveri MC, Daniele A, Giustolisi L (1995) Neuroanatomical correlates of category-specific semantic disorders: a critical survey. Memory 3:247-264

Goldenberg G (1990) Performance of concurrent non-motor tasks in Parkinson's disease. J Neurol 237:191-196

Goldenberg G (1993) The neural basis of mental imagery. In: Kennard C (ed) Baillières clinical neurology: visual perceptual defects. Baillière Tindall, London, pp 265-286

Goldenberg G (1995a) Transient global amnesia. In: Baddeley A, Wilson BA, Watts F (eds) Handbook of memory disorders. Wiley, Chichester, pp 109-133

Goldenberg G (1995b) Aphasic patients' knowledge about the visual appearance of objects. Aphasiology 9:50-56

**Goldenberg G (1996) Neuropsychologie – Grundlagen, Klinik, Rehabilitation. Fischer, Stuttgart Jena Lübeck Ulm

Goldenberg G, Hagmann S (1998) Tool use and mechanical problem solving in apraxia. Neuropsychologia 36:581-589

Goldenberg G, Lang W, Podreka I, Deecke L (1990) Are cognitive deficits in Parkinson's disease caused by frontal lobe dysfunction? J Psychophysiol 4:137-144

Gronwall D, Wrightson P (1981) Memory and information processing capacity after closed head injury. J Neurol Neurosurg Psychiatry 44:889-895

*Halligan PW, Marschall JC (1996) Method in madness – case studies in cognitive neuropsychiatry. Psychology Press, Hove

Hodges JR (1995) Retrograde amnesia. In: Baddeley AD, Wilson BA, Watts FN (eds) Handbook of memory disorders. Wiley, Chichester, pp 81-108

Hodges JR, McCarthy RA (1993) Autobiographical amnesia resulting from bilateral paramedian thalamic infarction. Brain 116:921-940

Horne JA (1988) Sleep loss and "divergent" thinking ability. Sleep 11:528-536

Jonides J, Smith EE, Koeppe RA, Awh E, Minoshima S, Mintun MA (1993) Spatial working memory in humans as revealed by PET. Nature 363:623-625

Kapur N (1993) Focal retrograde amnesia in neurological disease: a critical review. Cortex 29:217-234

Kopelman MD, Christensen H, Puffett A, Stanhope N (1994) The great escape: a neuropsychological study of psychogenic amnesia. Neuropsychologia 32:675-692

Markowitsch HJ, Calabrese P, Liess J, Haupts M, Durwen HF, Gehlen W (1993) Retrograde amnesia after traumatic injury of the fronto-temporal cortex. J Neurol Neurosurg Psychiatry 56:988-992

McKenna P, Clare L, Baddeley AD (1995) Schizophrenia. In: Baddeley AD, Wilson BA, Watts FN, (eds) Handbook of memory disorders. Wiley, Chichester, pp 271-292

Milner B (1971) Interhemispheric differences in the localization of psychological processes in man. Br Med Bull 27:272-277

O'Connor MO, Butters N, Miliotis P, Eslinger P, Cermak LS (1992) The dissociation of anterograde and retrograde amnesia in a patient with Herpes encephalitis. J Clin Exp Neuropsychol 14:159-178

Paulesu E, Frith DD, Frackowiak RSJ (1993) The neural correlates of the verbal component of working memory. Nature 362:342-344

Perani D, Cappa SF, Bettinardi V, Bressi S, Gorno-Tempini M, Matarrese M, Fazio F (1995) Different neural systems for the recognition of animals and man-made tools. NeuroRep 6:1637-1641

Robertson C, Hazlewood R, Rawson MD (1996) The effects of Parkinson's disease on the capacity to generate information randomly. Neuropsychologia 34:1069-1078

Sacchett C, Humphreys GW (1992) Calling a squirrel a squirrel but a canoe a wigwam: a category-specific deficit for artefactual objects and body parts. Cogn Neuropsychol 9:73-86

*Saver JL, Damasio AR (1991) Preserved access and processing of social knowledge in a patient with acquired sociopathy due to ventromedial frontal damage. Neuropsychologia 29:1241-1250

Shallice T (1988) From neuropsychology to mental structure. Cambridge Univ Press, Cambridge New York

*Shallice T, Burgess PW (1991) Deficits in strategy application following frontal lobe damage in man. Brain 114:727-741

Silveri MC, Daniele A, Giustolisi L, Gainotti G (1991) Dissociation between knowledge of living and nonliving things in dementia of the Alzheimer type. Neurology 41:545-546

Smith EE, Onides J, Koeppe RA, Awh E, Schumacher EH, Minoshima S (1995) Spatial versus object working memory: PET investigations. J Cogn Neurosci 7:337-356

Spatt J, Goldenberg G (1993) Components of random generation by normal subjects and patients with dysexecutive syndrome. Brain Cogn 23:231-242

**Squire LR, Knowlton B, Musen G (1993) The structure and organization of memory. Ann Rev Psychol 44: 453-495

Tulving E (1985) How many memory systems are there? Am Psychol 40:385-398

Warrington EK (1975) The selective impairment of semantic memory. Q J Exp Psychol 27:635-657

*Warrington EK, McCarthy RA (1987) Categories of knowledge – further fractionations and an attempted integration. Brain 110:1273-1296

Warrington EK, McCarthy RA (1988) The fractionation of retrograde memory. Brain Cogn 7:184-200

Weinberger DR (1988) Schizophrenia and the frontal lobes. Trends Neurosci 11:367-370

Young AW, Aggleton JP, Hellawell DJ, Johnson M, Broks P, Hanley JR (1995) Face processing impairments after amygdalotomy. Brain 118:15-24

Kapitel 14
Lernpsychologie

D. Hellhammer und U. Ehlert

1	Definitionen und Entwicklung der theoretischen Konzepte	412
2	**Theoretische Konzepte**	413
2.1	Klassische Konditionierung	413
2.2	Instrumentelle Konditionierung	414
2.3	Lernen am Modell	416
2.4	Erlernte Hilflosigkeit	417
3	Der Einfluß von Lernkonzepten auf die Ätiologie und die Behandlung psychopathologischen Verhaltens	419
3.1	Ätiologie	419
3.2	Behandlung	422
4	Zusammenfassung und Ausblick	425
5	Literatur	427

1 Definitionen und Entwicklung der theoretischen Konzepte

Lernen und Verhalten sind Grundbegriffe der Psychologie und bilden u. a. den theoretischen Ausgangspunkt für ätiologische Annahmen bei unterschiedlichen psychischen Störungen (s. Kap. 12 in diesem Band). Daraus abgeleitet ergibt sich eine Vielzahl von Implikationen für psychotherapeutische Interventionen bei entsprechenden Störungen. Lernen wird als Verhaltensänderung aufgrund von Erfahrungen definiert (Correll 1987). Lernen erfolgt sowohl durch „Trial-and-error-Handlungen" als auch aufgrund von Einsichten in bestimmte Vorgänge. Verhalten bezieht sich auf konkrete Handlungen, die durch physiologische Prozesse, kognitive Bewertungen sowie motivationale und emotionale Aspekte gesteuert werden. Verhalten ist grundsätzlich im Gesamtkontext seiner modulierenden Faktoren zu sehen. Die Beschreibung und Erklärung von Lernvorgängen bezieht sich auf eine theoretisch angenommene Dimension des Verhaltens, wobei die theoretischen Konzepte induktiv aufgrund von Experimenten entwickelt wurden.

Lernen als Verhaltensänderung aufgrund von Erfahrung

Am Ende des 19. Jh. beschrieb Thorndike (1878–1958) die Grundlagen der Lernpsychologie in seinen Abhandlungen über die Assoziation zwischen Sinneseindrücken und Handlungsimpulsen. Mit diesen Ausführungen legte er den Grundstein für die Reiz-Reaktions-Psychologie (vgl. Bower u. Hilgard 1983). Dieser Psychologie liegen 2 Formen des Lernens zugrunde: die klassische und die instrumentelle Konditionierung. Der russische Physiologe und Nobelpreisträger Pawlow (1849–1936) arbeitete in der Tradition der „Reflexologie" und beschrieb die Ergebnisse seiner Untersuchungen an Hunden als Assoziationsbildung zwischen verschiedenen Reizen (klassische Konditionierung). Auf diesen Befunden aufbauend, legte Skinner (1904–1990) den Schwerpunkt seiner Experimente auf die Untersuchung des Zusammenhangs zwischen Verhaltensreaktionen und den daraus resultierenden Konsequenzen (instrumentelle Konditionierung).

Reiz-Reaktions-Psychologie

Klassische Konditionierung

Instrumentelle Konditionierung

In neueren lerntheoretischen Ansätzen werden verstärkt die vermittelnden Prozesse zwischen Lernen und Verhalten, wie motivationale Faktoren, Aufmerksamkeits-, Gedächtnis- und Reproduktionsleistungen, untersucht. Diese Aspekte wurden beispielsweise bei den Konzepten zum Modellernen berücksichtigt (Bandura 1977; Miller u. Dollard 1941; Mowrer 1960). Modellernen bezieht sich auf die Beobachtung, daß Verhaltensänderungen aus der Imitation des Verhaltens anderer resultieren. Der Einfluß kognitiver Prozesse auf Lernvorgänge wurde von Seligman (1975) am Modell der erlernten Hilflosigkeit demonstriert. Diesem Modell zufolge führt die Erfahrung unkontrollierbarer, aversiver Reize zu einem passiven Verhalten, das auch in folgenden, kontrollierbaren Situationen gezeigt wird.

Modellernen

Erlernte Hilflosigkeit

Im Verlauf eines Jahrhunderts wurden aufgrund einer Vielzahl von experimentellen Untersuchungen theoretische Konzepte zur Erklärung menschlichen Verhaltens entwickelt, die, von einfachen Reiz-Reaktions-Mustern ausgehend, um verschiedene Einflußfaktoren erweitert wurden und damit zur Erklärung komplexer Verhaltensmuster, wie planvollem

Handeln oder dem Lösen von Problemen, herangezogen werden können (vgl. Ehlers 1996; Perrez u. Zbinden 1996; Reinecker 1987). Im folgenden sollen die grundlegenden Paradigmen der Lernpsychologie kurz beschrieben und, daraus abgeleitet, der Bezug zu ätiologischen Konzepten und Behandlungsformen psychischer Störungen aufgezeigt werden.

2 Theoretische Konzepte

2.1 Klassische Konditionierung

Die klassische Konditionierung beruht auf der Annahme einer Verknüpfung von Reizpaaren. Diese Assoziationsbildung wurde von Pawlow (1928) in tierexperimentellen Versuchsanordnungen („Pawlowscher Hund") erfolgreich nachgewiesen. Verallgemeinert läßt sich die klassische Konditionierung dahingehend beschreiben, daß nach einem mehrmaligen, gemeinsamen Auftreten eines unkonditionierten Reizes (UCS) mit einem neutralen Reiz der Proband bzw. das Versuchstier lernt, daß der vormals neutrale Reiz einen Hinweis auf den UCS darstellt. Dieser Lernprozeß führt dazu, daß der neutrale Reiz zu einem konditionierten Reiz (CS) wird und die vorher unkonditionierte Reaktion durch den CS ausgelöst werden kann (konditionierte Reaktion, CR).

Vorgehensweise

Dieser Vorgang läßt sich am Beispiel der Konditionierung von Immunreaktionen verdeutlichen (Buske-Kirschbaum et al. 1992). Gesunden Probanden wurde unter experimentellen Bedingungen kurz vor der intravenösen Applikation von Adrenalin (UCS) ein Brausebonbon auf die Zunge gelegt (CS). Der auf die Adrenalininjektion folgende Anstieg der natürlichen Killerzellaktivität (UCR) konnte nach 4 kombinierten Durchgängen von Brausebonbon und Adrenalinapplikation zum fünften Untersuchungszeitpunkt durch den CS alleine erreicht werden (Anstieg der natürlichen Killerzellaktivität als CR) (Abb. 1). Mit diesem Konditionie-

Psychologische Beeinflussung physiologischer Vorgänge

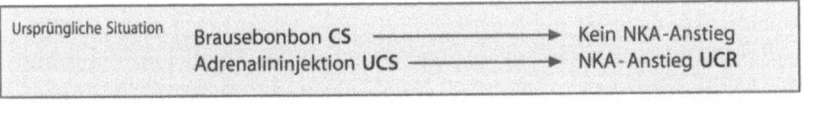
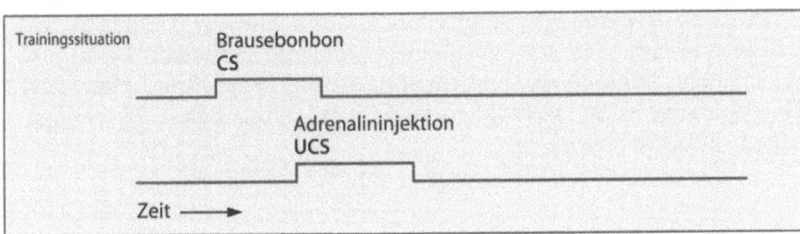
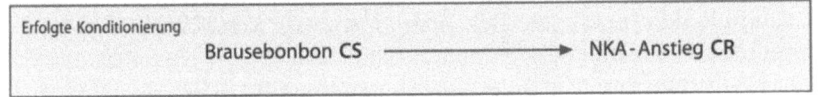

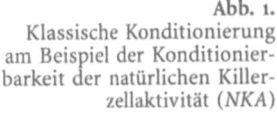

Abb. 1.
Klassische Konditionierung am Beispiel der Konditionierbarkeit der natürlichen Killerzellaktivität (*NKA*)

rungsexperiment konnte gezeigt werden, daß ein originär physiologischer Vorgang durch den psychologischen Vorgang des Lernens eindeutig beinflußt werden kann.

Voraussetzungen für „bedingte Reaktionen"

Die Bildung von bedingten Reaktionen (CR) wird zum einen von motivationalen, kognitiven und dispositionellen Merkmalen der Person beeinflußt, zum anderen stellt die zeitliche Nähe zwischen dem konditionierten und dem unkonditionierten Reiz eine notwendige Voraussetzung für die Konditionierung dar. Schließlich sind die Eigenschaften der Reize selbst zu beachten. Ein „neutraler" Reiz, der per se zu einer deutlichen, unbedingten Reaktion führt, ist wesentlich weniger für eine erfolgreiche Konditionierung geeignet als ein Reiz ohne entsprechende Reaktion.

Extinktion und Spontanremission von Reaktionen

Unter der Voraussetzung, daß eine erfolgreiche Assoziation zwischen einem neutralen und einem unkonditionierten Reiz erfolgt, läßt sich bei mehrmaliger, alleiniger Darbietung des konditionierten Reizes eine Abnahme der konditionierten Reaktion beobachten (Extinktion). Interessanterweise kann nach der Extinktionsphase bei einer weiteren Darbietung des konditionierten Reizes die konditionierte Reaktion dennoch wieder auftreten (Spontanremission). Dieses Phänomen ist deshalb beachtenswert, da bei Verhaltensweisen, die gelöscht werden sollen (z. B. im Verlauf einer Angstbehandlung) nach einiger Zeit die Angstreaktion erneut auftreten und bei Patienten zu einer deutlichen Beunruhigung führen kann (vgl. Schonecke 1996).

Reizdiskrimination

Weitere Besonderheiten der klassischen Konditionierung bestehen in der Reizgeneralisierung, der Reizdiskrimination und der Konditionierung höherer Ordnung. Eine konditionierte Reaktion kann nicht nur durch den konditionierten Reiz, sondern auch durch ihm ähnliche Reize ausgelöst werden (Generalisierung). Bei einem Angstpatienten wird eine physiologische Reaktion (z. B. Schweißausbruch, Pulsbeschleunigung) möglicherweise zu Beginn der Erkrankung nur in Fahrstühlen ausgelöst, mit fortschreitender Dauer der Erkrankung können jedoch auch Tunnels, Rolltreppen oder Flugzeuge (Bedingungen, in denen kein sofortiges Verlassen der Situation möglich ist) die konditionierte Reaktion auslösen.

Reizgeneralisierung

Konditionierung höherer Ordnung

Komplementär dazu ist die Reizdiskrimination: Nicht jeder dem CS ähnliche Reiz führt zu der bedingten Reaktion. Mit der Konditionierung höherer Ordnung wird das Phänomen beschrieben, daß bei einer bestehenden stabilen Assoziation von CS und UCS der CS_1 die Funktion eines UCS für einen weiteren CS_2 übernehmen kann. Ein CS_2 kann z. B. die Verbalisierung des CS_1 sein. Bei einem Schlangenphobiker kann das Wort Schlange bereits eine konditionierte Reaktion auslösen, ohne daß er eine Schlange (CS_1) sieht oder tatsächlich durch den UCS verletzt wird (vgl. Reinecker 1987).

2.2 Instrumentelle Konditionierung

Das Konzept der instrumentellen oder operanten Konditionierung basiert auf den Beobachtungen Skinners (1938), daß zwar viele Reaktionen eines Organismus durch Reize ausgelöst werden, eine Reihe von Verhal-

Tabelle 1. Förderung und Abbau eines Verhaltens durch instrumentelles Konditionieren

Verhaltensförderung	Abbau eines Verhaltens
Positive Verstärkung	Bestrafung durch einen unangenehmen Reiz
Wegfall eines unangenehmen Reizes (negative Verstärkung)	Bestrafung durch Entzug eines angenehmen Reizes

Operantes Verhalten

tensweisen jedoch ohne beobachtbaren Reiz gezeigt werden. Dieses Verhalten wurde von Skinner als operantes Verhalten bezeichnet, da es in seiner Auftretenswahrscheinlichkeit von den Verhaltenskonsequenzen beeinflußt wird. Wird ein Verhalten aufgrund der Konsequenzen künftig häufiger gezeigt, so fand eine positive Verstärkung statt, wird es seltener gezeigt, so wurde das Verhalten bestraft. Positive und negative Konsequenzen des Verhaltens lassen sich in Abhängigkeit vom Auf- oder Abbau einer Verhaltensweise beschreiben. Der Aufbau eines Verhaltens

Aufbau und Löschung von Verhaltensweisen

kann durch positive Verstärkung (z.B. Lob) oder durch den Wegfall einer negativen Konsequenz (Nichterfolgen einer Bestrafung, auch als negative Verstärkung bezeichnet) erreicht werden. Der Abbau einer Verhaltensweise kann durch eine negative Konsequenz (Bestrafung) oder durch den Wegfall einer positiven Konsequenz (z.B. Privilegienentzug) erfolgen. Die 4 Formen des instrumentellen Lernens aufgrund unterschiedlicher Verstärker (negative oder positive Verhaltenskonsequenzen) sind in Tabelle 1 zusammengestellt.

Primäre und sekundäre Verstärkung

Verhaltenskonsequenzen lassen sich in primäre und sekundäre Verstärker unterteilen: Die erstgenannten dienen der Befriedigung von Primärbedürfnissen (z.B. Nahrung, sexuelle Aktivität), die zweitgenannten beziehen sich auf konditionierte (soziale oder materielle) Verstärker. Folgen einem Verhalten unterschiedliche Konsequenzen, so beeinflußt jene Konsequenz die Auftretenswahrscheinlichkeit des Verhaltens am stärksten, die in engster zeitlicher Relation und mit der stärksten Intensität auftritt. Die Verstärkung eines bestimmten Verhaltens erfolgt in experi-

Verstärkerpläne

mentellen Untersuchungen entweder in festgelegten oder variablen Zeitabständen (Intervallplan) oder nach einer festgelegten oder variablen Anzahl von Verhaltensäußerungen (Quotenplan) (Skinner 1938, 1953). In realen Lebenssituationen erfolgen Verhaltensverstärkungen mehrheitlich nach variablen Verstärkerplänen. Wird das Verhalten nicht mehr verstärkt, kommt es zur Extinktion. Als besonders löschungsresistent erweisen sich Verhaltensweisen, die nach kombinierten, variablen Quoten- und Intervallplänen konditioniert wurden (Ferster u. Skinner 1957).

Erlernen komplexer Verhaltensweisen

Das Erlernen komplexer Verhaltensweisen wird durch Verhaltensformung, d.h. eine Gliederung des Verhaltens in Teilverhaltensweisen, gefördert. Jede Teilverhaltensweise wird verstärkt; im Anschluß an das erfolgreiche Lernen aller Teilelemente erfolgt eine Verstärkung nur für die erfolgreiche Kombination aller Teilverhaltensweisen (vgl. Wippich 1984).

Konditionierung physiologischer Reaktionen

Die operante Konditionierbarkeit physiologischer Verhaltensweisen wurde in tierexperimentellen Untersuchungen von der Arbeitsgruppe um Miller dokumentiert. So konnte nachgewiesen werden, daß eine elektrische Stimulation des Belohnungszentrums im ZNS oder eine Bestrafung mittels elektrischer Stromstöße bei curarisierten Ratten z. B. zu Steigerungen oder Erniedrigungen des Blutdrucks (DiCara u. Miller 1968a) oder der Herzfrequenz (DiCara u. Miller 1968b) führen kann. In diesen Untersuchungen erfolgte die Erreichung des Zielverhaltens durch eine sukzessive Erhöhung des Verstärkerkriteriums. Wenngleich die Befunde in späteren Untersuchungen der Arbeitsgruppe nicht eindeutig repliziert werden konnten (vgl. Köhler 1995), stellten die Arbeiten von Miller und Mitarbeitern die Grundlage für die Biofeedbackforschung dar (s. dazu Rau 1996; Rief et al. 1996).

Fehlende Berücksichtigung vermittelnder Prozesse

Die herausragende Leistung Skinners bei der Beschreibung menschlichen Verhaltens ist in der konsequenten funktionalen Analyse komplexer Verhaltensvorgänge zu sehen. Unberücksichtigt bleiben dabei jedoch die vermittelnden Prozesse zwischen dem Lernen und dem gezeigten Verhalten. Entsprechend der Sicht Skinners ist Verhalten formbar, und unter Einsatz eines geeigneten Trainings ist praktisch jede Person in der Lage, bei jedem Verhalten eine akzeptable Leistung zu erreichen (vgl. Bower u. Hilgard 1983). Psychologische Konzepte wie Persönlichkeitseigenschaften, Einsicht, Attribution, intrinsische Motivation oder Anreizmotivation (s. unten) spielen entsprechend der Annahmen Skinners bei der Erklärung menschlichen Verhaltens keine Rolle. Die Weiterentwicklung der oben genannten Lernparadigmen diente jedoch der Berücksichtigung eben dieser psychologischen Konzepte. Stellvertretend für diese Ansätze werden im folgenden die Annahmen zum Lernen am Modell als ein Beispiel für soziales Lernen und das Konzept der erlernten Hilflosigkeit als ein Beispiel für die kognitiven Lerntheorien aufgezeigt.

2.3 Lernen am Modell

In unterschiedlichsten Lebenssituationen läßt sich feststellen, daß Lernen durch die Nachahmung des Verhaltens anderer erfolgt. Im Gegensatz zu konditionierten oder operanten Lernvorgängen werden beim Lernen am Modell (Synonyma sind Imitationslernen, Beobachtungslernen, Identifikation, soziales Lernen) explizit kognitive und soziale Aspekte des Lernprozesses berücksichtigt. Basierend auf den Annahmen von Bandura (1969, 1977) werden 4 Teilprozesse des Modellernens definiert:

Teilprozesse des Modellernens

1. Um eine Verhaltenssimulation durchführen zu können, ist eine gezielte Aufmerksamkeit des Beobachters notwendig (Wahrnehmungsprozeß).
2. Das beobachtete Verhalten wird als Stimulusereignis im Gedächtnis kodiert, symbolisch repräsentiert und bis zum Zeitpunkt der Verhaltenssimulation gespeichert (Gedächtnisprozeß).
3. Unter der Annahme einer adäquaten Beobachtung und kognitiven Repräsentation des zu imitierenden Verhaltens sind bei einer Vielzahl von Verhaltensweisen bestimmte motorische Fähigkeiten Voraussetzung für eine erfolgreiche Imitation (motorischer Prozeß).

4. Die Antizipation einer positiven Verstärkung für das Imitationsverhalten beeinflußt die tatsächliche Verhaltensäußerung (Anreizmotivation).

Begünstigt wird der Lernprozeß, wenn das Modell für den Beobachter zum einen attraktiv ist und zum anderen das Verhalten dem Beobachter soweit ähnlich ist, daß die Imitation des Verhaltens im Bereich der eigenen Fähigkeiten liegt, d.h. es muß eine hinreichende Ausführungskompetenz bestehen (vgl. Spada et al. 1990).

Soziales Lernen steht in direktem Zusammenhang zu entwicklungspsychologischen Annahmen, da das Lernen am Modell die Grundlage für die Entwicklung der Selbststeuerung menschlichen Verhaltens darstellt. Nach Bandura (1976) entwickelt der Mensch seine Selbststeuerungsfähigkeiten in 3 Phasen: In der 1. Phase werden Verhaltensweisen durch das Lernen am Modell übernommen. In der 2. Phase reagieren die Personen aus dem sozialen Umfeld eines Menschen auf die gezeigten Verhaltensweisen entsprechend der operanten Konditionierung mit positiven oder negativen Konsequenzen. Daraus resultieren Erwartungen über künftige Verhaltenskonsequenzen. Diesen internalisierten Annahmen folgend, werden in der 3. Phase künftig Verhaltensweisen gezeigt bzw. unterlassen.

Entwicklung von Selbststeuerungsfähigkeiten

Die individuellen Hypothesen über Verhaltenskonsequenzen können neben eigenen Erfahrungen auch durch verbal vermittelte Erfahrungen anderer Personen beeinflußt werden. Inwieweit Annahmen über Verhaltenskonsequenzen (Kausalattribution) zu Verhaltensstörungen führen können, läßt sich am Modell der erlernten Hilflosigkeit demonstrieren.

Bedeutung der Erfahrungen anderer

2.4 Erlernte Hilflosigkeit

Das Phänomen der erlernten Hilflosigkeit geht auf tier- und humanexperimentelle Untersuchungen von Seligman und Mitarbeiter zurück (Hiroto u. Seligman 1975; Overmier u. Seligman 1967; Seligman 1975; Seligman u. Maier 1967). Die experimentelle Versuchsanordnung zur Erzeugung von Hilflosigkeit bestand für Humanstudien aus 2 Bedingungen: Unter der 1. Bedingung wurden Probanden einem aversiven Reiz ausgesetzt, dem sie, unabhängig vom gezeigten Verhalten, nicht entfliehen konnten (unkontrollierbare und unvermeidbare negative Situation). In der 2. Bedingung wurden die Probanden erneut einer aversiven Reizung ausgesetzt, jedoch konnte diese aversive Situation durch eine einfache Reaktion beendet werden (Kontrollierbarkeit und Vermeidbarkeit der negativen Situation). Probanden mit der Vorerfahrung aus der 1. Bedingung zeigten äußerst schlechte Lernleistungen bezüglich der Beendigung der aversiven Reizung.

Experimentelle Erzeugung von Hilflosigkeit

Die Erfahrung der Unkontrollierbarkeit einer negativen Situation (Hilflosigkeit) führt in späteren, kontrollierbaren Situationen zu passivem Verhalten. Die Probanden zeigen keine Motivation für eine aktive Bewältigung der Situation aufgrund der ungünstigen Annahmen über ihr eigenes Verhaltensrepertoire im Umgang mit der Belastung (Abb. 2).

Konsequenzen erlernter Hilflosigkeit

Abb. 2.
Modellannahme über die erlernte Hilflosigkeit beim Menschen

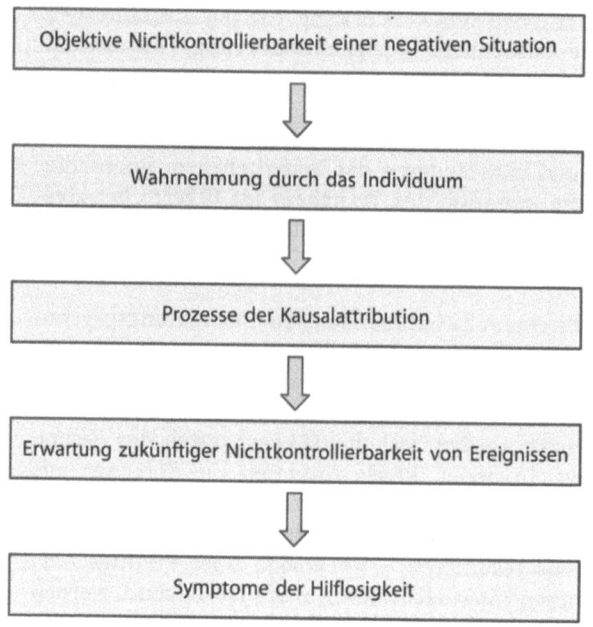

Bestimmungsfaktoren für das Ausmaß erlebter Hilflosigkeit

Nach Abramson et al. (1978) lassen sich 3 Dimensionen der Ursachenzuschreibung unterscheiden: internal vs. external, spezifisch vs. global und stabil vs. variabel. Die individuelle Bewertung einer hilflosigkeiterzeugenden Situation bezüglich der genannten Dimensionen charakterisiert das Ausmaß an erlebter Hilflosigkeit und läßt sich anhand von 3 Fragen verdeutlichen (vgl. Davison u. Neale 1996):
1. Hat das Versagen persönliche (internale) oder umweltbedingte (externale) Gründe?
2. Handelt es sich um eine spezifische oder um eine generelle (globale) Unfähigkeit, Mißerfolg zu vermeiden?
3. Ist das Versagen als ein vorübergehendes (variables) oder als ein dauerhaftes (stabiles) Problem zu sehen?

Psychologische und physiologische Effekte erlernter Hilflosigkeit

Unter der ungünstigsten Konstellation wird die Verursachung internal, global und stabil eingeschätzt und führt zu einem ausgeprägten Hilflosigkeitsgefühl. Overmier (1988, S. 240 f.) beschreibt als charakteristische psychologische und physiologische Effekte der erlernten Hilflosigkeit Frustration, Angst, Konzentrationsstörungen, motorische Koordinationsstörungen, Appetitverlust, erhöhte Kortisolkonzentrationen, erniedrigte Noradrenalinspiegel, gastrische Ulzerationen und eine erhöhte Krankheitsanfälligkeit.

Wirkung ungünstiger Attributions- und Emotionsmuster

Am Modell der erlernten Hilflosigkeit wird deutlich, daß aufgrund von Lernerfahrungen bestimmte, für das Individuum ungünstige Attributions- und Emotionsmuster entstehen können, die zum einen mit physiologischen Dysregulationen, zum anderen mit künftig passiven Copingstrategien einhergehen. Lernerfahrungen führen im ungünstigen Fall zu Abweichungen von der physischen und psychischen Homöostase und können somit zu pathologischen Zuständen führen (vgl. Overmier u. Hellhammer

1988). Entsprechend der Annahme einer krankheitsätiologischen Funktion von Lernerfahrungen, läßt sich umgekehrt durch eine Veränderung dieser Lernerfahrungen der pathologische Zustand beheben. In den nun folgenden Ausführungen soll an ausgewählten Störungsbildern zum einen der ätiologische Beitrag der Lernpsychologie und zum anderen die Relevanz lerntheoretischer Behandlungskonzepte aufgezeigt werden.

3 Der Einfluß von Lernkonzepten auf die Ätiologie und die Behandlung psychopathologischen Verhaltens

3.1 Ätiologie

Mit der Heranziehung lernpsychologischer Annahmen über die Verursachung psychischer Auffälligkeiten wird darauf abgezielt, das (normabweichende) Verhalten eines Patienten aufgrund seiner jeweiligen Reaktionen in unterschiedlichen Situationen vorherzusagen. Nach Hautzinger (1996, S. 36) wird das individuelle Verhalten durch die soziale Lerngeschichte, durch situative Bedingungen (Reize) und durch die Konsequenzen des Verhaltens beeinflußt. Demzufolge sind 3 Dimensionen zu beachten, die sowohl gesundes als auch störungsspezifisches Verhalten determinieren:

1. Merkmale der Situation (Konstellationen, die eine Zielerreichung erleichtern oder erschweren),
2. Merkmale des Individuums (physiologische Merkmale, Einstellungen und Erfahrungen, Verhaltensausprägungen, wie kognitive und motorische Fertigkeiten), die zu bestimmten Reaktionen auf die situativen Bedingungen führen, und
3. kurz- und langfristige Konsequenzen des Verhaltens (positive oder negative Effekte).

Verhaltensdeterminanten

Eine differenzierte Analyse des Patientenverhaltens ermöglicht für eine Reihe von psychiatrischen und psychosomatischen Erkrankungen Aussagen über die Störungsgenese und die notwendigen Therapiemaßnahmen. In Abhängigkeit von der jeweiligen Erkrankung lassen sich durch behavioristische Annahmen Teilaspekte normabweichenden Verhaltens bzw. die gesamte Verhaltensauffälligkeit erklären. Beispiele hierfür stellen schizophreniforme Erkrankungen, Suchtmittelabhängigkeiten oder somatoforme Störungen dar. Auch bei Verhaltensmerkmalen wie sekundärem Krankheitsgewinn spielt die Funktion der Verstärkung des Symptomverhaltens eine entscheidende Rolle. Im folgenden soll der Erklärungswert lernpsychologischer Annahmen exemplarisch für depressive Erkrankungen und für Angststörungen aufgezeigt werden. Während bei depressiven Erkrankungen lernpsychologische Erklärungsansätze im Gesamtgefüge ätiologischer Komponenten zu sehen sind, bilden die lernpsychologischen Konzepte bei Angststörungen die primäre Grundlage für eine effektive Therapie.

Behavioristische Erklärung von Verhaltensauffälligkeiten

Hautzinger u. de Jong-Meyer (1990) fassen den Stand der Depressionsforschung dahingehend zusammen, daß aufgrund der Heterogenität depressiver Erkrankungen von einem multikausalen Erklärungskonzept

Depressive Störungen: ein multikausales Erklärungskonzept

auszugehen ist. Neben biologischen Faktoren nehmen soziale, persönlichkeitsbezogene und behaviorale Aspekte Einfluß auf die Entstehung und Aufrechterhaltung der Erkrankung. Entsprechend der aktuellen behavioralen Forschung wird depressives Verhalten u. a. durch den emotionalen Zustand der Hoffnungslosigkeit und durch einen Verlust bzw. einen Mangel an positiven Verstärkern erklärt.

Depression als emotionale Hoffnungslosigkeit

Als eine Weiterentwicklung der bereits vorgestellten Theorie der erlernten Hilflosigkeit gehen Abramson et al. (1989) davon aus, daß bei einigen Formen depressiver Erkrankungen die Ursache in dem Zustand der Hoffnungslosigkeit liegt. Dieser emotionale Zustand resultiert aus Lernerfahrungen und den entsprechenden kognitiven Bewertungen. Es wird davon ausgegangen, daß (a) wünschenswerte Ereignisse nicht eintreten, (b) unerwünschte Ereignisse auftreten und (c) diese Situation nicht veränderbar ist. Entsprechend der Theorie der erlernten Hilflosigkeit zeigen hoffnungslose Menschen ein passives Copingverhalten in subjektiv als belastend erlebten Situationen und schreiben belastenden Situationen nahezu automatisch negative Konsequenzen zu. Eine generelle Reduktion des Aktivitätsniveaus stellt eine Form passiven Copings dar.

Depression durch Verlust positiver Verstärker

Lewinsohn et al. (1984) stellten anhand von Verhaltensbeobachtungen an depressiven Menschen fest, daß diese Personen weniger positive Verstärker für ihr Verhalten bekommen als nicht depressive Menschen in vergleichbaren Situationen. Dieser Verlust von Verstärkern führt dazu, daß das entsprechende Verhalten nicht mehr gezeigt wird und infolgedessen eine Abnahme des Aktivitätsniveaus zu beobachten ist. Aufgrund der verringerten Aktivitäten erhalten die jeweiligen Personen noch weniger positive Verstärker, wodurch eine weitere Abnahme stimmungsbegünstigenden Verhaltens entsteht. Die Annahmen Lewinsohns dienen weniger der ursächlichen Erklärung einer Depression als vielmehr der Beschreibung der aufrechterhaltenden Bedingungen depressiven Verhaltens.

Angsterkrankungen: Zwei-Faktoren-Theorie der Angst

Behaviorale Annahmen zur Entstehung von Angsterkrankungen basieren auf der Zwei-Faktoren-Theorie des Erwerbs von Angst und Vermeidung von Mowrer (1947). Dieses Modell beinhaltet, daß vermutlich angeborene Verbindungen zwischen bestimmten Schmerz-Furcht-Reizen und Schmerz-Furcht-Reaktionen existieren. Geht dieser Reiz-Reaktions-Verbindung ein- oder mehrmals ein neutraler Reiz voraus, so kann dieser neutrale Reiz aufgrund des Prinzips der klassischen Konditionierung die Schmerz-Furcht-Reaktion selbst auslösen. Folgen dieser Reaktion bestimmte motorische Aktivitäten, die zu einer Reduktion der Schmerz-Furcht-Reaktion führen, so werden in künftigen Schmerz-Furcht-Situationen diese motorischen Aktivitäten mit großer Wahrscheinlichkeit gezeigt, da es sich bei diesen Aktivitäten um eine Verstärkung durch Vermeidung im Sinne der instrumentellen Konditionierung handelt. Zum Verständnis der Entstehung von Angst im Sinne eines pathologischen Zustandes sind 2 Annahmen der Theorie zu explizieren (vgl. Krohne 1982):

Angst als antizipatorische Schmerz-Furcht-Reaktion

1. Die konditionierte Schmerz-Furcht-Reaktion unterscheidet sich von der unkonditionierten Schmerz-Furcht-Reaktion insofern, als die tatsächliche Schmerzkomponente fehlt. Die konditionierte Reaktion stellt eine antizipatorische Reaktion im Sinne einer Erwartung eines

Schmerz-Furcht-Stimulus dar. Aufgrund dieser Unterschiede wird die konditionierte Reaktion von Mowrer (1940) als eine Angstreaktion bezeichnet.

2. Entgegen dem Extinktionsprinzip konditionierter Reaktionen liegt bei Angstreaktionen eine starke Löschungsresistenz vor. Solomon u. Wynne (1953) beschreiben aufgrund tierexperimenteller Befunde das Phänomen der „Angstbewahrung" als einen mehrphasigen Prozeß. Demzufolge verkürzen sich bei wiederholtem Auftreten eines konditionierten Reizes die Zeitlatenzen zwischen der Darbietung des konditionierten Reizes und dem instrumentell konditionierten Vermeidungsverhalten immer stärker. Aufgrund der längeren Latenzzeit zwischen konditioniertem Reiz und konditionierter Reaktion kann diese klassisch konditionierte Angstreaktion nicht mehr gezeigt werden. Wenn diese Reiz-Reaktions-Verbindung nicht erfolgt, kann sie auch nicht gelöscht werden, und die Intensität der möglichen Angstreaktion bleibt bestehen. „Das Individuum reagiert angesichts eines Gefahrensignals so schnell, daß es sich von diesem entfernt, bevor es sich noch von ihm wirklich gestört fühlen könnte" (Solomon u. Wynne 1953; Übersetzung zit. nach Krohne 1982, S. 34 f.).

Hohe Löschungsresistenz von Angstreaktionen

Die Spezifität von Reizen, die phobisches Verhalten auslösen, wird mit einer physiologischen Bereitschaft („preparedness") für eine Angstreaktion erklärt (Seligman 1971). Mit dieser Annahme wird auf die Tatsache eingegangen, daß bestimmte Reize (z. B. Spinnen, Ratten, Katzen) mit einer größeren Wahrscheinlichkeit zu Angstverhalten führen als andere Reize (z. B. Schmetterlinge). In experimentellen Untersuchungen zur Überprüfung der Reizspezifitätsannahme (Öhman et al. 1985; McNally 1987) zeigte sich, daß bei klassischen Konditionierungen die konditionierte Reaktion auf neutrale Reize in gleicher Intensität erfolgte wie auf eher unangenehme Reize (Bilder von Schlangen), die Extinktionsphase bei den unangenehmen Reizen jedoch deutlich länger andauerte als bei den neutralen Reizen. Schließlich konnte in tierexperimentellen Untersuchungen nachgewiesen werden, daß phobisches Verhalten auch durch Modellernen (stellvertretende Konditionierung) erzeugt werden kann (Mineka et al. 1984).

Bedeutung der physiologischen Bereitschaft für Angstreaktionen

Wenngleich die Zwei-Faktoren-Theorie der Angst zur Erklärung verschiedener Formen von Angststörungen herangezogen wird, finden sich doch in der Literatur kritische Anmerkungen über den umfassenden Erklärungswert der Theorie für die Genese der Störungen (vgl. Ehlers u. Margraf 1990). Beispielsweise wird im Zusammenhang mit der Entstehung einer posttraumatischen Belastungsstörung diskutiert, ob eine einmalige Traumatisierung („One-trial-Lernen") zu so massiven psychischen Beeinträchtigungen wie Intrusionen, dissoziativen Flashback-Episoden oder Hypervigilanz (vgl. DSM-IV; Saß et al. 1996) führen kann. Quirk (1985) führt im Sinne behavioraler Erklärungsmodelle an, daß das einmalige Auftreten einer Reiz-Reaktions-Verbindung unter der Voraussetzung einer einfachen Verbindung und einer kurzen Latenz durchaus zu erfolgreichem Lernen führen kann. Dies gilt insbesondere unter dem Aspekt einer lebensbedrohlichen Situation, die durch besondere endokrinologische Merkmale und eine natürliche Angstreaktion gekennzeichnet ist. Wenngleich aufgrund ethischer Bedenken für diese Annahmen expe-

Kritik an der Zwei-Faktoren-Theorie als Erklärungsmodell zur Angstgenese

rimentelle Untersuchungsbefunde ausstehen, konstatieren Steil u. Ehlers (1996), daß unabhängig vom jeweiligen Erklärungsmodell der posttraumatischen Belastungsstörung der Vermeidung traumabezogener Reize eine entscheidende Rolle bei der Aufrechterhaltung der Störung zukommt.

Ein weiterer Kritikpunkt an den Konditionierungsmodellen zur Erklärung von Angststörungen liegt in der Tatsache, daß Phobien oder generalisierte Angststörungen bei einer nicht unerheblichen Anzahl von Patienten ohne eruierbaren Zusammenhang mit einem Erstmanifestationsereignis auftreten. Die Ursache hierfür kann entweder im tatsächlichen Fehlen einer auslösenden Bedingung oder in einer geringen Wiedererinnerungsfähigkeit des zum Erstmanifestationszeitpunkt wenig spektakulären Ereignisses liegen.

Fallbeschreibung: Agoraphobie

Dies sei an einem Beispiel erläutert: Eine agoraphobische Patientin berichtete, daß die körperlichen Mißempfindungen, die ihre Angsterkrankung charakterisierten, erstmals ca. 8 Jahre vor dem Explorationszeitpunkt aufgetreten seien. Sie habe sich damals in einer Lehrveranstaltung in einem großen Hörsaal befunden. In dieser Situation hätten keine besonderen psychischen Belastungen oder sonstigen Besonderheiten vorgelegen. Erst die Exploration der Aktivitäten, die dieser Situation vorangegangen waren, ergab, daß die Patientin ca. 2 h vor dem Vorlesungsbesuch freiwillig Blut gespendet hatte. Die Patientin hatte bei früheren Befragungen diese Blutabnahme nie erwähnt, da sie dieses Ereignis in keinen kausalen Bezug zu den Schwindel- und Übelkeitssymptomen sowie der Kurzatmigkeit in der Hörsaalsituation gebracht hatte.

Aus einer Fallbeschreibung läßt sich sicherlich nicht ableiten, daß ein Angstpatient nur lange genug exploriert werden muß, bis ein Zusammenhang zwischen somatischen und psychischen Mißempfindungen und einer entsprechenden Auslösesituation gefunden wird; dennoch darf die Bedeutung der Qualität einer umfassenden Exploration bei der Bewertung der Gültigkeit lerntheoretischer Modelle von Angststörungen nicht außer Acht gelassen werden.

Bedeutung prädisponierender Variablen bei der Angstentwicklung

Abschließend läßt sich feststellen, daß die Entwicklung einer Angststörung neben Lernerfahrungen von prädisponierenden Variablen, wie Selbstunsicherheit (Bates 1990), Kognitionen, wie z. B. der Unkontrollierbarkeit einer Situation (Barlow 1988) oder der „Angst vor der Angst" (Goldstein u. Chambless 1978), sowie einer genetisch determinierten Instabilität des autonomen Nervensystems (Gabbay 1992) beeinflußt wird. Dementsprechend ist die ursprüngliche Zwei-Faktoren-Theorie des Erwerbs von Angst und Vermeidung in Abhängigkeit von der jeweiligen Angststörung um persönlichkeitsspezifische, kognitive, physiologische und genetische Variablen zu erweitern.

3.2 Behandlung

Auf der Basis der in Abschn. 2 beschriebenen lernpsychologischen Theorien konzipierten verschiedene Therapeuten eine Vielzahl von Einzelmethoden zur Veränderung von Verhalten. Diese Verfahren wurden unter dem Begriff Verhaltenstherapie zusammengefaßt (vgl. Wolpe u. Lazarus 1966). Die jeweiligen verhaltenstherapeutischen Verfahren unterscheiden sich erheblich voneinander bezüglich ihrer Anwendungsspezifität und -häufigkeit. So wird beispielsweise die positive Verstärkung der Verhaltensweisen, die einer Symptomreduktion zuträglich sind, bei der Behandlung unterschiedlichster Störungen eingesetzt (Blöschl 1996), wohingegen Weckpläne speziell für die Behandlung der Enuresis erstellt werden (vgl. Grosse 1993).

Verhaltenstherapie

Verhaltenstherapeutische Methoden stellen einen Teil der gesamten Therapiemaßnahme dar. Wenngleich der Einsatz spezifischer, z. T. standardisierter therapeutischer Verfahren zu einer deutlichen Strukturierung der therapeutischen Sitzung führt, so ist der persönliche Einfluß des Therapeuten für den Therapieerfolg dennoch von entscheidender Bedeutung. Die Erzeugung einer Motivation zur Verhaltensänderung kann weniger durch den Einsatz von Techniken als durch „echte Teilnahme des Therapeuten am Wohlergehen des Klienten sowie seiner Fähigkeit, mögliche negative Konsequenzen unangemessener Verhaltensweisen aufzuzeigen und alternative Verhaltensstrategien vorzuschlagen", erreicht werden (Goldfried u. Davison 1979, S. 43).

Bedeutung des persönlichen Einflusses des Therapeuten

Die in Übersicht 1 aufgezeigten Techniken lassen sich direkt aus lernpsychologischen Theorien ableiten.

Mit den Techniken der Stimuluskontrolle soll der Patient in die Lage gebracht werden, mit subjektiv als problematisch bewerteten Situationen

Stimuluskontrolle

Techniken der Stimuluskontrolle:	Systematische Desensibilisierung Graduierte Löschung Exposition und Reaktionsverhinderung Angstbewältigungstraining Reizüberflutung Paradoxe Intervention
Techniken der Konsequenzkontrolle:	Reaktionskontingente Verstärkung Operante Löschung Kontingenzmanagement Münzökonomien Bestrafungsverfahren Time-out
Techniken des Modellernens:	Modellernen in vivo Verdecktes Modellernen Darbietung symbolischer Modelle
Techniken der Selbstkontrolle:	Selbstbeobachtung Stimuluskontrolle Kontingenzkontrolle Aufstellen von Verträgen

Übersicht 1. Verhaltenstherapeutische Methoden, die sich aus lernpsychologischen Theorien ableiten. (Nach Reinecker 1991, S. 132)

Konsequenzkontrolle

Modellernen

Selbstkontrolle

umgehen zu können. Die bekannteste Technik dürfte hierbei die Konfrontationsbehandlung sein. Mit den Techniken der Konsequenzkontrolle wird durch entsprechend selektive Verstärkung das Problemverhalten minimiert und das Zielverhalten maximiert. Die Techniken des Modellernens werden insbesondere in Gruppensitzungen z.B. bei der Optimierung sozialer Kompetenzen eingesetzt. Die Modellfunktion des Therapeuten spielt in diesem Zusammenhang eine nicht unerhebliche Rolle. Mit dem Einsatz der Selbstkontrolltechniken wird darauf abgezielt, den Patienten durch Selbstbeobachtung für bestimmte Verhaltensaspekte zu sensibilisieren. Eine häufig eingesetzte Methode der Selbstbeobachtung besteht im Führen von Symptomprotokollen. Eine weiterführende Beschreibung der einzelnen verhaltenstherapeutischen Techniken findet sich bei Linden u. Hautzinger (1996) oder Margraf (1996). Im Zusammenhang mit konkreten Störungsbildern sollen im folgenden kurz ausgewählte Techniken für die Behandlung depressiver Störungen und Angsterkrankungen skizziert werden.

Depressionsbehandlung

Bei der verhaltenstherapeutischen Depressionsbehandlung erfolgt entsprechend der in Abschn. 3 aufgezeigten theoretischen Annahmen vorrangig ein systematischer Aufbau sozialer und motorischer Aktivitäten (primär behaviorale Techniken) sowie eine Modifikation negativer Attributions- und Denkmuster (primär kognitive Techniken; vgl. dazu Beck et al. 1992).

- Aufbau sozialer und motorischer Kompetenzen

Der Aktivitätsaufbau beinhaltet in einem ersten Schritt eine Verhaltensbeobachtung; auf deren Grundlage wird mit dem Patienten eine schrittweise Steigerung der Aktivitäten vereinbart. Alle in Folge gezeigten Aktivitäten werden positiv verstärkt und graduell bezüglich der Quantität und Qualität gesteigert. Das Erleben selbstinitiierter Handlungsaktivität führt bei den Patienten zu nachhaltigen positiven Erlebnissen, die in der Regel den gesamten Therapieverlauf positiv beeinflussen. Die Durchführung verschiedener sozialer Aktivitäten kann jedoch durch mangelhafte Kompetenzen im zwischenmenschlichen Umgang beeinträchtigt werden. In diesem Fall sind problematische Verhaltensweisen in Rollenspielen oder durch eine Verbesserung der Kommunikationsfähigkeiten zu modifizieren (vgl. Ullrich u. Ullrich de Muynck 1996).

Die Wirksamkeit kognitiv-verhaltenstherapeutischer Maßnahmen zur Behandlung depressiver Störungen konnte in kontrollierten Untersuchungen überzeugend nachgewiesen werden (vgl. dazu Hautzinger 1993; Hollon et al. 1993).

Behandlung von Angststörungen

- Konfrontation mit angstauslösenden Reizen

Mit verhaltenstherapeutischen Techniken zur Behandlung von Angststörungen wird unabhängig von der jeweiligen differentialdiagnostisch erfaßten Unterform der Störung auf eine wiederholte Konfrontation des Patienten mit den vorgestellten oder den tatsächlichen angstauslösenden Reizen abgezielt. Nach Birbaumer u. Schmidt (1996, S. 660) führt diese Konfrontation mit dem angstauslösenden Reiz zu einer Lockerung der assoziativen Verbindung zwischen den konditionierten Stimuli und den unkonditionierten Angstreizen, da die negativen Konsequenzen ausbleiben. Im Verlauf der Behandlung kommt es zu kortikosubkortikalen Prozessen der Extinktion von Gedächtnisverbindungen, die zu Behandlungsbeginn mit einer exzessiven Erregung einhergehen.

Konfrontationsbehandlungen lassen sich in prolongierte In-sensu-Exposition, prolongierte In-vivo-Exposition und Reizüberflutung unterteilen. Bei den beiden erstgenannten Verfahren wird der Patient stufenweise mit den angstauslösenden Situationen entweder in der Vorstellung (in sensu) oder in der Realität (in vivo) konfrontiert. Bei einer Reizüberflutungsübung wird der Patient mit der am stärksten angstauslösenden Situation sofort konfrontiert. Begleitend zu den Reizkonfrontationstechniken werden Angstbewältigungstechniken vermittelt, die u. a. Entspannungsverfahren, Atemtrainings, Ablenkungstechniken, eine Verbesserung der sozialen Kompetenzen und eine Streßimpfung mittels positiver Selbstinstruktion, Selbstbeobachtung und Selbstverstärkung umfassen. Die Kombination aus Reizkonfrontations- und Angstbewältigungstechniken wurde bei Patienten mit unterschiedlichen Angststörungen erfolgreich zur Behebung der Beschwerden eingesetzt (vgl. Becker 1995; Ehlers u. Margraf 1990; Foa et al. 1991; Steil u. Ehlers 1996).

– Angstbewältigungstechniken

4 Zusammenfassung und Ausblick

In den vorangegangenen Ausführungen wurde ein kurzer Überblick über die wichtigsten theoretischen Konzepte der Lernpsychologie gegeben. Diese Theorien bilden die Grundlage für psychologische Erklärungen von Verhalten. Die exakte Analyse menschlichen Verhaltens entsprechend lernpsychologischer Theorien ermöglicht Aussagen über die Ursachen normabweichenden Verhaltens und besitzt somit einen besonderen Stellenwert für ätiologische Überlegungen zu psychischen Störungen (wie beispielsweise kindlichen Verhaltensauffälligkeiten, schizophreniformen Störungen, Suchtmittelabhängigkeiten, Eßstörungen, somatoformen Störungen, psychosomatischen Erkrankungen).

Bei einer Vielzahl psychischer Erkrankungen gilt es heute als nachgewiesen, daß unterschiedliche Faktoren auf die Entstehung und Aufrechterhaltung der jeweiligen Erkrankung Einfluß nehmen. Am Beispiel depressiver Erkrankungen und Angststörungen wurde aufgezeigt, daß neben biologischen Faktoren Lernvorgänge und daraus resultierende Verhaltensweisen die Krankheitsentstehung beeinflussen. Für beide Erkrankungen stellen verhaltenstherapeutische Behandlungstechniken, die mit kognitiven Umstrukturierungstechniken kombiniert werden, bei aktiv an der Therapie partizipierenden Patienten die Behandlung der Wahl dar. Es ist zu betonen, daß diese exemplarische Darstellung ätiologischer Konzepte und Behandlungsformen, die aus den lernpsychologischen Theorien abgeleitet wurden, nur einen kleinen Ausschnitt aus der Vielzahl empirisch belegter lernpsychologischer Erklärungs- und Behandlungskonzepte psychiatrischer und psychosomatischer Erkrankungen repräsentiert und die Bedeutung dieser Ansätze zum Wohle der Patienten nicht unterschätzt werden sollte.

Bedeutung von Lernvorgängen bei der Krankheitsentstehung

Bedeutung verhaltenstherapeutischer Behandlungsmethoden

Heranziehung lernpsychologischer Konzepte zur Erklärung der aufrechterhaltenden Bedingungen körperlicher Erkrankungen

Für die Zukunft der lernpsychologisch orientierten klinischen Forschung ist zu fordern, daß lernpsychologische Konzepte nicht nur zur Erklärung psychiatrischer und psychosomatischer Krankheitsbilder herangezogen werden, sondern auch bei der Erklärung der aufrechterhaltenden Bedingungen körperlicher Erkrankungen Berücksichtigung finden. Unter dem Versorgungsaspekt sind verhaltenstherapeutische Behandlungsverfahren als besonders wirksam zu bewerten (Grawe et al. 1994). Dennoch sollte u.a. aufgrund der gesundheitspolitischen Entwicklung die Wirksamkeit kurzzeittherapeutischer Ansätze durch Kosten-Effektivität-Studien verstärkt nachgewiesen werden. Weiterhin ist die langfristige Wirksamkeit der psychotherapeutischen Maßnahmen durch katamnestische Untersuchungen (Ein- und Mehrjahreskatamnesen) zu belegen.

5 Literatur

Abramson LY, Seligman MEP, Teasdale JD (1978) Learned helplessness in humans: critique and reformulation. J Abnorm Psychol 87:49-74

Abramson LY, Metalsky GI, Alloy LB (1989) Hopelessness in depression: a theory-based subtype of depression. Psychol Rev 96:358-372

Bandura A (1969) Principles of behavior modification. Holt, New York

Bandura A (1976) Lernen am Modell. Ansätze zu einer sozial-kognitiven Lerntheorie. Klett, Stuttgart

Bandura A (1977) Social learning theory. Prentice Hall, Englewood Cliffs

Barlow DH (1988) Anxiety and its disorders: the nature and treatment of anxiety and panic. Guildford, New York

Bates GW (1990) Social anxiety and self-presentation: conversational behaviors and articulated thoughts of heterosexually anxious males. Doctoral dissertation, University of Melbourne, Australia

*Beck AT, Rush AJ, Shaw BF, Emery G (1992) Kognitive Therapie der Depression, 3. Aufl. Beltz, Weinheim München

Becker ES (1995) Ätiologie und Therapie des Generalisierten Angstsyndroms. Verhaltenstherapie 5:207-215

**Birbaumer N, Schmidt RF (1996) Biologische Psychologie, 3. Aufl. Springer, Berlin Heidelberg New York Tokio

Blöschl L (1996) Grundlagen und therapeutisches Basisverhalten: Verstärkung. In: Linden M, Hautzinger M (Hrsg) Verhaltenstherapie, 3. überarb erw Aufl. Springer, Berlin Heidelberg New York Tokio, S 63-67

Bower GH, Hildgard ER (1983) Theorien des Lernens I/II, 1.-5. Aufl. Klett-Cotta, Stuttgart

Buske-Kirschbaum A, Kirschbaum C, Stierle H, Lehnert H, Hellhammer D (1992) Conditioned increase of natural killer cell activity (NKLA) in humans. Psychosom Med 54:123-132

Correll W (1987) Verstehen und Lernen. Grundlagen der Verhaltenspsychologie. mvg-Verlag, Landsberg am Lech

**Davison GC, Neale JM (1996) Klinische Psychologie. Beltz, Weinheim München

DiCara LV, Miller NE (1968a) Changes in heart-rate instrumentally learned by curarized rats as avoided responses. J Comp Physiol Psychol 65:8-12

DiCara LV, Miller NE (1968b) Instrumental learning of systolic blood pressure responses by curarized rats: dissociation of cardiac and vascular changes. Psychosom Med 30:489-494

Ehlers A (1996) Psychologische Grundlagen der Verhaltenstherapie. In: Margraf J (Hrsg) Lehrbuch der Verhaltenstherapie, Bd 1: Grundlagen, Diagnostik, Verfahren, Rahmenbedingungen. Springer, Berlin Heidelberg New York Tokio, S 49-65

Ehlers A, Margraf J (1990) Agoraphobie und Panikanfälle. In: Reinecker H (Hrsg) Lehrbuch der Klinischen Psychologie. Hogrefe, Göttingen Toronto Zürich, S 73-106

Ferster CB, Skinner BF (1957) Schedules of reinforcement. Appleton-Century-Crofts, New York

*Foa EB, Rothbaum BO, Riggs DS, Murdock T (1991) Treatment of post-traumatic stress disorder in rape victims: a comparison between cognitive-behavioral procedures and counseling. J Consult Clin Psychol 47:715-723

Gabbay FH (1992) Behavior genetic strategies in the study of emotion. Psychol Sci 3:50-55

Goldfried MR, Davison GC (1979) Klinische Verhaltenstherapie. Springer, Berlin Heidelberg New York

Goldstein AJ, Chambless DL (1978) A reanalysis of agoraphobic behavior. Behav Ther 9:47-59

Grosse S (1993) Enuresis. In: Steinhausen HC, Aster M von (Hrsg) Handbuch Verhaltenstherapie und Verhaltensmedizin bei Kindern und Jugendlichen. Beltz, Weinheim München, S 433-460

Hautzinger M (1996) Depressionen. In: Linden M, Hautzinger M (1996) Verhaltenstherapie, 3. überarb erw Aufl. Springer, Berlin Heidelberg New York Tokio, S 367-372

Hautzinger M (1993) Kognitive Verhaltenstherapie und Pharmakotherapie bei Depressionen: Überblick und Vergleich. Verhaltenstherapie 3:26-34

Hautzinger M, Jong-Meyer R de (1990) Depressionen. In: Reinecker H (Hrsg) Lehrbuch der Klinischen Psychologie. Hogrefe, Göttingen Toronto Zürich, S 126-165

Hiroto DS, Seligman MEP (1975) Generality of learned helplessness in man. J Pers Soc Psychol 31:311-327

Hollon SD, Shelton RC, Davis DD (1993) Cognitive therapy for depression: conceptual issues and clinical efficacy. J Consult Clin Psychol 61:270-275

Köhler T (1995) Psychosomatische Krankheiten. Eine Einführung in die Allgemeine und Spezielle Psychosomatische Medizin, 3. überarb erw Aufl. Kohlhammer, Stuttgart Berlin Köln Mainz

Krohne HW (1982) Theorien zur Angst, 2. Aufl. Kohlhammer, Stuttgart Berlin Köln Mainz

Lewinsohn PM, Antonuccion DO, Steinmetz JL, Teri L (1984) The coping with depression course. Castalia, Eugene, OR

*Linden M, Hautzinger M (1996) Verhaltenstherapie, 3. überarb erw Aufl. Springer, Berlin Heidelberg New York Tokio

*Margraf J (Hrsg) (1996) Lehrbuch der Verhaltenstherapie, 2 Bde. Springer, Berlin Heidelberg New York Tokio

Miller NE, Dollard J (1941) Social learning and imitation. Yale Univ Press, New Haven

McNally RJ (1987) Preparedness and phobias: a review. Psychol Bull 101:283-303

Mineka S, Davidson M, Cook M, Keir R (1984) Observational conditioning of snake fear in rhesus monkeys. J Abnorm Psychol 93:355-372

Mowrer OH (1940) Anxiety reduction and learning. J Exp Psychol 27:497-516

Mowrer OH (1947) On the dual nature of learning – A re-interpretation of conditioning and problem-solving. Harvard Educ Rev 2/2:102-148

Mowrer OH (1960) Learning theory and behavior. Wiley, New York

Öhman A, Dimberg V, Ost LG (1985) Animal and social phobias: biological constraints on learned fear responses. In: Reiss S, Bootzin R (eds) Theoretical issues in behavioral therapy. Academic Press, New York, pp 123-175

Overmier JB (1988) Psychological determinants of when stressors stress. In: Hellhammer D, Florin I, Weiner H (eds) Neurobiological approaches to human disease.

Huber, Toronto Lewiston Bern, pp 236–259
Overmier JB, Seligman MEP (1967) Effects of inescapable shock upon subsequent escape and avoidance learning. J Comp Physiol Psychol 63:23–33
Pawlow IP (1982) Lectures on conditioned reflexes. International Publishers, New York
Perrez M, Zbinden M (1996) Lernen. In: Ehlers A, Hahlweg K (Hrsg) Psychologische und biologische Grundlagen der Klinischen Psychologie. Hogrefe, Göttingen Toronto Zürich (Enzyklopädie der Psychologie, Themengebiet D, Bd II/1, S 301–349)
Quirk DA (1985) Motor vehicle accidents and post-traumatic anxiety conditioning. Ontario Psychol 17:11–18
Rau H (1996) Biofeedback. In: Margraf J (Hrsg) Lehrbuch der Verhaltenstherapie, Bd 2: Störungen, Glossar. Springer, Berlin Heidelberg New York Tokio, S 415–422
Reinecker H (1987) Grundlagen der Verhaltenstherapie. Beltz, München Weinheim
Reinecker H (1991) Verhaltenstherapeutisch orientierte Intervention. In: Perrez M, Baumann U (Hrsg) Klinische Psychologie, Bd 2: Intervention. Huber, Bern Stuttgart Toronto, S 129–145
Rief W, Heuser J, Fichter M (1996) Biofeedback – ein therapeutischer Ansatz zwischen Begeisterung und Ablehnung. Verhaltenstherapie 6:43–50
Rotter JB (1954) Social learning and clinical psychology. Prentice-Hall, Englewood Cliffs
Saß H, Wittchen H-U, Zaudig M (1996) Diagnostisches und statistisches Manual psychischer Störungen DSM-IV. Hogrefe, Göttingen Toronto Zürich
Schonecke OW (1996) Lernpsychologische Grundlagen. In: Uexküll T von (Hrsg) Psychosomatische Medizin, 5. neubearb erw Aufl. Urban & Schwarzenberg, München Wien Baltimore, S 231–251
Seligman MEP (1971) Phobias and preparedness. Behav Ther 2:307–320
Seligman MEP, Maier SF (1967) Failure to escape traumatic shock. J Exp Psychol 74:1–9
Seligman MEP, Hager JL (1975) Helplessness. On depression, development and health. Freeman, San Francisco
Skinner BF (1938) The behavior of organisms. Appleton-Century-Crofts, New York
Skinner BF (1953) Science and human behavior. Macmillan, New York
Spada H, Ernst AM, Ketterer W (1990) Klassische und operante Konditionierung. In: Spada H (Hrsg) Lehrbuch Allgemeine Psychologie. Huber, Bern Stuttgart Toronto, S 323–372
Solomon RL, Wynne LC (1953) Traumatic avoidance learning: acquisition in normal dogs. Psychol Monogr 67/4:1–19
Steil R, Ehlers A (1996) Die Posttraumatische Belastungsstörung: Eine Übersicht. Verhaltensmod Verhaltensmed 3:169–212
Ullrich R, Ullrich de Muynck R (1996) Aufbau sozialer Kompetenz: Sicherheitstraining, Assertiveness Training. In: Linden M, Hautzinger M (1996) Verhaltenstherapie, 3. überarb erw Aufl. Springer, Berlin Heidelberg New York Tokio, S 85–92
Wippich W (1984) Lehrbuch der angewandten Gedächtnispsychologie. Kohlhammer, Stuttgart Berlin Köln Mainz
Wolpe J, Lazarus AA (1966) Behavior therapy techniques: a guide to the treatment of neuroses. Pergamon, London

KAPITEL 15
Soziologie und Psychiatrie

J. SIEGRIST

1	Einleitung	430
2	Psychiatrische Soziologie – ein Rückblick	431
3	Aktuelle Entwicklungen	433
3.1	Soziale Determinanten psychischer Erkrankungen	433
3.2	Soziale Einflüsse auf Bewältigung und Verlauf psychischer Erkrankungen	435
3.3	Soziologische Evaluationsforschung in der Psychiatrie	437
4	Schlußbetrachtungen	438
5	Literatur	440

1 Einleitung

Definition Soziologie

In einer allgemeinen Systematik empirischer Wissenschaften kann man die Naturwissenschaften (in der Medizin speziell die Biowissenschaften), die Sozial- und Verhaltenswissenschaften sowie die Geistes- bzw. Kulturwissenschaften unterscheiden. Zu den Sozial- und Verhaltenswissenschaften werden üblicherweise Ökonomie, Politikwissenschaften, Soziologie und Psychologie gezählt. Soziologie ist dasjenige Gebiet der Sozialwissenschaften, das sich mit der Erforschung von Strukturmerkmalen und Entwicklungsdynamik menschlicher Gesellschaften bzw. Vergesellschaftungsprozesse befaßt. Wie jede Wissenschaft läßt sich auch die Soziologie anhand bestimmter Merkmale charakterisieren:

Charakterisierende Merkmale der Soziologie

1. Sie verfügt über einen spezifischen Begriffsapparat und spezifische Methoden, anhand derer ein Ausschnitt der Wirklichkeit systematisch erfaßt werden kann.
2. Sie besitzt ein über Jahrzehnte internationaler Forschungsarbeit kumuliertes Beobachtungswissen, welches anhand dieser Begriffe und Methoden erworben wurde.
3. Sie weist einen Bestand mehr oder weniger gut bewährter, verallgemeinerbarer Theorien auf, mit deren Hilfe gesellschaftliche Phänomene erklärt werden können.

Aufgaben der Soziologie

Historisch ist die Soziologie aus der vielleicht folgenreichsten Umwälzung gesellschaftlichen Lebens, der Doppelrevolution der Industrialisierung und Demokratisierung im ausgehenden 18. und frühen 19. Jh., hervorgegangen. Als „Krisenwissenschaft" hat sie sich die Aufgabe gestellt, nach dem Zusammenbruch traditioneller sozialer Ordnungen die neue Dynamik gesellschaftlichen Lebens (z.B. Klassen- und Schichtenbildung, soziale Mobilität, Urbanisierung, Wandel der Familienstruktur) zu deuten und mit ihrem Wissen auf den gesellschaftlichen Entwicklungsprozeß selbst einzuwirken.

Soziologie und Gesellschaftspolitik

Zwei Besonderheiten der wissenschaftshistorischen Entwicklung der Soziologie sind im Zusammenhang unseres Themas von besonderer Bedeutung. Zum einen hat sich diese Wissenschaft in den vergangenen 150 Jahren in besonders starkem Maße als anfällig für bestimmte normative, gesellschaftspolitische Programme erwiesen, sowohl in „progressiver" als auch in „konservativer" Sicht. Diese Einbindung wissenschaftlicher Arbeit in gesellschaftspolitische Aktivitäten hat die Soziologie nicht nur in unproduktiver Weise in Lager gespalten und damit ihre Entwicklung im Sinne eines kumulativen Paradigmas behindert, sie hat auch ihren Professionalisierungsprozeß erschwert und vielerorts ihr Ansehen als unabhängige Wissenschaft geschmälert.

Soziologische Subdisziplinen

Zum anderen hat sich die Soziologie von früh an in eine Reihe von Subdisziplinen – sog. Bindestrichsoziologien – aufgespalten, welche zwar zum Teil die Mutterdisziplin – die allgemeine Soziologie – befruchtet haben, zum größeren Teil jedoch zu einer Heterogenität theoretischer Ansätze, und damit der soziologischen Disziplin insgesamt, beigetragen haben. Ein wichtiges Gliederungsprinzip dieser Subdisziplinen stellen die einzelnen gesellschaftlichen Teilbereiche bzw. die Hauptfunktionen sozialer Systeme in entwickelten Gesellschaften dar, so z.B. die Funktionen

Bildung, Arbeit, Wirtschaft, Recht und Gesundheit. Historisch hat sich die mit gesellschaftlichen Aspekten von Gesundheit und Krankheit befaßte Subdisziplin als medizinische Soziologie (neuerdings auch als Gesundheitssoziologie bezeichnet) herausgebildet, und ein relevanter Teil dieser Subdisziplin befaßt sich mit psychiatrischen Themengebieten (psychiatrische Soziologie) (Cockerham 1997; Mechanic 1978; Siegrist 1995).

2 Psychiatrische Soziologie – ein Rückblick

Die erste, als epochal zu bezeichnende Forschungsarbeit psychiatrischer Soziologie ist vor gut 100 Jahren erschienen: Emile Durkheims Untersuchungen zu den gesellschaftlichen Einflüssen auf Suizidhandlungen (Durkheim 1951, ¹1897). Bei seiner Erklärung auffälliger Unterschiede von Selbstmordraten bei verschiedenen religiösen und beruflichen Gruppen überprüfte Durkheim die Hypothese, daß der Geltungsverlust sozialer Normen und Institutionen, die mangelnde Repräsentanz gesellschaftlicher Werte und Sinnmuster in belastenden Krisensituationen mit hoher Wahrscheinlichkeit Gefühle der Verzweiflung entstehen läßt, die in Selbstmordhandlungen enden. In diesem Zusammenhang entwickelte Durkheim eine Typologie der Suizidhandlungen, die in modernen Gesellschaften den egoistischen und den anomischen Selbstmord in den Vordergrund stellt. Mit seinem Anomiekonzept hat Durkheim der späteren psychiatrischen Soziologie einen wichtigen Weg gewiesen. Entscheidend ist seine neue Optik, Suizidhandlungen als soziale Tatsachen, und nicht als Ergebnis individueller Motive, zu analysieren. Methodisch bediente er sich hierzu der sog. ökologischen Analyse, welche nicht auf Individualdaten, sondern auf Aggregatdaten beruht.

Sozialepidemiologie psychischer Störungen

– Durkheims Typologie der Suizidhandlungen

Dieser methodischen Richtung folgend zeigten Faris u. Dunham (1939) in den USA Zusammenhänge auf zwischen Merkmalen benachteiligter sozioökonomischer Lage und erhöhten psychischen Erkrankungsraten. Jedoch erst in den späten 50er und frühen 60er Jahren wurden die klassischen psychiatrisch-soziologischen Untersuchungen durchgeführt: die Analyse des sozialen Gradienten behandelter psychischer Erkrankungen in New Haven von Hollingshead u. Redlich (1958) (je niedriger der soziale Status, desto schwerer die diagnostizierte Krankheit), die Midtown Manhattan-Studie in New York (Srole et al. 1962) und die Stirling-County-Studie (Leighton et al. 1963). Mit den beiden zuletzt genannten Studien wurden verschiedene soziologische Erklärungsansätze getestet, so ein verfeinertes Konzept sozialer Anomie und soziokultureller Desintegration; erstmals wurde auch die Rolle kritischer Lebensereignisse sowie die Bedeutung kumulativer psychosozialer Belastungen in einer Lebenslaufperspektive untersucht. Zwei weitere Studien verdienen in diesem Zusammenhang Erwähnung: Kornhausers Analyse des Einflusses von Arbeitsbelastungen auf die seelische Gesundheit (1965) und Brenners Zeitreihenanalysen zu Zusammenhängen zwischen Wirtschaftskrisen und psychischen Erkrankungs- bzw. Hospitalisierungsraten (1973).

– klassische psychiatrisch-soziologische Studien

Eine zweite, in ihren praktischen Auswirkungen wesentlich folgenreichere Entwicklungslinie dieser soziologischen Subdisziplin betrifft die Ana-

Soziologische Kritik psychiatrischen Handelns

lyse ärztlichen Handelns in der Psychiatrie und die kritische Untersuchung des Hospitalisierungsgeschehens. Man muß sich bei der Würdigung der Verdienste damaliger Forschungsergebnisse klarmachen, daß sich die Anstaltspsychiatrie vor dem Einsatz wirkungsvoller Therapeutika und vor der gesundheitspolitischen Reformbewegung der Enthospitalisierung in einem desolaten Zustand befand. Schonungslosen soziologischen Analysen des psychiatrischen Krankenhauses als einer „totalen Institution" (Goffman 1961) und überzeugenden Belegen von Hospitalismuseffekten bei Langzeitpatienten (Brown 1959) kam eine wichtige Signalwirkung bei der Festigung der sozial- und gemeindepsychiatrischen Bewegung der 60er und frühen 70er Jahre zu. Gleiches gilt für exemplarische Evaluationsstudien zum Krankheitsverlauf schizophrener Patienten in einem neuen Versorgungsmodell (Pasamanick et al. 1967).

Soziologische Kritik psychiatrischer Diagnosenstellung

Ebenso folgenreich waren die in ihrem Geltungsanspruch überzogenen, in der Tendenz jedoch wunde Punkte ärztlichen Handelns bloßlegenden soziologischen Analysen psychiatrischer Diagnosenstellung. Ausgehend von Theorien des symbolischen Interaktionismus und dem sog. Thomas-Theorem („Wenn eine Person eine Situation als real definiert, so sind auch die Konsequenzen, die aus dieser Situationsdefinition folgen, real"; Thomas 1965) haben Forscher wie Goffman (1963) und Scheff (1966) auf die folgenreichen Rückwirkungen psychiatrischer Diagnosenstellung auf die soziale Identität von Patienten (Stigmatisierung) und die „negative Verlaufskurve" sozialer Ab- und Ausgrenzung hingewiesen.

- Stigmatisierung psychiatrischer Patienten

Diese Prozesse waren als um so kritischer zu betrachten, als die Diagnosenstellung oft die notwendige Sorgfalt und nosologische Validität vermissen ließ: So zeigte beispielsweise Scheffs Analyse, daß auch Psychiater, wie die übrige Ärzteschaft, in Situationen der Unsicherheit der Regel folgen, „lieber eine gesunde Person als krank diagnostizieren, als eine kranke Person für gesund erklären", auch wenn die Folgen dieses Beurteilungsprinzips besonders gravierend sind. Erst Rosenhans schockierender, 1973 in der Zeitschrift *Science* veröffentlichter Bericht verdeutlichte die Tragweite dieser Beurteilungspraxis: Einer Gruppe instruierter Pseudopatienten, die sich mit vorgetäuschten Wahnsymptomen als schizophren diagnostizieren und hospitalisieren ließen, sich jedoch unmittelbar nach der Einweisung wieder völlig normal verhielten, gelang es, mit einer Ausnahme, nicht, die Psychiater von der Fehlerhaftigkeit ihrer Ursprungsdiagnose zu überzeugen.

- Festhalten an der Ursprungsdiagnose

Dieser und andere Berichte gaben der weitreichenden, von dem Psychiater Thomas Szasz bereits früh und besonders scharf formulierten Kritik am „Mythos psychische Krankheit" (1960) Auftrieb, einer Kritik, die besagt, daß psychiatrische Diagnosen vorwiegend als Metaphern für Probleme fungieren, welche keine biologisch-psychopathologische Basis haben, sondern im Kern moralischer und gesellschaftlicher Natur sind.

- Problem des Ermessensspielraums ärztlicher Diagnosenstellung

Zwei Aspekte dieser Kritik sind hier zu beachten: zum einen die Tatsache, daß ätiologisch fundierte psychiatrische Diagnosen zu jenem Zeitpunkt, ähnlich wie auch heute, nur für wenige Störungen vorlagen, ohne daß andererseits die heute entwickelte standardisierte klassifikatorische Nosologie in der psychiatrischen Praxis weit verbreitet war. Das dadurch entstandene Vakuum eröffnete, im Verein mit einer wachsenden gesellschaftlichen Disziplinierung und Medikalisierung abweichenden Verhaltens, einen Ermessensspielraum ärztlicher Diagnosenstellung, der nicht frei von Mißbrauch und folgenreicher Fehlbeurteilung war. Zum anderen bestand – und besteht weiterhin – das Problem „subdiagnostischer" Morbidität, beispielsweise im Bereich depressiver Symptome und Angststörungen, mithin das Problem der Grenzziehung zwischen psychischer Gesundheit und Krankheit. Tatsächlich fließen gesellschaftliche Werturteile ebenso wie ökonomische Interessen in die ärztlichen Beurteilungsmaßstäbe dessen ein, was als Schwelle zwischen krankhafter Funktionsstörung einerseits und eingeschränktem Wohlbefinden andererseits zu gelten hat.

– Problem der Grenzziehung zwischen psychischer Gesundheit und Krankheit

Zusammenfassend läßt sich festhalten, daß die psychiatrische Soziologie in einer vergleichsweise kurzen Zeitspanne, zwischen 1955 und 1975, konzentriert auf die USA und Großbritannien, eine außerordentliche Blütezeit erlebte und gesundheitspolitisch wichtige Impulse setzte. Sie trug zu einer gesellschaftlichen Reflexion ärztlichen Rollenhandelns und diagnostischer Entscheidungsprozesse bei und untermauerte mit ihren empirischen Befunden manche der Postulate sozial- und gemeindepsychiatrischer Strömungen. Auf methodischer und theoretischer Ebene stellte sie Meßansätze und Erklärungskonzepte, insbesondere im Bereich sozialepidemiologischer und katamnestischer Untersuchungen zu psychischen Störungen, zur Verfügung. So wird am Ende dieser kurzen Bestandsaufnahme zu fragen sein, warum diese fruchtbare Entwicklung in den vergangenen 2 Jahrzehnten keine vergleichbare Fortsetzung gefunden hat.

Gesundheitspolitische Impulse der Soziologie

3 Aktuelle Entwicklungen

3.1 Soziale Determinanten psychischer Erkrankungen

Nach den empirisch nicht haltbaren Versuchen, die Entstehung psychischer Krankheiten ausschließlich oder wesentlich gesellschaftlichen Reaktionsprozessen [sog. Labeling-Theorie; vgl. zur Kritik Robins (1975)] oder gestörten zwischenmenschlichen Beziehungsmustern (Bateson et al. 1956) zuzuschreiben, hat sich in den 70er Jahren eine theoretisch und methodisch anspruchsvolle interdisziplinäre Forschungsrichtung in der psychiatrischen Soziologie durchgesetzt, die eng mit dem Namen des britischen Soziologen George W. Brown verbunden ist. Brown hat nicht nur ein voraussetzungsreiches Meßverfahren zur Erfassung kritischer Lebensereignisse und chronischer Schwierigkeiten entwickelt und damit der empirischen Sozialforschung zu neuer Geltung in der Psychiatrie verholfen (Brown u. Harris 1989), sondern es ist seiner Gruppe auch gelungen, in 20jähriger Forschungsarbeit spezifische soziale Determinanten affektiver Störungen („major depressions") zu identifizieren (Brown u. Harris 1978; Brown et al. 1990; Bifulco u. Brown 1996).

Entwicklung von Meßverfahren zur Erfassung kritischer Lebensereignisse

In dem getesteten soziogenetischen Modell affektiver Störungen wird unterstellt, daß kritische Lebensereignisse und chronische Schwierigkeiten emotionale Disstreßerfahrungen, welche den Ausbruch einer Depression

Soziogenese depressiver Störungen

begünstigen, v. a. dann intensivieren, wenn bestimmte Vulnerabilitätsfaktoren bei der betroffenen Person vorhanden sind. Zu diesen Vulnerabilitätsfaktoren zählen das Fehlen einer vertrauensvollen Person, welche emotionalen Rückhalt gewähren kann, sowie die negative Selbstbewertung und das daraus resultierende Bewältigungsverhalten (v. a. Selbstbeschuldigung und generalisierte Hilflosigkeit). Diese beiden Vulnerabilitätsfaktoren stehen nicht nur in Wechselwirkung (Personen mit negativer Selbstbewertung und generalisierter Selbstbeschuldigung verlieren besonders häufig den Rückhalt ihnen nahestehender Personen), sondern sie verweisen auch auf einen biographischen Entwicklungszusammenhang: Danach entwickeln jene Personen signifikant häufiger ein negatives Selbstwertgefühl, die in früher Jugend den Verlust eines Elternteils erfahren haben.

Bedeutung von Vulnerabilitätsfaktoren und negativem Bewältigungsstil

Eine besonders eindrucksvolle Bestätigung des Modells ist der Arbeitsgruppe um Brown in einer Verlaufsstudie an 353 Frauen gelungen, einer Gruppe von unter ungünstigen Bedingungen mit mindestens einem minderjährigen Kind zusammenlebenden Müttern. Der Ausbruch einer Depression wurde am besten anhand eines Modells vorhergesagt, welches die beiden Vulnerabilitätsfaktoren sowie den negativen Bewältigungsstil angesichts erfahrener sozialer Belastungen berücksichtigte: In dieser psychosozialen Hochrisikogruppe entwickelten 69% der Frauen im Beobachtungszeitraum eine Depression, in der psychosozial gering oder gar nicht belasteten Gruppe waren es dagegen lediglich 9% (Bifulco u. Brown 1996). Diese Befunde sind um so überzeugender, als aus der streßphysiologischen Grundlagenforschung enge Beziehungen zwischen emotionalem Disstreß und einer Dysregulation der Hypothalamus-Hypophysen-Nebennierenrinden-Achse bekannt sind, wobei der erhöhten Synthese des Kortikotropin-releasing-Faktors eine besondere Bedeutung zukommt (Axelrod u. Reisine 1984).

Soziale Selektionsprozesse bei schizophrenen Erkrankungen

Während die Hypothese psychosozialer Einflußfaktoren auf depressive Erkrankungen (insbesondere bei Frauen) inzwischen auch von anderen Forschergruppen bestätigt wurde (Bebbington et al. 1984; Parry 1986; vgl. als Überblick auch Geyer 1998), läßt sich bei der zweiten großen Gruppe psychischer Störungen, den Schizophrenien, ein entsprechend gesicherter Zusammenhang nicht belegen. Hier ist vielmehr von wirkungsvollen sozialen Selektionsprozessen infolge der Erkrankung auszugehen, einem Befund, der u. a. durch eine eindrucksvolle Längsschnittstudie an über 4900 jungen Erwachsenen in Israel erhärtet wurde (Dohrenwend et al. 1992).

Neue theoretische Konzepte

Das Erklärungspotential soziologischer Modelle in bezug auf die Manifestation psychischer Störungen ist mit den zitierten Studienergebnissen jedoch nicht erschöpft. In den vergangenen Jahren ist die Rolle krankheitswertiger chronischer Disstreßerfahrungen im Erwerbsleben mit besonderer Intensität erforscht worden, wobei 2 theoretische Ansätze im Vordergrund standen, das sog. Anforderungs-Kontroll-Modell und das Modell beruflicher Gratifikationskrisen.

– Anforderungs-Kontroll-Modell

Im Anforderungs-Kontroll-Modell wird unterstellt, daß von Arbeitsplätzen, die quantitativ hohe Anforderungen (z. B. Zeitdruck) bei zugleich begrenztem Kontroll- und Entscheidungsspielraum stellen, langfristig pathogene Auswirkungen ausgehen (Karasek u. Theorell 1990). Demgegenüber identifiziert das Modell beruflicher Gratifikationskrisen chronischen Disstreß als Folge eines Mißverhältnisses zwischen hoher Verausgabung und niedriger Belohnung, wobei neben situativen Einflüssen auch personale, intrapsychische Prozesse der Verausgabungsbereitschaft, Anforderungsbewertung und Belohnungserwartung berücksichtigt werden (Siegrist 1996). In diesem Modell werden 3 Belohnungsquellen unterschieden: Lohn bzw. Gehalt, Anerkennung sowie Karrierechancen bzw. Arbeitsplatzsicherheit.

– Modell beruflicher Gratifikationskrisen

Beide Modelle sind jüngst im Rahmen einer prospektiven Studie, der Whitehall-II-Studie an über 10 000 Beschäftigten in London, getestet worden. Dabei wurden die zu Beginn erhobenen Arbeitsbelastungen mit den in einem durchschnittlich 5,3 Jahre umfassenden Zeitraum neu aufgetretenen psychischen Störungen in Beziehung gesetzt, welche anhand des mehrfach erhobenen *General Health Questionnaire* erfaßt wurden. Es zeigte sich, daß Männer, die initial unter beruflichen Gratifikationskrisen litten, ein 2,6fach erhöhtes Neuerkrankungsrisiko an psychischen Störungen aufwiesen, Frauen ein 1,7fach erhöhtes Risiko. Beide Effekte blieben auch nach Kontrolle von Alter, sozioökonomischem Status und initialem psychischem Gesundheitsstatus statistisch signifikant (Stansfeld et al., in Vorbereitung). Schwächere, eigenständige Effekte fanden sich auch für die Variable „hohe Anforderungen" des Anforderungs-Kontroll-Modells, während ein hoher Kontrollgrad und gute Unterstützung am Arbeitsplatz einen protektiven Effekt bewirkten (vgl. auch Borrill 1996).

– empirische Belege für beide Modelle

Diese Befunde lassen vermuten, daß eine theoriegeleitete, standardisierte Meßverfahren einsetzende sozialepidemiologische Forschung, die sich bereits im Bereich chronisch-degenerativer Erkrankungen wie der Herz-Kreislauf-Krankheiten bewährt hat (Bosma et al. 1998; Siegrist 1998; Theorell u. Karasek 1996), auch im Gebiet psychischer Erkrankungen mit Gewinn verfolgt werden kann.

Bedeutung theoriegeleiteter, standardisierter Meßverfahren

3.2 Soziale Einflüsse auf Bewältigung und Verlauf psychischer Erkrankungen

Der Spielraum sozialwissenschaftlicher Erklärungsansätze bei der Genese schwerer psychischer Störungen, insbesondere schizophrener Erkrankungen (Bateson et al. 1956), ist nach gegenwärtigem Erkenntnisstand als vergleichsweise gering einzuschätzen, da endogenen Prozessen der Neurotransmitterdysregulation eine maßgebliche Bedeutung zukommt (zusammenfassend Gaebel u. Wölwer 1996). Anders stellt sich die Situation bezüglich des Verlaufs und der Bewältigung manifester psychischer Störungen dar. Studien zur sozioökonomischen und psychosozialen Situation psychisch Kranker nach Abschluß der Hospitalisierungsphase haben auf eindrucksvolle Weise gezeigt, welche Bedeutung der Dynamik von Krankheitssymptomatik und Bewältigungshandeln der erkrankten Person und ihrem engeren sozialen Umfeld für den weiteren Krankheitsverlauf und die Lebensqualität von Patienten zukommt. Am

Bedeutung der Dynamik von Krankheitssymptomatik und Bewältigungshandeln

Beispiel ausgewählter Untersuchungen zum Krankheitsverlauf bei schizophrenen Patienten soll dies kurz verdeutlicht werden.

Soziale Faktoren und Krankheitsverlauf: Beispiel Schizophrenie

- Defizite sozialer Fertigkeiten und sozialer Kompetenz

Defizite sozialer Fertigkeiten, die sich u. a. in Störungen nonverbal-empathischer Interaktionsmuster und reduziertem Antrieb zur Initiierung sozialer Kontakte bis hin zum vollständigen sozialen Rückzug manifestieren, sind als bereits für die prämorbide Phase charakteristisch beschrieben worden (Goldstein et al. 1992). Ihr besonderes Gewicht erhalten sie jedoch im weiteren Verlauf der Erkrankung, da diese die soziale Kompetenz weiterhin negativ beeinflussen kann und eine verringerte soziale Kompetenz ihrerseits das Rezidivrisiko erhöht. Familiäre Interaktionsstile, wie sie anhand des Konzepts der „expressed emotions" (Leff u. Vaughen 1984) identifiziert worden sind, d.h. eines von Mißbilligung und extremem emotionalem Engagement im Sinne von Überfürsorglichkeit geprägten Interaktionsstils, erhöhen das Rückfallrisiko im Verlauf schizophrener Störungen u. a. deshalb, weil sie mit den vom Erkrankten in der „Dosierung" selbst zu bestimmenden, eigeninitiierten sozialkommunikativen Aktivitäten permanent interferieren (Kavanagh 1992).

- Bedeutung des sozialen Rückhalts

Von Interesse ist in diesem Zusammenhang auch eine neuere Verlaufsstudie aus Schweden, die zeigt, daß Patienten, denen es gelingt, aktiv sozialen Rückhalt zu suchen, und die ihre soziale Vereinsamung überwinden wollen, eine deutlich bessere Prognose aufweisen als Kranke, die mit ihrem niedrigen Anspruchsniveau interpersoneller Beziehungen zufrieden sind (Hultman et al. 1997). Hier ist offenbar die Anhedonie und eine mit ihr einhergehende Störung des dopaminergen mesolimbisch-mesokortikalen Systems besonders deutlich ausgeprägt (vgl. Blanchard et al. 1994).

- gravierende sozioökonomische Folgen

Die sozioökonomischen Folgen einer ungünstigen Dynamik zwischen Krankheitssymptomatik, Bewältigungshandeln und weiterem Krankheitsverlauf sind häufig gravierend und verschärfen die bereits bestehenden intrapsychischen und interpersonellen Belastungserfahrungen. So zeigt eine umfangreiche deutsche Verlaufsstudie an über 300 Schizophrenen, daß im durchschnittlichen Alter von 35 Jahren 60% ledig geblieben sind, gut die Hälfte allein oder noch bei den Eltern lebt und ein Drittel sozial sehr isoliert ist. Bereits jeder Zweite ist vorzeitig aus dem Erwerbsleben ausgeschieden, und negative Verlaufskurven langfristiger Verarmung sind am Ende eines 2jährigen Beobachtungszeitraumes bei zwei Dritteln des Kollektivs zu erwarten (Müller et al. 1998).

Praktische Bedeutung der Befunde

Aus diesen Befunden ergeben sich wichtige Anhaltspunkte für die Gestaltung soziotherapeutischer Maßnahmen, die einen wesentlichen Bestandteil eines integrativen Therapiekonzepts bilden. Sie schließen verhaltenstherapeutische Ansätze zum Erwerb und zur Verbesserung sozialer Fähigkeiten, zum angemessenen Umgang mit erfahrenen Krankheitssymptomen (z.B. aktives Hilfesuchen, Vermeidung belastender Situationen) ebenso ein wie systemische Interventionen (z.B. familientherapeutische Interventionen) und ausreichende berufliche Rehabilitationsangebote.

Methodische und konzeptuelle Beiträge der psychiatrischen Soziologie zu interdisziplinären Verlaufs- und Therapiestudien werden auch in der näheren Zukunft von Bedeutung sein. Zu den besonderen Herausforderungen in diesem Gebiet gehört eine möglichst valide Operationalisierung jener Aspekte der Selbstbeurteilung psychisch Kranker, die für die Verlaufsforschung als Prädiktor- oder als Kriteriumsvariablen von Interesse sind (z. B. Erhebung von Zufriedenheit und Anspruchsniveau, Erfassung von Befinden und Handlungsvermögen). Ferner wird es notwendig sein, die mit hohem Differenzierungsgrad vorgenommene Erfassung der Psychopathologie um eine ähnlich differenzierte Diagnostik sozialer Handicaps zu ergänzen. Hierbei können theoretische und methodische Zugänge des symbolischen Interaktionismus und der phänomenologischen Soziologie ebenso hilfreich sein wie neuere mikrosoziologische Theorie- und Meßansätze.

Methodische und konzeptuelle Bedeutung der psychiatrischen Soziologie

3.3 Soziologische Evaluationsforschung in der Psychiatrie

Die in den 60er Jahren in den USA entwickelte soziologische Evaluationsforschung im Gesundheitswesen (Suchman 1967) leistet eine empirische Bewertung von Strukturen, Prozessen und Ergebnissen der medizinischen Versorgung. Sie umfaßt sowohl die Analyse ambulanter und stationärer Versorgung, unter Einschluß des epidemiologisch ermittelten Behandlungsbedarfs, als auch die Überprüfung spezifischer therapeutischer Interventionen im Rahmen von mit erweiterten Outcomekriterien durchgeführten klinischen Studien. Innerhalb der Psychiatrie hat sich die sozialwissenschaftliche Evaluationsforschung bisher verstärkt der Analyse stationärer und ambulanter Behandlungsformen und systembedingter „Krankenkarrieren" (Überweisungsprozesse) gewidmet. Entsprechende Forschungsergebnisse sind nicht nur für die Abschätzung der Effizienz und Qualität der Versorgungsrealität und die daraus sich ergebenden Verbesserungsvorschläge nützlich, sondern können auch weiterreichende Innovationen nach sich ziehen, so z. B. Organisationsmodelle einer optimierten Verzahnung stationärer und ambulanter Behandlung, Dezentralisierungsmaßnahmen unter Einbeziehung eines „Case-Managements", multiprofessionelle Teamarbeitskonzepte in der wohnortnahen Betreuung etc. (Goldberg u. Huxley 1980; Üstün u. Sartorius 1995). Zunehmend wird von der Evaluationsforschung medizinischer Versorgung auch erwartet, daß sie empirisch begründete Argumente für eine rationale Gesundheitspolitik im Bereich der Wahl von Prioritäten und der Allokation verfügbarer Mittel zur Verfügung stellt (Mechanic 1996).

Struktur-, Prozeß- und Ergebnisevaluation

Eine Evaluation psychiatrischer Leistungen im engeren Sinn ist erst in jüngster Zeit in größerem Umfang erfolgt, und zwar insbesondere in denjenigen Gesundheitssystemen, die unter einem besonderen ökonomischen Rechtfertigungsdruck stehen. Wie auch in anderen medizinischen Fachdisziplinen hat sich die Überzeugung, ärztliches Handeln sei soweit wie möglich „evidenzbasiert" zu gestalten, bisher nicht auf breiter Front durchgesetzt. In der Psychiatrie stoßen entsprechende Bemühungen auf weitere Schwierigkeiten, so z. B. die Grenzen gegenwärtiger Kenntnisse über wirksame Behandlungsmethoden, die Vielgestaltigkeit von Krankheitsverläufen, die vielen intervenierenden Gegebenheiten von Versor-

Evidenzbasierte Psychiatrie

gung, Betreuung und Krankheitsbewältigung, schließlich die methodischen Probleme valider und reliabler Erfassung des Krankheitsgeschehens und der Patientenrealität. Eine erfolgreiche Bearbeitung dieser Probleme erfordert eine stärkere Berücksichtigung der Prozeß- in Ergänzung zur Ergebnisevaluation, v. a. deshalb, weil von der Betreuungsqualität und den organisatorischen Rahmenbedingungen therapeutischer Leistungen sehr starke Wirkungen auf Krankheitsbewältigung und Krankheitsverlauf ausgehen.

Mit ihren methodischen Fortschritten und inhaltlichen Ergebnissen stellt die soziologische Evaluationsforschung in der Psychiatrie eine wichtige Ergänzung zu konventionellen klinischen Therapiestudien einerseits und zu gesundheitsökonomischen Analysen andererseits dar.

4 Schlußbetrachtungen

Inhaltliche und methodische Beiträge der Soziologie zur psychiatrischen Forschung

Aus den Ausführungen ist deutlich geworden, daß die Soziologie nicht nur als Reflexionswissenschaft Krankheitsverständnis und ärztliches Rollenhandeln in der Psychiatrie in einem kritischen Spannungsverhältnis problematisiert hat und damit zu fortschrittlichen Entwicklungen beigetragen hat, sondern daß sie ebensosehr als interdisziplinär ausgerichtete Substanzwissenschaft wertvolle inhaltliche und methodische Beiträge zur psychiatrischen Forschung leistet. Diese Beiträge lassen sich grob den 3 oben beschriebenen Bereichen der Krankheitsursachenforschung, der Verlaufs- und Bewältigungsforschung sowie der versorgungs- und leistungsbezogenen Evaluationsforschung zuordnen. Es darf jedoch nicht übersehen werden, daß ein entsprechender Professionalisierungsprozeß im Gebiet der psychiatrischen Soziologie in den in dieser Hinsicht führenden Ländern bisher nicht erfolgreich stattgefunden hat.

Soziologie und Public health

Die Klärung der Frage, inwieweit dies professionspolitische Gründe innerhalb der Soziologie hat bzw. inwieweit das auch wissenschaftspolitisch wirksame Paradigma der biologischen Psychiatrie in den vergangenen 20 Jahren entsprechende Entwicklungen behindert hat, bleibt einer späteren Analyse vorbehalten. Zu verhaltenem Optimismus geben Bemühungen einer verstärkten Hinwendung der Psychiatrie zu sozialwissenschaftlichen Arbeitsrichtungen der Public-health-Forschung Anlaß, einer Forschung, welche das Studium von Gesundheit und Krankheit auf der Ebene ganzer Bevölkerungsgruppen mit der Analyse angemessener Versorgungsleistungen und des sich daraus ergebenden Entwicklungsbedarfs verbindet (Schwartz et al. 1998).

Soziologie und biologische Psychiatrie

Aber auch innerhalb der biologisch-psychiatrischen Grundlagenforschung ergeben sich im Rahmen eines präzisierten Vulnerabilitäts-Streß-Modells psychischer Störungen vielversprechende Entwicklungen. In diesem Zusammenhang sind in erster Linie Verbindungen zwischen neuen Erkenntnissen der biopsychologischen und neurowissenschaftlichen Streßforschung und der neurobiologischen und -pharmakologischen Erforschung der Grundlagen psychischer Krankheiten von Interesse. Hierzu gehört auch das transdisziplinäre Studium von Entwicklungsbedingungen neurodegenerativer Erkrankungen im höheren Lebensalter. So zeigen beispielsweise Liu et al. (1996) neuartige Strategien bei der Erforschung der Alzheimer-Erkrankung sowie der Parkinson-Krankheit auf, welche auf eine Aufklärung möglicher Synergieeffekte endogener oxidativer Schädigungen und disstreßvermittelter neurohumoraler Aktivierungen abzielen.

Es bleibt zu hoffen, daß für die weitere wissenschaftliche Fundierung einer patientenzentrierten, bedarfsgerechten, wirksamen psychiatrischen Versorgung erfolgversprechende Formen der wissenschaftlichen Kooperation und des Wissenstransfers in die Praxis gefunden werden, die einer theoretisch und methodisch fundierten psychiatrischen Soziologie den ihr zukommenden Platz einräumen.

5 Literatur

Axelrod J, Reisine TD (1984) Stress hormones. Science 224:452–459
Bateson G, Jackson DM, Haley J, Weakland J (1956) Towards a theory of schizophrenia. Behav Sci 1:251–264
Bebbington P, Tennant C, Sturt E, Hurry J (1984) The domain of life events: a comparison of two techniques of description. Psychol Med 14:219–222
Bifulco A, Brown GW (1996) Cognitive coping response to crises and onset of depression. Soc Psychiatry Psychiatr Epidemiol 31:163–172
Blanchard JJ, Bellack AS, Mueser KT (1994) Affective and social-behavioral correlates of physical and social anhedonia in schizophrenia. J Abnorm Psychol 103:719–728
Borrill CC, Wall TD, West MA et al. (1996) Mental health of workforce in NHS Trust, phase 1, final report. National Institute of Mental Health, Washington, DC
Bosma H, Peter R, Siegrist J, Marmot M (1998) Two alternative job stress models and the risk of coronary heart disease. Am J Public Health 88:68–74
Brenner MH (1973) Mental illness and the economy. Harvard Univ Press, Cambridge
*Brown GW, Harris TO (1978) Social origins of depression. Tavistock, London
Brown GW, Harris TO (eds) (1989) Life events and illness. Guilford, New York
Brown GW (1959) Social factors influencing length of hospital stay of schizophrenic patients. Br Med J 2:1300–1302
Brown GW, Bifulco A, Andrews B (1990) Self-esteem and depression. III. Aetiological issues, social psychiatry and psychiatric epidemiology 25:235–243
Cockerham WC (1997) Medical sociology, 7th edn. Prentice-Hall, Englewood Cliffs, NJ
Dohrenwend BP, Levav I, Shrout PE et al. (1992) Socioeconomic status and psychiatric disorders: the causation-selection issue. Science 255:946–952
Durkheim E (1951) The suicide. The Free Press, New York (Frz. Originalausgabe 1897)
Faris RE, Dunham HW (1939) Mental disorders in urban areas. University of Chicago Press, Chicago
*Gaebel W, Wölwer W (1996) Affektstörungen schizophren Kranker. Kohlhammer, Stuttgart
Geyer S (1998) Belastende Lebensereignisse, Vulnerabilitätsfaktoren und die Entwicklung von Erkrankungen. Habilitationsschrift, Heinrich-Heine-Universität Düsseldorf
*Goffman E (1961) Asylums. Anchor, New York [Dt.: ders. (1972) Asyle. Suhrkamp, Frankfurt am Main]
Goffman E (1963) Stigma. Prentice-Hall, Englewood Cliffs [Dt.: ders. (1975) Stigma. Suhrkamp, Frankfurt am Main]
Goldberg D, Huxley P (1980) Mental illness in the community. The pathway to psychiatric care. Tavistock, London New York
Goldstein MJ, Talovic SA, Nuechterlein KH et al. (1992) Familieninteraktion versus individuelle Psychopathologie: Sind beide Ausdruck derselben Prozesse in Familien schizophrener Erkrankungen? In: Brenner HD, Böker W (Hrsg) Verlaufsprozesse schizophrener Erkrankungen. Huber, Bern, S 209–219
Hollingshead AB, Redlich FC (1958) Social class and mental illness. Wiley, New York
Hultman CM, Wieselgren IM, Ohman A (1997) Relationships between social support, social coping and life events in the relapse of schizophrenic patients. Scand J Psychol 38:3–13
Karasek RA, Theorell T (1990) Healthy work: stress, productivity, and the reconstruction of working life. Basic Books, New York
Kavanagh DJ (1992) Recent developments in expressed emotion and schizophrenia. Br J Psychiatry 160:601–605
Kornhauser A (1965) The mental health of the industrial worker: a Detroit study. Wiley, New York
Leff JP, Vaughen C (1984) Expressed emotions in families. Guilford, New York
Leighton DC, Harding JS, Macklin DB et al. (1963) The character of danger: psychiatric symptoms in selected communities. Basic Books, New York
Liu J, Shigenaga MK, Mori A, Ames BN (1996) Free radicals and neurodegenerative diseases: stress and oxidative damage. In: Packer L, Hiramatsu M, Yoshikawa T (eds) Free radicals in brain physiology and disorders. Academic Press, New York, pp 403–437
Mechanic D (1978) Medical sociology. Free Press, New York
Mechanic D (1996) Emerging issues in international mental health service research. Psychiatr Serv 47:371–375
Müller P, Gaebel W, Bandelow B et al. (1998) Zur sozialen Situation schizophrener Patienten. Nervenarzt 69:204–209
Parry G (1986) Paid employment, life events, social support, and mental health in working-class mothers. J Health Soc Behav 27:193–208
Pasamanick B, Scarpitti FR, Dinitz S (1967) Schizophrenics in the community: an experimental study in the prevention of hospitalization. Appleton, New York
Robins LN (1975) Alcoholism and labelling theory. In: Gove WR (ed) The labelling of deviance: evaluating a perspective. Halsted, New York, pp 21–38
**Rosenhan DL (1973) On being sane in unsane places. Science 179:250–258
Scheff Th (1966) Being mentally ill. Aldine, Chicago [Dt.: ders. (1973) Das Etikett Geisteskrankheit. Fischer, Frankfurt am Main]
*Schwartz FW, Badura B, Leidl R, Raspe H, Siegrist J (Hrsg) (1998) Das Public Health Buch. Urban & Schwarzenberg, München
Siegrist J (1995) Medizinische Soziologie, 5. Aufl. Urban & Schwarzenberg, München
Siegrist J (1996) Soziale Krisen und Gesundheit. Hogrefe, Göttingen
Siegrist J (1998) Reciprocity in basic social exchange and health: can we reconcile person-based with population based psychosomatic research? J Psychosom Res 45:99–105
Srole L, Langner TS, Michael ST et al. (1962) Mental health in the metropolis: The Midtown Manhattan Study, vol 1. McGraw-Hill, New York
Stansfeld SA, Fuhrer R, Shipley MJ, Marmot MG (in preparation) Do work characteristics predict psychiatric disorder? Prospective results from Whitehall II Study
Suchman EA (1967) Evaluation research. Russell Sage Foundation, New York
Szasz TS (1960) The myth of mental illness. Am Psychol 15:113–118
Theorell T, Karasek RA (1996) Current issues relating to psychosocial job-strain and cardiovascular disease research. J Occup Health Psychol 1:9–26
Thomas WI (1965) Person und Sozialverhalten. Luchterhand, Neuwied
Üstün TB, Sartorius N (1995) Mental illness in general health care. An international study. Wiley, Chichester

KAPITEL 16
Wirtschaftliche Evaluation der psychiatrischen Versorgung

M. KNAPP

1	Einführung	442
2	Bedarf und Forderungen nach wirtschaftlichen Untersuchungen	444
2.1	Knappheit	444
2.2	Effizienz und Gerechtigkeit	445
2.3	Der Druck des wachsenden Bedarfs	446
2.4	Druck durch Forderungen nach wirtschaftlicher Evaluation	450
3	Wirtschaftliche Evaluationen	455
3.1	Angebot	455
3.2	Evaluationsmethoden	456
4	Durchführung einer wirtschaftlichen Evaluation	458
5	Beispiele wirtschaftlicher Evaluationen	461
5.1	Antidepressivatherapie	461
5.2	Stationäre und ambulante Versorgung	464
6	Schlußfolgerungen	468
7	Literatur	471

Übersetzung: K. Baethge

Dr. Annette Donath hat zum Verfassen dieses Kapitels einen außerordentlich großen Beitrag geleistet und wäre Koautorin gewesen, wenn nicht verschiedene formale Gründe außerhalb unseres Einflusses dies verhindert hätten. Dr. Thomas Becker und Klaudia Werth haben sehr hilfreiche Anmerkungen zum vorletzten Entwurf des Manuskripts gemacht. Ihnen allen gilt mein Dank. Einige Teile dieses Kapitels sind notwendigerweise eine zusammenfassende Darstellung von Fragen, Methoden oder Beispielen, die an anderer Stelle ausführlicher behandelt werden (Knapp 1995).

1 Einführung

Weitreichende und teure Folgen psychischer Krankheit

Die enormen und anhaltenden persönlichen und sozialen Folgen psychischer Erkrankungen sind seit langem bekannt. Die Chronizität von Krankheiten wie Schizophrenie und Demenz und die zwar geringere, aber auch lange Zeit bestehende Beeinträchtigung durch Depression und viele Neurosen haben erhebliche Auswirkungen auf die Wahrnehmung, Gesundheit, Alltagsbewältigung und Lebensqualität. Sie lassen viele Erkrankte und ihre Familien mit eingeschränkten, verarmten, oft zerstörten Leben zurück. Die stationäre und ambulante Pflege von Menschen mit psychischen Störungen, die Unterstützung ihrer Familien und die Behandlung der Symptome sowie die klinischen und sozialen Folgeerscheinungen verursachen beträchtliche Kosten für Gesundheitsfürsorge, soziale Dienste und andere Institutionen. Auch die Erkrankten und ihre Familien werden direkt oder indirekt mit Kosten belastet. Mit anderen Worten, die Folgen psychischer Krankheit können weitreichend und teuer sein.

Hohe Behandlungs- und Pflegekosten

Die hohen Behandlungs- und Pflegekosten haben Interesse an und Forderungen nach einer wirtschaftlichen Evaluation alternativer Behandlungsmethoden geschaffen. Obwohl dieses Interesse (oder diese Sorge) in den meisten Staaten relativ neu ist, ist es (bzw. sie) insofern recht beherrschend, als jetzt viele Behandlungsverfahren Gegenstand ökonomischer Forschung sind. In *allen* Industriestaaten ist allgemein anerkannt, daß wirtschaftliche Erwägungen in der Versorgungspolitik und bei Interventionsstrategien zum Tragen kommen sollten, aber der Einfluß, den Kostenerwägungen auf individuelle Behandlungsentscheidungen haben sollten, ist äußerst umstritten. Die wachsende Anerkennung der Bedeutung der Ökonomie wie auch die kontroversen Diskussionen, die diese mit sich bringt, werden durch Erfahrungen z.B. in Deutschland, den USA und Großbritannien besonders deutlich.

Deutschland

- Psychiatrie-Enquête-Kommission

Der humane Anspruch der Untersuchung der Psychiatrie durch von der deutschen Regierung beauftragte Experten, die sog. Psychiatrie-Enquête-Kommission aus dem Jahre 1975, beeinflußte die strukturellen Entwicklungen der psychiatrischen Versorgung für mehr als 2 Jahrzehnte (Deutscher Bundestag 1975). Die Enquête-Kommission stellte eine Überbetonung der Krankenhausversorgung, einen Mangel an gemeindenahen Angeboten und eine Trennung von Psychiatrie und allgemeiner Medizin fest, die häufig eine Gesundheitsversorgung hoher Qualität behinderte. Die Schlüsselempfehlungen lauteten dementsprechend: für Rehabilitationsangebote zu sorgen, gleiche Rechte für psychisch und somatisch Kranke zu fördern, die gemeindenahe, dezentralisierte und umfassende Versorgung aller Patienten einzuführen und eine Koordination und aktive Zusammenarbeit zwischen allen psychiatrischen Versorgungseinrichtungen zu schaffen.

- Modellprogramm des Bundes und der Länder

Ein späterer Bericht aus dem Modellprogramm des Bundes und der Länder, einem umfassenden Forschungsprojekt, gab weitere Empfehlungen zur Organisation gemeindenaher psychiatrischer Versorgung, u.a. zur patientenorientierten Kooperation der Einrichtungen (Empfehlungen der Expertenkommission 1988).

16 Wirtschaftliche Evaluation der psychiatrischen Versorgung

Während die Verwirklichung der Psychiatriereform in einer Zeit des relativen Wohlstands der verschiedenen Kostenträger möglich war, trat mit der wachsenden Notwendigkeit einer Kostenbegrenzung eine zweite und schließlich dominierende Kraft auf den Plan, die zu 2 größeren Reformen des Gesundheitswesens durch die deutsche Regierung führte, nämlich dem Gesundheitsreformgesetz (GRG) von 1989 und dem Gesundheitsstrukturgesetz (GSG) von 1993. Das herrschende System einer ausgabenorientierten Einnahmepolitik schlug in eine einnahmenorientierte Ausgabepolitik um. Wie wir sehen werden, steht diese Entwicklung mit einer veränderten ökonomischen Struktur der psychiatrischen Versorgung in Deutschland in Verbindung und schafft eindeutig einen höheren Bedarf an wirtschaftlichen Evaluationen und Perspektiven.

– Reformen des Gesundheitswesens

Gesetzesreformen und andere Systemveränderungen haben auch in anderen Staaten deutliche Veränderungen des wirtschaftlichen Gleichgewichts in psychiatrischen Versorgungssystemen mit sich gebracht und gleichzeitig zu einem erhöhten Bedarf an wirtschaftlichen Analysen geführt. In den USA wurde z. B. die Sorge geäußert, daß durch bestimmte Formen von „managed care" klinische Maßnahmen beschränkt werden. Wie wir später sehen werden, hat Managed care („rationalisierte" Versorgung) eine Vielzahl neuer Konzepte eingeführt – von Zuschußgrenzen über Kostenbeteiligung bis zu Einzelfallmanagement – u.a. mit dem Ziel der Kostensenkung im Gesundheitswesen. Man könnte behaupten, daß das Kräftegleichgewicht – klinisch vs. wirtschaftlich – sich vom Kliniker (und der Anbieterseite des Marktes allgemein) in Richtung Versicherungsgesellschaft oder Staat verschoben hat. Dies ließ u.a. den Bedarf an ökonomischer Information ansteigen. Gleichzeitig und im gleichen Zusammenhang sorgen sich aber viele Kliniker um Beschränkungen ihrer klinischen Freiheit.

USA: Managed care

In Großbritannien brachte die Einführung des sog. internen Marktes nach größeren Gesetzesänderungen im Jahre 1990 die grundlegendsten Veränderungen des Gesundheitssystems seit mehr als 40 Jahren. Die vorher bürokratische oder hierarchische Entscheidungsstruktur wurde in einen Quasimarkt im öffentlichen Sektor umgewandelt. Dabei fungierten die meisten Kliniker als Anbieter, die Hausärzte („primary care general practitioners") jedoch sowohl als Anbieter ihrer Dienstleistungen als auch als Nachfrager auf dem Markt. Durch diese vom Markt geprägte Struktur wurde eine neue, wirtschaftliche Tagesordnung geschaffen, wenn auch eine, die immer noch fast völlig vom öffentlichen Sektor beherrscht wird.

Großbritannien: Einführung eines internen Marktes

Die durchaus legitimen und sehr vernünftigen zunehmenden Forderungen nach wirtschaftlichen Daten – über Behandlungskosten, wirtschaftlichen und anderen Nutzen, über die Leistungsanreize und Motivationen, die die Beziehungen zwischen den Einrichtungen vorantreiben, und die Ausgabenentscheidungen und -programme bestimmenden Strukturen und Kräfte – wurden so (zumindest von manchen Leuten) mit der politisch brisanten Verschiebung von einem wohlfahrtsstaatlichen Modell der Gesundheitsversorgung zu einer Art Gesundheitsmarkt in Verbindung gebracht. Es wurde erwartet, daß „das Geld den Patienten folgen würde", was das Gleichgewicht der Kräfte in Richtung der Abnehmer kippen ließe.

Generelle Veränderungen und die Bedeutung wirtschaftlicher Fragen

Viele andere Staaten haben vor kurzem Reformen des Gesundheitswesens erfahren, wenn auch vielleicht nicht von solchem Ausmaß (Klein 1995), und natürlich haben sich – über die ganze Welt verteilt – die Behandlungsansätze und -verfahren ganz wesentlich weiterentwickelt. Alle diese Veränderungen werfen Fragen nach der Rolle der Wirtschaft auf: Was hat z. B. dieses Interesse an den wirtschaftlichen Aspekten psychischer Erkrankungen veranlaßt? Woher kommt der Bedarf an wirtschaftlicher Evaluation? Welche Methoden der wirtschaftlichen Evaluation sind entwickelt worden? Und wie wurden sie eingesetzt? Dies sind die Kernfragen, die in diesem Kapitel behandelt werden.

2 Bedarf und Forderungen nach wirtschaftlichen Untersuchungen

2.1 Knappheit

Welche Bedürfnisse liegen dem Wunsch nach wirtschaftlichen Erwägungen zugrunde, und wie äußern sich diese in den Forderungen nach wirtschaftlicher Evaluation? Die Wirtschaftslehre beginnt mit der Erkenntnis der weit verbreiteten Knappheit: Es gibt im Verhältnis zu den Bedürfnissen oder zur Nachfrage zu wenige Mittel. Man sollte allerdings darauf achten, das Knappheitsargument nicht über Gebühr zu strapazieren oder es als bequeme Rechtfertigung für unpopuläre Formen der Rationierung zu benutzen (Light 1997); aber nur ein Narr könnte sich der Erkenntnis des endemischen Problems der Knappheit verschließen. In vielen Staaten gibt es relativ zum geschätzten Bedarf oder zu den geäußerten Wünschen der Bevölkerung einen Mangel an Psychiatern, klinischen Psychologen, Sozialarbeitern und Medikamenten. In einigen Teilen Großbritanniens besteht derzeit ein ernster Mangel an psychiatrischen Betten (Johnson et al. 1997). Nur in sehr seltenen Fällen dürften individuelle und gesellschaftliche Forderungen nach Gesundheitsversorgung in vollem Umfang von den vorhandenen Angeboten erfüllt werden. Angesichts der Knappheit muß eine Wahl getroffen werden, wie die verfügbaren Dienste und Mittel verwendet werden sollen.

Mangel an Psychiatern, klinischen Psychologen, Sozialarbeitern und Medikamenten

Entscheidungs-findungsprozesse

Die Wirtschaftslehre hat sich besonders darum bemüht herauszufinden, wie solche Entscheidungen getroffen werden. Tatsächlich – so argumentieren wir jetzt – sollen wirtschaftliche Kriterien in diesem Zusammenhang die Funktionsweise von Gesundheitssystemen beschreiben, evaluieren, verstehen und steuern, um die Effizienz zu erhöhen, mit der Gesundheits- und andere Dienstleistungen erbracht und verteilt werden, und um die gerechte Finanzierung von psychiatrischen Versorgungseinrichtungen und ihre Ausrichtung auf den Bedarf sicherzustellen. Diese beiden Kriterien liegen den verschiedenen Evaluationsverfahren zugrunde.

16 Wirtschaftliche Evaluation der psychiatrischen Versorgung

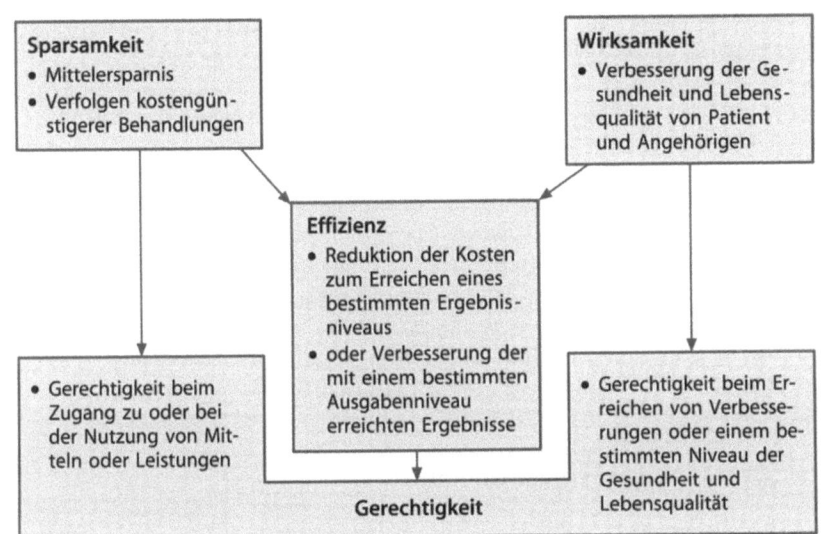

Abb. 1.
Evaluationskriterien

2.2 Effizienz und Gerechtigkeit

Effizienz und Gerechtigkeit („equity") werden in wirtschaftlichen Evaluationen einzeln oder in Kombination untersucht. Teilkriterien sind Wirksamkeit und Sparsamkeit (Abb. 1).

Sparsamkeit bedeutet das Einsparen von Mitteln. Das Verfolgen dieses Ziels erfordert detaillierte Daten über die Kosten, aber die Auswirkungen niedrigerer Ausgaben auf die Patienten und Familien (die Behandlungsergebnisse) werden mit diesem Kriterium nicht untersucht.

Sparsamkeit

Die Wirksamkeit ist die andere Seite der Medaille: Sie wird üblicherweise als das Ausmaß der Verbesserungen der Gesundheit und Lebensqualität des Patienten und seiner Familie definiert. Sie ist aber ebenfalls ein unvollständiges Kriterium, da die Kosten hierbei nicht berücksichtigt werden. Es gibt natürlich viele hochentwickelte und bewährte Meßinstrumente zur Einschätzung der Wirksamkeit. Diese decken die Bereiche Psychopathologie (einschließlich jener Maße, die sich auf besondere Aspekte einer Krankheit beziehen), soziale und persönliche Alltagsbewältigung, Beziehungen im Familien- und Freundeskreis etc. ab. Wirtschaftliche Evaluationen können – und sollten i. allg. auch – ihre Maße für Wirksamkeit auf solche Instrumente stützen, doch eine stetig steigende Zahl umfaßt auch eindimensionale („Nützlichkeits"-)Maße oder direkte Bewertungen der Behandlungsprozesse und -ergebnisse durch Klienten und andere (s. Abschn. 3).

Wirksamkeit

Das Kriterium der Effizienz kombiniert die Dimensionen Mittel (Kosten) und Wirksamkeit (Ergebnisse). Effizienz könnte eine Kostenreduktion zum Erreichen eines bestimmten Wirksamkeitsniveaus oder eine Verbesserung der Ergebnisse mit festgelegten finanziellen Mitteln bedeuten. Effizienz sollte nicht als Euphemismus oder Entschuldigung für Kürzung verwendet werden, da sie manchmal durch Mehr- statt Minderausgaben

Effizienz

geführt werden kann. Beispiele für effizienzorientierte Evaluationen folgen später in diesem Kapitel.

Gerechtigkeit

Effizienz wird manchmal (und für gewöhnlich am hilfreichsten) in Kombination mit dem Kriterium der Gerechtigkeit („equity") untersucht. Die finanziellen Mittel oder Dienstleistungen so zu verteilen, daß ein gerechterer Zugang zu Behandlungen und/oder eine gerechtere Teilhabe an einem bestimmten Gesundheitsniveau und einer gewissen Lebensqualität erreicht wird, ist ein verbreitetes Ziel der meisten Gesundheitssysteme. Die gezielte Abstimmung von Angeboten auf den Bedarf ist ein Beispiel für die Anwendung eines Gerechtigkeitskriteriums, obwohl auch diese effizienzorientierte Folgerungen und Interpretationen beinhaltet, was wiederum die Verflechtung dieser wichtigen Begriffe und Ziele zeigt.

2.3 Der Druck des wachsenden Bedarfs

Latente und manifeste Bedürfnisse

Eine Reihe von Faktoren trägt zum wachsenden Verknappungsdruck in Systemen der psychiatrischen Versorgung bei, darunter die in Abb. 2 aufgelisteten. Diese Ursachen der Knappheit, die daher als latente Bedürfnisse für wirtschaftliche Erwägungen bezeichnet werden können, rufen eine Reihe von geäußerten Forderungen (manifeste Bedürfnisse) hervor.

Steigende Prävalenz psychischer Erkrankungen

Viele Komponenten des wachsenden Drucks auf die Mittel der Gesundheits- und sozialen Versorgung kommen in der psychiatrischen Versorgung besonders zum Tragen. Dazu gehören die Erkenntnis, daß die Prävalenzrate höher liegt, als zuvor angenommen, und die Sorge, daß der Anteil des festgestellten Behandlungsbedarfs, der angemessen gedeckt wird, vergleichsweise gering bleibt. Solange nicht mehr Mittel zur Verfügung stehen, wird die Verringerung der Differenz zwischen wahrer bzw. zugrundeliegender Prävalenzrate und behandelter Prävalenzrate Allgemeinärzte, Psychiater, Apothekenetatbeauftragte und andere zusätzlich unter Druck setzen.

- affektive Psychosen

Beispielsweise bleiben affektive Psychosen häufig unerkannt und unbehandelt. In Großbritannien haben Regierung und Hauptstandesorganisationen die „Defeat-Depression"-Kampagne unterstützt, u. a. um das Wis-

Abb. 2.
Bedürfnisse und Forderungen nach wirtschaftlichen Kriterien. (Nach Knapp 1997a)

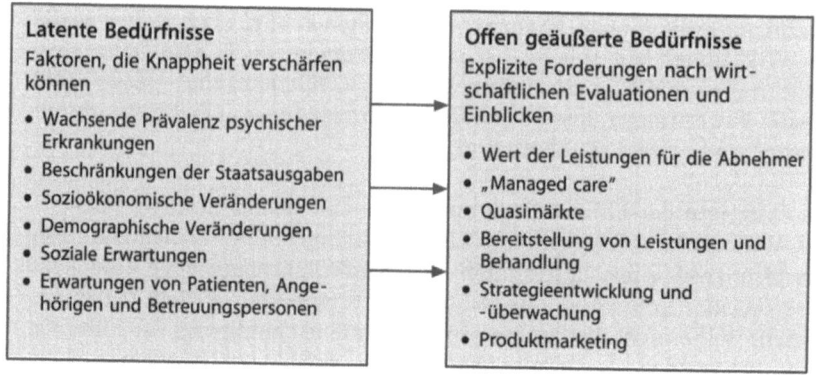

sen um die Krankheit zu vergrößern, obwohl ein Erfolg ohne Zweifel die verfügbaren klinischen Zeit- und Geldressourcen zumindest kurzfristig weiter strapazieren wird. Gleichzeitig werden die Finanzplaner im Gesundheitswesen und die klinischen Entscheidungsträger von den pharmazeutischen Firmen und ihren Lobbyisten unter Druck gesetzt, eine breitere Anwendung der selektiven Serotoninwiederaufnahmehemmer (SSRI; „selective serotonin reuptake inhibitors") zu fördern, die wesentlich teurer sind als die konventionellen trizyklischen Antidepressiva. International verursacht die offenbar steigende Prävalenz der Depression im Kindes- und Jugendalter weitere Besorgnis (Klerman u. Weissman 1989; Diekstra 1995). Die größte Veränderung in allen Staaten zeigt sich jedoch in einer steigenden Prävalenz der Alzheimer-Erkrankung und anderer altersbezogener Demenzen, die nationalen Regierungen bereits bedeutende Probleme bei der Verteilung der Mittel schafft.

– Demenzen

In Deutschland stieg die Zahl der Krankenhausaufenthalte in Zusammenhang mit psychiatrischen Erkrankungen zwischen 1980 und 1993 um 83%, und die Gesamtzahl der Belegungstage stieg im selben Zeitraum um 40%. Trotz der Verkürzung der Aufenthaltsdauer um ein Viertel in den 80er Jahren (WIDO 1986) liegt die Dauer des Klinikaufenthalts bei psychiatrischen Patienten im Vergleich zu anderen Fachrichtungen immer noch durchschnittlich am höchsten (28 Tage im Jahre 1993; AOK-Bundesverband 1996), und die durchschnittliche Aufenthaltsdauer hat sich in den letzten Jahren nicht verringert (Rössler u. Salize 1994). Dies mag ein Hinweis auf ein Ansteigen der behandelten Prävalenz sein (Rössler et al. 1996).

Krankenhausaufenthalte

Die steigende tatsächliche Prävalenzrate und die Lücke zwischen tatsächlicher und behandelter Prävalenz entstehen teilweise durch wirtschaftliche und soziodemographische Tendenzen. In Staaten, in denen ein hoher Anteil des Gesundheitswesens aus nationalen oder regionalen Steuern finanziert wird, werden die Rufe nach wirtschaftlichen Steuerungskriterien der Mittelzuweisung normalerweise dann lauter, wenn die Wirtschaft und/oder die Staatsausgaben unter Druck stehen. Das ist heute in Deutschland der Fall.

Beschränkungen der Staatsausgaben

Um zu verstehen, wie die aktuelle Runde der Kürzungen der Staatsausgaben die psychiatrische Versorgung in Deutschland betrifft, und um vielleicht einige Faktoren herauszuarbeiten, die zur Knappheit der Mittel beigetragen haben, müssen wir die Organisations- und Finanzstrukturen analysieren.

Das gemischte Finanzierungsmodell der psychiatrischen Versorgung in Deutschland besteht aus ineinandergreifenden Sektoren:
* Die stationäre Versorgung und die Tageskliniken (aktive psychiatrische Behandlung) werden von den Krankenversicherungsträgern finanziert.
* Die stationäre Pflege wird von den Patienten (ihrem Einkommen und Kapital) und ihren Angehörigen finanziert, ergänzend durch die Sozialhilfeträger.
* Die ambulante ärztliche Behandlung wird von den niedergelassenen Psychiatern und wenigen Institutsambulanzen psychiatrischer Kran-

Organisations- und Finanzstrukturen

kenhäuser geleistet und von den Krankenversicherungsträgern finanziert.
- Ein Großteil der übrigen ambulanten Versorgung wird nicht von der Krankenversicherung, sondern von den Sozialhilfeträgern finanziert. Dazu zählen Wohnheime mit festem Personal, beschütztes Wohnen, berufliche Rehabilitation oder geschützte Arbeitsplätze, Anlaufstellen („drop-ins") und sozialpsychiatrische Dienste.
- Einige berufliche Rehabilitationsmaßnahmen werden aus der gesetzlichen Arbeitslosenversicherung und der gesetzlichen Rentenversicherung finanziert.

Probleme aufgrund sektorieller Verwaltungsstrukturen

Das System wird durch regelmäßige Verhandlungen zwischen den kassenärztlichen Vereinigungen und den Versicherungsverbänden gesteuert, in denen sie über die Verteilung der Mittel für ambulante Versorgung, öffentliche Krankenhausbedarfsplanung und den Wettbewerb der pharmazeutischen Firmen (Preis- und Qualitätswettbewerb) entscheiden. Ein Problem dieser sektoriellen Struktur liegt darin, daß Anreize für Sparmaßnahmen über Sektorgrenzen hinweg und für Sparmaßnahmen innerhalb eines Trägers fehlen (z.B. durch Umschichten von stationärer in ambulante Versorgung). Das GSG von 1993 nahm die Ärzte z.T. in die Verantwortung für die Qualität der verschriebenen Arzneimittel, was offenbar zu einer steilen Abnahme der Gesamtkosten für Arzneimittel führte. Als Folge nahm die Zahl der Überweisungen an Fachärzte und Krankenhäuser zu, da die Hausärzte versuchten, die Budgetbelastung durch komplexe und teure Fälle umzuleiten. Bei solchen Finanzierungssystemen besteht immer die Gefahr, eher angebotsgestütze Entscheidungen (Anpassen der Patienten an bestehende Institutionen) statt bedarfsgestützte Entscheidungen (Ausrichten der Dienste nach den individuellen Bedürfnissen) zu fördern. Es gibt zudem nur wenige Anreize für ein abgestimmtes Vorgehen der verschiedenen Kostenträger.

Obwohl Regierungsentscheidungen über Ausgaben enorme Auswirkungen auf die Höhe der verfügbaren Mittel und die Beschränkungen aufgrund von Knappheit haben, denen sich Kliniker gegenüber sehen, wäre es naiv, die Knappheit als eine Regierungsverschwörung anzusehen oder zu glauben, daß schwierigen Verteilungsentscheidungen durch das Ausgeben von immer mehr Geld begegnet werden könnte.

Breitere sozioökonomische Veränderungen

Steigende Prävalenzraten wurden mit kulturellen, sozialen und wirtschaftlichen Veränderungen in Verbindung gebracht. Nationale Suizidraten wurden beispielsweise mit Quoten für Scheidungen, Beschäftigung, Tötungsdelikte, dem Frauenanteil am Arbeitsmarkt, mit Alkoholkonsum, der Mitgliedschaft in einer Kirche wie auch mit demographischen Daten verbunden (WHO 1982; Diekstra 1995). Kinder aus Familien mit niedrigem Einkommen leiden später mit höherer Wahrscheinlichkeit an einer oder mehreren psychischen Erkrankungen einschließlich Verhaltensstörungen (Offord et al. 1992). Eine hohe Arbeitslosenquote – aktuelle Wirklichkeit in allen europäischen Staaten – erschwert es nicht nur Menschen mit psychischen Problemen, eine Arbeit zu finden, sondern erhöht auch die Steuerlast für die kleiner werdende Zahl der Arbeitsplatzbesitzer. Dies sind nur einige direkte wirtschaftliche Folgen der Knappheit.

– Arbeitslosigkeit

Eine der größten Herausforderungen für nationale und regionale Regierungen ist das Altern der Bevölkerung. Zwischen 1990 und 2000 wird die Zahl der 65- bis 74jährigen in Deutschland um 40% gestiegen sein. Die Rentenzahlungen werden bis zum Jahr 2035 auf 18% des Bruttoinlandsprodukts steigen, während die Rentenbeiträge – nach derzeitiger Tendenz – bei 8% bleiben werden (Beck 1996). Die Zahl der älteren Menschen mit einer Demenz könnte um 50% ansteigen (Beske 1995). Dieses Altern der Bevölkerung wird unausweichlich bedeuten, Mittel von den jüngeren Altersgruppen weg in Richtung der Unterstützung älterer Menschen umzulenken. Es könnte auch erhöhte Steuerlasten oder höhere Versicherungsbeiträge für den (vergleichsweise geringen) arbeitenden Teil der Bevölkerung mit sich bringen.

– zunehmende Zahl älterer Menschen

Aus verschiedenen Gründen wachsen die Erwartungen der Bevölkerung an ihre Ärzte und an die Einrichtungen der Gesundheitsversorgung. Doch es gibt andere Anliegen der Öffentlichkeit. Durch die Medienberichterstattung wurde in Großbritannien z. B. eine Besorgnis über schwer psychisch Kranke ausgelöst, die aus dem stationären Rahmen in die gemeindenahe ambulante Versorgung entlassen wurden. Diese Sorgen sind begründet, da es in Großbritannien eine Horrorserie von Gewalttaten durch Menschen mit einer psychotischen Störung gab, von denen viele keine angemessene Behandlung bekommen hatten (z. B. Ritchie et al. 1994). Auf der anderen Seite berichten die Medien selten über Todesfälle von Patienten, die mit Neuroleptika in Zusammenhang stehen, oder über das Festhalten von Menschen in geschlossener Unterbringung, obwohl diese nicht mehr nötig ist (Sayce 1995). Auch werden nur selten Berichte über erfolgreiche Behandlungen veröffentlicht.

Soziale Erwartungen

Patienten und Angehörige (und andere Betreuungspersonen) sind potentiell wichtige Interessenvertreter für mehr und bessere Versorgungsangebote. Der soziale Makel einer psychischen Erkrankung ist heutzutage wohl geringer als vor einiger Zeit, doch der von den Familien ausgeübte Druck in Richtung höherer Pflege- und Behandlungsstandards ist wahrscheinlich größer. Es wird bereits deutlich, wie sich neue pharmakologische Entwicklungen auf die Erwartungen von Patienten und Angehörigen auswirken, z. B. bei Clozapin und Fluoxetin: Patienten und Angehörige erwarten einen Zugang zu diesen neuen (und teureren) Medikamenten – teils weil die konventionellen Behandlungsmethoden (bei ihnen) fehlgeschlagen sind, teils einfach weil sie neu sind.

Erwartungen von Patienten, Angehörigen und Betreuungspersonen

Unter diesen Umständen ist es verständlich, wenn Familien klinische oder Budgetentscheidungen in Frage stellen, die ihnen den Zugang zu bestimmten Medikamenten oder Psychotherapiemöglichkeiten verwehren. Eine Studie über die Verschreibungsgewohnheiten von Hausärzten in Berlin zeigte klare Unterschiede zwischen dem Ost- und dem Westteil der Stadt. Die kritische Haltung der Öffentlichkeit gegenüber Benzodiazepinen führte zu einer abnehmenden Verschreibungshäufigkeit dieser Arzneimittel, ging aber mit einem parallelen Anstieg der Verschreibungen von Antidepressiva und Neuroleptika und von Indikationsstellungen zu Psychotherapien einher (Heinrich et al. 1989; Linden u. Gothe 1993).

Selbsthilfegruppen

Eine Reihe von Selbsthilfegruppen wurde von Angehörigen oder Betreuungspersonen gebildet, von denen einige in Deutschland im Bundesverband der Angehörigen psychisch Kranker vertreten sind. Indem sie Informationen über neue Behandlungsschemata verbreiten, können diese Gruppen Erwartungen steigen lassen und vielleicht ärztliche Entscheidungen beeinflussen. Im Jahr 1992 gründete eine Gruppe ehemaliger psychiatrischer Patienten ihren eigenen Verein, den Bundesverband Psychiatrieerfahrener, um Patienten (die sie „Psychiatrieerfahrene" nennen) bei der Organisation in lokalen Gruppen zu helfen und so ihre Rechte als Patienten zu verteidigen. In Zusammenarbeit mit der Deutschen Gesellschaft für soziale Psychiatrie machen diese Gruppen Lobbyarbeit, um weitere strukturelle Verbesserungen zur Prävention und Rehabilitation zustande zu bringen.

Qualitätssicherung

Tatsächlich ist Qualitätssicherung mit dem GRG und dem GSG im Gesundheitswesen obligatorisch geworden, und die Perspektive der Patienten ist ein wichtiger Teil der Ergebnisevaluation in Programmen zur Qualitätssicherung. In der sozialpsychiatrischen Forschung sind subjektive Patienten- und Angehörigenkriterien für die Bewertung der Versorgung von zunehmendem Interesse und zunehmender Bedeutung (Priebe 1994; Lehman 1996).

2.4 Druck durch Forderungen nach wirtschaftlicher Evaluation

Die oben zusammengefaßten Tendenzen und Veränderungen verursachen etwas, das wir „latente" Forderungen nach wirtschaftlichen Daten und wirtschaftlicher Evaluation nennen könnten; sie erklären den Druck auf verfügbare Mittel, der sich aufgebaut hat. Sie sind durchschlagend und kumulieren. Mit der Zeit neigen diese latenten Forderungen dazu, manifest zu werden: Sie verändern sich von zugrundeliegenden Tendenzen zu realen und *geäußerten* Bedürfnissen nach wirtschaftlichen Betrachtungen und Interpretationen (s. Abb. 2). Was diesen Wandel auslöst, ist nicht völlig klar, aber er hat mit der Erkenntnis zu tun, daß die Wirtschaftslehre einen Begriffsrahmen, relevante Daten und Interpretationen bietet, die – in Kombination mit anderen Perspektiven und Daten – eine informiertere, besser analysierte und letztlich leichtere Wahl angesichts der Knappheit der Mittel ermöglichen können.

Wert der Leistungen für die Abnehmer

Das wichtigste Anliegen von Patienten und Angehörigen sind Behandlungen, die wirksam und symptomlindernd sind und/oder die Behinderungen durch die psychische Krankheit ausgleichen. Dies ist zwar auch das Hauptanliegen der Psychiater, Psychotherapeuten, Sozialarbeiter oder anderer Berufsgruppen in der Versorgung, aber in keinem der Fälle dürfte Wirksamkeit das *einzige* Anliegen sein. Wenn Patienten oder Angehörige direkt einen Teil der Behandlungskosten tragen – sei es durch Zuzahlungen in Systemen, die auf Versicherungen beruhen, oder durch Gebühren im öffentlichen Gesundheitswesen –, könnte das, was sie zahlen müssen, sicherlich Auswirkungen darauf haben, was sie in Anspruch nehmen (Brand et al. 1977; Frank u. McGuire 1996).

16 Wirtschaftliche Evaluation der psychiatrischen Versorgung

Ein Beispiel liefert die Erhöhung der Selbstbeteiligung und die Einschränkung des Geltungsbereichs zwischen 1978 und 1983 für US-Staatsangestellte und ihre Angehörigen, die über Blue Cross und Blue Shield versichert waren. Diese Maßnahmen führten dazu, daß Kinder und Jugendliche in geringerem Maße ambulante und stationäre psychiatrische Versorgung in Anspruch nahmen (Padgett et al. 1993). Sogar wenn Patienten und Angehörige keine direkten Kosten tragen, könnten mit besonderen Behandlungen indirekte Kosten verbunden sein, die die Akzeptanz und die Compliance beeinflussen (McPhilips u. Sensky 1997). Die Einflüsse von Kostenerwägungen auf Entscheidungen der Kliniker werden weiter unten erörtert.

Selbstbeteiligung

Knappheit führt zur Notwendigkeit einer Auswahl; insbesondere dahingehend, wie verfügbare Leistungen zwischen konkurrierenden Bedürfnissen aufgeteilt werden sollen. Können diese Verteilungen den Kräften des Marktes überlassen werden? Die moralische Legitimation und die Effizienz von Märkten für Angebote der Gesundheitsversorgung sind breit und kontrovers diskutiert worden. Die Behandlung einer schweren psychischen Erkrankung wird jedoch selten *ausschließlich* den Kräften des freien Marktes überlassen, wo Patienten und ihre Angehörigen Behandlungen von profitorientierten Anbietern erwerben müssen. Es gibt zahlreiche zwischengeschaltete Instanzen – private und Sozialversicherungen, Makler, Wohlfahrtsorganisationen etc. –, und natürlich betreiben viele Regierungen Programme des sozialen Netzes, um die große Menge von einzelnen zu versorgen, die keinen weiteren Zugang zu wirksamen Behandlungen haben (typischerweise die chronisch Kranken und Geringverdienenden). Bedürfnisse und Zahlungsfähigkeit sind oft umgekehrt proportional, und die meisten psychisch Kranken sind unzureichend versichert (Rössler u. Salize 1994).

Zwischengeschaltete Instanzen bei der Verteilung der verfügbaren Ressourcen

Märkte der psychiatrischen Versorgung sind durch zahlreiche Schwierigkeiten gekennzeichnet. Die vorherrschenden Anreizstrukturen, so wurde behauptet, führen zum Überangebot bestimmter Leistungen (insbesondere stationärer Versorgung) und einer ineffizienten Verteilung der Mittel. Andere Schwierigkeiten können daraus entstehen, daß Patienten und Angehörige über ihren Gesundheitszustand, ihre gesundheitlichen Bedürfnisse und die Mittel zu ihrer Erfüllung schlecht informiert sind. Die Interessen der Patienten werden von Fachleuten (Psychologen, Psychiatern und anderen) vertreten, aber können Patienten und Angehörige die Bemühungen von Fachleuten kompetent verfolgen oder beurteilen? Beruflicher Eigennutz oder die Gewinnspannen der Körperschaften mögen zu Nachlässigkeit führen, in Form mangelnder Aufmerksamkeit für einen Fall oder in Form von Knauserei, wenn Fachleute absichtlich unterhalb des notwendigen Behandlungsbedarfs bleiben, um Zeit oder Kosten zu sparen (Maynard et al. 1986).

Probleme der Märkte für psychiatrische Versorgung

In einigen auf Versicherungen beruhenden Gesundheitssystemen hieß die Antwort Managed care. Beispielsweise lag die Hauptursache für das Wachstum von Managed care in den USA darin, daß die für Arbeitgeber und andere Einzahler anfallenden Kosten der Gesundheitsversorgung rapide anstiegen (Darwart 1990; Frank et al. 1991). Die Zuschüsse wurden begrenzt, Selbstbeteiligungen wurden eingeführt, und Einzelfallmanage-

Managed care in den USA

ment wurde gefördert (Unützer u. Tischler 1996). Managed care erhöht eindeutig den Bedarf an zuverlässigen Kosten- und Kosten-Wirksamkeit-Belegen und wirft damit praktische und ethische Fragen auf, insbesondere über den Einfluß, den Kosten auf klinische Entscheidungsprozesse haben und haben sollten (Geraty et al. 1992; Sabin 1994).

Das Sozialversicherungssystem in Deutschland

Dieselbe Verbindung ist in Deutschland offensichtlich. Das deutsche Sozialversicherungssystem mußte mit einem starken Ausgabenanstieg fertigwerden, während die öffentlichen Einnahmen sanken. In einem System, in dem der Krankenversicherungsschutz durch Beiträge finanziert wird, die auf der Grundlage des monatlichen Bruttoeinkommens berechnet werden, kann das Gesamtdefizit teilweise durch das verminderte Einkommen Arbeitsloser erklärt werden. Die beiden Gesundheitsreformen – das GRG von 1989 mit Regelungen für die ambulante Versorgung und den Arzneimittelbereich und das GSG von 1993 mit Regelungen für den stationären Bereich und den Wettbewerb zwischen Versicherungsgesellschaften – setzten die derzeitigen Mechanismen der Ausgabensteuerung in Kraft.

Eingriffe zur Kostenkontrolle

Die Folge von Eingriffen zur Kostenkontrolle begann 1983 mit der Herausgabe einer „Negativliste" von Medikamenten, die die Patienten voll zu bezahlen hatten (Hoffmeyer 1994). Die Liste wurde 1989 erweitert. Im Jahr 1989 wurden Richtpreise eingeführt und 1993 ein Arzneimittelbudget für niedergelassene Ärzte. Zur Schaffung besserer Transparenz wurden die Standardpflegesätze für Krankenhausbehandlung, die bislang auf der Grundlage einer Mischung von Pflegekosten, Unterbringungskosten und ärztlicher Behandlung kalkuliert worden waren, als variable Beträge definiert, und zwar auf der Grundlage von Unterbringungskosten, speziellen Pflegesätzen der verschiedenen Abteilungen, Fallpauschalen (Pauschalsummen pro Fall) und Sonderentgelten (zusätzliche Zahlungen für besondere medizinische Leistungen). Zu den derzeit anstehenden Veränderungen der Finanzierung gehören eine Kappungsgrenze für Praxisärzte, je nach Fachgebiet und Fallzahl pro Praxis, und eine größere Unabhängigkeit der Versicherungsgesellschaften bei der Festlegung ihres Angebots.

Diskussion über Managed care in Deutschland

Die Diskussion über Managed care in Deutschland hat sich auf die Frage konzentriert, ob eine hohe Standardversorgung mit geringeren Kosten durch eine der folgenden Maßnahmen zu erreichen ist: bessere Kommunikation und Kooperation zwischen den Akteuren im Gesundheitswesen, insbesondere zwischen Primär- und Sekundärversorgung; Abschaffen der doppelt erbrachten Leistungen; Anreize zur Zusammenarbeit für die Akteure; Qualitätssicherung und Festlegung von Standards in der ärztlichen Praxis; Gesamtversorgungsangebote für einzelne Patienten. Im kürzlich eingeführten Wettbewerb zwischen den Versicherungsgesellschaften werden die Versicherer aufgrund des sog. Risikostrukturausgleichs beim Anbieten verschiedener Beitragssätze keinen Erfolg haben. Es ist wegen fester Finanzierungsmechanismen auch unwahrscheinlich, daß sie über den Leistungskatalog miteinander konkurrieren, aber wahrscheinlich werden sie über die Versorgungsstruktur konkurrieren, die sie anbieten.

Durch Gesetzesänderungen ermutigt, haben die größeren Versicherungsgesellschaften begonnen, neue Strukturmodelle der Gesundheitsversorgung auszuwerten. Zwei Pilotprojekte in Berlin und Baden-Württemberg verfolgen ähnliche Strategien der Managed care. Beide Modelle – „Praxisnetzwerk" (kombinierte Budgets) und „Hausarztmodell" (verstärkte Primärversorgung) – sind entwickelt worden, um den ambulanten Sektor durch Verbesserung des Informationsflusses zwischen einzelnen Praxen und Kostenträgern zu stärken. Es ergeben sich jedoch in Deutschland Komplikationen aufgrund der verschiedenen Finanzierungsmethoden und der unterschiedlichen Leistungsangebote, der hohen Regierungsbeteiligung, der zersplitterten und unkoordinierten Erbringung von Versorgungsleistungen und aufgrund des nicht genutzten oder gar verbotenen Zugriffs auf Daten über Patientenbedürfnisse und Behandlungsergebnisse.

Neue Strukturmodelle der Gesundheitsversorgung

Explizite Forderungen nach beweiskräftigen wirtschaftlichen Daten lassen sich auch in denjenigen Staaten beobachten, die sich von einem „sozialisierten" Wohlfahrts- oder staatlich beherrschten Gesundheitssystem zu einem wirtschaftlich gemischten Modell marktähnlicher Einrichtungen bewegen. Ein aktuelles Beispiel liefert der National Health Service (NHS) in Großbritannien, der sich nach dem NHS and Community Care Act (Gesetz über NHS und ambulante Versorgung) von einer „Command-and-Control"-Hierarchie zu einer Ansammlung von internen oder Quasimärkten bewegt hat. Das angestrebte Ziel war, die Muster von Angebot und Nachfrage lokal und – prinzipiell – mit größeren Möglichkeiten des Patienteneinflusses festzulegen (als hervorragenden Überblick s. Klein 1995).

Quasimärkte in Großbritannien

In diesem britischen Zusammenhang haben Managed-care-Entwicklungen eine etwas andere Bedeutung und werfen andere Fragen für das berufsständische und das Versorgungssystem auf. Wirtschaftliche Daten werden benötigt, die in die Verträge zwischen Abnehmern und Anbietern der Dienstleistungen eingehen, sie strukturieren und überwachen. Tatsächlich wurde eine Zeitlang Kostenbewußtsein als eine ethische Pflicht der Ärzte im britischen NHS angesehen: Beispielsweise enthielt eine vielzitierte Verlautbarung der British Medical Association den Grundsatz, daß „es die ethische Pflicht des Arztes ist, die sparsamste und wirksamste verfügbare Behandlung anzubieten".

Das Anwachsen der Formen von Managed care in den USA, strukturelle Veränderungen in Deutschland und die Trennung von öffentlichen Abnehmern und Anbietern in Großbritannien geben Beispiele, wie wirtschaftliche Erwägungen auf der praktischen Ebene in die klinische Sphäre eindringen. Als eine Reaktion auf solche Beschränkungen kann man sich über die Erhebung und Verbreitung beweiskräftiger wirtschaftlicher Daten beschweren, Stimmung dagegen machen und behaupten, es sei die ethische Pflicht des Arztes, den größtmöglichen Gesundheitsgewinn für Patienten zu erreichen.

Bereitstellung von Leistungen

Ein konstruktiverer und realistischerer Ansatz geht dahin, anzuerkennen, daß die begrenzt verfügbaren Fertigkeiten von Hausärzten, Psychiatern und anderen in der psychiatrischen Versorgung Tätigen mit best-

Bedarf an wirtschaftlichen Analysen auf praktischer Ebene

möglicher Wirkung verwendet werden sollten und daß zur Erreichung dieses Ziels die finanziellen Folgen klinischer Entscheidungen mit berücksichtigt werden müssen. Dies macht es aber erforderlich, Informationen darüber zu sammeln, wie und mit welchem Erfolg die verfügbaren Mittel verteilt werden. Mit anderen Worten gibt es zu Recht einen Bedarf an wirtschaftlichen Betrachtungen auf *praktischer Ebene*. Eine solche Notwendigkeit beruht nicht zuletzt auf dem Umstand, daß es unethisch wäre, Entscheidungen ohne Kenntnis der Kostenauswirkungen zu treffen, da dies eine potentielle Verschwendung von Mitteln bedeuten würde, die besser verwendet und mit deren Hilfe Gesundheit und Lebensqualität von Patienten in größerem Maße verbessert werden könnten. Solch pragmatisches Vorgehen bedeutet natürlich nicht, daß sich Psychiater und andere Personen nicht für ein höheres Niveau von Regierungs- oder anderen Ausgaben einsetzen sollten.

Nachweis eines ausgewogenen Kosten-Nutzen-Verhältnisses

In Großbritannien und ebenso in Staaten wie Schweden, Kanada, Australien und den USA müssen heute neue Behandlungen, neue Versorgungseinrichtungen und neue Arten, Gesundheitssysteme zu organisieren, nicht nur ihre Wirksamkeit zur Verbesserung der Gesundheit und Lebensqualität des Patienten beweisen, sondern auch ihr ausgewogenes Kosten-Nutzen-Verhältnis (s. unten). In diesen Ländern sind viele bedeutende praktische Innovationen der letzten Jahre sowohl wirtschaftlich als auch klinisch und sozial evaluiert worden. Entscheidungsträger sowohl in Kliniken als auch in sozialen Wohlfahrtseinrichtungen haben begriffen, daß sie in einer stärkeren Position sind, um eine wirksame Unterbringung zu gewährleisten und/oder ihre Patienten und deren Angehörige zu beraten, wenn sie zuverlässige Daten über Bedürfnisse, Ergebnisse, Kosten und die Verbindungen zwischen diesen Einzelfaktoren haben. Die rasch anwachsende Unterstützung einer auf nachweisbare Fakten gestützten Medizin („evidence-based medicine") hatte ihre wirtschaftliche Dimension. Dies beweisen die ersten Ergebnisse zur seelischen Gesundheit, die die Cochrane Collaboration zu Familieninterventionen vorlegte (Mari u. Streiner 1996).

Strategieentwicklung und -überwachung

Zur Forderung nach einem ausgewogenen Kosten-Nutzen-Verhältnis auf der Makroebene gehört in Deutschland auch die Entwicklung und Überwachung der Ausgaben von Regierung und Kostenträgern. Hierzu sind Informationen darüber erforderlich, welche Mittel auf nationaler Ebene zur Versorgung psychisch Kranker benötigt werden und ob die erbrachten Dienstleistungen den Bedürfnissen der Personen entsprechen.

Aktuelle Veränderungen, teilweise umfassende Reformen der Gesundheitsversorgungssysteme in einer Reihe von europäischen Staaten wurden durch Sorgen über steigende Kosten, unbekannte Ergebnisse, große Abweichungen bei diagnostischen und therapeutischen Methoden, ungerechte Verteilungen und verkehrte Anreize vorangetrieben. Deshalb kann eine Wirtschaftslehre des Gesundheitswesens, die breitere strategische Anforderungen erfüllt, darauf hoffen, politische Entscheidungsträger zu informieren und zu unterstützen, indem sie die Verhaltensweisen, Beschränkungen und treibenden Kräfte verschiedener Institutionen oder Personen aufdeckt. Beispielsweise sind in Großbritannien Evaluationen in Arbeit, die die neue Primärversorgung, die Bewegung von stationären zu ambulanten Versorgungssystemen und die Prävalenz psychischer Probleme bei einer steigenden Zahl von Wohnungslosen betrachten. Die illustrativen Studien in Abschn. 5 liefern weitere Beispiele für wirtschaftswissenschaftliche Untersuchungen, die relevant für politische Strategien sind.

Eine letzte Quelle expliziter Forderungen nach Kosten-Wirksamkeit- und anderen wirtschaftlichen Evaluationen ist die pharmazeutische Industrie. Versicherungsgesellschaften, Regierungen und einzelne Apothekenetatbeauftragte sorgen sich über die steigenden Preise für Medikamente, insbesondere aufgrund der Einführung der SSRI und atypischen Neuroleptika. Sie wollen wissen, ob diese teuren Medikamente durch bessere Ergebnisse für die Patienten oder/und Einsparungen gerechtfertigt sind, die sich aus selteneren und kürzeren Klinikaufenthalten und geringeren Langzeitkosten ergeben (s. Abschn. 5).

Produktmarketing in der pharmazeutischen Industrie

Gleichzeitig wollen pharmazeutische Firmen natürlich ihre Produkte vermarkten. In einigen Staaten fordern die Zulassungsbehörden und die Kostenträger ähnliche beweiskräftige Daten. In Australien ist der Nachweis einer wirtschaftlichen Analyse erforderlich, ehe ein neues Produkt als beihilfefähig angenommen wird (Commonwealth of Australia 1996), und in Kanada gibt es nationale Richtlinien und Regelungen der Provinzen über die wirtschaftliche Evaluation neuer pharmakologischer Produkte (Drummond 1992). Steigendes Bewußtsein für Kosten-Wirksamkeit-Argumente (aber ohne offizielle Richtlinien) ist in Italien und Großbritannien zu beobachten. Dieselbe Fragestellung ergibt sich für die Psychotherapie (Tillett 1996), aber den verschiedenen Psychotherapien fehlt i. allg. der „Klassenbeste", um sie im Kampf zu vertreten. Dies könnte sie bei einer direkten Gegenüberstellung mit pharmakologischen Interventionen benachteiligen, wenn Regierungen, Kostenträger oder Kliniker kostenbewußter würden.

Forderungen nach wirtschaftlicher Evaluation neuer Pharmaka

3 Wirtschaftliche Evaluationen

3.1 Angebot

Die Antwort der Wirtschaftsexperten auf diese latenten und explizit geäußerten Bedürfnisse nach beweiskräftigen wirtschaftlichen Daten war recht begrenzt. Außerhalb der USA gibt es immer noch vergleichsweise wenige abgeschlossene wirtschaftliche Evaluationen, obwohl in Europa jetzt viele derartige Evaluationen im Gange sind. Es gibt viele Gründe für dieses geringe Angebot: fehlendes Fachwissen über und fehlendes Interesse an der psychiatrischen Versorgung bei den Wirtschaftsexperten, einen Mangel an geeigneten Daten, ein Fehlen von Anreizen für Leistungsanbieter und -abnehmer, nach wirtschaftlichen Einblicken zu suchen, und eine zu geringe Neigung klinischer Forschungsteams, einen Wirtschaftsexperten oder eine wirtschaftliche Dimension mit einzubeziehen.

Mangel an wirtschaflichen Evaluationen

Auch gab es das Problem, daß die Strategieentwickler und Entscheidungsträger verschiedenen Ranges in Schlüsselinstitutionen nicht glauben oder nicht wahrnehmen, daß wirtschaftliche Probleme wissenschaftlich erforschbar sind, oder daß sie – im Gegensatz dazu – so darauf erpicht sind, Kostendaten zu erhalten, daß sie ungezielt nach dem ersten Nachweis greifen, den sie bekommen können, egal wie schlecht die Qualität ist (Knapp 1997b). In dem Maße, in dem politische Entscheidungsträger kritischer wurden, entstand auch das Problem, daß das Angebot an kombiniertem wirtschaftlichem und gesundheitspolitischem Sachverstand nicht mit der Nachfrage Schritt halten konnte.

Mangel an kombiniertem wirtschaftlichem und gesundheitspolitischem Sachverstand

3.2 Evaluationsmethoden

Die 3 nützlichsten Methoden wirtschaftlicher Evaluationen sind die Kosten-Wirksamkeit-Analyse, die Kosten-Gewinn-Analyse und die Kosten-Nutzen-Analyse (Tabelle 1) (für eine vollständige Darstellung der Grundsätze s. Drummond et al. 1987; für eine Beschreibung dieser Evaluationsmethoden in Anwendungen der psychiatrischen Gesundheitsversorgung s. Kavanagh u. Stewart 1995). Diese Methoden haben einige gemeinsame Elemente, unterscheiden sich aber in 2 Hauptpunkten: Sie messen Ergebnisse auf verschiedene Weise, und folglich beantworten sie etwas unterschiedliche strategische oder praktische Fragen.

Kostenaufrechnungsanalyse Kostenminimierungsanalyse

Andere Evaluationsarten sind die Kostenaufrechnungsanalyse und die Kostenminimierungsanalyse, aber sie messen die Ergebnisse nicht als Auswirkungen auf die Patienten oder Familien und sind dadurch (i. allg.) weniger hilfreich (zur Definition verschiedener Evaluationsarten und zentraler Begriffe s. Übersicht 1, S. 469 f.).

Kosten-Wirksamkeits-Analyse

Kosten-Wirksamkeit-Analysen sollen sicherstellen, daß die verteilten Mittel in der psychiatrischen Versorgung mit maximaler Wirkung verwendet werden. Eine Kosten-Wirksamkeit-Analyse wird normalerweise benutzt, um die Entscheidung zwischen alternativen Interventionen zu erleichtern, die bestimmten Bevölkerungskreisen zur Verfügung stehen oder auf sie zielen: Wenn 2 Behandlungen gleiche Kosten verursachen, welche Option hat bei einem gegebenen Budget die größere Wirksamkeit? Oder wenn beispielsweise 2 Optionen sich als gleich nützlich für die Gesundheit erwiesen haben, welche kostet weniger? Eine Kosten-Wirksamkeit-Analyse strebt an, Kosten umfassend zu messen (s. Abschn. 4), sie mißt Ergebnisse in den üblicherweise von klinischen Untersuchern unterschiedenen Dimensionen – wie etwa Symptomatologie,

Tabelle 1. Verschiedene Arten wirtschaftlicher Evaluationen

Evaluationsverfahren	Kostenmessung	Ergebnismessung
Kostenminimierungs-, Kostenaufrechnungsanalyse	Umfassend	Nicht gemessen
Kosten-Wirksamkeit-Analyse	Umfassend	Klinische Skalen
Kosten-Gewinn-Analyse	Umfassend	Finanzielle Werte
Kosten-Nutzen-Analyse	Umfassend	Nutzen (z. B. QALY)

Verhalten, Funktionieren in der sozialen Rolle, soziale Netzwerke, Lebensqualität – und verwendet dabei dieselben klinischen Skalen.

Eine Kosten-Gewinn-Analyse soll zeigen, ob sich ein bestimmter Ansatz, wie etwa ein psychiatrisches Behandlungsprogramm, sozial lohnt. Alle Kosten und Gewinne werden in denselben – normalerweise finanziellen – Einheiten bewertet und können so direkt verglichen werden: Wenn die Gewinne die Kosten übersteigen, würde die Evaluation die Strategie oder das Projekt befürworten und umgekehrt. Der einfache Vergleich von angefallenen mit ersparten Kosten ist keine Kosten-Gewinn-Analyse, sondern eine heute von Wirtschaftsexperten so bezeichnete Kostenaufrechnungsanalyse. Korrekte Kosten-Gewinn-Analysen durchzuführen, ist besonders schwierig, da viele sehr aussagekräftige Ergebnisindikatoren sich nicht leicht in finanziellen Werten ausdrücken lassen. Aktuelle methodologische Entwicklungen haben direkte Messungen der Werte angestrebt, die Patienten, Angehörige oder andere den Ergebnissen zumessen, etwa unter Verwendung von Zahlungsbereitschaftsmethoden (McGuire et al. 1988) oder der „conjoint analysis" (Ryan 1996). Dabei handelt es sich bei letzterer um eine Technik zur Feststellung der relativen Bedeutung verschiedener Merkmale einer Leistung bzw. ihrer Ergebnisse in bezug auf Gesundheit und Lebensqualität.

Kosten-Gewinn-Analyse

Die neueste Methode wirschaftlicher Evaluation, die Kosten-Nutzen-Analyse, ähnelt der Kosten-Wirksamkeit-Analyse mit dem wichtigen Unterschied, daß sie auch die Wirkung einer Intervention mißt und ihr ebenso wie den Kosten zur Erreichung dieser Verbesserung einen Wert zuweist. Der Wert, den der Gesundheitsgewinn aus einer Behandlung hat, wird in gemischten Einheiten für „Nutzen" gemessen, im Gegensatz zur Kosten-Gewinn-Analyse, die finanzielle Werte verwendet. Kosten-Nutzen-Analysen vermeiden die potentiellen Unklarheiten bei multidimensionalen Ergebnissen in Kosten-Wirksamkeit-Analyse und können auf Entscheidungen angewandt werden, die sich über eine große Bandbreite von Strategien oder Maßnahmen für verschiedene Zielgruppen erstrecken.

Kosten-Nutzen-Analyse

Der größte Fortschritt der Kosten-Nutzen-Analyse scheint in der Wirtschaftslehre der Gesundheit gemacht worden zu sein, wo die gebräuchlichste Maßeinheit das „quality-adjusted life-year" (QALY; um die Lebensqualität bereinigtes Lebensjahr) ist, das die Messung der gewonnenen Lebensjahre und der Qualität dieser Lebensjahre anstrebt, die sich nach einer Intervention in der Gesundheitsversorgung ergeben (s. unten). Interessante Alternativen sind das von der Weltbank (1993) vorangetriebene „disability-adjusted life-year" (DALY, um die Alltagsbeeinträchtigung bereinigtes Lebensjahr) und die „healthy year equivalents" (HYEs, Äquivalente für gesunde Jahre; Mehrez u. Gafni 1989).

Maßeinheiten für gewonnene Lebensjahre

Die verschiedenen Evaluationsmethoden haben in ihrem Ansatz zur Kostenmessung ein gemeinsames Ziel. Wenn – wie üblich – eine gesellschaftliche Perspektive eingenommen wird, besteht dieses gemeinsame Ziel darin, sich über einen breiten Bereich aller direkten und indirekten Kosten zu bewegen, egal für welche Institutionen oder Personen sie anfallen. Die wichtigsten Evaluationsmethoden unterscheiden sich offensichtlich in bezug auf ihre Ergebnismessungen. Kosten-Wirksamkeit-

Gemeinsamkeiten und Unterschiede der Evaluationsmethoden

Analysen können sich auf klinische Ergebnisskalen verlassen – was es erleichtern kann, eine wirtschaftliche Evaluation durchzuführen, insbesondere parallel zu einer klinischen Studie. Sie können aber keine so aussagekräftigen oder breit anwendbaren Antworten geben wie Kosten-Gewinn-Analysen oder Kosten-Nutzen-Analysen (Knapp 1995).

4 Durchführung einer wirtschaftlichen Evaluation

Damit die Durchführung erleichtert wird, sollte eine wirtschaftliche Evaluation i. allg. denselben breiten Ansatz haben wie die Hauptuntersuchung (Einschlußkriterien, Interventionsmethoden, quasiexperimenteller Ansatz, Stichprobengrößen). Sie sollte dieselben Zeitpunkte der Datenerhebung wählen und einen ähnlichen Zeitabschnitt umfassen. Es gibt keinen zwingenden Grund, einen abweichenden Ansatz bei diesen methodischen Erwägungen zu verfolgen – außer bei der Stichprobengröße. Es mag eine größere Stichprobe erfordern, eine ausreichende Aussagekraft zu erreichen, um einige wirtschaftliche Hypothesen zu prüfen, aber derzeit gibt es nur wenige Belege für dieses Argument (Gray et al. 1997).

Festlegen der zu evaluierenden Alternativen

Es ist hilfreich, 6 Hauptschritte einer wirtschaftlichen Evaluation zu unterscheiden:
1. Festlegen der zu evaluierenden Behandlungs- oder Leistungsalternativen;
2. Identifizieren (Auflisten) der von der Evaluation abzudeckenden Kosten und Ergebnisse;
3. Quantifizieren der Kosten und Ergebnisse und Zumessen von Werten für jede Alternative;
4. Vergleich der Kosten und Ergebnisse zwischen den Alternativen;
5. Durchführen von Sensitivitätsanalysen, ggf. Einschränkung oder Revision der Befunde;
6. Untersuchen der Konsequenzen für die Verteilung und Schlußfolgerungen.

Diese Schritte werden detailliert bei Knapp (1984) und Knapp u. Beecham (1996) beschrieben.

Hauptschritte einer wirtschaftlichen Evaluation

Die 1. Aufgabe jeder Evaluation – wirtschaftlich oder klinisch – muß sein, klarzustellen, welche Fragen zu beantworten sind: Was ist das Ziel der Studie? Alle Evaluationen sind vergleichend, ob sie nun 2 oder mehr alternative Strategien oder Interventionsmethoden vergleichen, 2 oder mehr Gruppen von Personen oder Orten oder eine Gruppe von Personen vor und nach der Intervention. Es ist offensichtlich von Anfang an dringend erforderlich, daß Einigkeit über die zu vergleichenden Alternativen besteht. Deshalb muß an diesem Punkt die Entscheidung über die anzuwendende Evaluationsmethode getroffen werden.

Auflisten der Ergebnisse und Kosten

Der 2. Schritt besteht darin, alle relevanten Kosten (ohne Rücksicht auf die Finanzierungsquelle) und alle relevanten Ergebnisse oder Wirksamkeitsdimensionen (nicht nur die direkt auf die psychische Gesundheit des Patienten bezogenen) in einer umfassenden Liste zu verzeichnen.

Diese Listen werden sogar dann benötigt, wenn man erwartet, daß bestimmte Dimensionen nicht gemessen werden müssen (weil eine engere Perspektive zu wählen ist und/oder weil es einfach unnötig ist, mehr Daten zu erheben, als benutzt werden können) oder sich in der Folge als praktisch nicht meßbar erweisen könnten. Auf diese Weise kann Entscheidungsträgern, Institutionen in Dienstleistungsnetzwerken, Forschern und anderen die gesamte Breite möglicher Auswirkungen der alternativen Behandlungen auf Mittel und Wirksamkeit vor Augen geführt werden, selbst wenn keine Daten für solche Auswirkungen vorliegen. Zum Beispiel konnten nur wenige abgeschlossene Evaluationen die von den Angehörigen getragenen Kosten adäquat erfassen, obwohl eine beträchtliche Anzahl psychisch Kranker finanziell von ihren Angehörigen abhängig ist (BMJFFG 1986).

Der 3. Schritt einer wirtschaftlichen Evaluation ist die Messung oder Quantifizierung aller Kosten und Ergebnisse. Auf der Ergebnis- oder Wirksamkeitsseite der Evaluation hängt die Untersuchung eindeutig von der anzuwendenden Evaluationstechnik ab. Klinische Skalen zur Einschätzung der Ergebnisse werden an anderen Stellen dieses Bandes erörtert (s. Kap. 6, 7 und 10, Bd. 2), sie würden die Grundlage einer Kosten-Wirksamkeit-Analyse bilden. Für eine Kosten-Gewinn-Analyse müßten diese Wirkungen oder Ergebnisse auch in finanziellen Werten bemessen werden. Wir haben schon festgestellt, wie schwierig es wäre, die meisten psychiatrischen Behandlungsergebnisse mit finanziellen Werten zu versehen, obwohl einige Studien Arbeitsverdienste als (einzigen und allgemein unzureichenden) Gewinnindikator verwendet haben. In einer Kosten-Nutzen-Analyse müßte ein einziger, eindimensionaler Indikator für „Nutzen" konstruiert werden. Das am häufigsten gebrauchte Maß ist das QALY, aber die Instrumente, die derzeit zur Einschätzung und zum Vergleich der QALY zwischen den Fachrichtungen und diagnostischen Gruppen verwendet werden, sind weitestgehend irrelevant für Untersuchungen der psychiatrischen Versorgung (Chisholm et al. 1997). Aktuelle Fortschritte bei Untersuchungen über an Schizophrenie erkrankten Personen könnten evtl. helfen (Revicki et al. 1996).

Quantifizieren der Ergebnisse und Kosten und Zumessen von Werten

– QALY

Die Kostenmessung ist wahrscheinlich einfacher, aber leider noch nicht unkompliziert. Kostenmessungen gründen sich am sinnvollsten auf Daten über die Inanspruchnahme von Leistungen für jeden Stichprobenteilnehmer. Solche Daten können etwa mit einem Instrument wie dem *Client Service Receipt Inventory (CSRI)*, einem Fragebogen zur Annahme von Diensten durch die Klienten, erhoben werden (Beecham u. Knapp 1992). Die Kosten werden dann der Reihe nach mit jeder Leistung oder jedem Element der Unterstützung verknüpft, wobei die besten verfügbaren Schätzungen der langfristigen Grenz-Opportunitäts-Kosten verwendet werden. Bei diesem Vorgehen bezieht sich „Grenzkosten" auf die Addition zum Gesamtbeitrag, die dem Einschluß eines weiteren Abnehmers zuzurechnen ist, und „Opportunität" bezieht sich auf die dadurch vergebenen Chancen, daß Mittel nicht bestmöglich verwendet werden, so die konventionelle Definition in der Wirtschaftslehre (s. auch Übersicht 1, S. 469 f.). Die kurzfristigen durchschnittlichen Kosten plus auf geeignete Weise gemessene Kapital- und Gesamtelemente sind normalerweise für die meisten Leistungen wahrscheinlich nahe genug an den langfristigen

– Erhebung von Daten über die Inanspruchnahme von Leistungen

– Ermittlung der langfristigen Grenzkosten

Grenzkosten und werden üblicherweise als Kostenschätzung für empirische Arbeiten bei wirtschaftlichen Evaluationen verwendet. [In Großbritannien gibt es ein hervorragendes Kompendium vieler solcher Maße für Kosten pro Einheit, das die wichtigsten Leistungen abdeckt, und zwar Netten u. Dennett (1997).]

Vergleich der Kosten und Ergebnisse

Der 4. Schritt einer wirtschaftlichen Evaluation besteht darin, Kosten und Ergebnisse zu vergleichen. Vergleiche zwischen den untersuchten Alternativen werden sowohl in bezug auf Kosten als auch in bezug auf Ergebnisse gezogen, je nach Summationsmöglichkeit. (In Kosten-Gewinn-Studien können die Kosten einer Behandlung oder Strategie ihren Gewinnen direkt gegenübergestellt werden, und Kosten-Gewinn-Differenzen oder -Quotienten können dann zwischen verschiedenen Behandlungen oder Strategien verglichen werden, um zu sehen, welche die größten Nettogewinne für die Institution im Gesundheitswesen oder die Gesellschaft bietet.) Schwierigkeiten können auftreten, wenn sich Kosten und Ergebnisse zu verschiedenen Zeitpunkten zeigen: z.B. können Kosten früh entstehen, aber die Ergebnisse sich etwas später zeigen. Das übliche Vorgehen besteht darin, vor Vergleichen künftige Kosten und Ergebnisse auf einen aktuellen geschätzten Wert zurückzurechnen, wobei man ein geeignetes Verfahren anwendet, um zukünftige Kosten und Ergebnisse niedriger als gegenwärtige Kosten und Ergebnisse zu gewichten.

– Durchschnittskosten

Am gebräuchlichsten ist eine Kosten-Wirksamkeit-Analyse, bei der die Durchschnittskosten für jede der Stichproben berechnet und mit den Ergebnissen verglichen werden. Die Option mit den niedrigsten Kosten pro gegebenem Ergebnisniveau wird dann als die wünschenswerteste für eine effiziente Verwendung von Mitteln erachtet. Einige Kosten-Wirksamkeit-Analysen stützen sich auf ein (dominantes) Ergebnis – etwa die Mortalitätsrate oder ein Maß für die Verbesserung in positiven Symptomen. Aber Psychiater halten es i. allg. für angemessener (als Leitlinie für Strategie oder praktisches Vorgehen), multidimensionale Ergebnismaße zu verwenden. Dies schließt die Verwendung eines einfachen Quotienten als Nachweis für vergleichbare Effizienz aus: Reduktionismus könnte die Entscheidungen sehr wohl in eine falsche Richtung führen. Komplikationen treten dann auf, wenn es eine Verbesserung in einigen Ergebnisdimensionen und eine Verschlechterung in anderen gibt. Probleme ergeben sich auch dann, wenn die Kosten- und Ergebnisvergleiche auf verschiedene Lösungen erster Wahl hindeuten: Behandlung A mag wirksamer, aber auch teurer als Behandlung B sein. Unter diesen Umständen hat der wirtschaftliche Bewerter die Aufgabe, alle relevanten Befunde den politisch Verantwortlichen oder Praktikern zu präsentieren, die die Entscheidungen zu treffen haben. Im Gegenzug müssen diese die klinische, soziale oder politische Bedeutung dieser Befunde abwägen.

– multidimensionale Ergebnismaße

Prüfen der Sensitivität der Befunde

Der 5. Schritt besteht darin, zu untersuchen, wie sensitiv die Befunde in bezug auf die Annahmen sind, die im Laufe jeder Evaluation unvermeidbar sind. Beispielsweise könnten die Kosten mit einem gewissen Fehler geschätzt worden sein, oder die Ergebnisse könnten auf der Grundlage einer besonderen, aber nicht verallgemeinerbaren Perspektive gewichtet worden sein. Die Annahmen und Perspektiven sollten deshalb gewechselt werden, um zu sehen, ob sich die Schlußfolgerungen verändern. Dieser 5. Schritt bietet so die Gelegenheit, die in allen vorherigen Berechnungen gemachten Annahmen zu überprüfen, um mögliche Irrtümer oder systematische Fehler zu berücksichtigen.

Den letzten Schritt bilden die Schlußfolgerungen aus der Evaluation. Wenn, wie üblich, das Hauptziel einer wirtschaftlichen Evaluation die Prüfung der Effizienz ist, sollte in diesem letzten Schritt auch untersucht werden, wie gerecht Kosten und Nutzen verteilt sind, die sich für jede der alternativen Behandlungen oder Dienstleistungen ergeben würden. Eine Behandlung mag die kostenwirksamere (effizientere) von 2 Alternativen sein, könnte die Patienten oder ihre Angehörigen aber mit viel höheren Kosten belasten. Wenn diese Behandlung in breiterem Maße akzeptiert werden sollte, könnte es deshalb nötig sein, einen Weg zu finden, den Patienten und ihren Angehörigen einen Ausgleich für ihre Extrakosten zu gewähren – nicht nur aus Gerechtigkeitsgründen, sondern weil diese Kosten sie sonst von einer Fortsetzung der Behandlung abhalten könnten.

Untersuchen der Konsequenzen für die Verteilung und Schlußfolgerungen

5 Beispiele wirtschaftlicher Evaluationen

Die Haupttypen wirtschaftlicher Evaluationen werden nun dargestellt, indem einige abgeschlossene Studien beschrieben werden. Prinzipiell könnten sich wirtschaftliche Evaluationen auf einen weiten Bereich von Strategie und Praxis der psychiatrischen Versorgung beziehen, aber um die Diskussion zu erleichtern, wird sich der Abschnitt auf nur 2 Themen konzentrieren: die Antidepressivatherapie und die ambulante Versorgung als Alternative zur stationären Behandlung. Zusammen genommen gestattet uns dies eine Betrachtung der verschiedenen Evaluationsmethoden und unterschiedlichen Untersuchungsansätze.

5.1 Antidepressivatherapie

Seit Einführung des ersten SSRI (Fluoxetin) in Belgien im Jahr 1986 hat sich die Therapie der Depression deutlich verändert. Seitdem sind andere SSRI entwickelt und auf den Markt gebracht worden – normalerweise zu einem wesentlich höheren Preis als die Trizyklika. Zwei der derzeit drängendsten Fragen zur Therapie der Depression betreffen deshalb ihre relative Wirksamkeit und die Kosten. Werden die höheren Preise der SSRI durch die Besserung der Symptome oder der Lebensqualität der Patienten und ihrer Betreuungspersonen wieder wettgemacht? Und werden die Gesamtkosten für Behandlung und Betreuung jetzt oder in der Zukunft reduziert? Keine der beiden Fragen ist leicht zu beantworten, doch ohne Antworten wäre es voreilig, eine breitere Anwendung der neuen Pharmaka aus wirtschaftlichen Gründen zu propagieren oder zu blockieren (Hotopf et al. 1996). Eine neue Behandlungsmethode sollte, um kostenwirksam zu sein, nicht unbedingt beweisen müssen, daß sie preiswerter als alternative Behandlungen ist, aber sie muß belegen, daß

SSRI: Fluoxetin

Tabelle 2.
Untersuchungen zur wirtschaftlichen Evaluation von Fluoxetin

Studie	Studiendesign	Evaluationsmethode	Ausgewertete Behandlungen
Sclar et al. (1994, 1995)	Retrospektive Beobachtungsstudien	Kostenaufrechnungsanalyse	Fluoxetin vs. Amitriptylin, Nortriptylin und Desipramin
Le Pen et al. (1994)	Entscheidungs(baum)modell	Kostenaufrechnungsanalyse	Fluoxetin vs. verschiedene Trizyklika
Revicki et al. (1995)	Entscheidungs(baum)modell	Kosten-Nutzen-Analyse	Fluoxetin vs. Nefazodon und Imipramin
Simon et al. (1996)	Prospektive randomisierte Studie	Kosten-Wirksamkeit-Analyse	Fluoxetin vs. Desipramin und Imipramin

ein Kostenanstieg (im Vergleich mit der nächstliegenden Alternative) zumindest durch erhöhte Wirksamkeit ausgeglichen wird.

Hohe Kosten der Depressionsbehandlung

Die wirtschaftlichen Fragen, die durch die SSRI aufgeworfen werden, sind sicher nicht wichtiger als die klinischen Fragen, aber sie sind weitreichend. Ein Grund liegt darin, daß die Depression eine so teure Krankheit ist; so wurden beispielsweise vor einigen Jahren die direkten und indirekten Kosten in den USA auf 44 Mrd. Dollar pro Jahr geschätzt (Rice et al. 1990). Ein weiterer Grund liegt in dem hohen Anteil an den Arzneimittelgesamtkosten, den Antidepressiva schon jetzt haben (mehr als 3% in England im Jahre 1991; NHSE 1996), und das sogar vor dem ausgedehnten Gebrauch der teureren SSRI. Obwohl die stationäre Behandlung in Großbritannien und den USA kostspielig ist, entstehen diese hohen Gesamtbelastungskosten aus einer Vielzahl von Gründen, und in anderen Staaten würden sich ähnlich hohe Zahlen ergeben.

Untersuchungsansätze

Vier abgeschlossene Studien über die Behandlung mit Fluoxetin illustrieren eine große Auswahl von wirtschaftlichen Evaluationstypen und Untersuchungsansätzen (Tabelle 2). Sclar et al. (1994, 1995) führten 2 Beobachtungsstudien in einer amerikanischen Health Maintenance Organisation (HMO) durch, wobei sie multivariate statistische Methoden anwandten, um eine große Sammlung retrospektiver Daten zu untersuchen. In der 1. Studie verglichen sie 3 Trizyklika (Amitriptylin, Nortriptylin, Desipramin) mit Fluoxetin (n = 555 Patienten mit Depression); in der 2. Studie verglichen sie 3 SSRI (Paroxetin, Sertralin, Fluoxetin; n = 744). Sie konnten nur Kosten und keine Ergebnisse vergleichen, so daß ihre Evaluation in die Kategorie der Kostenaufrechnungsanalysen fiel. Es gab weitere methodische Schwächen, aber beide Studien versuchten wenigstens, einige der systematischen Fehler zu vermeiden, die manchmal bei prospektiven Studien entstehen. Sie kamen zu dem Ergebnis, daß die Kosten aller erbrachten Leistungen (einschließlich der Arzneimittelkosten) im 1. Jahr nach Behandlungsbeginn für Fluoxetin nied-

- Analyse retrospektiver Beobachtungsdaten

riger als für die anderen Pharmaka lagen, z.T., da mit Fluoxetin behandelte Patienten anscheinend in einem geringeren Ausmaß eine Dosisanpassung benötigten.

Le Pen et al. (1994) und Revicki et al. (1995) verwendeten beide klinischen Entscheidungsmodelle („Entscheidungsbäume"), die teils auf Studiendaten beruhten und teils auf Delphi-panel-Schätzungen von Parametern, für die keine empirischen Daten gewonnen werden konnten. Le Pen et al. (1994) faßten Daten einer Reihe von randomisierten Kurzzeitstudien zusammen, die Fluoxetin mit einer Vielzahl von Antidepressiva verglichen. Obwohl der Titel ihrer Arbeit eine Kosten-Gewinn-Studie nahelegt, verglichen sie tatsächlich nur anfallende Kosten mit ersparten Kosten, so daß es sich erneut um eine Kostenaufrechnungsanalyse handelt. Sie kamen zu dem Ergebnis, daß Fluoxetin in Frankreich potentiell kostensparend sei (durch verbesserte Verträglichkeit), so daß die teureren SSRI dennoch kurzfristige finanzielle Einsparungen bringen könnten. Die Autoren sind vorsichtig in bezug auf ihre Methoden und Befunde – und klinische Entscheidungsmodelle sind notorisch anfällig für zufällige und systematische Fehler –, so daß ihre absichtlich zurückhaltenden Annahmen vernünftig sind.

– klinische Entscheidungsmodelle

Revicki et al. (1995) konstruierten ihre Entscheidungsbäume für die Provinz Ontario in Kanada unter Verwendung von Daten, die aus abgeschlossenen randomisierten Studien zusammengefaßt wurden, Schätzungen in der Literatur und mit einem Delphi panel. In diesem Fall strebten sie jedoch eine Kosten-Nutzen-Analyse und nicht nur Vergleiche (zwischen Fluoxetin, Nefazodon und Imipramin) über eine Zeitspanne von 20 Jahren an. Sie kamen zu dem Schluß, daß Nefazodon eine kostenwirksame Alternative zu Imipramin ist, aber stellten keinen Unterschied zwischen Nefazodon und Fluoxetin fest. Natürlich sind Entscheidungsbäume, wie die von Le Pen und Revicki referierten, keine Eigenheit von wirtschaftlichen Evaluationen – tatsächlich sind viele Wirtschaftsexperten des Gesundheitswesens ihnen gegenüber eher mißtrauisch (Sheldon 1996; Freemantle u. Maynard 1994) –, aber sie liefern oft einen Ausgangspunkt für eine Diskussion, wenn bessere (prospektive) Daten fehlen.

Für Fluoxetin gibt es jetzt bessere Daten aus einer großen prospektiven, randomisierten Studie in den USA. Simon et al. (1996) berichten über die Ergebnisse der ersten 6 Monate einer 24-Monats-Studie zum Vergleich der Kosten und Wirkungen von Desipramin, Imipramin (beides Trizyklika) und Fluoxetin für eine Stichprobe von 536 HMO-Patienten. Wie in den früheren Studien versäumten es Simon et al., die Kosten umfassend zu messen, aber sie verwendeten in ihrer Kosten-Wirksamkeit-Analyse eine Reihe eindeutiger klinischer und sozialer Parameter. Sie stellten fest, daß mit Fluoxetin behandelte Patienten weniger häufig die Medikation wechselten und weniger Nebenwirkungen zeigten und daß sie höhere Arzneimittelkosten und weniger Kosten für stationäre Behandlung aufwiesen. Es gab jedoch weder bei den wichtigsten klinischen Parametern für Depression, Symptome und Lebensqualität noch bei den Gesamtkosten Unterschiede zwischen den Gruppen. Daraus schlossen die Autoren, daß die höheren Arzneimittelkosten, die mit diesem SSRI

– prospektive, randomisierte Versuche

verbunden waren, kurzfristig nicht zu höheren Gesamtkosten führten, aber gleichermaßen nicht die Ergebnisse verbesserten. Jedoch litten Patienten an weniger Nebenwirkungen, was wahrscheinlich die kleinere Zahl der Medikamentenwechsel erklärte.

Verwendbarkeit pharmakologischer Studien für wirtschaftliche Evaluationen

Pharmakologische Studien sind gut geeignet für wirtschaftliche Evaluationen, und es werden derzeit viele Kosten-Wirksamkeit-, Kosten-Nutzen- und Kostenaufrechnungsanalysen parallel zu randomisierten Studien durchgeführt, die Ärzten und anderen Entscheidungsträgern wesentlich helfen sollten, besseren Gebrauch von den begrenzten Mitteln zu machen, die ihnen zur Verfügung stehen. In anderen Zusammenhängen – wie wir jetzt in bezug auf stationäre und ambulante Versorgung zeigen werden – ist die Konzeption, Durchführung und Interpretation wirtschaftlicher Evaluationen nicht immer so einfach.

5.2 Stationäre und ambulante Versorgung

Eine der Hauptsorgen, die die Psychiatrie-Enquête-Kommission äußerte, war das übermäßige Vertrauen, das in die Behandlung in großen, entlegenen Landeskrankenhäusern gesetzt wurde (Deutscher Bundestag 1975). Zu den Empfehlungen des Berichts gehörte die Entwicklung einer für die individuellen Bedürfnisse maßgeschneiderten ambulanten Versorgung. Zwischen 1970 und 1988 ging die Zahl psychiatrischer Betten in Westdeutschland um 29% zurück, mit einem rascheren Absinken bei den psychiatrischen Fachkliniken und einem Anstieg der Bettenzahl in psychiatrischen Abteilungen an Allgemein- und Universitätskrankenhäusern (Rössler u. Salize 1994). Die Reduzierung und Verlegung von stationären Behandlungsplätzen wird sich wahrscheinlich fortsetzen – insbesondere in der früheren DDR, wo das Behandlungssystem von dieser Form der institutionellen Versorgung beherrscht wurde (Rössler et al. 1996). Tatsächlich wird die ambulante Versorgung in den meisten Industrienationen bevorzugt.

Reduzierung und Verlegung von stationären Behandlungsplätzen

Studien zur Umschichtung von stationärer zu ambulanter Versorgung

Vor allem aus Datenschutzgründen war es schwierig, die Wirkungen auf Behandlungsergebnisse und Kosten zu beleuchten, die die Umschichtung von stationärer zu ambulanter Versorgung hatte (s. aber die weiter laufende Studie von Priebe et al. 1996). Die Studie von Häfner u. an der Heiden (1989) ist eine der wenigen, die Einblick bietet. (Leider mußte aus Rücksicht auf den Datenschutz das Fallverzeichnis geschlossen und in der Folge die Studie beendet werden.) Für 148 Personen mit einer Schizophrenie, die in ambulanten Einrichtungen in Mannheim betreut wurden, kamen sie zu dem Ergebnis, daß die Kosten allgemein erheblich niedriger waren als bei fortgesetzter stationärer Versorgung. Nur für 8 Patienten waren die Krankenhauskosten niedriger als die Kosten bei ambulanter Versorgung.

Hess et al. (1989) hatten ähnliche Kostenunterschiede in Bern gefunden. Salize u. Rössler (1995) untersuchten eine kleinere Stichprobe von Mannheimer Patienten, die alle die Diagnose Schizophrenie hatten und die alle aus dem Krankenhaus in die ambulante Versorgung entlassen worden waren. Sie kamen zu demselben Schluß: Die Kosten der ambulanten

16 Wirtschaftliche Evaluation der psychiatrischen Versorgung

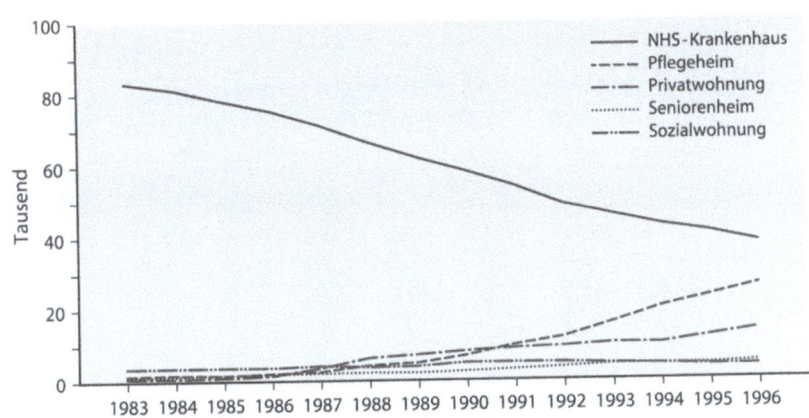

Abb. 3.
Veränderungen des Gleichgewichts der Unterbringung psychisch Kranker in England

Versorgung waren deutlich niedriger als die Krankenhauskosten. Häfner u. an der Heiden (1989) stellten fest, daß Menschen, die beschützt wohnten, mehr Gewinn aus der ambulanten Behandlung zogen als diejenigen, die bei ihren Familien oder alleine lebten. Salize u. Rössler (1995) gingen dieser Frage weiter nach, indem sie nach Kostenprädiktoren und Kosten-Ergebnis-Verbindungen suchten. Statistische Fragestellungen dieser Art können sehr informativ sein.

Geringere Kosten der ambulanten Versorgung

In Großbritannien und den USA war es leichter, wirtschaftliche Untersuchungen über das Gleichgewicht zwischen stationärer und ambulanter Versorgung durchzuführen. In Großbritannien beispielsweise beträgt die Zahl der stationär in psychiatrischen Fachabteilungen untergebrachten Patienten heute weniger als ein Drittel der Zahl von vor 30 Jahren – ein Befund, der viele kleine und ein paar große Studien inspirierte (Abb. 3). Historisch gesehen wurde die Politik der Krankenhausschließungen zum einen von medizinischer Seite bevorzugt, entsprach anderteils der öffentlichen Meinung und war z.T. „harte politische Ökonomie" (Korman u. Glennerster 1990). So spielte die Wirtschaftslehre auch ihre Rolle im Versorgungswandel, obwohl die Schließung der alten psychiatrischen Asyle mit der Erkenntnis der meisten Psychiater übereinstimmte, daß viele Menschen mit chronischen psychischen Problemen erfolgreich in ambulanter Umgebung rehabilitiert werden können. Dies alleine rechtfertigt eine wirtschaftliche Evaluation, um zu prüfen, ob die Annahmen über die Vorteile der ambulanten Versorgung tatsächlich zutreffen.

Krankenhausschließungsprogramm in Großbritannien

Die umfassendste Studie in Großbritannien wurde vom Team for the Assessment of Psychiatric Services (TAPS) in Nord-London durchgeführt, mit Einschätzungen im Krankenhaus, 1-Jahres- und 5-Jahres-Ergebnissen nach Entlassung in die ambulante Versorgung und mit einer starken Betonung wirtschaftlicher Aspekte (Leff 1997). Die klinischen und sozialen Ergebnisse für ehemalige Langzeitpatienten nach einem Jahr ambulanter Versorgung waren mindestens so gut wie bei den entsprechenden Vergleichspersonen, die im Krankenhaus geblieben waren. Darüber hinaus waren ihr psychischer Zustand und ihre sozialen Behinderungen stabil: Die Entlassenen hatten ein weiter verzweigtes soziales Netzwerk (aber weniger Kontakte mit Verwandten), lebten unter weniger restriktiven Be-

Umfassende Studie zur ambulanten Versorgung

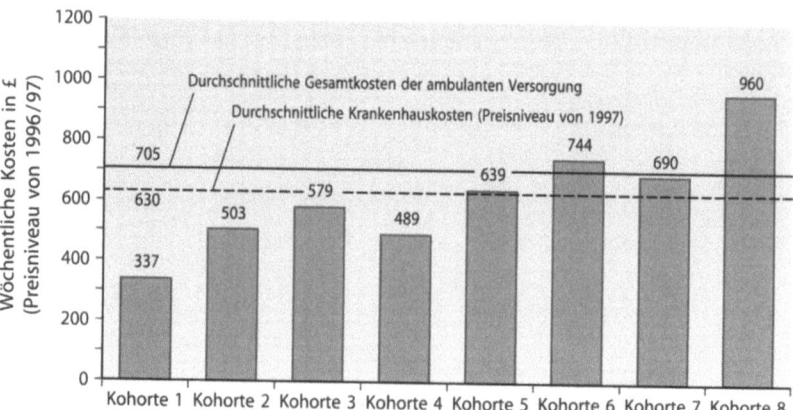

Abb. 4.
Kosten der stationären und ambulanten Versorgung

dingungen und zogen ein Leben in der Gemeinde vor (Leff et al. 1996). Von den 737 entlassenen Langzeitpatienten (ohne Demenz) waren 24 im 1. Jahr in ambulanter Versorgung gestorben, und sonst war praktisch niemand den Diensten oder der Untersuchung „verlorengegangen".

Für die meisten dieser Menschen, die das Krankenhaus in Richtung ambulanter Unterbringung verließen, waren die Versorgungskosten wesentlich niedriger (Beecham et al. 1997), obwohl es für die ganze Langzeitkrankenhauspopulation keine Gesamtkostenersparnis gab (Abb. 4). Nach 5 Jahren erhobene Follow-up-Daten legten nahe, daß die Kosten auf lange Sicht leicht ansteigen. Es gab eine klare Verbindung zwischen Kosten und Ergebnissen. Für die früh Entlassenen waren höhere Kosten der ambulanten Versorgung mit größeren Verbesserungen der Gesundheit und des Wohlergehens verbunden (Beecham et al. 1991). Insbesondere waren Verbesserungen von Negativsymptomatik, Wahn und Halluzinationen, Erweiterung des sozialen Netzwerks und der allgemeinen Pflegebedürftigkeit (aus einem Index für körperliche Gesundheit) sämtlich mit höheren Kosten verbunden. So konnte das Krankenhausschließungsprogramm in Großbritannien – das unter Kontroversen über die Wirksamkeit der Akutbehandlungen weiter an Fahrt gewinnt – sowohl soziale als auch wirtschaftliche Vorteile für die meisten Menschen bieten, die früher stationäre Langzeitpatienten geblieben wären.

Chronisch Kranke (von denen viele keine aktiven Symptome der psychischen Erkrankung mehr aufweisen) langfristig ambulant zu versorgen, ist vielleicht nicht einfach, aber es kann erfolgreich sein, was die Lebensqualität angeht, und es sollte durch die Einsparungen aus den Krankenhausschließungen auch bezahlbar sein.

„Assertive community treatment"

Erfolgreiche und kostenwirksame ambulante Alternativen zur stationären Versorgung für akut kranke Patienten waren jedoch schwerer zu fassen. Ein Modell, das viel Aufmerksamkeit erregt hat, ist der Ansatz des „assertive community treatment" (ACT; bewußt ambulanter Ansatz, manchmal auch als PACT bezeichnet), der von Stein u. Test (1980) in Wisconsin wegbereitend angewandt und kürzlich von Scott u. Dixon (1995) besprochen wurde. Die wirtschaftliche Evaluation des Original-ACT-Modells war eine Kosten-Gewinn-Analyse über einen Zeitraum von

12 Monaten (Weisbrod et al. 1980). Die Kosten erstreckten sich über die Gesundheitsversorgung hinaus auf die Strafjustiz und die Unterhaltskosten; die Gewinne wurden (auf etwas enge Weise) als finanzieller Wert der erhöhten Teilnahme am Arbeitsleben gemessen. Die Studie fand einen größeren Nettogewinn (Gewinn minus Kosten) für die ambulanten Programme.

Daily Living Programme

Eine Kopie des ACT-Modells in London (mit einigen Modifikationen) – das Daily Living Programme (DLP; Programm für das Alltagsleben) – war Gegenstand einer 2phasigen, 4jährigen Untersuchung. In der 1. Phase, in der eine randomisierte Zuteilung von 189 Personen mit akuter Schizophrenie oder schwerer affektiver Psychose entweder zum DLP oder zu einer standardmäßigen stationären Versorgung erfolgte, ergab die Untersuchung bessere Ergebnisse, höhere Zufriedenheit bei Patienten und Angehörigen und niedrigere Kosten über einen 20-Monats-Zeitraum (Marks et al. 1994; Knapp et al. 1994). Die 2. Phase dehnte den Untersuchungszeitraum auf 4 Jahre aus und umfaßte einen randomisierten Abbruch des DLP bei 33 Patienten, fortgesetztes DLP für weitere 33 und fortgesetzte Kontrollversorgung (stationär/ambulant) für 70 Patienten.

Kosten-Wirksamkeit-Analyse des DLP

Am Ende der 2. Phase waren alle früheren klinischen Vorteile verloren und es gab keinen Kostenvorteil des DLP mehr (Audini et al. 1994; Knapp et al. 1998). Das Kostenprofil ist in Abb. 5 dargestellt. Bei der wirtschaftlichen Evaluation handelte es sich um eine Kosten-Wirksamkeit-Analyse: Sie schloß die gesamten Kosten aller Gesundheits-, sozialen und anderen Dienste ein, untersuchte die Wirkungen auf Patientenbeschäftigung und Unterstützung der Betreuer, die das DLP und die Standardversorgung hatten, und beurteilte die Ergebnisse in bezug auf Symptome, Verhalten, soziale Anpassung, Alltagsbewältigung und die Zufriedenheit von Patienten und Angehörigen. Kein einzelnes Ergebnismaß

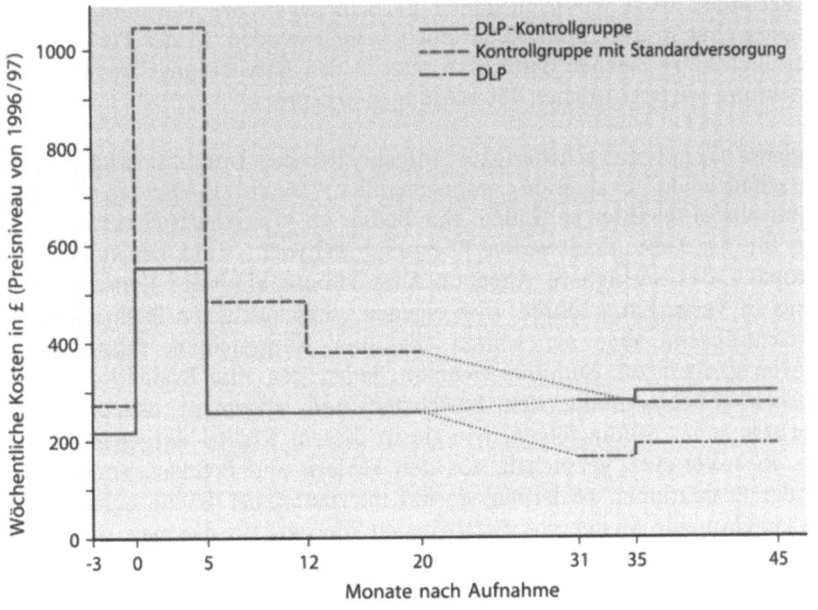

Abb. 5.
Daily Living Programme (DLP): Kosten über 4 Jahre

wurde als beherrschend angenommen, und es wurde nicht versucht, eindimensionale „Nutzenmaße" zu bekommen oder die Ergebnisse in finanziellen Werten auszudrücken.

6 Schlußfolgerungen

Hoher Bedarf an wirtschaftlicher Evaluation der psychiatrischen Versorgung

Es gibt einen hohen Bedarf an wirtschaftlicher Evaluation auf dem Gebiet der psychiatrischen Versorgung, der nicht gedeckt ist. Kosten-Wirksamkeit-Analysen und ähnliche Einblicke werden in zunehmendem Maße als relevant für viele Bereiche angesehen: bei der Arzneimittelzulassung, dem Einzelfallmanagement bei begrenztem Haushalt, bei der wachsenden Betonung wissenschaftlich gesicherter medizinischer Behandlung und bei der allgemeineren und praktisch immerwährenden Suche nach größerer Effizienz und Gerechtigkeit bei der Erbringung von Behandlungen und Leistungen.

Wie in diesem Kapitel erörtert, verbinden sich derzeit eine Reihe von Faktoren, um den Bedarf an wirtschaftlichen Perspektiven der psychiatrischen Versorgung verstärkt zur Geltung zu bringen. Dieser Bedarf wird wahrscheinlich größer, wenn sich ein Staat in gewissen wirtschaftlichen Schwierigkeiten befindet, wenn Ausgabenentscheidungen des Staates eine weniger großzügige Umgebung für ein öffentlich finanziertes Gesundheitswesen schaffen, wenn Arbeitgeber, Einzelpersonen oder andere versuchen, niedrigere Krankenversicherungsprämien auszuhandeln, oder wenn Krankenversicherungen danach streben, ihre Erstattungsquoten zu kürzen. Man muß jedoch betonen, daß sich die Relevanz der Wirtschaftslehre *nicht* nur aus diesen Finanzschwierigkeiten und politischen Zwängen herleitet. Die Wirtschaftslehre ist immer dann relevant, wenn es eine Knappheit der Mittel im Verhältnis zum Bedarf gibt.

Problem der Knappheit

Solche Knappheit kennzeichnet jeden Staat der Welt, auch wenn offene Forderungen nach wirtschaftlichen Betrachtungen der Gesundheitsversorgung eher in den Industrienationen gestellt werden. In der Tat gibt es aber auch klare Zeichen dafür, daß man in den Entwicklungsländern die Bedeutung wirtschaftlicher Betrachtungen erkennt.

Mangel an Wirtschaftswissenschaftlern für das Gesundheitswesen

Gegenwärtig ist die schwierigste Aufgabe bei der Durchführung einer wirtschaftlichen Evaluation wahrscheinlich, einen geeigneten Wirtschaftswissenschaftler zu finden. Der Bedarf an Wirtschaftswissenschaftlern für das Gesundheitswesen übersteigt weltweit – und besonders in Europa – das verfügbare Angebot. Dies könnte klinische Forschungsteams in Versuchung führen, ihre eigenen wirtschaftlichen Evaluationen durchzuführen, aber sie sollten die hier dargestellten zahlreichen Schwierigkeiten zur Kenntnis nehmen. Jeder, der eine Evaluation vornehmen möchte, sollte den bewährten und allgemein akzeptierten Schritten einer Studie folgen, wie sie in diesem Kapitel dargelegt wurden. Er sollte auch versuchen, aus den Fehlern und Erfolgen vorhergehender Evaluationen zu lernen, da auf internationaler Ebene eine ständig zunehmende Menge von Erfahrungen vorliegt, auf die man sich beziehen kann. Viele solche Erfahrungen sind bedeutsam, aber ich werde meine abschließenden Bemerkungen auf 3 Aspekte beschränken.

Erstens wird die beste wirtschaftliche Forschung zur psychiatrischen Versorgung – und die potentiell einflußreichste – voll in die Arbeit des klinischen Forschungsteams integriert sein. Obwohl wirtschaftliche Evaluationen notwendigerweise ihre Grundlagen in einer anderen Disziplin haben als die klinische Forschung, gibt es viele Gemeinsamkeiten und Ergänzungen zwischen ihnen, die es nicht nur vernünftig, sondern fast zwingend erforderlich machen, daß ein integrierter Forschungsansatz verfolgt wird.

Notwendigkeit der Integration von wirtschaftlicher und klinischer Forschung

Zweitens ist es normalerweise notwendig, die Messungen so umfassend wie möglich anzulegen. Klinische Forscher würden nicht ohne zwingenden Grund eine Ergebnisdimension aus einer Untersuchung herausnehmen, und man sollte genauso zögern, eine Kostenkomponente in einer wirtschaftlichen Studie zu übergehen. Psychische Erkrankungen wirken sich auf viele Aspekte der Lebensweise und der Alltagsbewältigung eines einzelnen und einer Familie aus, und die Behandlung psychischer Erkrankungen nimmt viele Institutionen und Beteiligte inner- und außerhalb des Gesundheitswesens in Anspruch. Die Evaluationen sollten anstreben, alle solche Auswirkungen und Folgen für die Ressourcen zu beurteilen. Zu viele der abgeschlossenen wirtschaftlichen Evaluationen, die man heute in der Literatur findet, versäumen es, Kosten umfassend zu messen, was automatisch an ihrer Nützlichkeit zweifeln läßt.

Notwendigkeit umfassender Messungen

Drittens gibt es bei Interventionen in der psychiatrischen Versorgung wahrscheinlich viele kausale und andere Verknüpfungen zwischen der Seite der Mittel und der Seite der Ergebnisse – zwischen Kosten und Wirksamkeit. Einige dieser Verbindungen werden direkt und einfach sein, andere indirekt und komplex. Bis heute haben relativ wenige wirtschaftliche Evaluationen diese Verknüpfungen untersucht, aber diejenigen, die es taten, bestätigen, daß auf diese Weise neue Erkenntnisse hervortreten und sich Vorteile für die klinische Praxis und strategische Planung ergeben können.

Verknüpfung von Kosten und Wirksamkeit

Übersicht 1. Zentrale Begriffe

Durchschnittskosten („average cost"):	die Kosten einer Behandlung pro Patient entsprechen den Gesamtkosten, dividiert durch die Zahl der behandelten Patienten (z. B. Durchschnittskosten pro Krankenhaustag)
Effizienz („efficiency"):	Verbesserung der Wirksamkeit (s. dort), die mit gegebenen Mitteln erreicht wird, oder Verringerung der Kosten zum Erreichen eines bestimmten Wirksamkeitsniveaus
Ergebnisse („outcomes"):	Veränderungen der Gesundheit oder Lebensqualität von Patienten oder Betreuungspersonen (s. Wirksamkeit)

Übersicht 1
(Fortsetzung)

Gerechtigkeit („equity"):	gemeint ist die Gerechtigkeit bei der Verteilung der Mittel, beim Zugang zu Behandlungen oder beim Erreichen eines bestimmten Niveaus von Gesundheit oder Lebensqualität
Grenzkosten („marginal cost"):	zusätzliche Kosten für die Behandlung eines weiteren Patienten oder die Verringerung der Kosten, wenn ein Patient weniger behandelt wird
Kostenaufrechnungsanalyse („cost-offset analysis"):	wirtschaftliche Evaluation, die die anfallenden mit den gesparten Kosten vergleicht, normalerweise über mehrere Behandlungen, Unterbringungen oder Strategien
Kosten-Gewinn-Analyse („cost-benefit analysis"):	wirtschaftliche Evaluation, die die Kosten und Konsequenzen mehrerer Behandlungen, Unterbringungen oder Strategien vergleicht; diese Konsequenzen werden in finanziellen Einheiten gemessen
Kostenminimierungsanalyse („cost-minimisation analysis"):	wirtschaftliche Evaluation, die als Kriterium die Kostenminimierung bei der Behandlung von Patienten mit bestimmten Erkrankungen nimmt
Kosten-Nutzen-Analyse („cost-utility analysis"):	wirtschaftliche Evaluation, die die Kosten und den Nutzen (gesundheitsbezogene Lebensqualität) mehrerer Behandlungen, Unterbringungen oder Strategien vergleicht
Kosten-Wirksamkeit-Analyse („cost-effectiveness analysis"):	wirtschaftliche Evaluation, die die Kosten und das Niveau der Wirksamkeit (s. dort) mehrerer Behandlungen, Unterbringungen oder Strategien vergleicht
Opportunitätskosten („opportunity cost"):	Kosten von Leistungen oder Ressourcen, ausgedrückt als Wert des Gewinns, der verlorengeht, weil sie nicht auf die beste alternative Art verwendet werden
QALY („quality-adjusted life year", qualitätsbereinigtes Lebensjahr):	Maß erhöhter Lebenserwartung, bereinigt in bezug auf die Lebensqualität des Patienten; wird in Kosten-Nutzen-Analysen verwendet
Sparsamkeit („economy"):	Einsparen von Mitteln; Verfolgen niedrigerer Kosten
Wirksamkeit („effectiveness"):	Verbesserung der Gesundheit oder Lebensqualität psychisch Kranker oder ihrer Betreuungspersonen

7 Literatur

AOK-Bundesverband (1996) Krankheitsartenstatistik 1993. AOK-Bundesverband, Bonn

Audini B, Marks IM, Connolly J, Lawrence RE, Watts V (1994) Home-based versus out-patient/in-patient care for people with serious mental illness. Br J Psychiatry 165:204-210

Beck B (1996) The economics of ageing. The Economist (27th January 1996):3-16

*Beecham JK, Knapp MRJ (1992) Costing psychiatric interventions. In: Thornicroft G, Brewin C, Wing J (eds) Measuring mental health needs. Gaskell, London

Beecham JK, Knapp MRJ, Fenyo AJ (1991) Costs, needs and outcomes. Schizophr Bull 17:427-439

*Beecham JK, Hallam A, Knapp MRJ, Baines B, Fenyo AJ, Ashbury M (1997) Costing care in the hospital and in the community. In: Leff J (ed) Community care: illusion or reality? Wiley, Chichester

Beske F, Kern OA (1995) Kosten-Nutzen-Analyse der Behandlung dementieller Erkrankungen. Psycho 21:724-730

BMJFFG (Bundesministerium für Jugend, Familie, Frauen und Gesundheit) (1986) Modellprogramm Psychiatrie - regionales Psychiatriebudget (181). Kohlhammer, Stuttgart

BMJFFG (Bundesministerium für Jugend, Familie, Frauen und Gesundheit) (Hrsg) (1988) Empfehlungen der Expertenkommission der Bundesregierung zur Reform der Versorgung im psychiatrischen Bereich auf der Grundlage des Modellprogramms Psychiatrie der Bundesregierung. BMJFFG, Bonn

Brand FN, Smith RT, Brand PA (1977) Effect of economic barriers to medical care on patients' non-compliance. Public Health Rep 92:72-78

British Medical Association (1988) Philosophy and practice of medical ethics. British Medical Association, London

*Chisholm D, Healey A, Knapp MRJ (1997) QALYs and mental health care. Soc Psychiatry Psychiatr Epidemiol 32:68-75

Commonwealth of Australia (1990) Guidelines for the pharmaceutical industry on preparation of submissions to the Pharmaceutical Benefits Advisory Committee: including submissions involving economic analyses. Department of Health, Housing and Community Services, Woden

Deutscher Bundestag (1975) Bericht über die Lage der Psychiatrie in der Bundesrepublik Deutschland. Deutscher Bundestag, Bonn

Diekstra RFW (1995) Depression and suicidal behaviours in adolescence: sociocultural and time trends. In: Rutter M (ed) Psychosocial disturbances in young people. Cambridge Univ Press, Cambridge

*Dorwart RA (1990) Managed mental health care: myths and realities in the 1990s. Hosp Community Psychiatry 41:1087-1091

Drummond MF (1992) Cost-effectiveness guidelines for reimbursement of pharmaceuticals: is economic evaluation ready for its enhanced status? Health Econ 1:85-92

**Drummond M, Stoddart G, Torrance G (1987) Methods for the economic evaluation of health care programmes. Oxford Medical, Oxford

Frank RG, Salkever D, Sharfstein S (1991) A new look at rising mental health insurance costs. Health Affairs 10:116-123

Frank RG, McGuire TG (1996) Introduction to the economics of mental health payment system. In: Levin BL, Petrila J (eds) Mental health services: a public health perspective. Oxford Univ Press, New York

Geraty RD, Hendren RL, Flaa CJ (1992) Ethical perspectives on managed care as it relates to child and adolescent psychiatry. J Am Acad Child Adolesc Psychiatry 31:398-402

Gray A, Marshall M, Lockwood A, Morris J (1997) Problems in conducting economic evaluations alongside clinical trials: lessons from a study of case management for people with mental disorders. Br J Psychiatry 170:47-52

Häfner H, an der Heiden W (1989) Effectiveness and cost of community care for schizophrenia patients. Hosp Community Psychiatry 40:59-63

Heinrich K, Linden M, Müller-Oerlinghausen B (1989) Werden zu viele Psychopharmaka verordnet? Methoden und Ergebnisse der Pharmakoepidemiologie und Phase-IV-Forschung. Thieme, Stuttgart

Hess D, Ciompi L, Dauwalder H (1989) Nutzen- und Kostenevaluation eines sozialpsychiatrischen Dienstes. Nervenarzt 57:204-213

Hoffmeyer U (1994) The health care system in Germany. In: Hoffmeyer U, McCarthy T (eds) Financing health care I. Kluwer, Dordrecht

Hotopf M, Lewis G, Normand C (1996) Are SSRIs a cost-effective alternative to tricyclics? Br J Psychiatry 168:404-409

Johnson S, Ramsay R, Thornicroft G et al. (1997) London's mental health. King's Fund, London

Kavanagh S, Stewart A (1995) Economic evaluations of mental health care. In: Knapp MRJ (ed) The economic evaluation of mental health care. Arena, Aldershot

Klein R (1995) Big bang health care reform - does it work? The case of Britain's National Health Service reforms. Milbank Q 73:299-337

Klerman GL, Weissman MM (1989) Increasing rates of depression. JAMA 261:2229-2235

Knapp MRJ (1984) The economics of social care. Macmillan, London

Knapp MRJ (1995) The economic evaluation of mental health care. Arena, Aldershot

Knapp MRJ (1997a) Economic evaluation and interventions for children and adolescents with mental health problems. J Child Psychol Psychiatry 38/1:3-26

Knapp MRJ (1997b) Economics and mental health: a concise European history of demand and supply. In: Tansella M (ed) Making mental health services rational. Pensiero Scientifico, Rome

Knapp MRJ, Beecham JK (1996) Programme-level and system-level health economics considerations. In: Knudson HC, Thornicroft G (eds) Mental health service evaluation. Cambridge Univ Press, Cambridge

Knapp MRJ, Beecham J, Koutsogeorgopoulou V et al. (1994) Service use and costs of home-based versus hospital-based care for people with serious mental illness. Br J Psychiatry 165:195-203

Knapp MRJ, Marks IM, Wolstenholme J et al. (1998) Home-based versus hospital-based care for serious mental illness: a controlled cost-effectiveness study over four years. Br J Psychiatry (submitted)

Korman N, Glennerster H (1990) Hospital closure. Open University, Milton Keynes

Leff J (1997) Community care: illusion or reality? Wiley, Chichester

Leff J, Trieman N, Gooch C (1996) Prospective follow-up study of long-stay patients discharged from two psychiatric hospitals. Am J Psychiatry 153:1318–1324

Lehman AF (1996) Measures of quality of life among persons with severe and persistent mental disorders. In: Thornicroft G, Tansella M (eds) Mental health outcome measures. Springer, Berlin Heidelberg New York, pp 75–92

Le Pen C, Levy E, Ravily V, Beuzen JN, Meurgey F (1994) The cost of treatment dropout in depression. a cost-benefit analysis of fluoxetine vs tricyclics. J Affective Disord 31:1–18

Light D (1997) The real ethics of rationing. Br Med J 315:112–115

Linden M, Gothe H (1993) Benzodiazepine substitution in medical practice: analysis of pharmacoepidemiological data based on expert interviews. Pharmacopsychiatry 26:107–113

Mari JJ, Streiner D (1996) The effects of family intervention on those with schizophrenia. In: Adams C, Anderson J, Mari JJ (eds) Schizophrenia module. Cochrane Database of Systematic Reviews. Cochrane Library, London

Marks IM, Connolly J, Muijen M, McNamee G, Audini B, Lawrence RE (1994) Home-based versus hospital-based care for people with serious mental illness. Br J Psychiatry 165:179–194

Maynard A, Marinker M, Gray DP (1986) The doctor, the patient and their contract. Br Med J 292:1438–1440

McPhillips MA, Sensky T (1997) Coercion, adherence or collaboration? Influences on compliance with medication. In: Wykes T (ed) Outcome and innovation in psychological treatment of schizophrenia. Wiley, Chichester

*McGuire A, Henderson J, Mooney G (1988) The economics of health care. Routledge, London

Mehrez A, Gafni A (1989) Quality-adjusted life years, utility theory and healthy-year equivalents. Med Decis Making 9:142–149

National Health Service Executive (1996) Burdens of disease. National Health Service Executive, London

Netten A, Dennett JH (1997) Unit costs of health and social care 1997. Personal Social Services Research Unit, University of Kent, Canterbury

Offord DR, Boyle MH, Racine YA, Fleming JE, Cadman DT, Munroe Blum H, Byrne C, Links PS, Lipman EL, MacMillan HL, Rae Grant NI, Sanford MN, Szatmari P, Thomas H, Woodward CA (1992) Outcome, prognosis and risk in a longitudinal follow-up study. J Am Acad Child Adoles Psychiatry 31:916–923

Padgett DK, Patrick C, Burns BJ, Schlesinger HJ, Cohen J (1993) The effect of insurance benefit changes on use of child and adolescent outpatient mental health services. Med Care 31:96–110

Priebe S (1994) Die Bedeutung der Lebensqualität für psychiatrische Versorgung und Forschung. Psychiatr Prax 21:87

Priebe S, Hoffman K, Isermann M, Kaiser W (1996) Klinische Merkmale langzeithospitalisierter Patienten. Psychiatr Prax 23:15–20

Revicki DA, Brown RE, Palmer W et al. (1995) Modelling the cost effectiveness of antidepressant treatment in primary care. Pharmacoeconomics 8:524–540

Revicki DA, Shakespeare A, Kind P (1996) Preferences for schizophrenia-related health states: a comparison of patients, caregivers and psychiatrists. Int Clin Psychopharmacol 11:101–108

*Rice DP, Kelman S, Miller LS (1990) The economic costs of alcohol and drug abuse and mental illness 1985. National Institute of Mental Health, Rockville, MD

Ritchie J, Kick D, Lingham R (1994) The report of the inquiry into the care and treatment of Christopher Clunis. HMSO, London

Rössler W, Salize HJ (1994) Longitudinal statistics of mental health care in Germany. Soc Psychiatry Psychiatr Epidemiol 29:112–118

Rössler W, Salize HJ, Bauer M (1996) Psychiatrische Abteilungen an Allgemeinkrankenhäusern – Stand der Entwicklung in Deutschland. Psychiatr Prax 23:4–9

Ryan M (1996) Using conjoint analysis to establish consumer preferences. Office of Health Economics, London

Sabin JE (1994) A credo for ethical managed care in mental health practice. Hosp Community Psychiatry 45:859–860

*Salize HJ, Rössler W (1995) The cost of comprehensive care of people with schizophrenia living in the community: a cost evaluation from a German catchment area. Br J Psychiatry 169:42–48

Sayce L (1995) Response to violence: a framework for fair treatment. In: Crichton J (ed) Psychiatric patient violence: risk and response. Duckworth, London

Sclar DA, Robison LM, Skaer TL, Legg RF, Nemec NL, Galin RS, Hughes TE, Buesching DP (1994) Antidepressant pharmacotherapy: economic outcomes in a health maintenance organisation. Clin Ther 16:715–730

Sclar DA, Robison LM, Skaer TL, Galin RS, Legg RF, Nemec NL, Highes TE, Buesching DP, Morgan M (1995) Antidepressant pharmacotherapy: economic evaluation of fluoxetine, paroxetine and sertraline in a health maintenance organisation. J Int Med Res 23:395–412

Scott JE, Dixon LB (1995) Assertive community treatment and case management for schizophrenia. Schizophr Bull 21:657–668

Sheldon T (1996) Problems of using modelling in the economic evaluation of health care. Health Econ 5:1–12

*Simon GE, Korff M von, Heiligenstein JH, Revicki DA, Grothaus L, Katon W, Wagner EH (1996) Initial antidepressant choice in primary care: effectiveness and cost of fluoxetine vs tricyclic antidepressants. JAMA 275:1897–1902

Stein LI, Test M (1980) Alternative to mental hospital treatment. Arch Gen Psychiatry 37:392–397

Tillett R (1996) Psychotherapy assessment and treatment selection. Br J Psychiatry 168:10–15

Unützer J, Tischler GL (1996) The many faces of managed care. In: Moscarelli M, Rupp A, Sartorius N (eds) Handbook of mental health economics and policy: schizophrenia. Wiley, Chichester

*Weisbrod BA, Test MA, Stein LI (1980) Alternative to mental hospital treatment. II. Economic benefit-cost analysis. Arch Gen Psychiatry 37:400–405

WIDO (Wissenschaftliches Institut der Ortskrankenkassen) (1986) Krankenhäuser 1984: Ein statistischer Spiegel. WIDO, Bonn

WHO (1982) Changing patterns in suicide behaviour. WHO, Geneva (WHO/Euro Report no 74)

World Bank (1993) World development report: investing in health. Oxford Univ Press, Oxford

Kapitel 17
Ökologie und Psychiatrie

Th. Becker und N. Sartorius

1	Einleitung	474
2	Ökologie und Epidemiologie	475
3	Ökologische Entwicklungspsychologie	477
4	Psychiatrisches Großkrankenhaus und Krankheitsverlauf	479
5	Langzeitstudien psychiatrischer Morbidität	480
6	Psychische Folgen spezifischer Umweltfaktoren	485
6.1	Lebensereignisse	485
6.2	Soziale Klasse	486
6.3	Wohnen: Stadt und Land	487
6.4	Industrie- und Entwicklungsländer	488
6.5	Arbeitslosigkeit	489
6.6	Migration	491
6.7	Katastrophen	492
6.8	Intoxikationen und Neurotoxine	495
6.9	Lärmbelastung	498
7	Protektive Faktoren	499
8	Fazit	499
9	Literatur	503

Dank für Hinweise und Anregungen gilt Professor M. Bauer, Offenbach, PD Dr. G. Becker, Würzburg, Dr. D. Bennett †, Oxford, Professor K. Lange, Regensburg, Professor G.W. Brown, Professor P. Graham und Dr. J. Thompson, London, Professor Y. Nakane, Nagasaki, Dr. J. Novikov, Hamburg, sowie Dr. D.K. Wolter-Henseler, Münster. Thomas Becker wurde durch ein Feodor-Lynen-Stipendium der Alexander-von-Humboldt-Stiftung unterstützt.

1 Einleitung

Definition Ökologie

Ernst Haeckel schlug 1866 den Begriff Ökologie [griech.: oikos = Haus, Haushalt; logos = Lehre; also die Lehre vom Haushalt (der Natur)] in weiter Fassung vor: „die gesamten Beziehungen des Organismus zu allen anderen Organismen, mit denen er in Berührung kommt". Als wissenschaftlicher Begriff der Biologie hatte die Ökologie bis 1870 eine klare Definition als Spezialdisziplin erfahren, die sich Wechselbeziehungen zwischen Tieren und Pflanzen einerseits sowie ihrer unbelebten und belebten Umwelt andererseits widmete. Die Humanökologie ist ein Zweig der allgemeinen Ökologie, der sich mit der kollektiven Anpassung (oder Fehlanpassung) menschlicher Gemeinschaften an Umweltvariablen, an geographische und technische Bedingungen beschäftigt.

Ökologie und Umwelt

Hundert Jahre nach der Schöpfung durch Haeckel hat der Begriff Ökologie zusammen mit dem der Umwelt eine starke Verbreitung sowie einen Bedeutungswandel erfahren. Adjektiv und Präfix (ökologisch, Öko-) stehen in den letzten beiden Jahrzehnten umgangssprachlich am ehesten für: „gemäß schonendem Umgang mit der Umwelt" (Streit 1994), die Begriffe haben oft politische Konnotationen.[1]

Ökologischer Ansatz in der Soziologie

Der ökologische Ansatz ist in der Soziologie als eigenes Arbeitsgebiet etabliert. Die Stadtsoziologie hat sich, ausgehend von den Arbeiten der Chicagoer Schule zu einem vielgestaltigen, eigenen Arbeitsfeld entwickelt (Burgess u. Park 1925; Burgess u. Brogue 1967). Sie ging zunächst der Frage nach, ob der großstädtische Lebensraum sinnvoll in Zonen oder „natural areas" unterteilt werden kann. Diese Zonen sollten sich während des „natürlichen" Wachstums der Städte aus der Interaktion ungeplanter Kräfte ergeben haben. Untersuchungen dieser Schule galten ethnisch-religiösen Gruppen, nachbarschaftlichen Gemeinschaften, Vorurteilen, Delinquenz, der Rolle der Polizei und dem Familienleben. Die Verknüpfung zur Psychiatrie ergibt sich aus der Annahme, daß die Manifestation psychiatrischer Krankheiten in Stadtvierteln durch die örtlichen Lebensumstände geprägt wird; Einflüsse psychiatrischer Morbidität auf städtische Lebensbedingungen sind sehr viel weniger untersucht worden.

Stadtsoziologie und Psychiatrie

Faris u. Dunham (1939) untersuchten die Verteilung psychiatrischer Krankheiten in Chicago. Sie unterschieden 5 städtische Zonen: zentraler „business district" fast ohne Wohnbevölkerung, aber mit Hotelgästen und Obdachlosen; in der angrenzenden Zone Einwanderer und ungelernte Arbeiter; eine 3. Zone mit stabiler Wohnbevölkerung im Übergang zu besseren Wohngegenden; die 4. und 5. Zone mit Appart-

---

[1] In der Approbationsordnung für Ärzte aus dem Jahr 1972 wurden die Fächer Arbeitsmedizin, Sozialmedizin, Rechtsmedizin, Hygiene sowie medizinische Statistik und Informationsverarbeitung als Fächer des „ökologischen Stoffgebiets" zusammengefaßt. Im Jahr 1992 wurde der Begriff „Umweltmedizin" durch den Deutschen Ärztetag in die Weiterbildungsordnung aufgenommen. Die Facharztbezeichnung Hygiene wurde in „Hygiene und Umweltmedizin" abgewandelt. Unter der Zusatzbezeichnung Umweltmedizin wurde außerdem ein klinischer Weiterbildungsbereich eingeführt. In der Psychiatrie haben Dörner u. Plog (1996) den Begriff der Ökologie in ihrem *Lehrbuch der Psychiatrie/Psychotherapie* verwandt.

mentwohnungen der oberen Mittelschicht. Abhängige Variable ihrer Untersuchung waren die psychiatrischen Aufnahmezahlen des Elgin State Hospital in der Dekade 1922–1931. Die große Mehrzahl der Patienten, die wegen schizophrener Psychosen, Alkoholpsychosen und Neurolues aufgenommen wurden, waren Bewohner zentraler Innenstadtregionen, während Patienten mit manisch-depressiver Krankheit gleichmäßig über Innenstadt und Randgebiete verteilt waren. Ähnliche Untersuchungen in anderen Großstädten bestätigten die Ungleichverteilung der Inanspruchnahme psychiatrischer Dienste durch Patienten mit schizophrenen Psychosen (mehr in Innenstädten); es wurden allerdings auch negative Befunde (keine Ungleichverteilung) vorgelegt (Schwab u. Schwab 1978).

Methodische Probleme von Untersuchungen, wie sie Faris u. Dunham und nach ihnen andere Autoren durchführten, werden von Riley (1963) diskutiert. Der Chicagoer Ansatz versucht, den Einfluß von „certain undetermined types of social processes" auf die psychiatrische Morbidität in einer Stadt zu bestimmen. Dem liegt die Annahme zugrunde, daß städtische Regionen oder geographisch eingegrenzte Bevölkerungen („aggregates") durch einheitliche Merkmale ausgezeichnet sind, die sich von den Eigenschaften der konstituierenden Elemente (Individuen, Familien) unterscheiden. Die Zonen werden durch Merkmale wie z.B. Bevölkerungsmobilität oder Mietniveau beschrieben. Die unabhängige Variable in diesem Modell (Einfluß der städtischen Zone) kann nicht einfach gemessen werden, sondern ist das Ergebnis von soziodemographischer Beschreibung und Grenzziehungsentscheidungen.

Einfluß regionaler Merkmale auf die psychiatrische Morbidität

Ein Aspekt des ökologischen Ansatzes ist, daß Umwelt und Gesundheit (oder Krankheit) in einer dynamischen Wechselwirkung stehen; hier sei ein Beispiel genannt: Moderne Großstadtentwicklungen können (z.B. wegen steigender Wohnkosten) mit einer Zunahme der Zahl wohnungsloser Menschen einhergehen. Die Präsenz Obdachloser im städtischen Ökosystem trägt – zusammen mit anderen Faktoren – zu veränderten großstädtischen Lebensbedingungen bei, die z.B. in Form von Bevölkerungsinstabilität, Veränderung sozialer Beziehungen und Delinquenz ihrerseits den Gesundheitszustand aller Bevölkerungsgruppen – und damit u.a. auch den obdachloser Menschen – beeinflussen. Die gemeinsame Untersuchung von individuellen *und* Gruppenmerkmalen ist ein Bestandteil des ökologischen Ansatzes.

Dynamische Wechselwirkung von Umwelt und Gesundheit bzw. Krankheit

2 Ökologie und Epidemiologie

Ökologie und Epidemiologie berühren sich in den bearbeiteten Fragestellungen. Epidemiologische *und* ökologische Ansätze nehmen ihren Ausgang häufig von ätiopathogenetischen oder prognostischen Hypothesen. Die Epidemiologie beschäftigt sich mit der Verteilung von Krankheiten in einer Bevölkerung und mit den Faktoren, welche diese Verteilung beeinflussen (Mann 1993). Der ökologische Ansatz konzentriert sich auf Wechselwirkungen zwischen physikalischen, biologischen und sozialen Faktoren einerseits sowie psychischer Gesundheit und Krankheit andererseits.

Wechselwirkungen verschiedener Einflußfaktoren

Räumliche Verteilung und psychiatrische Morbidität

Das Konzept der „community" mit den Grundlagen von „locality and community sentiment" (Frankenberg 1966) ist eine zentrale Komponente des ökologischen Arbeitsgebietes. Zu den traditionellen Themen ökologischer Forschung gehören Unterschiede sozialer Rollen und Rollenbeziehungen in städtischen vs. ländlichen Gemeinschaften (Frankenberg 1966). Festinger et al. (1959) fanden in einer soziometrischen Untersuchung einen Einfluß der räumlichen Verteilung von Studentenwohnungen auf die sozialen Kontakte ihrer Bewohner. Ähnliche Ansätze finden sich auch in der psychiatrischen Forschung. Bevölkerungs- und Wohndichte, Wohnbedingungen, Stadt-Land-Differenzen, Bevölkerungsmobilität und Lärm wurden hinsichtlich ihres Zusammenhangs mit psychiatrischer Morbidität und Inanspruchnahme untersucht.

Stabilität der räumlichen Verteilung psychischer Störungen

Eine ökologische Langzeitstudie in Mannheim galt der räumlichen Verteilung (in 20 Stadtteilen) behandelter psychiatrischer Störungen in den Jahren 1965 und 1974–1980. Trotz deutlicher sozialer Veränderungen (Zunahme der Zahl ausländischer Arbeitnehmer, umfangreiche städtebauliche Veränderungen, Einrichtung gemeindepsychiatrischer Dienste) fand die Studie eine hohe Stabilität der räumlichen Verteilung behandelter psychischer Störungen sowohl langfristig (1974–1980 vs. 1965) als auch im Vergleich einzelner Jahre zwischen 1974 und 1980 (Weyerer u. Häfner 1989).

Selektions- und Drift-Effekte

Die Untersuchung psychiatrischer Erkrankungen in städtischen Gebieten illustriert den komplementären Charakter epidemiologischer und ökologischer Ansätze. Epidemiologen würden untersuchen, ob die Ungleichverteilung von Morbidität in städtischen Regionen („natural areas") Folge von Migrationsbewegungen ist, die sich prämorbid, in prodromalen oder frühen Krankheitsstadien manifestieren und ihrerseits prämorbide Defizite oder frühe Krankheitsfolgen reflektieren (Schwab u. Schwab 1978). Menschen in der Prodromal- oder Frühphase einer Psychose würden nach dieser Vorstellung den Wohnort wechseln und überzufällig häufig Innenstadtregionen mit niedrigen Mieten, Rückzugsmöglichkeit und fluktuierender Wohnbevölkerung wählen. Ökologische Forscher würden diese Ergebnisse aufgreifen und der Frage nachgehen, ob eine Zunahme von Bewohnern mit psychischen Störungen in einem Stadtviertel Toleranz und/oder Indifferenz für ungewöhnliches Verhalten steigert.

Bedeutung der Schichtzugehörigkeit

Goldberg u. Morrison (1963) untersuchten 509 männliche Patienten, die in englische psychiatrische Krankenhäuser aufgenommen worden waren, hinsichtlich ihrer Schichtzugehörigkeit. Der Anteil unterer sozialer Klassen war gegenüber der Allgemeinbevölkerung eindeutig erhöht. Wurde die soziale Klasse der Väter (zum Zeitpunkt der Geburt der Indexpatienten) zugrunde gelegt, so fand sich der Unterschied zur Allgemeinbevölkerung nicht mehr. Die detaillierte Analyse von 94 Patienten mit schizophrenen Psychosen ließ soziale Abwärtsbewegungen innerhalb der Ausbildungs- und Berufswege erkennen – beide Befunde stützen die „Socialdrift-Hypothese". Dies ändert nichts an der Bedeutung des ökologischen Ansatzes, da Kontextvariablen für Manifestation, Verlauf und Prognose psychiatrischer Krankheiten von Bedeutung sind. Kausale und verlaufsmodulierende Effekte von Umgebungsfaktoren schließen sich keineswegs aus (Schwab u. Schwab 1978).

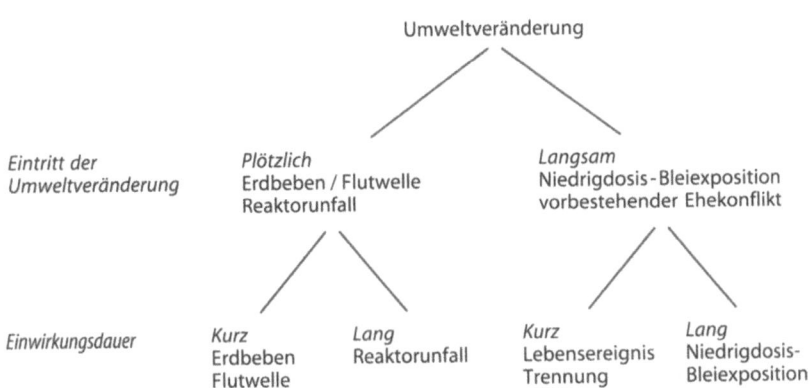

Abb. 1.
Einteilung relevanter Umweltveränderungen entsprechend der zeitlichen Charakteristik ihres Eintritts und ihrer Einwirkungsdauer

Bei der Prüfung der Beziehungen zwischen Umgebung, Individuen und ihrem Gesundheitszustand müssen die zeitliche Charakteristik der Umweltveränderung sowie ihre Einwirkungsdauer berücksichtigt werden (Abb. 1). Die Auswirkungen, welche Umweltnoxen auf die psychische Gesundheit in Bevölkerungen oder Bevölkerungsgruppen haben, sind je nach Zeitdauer und Stärke der Einwirkung unterschiedlich. Ein Vergleich von Naturkatastrophen und chronischer Niedrigdosis-Bleiexposition macht die Spannweite deutlich.

Unterscheidung ökologischer Einflußfaktoren nach zeitlicher Charakteristik und Dauer ihrer Einwirkung

In den folgenden Abschnitten werden die Beziehungen zwischen seelischer Gesundheit und unterschiedlichen Umgebungsfaktoren behandelt. Die Auswirkungen eines Spektrums von Variablen werden referiert, obwohl diese häufig *simultan* auf ein Individuum (eine Gruppe) einwirken. Ein Beispiel mag dies illustrieren: Ein Lebensereignis („life event") trifft einen Patienten während eines stationären Aufenthaltes; beide Faktoren (Lebensereignis und Krankenhausalltag) entfalten Wirkungen auf die seelische Gesundheit und Sozialsituation des Patienten; dies mag in einer besonders lärmbelasteten Umgebung einer überbelegten Station erfolgen; Umweltbelastungen und soziokulturelle Faktoren in der unmittelbaren Umgebung des Krankenhauses wirken auf den Patienten – und interagieren miteinander sowie mit den vorgenannten Faktoren.

Notwendigkeit der Berücksichtigung einer simultanen Wirkung unterschiedlicher Umgebungsfaktoren

3 Ökologische Entwicklungspsychologie

Das Studium der menschlichen Entwicklung in Kindheit und Adoleszenz wirft vielfältige Fragen nach dem Kontext (Familie, Schule, Nachbarschaft) auf. Die Kontextbedeutung ergibt sich aus der kontinuierlichen Interaktion von Individuum und Umgebung. Die ökologische Entwicklungspsychologie oder Sozialisationsforschung (Bronfenbrenner 1979) hat solche Ansätze verfolgt. Das Konzept untersucht Wechselwirkungen zwischen Individualmerkmalen und dem sozialen Kontext („person-process-context-time-model"; Moen 1995). Rutter et al. (1995) beschreiben in Übereinstimmung mit diesem Konzept ein Programm zur Entwicklungsrisikominimierung bei Kindern. Elemente dieses Programms sind:

Programm zur Minimierung des Entwicklungsrisikos bei Kindern

1. Identifizierung protektiver psychosozialer Faktoren (z. B. soziale Unterstützung, Vertrauenspersonen),
2. Verminderung psychosozialer Risikofaktoren,
3. Vermeidung von Risikofaktorkumulation sowie
4. verbesserte Problemlösestrategien.

Assoziation von Verhaltensauffälligkeiten mit späteren psychosozialen Problemen

Prospektive Langzeitstudien der Gruppe um Rutter fanden für emotionale und Verhaltensauffälligkeiten, die im Alter von 10 Jahren dokumentiert wurden, eine Beziehung zu Lebensereignissen („life events") im Erwachsenenalter und zu dauerhaften psychosozialen Problemen im 3. Lebensjahrzehnt. Der prädiktive Effekt von Verhaltensauffälligkeiten war deutlicher als der emotionaler Störungen. Auch die Wahrscheinlichkeit der späteren Wahl eines ersten Intimpartners mit antisozialem Verhalten oder Alkohol- bzw. Drogenmißbrauch war für gestörte 10jährige größer. Zusammenhänge fanden sich auch zwischen Charakteristika der Peergroup Adoleszenter sowie späteren lebenspraktischen Fertigkeiten und Partnerwahl. Verhaltensstörungen in der Adoleszenz waren mit späterer familiärer Disharmonie, Schulerfolg mit erfolgreicher Arbeitsfindung assoziiert (Rutter et al. 1995). Wilson (1995) untersuchte den Alltag Adoleszenter in nordamerikanischen Ghettos und wies auf die Einbettung devianten Verhaltens in den ökologischen Kontext hin.

Säkulare Trends in der Häufigkeit psychosozialer Störungen des Jugendalters

Rutter u. Smith (1995) haben die Literatur zur Häufigkeit psychosozialer Störungen des Jugendalters im säkularen Trend zusammengestellt. Für die Bereiche Delinquenz, Substanzmißbrauch, Depression und Suizid wird (unter Adoleszenten) für die 2. Hälfte des 20. Jh. eine Zunahme konstatiert, während die Evidenz für die Eßstörungen nicht schlüssig ist. In der Zusammenfassung der Faktoren, die zu diesem säkularen Trend beigetragen haben, heben die Autoren folgende Punkte hervor:

- Bewertung unterschiedlicher Einflußfaktoren

- Es ist unwahrscheinlich, daß Faktoren wie niedriger Sozialstatus, Arbeitslosigkeit oder gesundheitliche Probleme für die Zunahme verantwortlich sind, da sich in der betrachteten Zeitspanne diese sozialen Variablen insgesamt eher verbessert als verschlechtert haben.
- Ein Beitrag familiärer Probleme, insbesondere ehelicher Konflikte, erscheint möglich.
- Es gibt Einflußfaktoren, deren Bedeutung nicht geklärt ist. Dies gilt für den Anstieg der Erwartungshaltungen Heranwachsender sowie für die Bedeutungsänderung einer sich verlängernden Adoleszenz (Pubertät früher, Ausbildungsabschluß später).
- Ein Einfluß der Medien auf die Häufigkeit psychosozialer Störungen im Jugendalter ist nicht ausgeschlossen, ihr Beitrag zur beobachteten Störungszunahme ist wahrscheinlich von minderer Bedeutung.
- Während einige psychosoziale Störungen Anstiege im säkularen Trend zeigen, können von Störung zu Störung unterschiedliche Faktoren hierfür verantwortlich sein.

- Variabilitätszunahme zentraler Strukturmerkmale

Eine der säkularen Veränderungen unseres Jahrhunderts ist eine Zunahme der Variabilität aller sozialen, ökonomischen, Erziehungs- und familiären Strukturen. Fergusson (1996) weist auf die Möglichkeit hin, daß die Variabilitätszunahme im Adoleszentenverhalten nicht nur in vermehrter Devianz, sondern auch in einer Zunahme erfolgreicher Anpassungsformen ihren Ausdruck finde. Dies illustriert, wie eine Fokusverlagerung von den psychosozialen Störungen auf das ganze Spektrum dysfunktionalen *und* funktionalen jugendlichen Verhaltens möglicherweise einen besseren Zugang zu den Daten liefern könnte.

4 Psychiatrisches Großkrankenhaus und Krankheitsverlauf

Eine Reihe von Berichten der 50er und 60er Jahre kritisierte die Lebensbedingungen und institutionellen Standards in psychiatrischen Großkrankenhäusern (Goffman 1961). Obwohl keine direkte kausale Verknüpfung von institutionellen Bedingungen und Befindens- oder symptomatischen Variablen möglich war, wurden negative Auswirkungen institutioneller Betreuung plausibel (Wing u. Brown 1970). Eine frühe Untersuchung von Ullman (1967) fand Assoziationen zwischen Größe und Personalausstattung von psychiatrischen Krankenhäusern einerseits sowie der mittleren Aufenthaltsdauer andererseits. Barton (1959) formulierte die Hypothese, daß Merkmale institutioneller Betreuung wie Isolation von der Außenwelt, Verlust von Freundeskreis und persönlichem Besitz, anregungsarme Stationsatmosphäre und der Verlust von Zukunftsperspektiven zu einem Syndrom führten, das er „institutionelle Neurose" nannte.

Lebensbedingungen in psychiatrischen Institutionen

„Institutionelle Neurose"

Wing u. Brown (1970) untersuchten in einer Verlaufsstudie die therapeutischen Bedingungen in 3 englischen psychiatrischen Krankenhäusern (Mapperley, Severalls, Netherne). Sie gingen an 4 Erhebungszeitpunkten [1960 (t1), 1962 (unvollständig), 1964 (t2) sowie 1968 (t3)] Assoziationen zwischen sozialer Umgebungsverarmung und einem „clinical poverty syndrome" sowie zwischen Milieuarmut und (Patienten-)Einstellung zur Krankenhausentlassung nach. Sie fanden:
1. Unterschiede zwischen den Krankenhäusern (Severalls verbesserte sich zwischen t1 und t2);
2. Besserungen des klinischen Befindens zwischen t1 und t2 (mit Ausnahmen);
3. eine klinische Besserung bei Patienten, die zum Zeitpunkt t2 mehr soziale Stimulation empfingen;
4. die klinische Besserung von t1 nach t2 war ein guter Prädiktor für Entlassung im Zeitraum t2-t3;
5. die meisten Verbesserungen klinischer und sozialer Variablen zwischen 1960 und 1962, danach gab es sowohl Stagnation als auch Verschlechterung.

Verlaufsstudie zu therapeutischen Bedingungen in psychiatrischen Krankenhäusern

Die Autoren folgerten, „that a substantial proportion, though by no means all, of the morbidity shown by long-stay schizophrenic patients in mental hospitals is a product of their environment. The social pressures which act to produce this extra morbidity can to some extent be counteracted, but the process of reform may itself have a natural history and an end" (Wing u. Brown 1970, S. 177).

Umgebungsbedingte Morbidität schizophrener Krankenhauspatienten

Die Befunde der Untersuchung liefern starke Argumente für eine soziale Hypothese sog. negativer Symptome von Antriebsminderung, Interessenverlust, affektiver Verflachung und Sprachverarmung. Sie legen Vorsicht

Soziale Hypothese negativer Symptome

nahe, wo es um die Extrapolation von einmal erzielten Fortschritten in die Zukunft geht. Die Aufrechterhaltung eines verbesserten therapeutischen Milieus und klinischen Befindens erfordert kontinuierliche, energische Bemühungen.

5 Langzeitstudien psychiatrischer Morbidität

Metaanalyse zu Umweltveränderung und Krankheitsmanifestation

Verlaufsstudien bieten die Möglichkeit, Auswirkungen langfristiger, in der Regel komplexer Umgebungsänderungen auf psychiatrische Morbiditätsraten zu erfassen, und erlauben damit das Studium der Interaktion von Umweltveränderung und Krankheitsmanifestation. Sartorius et al. (1989) gingen der Frage nach Zusammenhängen von wirtschaftlichen und soziokulturellen Veränderungen sowie Inzidenz und Prävalenz psychischer Störungen nach, indem sie Langzeitstudien psychiatrischer Störungen zusammenstellten. Tabelle 1 faßt einige Daten zur Methodik und die Hauptergebnisse zusammen, während Tabelle 2 Umgebungsveränderungen und die psychiatrische Morbiditätsentwicklung zwischen den Erhebungszeitpunkten in Beziehung setzt. „Übliche" Änderungen stehen für Entwicklungen, die mit den gesellschaftlichen Veränderungen im gleichen Kulturraum übereinstimmen, während erhebliche Änderungen über das im Verlauf von 2 oder 3 Jahrzehnten übliche Maß hinausgingen (Strömgren et al. 1989).

Kein einheitlicher, allgemeingültiger Zusammenhang von Umgebungs- und Morbiditätsveränderungen

Tabelle 2 zeigt, daß die Assoziationen zwischen Umgebungs- und Morbiditätsveränderungen sehr locker sind. Die Umweltveränderungen in Taiwan, Berlevåg und Shetland waren tiefgreifend. In Taiwan standen im Intervall zwischen den beiden Erhebungszeitpunkten Einwanderung, soziale Veränderung, rapide ökonomische Entwicklung sowie außenpolitische Spannungen im Vordergrund. In Berlevåg waren die Belastungen des Zweiten Weltkriegs schwerwiegend; in Shetland veränderte die Offshore-Ölförderung die sozialen Bedingungen. Hingegen waren Morbiditätsveränderungen nur bei der Zahl neurotischer Störungen (in Shetland nur bei älteren Frauen) zu verzeichnen, sie fehlten in der Gruppe endogener Psychosen. Die Umgebungsänderungen in New York, Bayern, Lundby und Stirling County waren weniger dramatisch. Neurotische Störungen nahmen in New York bei Frauen ab. Depressive Störungen wurden in Lundby häufiger, Substanzmißbrauch und Persönlichkeitsstörungen nahmen in Bayern zu. Schließlich kam es auch in Regionen mit relativ stabiler Umgebungssituation zu Morbiditätsveränderungen.

Spezifische psychische Erkrankungen als Folge von sozialen Veränderungen

Strömgren et al. (1989) schlußfolgern, daß sich aufgrund der referierten Langzeitstudien wenig Unterstützung für die pauschale Annahme findet, mit sozialen Veränderungen wie Industrialisierung oder Desintegration von Familienstrukturen komme es zu einer Zunahme psychischer Störungen. Andererseits kommen sie zu folgenden Schlußfolgerungen:
* Es gibt Hinweise für eine Abnahme der Prävalenz schizophrener Psychosen [Taiwan, Bornholm (Frauen)].
* Depressive Erkrankungen werden häufiger; dies gilt wahrscheinlich eher für die Gruppe neurotischer Depressionen (z.B. Lundby).

Tabelle 1. Langzeitstudien psychiatrischer Morbidität: Hauptergebnisse. (Nach Strömgren et al. 1989)

Ort	Zielparameter	Stichprobe	Jahre (Datenerhebung)	Bevölkerung	Hauptergebnisse
Taiwan	Prävalenz	Zensusstudien	1: 1946/48 2: 1961/63	1: 19931 2: 39024	Kein Unterschied der Prävalenzraten bei Psychosen außer bei Schizophrenie (⇓); signifikante Zunahme nichtpsychotischer Störungen
New York (Midtown Manhattan)	Prävalenz	Kohortenstudie („probability sample")	1: 1954 2: 1974	1: 1660 (Teilstichprobe für Zweitinterview)	Kein Unterschied der Prävalenzraten zwischen 1954 und 1974; Vergleich von Geburtskohorten: signifikante Morbiditätsabnahme bei Frauen
Stirling County	Prävalenz	Zensusstudien (Stichprobe Haushaltsvorstände)	1: 1952 2: 1970	1: 1003 2: 1094	Prävalenz Depression und Angst: kein Unterschied über die Zeit
Lundby	Prävalenz, Inzidenz, Erkrankungsrisiko	Kohortenstudie (Querschnitt Gesamtbevölkerung)	1: 1947 2: 1957 3: 1972	2550 2 und 3: Kohorte von 1947 plus 1013 zusätzliche Probanden	Anstieg des Risikos, an einer Depression zu erkranken, von 1947-57 bis 1957-72; Abnahme bei Demenzen
Berlevåg	Prävalenz	Zensusstudien (alle Dorfbewohner)	1: 1944 2: 1974	1: 1325 2: 1647	Kein Unterschied der Prävalenz bei Psychosen; 50% Zunahme neurotischer Störungen
Island	Erkrankungsrisiko	Geburtenkohorte	1: 1957 2: 1971 3: 1977	1-3: 5395	Insgesamt Stabilität

Tabelle 1 (Fortsetzung)

Ort	Zielparameter	Stichprobe	Jahre (Datenerhebung)	Bevölkerung	Hauptergebnisse
Samsø	Prävalenz	Zensusstudien (Inselbevölkerung)	1: 1961 2: 1972 3: 1977	1: 6823 2: 5008 3: 4907	Reduktion der Prävalenz organischer Störungen (am ehesten Inzidenzabnahme)
Dänemark	Prävalenz (geistige Behinderung)	Zensusstudien (Gesamtbevölkerung Dänemark)	1: 1888 2: 1965 3: 1979	1: 2172380 2: 4767597 3: 5111534	Gesamtprävalenz 1965 und 1979 höher als 1888
Oberbayern	Prävalenz, Inzidenz	Kohortenstudie (Querschnitt Gesamtbevölkerung)	1: 1975 2: 1980	2: 1668	Kein Prävalenzunterschied in der Gesamtgruppe psychischer Störungen; Zunahme bei Persönlichkeitsstörungen und Alkoholabusus
Shetland	Prävalenz	Kohortenstudie	1: 1975 2: 1978	Targetpopulation: 376 Kontrollpopulation: 413	Zunahme psychiatrischer Symptome bei älteren Frauen; sonst kein Unterschied
Bornholm	Prävalenz	Zensusstudien	1: 1935 2: 1983	1: 45684 2: 47313	Abnahme der Prävalenz der Schizophrenie bei Frauen in der Altersgruppe von 15–34 Jahren

17 Ökologie und Psychiatrie

Tabelle 2. Umgebungsveränderungen und Morbiditätsänderungen in Langzeitstudien zur Häufigkeit psychischer Krankheiten bzw. Störungen. (Mod. nach Strömgren et al. 1989)

Umgebungs-änderung	Welche Umgebungsänderung?	Morbidität				
		Deutliche Abnahme	Deutliche Zunahme	Geringe Abnahme	Geringe Zunahme	Keine Änderung
Erhebliche Änderungen Taiwan	Politische Veränderung, Migration (vom Festland), Industrialisierung, Urbanisierung, Änderung von Lebensstil und Werten		Psychische Störungen insgesamt, Neurosen	Schizophrenie		Psychosen insgesamt
Berlevåg (Norwegen)	t1: armes Fischerdorf t2: mehr industrielle Arbeitsplätze, bessere Wohnverhältnisse		Neurosen			Psychosen insgesamt
Shetland (Schottland)	Veränderung sozioökonomischer Bedingungen (Ölförderung)				Substanzmißbrauch (Neurosen)	Psychische Störungen insgesamt
"Übliche" Änderungen New York (USA)	Wesentliche Änderung der Geschlechterrollen in der 1. Jahrhunderthälfte			Psychische Störungen insgesamt, Neurosen (Frauen)		Keine wesentliche Änderung in der Gesamtstichprobe
Oberbayern (BRD)	Änderungen im nationalen Trend				Persönlichkeitsstörungen, Substanzmißbrauch	Psychische Störungen insgesamt

Tabelle 2 (Fortsetzung)

Umgebungs-änderung		Morbidität				
		Deutliche Abnahme	Deutliche Zunahme	Geringe Abnahme	Geringe Zunahme	Keine Änderung
Lundby (Schweden)	Änderungen wie im Land insgesamt, t2 verglichen mit t1: mehr Dienstleistungen, mehr Arbeitslosigkeit	Organische Störungen (Altenbevölkerung)	Depression, Substanzmißbrauch			
Stirling County (Kanada)	t2 verglichen mit t1: Urbanisierung in kleinem Maßstab, Zunahme von Dienstleistungssektor und Lebensstandard, Familien werden kleiner					Depression, Neurosen
Relative Stabilität Bornholm (Dänemark)	–	Schizophrenie				
Samsø (Dänemark)	–	Organische Störungen				
Island	–					Psychische Störungen insgesamt
Dänemark	–				Geistige Behinderung	

- Eine Zunahme neurotischer Störungen in Reaktion auf sozioökonomische Veränderung erscheint möglich. Hier erwähnen die Autoren die Hypothese einer U-Kurve mit niedriger Inzidenz neurotischer Störungen bei fehlenden oder besonders schwerwiegenden äußeren Umgebungs-Stressoren (z. B. in Kriegszeiten).
- Die nationalen dänischen Zensusstudien über geistige Behinderung zeigen einen Anstieg der Gesamtrate von 1888 bis 1966, der sich dann nicht weiter fortsetzt. Aus Sicht der Autoren ist diese Zunahme keine Überraschung – zum einen angesichts einer Reduktion von Exzeßmortalität und zum anderen aufgrund einer besseren Diagnosestellung.
- Es gibt Hinweise auf eine Abnahme organischer psychischer Erkrankungen älterer Menschen, dies dürfte am ehesten als Auswirkung verbesserter Gesundheits- und Sozialfürsorge anzusehen sein. Diesem Befund wirkt wahrscheinlich eine Zunahme der Alterspsychosen entgegen.

6 Psychische Folgen spezifischer Umweltfaktoren

6.1 Lebensereignisse

Der Einfluß von Lebensereignissen („life events") auf die Manifestation psychiatrischer Erkrankungen ist von vielen Autoren untersucht worden. Bei schizophrenen Psychosen bestätigten mehrere Studien den Befund der Erstuntersuchung von Brown u. Birley (1968), nämlich eine Häufung von Lebensereignissen im Intervall von 3 Wochen bis zu 6 Monaten vor Symptommanifestation (Bebbington u. Kuipers 1993). Methodische Probleme umfassen die retrospektive Erfassung von Lebensereignissen sowie die präzise Datierung des Beginns einer Krankheitsepisode. Die vorliegenden Ergebnisse sprechen für eine „Trigger-Rolle" von Lebensereignissen für die Manifestation von Krankheitsepisoden, nicht aber für eine kausale Beziehung.

Einfluß auf schizophrene Psychosen

Zusammenhänge zwischen belastenden Lebensereignissen und depressiven Erkrankungen wurden in verschiedenen Ländern und auf verschiedenen Kontinenten berichtet (Brown 1996; Creed 1993). Besonders bedeutsame Lebensereignisse umfassen: solche in subjektiv wichtigen Lebensbereichen, Ereignisse im Zusammenhang mit Rollenkonflikten sowie Ereignisse im Zusammenhang präexistenter Belastung (z. B. plötzliche Verschlechterung des Befindens eines Angehörigen mit vorbestehender Krankheit, Trennung vom Ehepartner bei vorbestehendem Eheproblem) sowie lebensbedrohende Erfahrungen (z. B. Autounfall).

Zusammenhang von belastenden Lebensereignissen und depressiven Erkrankungen

In diesem Zusammenhang wurden verschiedene Vulnerabilitätsfaktoren beschrieben. In einer Studie von Brown u. Harris (1978) entwickelten nur 10% der Frauen mit einem schwerwiegenden Lebensereignis und *intakter* Vertrauensbeziehung eine Depression, während dies bei immerhin 41% der Frauen mit einem solchen Lebensereignis, aber *fehlender* Vertrauensbeziehung der Fall war. Weitere Vulnerabilitätsfaktoren können früher Verlust der Mutter, Arbeitslosigkeit, häusliche Sorge für 3 oder mehr Kinder und negative Selbsteinschätzung sein. Lebensereignisse

Vulnerabilitätsfaktoren

können auch für die Remission depressiver Phasen relevant sein. Beispiele sind die Lösung chronischer Schwierigkeiten oder Erlebnisse eines „Neubeginns" (Vertrauensbeziehung), auch eine positive Selbsteinschätzung ist günstig.

Faktoren, die das Eintreten von Lebensereignissen begünstigen

Lebensereignisse unterliegen wahrscheinlich keiner Zufallsverteilung, ihre Inzidenz wird durch individuelle und Umweltfaktoren beeinflußt. Wichtige Einflußfaktoren sind beispielsweise die soziale Schichtzugehörigkeit und Neurotizismusscores, auch Persönlichkeitsvariablen mögen von Bedeutung sein (Fergusson u. Horwood 1987). Es gibt einige Hinweise, daß verschiedene Regionen sich in Art und Häufigkeit von Lebensereignissen und Vulnerabilitätsfaktoren unterscheiden. Auf einer entlegenen schottischen Inselgruppe, nicht aber in London war die Integration in die örtliche Gemeinschaft (Kirchenbesuch, Form der Hofhaltung) wesentlich, fehlende Vertrauensbeziehung und Erziehung von 3 oder mehr Kindern waren an beiden Orten Vulnerabilitätsfaktoren. Einige Untersuchungen (in Süd-London, Äußeren Hebriden, Baskenland, Zimbabwe) sprechen dafür, daß Unterschiede in der Häufigkeit von Depressionsprävalenzraten mit Lebensereignissen zusammenhängen (Brown 1996). Andererseits fand eine internationale Studie zu Lebensereignissen vor akuten Exazerbationen schizophrener Psychosen keine wesentlichen Unterschiede der Häufigkeit der Lebensereignisse zwischen den Ländern (Day et al. 1987).

6.2 Soziale Klasse

Soziale Verursachung vs. soziale Selektion

Angehörige unterer sozialer Klassen haben gegenüber Angehörigen der sozialen Oberschichten höhere Prävalenz- und Neuerkrankungsraten bei schizophrenen Psychosen. Es stehen sich die Hypothese sozialer Verursachung einerseits (mehr Stressoren durch Lebensereignisse, erhöhte Exposition gegenüber Umwelt-, Arbeitsplatz- und infektiösen Risiken, schlechtere pränatale Betreuung, weniger soziale Unterstützung bei Streßexposition) sowie die soziale Selektionshypothese oder Drift-Theorie andererseits gegenüber (weniger soziale Aufwärtsmobilität in der Generationenfolge, sozialer Abwärtstrend während Prodromalphasen bei schizophren Erkrankten). Der Schluß auf kausale Effekte sozialer Schichtzugehörigkeit ist seit den wichtigen Arbeiten von Faris u. Dunham (1939) sowie Hollingshead u. Redlich (1958) immer vorsichtiger geworden. Neue Evidenz deutet eher in die Richtung der Prozesse sozialen Drifts (Goldberg u. Morrison 1963; Karno u. Norquist 1995).

Soziodemographische Faktoren und Inanspruchnahme psychiatrischer Dienste

Eine Fülle von Evidenz spricht für die Assoziation soziodemographischer Faktoren mit der Inanspruchnahme psychiatrischer Dienste, in erster Linie von Krankenhausaufnahmen (Thornicroft 1991). Cox (1993) weist darauf hin, daß die Manifestation traumatischer Lebensereignisse bei Kindern mit niedrigem Sozialstatus zunimmt. Die Rate kinderpsychiatrischer Störungen ist in Familien mit niedrigem sozioökonomischem Status höher als in Oberschichtfamilien. Die Assoziation ist aber schwächer als bei Erwachsenen, auch ist der Zusammenhang schwächer als die Assoziation zwischen Störung und familiären Konflikten (Cox 1993). Betrachtet man Einflüsse eines hohen sozioökonomischen Status, so gibt es Hinweise auf protektive Effekte bezüglich der intellektuellen Entwicklung (z. B. gegenüber den Wirkungen von perinatalem Streß auf den Intelligenzquotienten; Werner 1985).

6.3 Wohnen: Stadt und Land

Affektive und neurotische Symptome wurden im Zusammenhang mit Wohnortwechsel oder Stressoren in der Wohnumgebung berichtet (Freeman 1994). Zahlreiche Arbeiten galten in den 60er und 70er Jahren den psychischen Auswirkungen des Lebens in den neu gebauten Städten Englands („new towns": in kurzer Zeit errichtet, geprägt von Hochhäusern, ohne gewachsene Sozial- und Infrastruktur). Unspezifische, negative psychosoziale Effekte des Wohnens in Hochhäusern sind dokumentiert. Diese Effekte sind allerdings nicht unabhängig von anderen Faktoren, insbesondere von der sozialen Gesamtsituation, in welche die Wohnumgebung eingebettet ist. Einfache kausale Zusammenhänge haben sich nicht sichern lassen (Freeman 1994).

Wohnen in Hochhäusern

Die bevölkerungsbezogenen Raten kinderpsychiatrischer Störungen sind in städtischen, insbesondere Innenstadtregionen höher als in ländlichen Gegenden (Cox 1993). Die Unterschiede sind wahrscheinlich auf Differenzen bei der psychischen Gesundheit der Eltern, in der Partnerschaftsbeziehung der Eltern, Wohn- und Schulsituation zurückführbar. Welcher Art genau die pathogenetischen Zusammenhänge dieser Faktoren mit kinderpsychiatrischen Störungen sind, ist nicht geklärt. Eine mögliche, moderierende Variable ist die Inzidenz mütterlicher Depressionen. Antisoziales Verhalten männlicher Partner kovariiert mit der Wohnumgebung (Coleman 1985; Wolkind u. Rutter 1985).

Stadt-Land-Unterschiede psychischer Störungen bei Kindern

Frühe Arbeiten fanden psychiatrische Morbidität und Hospitalisierungsraten höher in städtischen Regionen, andererseits waren psychiatrische Morbiditätsdaten in ländlichen, aber isolierten oder flüchtigen Ansiedlungen („small boom towns") höher als in diversifizierten und stabilen Siedlungen (vgl. Webb 1984). In den 50er Jahren kamen Übersichtsarbeiten zu dem Schluß, daß städtisches Leben per se psychiatrische Krankheit nicht häufiger zur Folge hat als eine ländliche Lebensumgebung (Leacock 1957). Eine Übersichtsarbeit von Dohrenwend u. Dohrenwend (1974) kam zu dem Ergebnis größerer Häufigkeit in städtischen Gebieten. Die Epidemiologic-Catchment-Area-Program-Studie (ECA-Studie) des National Institute of Mental Health (NIMH) ergab für schizophrene Psychosen nach Berücksichtigung von Faktoren wie ethnische Gruppe, Geschlecht und Alter keine Prävalenzunterschiede zwischen städtischen und ländlichen Regionen (Shapiro et al. 1984). Neuere Studien fanden Assoziationen städtischen Aufwachsens mit einem höheren Risiko späterer Schizophrenie (Lewis et al. 1992) sowie eine Beschränkung von Stadt-Land-Prävalenzunterschieden auf nichtweiße ethnische Gruppen (McCreadie et al. 1997).

Bedeutung von Moderatorvariablen

Prävalenzunterschiede nichtpsychotischer Störungen zwischen Stadt und Land (in Taiwan) sprechen für Interaktionen der Wohnumgebung mit anderen psychosozialen Stressoren (Cheng 1989). Für die Personenzahl

Interaktion verschiedener Stressoren

pro Wohneinheit (Wohndichte) und die Bevölkerungsdichte (auf Fläche, nicht Wohneinheit bezogen) wurde in Chicago die Assoziation mit psychiatrischen Hospitalisierungsraten untersucht. Nur für Gegenden mit niedriger Bevölkerungsdichte galt die Assoziation einer niedrigen Wohndichte mit hoher Hospitalisierungsrate, bei Älteren gab es Interaktionseffekte zwischen Bevölkerungsdichte und Wohndichte (Magaziner 1988). Migrationsbewegungen aus ländlichen in städtische Gebiete könnten schließlich zu einer Zunahme geistiger Behinderung in ländlichen Regionen und schizophrener Psychosen in städtischer Umgebung beitragen; entsprechende Ergebnisse wurden aus China berichtet (Cooper u. Sartorius 1996). Zusammenfassend sprechen vielfältige Befunde gegen einfache, kausale Zusammenhänge zwischen Wohnumgebung und psychiatrischer Krankheit.

6.4 Industrie- und Entwicklungsländer

Vor der ECA-Studie des NIMH lagen aufgrund von ca. 50 Studien der Jahre 1931–1983 die Angaben für die Punktprävalenz schizophrener Psychosen weltweit zwischen 0,6 und 7,1 Fällen pro 1000 Einwohner, die Lebenszeitprävalenzangaben reichten von 0,9–7,1 pro 1000 Einwohner. Das ECA-Programm erhob Interviewdaten von fast 18 000 Personen in 5 Regionen der USA, die Studie ergab Einjahres- und Lebenszeitprävalenzen von 1,0 bzw. 1,4% (Karno u. Norquist 1995; Shapiro et al. 1984). In den 60er Jahren führte die Weltgesundheitsorganisation (WHO) die International Pilot Study of Schizophrenia (IPSS) durch. Untersucht wurden mehr als 1200 Patienten in 9 Ländern (China, Kolumbien, ČSSR, Dänemark, Indien, Nigeria, UdSSR, Großbritannien und USA). Die Studie zeigte, daß schizophrene Psychosen sich in verschiedenen Ländern auf unterschiedlichen Kontinenten in ähnlicher Weise manifestierten und daß bei den klinischen Symptomen die Ähnlichkeiten mehr als die Unterschiede zwischen den Ländern imponierten. Eine Verlaufsuntersuchung nach 5 Jahren ergab, daß es bei einem großen Teil der Patienten zu einer guten Remission kam und daß die Gruppe mit günstigem Verlauf in Entwicklungsländern größer als in entwickelten Ländern war (Sartorius et al. 1987).

Ähnliche Manifestationen schizophrener Psychosen in unterschiedlichen Ländern

Günstigerer Verlauf in Entwicklungsländern

Die Folgestudie (Determinants of Outcome of Severe Mental Disorders; DOS) galt der Ermittlung von Inzidenzschätzwerten für schizophrene Psychosen in verschiedenen Teilen der Welt, es nahmen 12 Zentren aus 10 Ländern teil (Dänemark, Indien, Kolumbien, Irland, USA, Nigeria, UdSSR, Japan, Großbritannien, ČSSR; Jablensky et al. 1992). Die Ermittlung von Inzidenzraten gelang in 7 Zentren, klinische Daten über die behandelten schizophren Erkrankten wurden aus allen 12 Zentren berichtet. 1379 Patienten wurden eingeschlossen, der Verlauf über 5 Jahre erfaßt. Bei fast 80% der Patienten gelang die Nachuntersuchung nach 2 Jahren. Breite Diagnosekriterien schizophrener Psychosen waren bei 80% erfüllt, bei mehr als der Hälfte fand sich ein Syndrom der schizophrenen Kerngruppe. Die Jahresinzidenzraten für das weiter gefaßte diagnostische Konzept lagen (für Männer und Frauen) zwischen 1,5 und 4,2 pro 10 000 Einwohner. Die höchste Inzidenzrate fand sich in Indien, es gab signifikante Inzidenzunterschiede zwischen den Ländern. Die Zah-

Inzidenzunterschiede in Abhängigkeit von den Diagnosekriterien für schizophrene Psychosen

len für die eng gefaßte Kerngruppe variierten nur wenig zwischen 0,7 und 1,4 pro 10 000 Einwohner, hier fanden sich keine statistisch signifikanten Unterschiede der Inzidenz schizophrener Psychosen. Das Erkrankungsalter war in Entwicklungs- und entwickelten Ländern für Frauen höher als für Männer. 50% der Patienten hatten im Zweijahresverlauf eine einzelne Episode, 31% hatten 2 oder mehr Episoden, die von Remissionen gefolgt waren. 16% der Patienten hatten einen chronischen Verlauf ohne Remission.

Erkrankungsalter und Verlauf

Die Art des Erkrankungsbeginns („akut" besser als „subakut" oder „schleichend") und das Land waren die wichtigsten Prädiktoren des Zweijahresverlaufs; günstige Verläufe waren in Entwicklungsländern signifikant häufiger (48–57%, in entwickelten Ländern 6–26%). Mehrere Studien haben seither nach Gründen für diesen Unterschied gesucht. Einen Zugangsweg könnten Unterschiede im sog. Expressed-Emotion-(EE)-Verhalten von Familienangehörigen darstellen (kritische Kommentare, Feindseligkeit und emotionale Überinvolviertheit Angehöriger, besonders bei häufigem/langem Kontakt mit Kranken rezidivfördernd). Eine Studie, die EE-Daten aus Chandigarh, Aarhus (DOS-Zentren) und London analysierte, fand EE-Verhalten in Indien deutlich geringer ausgeprägt als in den beiden europäischen Zentren (Wig et al. 1987). Andere mögliche Gründe für die Unterschiede in Verlauf und funktionellem Ergebnis („outcome"), z. B. die Häufigkeit von Lebensereignissen und Einstellungen der Familienangehörigen wurden ebenfalls untersucht, jedoch keine abschließende Erklärung der Unterschiede gefunden. Verlaufsrelevant waren neben der Zugehörigkeit zu einem Zentrum und der Art des Erkrankungsbeginns folgende weitere Faktoren: klinische Erstdiagnose, Familienstand, Geschlecht, Anpassung in der Adoleszenz, Freundeskontakte und Konsum illegaler Drogen. In der Diskussion der Daten betonen die Autoren die transnationalen und transkontinentalen Ähnlichkeiten der Inzidenz schizophrener Psychosen sowie die Bedeutung des soziokulturellen Kontextes für Verlauf und „outcome".

Verlaufsprädiktoren

An der Bedeutung von Kultur, der kulturell geprägten Wahrnehmung von psychischer Gesundheit und Krankheit für den Verlauf psychiatrischer Krankheiten besteht kein Zweifel (Leff 1988; Pfeiffer 1994). Es gibt kulturgebundene psychiatrische Syndrome, einige kulturgebundene Unterschiede in der Symptomatik endogener Psychosen sowie Unterschiede in Behandlung und Verlauf. Diese Thematik gehört zum Spektrum ökologischer Zusammenhänge in der Psychiatrie und wird in anderen Kapiteln des Handbuchs behandelt.

Bedeutung des kulturellen Kontextes

6.5 Arbeitslosigkeit

Eine Vielzahl von Arbeiten beschäftigt sich mit den psychischen und psychiatrischen Folgen von Arbeitslosigkeit. Was die Inanspruchnahme psychiatrischer Dienste angeht, so legte Brenner (1973) eine viel diskutierte Studie vor (Bhugra 1993). Er fand, daß Arbeitslosigkeit der wichtigste Einzelfaktor ist, um Variationen der psychiatrischen Hospitalisierungsraten in New York über einen Zeitraum von 127 Jahren zu erklären. Hildebrandt (1994) konnte (mit Daten aus dem damaligen Preußen)

Inanspruchnahme psychiatrischer Dienste

diesen Zusammenhang für die Jahre 1876–1906 nicht für endogene Psychosen, jedoch für Psychosen Alkoholkranker bestätigen. Weitere Autoren berichten Assoziationen von Arbeitslosigkeit und Gesamtinanspruchnahme psychiatrischer Dienste (italienische Fallregisterdaten; Thornicroft et al. 1993). Auch Kammerling u. O'Connor (1993) identifizierten in Großbritannien die Arbeitslosenrate als einen starken Prädiktor der psychiatrischen Aufnahmeraten.

Assoziationen von aktueller Arbeitslosigkeit und Gesamtprävalenz psychischer Erkrankungen

Aktuell Arbeitslose berichten mehr physische und psychische Beschwerden als zuvor Arbeitslose, die Arbeit gefunden haben (Studnicka et al. 1991). In dänischen, spanischen und finnischen Bevölkerungsstichproben fanden sich Zusammenhänge zwischen Arbeitslosigkeit und Gesamtprävalenz psychiatrischer Krankheiten [Fink et al. 1995; Vázquez-Barquero et al. 1992 (hier nur für Männer); Viinamäki et al. 1995a]. Eine finnische Untersuchung berichtet, daß Wiederbeschäftigung und Besserung psychischen Wohlbefindens assoziiert waren (Lahelma 1992). Es gibt Daten zur Häufung von Substanzmißbrauch und depressiven Störungen bei Arbeitslosen (Dooley et al. 1996). Für schizophrene Psychosen war in einer Studie von Harvey et al. (1996) Arbeitslosigkeit ein Prädiktor für die Punktprävalenz, der Zusammenhang war bei weitgefaßten diagnostischen Kriterien stärker als bei enggefaßten Kriterien. Eine signifikante Assoziation mit nichtaffektiven endogenen Psychosen fand sich für Arbeitslosigkeit auch im National Comorbidity Survey in den USA (Kendler et al. 1996).

Unklare Kausalzusammenhänge

Ursächliche Zusammenhänge lassen sich aber trotz der Vielzahl der Assoziationen nicht sichern, Selektionseffekte müssen berücksichtigt werden (Goldney 1996). Viinamäki et al. (1994) versuchten, Arbeitslose mit psychiatrischer Diagnose von jenen ohne psychische Auffälligkeit zu unterscheiden. Sie identifizierten Selbstachtung, soziale Unterstützung und Ausmaß allgemeingesundheitlicher Beschwerden als Diskriminatoren. Die Persönlichkeit war wichtig für die Fähigkeit zur Bewältigung von Arbeitslosigkeit (Viinamäki et al. 1995b).

Arbeitslosigkeit und Suizid

Auf der Gruppenebene („aggregate level") wurden positive Assoziationen zwischen Arbeitslosigkeit und Suizidraten sowie zwischen Arbeitslosigkeit und Suizidrisiko psychisch Kranker berichtet (Appleby 1992; Dooley et al. 1996). Die Zunahme männlicher Suizidraten in Großbritannien in den 80er Jahren war mit der Zunahme von Arbeitslosigkeit assoziiert (Pritchard 1995), dieser Zusammenhang galt aber für das gleiche Land, beide Geschlechter und die 70er Jahre nicht (Schmidtke 1997). Arbeitslosigkeit ist ein Risikofaktor für Suizide junger Menschen (Graham u. Burvill 1992), gleiches gilt für die Wiederholung von Parasuiziden (Morton 1993) sowie das Eintreten eines Suizides nach Parasuizid (Hawton et al. 1993). Arbeitslosigkeit ist ein Risikofaktor für Suizide Alkoholkranker (Murphy et al. 1992). Schmidtke (1997) zeigt allerdings in einer Übersicht europäischer Suizid- und Parasuizidstudien auf, daß einfache kausale Modelle den Zusammenhängen nicht gerecht werden.

Einfluß von Arbeitslosigkeit auf den Verlauf psychischer Störungen

Arbeitslosigkeit wurde auch als Einflußfaktor auf den Verlauf psychischer Störungen untersucht. Es fanden sich Assoziationen mit psychotischen Rückfällen (z. B. The Scottish Schizophrenia Research Group

1992). In einer Studie von Rabinowitz et al. (1995) war Arbeitslosigkeit ein Prädiktor von „Drehtürverläufen"; Kontaktverlust mit psychiatrischen Diensten war bei Tehrani et al. (1996) mit Arbeitslosigkeit assoziiert. Van Os et al. (1995) fanden für nichtdepressive Psychosen Zusammenhänge von Arbeitslosigkeit und Chronizität. Thornicroft et al. (1992) fanden die Akkumulation sog. „New-long-stay-Patienten" mit der Arbeitslosenrate assoziiert. In einer Studie von Wessely et al. (1994) war Arbeitslosigkeit (neben der Diagnose Schizophrenie) ein Risikofaktor für Straffälligkeit psychisch Kranker.

6.6 Migration

Psychische Störungen bei Migranten und Flüchtlingen werden in anderen Kapiteln des Handbuchs diskutiert (z.B. Kap. 18, Bd. 3). Migrationsbewegungen betreffen oft ganze Bevölkerungsgruppen und reichen über nationale Grenzen hinweg. Sie bringen für die Beteiligten erhebliche Umgebungsveränderungen mit sich. Die Betrachtung auf der Ebene sozialer Gruppen allein reicht nicht aus; ein Verständnis der Interaktion von individuellen und Gruppeneffekten ist für das Verständnis psychischer Folgen erforderlich. Einige Studien berichteten ein höheres Schizophrenierisiko für Migranten. Befunde aus Australien zeigen andererseits, daß es komplexe Interaktionen zwischen der Situation im Herkunftsland, Erlebnissen vor der Emigration, von migrationsassoziiertem Streß, der Altersverteilung der Migranten, dem Wachsen der Gemeinschaft und der Integration in der neuen Heimat gibt (Krupinski 1984). Methodische Probleme umfassen: geringere Familienstabilität nach Immigration, Einfluß zusätzlicher Faktoren wie soziale Klasse, Alter oder Geschlecht, schließlich das Fehlen einer angeglichenen Referenzpopulation im Herkunftsland. Die Umstände des Migrationsprozesses (Grad der Freiwilligkeit, Grad der Vorbereitung, zeitlicher Ablauf) sind von Bedeutung. Einige Länder verlangen vor der Erteilung eines Einwanderungs-Visums eine Bescheinigung, daß Bewerber nicht an einer psychischen Störung leiden (oder litten). Dies führt zu Selektionseffekten in Migrantenpopulationen.

Komplexe Interaktionen unterschiedlicher Einflußfaktoren

In London ist die Prävalenz nichtaffektiver Psychosen in der farbigen Bevölkerungsgruppe aus der Karibik erhöht (vgl. Davies et al. 1995). Dennoch erlauben methodische Probleme keine einfache kausale Verknüpfung von Migrationsprozeß und Prävalenzdaten (Harrison et al. 1988). Die ECA-Studie berichtete niedrige Prävalenzraten für Schizophrenie unter mexikanischen Immigranten in Los Angeles. Selektionseffekte müssen berücksichtigt werden. Ödegaard (1932) differenzierte in einer klassischen Arbeit (bei norwegischen Immigranten in Minnesota) die Effekte von Immigrationsstreß einerseits sowie selektiver Migration andererseits und gewichtete deren Einfluß bei verschiedenen Erkrankungen unterschiedlich. Auch die Re-Emigration nach Norwegen war mit einem erhöhten psychiatrischen Erkrankungsrisiko verbunden. Eine Vielzahl von Studien, die von Schwab u. Schwab (1978) zusammengestellt wurden, ergab kein einheitliches Bild. Das Arbeitsfeld ist von einer kaum zu bewältigenden Komplexität, die Berücksichtigung von Interaktionen zwischen individueller und Gruppenebene ist unverzichtbar. Die methodenkritische Übersicht von Leff (1988) macht die Vielzahl methodischer

Notwendigkeit der Berücksichtigung von Selektionseffekten

Probleme deutlich. Die Situation von Migranten ist zu unterscheiden von der Lebenssituation von Flüchtlingen und (im Ursprungsland) Zwangsumgesiedelten. Die letztgenannten Gruppen haben ein höheres Risiko für psychische Störungen als Migranten.

6.7 Katastrophen

Ausführlich wird dieser Themenbereich im Beitrag von Bromet (Kap. 17, Bd. 3) behandelt. Beispiele für Umgebungsnoxen oder -traumata sind: Krieg und Verfolgung, schwere Industrieunfälle, Naturkatastrophen (z. B. Vulkanausbruch) oder zivile Katastrophen (beispielsweise ein Dammbruch: s. Buffalo-Creek-Unglück), auch terroristische Handlungen kommen in Frage.

Psychischer Streß nach Atomreaktorunfall in Harrisburg

Nach Thompson (1990) machen die Folgen des Atomreaktorunfalls in Three Mile Island in Harrisburg die psychologische Dimension von Auswirkungen solcher Zwischenfälle deutlich. Das vorherrschende Gefühl in der Bevölkerung der Region war die Unsicherheit, welcher Information Glauben zu schenken sei. 18 Monate nach dem Unfall fand sich in der Bevölkerung ein klarer, wenn auch nicht dramatischer Anstieg psychischer Beschwerden. Es gab eine Zunahme von Arztkonsultationen sowie eine Häufigkeitszunahme von Angststörungen. Goldhaber et al. (1983) schildern die Folgen von Three Mile Island – einem Reaktorunfall mit eher geringer, faktischer Strahlenbelastung – als ein Beispiel für die Auswirkungen von psychischem Streß.

Atomreaktorunfall in Tschernobyl

Beim Reaktorunfall von Tschernobyl im Jahr 1986 waren unmittelbare gesundheitliche Gefährdung und Strahlenexposition schwerwiegend. Eine Bevölkerung von 600 000 Menschen war betroffen (Pivak 1992), bei über 200 Personen entwickelte sich eine akute Strahlenkrankheit, in der Akutphase kam es zu 28 Todesfällen.

- akute Streßreaktionen

- Neurosen

Pivak (1992) berichtet über die Untersuchung von 1572 Patienten, die in der Akutphase, während des ersten halben Jahres oder später, wegen psychischer Beschwerden untersucht wurden. Akute Streßreaktionen (Angstsymptome, Hemmung bzw. Agitation) wurden akut und nach 6 Monaten bei 75% der Patienten festgestellt, dieser Anteil nahm in der spät untersuchten Gruppe auf 29% ab. Parallel nahm der Anteil von Neurosen (Asthenie, Hypochondrie, Apathie, Hysterie) von 13% auf 29% zu. Psychosen waren selten (3,8% akut; 0,7% nach 6 Monaten: reaktive und hysterische Psychosen).

- reaktive Depressionen und posttraumatische Belastungsstörung

Eine Untersuchung, die 3 Jahre nach dem Unfall bei ca. 1300 Bewohnern von 13 Dörfern von der Internationalen Atomenergiebehörde (IAEA) durchgeführt wurde, fand keine unmittelbaren klinischen Strahlenfolgen, das Angst- und Streßniveau erschien allerdings hoch. Die Bedeutung der detaillierten Information der Bevölkerung über Exposition und konsekutive Risiken wurde betont (Ginzburg 1993). Ginzburg u. Reis (1991) schildern in einer großen, exponierten Bevölkerung als wesentliche psychische Störungen reaktive Depressionen, posttraumatische Belastungsstörung und familiäre Desorganisation.

Alexandrowski et al. (1992) berichten über die Untersuchung einer Stichprobe von 300 exponierten Personen. Sie beschreiben eine Häufung chronischer innerer Krankheiten (z. B. Hypertonie), eine bei vielen Untersuchten manifeste „beängstigende Spannung" und 5 Gruppen von „Desadaptationszuständen": neurasthenische Neurosen (67 Personen), neuroseähnliche Erscheinungen (psychosomatische Störungen; 77 Befragte), in einer 3. Gruppe (27 Personen) fanden sich leichte Erregbarkeit und hysterische Symptome, eine 4. Gruppe zeigte keine klinischen Symptome, hier sprechen die Autoren von vorklinischen Desadaptationsformen; Argwohn und Mißtrauen gegenüber amtlichen Mitteilungen waren häufig. 15 Probanden wurden als psychisch gesund eingeordnet. Alexandrowski et al. (1992) ordnen ihre Beobachtungen einer abnormen Persönlichkeitsentwicklung unter chronischer Streßexposition zu.

– neurasthenische Neurosen und psychosomatische Störungen

Viinamäki et al. (1995c) berichten über eine Untersuchung, die eine Kontrollgruppe ohne Strahlenexposition einschloß. Sie fanden 7 Jahre nach dem Tschernobyl-Unfall mit dem *General Health Questionnaire (GHQ)* in der stark kontaminierten Region Bryansk in einer Gruppe von 325 durchgehend dort ansässigen Personen langfristige Beeinträchtigungen des psychischen Wohlbefindens, der Unterschied zur Kontrollgruppe war für Frauen signifikant.

– langfristige Beeinträchtigungen des psychischen Wohlbefindens

Ökologische Aspekte finden sich – beispielhaft – in Untersuchungen zur Schlackeflutwelle im Tal Buffalo Creek, die 1972 in kurzer Zeit 125 Menschen tötete und 4000 Menschen heimatlos machte (Titchener u. Kapp 1976). Traumatische neurotische Reaktionen (Trauer, Schuld, Scham, Wut oder Hoffnungslosigkeit) fanden sich bei 80% der Überlebenden, die über 2 Jahre Bestand hatten („Buffalo-Creek-Syndrome"). Beschrieben wird auch, daß durch die Katastrophe das enge Netz von sozialer Unterstützung in dem Minenindustrietal zerstört wurde, daß also die soziale Gemeinschaft wegfiel, die von den Mitgliedern zuvor sowohl unterhalten als auch sozial stützend erlebt worden war. 625 der Buffalo-Creek-Überlebenden strengten einen Prozeß gegen die Minenfirma an und forderten Entschädigung angesichts eines „psychic impairment". In einer außergerichtlichen Vereinbarung wurden ihnen 13,5 Mio. Dollar zugesprochen, von denen 6 Mio. auf der Basis eines Punktsystems verteilt wurden, das die Nähe zum traumatischen Erlebnis und das Ausmaß der Traumatisierung zugrunde legte (Stern 1976).

Schlackeflutwelle in Buffalo Creek

– traumatische neurotische Reaktionen

– Entschädigung wegen „psychischer Beeinträchtigung"

Die nosologische Berechtigung für das Konzept der posttraumatischen Belastungsstörung („posttraumatic stress disorder") ist durch eine Vielzahl von Berichten und Untersuchungen aus den USA und Großbritannien bestätigt worden. Diese beziehen sich auf Studien mit Betroffenen von Vietnam-Krieg, Natur-, Schiffs- und Flugzeugkatastrophen. Auch psychiatrische Folgen besonders belastender individueller Erfahrungen (z. B. Folter, Vergewaltigung) könne hier subsumiert werden (Thompson 1990; Titchener u. Kapp 1976; Williams et al. 1993).

Posttraumatische Belastungsstörung

Die posttraumatische Belastungsstörung wurde in DSM-III, DSM-III-R, DSM-IV und ICD-10 aufgenommen (Williams et al. 1993). Zum Störungsbild gehören häufiges, inneres Wiedererleben, Träume, Handeln (bei Kindern Spielen) wie im damaligen Erleben, die bleibende Vermeidung

– Störungsbild

– Risikofaktoren

von assoziierten Stimuli, Interessenverlust, Entfremdungs- und Taubheitsgefühle sowie Reizbarkeit, Schlafstörung und Überwachheit. Es gibt Risiko- bzw. Vulnerabilitätsfaktoren (nicht alle Betroffenen entwickeln eine posttraumatische Belastungsstörung). Einige Faktoren hängen mit dem traumatischen Ereignis zusammen (Art des Stimulus, Nähe der Opfer, Art und Intensität der Bedrohung). Andere Vulnerabilitätsmerkmale sind beim exponierten Individuum zu finden (Deutungsstil, Attribuierung, zusätzliche Lebensereignisse, Coping-Stile, psychiatrische Vorgeschichte).

– protektive Effekte sozialer Unterstützung

Es gibt Hinweise auf protektive Effekte sozialer Unterstützung, welche das Eintreten einer posttraumatischen Störung unwahrscheinlich machen sollen (vgl. Viinamäki et al. 1995c). Die Literatur zur posttraumatischen Belastungsstörung behandelt eine Vielzahl ökologischer Zusammenhänge, da zumeist eine soziale Gruppe zu einem definierten Zeitpunkt und unter ähnlichen Bedingungen von einem schwerwiegenden Stressor betroffen wird.

Holocaust

Die psychischen Folgen des Holocaust können hier nicht ihrer Bedeutung entsprechend dargestellt werden. Dies geschieht ausführlich an anderer Stelle in diesem Handbuch (Kap. 19, Bd. 3). Eine umfassende Übersicht zum Thema gibt Peters (1989). In dem Buch *Psychiatrie der Verfolgten* hatten von Baeyer et al. (1964) eigene Befunde aus der Begutachtung psychischer Störungen nach nationalsozialistischer Verfolgung, insbesondere nach Konzentrationslageraufenthalten, zusammengefaßt. Es gibt zahlreiche weitere Handbuchbeiträge und Monographien zum Thema (Eitinger 1980; Niederland 1977; Stoffels 1991).

– chronische Angst, Depressivität und Asthenie

Von Baeyer et al. (1964) fanden ein relativ einheitliches Kernsyndrom mit chronischer Angst, Depressivität und Asthenie, das nach einer Latenzzeit mit blander Erschöpfungssymptomatik in Erscheinung tritt und je nach Orientierung der Autoren neuropathologisch, psychosomatisch oder psychodynamisch erklärt wird.

– „Überlebenden-Syndrom"

Peters (1989) greift den von William G. Niederland 1968 geprägten Begriff des „Überlebenden-Syndroms" auf und faßt die Literatur zu den vielfältigen psychischen Folgen des Holocaust zusammen. Die Symptomatik umfaßt Angst, Kampf gegen Erinnerung, innere Spannung, Grübelzwang, Gefühl der Überlebensschuld, Verstimmbarkeit, Affektlähmung, Initiativlosigkeit, apathische Zurückgezogenheit, Ruhelosigkeit, Konzentrations- und Leistungsdefizite, Unfähigkeit zu Frohsinn und Genuß, Sinnfrage, Beeinträchtigung von Selbstwertgefühl und Selbstsicherheit, soziale Unsicherheit sowie psychosomatische Störungen. Darüber hinaus geht Peters (1989) ausführlich auf die Besonderheiten der Verfolgungserlebnisse in ihrer Bedeutung für das „Überlebenden-Syndrom" ein und nennt im einzelnen: Verlust des Heimes und der Kultur, Ächtung, Diskriminierung, Diffamierung, Verfemung, Vertreibung aus der sozialen Stellung, Entwurzelung, Mißhandlungen, Entbehrungen wie Unterernährung, Kälte und andere physische Extrembedingungen, Rechtlosigkeit, Individualitätsverlust, dauerhafte und oft wiederkehrende akute Todesangst, die kleine Zahl Überlebender sowie eine Situation individueller, familiärer und kollektiver Grablosigkeit.

– Besonderheiten der Verfolgungserlebnisse

6.8 Intoxikationen und Neurotoxine

Huber (1988) hat in einem umfassenden Handbuchbeitrag die körperlich begründbaren psychischen Störungen behandelt. Er referiert in diesem Zusammenhang psychiatrische Folgen von Intoxikationen, die Auswirkungen von Neurotoxinen sowie von Ernährungs- und Vitamin-Mangelzuständen. Die Umweltmedizin beschäftigt sich mit akuten und chronischen Intoxikationen durch Umgebungsnoxen.

Akute Intoxikationen haben in der Regel auch zentralnervöse Auswirkungen. Der unspezifische Charakter der Psychosyndrome bei akuten Intoxikationen (Desorientiertheit, Verwirrtheit, Delir, Somnolenz, Sopor, Koma) und die Vielfalt toxischer Substanzen machen die eindeutige kausale Zuordnung von Syndrom und Toxin oft schwierig. Bei einigen Substanzgruppen ist der Übergang zwischen medizinisch tolerabler Exposition und chronischer Intoxikation nicht sicher bestimmbar. Mischintoxikationen bereiten Schwierigkeiten. Die Klinik akuter und chronischer Intoxikationen ist vielfältig, alle Organsysteme können in den Krankheitsprozeß einbezogen werden (akutes Leber- oder Nierenversagen, Lungenödem, kardiale Arrhythmien, Herz-Kreislauf-Schock, Knochenmarkdepression, Hautalteration). Delirante Syndrome und Bewußtseinstrübung bis hin zum Koma sind die wichtigsten akuten Psychosyndrome. Neurologische Auffälligkeiten schließen zerebrale Krampfanfälle, extrapyramidalmotorische Störungen, Ataxie, zerebelläre Syndrome oder Neuropathien ein. Die chronischen psychiatrischen Intoxikationsfolgen sind sog. pseudoneurasthenische Syndrome, die organische Wesensänderung, organische affektive Störungen und dementielle Syndrome.

Neurotoxine sind Stoffe, die am Nervensystem zu einer Funktions- oder Strukturbeeinträchtigung führen. Das Spektrum der in Frage kommenden Noxen umfaßt u. a. Metalle, organische Lösungsmittel und Pestizide. Tabelle 3 behandelt die neuropsychiatrischen Folgen der Exposition mit Schwermetallen, organischen Lösungsmitteln und Pestiziden.

Als Beispiel für die Probleme chronischer Exposition mit körperfremden Substanzen sei die neurotoxische Wirkung von Lösungsmitteln genannt, die als „dänische Malerkrankheit" große öffentliche Aufmerksamkeit erregt hat (Mikkelsen 1980; Triebig 1990). Eine langfristige Exposition mit organischen Lösungsmitteln (Farben, Lacke, Klebstoffe, Holzschutzmittel, Abbeizer, Lasuren) kann ein exogenes Psychosyndrom induzieren, das von Müdigkeit, Reizbarkeit, leichten Hirnleistungsstörungen und Kopfschmerz (pseudoneurasthenisches Syndrom) bis hin zu dementiellen Syndromen mit neuroradiologischen Zeichen der Hirnvolumenminderung und neurologischen Symptomen reichen kann (Triebig 1990). Die Pathogenese dieser Störungen ist nicht abschließend geklärt, da keine eindeutige Korrelation zwischen Höhe und Dauer der Lösungsmittelexposition einerseits und Schwere der Enzephalopathie andererseits besteht.

In der Minamata Bay (Japan) war in den 50er Jahren eine erhebliche Quecksilberexposition durch verzehrten Fisch Ursache oft schwerwiegender neuropsychiatrischer Störungen (vgl. Tabelle 3). Schwere psychiatri-

Tabelle 3. Charakteristische Neurotoxine und ihre psychischen Folgen (Baxter 1990; Feldman 1991; Langolf et al. 1978; Triebig 1990; Vroom u. Greer 1972)

Noxe	Verwendung/Vorkommen	Psychiatrische Symptome/Syndrome	Neurologische und sonstige medizinische Folgen/Syndrome
Schwermetalle			
Arsen	Herstellung von Glas, Halbleitern; Schmelzen von Kupfer, Blei, Golderzen; Insektizide, Herbizide	Angst, Gedächtnisstörung	Kopfschmerz, periphere Neuropathie
Blei	Nahrungsmittel, Wasser, Luft, Staub, Erde; Metallindustrie, Farben, Benzinzusätze, Pigmente	Stimmungsschwankungen, Reizbarkeit, Halluzinationen, Lethargie, Gedächtnis- und Konzentrationsstörungen, Orientierungsstörungen, Wortfindungsstörungen, visuellräumliche Störung	Polyneuropathie, Myoklonus, Intelligenzminderung (bei früher Exposition von Kindern); Hirnödem (akute/schwere Exposition)
Mangan	Bearbeitung von Manganerzen, Herstellung von Farben, Lacken, Dünge- und Desinfektionsmitteln	Reizbarkeit, Zwangsphänomene	Parkinsonoid, Hyperreflexie
Quecksilber	Wissenschaftliche Instrumente, Amalgam, Legierungen, Farben, kontaminierter Fisch, Pestizide	Depressive Verstimmung, Schlafstörung, Erschöpfbarkeit, Reizbarkeit, Gedächtnis- und Konzentrationsstörung, Störung schlußfolgernden Denkens	Periphere Neuropathie, Ataxie, Dysarthrie, Ertaubung, Erblindung, Spastik, extrapyramidale Störungen, Koma, Hirnödem, Kleinhirn- und kortikale Atrophie; interkurrente Erkrankungen, letaler Ausgang möglich
Zinn	Weitverbreitet, z. B. Dosenherstellung, Lötmetall, Elektronikprodukte, Plastik	Affektdurchbrüche, Depression, Inappetenz, Libidoverlust, Insomnie, Orientierungs- und Gedächtnisstörung, verbale Gedächtnis- und visuomotorische Koordinationsstörung	

Tabelle 3 (Fortsetzung)

Noxe	Verwendung/Vorkommen	Psychiatrische Symptome/Syndrome	Neurologische und sonstige medizinische Folgen/Syndrome
Organische Lösungsmittel			
Kohlenstoff-disulfid	Insektizide, Kunststoffindustrie	Verhaltensauffälligkeiten, Insomnie, Nervosität, affektive Instabilität, Gedächtnis- und Aufmerksamkeitsstörungen	Periphere Neuropathien (akute Intoxikation), Pseudobulbärsymptome (schwere Intoxikation), extrapyramidale Störungen, zerebrale Ischämien
n-Hexane, Methyl-Butyl-Ketone	Schuh-, Bekleidungs-, Kunststoff-, Kosmetikindustrie		Periphere Neuropathien
Perchlorethylen (PCE)	Reinigungsbetriebe, Textilindustrie	Reizbarkeit, Schläfrigkeit, Verwirrtheit, Gedächtnis- und Konzentrationsstörung	Schwindel, Dysarthrie, Koordinationsstörung
Trichlorethylen (TCE)	Industrielles Lösungsmittel	Erschöpfbarkeit, Schwächegefühl, Verwirrtheit, Verlangsamung, Aufmerksamkeitsstörung	Hirnnervenausfälle (N. trigeminus)
Toluen	Druck- und Lederindustrie, Autoabgase	Nervosität, Müdigkeit, inadäquates Lachen, affektive Instabilität, Suizidgedanken, Euphorie, kognitive Leistungsminderung und Verwirrtheit	Hautaffektion
Pestizide			
Organophosphate	Insektizide (Cholinesterasehemmer)	Müdigkeit, Rastlosigkeit, Erregung, Angst, emotionale Instabilität, Reizbarkeit, Gedächtnis- und Konzentrationsstörungen	Cholinerges Syndrom, Koma
Carbaryl	Insektizide (reversibler Cholinesterasehemmer)	emotionale Instabilität, Reizbarkeit, Lethargie, Merkfähigkeitsstörung	Cholinerges Syndrom, Koma

sche Folgen waren bei hoher Exposition zu verzeichnen. Die Ausprägung psychischer Folgebeschwerden variierte aber nicht nur mit der Ausprägung der Exposition, sondern auch mit dem Kompensationsstatus, also in Abhängigkeit davon, ob Betroffene einen entsprechenden Antrag gestellt hatten und wie darüber entschieden worden war (Sugisawa 1994).

– Bleiexposition bei Kindern

Das Sonderproblem der Niedrigdosisbelastung sei exemplarisch anhand der Studien zur Bleiexposition von Kindern behandelt. Needleman et al. (1979) berichteten über eine inverse Assoziation der Intelligenzquotienten von Kindern mit der Ausprägung der Niedrigdosis-Bleiexposition. In der Folge wurden zahlreiche Studien zum Thema durchgeführt, Pocock et al. (1994) faßten in einer Metaanalyse die vorliegenden Daten (aus 5 prospektiven Studien mit über 1100 Kindern) zusammen. Blutbleispiegel im mütterlichen oder Nabelschnurblut zeigten keine Assoziation mit dem Intelligenzquotienten bei Kindern über 5 Jahre, Blutspiegel im Alter von 2 Jahren zeigten einen schwachen, aber signifikanten inversen Zusammenhang. Querschnittsanalysen (14 Studien bei 3499 Kindern) zeigten ebenfalls einen signifikanten negativen Zusammenhang, es fand sich eine erhebliche Variabilität der Ergebnisse.

– Auswirkungen der Bleiexposition auf den Intelligenzquotienten

Die 7 Querschnittsstudien, die den Bleigehalt in Zähnen zugrunde legten, waren konsistenter, die Effektgröße hingegen kleiner. Die Zusammenfassung der Autoren war, daß eine Verdoppelung des Blutbleispiegels (von 0,48 auf 0,97 µmol/l) mit einer mittleren Verminderung des Gesamtintelligenzquotienten um 1–2 Punkte assoziiert ist. Methodische Probleme der Studien umfassen die Repräsentativität der Stichproben, die umfassende Erfassung von Störvariablen, Selektionsbias und Kausalitätsumkehr. Pocock et al. (1994) sind zurückhaltend bezüglich der Priorität, die – in Abwägung gegen andere Gesundheitsrisiken – der Entdeckung und ggf. Senkung leicht erhöhter kindlicher Blutbleispiegel durch die öffentliche Gesundheitsvorsorge eingeräumt werden sollte. Eine seither publizierte australische Studie fand die Assoziation zwischen Umgebungsbleiexposition und dem Intelligenzquotienten 11- bis 13jähriger deutlich ausgeprägt (Tong et al. 1996).

6.9 Lärmbelastung

Lärmbelastung ist möglicherweise die Umweltbelastung, der Stadtbewohner nicht entrinnen können. Folgen schwerer, langdauernder Lärmbelastung sind Hörminderung und schließlich Ertaubung. Hörstörungen und Taubheit sind mit psychiatrischer Morbidität im allgemeinen und mit der gehäuften Manifestation von Wahnsymptomen im besonderen assoziiert (Tarnopolsky u. Clark 1984). Die üblichen Lärmbelastungen in Städten sind mit subjektiven Reaktionen, am häufigsten dem Gefühl der Störung sowie Ärger assoziiert. Nervosität, Schlafstörung, Kopfschmerz und Angespanntheit sind unter höherer Lärmexposition häufiger, ähnliche Zusammenhänge werden bei beruflich Lärmexponierten beobachtet.

Einfluß der subjektiven Einstellung zum Stressor

Forschungsergebnisse sprechen dafür, daß der Ärger ein wichtiges Bindeglied zwischen Stressor und Symptomen ist. Die subjektive Einstellung kann das Ausmaß der Streßreaktion beeinflussen, die beobachteten Beschwerden sind unspezifisch. Es ergaben sich Interaktionen zwischen der Lärmbelastung, dem Ärgerniveau sowie soziodemographischen Parametern, jedoch keine einfachen, kausalen Verknüpfungen zwischen Lärm und der Manifestation psychischer Störungen. Stansfeld et al. (1985) fanden bei maximal lärmempfindlichen Frauen (im Vergleich zur lärmunempfindlichsten Gruppe) signifikant mehr psychiatrische Symptome, höhere Neurotizismusscores und ausgeprägtere Reaktivität auf andere, nicht lärmbezogene Stimuli. Subjektive Lärmempfindlichkeit ist zusammenfassend mit Streßempfindlichkeit sowie mit neurotisch-depressiven, nicht aber anderen psychiatrischen Störungen assoziiert (Stansfeld 1992).

7 Protektive Faktoren

Soziale Netzwerke und soziale Unterstützung haben in diesem Zusammenhang eine besondere Bedeutung. Brugha (1995) unterscheidet instrumentelle, zumeist materielle Unterstützung einerseits sowie emotionale, die Selbstachtung beeinflussende soziale Unterstützung andererseits. Soziale Unterstützung kann durch regelmäßige positive Rückkoppelung unmittelbar positive Effekte auf das psychische Befinden entfalten, durch verbesserte Coping-Fertigkeiten als Streßpuffer wirken und schließlich die Selbsteinschätzung verbessern (Lloyd 1995; Brugha 1995). Soziale Unterstützung ist nicht nur für psychiatrisch Erkrankte von Bedeutung, es bestehen darüber hinaus Zusammenhänge zwischen einem guten Beziehungsgefüge und dem allgemeinen psychischen Wohlbefinden von Menschen (Coyne und Delongis 1986). Die Lebensereignisforschung weist das Fehlen intimer, vertrauensvoller Beziehungen mit Ehemann oder Partner als wichtigen Vulnerabilitätsfaktor für die Manifestation depressiver Erkrankungen aus, was die protektive Bedeutung sozialer Unterstützung unterstreicht (Brown et al. 1986).

Soziale Unterstützung

Eine aktuelle, umfassende Übersichtsarbeit zu Beziehungen zwischen sozialen Netzwerken bzw. sozialer Unterstützung einerseits und verschiedenen Gesundheitsindikatoren andererseits spricht dafür, daß soziale Integration zu einer Verminderung des allgemeinen Mortalitätsrisikos sowie zu besserer psychischer Gesundheit beiträgt (Seeman 1996). Auch im Zusammenhang der psychischen Folgen von Arbeitslosigkeit kommt sozialer Unterstützung protektive Bedeutung bei (Viinamäki et al. 1993).

Soziale Integration

8 Fazit

Die ökologische Perspektive ist für die psychische Gesundheit und psychiatrische Erkrankungen in einer Bevölkerung bedeutsam. Viele der referierten Zusammenhänge stellen allerdings gruppenstatistische Korrelationen dar, mit denen kausale Zusammenhänge nicht gesichert werden können. Korrelationen können auch dann irreführend sein, wenn unterschiedliche oder gegenläufige Zusammenhänge in Teilgruppen oder zusammengesetzten Variablen verborgen sind (Riley 1963).

Bedeutung ökologischer Zusammenhänge in der Psychiatrie

Trennung von Gruppen- und individuellen Effekten

Gruppeneffekte (erhöhtes Erkrankungs- oder Rückfallrisiko in einer Population) müssen von Zusammenhängen der individuellen Ebene (erkrankungs- oder rückfallassoziierte individuelle Merkmale) unterschieden werden. Ökologische Trugschlüsse sind möglich, wenn von Effekten der einen unmittelbar auf Zusammenhänge der anderen Ebene geschlossen wird (Selvin 1958). Gruppeneffekte (ökologische Ebene) wurden den Effekten der individuellen Ebene (biomedizinische Forschung) traditionell mit der Begründung nachgeordnet, daß sie nur zur Hypothesengenerierung geeignet seien. Viele Befunde sprechen dafür, daß es auf der Gruppenebene (im Ökosystem) eigenständige Wirkzusammenhänge gibt (Schwartz 1994). Dies würde beispielsweise für suizidales Verhalten bedeuten, daß eine Hochrisikoregion (mit hohen Suizidziffern) nicht einfach eine Ansammlung von Individuen mit vielen Risikofaktoren ist, sondern daß es in einem solchen Ökosystem Merkmale gibt, die das örtliche Ökosystem charakterisieren und suizidales Verhalten beeinflussen.

Bedeutung soziokultureller Einflußfaktoren für suizidales Verhalten

Schmidtke (1997) beschäftigt sich in einer Übersichtsarbeit mit den Suizidraten in Europa, die um Faktoren von 22 (Männer) bzw. 20 (Frauen) variieren. Einfache biologische oder soziodemographische Erklärungsmodelle sind nicht überzeugend, komplexe soziokulturelle Variablen wie die Einstellung zu suizidalen Handlungen, die Art der Behandlung suizidalen Verhaltens in den Medien („labeling"), die Einstellung gegenüber alten Menschen und kulturelle Variationen individueller Coping-Strategien spielen eine Rolle. Schmidtke (1997) hält transkulturelle Unterschiede der Einstellungen zu suizidalem Verhalten für einen besonders wichtigen Zugang zur Variation von Suizidraten. Auch Neeleman et al. (1997) berichten Zusammenhänge zwischen Suizidtoleranz und Suizidraten. Sie fanden (für Männer in 19 westlichen Ländern) einen modulierenden, *ökologischen* Effekt nationaler Religiositätsniveaus auf die Stärke der (negativen) Assoziation zwischen *individueller* Suizidtoleranz und Religiosität. Selbstverständlich stellt sich auf der individuellen Ebene die Frage, *welche* Mitglieder der Gemeinschaft ein individuelles Risiko tragen (denn auch in einer Hochrisikoregion tritt das Ereignis Suizid bei der großen Mehrzahl der Individuen nie ein). Auch die Verteilung solcher individueller Risikofaktoren unterliegt aber wahrscheinlich „ökologischen" Einflüssen.

Ökologische Forschung zur Hypothesenprüfung und Hypothesengenerierung

Ökologische Forschung kann somit wichtige Beiträge zur Hypothesengenerierung *und* Hypothesenprüfung liefern. Sie ergänzt sich mit den Arbeitsgebieten der transkulturellen Psychiatrie (Leff 1988; Pfeiffer 1994) und der Epidemiologie. Methodische Probleme von Selektionseffekten einerseits und von Kausalitätsumkehr andererseits müssen berücksichtigt werden (Beispiele sind Stadt-Land-Unterschiede, die Bedeutung sozialer Schichtzugehörigkeit sowie Migrationsuntersuchungen).

Ökologische Weiterentwicklung des Lebensereigniskonzeptes

Die Lebensereignisforschung hat in der Depressionspathogeneseforschung Fortschritte gebracht. Die Beschäftigung mit Lebensereignissen, ihrer Wirkstärke und Kontexteinbettung sowie mit individuellen Vulnerabilitätsfaktoren erlaubt die differenzierte Beschreibung eines pathogenetischen Wirkgefüges, das in mehreren, empirisch überprüfbaren Einzelschritten verifiziert werden kann. Die vergleichende Forschung in unterschiedlichen sozioökonomischen und kulturellen Umgebungen bietet die Möglichkeit, das Lebensereigniskonzept ökologisch weiterzuentwickeln (Brown 1996). Einschränkend gilt, daß die pathogenetischen Zusammenhänge zwischen Lebensereignissen und depressiver Erkrankung für wahnhafte Depressionen und Melancholien nicht gültig sind (Brown et al. 1994). Dieses bedeutet nicht, daß soziale und Umweltfaktoren bei diesen Erkrankungen bedeutungslos sind, weist aber darauf hin, daß die Stärke des Ansatzes im Spektrum leichterer und mittelschwerer depressiver Erkrankungen liegt.

Ökologische Ansätze können auch in der Entwicklungsforschung bei Kindern und Adoleszenten Erfolge vorweisen. Forschungsgegenstand ist hier neben pathologischem Verhalten (z.B. Depression, Substanzmißbrauch, Delinquenz) die erfolgreiche Anpassung an Umweltanforderungen. Das ökologische Forschungsfeld reicht damit über den engeren Bereich von Psychopathologie und Krankheit hinaus (Fergusson 1996). Für schizophrene Psychosen ist die Bedeutung von Umgebungsvariablen (wie soziale Deprivation, Wohnen, Bevölkerungsstruktur oder Arbeitslosigkeit) etabliert. Die Inanspruchnahme psychiatrischer Dienste und der Verlauf schizophrener Erkrankungen werden durch soziale Faktoren moduliert, und die Klärung *nosokomialer* Faktoren ist eine Aufgabe psychiatrischer Forschung. Auf diesem Weg werden Zusammenhänge aufgedeckt, die dem individuellen Betrachtungsweg nicht zugänglich sind.

Weitreichende Einsetzbarkeit ökologischer Ansätze

Ökologische Untersuchungen der Inanspruchnahme psychiatrischer Dienste können für die Versorgungsplanung genutzt werden. Allerdings ist mit dem Aufspüren von Inzidenzunterschieden zwischen verschiedenen Gemeinschaften die Krankheitsentstehung beim Individuum nicht geklärt. Ihre Erklärung erfordert die Suche nach Ursachen, Pathogenesemechanismen und Suszeptibilitätsfaktoren. Wechselwirkungen zwischen den beiden Ebenen können beispielsweise in ein Vulnerabilitäts-Streß-Modell gefaßt werden.

Ökologische Untersuchungen zur Versorgungsplanung

Susser u. Susser (1996) suchen nach einem neuen Paradigma epidemiologischer Forschung und beschreiben es mit dem Bild sukzessive kleiner werdender, ineinandergefügter „chinese boxes" – vom weiteren Ökosystem bis hin zum Individuum. Ein Beispiel: In der Betrachtung psychischer Folgen von Massenarbeitslosigkeit sind verschiedene Ebenen von Bedeutung. Auf der allgemeinsten (obersten) Ebene ist die makroökonomische Situation prägend: eine Phase der Massenarbeitslosigkeit rückt den potentiellen, pathogenetischen Zusammenhang häufiger ins Blickfeld als eine Periode der Vollbeschäftigung. Auf der nächsten Stufe ist die besondere Sozialstruktur einer örtlichen Gemeinschaft relevant; im weiteren sind die Coping-Fertigkeiten im sozialen Netz, etwa der Familie, von Bedeutung. Schließlich sind individuelle Vulnerabilitäten (Selbstbild, Persönlichkeit) bedeutsam für die Manifestation oder das Ausbleiben des „Endpunktes" einer psychischen Störung.

Epidemiologische Forschung vom Ökosystem bis zum Individuum

Die Komplexität der Mehrebenenbetrachtung wird deutlich, wenn wir uns vor Augen führen, daß Coping-Fertigkeiten, relative Risiken und Vulnerabilitätsfaktoren auf den verschiedenen Ebenen wahrscheinlich nicht zufallsverteilt sind, sondern mit dem spezifischen Ort eines Indivi-

Mehrebenenbetrachtung

duums im Ökosystem (oder mit dem Ort der lokalen Gemeinschaft im weiteren Ökosystem) zusammenhängen. Aktualität und Stärke des ökologischen Zugangsweges liegen in der simultanen Überprüfung verschiedener Einflußfaktoren (Patient – soziale Gruppe – Umwelt) und ihrer Interaktionen. Allerdings macht diese Vielschichtigkeit auch die methodische Schwierigkeit des Ansatzes aus. Susser u. Susser (1996) prägen den Begriff der „Öko-Epidemiologie" und halten die Mehrebenenbetrachtung für besonders wichtig. Dieser Ansatz stellt für die psychiatrische Forschung eine lohnende Herausforderung dar.

Simultane Überprüfung verschiedener Einflußfaktoren

9 Literatur

Alexandrowski JA, Rumjanzewa GM, Jurow WW, Martjuschow AA (1992) Dynamik der psychischen Desadaptationszustände unter chronischem Streß bei Bewohnern der Gebiete, die beim GAU im Kernkraftwerk Tschernobyl in Mitleidenschaft gezogen wurden. Psychiatr Prax 19:31-34

Appleby L (1992) Suicide in psychiatric patients: risk and prevention. Br J Psychiatry 161:749-758

**Baeyer W von, Häfner H, Kisker KP (1964) Psychiatrie der Verfolgten. Springer, Berlin Göttingen Heidelberg

Barton R (1959) Institutional Neurosis. Wright, Bristol

Baxter PJ (1990) Review of major chemical incidents and their medical management. In: Murray V (ed) Major chemical disasters – Medical aspects of management. Royal Society of Medicine Services, London New York, pp 7-20

Bebbington P, Kuipers L (1993) Social causation of schizophrenia. In: Bhugra D, Leff J (eds) Principles of social psychiatry. Blackwell, Oxford, pp 82-98

Bhugra D (1993) Unemployment, poverty and homelessness. In: Bhugra D, Leff J (eds) Principles of social psychiatry. Blackwell, Oxford, pp 355-382

Brenner MH (1973) Mental illness and the economy. Harvard Univ Press, Cambridge, MA

Bronfenbrenner U (1979) The ecology of human development: experiments by nature and design. Harvard Univ Press, Cambridge, MA

**Brown GW (1996) Genetics of depression: a social science perspective. Int Rev Psychiatry 8:387-401

Brown GW, Birley JLT (1968) Crises and life changes and the onset of schizophrenia. J Health Soc Behav 9:203-214

Brown GW, Harris TO (1978) Social origins of depression: a study of psychiatric disorder in women. Tavistock, London

Brown GW, Andrews B, Harris TO, Adler Z, Bridge L (1986) Social support, self-esteem and degression. Psychol Med 16:813-831

Brown GW, Harris TO, Hepworth C (1994) Life events and endogenous depression. A puzzle reexamined. Arch Gen Psychiatry 51:525-534

Brugha TS (1995) Social support and psychiatric disorder: overview of evidence. In: Brugha TS (ed) Social support and psychiatric disorder. Cambridge Univ Press, Cambridge, pp 1-38

*Burgess EW, Bogue DJ (eds) (1967) Urban sociology. Univ Chicago Press, Chicago London

Burgess EW, Park RE (1925) The city. Univ Chicago Press, Chicago

Cheng TA (1989) Urbanisation and minor psychiatric morbidity. A community study in Taiwan. Soc Psychiatry Psychiatr Epidemiol 24:309-316

Coleman A (1985) Utopia on trial: vision and reality in planned housing. Hilary Shipman, London

Cooper JE, Sartorius N (eds) (1996) Mental disorders in China. Gaskell, London

Cox A (1993) Social factors in child psychiatric disorders. In: Bhugra D, Leff J (eds) Principles of social psychiatry. Blackwell, Oxford, pp 202-233

Coyne JC, Delongis A (1986) Going beyond social support: the role of social relationships in adaptation. J Consult Clin Psychol 54:457-460

Creed F (1993) Life events. In: Bhugra D, Leff J (eds) Principles of social psychiatry. Blackwell, Oxford, pp 144-161

Davies S, Thornicroft G, Leese M, Higgingbotham A, Phelan M (1995) Ethnic differences in risk of compulsory psychiatric admission among representative cases of psychosis in London. Br Med J 312:533-537

Day R, Nielsen JA, Korten A et al. (1987) Stressful life events preceding the acute onset of schizophrenia: a cross-national study from the World Health Organization. Cult Med Psychiatry 11:123-205

Dohrenwend BP, Dohrenwend BS (1974) Psychiatric disorders in urban settings. In: Arieti S, Caplan G (eds) American handbook of psychiatry, 2nd edn, vol 29. Basic Books, New York

Dörner K, Plog U (1996) Irren ist menschlich. Lehrbuch der Psychiatrie/Psychotherapie, 3. Aufl. Psychiatrie-Verlag, Bonn

Dooley D, Fielding J, Levi L (1996) Health and unemployment. Ann Rev Public Health 17:449-465

Eitinger L (1980) The Concentration Camp Syndrome and its late sequelae. In: Dimsdale JE (ed) Survivors, victims, and perpetrators. Essays on the Nazi Holocaust. Hemisphere, Washington New York London, pp 127-162

Faris REL, Dunham HW (1939) Mental disorders in urban areas. Univ Chicago Press, Chicago

Feldman RG (1991) Effects of toxins and physical agents on the nervous system. In: Bradley WG, Daroff RB, Fenichel GM, Marsden CD (eds) Neurology in clinical practice, vol 2. Butterworth-Heinemann, Boston London Singapore Sydney Toronto Wellington, pp 1185-1209

Fergusson DM (1996) Critical notice on: psychosocial disorders in young people: time trends and their causes. J Child Psychol Psychiatry 37:485-487

Fergusson DM, Horwood LJ (1987) Vulnerability to life events exposure. Psychol Med 17:739-749

Festinger L, Schachter S, Back K (1959) Social pressures in informal groups. A study of human factors in housing. Tavistock, London

Fink P, Jensen J, Borgquist L et al. (1995) Psychiatric morbidity in primary public health care: a Nordic multicentre investigation. I. Method and prevalence of psychiatric morbidity. Acta Psychiatr Scand 92:409-418

Frankenberg R (1966) Communities in Britain. Social life in town and country. Penguin Books, Harmondsworth

Freeman HL (1994) Schizophrenia and city residence. Br J Psychiatry 164 (Suppl 23):39-50

Ginzburg HM (1993) The psychological consequences of the Chernobyl accident – findings from the International Atomic Energy Agency Study. Public Health Rep 108:184-92

Ginzburg HM, Reis E (1991) Consequences of the nuclear power plant accident at Chernobyl. Public Health Rep 106:32-40

*Goffman E (1961) Asylums: essays on the social situation of mental patients and other inmates. Doubleday, New York

Goldberg EM, Morrison SL (1963) Schizophrenia and social class. Br J Psychiatry 109:785-802

Goldhaber MK, Tokuhata GK, Digon E, Caldwell GG, Stein GF, Lutz G, Gur D (1983) The Three Mile Island Population Registry. Public Health Rep 98:603-609

Goldney RD (1996) Unemployment and health. Aust N Z J Psychiatry 30:309-311

Graham C, Burvill PW (1992) A study of coroner's records of suicide in

young people, 1986-88 in Western Australia. Aust N Z J Psychiatry 26:30-39
Harrison G, Owens D, Holton A, Neilson D, Boot D (1988) A prospective study of severe mental disorder in Afro-Caribbean patients. Psychol Med 18:643-657
Harvey CA, Pantelis C, Taylor J, McCabe PJ, Lefevre K, Campbell PG, Hirsch SR (1996) The Camden schizophrenia surveys. II. High prevalence of schizophrenia in an inner London borough and its relationship to socio-demographic factors. Br J Psychiatry 168:418-426
Hawton K, Fagg J, Platt S, Hawkins M (1993) Factors associated with suicide after parasuicide in young people. Br Med J 306:1641-1644
Hildebrandt H (1994) Mental disorders and economic crisis: a study on the development of admission into the psychiatric hospitals of Prussia between 1876 and 1906. Soc Psychiatry Psychiatr Epidemiol 29:190-196
*Hollingshead AB, Redlich FC (1958) Social class and mental illness. Wiley, New York
Huber G (1988) Körperlich begründbare psychische Störungen. Endokrinopathien, Generationsvorgänge, Vitaminmangel und Hirntumoren. In: Lauter H, Kisker KP, Strömgren E (Hrsg) Psychiatrie der Gegenwart, Bd 6: Organische Psychosen. Springer, Berlin Heidelberg New York Tokio, S 197-252
Jablensky A, Sartorius N, Ernberg G et al. (1992) Schizophrenia: manifestations, incidence and course in different cultures. A World Health Organization ten-country study. Psychol Med, Suppl 20
Kammerling RM, O'Connor S (1993) Unemployment rate as predictor of rate of psychiatric admission. Br Med J 307:1536-1539
Karno M, Norquist GS (1995) Schizophrenia: epidemiology. In: Kaplan HI, Sadock BJ (eds) Comprehensive textbook of psychiatry, vol 1, 6th edn. Williams & Wilkins, Baltimore, pp 902-910
Kendler KS, Gallagher TJ, Abelson JM, Kessler RC (1996) Lifetime prevalence, demographic risk factors, and diagnostic validity of nonaffective psychosis as assessed in a US community sample. The National Comorbidity Survey. Arch Gen Psychiatry 53:1022-1031
Krupinski J (1984) Changing patterns of migration to Australia and their influence on the health of migrants. Soc Sci Med 18:927-937
Lahelma E (1992) Paid employment, unemployment and mental wellbeing. Psychiatr Fennica 23:131-144
Langolf GS, Chafflin DB, Henderson R, Whittle HP (1978) Evaluation of workers exposed to elemental mercury using quantitative tests of tremor and neuromuscular functions. Am Ind Hyg Assoc J 39:976-984
Leacock E (1957) Three social variables and the occurrence of mental disorder. In: Leighton AH, Clausen JA, Wilson RN (eds) Explorations in social psychiatry. Basic Books, New York
**Leff J (1988) Psychiatry around the globe. A transcultural view. Gaskell, London
Lewis G, David A, Andreasson S, Allebeck P (1992) Schizophrenia and city life. Lancet 340:137-140
Lloyd C (1995) Understanding social support within the context of theory and research on the relationship of life stress and mental health. In: Brugha TS (ed) Social support and psychiatric disorder. Cambridge Univ Press, Cambridge, pp 41-55
Magaziner J (1988) Living density and psychopathology: a re-examination of the negative model. Psychol Med 18:419-431
Mann A (1993) Epidemiology. In: Bhugra D, Leff J (eds) Principles of social psychiatry. Blackwell, Oxford, pp 25-35
McCreadie RG, Leese M, Tilak-Singh D, Loftus L, Macewan T, Thornicroft G (1997) Nithsdale, Nunhead and Norwood. Similarities and differences in prevalence of schizophrenia and utilisation of services in rural and urban areas. Br J Psychiatry 170:31-36
Mikkelsen S (1980) A cohort study of disability pension and health among printers with special regard to disabling presenile dementia as an occupational disease. Scand J Soc Med 34:16
Moen P (1995) Introduction. In: Moen P, Elder GH, Lüscher K (eds) Examining lives in context. Perspectives on the ecology of human development. American Psychological Association, Washington, pp 1-5
Morton MJ (1993) Prediction of repetition of parasuicide: with special reference to unemployment. Int J Soc Psychiatry 39:87-99
Murphy GE, Wetzel RD, Robins E, McEvoy L (1992) Multiple risk factors predict suicide in alcoholism. Arch Gen Psychiatry 49:459-463
Needleman HL, Gunnoe C, Leviton A et al. (1979) Deficit in psychologic and classroom performance of children with elevated dentine lead levels. N Engl J Med 300:689-695
Neeleman J, Halpern D, Leon D, Lewis G (1997) Tolerance of suicide, religion and suicide rates: an ecological and individual study in 19 Western countries. Psychol Med 27:1165-1171
Niederland WG (1977) Das Überlebenden-Syndrom in klinischer und gutachterlicher Sicht. Freiheit und Recht, Bonn
Ödegaard Ö (1932) Emigration and insanity: a study of mental disease among the Norwegianborn population of Minnesota. Levin & Munksgaards, Copenhagen
Os J van, Takei N, Castle DJ, Wessely S, Der G, Murray RM (1995) Premorbid abnormalities in mania, schizomania, acute schizophrenia and chronic schizophrenia. Soc Psychiatry Psychiatr Epidemiol 30:274-278
Peters UH (1989) Die psychischen Folgen der Verfolgung. Das Überlebenden-Syndrom. Fortschr Neurol Psychiatr 57:169-191
Pfeiffer (1994) Transkulturelle Psychiatrie, 2. Aufl. Thieme, Stuttgart
Pivak LI (1992) Psychiatric aspects of the accident at Chernobyl Nuclear Power Station. Eur J Psychiatry 6:207-212
*Pocock S, Smith M, Baghurst P (1994) Environmental lead and children's intelligence: a systematic review of epidemiological evidence. Br Med J 309:1189-1197
Pritchard C (1995) Unemployment, age, gender and regional suicide in England and Wales 1974-90: a harbinger of increased suicide of the 1990s? Br J Soc Work 25:767-790
Rabinowitz J, Mark M, Popper M, Slyuzberg M, Munitz H (1995) Predicting revolving-door patients in a 9-year national sample. Soc Psychiatry Psychiatr Epidemiol 30:65-72
Riley MW (1963) Sociological research. I. A case approach. Harcourt, Brace & World, New York Chicago San Francisco Atlanta
Rutter M, Champion L, Quinton D, Maughan B, Pickles A (1995) Understanding individual differences in environmental-risk exposure. In: Moen P, Elder GH, Lüscher K (eds) Examining lives in context. Perspectives on the ecology of

human development. American Psychological Association, Washington, DC, pp 61-85
*Rutter M, Smith DJ (eds) (1995) Psychosocial disorders in young people. Time trends and their causes. Wiley, Chichester
Sartorius N, Jablensky A, Ernberg G, Leff J, Korten A, Gulbinat W (1987) Course of schizophrenia in different countries: some results of a WHO international comparative 5-year follow-up study. In: Häfner H, Gattaz WF, Janzarik W (eds) Search for the causes of schizophrenia. Springer, Berlin Heidelberg New York Tokyo, pp 107-113
**Sartorius N, Nielsen JA, Strömgren E (1989) (eds) Changes in frequency of mental disorder over time: results of repeated surveys of mental disorders. Acta Psychiatr Scand 79, Suppl 348
*Schmidtke A (1997) Perspective: suicide in Europe. Suicide Life Threat Behav 27:127-136
Schwab JJ, Schwab ME (1978) Sociocultural roots of mental illness. An epidemiologic survey. Plenum, New York London
Schwartz S (1994) The fallacy of the ecological fallacy: the potential misuse of a concept and the consequences. Am J Public Health 84:819-824
Seeman TE (1996) Social ties and health: the benefits of social integration. Ann Epidemiology 6:442-451
Selvin H (1958) Durkheim's suicide and problems of empirical research. Am J Sociology 63:607-619
Shapiro S, Skinner EA, Kessler LG et al. (1984) Utilization of health and mental health services. Arch Gen Psychiatry 41:971-978
Stansfeld SA (1992) Noise, noise sensitivity and psychiatric disorder: epidemiological and psychophysiological studies. Psychol Med, Suppl 22
Stansfeld SA, Clark CR, Jenkins LM, Tarnopolsky A (1985) Sensitivity to noise in a community sample: I. Measurement of psychiatric disorder and personality. Psychol Med 15:243-254
Stern GM (1976) From chaos to responsibility. Am J Psychiatry 133:300-301
Stoffels H (1991) (Hrsg) Schicksale der Verfolgten. Psychische und somatische Auswirkungen von Terrorherrschaft. Springer, Berlin Heidelberg New York Tokio

Streit B (1994) Ökologie kurzgefaßt. BI-Taschenbuchverlag, Mannheim Leipzig Wien Zürich
Strömgren E, Nielsen JA, Sartorius N (1989) Discussion. In: Sartorius N, Nielsen JA, Strömgren E (eds) Changes in frequency of mental disorder over time: results of repeated surveys of mental disorders. Acta Psychiatr Scand 79(Suppl 348):167-178
Studnicka M, Studnicka-Benke A, Wögerbauer G, Rastetter D, Wenda R, Gathmann P, Ringel E (1991) Psychological health, self-reported physical health and health service use: risk differential observed after one year of unemployment. Soc Psychiatry Psychiatr Epidemiol 26:86-91
Sugisawa A (1994) Health conditions among fishermen living in the Minamata disease prevalent area. Nippon Koshu Eisei Zasshi 41:428-440
**Susser M, Susser E (1996) Choosing a future for epidemiology: II. From black box to Chinese boxes and eco-epidemiology. Am J Public Health 86:674-677
Tarnopolsky A, Clark C (1984) Environmental noise and mental health. In: Freeman HL (ed) Mental health and the environment. Churchill Livingstone, London, pp 250-270
Tehrani E, Krussel J, Borg L, Munk-Jorgensen P (1996) Dropping out of psychiatric treatment: a prospective study of a first-admission cohort. Acta Psychiatr Scand 94:266-271
The Scottish Schizophrenia Research Group (1992) The Scottish first episode schizophrenia study. VIII. Five-year follow-up: clinical and psychosocial findings. Br J Psychiatry 161:496-500
Thompson J (1990) Psychological impact. In: Murray V (ed) Major chemical disasters – Medical aspects of management. Royal Society of Medicine Services, London New York, pp 197-202
*Thornicroft G (1991) Social deprivation and rates of treated mental disorder: developing statistical methods to predict psychiatric service utilisation. Br J Psychiatry 158:475-484
Thornicroft G, Margolius O, Jones D (1992) The TAPS project: VI. New long-stay psychiatric patients and social deprivation. Br J Psychiatry 161:621-624
Thornicroft G, Bisoffi G, De Salvia D, Tansella M (1993) Urban-rural differences in the associations between social deprivation and psy-

chiatric service utilization in schizophrenia and all diagnoses: a case-register study in Northern Italy. Psychol Med 23:487-496
Titchener JL, Kapp FT (1976) Family and character change at Buffalo Creek. Am J Psychiatry 133:295-299
Tong S, Baghurst P, McMichael A, Sawyer M, Mudge J (1996) Lifetime exposure to environmental lead and children's intelligence at 11-13 years: the Port Pirie cohort study. Br Med J 312:1569-1575
Triebig G (1990) Toxische Enzephalopathie als Berufskrankheit. Dtsch Med Wochenschr 115:1287-1290
Ullman LP (1967) Institution and outcome. Pergamon, London
Vázquez-Barquero JL, Diez-Manrique JF, Munoz J, Menendez-Arango J, Gaite L, Herrera S, Der GJ (1992) Sex differences in mental illness: a community study of the influence of physical health and sociodemographic factors. Soc Psychiatry Psychiatr Epidemiol 27:62-68
Viinamäki H, Koskela K, Niskanen L, Arnkill R (1993) Social support in relation to mental well-being among the unemployed: a factory closure study in Finland. Nord J Psychiatry 47:195-201
Viinamäki H, Koskela K, Niskanen L, Tähkä V (1994) Mental adaptation to unemployment. Eur J Psychiatry 8:243-252
Viinamäki H, Kontula O, Niskanen L, Koskela K (1995a) The association between economic and social factors and mental health in Finland. Acta Psychiatr Scand 92:208-213
Viinamäki H, Niskanen L, Koskela K (1995b) How do mental factors predict ability to cope with long-term unemployment? Nord J Psychiatry 49:183-189
Viinamäki H, Kumpusalo E, Myllykangas M et al. (1995c) The Chernobyl accident and mental well-being – a population study. Acta Psychiatr Scand 91:396-401
Vroom FQ, Greer M (1972) Mercury vapor intoxication. Brain 95:305-318
Warner R, Appleby L, Whitton A, Faragher B (1996) Demographic and obstetric risk factors for postnatal psychiatric morbidity. Br J Psychiatry 168:607-611
Webb SD (1984) Rural-urban differences in mental health. In: Freeman H (ed) Mental health and the environment. Churchill Livingstone, London, pp 226-249
Werner EE (1985) Stress and protective factors in children's lives. In:

Nicol AR (ed) Longitudinal studies in child psychology and psychiatry: practical lessons from research experience. Wiley, Chichester, pp 335-356

Wessely SC, Castle D, Douglas AJ, Taylor PJ (1994) The criminal careers of incident cases of schizophrenia. Psychol Med 24:483-502

Weyerer S, Häfner H (1989) The stability of the ecological distribution of the incidence of treated mental disorders in the city of Mannheim. Soc Psychiatry Psychiatr Epidemiol 24:57-62

Wig NN, Menon DK, Bedi H et al. (1987) Expressed emotion and schizophrenia in North India. II. Distribution of expressed emotion components among relatives of schizophrenic patients in Aarhus and Chandigarh. Br J Psychiatry 151:160-165

Williams R, Joseph S, Yule W (1993) Disaster and mental health. In: Bhugra D, Leff J (eds) Principles of social psychiatry. Blackwell, Oxford 1993, pp 450-469

Wilson JW (1995) Jobless ghettos and the social outcome of youngsters. In: Moen P, Elder GH, Lüscher K (eds) Examining lives in context. Perspectives on the ecology of human development. American Psychological Association, Washington, pp 527-550

*Wing JK, Brown GW (1970) Institutionalism and schizophrenia. A comparative study of three mental hospitals 1960-1968. Cambridge Univ Press, London

Wolkind S, Rutter M (1985) Sociocultural factors. In: Rutter M, Hersov L (eds) Child and adolescent psychiatry: modern approaches. Blackwell, Oxford, pp 82-100

KAPITEL 18
Ethologie und die Anwendung von Tiermodellen

R. GARDNER und W. T. MCKINNEY

1	Einführung	508
2	Allgemeine Prinzipien	510
2.1	Zentrale Begriffe	510
2.2	Genetische Programme	511
3	Die Kontinuität zwischen Tier und Mensch und die Psychiatrie	513
3.1	Geschichte und Wegbereiter	513
3.2	Soziale Rangordnung	514
4	Verhaltensbeobachtung beim Menschen	515
4.1	Humanethologie	515
4.2	Analyse auf der Ebene von Genom, Neuron und Verhalten	517
4.3	Syndrome auf der Grundlage von Gendefekten	517
5	Paradigmatische Tiermodelle in der Psychiatrie	518
5.1	Modell des sozialen Bindungsverlusts	518
5.2	Modell der erlernten Hilflosigkeit	519
5.3	Modell der olfaktorischen Bulbektomie	520
5.4	Annäherungs-Vermeidungs-Modell und Bestrafungsmodell der Angst	521
6	Genetische Veränderungen als experimentelle Instrumente in der Psychiatrie: Bottom-up-Analysen	522
7	Schlußbemerkung	522
8	Literatur	523

Übersetzung: M. Reiss

1 Einführung

Definitionen

Ethologie

Die Ethologie beschreibt Tierverhalten in der natürlichen Lebenswelt und geht dabei von einem durch die Evolution aufrechterhaltenen, im Genom enkodierten Programm aus. Solche genetischen Programme bestimmen die Verhaltensmuster, einschließlich Varianten des Lernverhaltens.

Humanethologie

Die Humanethologie hat sich als Unterdisziplin entwickelt, zu der auch die Beobachtung psychiatrischer Patienten gehört.

Tiermodelle

Tiermodelle sind experimentelle Anordnungen, die an einer Spezies entwickelt werden, um Phänomene bei einer anderen zu untersuchen. In der Psychiatrie geht es dabei um Zustände bei Tieren, die seelischen Erkrankungen ähneln; es wird damit das Ziel verfolgt, Laboruntersuchungen der zugrundeliegenden Mechanismen und der Behandlung voranzutreiben.

Als Teil der Grundlagenforschung in der Psychiatrie ergänzen sich diese Wissenschaftsbereiche gegenseitig. Die diesbezüglichen wissenschaftlichen Untersuchungen, um die es hier geht, haben einen ungeheuer großen und vielfältigen Fundus an Literatur hervorgebracht. In diesem Kapitel geht es um die grundlegenden Prinzipien und einige beispielhafte Forschungslinien.

Geschichte

Nutzen der Ethologie für die heutige Psychiatrie

Die augenblicklich vorliegenden Prinzipien der Psychopathologie und der Pathophysiologie gehen zum Teil auf ethologische Ansätze zum Tierverhalten zurück (McKinney et al. 1994). In frühen Diskussionen wurde in Frage gestellt, ob bestimmte tierische Verhaltensweisen tatsächlich mit spezifischen klinischen Syndromen beim Menschen gleichzusetzen sind (McKinney u. William 1988). Im Rahmen von Einzelbeschreibungen wurde eine klinisch-psychiatrische Terminologie zur Beschreibung von Tierverhalten herangezogen. Beispielsweise wurde im Falle der „experimentellen Neurose" bei Tieren eine Begrifflichkeit benutzt, die Klinikern vertraut war; doch die Verhaltensweisen waren fremdartig, und die beschriebenen Handlungsmuster gingen wahrscheinlich auf andere Erfahrungsbereiche und Hirnmechanismen zurück als diejenigen, die bei leidenden Menschen wirken.

Quantitative Erfassung des Verhaltens

Positiv ausgedrückt kann man sagen, daß man in diesen frühen Beschreibungen damit begann, das Verhalten quantitativ zu erfassen; dies ist heute ein zentraler Bestandteil der Forschungspraxis. Gegenwärtig suchen die Wissenschaftler nach Reaktionsmustern und den ihnen zugrundeliegenden Mechanismen; dabei wird es nicht unbedingt als erforderlich angesehen, daß es sich im einzelnen um Ebenbilder psychiatrischer Zustände handelt.

Tiermodelle

Es gibt kein allumfassendes Tiermodell von der Art, daß jeder nichtmenschliche Zustand eines Tiers ein exakter spiegelbildlicher Ausdruck von Ätiologie, Symptomen, Mechanismen und Ansprechbarkeit auf die Behandlung aller psychiatrischen Syndrome wäre. Aber die an Tiermodellen orientierte Forschung hat Wissenschaftlern und Klinikern Einsichten über nicht artspezifische Verhaltensähnlichkeiten vermittelt, Überprüfungsverfahren für ätiologische und pathogenetische Theorien ermöglicht und den Weg zu neuen wirksamen Arzneimitteln gewiesen (Cooper u. Hendrie 1994).

Es gibt dreierlei Arten von Verhaltensmodellen in der Pharmakologie:
- Screeningtests,
- Erprobungen von Arzneimitteln an einem lebenden Organismus und
- Simulationen klinischer Phänomene.

Verhaltensmodelle in der Psychopharmakologie

Was das Screening wirksamer Medikamente angeht, so deuten falsch-positive und falsch-negative Befunde auf ein unzureichendes Modell hin; jedoch haben Untersuchungen an Tieren, die auf diese Weise eingesetzt werden, insofern eine klinische Relevanz, als eine breitere Vielfalt wirksamer und sicherer Medikationen entwickelt werden kann.

Pharmazeutische Firmen konzentrieren sich oft auf den praktischen Nutzen. Wenn ein Tier daher möglicherweise unabhängig von einem bekannten Entstehungsmechanismus das Pendant des jeweiligen Syndroms beim Menschen zeigt, werden die Experimente im Normalfall der Frage nachgehen, ob die Reaktion auf das Medikament der beim Menschen ähnelt. Ist dies der Fall, nimmt man an, der Methode komme empirische Validität zu, und die Arbeit schreitet manchmal mit sehr guter Ausbeute voran.

Empirische Validität

Die empirische Validität kann jedoch begrenzt sein. So war es jahrelang erforderlich, daß die Arzneimittel gegen Psychosen in der Erprobungsphase neuroleptische oder motorische Eigenschaften als vorläufige Wirksamkeitsindikatoren aufweisen. Nach weiteren Forschungen über die zugrundeliegenden Mechanismen jedoch beeinflußten Medikamente, die den Dopaminrezeptor blockierten, eine ganze Reihe unterschiedlicher Dopaminrezeptoren. Die Wirkung des Medikaments auf einige dieser Zellbestandteile beeinflußte das Verhalten, verursachte aber keine oder weniger neuroleptische Nebenerscheinungen. Dieser Befund erlaubte die Entwicklung einer Generation neuer antipsychotischer Medikamente ohne gesundheitsschädigende motorische Effekte. Neue Psychopharmaka wie Clozapin heben sogar zeitweilig scheinbar dauerhafte Zustände wie eine Spätdyskinesie wieder auf.

Grenzen der empirischen Validität

2 Allgemeine Prinzipien

2.1 Zentrale Begriffe

Die Verhaltens- und Reaktionsmuster von Tieren gehen nach dem von Darwin gefundenen Prinzip der natürlichen Selektion auf die Überlebensaufgaben der Nahrungssuche, der Verteidigung, der Fortpflanzung und der Anpassung an die Umwelt zurück. Dazu gehört auch die soziale Umwelt von Artgenossen. Die Modellierung beruht auf zerebralen und somatischen Faktoren, die dem Tier und dem Menschen gemeinsam sind. Ethologisch untersuchte Verhaltensmuster können artspezifisch sein, aber Kernbestandteile, die eine Gemeinsamkeit verwandter Tiere darstellen, werden im typischen Fall durch natürliche Selektion so verfeinert, daß sie zu modifizierten Formen des Überlebens und der Fortpflanzung führen.

Elementare und artspezifische Verhaltensmerkmale

So unterscheidet sich etwa das Gehirn des Menschen in der Größe dadurch von dem anderer Lebewesen, daß es 3mal soviel wiegt wie das Gehirn der großen, heute noch lebenden Primaten oder das der Vorfahren des Menschen aus einer Zeit von vor 3 Mio. Jahren. Die kortikalen Hirnareale sind 4mal größer; deshalb geht der Unterschied zu anderen Primaten v.a. auf den gewaltig vergrößerten Neokortex zurück, insbesondere auf den Frontallappen. Dieses Anwachsen hat vermutlich seinen Ursprung in den Vorteilen, die die sozialen Funktionen mit sich bringen. Der Kortex und die allgemeine Hirngröße bei Säugetieren korreliert mit der für eine Art typischen Gruppengröße. Derartige Eigenschaften des Kortex dienen offensichtlich sozialen Funktionen.

Doch Gehirn und Verhalten des Menschen sind auch mit dem anderer Arten im Hinblick auf weithin gemeinsame, erhaltengebliebene Eigenschaften vergleichbar. Diese Vergleichbarkeit erfordert die ständige Heranziehung von Tieren zur Untersuchung der Pathogenese, der zugrundeliegenden Mechanismen und zur Behandlung einer seelischen Krankheit. Man ist gerade dabei, erhaltengebliebene körperliche Merkmale, die zu einer solchen Krankheit beitragen, aufzuspüren und zu erkunden. Ein Mangel an hinreichenden Daten begrenzt heute noch die Entwicklung anderer Modelle wie Computersimulationen, mathematische Modelle und experimentell induzierte Zustände bei Menschen. Untersuchungen an Tiermodellen sind nach wie vor unentbehrlich.

Homologie

Die Begriffe der Homologie und der Konvergenz beziehen sich auf artenübergreifende Studien. Homologie bedeutet, daß ein gemeinsamer Vorfahr einmal eine Eigenschaft hatte, die jetzt beiden Arten gemeinsam ist. Zu einem frühen Zeitpunkt hatten die Menschen Vorfahren mit Affen, Mäusen, Hühnern, Fischen, Insekten und einzelligen Lebewesen gemeinsam; jeder dieser Urahnen stammt aus einer immer weiter in der biologischen Geschichte zurückliegenden Zeit.

Konvergenz

Konvergente Eigenschaften sind dagegen Merkmalsähnlichkeiten, die auf die Wirkung der Umwelt durch natürliche Selektion zustande kommen, obwohl die ursprünglichen Ausgangspunkte unterschiedlich sind. Die Flügel von Insekten, Fledermäusen und Vögeln sind ein anschauliches

Beispiel dafür. Keiner der Vorfahren in jeder einzelnen Gruppe dieser Tiere konnte fliegen; daher entwickelte sich die Fähigkeit zu fliegen getrennt voneinander, und die 3 Arten von Flügeln veranschaulichen die konvergente Evolution auf der Ebene der Fortbewegung in der Luft. Als obere Extremitäten von Wirbeltieren jedoch sind die Flügel von Fledermäusen und Vögeln homolog, nicht aber die Flügel von Insekten. Verallgemeinert man jedoch den grundlegenden Ausgangspunkt des genetischen Programms zu kontraktilem Gewebe, kommt den lokomotorischen Körperextensionen aller 3 Arten Homologie zu.

Im 19. Jh. untersuchte Darwin die Vorgänge, die die Variation der Merkmale bei den Arten beeinflussen, und faßte diese unter der Bezeichnung „Abstammung mit Abänderung" zusammen. Er setzte die natürliche Selektion grob an die Stelle eines göttlichen Eingriffs und verhalf damit der damals jahrhundertealten Disziplin der Biologie dazu, in das Gebiet der Naturwissenschaften aufgenommen zu werden. „Der Darwinsche Mechanismus" wird heute als ein allgemeiner Vorgang betrachtet, der nicht nur bei der Evolution der Arten wirksam ist, sondern auch bei Vorgängen, die ganz unterschiedlich sind, von der Migration der Neuronen während der Entwicklung bis zur geistigen Produktion bestimmter Gedanken. Seine 6 Komponenten sind: (1) Eine Einheit oder ein Muster muß vorhanden sein, (2) für das es einen Kopiermechanismus gibt. (3) Variationen des Musters treten auf, (4) es kommt zu Konkurrenz um einen Wirkungsbereich, (5) eine facettenreiche Umwelt nimmt Einfluß auf den Kampf darum, welches Muster gewinnen wird (Selektion), und (6) der Vorgang beginnt von neuem: Es gibt geschlossene Wiederholungsschleifen für die Schritte Variation und Selektion.

Der Darwinsche Mechanismus und seine Komponenten

2.2 Genetische Programme

Angesichts der explosionsartigen Entwicklung der Molekularbiologie – und dazu gehören auch die Genomprojekte bei Arten unterschiedlicher phylogenetischer Entwicklungsstufen – haben auf verschiedenen molekularen Schichten aufgebaute Programme eine neue Bedeutung und eine neue Relevanz angenommen. Es muß noch viel entschlüsselt werden; doch das Genom scheint zumindest eine partielles Verzeichnis der Vorfahren eines Lebewesens zu enthalten. Seine Dekodierung wird dazu beitragen, die Evolutionsgeschichte (Homologie) zu bestimmen, die wiederum das Wissen über die ursprünglichen neuronalen Determinanten des Verhaltens erweitert. Die Ermittlung und Beschreibung dieser Einflußgrößen kann jedoch schwierig sein. Auf der Seite des Verhaltens ist es wegen redundanter, von vielerlei Faktoren bestimmter Anpassungen zwischen Gehirn und Verhalten kompliziert, zu Schlußfolgerungen zu kommen, und auf der Seite der Genetik erschweren genetische Transformationen wie etwa chromosomale Cross-over die Eindeutigkeit genomischer Hypothesen.

Geschichte der Evolution im Genom

Genetische Programme wirken sich offensichtlich bei unterschiedlichen Arten aus, z. B. das genetische Programm für die anatomischen Strukturen des Körpers wie etwa Vorderseite und Rücken sowie die Anzahl der Gliedmaßen. Bezogen auf das Verhalten investieren Säugetiere viel Zeit

Genetische Programme am Beispiel von Anatomie und Verhalten

für den Nachwuchs. Körperliche Merkmale können jedoch auf molekularer Ebene komplex funktionieren. Ein Beispiel dafür sind Serotonin, Noradrenalin und Dopamin. Diese Monoamine sind wichtig für den Menschen, und man bringt sie mit Schizophrenie, affektiven Störungen und dem Parkinson-Syndrom in Zusammenhang wie auch mit Essen, Schlafen und Aggression. Aber ihre Nützlichkeit für den Körper geht auf die frühe Evolution der Vielzeller zurück, und sie besitzen bei den unterschiedlichen Organismen, in denen sie zu finden sind, viele Funktionen, z.B. als Neurotransmitter, Neuromodulatoren, Neurohormone und als echte Hormone. Sie wirken auch im Körper von Säugetieren auf unterschiedliche Weise; sie werden in vielfältigen Körperhöhlen und -systemen abgesondert, so daß ihnen eine außerordentliche Komplexität und Flexibilität zukommt. Jede dieser Substanzen wirkt auf viele Rezeptoren mit unterschiedlichen nachgeordneten Funktionen.

Rezeptormoleküle als Bestandteile des genetischen Programms

Auf einer noch grundlegenderen Ebene sind die Rezeptoren Mitglieder erhaltengebliebener Riesenfamilien. Beispielsweise haben einige Zellmembranrezeptoren für Serotonin, GABA und Glyzin, gemeinsame Proteinelemente, obwohl zumindest Glyzin und GABA die entgegengesetzten Funktionen der Bahnung und der Hemmung haben. Wenngleich sie wahrscheinlich auf das gleiche Urmolekül mit gemeinsamen Komponenten zurückgehen, sind sie für ganz unterschiedliche interzelluläre Informationsübertragungen verantwortlich.

Locus coeruleus

Geht man zu höheren Organisationsniveaus und zu Verhaltensweisen über, die uns von Angststörungen her vertraut sind, ist der Locus coeruleus im Hirnstamm etwa an Flucht-Kampf-Mechanismen bei Wirbeltieren beteiligt. Diese Struktur hat sich auf einer frühen Stufe entwickelt und ist nicht wegen des Mangels an Nützlichkeit von der Bildfläche verschwunden, obwohl ihre vermutliche Aktivierung bei einer Schizophrenie, bei paranoiden Zuständen sowie bei Paniken und Angststörungen Ausdruck einer Fehlanpassung sein kann. Die Struktur des Pons versorgt das Gehirn mit einem Großteil des Noradrenalins. Dazu gehört auch die Amygdala, also das subkortikale Kerngebiet des Schläfenlappens, die in Angstzuständen ebenfalls aktiviert wird.

Amygdala

Diese in neuerer Zeit entstandene Struktur, der bei den Säugetierarten eine wachsende Bedeutung zukommt, überlagert und verändert die Funktionen des Locus coeruleus, mit dem sie direkt und indirekt in Verbindung steht. Aus Tieruntersuchungen wissen wir, daß die Amygdala zusammen mit dem orbitofrontalen Kortex an mütterlichem und familiärem Bindungsverhalten beteiligt ist, so daß Unterbrechungen derartiger Verhaltensweisen natürlich die Aktivitäten dieser neuronalen Struktur beeinflussen. Ein Mangel an sozialer Zuwendung nach Läsionen dieses Systems führte zu Spekulationen über die Bedeutung der Amygdala für das Zustandekommen schizophrener Defizitzustände.

Limbisches System

Als erster wies Jackson im 19. Jh. auf solche schichtenabhängige Hirnmerkmale hin; dem schloß sich MacLean im 20. Jh. an. MacLean belebte Brocas Begriff „limbisches System" neu; in seiner Auffassung von der Dreigliedrigkeit der Hirnstrukturen brachte er das limbische System einschließlich der Amygdala mit ihrer Evolution aus der Zeit der frühen

Säugetiere in Zusammenhang. Diese Strukturen hatten bei den Reptilien nur eine geringe Bedeutung. Aber im Hirnstamm der Säugetiere bemerkte MacLean Entsprechungen einer Evolutionsstufe aus der Zeit der Reptilien, und dazu gehörte auch der Locus coeruleus (tatsächlich gibt es solche neuroanatomischen Merkmale in noch primitiverer Form bei den präreptilen Fischen). In der anderen Richtung hängt die nach der Erweiterung des limbischen Systems erfolgte Entwicklung des Neokortex einschließlich der orbitofrontalen Rinde mit der Evolution der jüngeren Säugetiere zusammen. Kritiker der Auffassung vom dreigliedrigen Hirn stellten allerdings fest, daß nicht nur der Neokortex, sondern auch der Hirnstamm und die limbischen Strukturen sich im Laufe der späteren Entwicklung veränderten und daß es hierbei offensichtlich parallel zu den sich erweiternden Fähigkeiten des Großhirns zu einer Modifikation ihrer Funktionen kam.

Dreigliedrigkeit der Hirnstrukturen

3 Die Kontinuität zwischen Tier und Mensch und die Psychiatrie

3.1 Geschichte und Wegbereiter

Thorndike und Pawlow, die frühen Pioniere in der Forschung des 20. Jh. auf dem Gebiet der Tiermodellierung menschlicher Psychopathologie, überprüften Hypothesen über interne Zustände mit Hilfe von Verhaltensbeobachtungen. Pawlows experimentelle Untersuchung im Bereich der Psychopathologie beinhaltete ein Wechselwirkungsmodell, bei dem sich genetische und Entwicklungsfaktoren einerseits und momentan vorhandene Stressoren und die Neurobiologie anderseits gegenseitig bedingten; damit wurde genaugenommen das moderne biopsychosoziale Paradigma begründet. Wie bei Cannon, dessen Forschungsarbeiten sich auf Prinzipien des Lernens und der autonomen Reaktionsfähigkeit bei Menschen konzentrierten, beruhte auch Pawlows Modell auf Daten aus Laboruntersuchungen an Tieren.

Pawlow

Cannon

Selye entdeckte eine allgemeine Streßreaktion auf schädigende Stimuli und war der Begründer der Forschungen zur Psychophysiologie des Stresses als eine allgemeine Anpassung vieler Systeme bei zahlreichen Arten. Dieses Konzept war bei der Suche nach emotionalen Faktoren medizinischer Erkrankungen grundlegend für die psychosomatische Medizin.

Selye

Darwins *Ausdruck der Gemütsbewegungen bei den Menschen und den Tieren* (1873) hatte sich eher auf Kontinuitäten im tierischen Verhalten als auf die Diskontinuitäten zwischen den Arten konzentriert, wie sie in seinem früheren Werk *Ursprung der Arten* (1859) betont worden waren.

Darwin

Ein Jahrhundert nach diesen bahnbrechenden Arbeiten, die immer noch als vergleichende Verhaltensforschung zitiert werden, bekamen europäische Ethologen, die Darwins Arbeit fortsetzten, den Nobelpreis für Medizin und Physiologie. Die beiden Preisträger, Lorenz (1965) und Tinbergen (1972), konzentrierten sich gemeinsam mit ihren damaligen For-

Lorenz und Tinbergen

Scott

scherkollegen auf stereotype Verhaltensmuster in natürlichen Umgebungen, stellten kontrastierende Vergleiche zwischen den Arten an und beschrieben Entwicklungssequenzen. Scott untersuchte genetische Einflüsse auf das Verhalten, indem er unterschiedliche Hunderassen beobachtete.

Bindungsverhalten

Harlow, Spitz und Bowlby konzentrierten sich auf das Bindungsverhalten und fanden heraus, daß Säuglinge bei Primaten und Menschen heftig auf den Verlust der Mutter reagieren (Bowlby 1969). Dies hatte eine heuristische Bedeutung für Kliniker und einen positiven Einfluß auf eine Reihe von Forschungen mit Tiermodellen zum Trennungsparadigma. Hofer und Mitarbeiter weiteten diese Arbeit auf Ratten aus und entdeckten dabei die Bedeutung der Mutter für die Regulierung der autonomen Vorgänge im Säugling, so etwa der Herzfrequenz und der Magensekretion (Hofer u. Myers 1996).

Nach dem Zweiten Weltkrieg setzte Chance Tiere dazu ein, Verhaltensmuster zu untersuchen, die durch Kriegsereignisse hervorgerufen worden waren: Englische Piloten hatten Amphetamine eingenommen, ohne daß deren Auswirkungen vorher erforscht worden waren. Chance fand heraus, daß die Mortalität bei Mäusen, denen dieses Mittel gegeben worden war, je nach den Verhältnissen im Nest sehr unterschiedlich war. Gemeinsames Bewohnen eines Nests mit anderen Mäusen führte häufiger zum Tod. Chance zog daraus die Schlußfolgerung, daß bei einem Tier, wenn man die Auswirkungen von Arzneimitteln untersucht, die sozialen Verhältnisse mit bedacht werden müssen (Chance 1988).

3.2 Soziale Rangordnung

Angeregt durch Chance brachte Price (1967) in einem theoretischen Beitrag depressive Verhaltensweisen mit geringem sozialem Rang bei nichtmenschlichen Lebewesen – er hatte dies bei niederrangigen Hühnern untersucht – in Zusammenhang, wie es auch vom Erfinder des Begriffes „Hackordnung" Schjelderup-Ebbe beobachtet worden war (Price et al. 1994). Price merkte an, daß unterwürfiges Verhalten, das den Verhaltensweisen nach einer Niederlage ähnelt, möglicherweise die offene artspezifische Aggression abschwächt.

Einflüsse der sozialen Stellung auf Verhalten, Streßhormone und Serotonin

Fruchtbare Arbeiten über Depression und Auswirkungen von Streß gehen auf das inzwischen ausführlich erforschte Bewohner-Eindringling-Paradigma zurück. Röhrenförmige Arrangements von Käfigen, die von vielen Mäusen gemeinsam bewohnt wurden, führten bei niederrangigen Mäusen, die der Bestrafung durch eine dominante Maus nicht ausweichen konnten, zu einer tödlich verlaufenden hypertensiven Herzerkrankung (Henry u. Stephens 1977). Hier handelte es sich um das erste überzeugende Tiermodell für die „psychosomatische Medizin".

In einer entschärften Form des Experiments wird eine neue männliche Ratte durch die olfaktorische Präsenz des potentiellen Revierbesitzers alarmiert, wenn sie frisch in einen Käfig gesetzt wird, der zuvor von einer fremden männlichen Ratte bewohnt wurde. Dies stellt für einige Untersuchungen einen Modellstressor dar, etwa für Studien über Phasen und Mechanismen, die dem Schlaf zugrunde liegen. Sapolsky (1994) untersuchte in der freien Natur die Auswirkungen von Streß auf Primaten und zeigte, daß niederrangige Tier einem – über den Spiegel des adrenokortikalen Hormons erfaßten – Streß stärker ausgesetzt sind als dominante. Bei Arten, die nicht zu den Primaten zählen und die auch in der freien Natur untersucht wurden, wiesen auch die dominanten Tiere eine Zunahme des Streßhormons auf.

Kehrt man zur Physiologie der sozialen Rangordnung zurück, so zeigten Raleigh et al. (1991), daß Gruppen von weißgrünen Meerkatzen in Gefangenschaft deutliche Unterschiede im Hinblick auf den Serotoninspiegel im Blut aufweisen. Männchen mit einem Status als Alphatier hatten in Horden, die sich aus Männchen und Weibchen zusammensetzten, einen doppelt so hohen Spiegel wie andere Affen, die im Käfig gehalten wurden. Um diesen Effekt zu erreichen, mußten sowohl andere Männchen als auch andere Weibchen im Käfig vorhanden sein. Holte man das Alphamännchen aus dem Käfig heraus und isolierte es, nahm der erhöhte Spiegel mit der Zeit wieder ab, steigerte sich aber in der ursprünglichen Situation wieder (wenn sich nicht zuvor ein anderes potentielles Alphamännchen mit erhöhtem Serotoninspiegel hatte durchsetzen können). Menschen mit energischem Auftreten vom Typ A und Personen mit gesellschaftlichen Leitungsfunktionen haben auch eine erhöhten Serotoninspiegel im Blut.

Serotonineinfluß auf die Stellung in der sozialen Rangordnung

Wenn unterwürfigen Meerkatzen ein selektiver Serotoninwiederaufnahmehemmer (SSRI) – also ein Antidepressivum, das zur Zunahme des Serotonins an den Synapsen führt – verabreicht wurde, verbesserte sich ihre Rangposition in Richtung zum Alphastatus hin. Zusätzlich zur Behandlung von Depression und Angst beim Menschen führen SSRI-Medikamente dazu, daß man sich selbst stärker als selbstbezogen einstuft. Auswirkungen auf den sozialen Rang wurden bei wirbellosen Tieren auf der Ebene einzelner Neuronen entdeckt. Daher fanden Yeh et al. (1996) heraus, daß „Serotonin bei sozial dominanten Flußkrebsen die Reaktion auf sensorische Stimuli am Kommandoneuron des seitlichen Teils der großen Schwanzplatte reversibel verstärkte, sie bei untergeordneten Tieren reversibel unterdrückte und bei sozial isoliert lebenden Flußkrebsen dauerhaft verstärkte".

Veränderung der Rangordnung nach Verabreichung von SSRI

Die Forschung auf dem Gebiet der sozialen Ranghierarchie stellt einen integrierten Top-down- und Bottom-up-Ansatz dar, der soziale und Verhaltensdimensionen der Erfahrung („top"/„up") mit zellulären und molekularen Ebenen körperlicher Mechanismen („bottom"/„down") in Zusammenhang bringt.

4 Verhaltensbeobachtung beim Menschen

4.1 Humanethologie

In der Humanethologie werden Menschen unmittelbar beobachtet. Eibl-Eibesfeldt veröffentlichte sein Werk *Human Ethology* (1984) und ver-

Schlafverhalten

folgte darin das Ziel, menschliche Verhaltensmerkmale zu finden, die vermutlich über das Genom vererbt wurden; seine Schlußfolgerungen beruhten auf interkulturellen Beobachtungen. Andere Arbeiten zeigten, daß sich über unmittelbare Beobachtungen des Schlafverhaltens zusammen mit Instrumentenaufzeichnungen 2 verschiedene Schlafformen unterscheiden lassen, der REM-Schlaf („rapid eye movements") und der Nicht-REM-Schlaf (Gardner u. Grossman 1975). Salter (1995) schrieb einen Übersichtsartikel über Studien zur Ethologie des Befehls und fand heraus, daß diese stark vom institutionellen Kontext beeinflußt war.

Stufenweises Herausgeraten aus der Depression

Zeitstichproben unmittelbarer Verhaltensbeobachtungen an hospitalisierten depressiven Patienten erbrachten differenzierte Phasen des Herausgeratens aus einer schweren Depression: Zuerst kehrten die motorischen Funktionen zurück, dann die kognitiven (Schelde 1998). Diese Befunde standen im Einklang mit dem paradoxen klinischen Befund, daß depressive Patienten überdurchschnittlich häufig in den frühen Phasen der Genesung Selbstmord begehen.

Troisi (1994) wies darauf hin, daß eine Verhaltensanalyse menschlicher Lebensumstände für diesen Gegenstandsbereich nützlich wäre. Er fand beispielsweise heraus, daß die Reaktion auf ein Antidepressivum negativ mit dem beobachteten nichtverbalen Verhalten korrelierte. Patienten, die reagierten, und solche, die nicht reagierten, unterschieden sich nicht im Hinblick auf Geschlechtszugehörigkeit, Alter, Ausbildung, klinische Diagnose und Schwere der Störung, wohl aber bezüglich bestimmter kodierter Verhaltensmerkmale: Personen, die nicht reagierten, waren selbstbewußter und geselliger.

Bedeutung der Ethologie für die Klassifikation und Typologie depressiver Störungen

Darüber hinaus ließen seine Beobachtungen Zweifel an den Unterformen der Depression aufkommen, wie sie im *Diagnostic and Statistical Manual (DSM)* definiert werden (APA 1980). Er bezog sich in seiner Argumentation auf die 3. Ausgabe dieses Manuals, aber auch die folgenden Ausgaben enthielten keine nennenswerten zusätzlichen Verhaltensbeobachtungen: Selbstbeschreibungen und subjektive anamnestische Angaben haben – wenn sie auch in systematischer Weise mit Hilfe formalisierter Interviewleitfäden erhoben wurden – einen größeren Einfluß auf Wissenschaftler.

Bedeutung operationaler Kriterien

Trotz dieser gegenwärtigen und richtigen Kritik an den älteren Versionen des DSM-IIIR (APA 1987) und des DSM-IV (APA 1994) gehen wichtige Entwicklungen innerhalb der modernen Psychiatrie auf die Bedeutung der systematischen Verhaltenserfassung zurück. Operationale Kriterien für die Diagnose wurden von Robins und seinen Kollegen in der Mitte des 20. Jh. propagiert, als die Psychiatrie in den USA von Theorien dominiert wurde, in der verifizierbare Beobachtungen nicht vorkamen. Merkmale in bezug auf Verhalten, Gedanken und Gefühle, die mit Hilfe systematischer Kriterien im DSM erfaßt werden, sind Ausdruck eines auf Beobachtungen beruhenden Ansatzes zur Untersuchung menschlichen Verhaltens.

Die Kenntnis solcher stereotyper Verhaltensmuster trägt dazu bei, bestimmte Kernsymptome herauszuarbeiten und Hypothesen über deren

Ursprünge sowie die am besten geeignete Behandlung aufzustellen. So ähnelt die Panik einem motivationalen Zustand, der auf das Ausweichen vor furchterzeugenden Stimuli gerichtet ist; eine Manie ähnelt auf der Verhaltensebene dysfunktionalem Führungsverhalten; Depression kann das Verhalten eines besiegten und unterwürfigen Tiers widerspiegeln; Verfolgungswahn stellt die verfestigte Selbstdefinition einer Person dar, die nicht zur Gruppe gehört.

Rückschlüsse von der Art einer Krankheit auf bestimmte Verhaltensstörungen

4.2 Analyse auf der Ebene von Genom, Neuron und Verhalten

Derartige Verhaltensbeschreibungen sind hypothetische Formulierungen, die auch noch auf der Ebene der zellulär-molekularen Korrelate untersucht werden müssen. Fortschritte der modernen Psychiatrie in der Form hochpotenter Medikamente mit bekannten oder untersuchten Auswirkungen auf das Gehirn stellen einen Weg zur weiteren Erkundung dieser Forschungsgebiete dar. Die Tatsache, daß Tiere unterschiedlicher Rassen mit Menschen vergleichbar sind, hat sowohl der Entwicklung von Arzneimitteln als auch der Ausweitung des Wissens über die grundlegenden Mechanismen einen beträchtlichen Auftrieb gegeben. Der Einsatz von Tiermodellen ließ die klinische Psychiatrie von schlichten deterministischen Ansätzen der Psychopathologie zu integrativen Modellvorstellungen fortschreiten. Darüber hinaus förderte die Arbeit das Überprüfen von Hypothesen in vorhersagebasierten Untersuchungen (Gardner 1997).

Übergang von deterministischen zu integrativen Ansätzen

4.3 Syndrome auf der Grundlage von Gendefekten

Eine mögliche Analyse auf der Ebene von Genom, Neuron und Verhalten kann unterstützt werden durch die systematische Beobachtung von Verhaltensmustern bei einzelnen Personen mit bekannten Genomdefekten oder -aberration einerseits und charakteristischen Verhaltensweisen andererseits. Beispielsweise haben Patienten mit einem Prader-Labhart-Willi-Syndrom keine väterlichen Gene auf Chromosom 15q11–12; ferner essen sie zuviel auf eine Weise, wie sie für Tiere und Menschen mit einer Hypothalamusläsion typisch ist, und zeigen auch anangkastische Symptome, Wutausbrüche und Starrsinnigkeit. Ihnen fehlt u.a. ein Gen, das die Bildung eines intrazellulären, vorwiegend im Hypothalamus lokalisierten Proteins kodiert.

Prader-Labhart-Willi-Syndrom

Hyperaktive Patienten mit einem Angelman-Syndrom, die keine mütterlichen Gene auf 15q11–12 haben, zeigen eine tiefgehende Retardierung mit häufigem Lachen, aber Abwesenheit von Sprache. Zu ihren fehlenden Genen gehört auch ein Gen, das die Bildung des $GABA_A$-Rezeptorproteins veranlaßt. Patienten, die Träger des Fragilen-X-Syndroms sind, weisen den unterschiedlich ausgeprägten Mangel eines spezifischen Eiweißkörpers auf und zeigen daher die für diesen Gendefekt typische geistige Retardierung; soziales Vermeidungsverhalten und Depression können oft erste Anzeichen für die verringerte Produktion dieses Proteins sein. Fehlende Gene auf Chromosom 7 führen zu leichter geistiger Retardierung bei Erhaltenbleiben von Wortflüssigkeit, sozialen Fertigkeiten

Angelman-Syndrom

Fragiles-X-Syndrom

Williams-Syndrom

und Kreativität (Williams-Syndrom). Es bilden sich offensichtlich adäquate Strukturen in der frontalen Hirnrinde aus, nicht aber in den hinteren Abschnitten des zerebralen Kortex.

5 Paradigmatische Tiermodelle in der Psychiatrie

5.1 Modell des sozialen Bindungsverlusts

Psychische Reaktionen und körperliche Störungen nach Verlustereignissen

Ein Verlust wichtiger Bindungen wie die zwischen Mutter und Säugling ruft oft Zustände hervor, die vom Erscheinungsbild her einer Depression ähneln. Selbstverständlich kann der Verlust einer geliebten Person auch beim Menschen zu einer klinischen Depression führen. Bei Tieren betrachtet man derartige Zustände als experimentelle Systeme, bei denen sich aus einer eindeutigen induzierenden sozialen Bedingung eine zuverlässig beobachtbare Reaktion mit artspezifischer Variation ergibt. Trennung und Verlust führen bei jungen Primaten einschließlich der Menschen eindeutig zu Protest- und Verzweiflungsphasen, wenn auch mit einer beträchtlichen individuellen Variationsbreite. In vielen Arbeiten über Primaten und andere Säugetiere wurde die Reaktion in ihrer charakteristischen Ausprägung beschrieben: Typischerweise gehören dazu verstärkte adrenokortikale Reaktionen, gehäufte Arrhythmien und eine abnehmende Körpertemperatur sowie eine Schwächung der Funktionen des Immunsystems. Antidepressiva kehren dieses Verlaufsmuster um. In niedrigen Mengen genossen, lindert Alkohol die Reaktion auf die Trennung von Angehörigen, in großen Mengen verschlimmert er sie jedoch.

Abhängigkeit der Trennungsreaktionen vom Erziehungsstil

Früher verbreitete Vorstellungen, die das therapeutische Vorgehen in der klinischen Praxis bestimmten, gingen davon aus, daß sich „endogene" depressive Syndrome von „reaktiven" Wirkungen unterscheiden ließen, die als Folge von Verlustereignissen auftreten. Es gibt jedoch keine Befunde, die für diese Unterscheidung sprechen; deshalb hält man nicht mehr an dieser Nosologie fest. Die gegenwärtig existierenden Tiermodelle verweisen auf eine uneinheitliche Befundlage. Eng miteinander verwandte Arten können sich dennoch in bezug auf ihre soziale Organisation deutlich voneinander unterscheiden und in verschiedener Weise auf den gleichen Stimulus reagieren. Die Jungen der Makakenarten M. nemestrina und M. radiata unterscheiden sich in ihrem Verhalten, wenn sie von ihren Müttern getrennt werden; die M. radiata zeigen Anzeichen von Verzweiflung und von Depression, während dies bei M. nemestrina nicht der Fall ist. Dies hängt mit dem jeweiligen artspezifischen Erziehungsstil zusammen; die Angehörigen der M. nemestrina mischen sich i. allg. mit ihren Artgenossen, die Mütter von M. radiata wenden sich hingegen typischerweise ausschließlich ihren eigenen Nachkommen zu.

Das charakteristische Verhaltensmuster, das sich ergibt, wenn die Mutter eines Affen abwesend ist, ist dadurch „behandelbar", daß das Tier von einem anderen Artgenossen großgezogen wird; bei später hinzutretenden Deprivationen zeigt sich jedoch, daß dieses Tier ein erhöhtes Maß an Vulnerabilität aufweist. Trennungsuntersuchungen an Tieren haben systematisch belegt, mit welch starken Auswirkungen Unterbrechungen im Bindungssystem verbunden sind, so daß Bindungstheorien mittlerweile einen festen Bestandteil des begrifflichen Hintergrunds von allgemeiner und Kinderpsychiatrie darstellen. Es war speziell diese Art von Untersuchungen, die empirische Belege für die langfristigen Folgen eines frühen Verlusts und für die neurobiologische Bedeutung solcher Erfahrungen lieferte.

Bei einer Variante des Modells der Mutterdeprivation für Ratten kommt es dazu, daß den Rattenjungen zwischen dem 2. und dem 14. Lebenstag 3 h pro Tag die Mutter entzogen wird (Nemeroff 1998). Am 21. Tag werden sie ganz von ihrer Mutter fortgenommen und leben in Gruppen. Setzt man sie überraschend einem Luftstoß aus, zeigen die deprivierten Jungtiere eine verstärkte Hypothalamus-Hypophysen-Nebennieren-Reaktion, die lebenslang erhalten bleibt. Im Tiermodell erfolgt dies vermittelt über den Kortikotropin-releasing-Faktor (CRF). Die Messenger-RNS für dieses Gen nimmt zu, was bedeutet, daß das Gen angeschaltet wurde. Katheteruntersuchungen im Epiduralraum zeigen, daß die Kortikotropinzunahmen ihre Parallele bei denen von depressiven Menschen haben. Antidepressiva kehren diesen Zustand um, obwohl die Ratten wieder hyperreaktiv werden, wenn man sie von der Mutter fortnimmt. Mit Hilfe von Antidepressiva normalisiert sich die verstärkte Genreaktion. Hier handelt es sich um eines der wenigen Tiermodelle für Depression, bei dem die Tiere zusätzliche Mengen Alkohol und Kokain zu sich nehmen. Bei dem Effekt geht es jedoch sicher nicht nur um die Mutterdeprivation; denn die Mutter lehnt das Junge nach Rückkehr zum Wurf ab, was darauf hindeutet, daß die Pathogenese einander widerstreitende Merkmale aufweist.

Mutterdeprivation bei Ratten

5.2 Modell der erlernten Hilflosigkeit

Experimente zur erlernten Hilflosigkeit werden in der Regel so durchgeführt, daß der Versuchsleiter dem Tier zunächst einen elektrischen Reiz verabreicht, der vorhersehbar ist und eine Kontrolle ermöglicht (das Tier wird z.B. vorgewarnt über den elektrischen Reiz, und ihm wird ein Fluchtweg zur Verfügung gestellt). Dann werden die Regeln verändert, so daß der elektrische Reiz wieder auftritt, ohne daß die Möglichkeit besteht, ihn zu kontrollieren. Das Tier nimmt dann die Haltung einer stumpfen und unveränderlichen Passivität an und beteiligt sich nicht mehr an weiteren Lernaufgaben. Der Noradrenalinspiegel im Locus coeruleus wird geringer, der GABA-Spiegel im Hippocampus sinkt, und das endogene Opiatsystem verändert sich. Die Erholung von diesem Zustand nimmt eine beträchtliche Zeit in Anspruch, wird jedoch beschleunigt, wenn das Tier mit Antidepressiva behandelt wird. Auch wenn man Imipramin ins Vorderhirn eines Nagetiers injiziert, kehrt das Tier wieder in einen normalen Zustand zurück.

Depressives Verhalten durch mangelnde Kontrolle über einen Stressor

Dieses Phänomen ist oft als erlernte Hilflosigkeit bezeichnet und als „Lernen" interpretiert worden, weil Lerntheoretiker es entdeckt und in Veröffentlichungen beschrieben haben. Die Entwicklung einer künstlich gezüchteten Rattenart mit einem niedrigen Schwellenwert für erlernte

Hilflosigkeit ermöglichte eine andere Beschreibung des zugrundeliegenden Mechanismus. Die Befunde brachten dieses Phänomen mit der Hypothalamus-Hypophysen-Nebennieren-Achse in Verbindung. Eine Untersuchung, die sich mit dem sozialen Rang einer Ratte beschäftigte, bevor sie dem Stressor für erlernte Hilflosigkeit ausgesetzt wurde, zeigte, daß niederrangige Tiere weniger stark reagierten als dominante. Dies steht insofern im Einklang mit der Interpretation der erlernten Hilflosigkeit im Sinne der Stellung innerhalb der Gruppenhierarchie, als dominante Tiere nach der vom Versuchsleiter aufgezwungenen negativen Erfahrung eine stärkere Veränderung ihres sozialen Status erfahren.

Klinische Bedeutung der Tierexperimente

In klinischer Hinsicht sind die Tierexperimente zur erlernten Hilflosigkeit deshalb bedeutsam, weil sich signifikante Auswirkungen nachweisen lassen, wenn ein Mensch nicht in der Lage ist, die äußeren Umweltbedingungen unter Kontrolle zu halten. Eine solche Forschungsstrategie setzt die neurobiologischen Substrate der Unkontrollierbarkeit zu kognitiven Theorien der Depression in Beziehung und kann möglicherweise Aufschluß darüber geben, wie sich derartige Faktoren bei dieser Behandlung auswirken.

Die Depression stellt vermutlich eine letzte gemeinsame psychobiologischen Wegstrecke zahlreicher Bedingungsfaktoren dar. Ihre Auslösung und ihre besonderen Erscheinungsformen sind von vielfältigen Einflußfaktoren abhängig; zu ihnen gehören genetische, entwicklungsbedingte, interpersonelle, persönlichkeitsspezifische, soziale und somatische Faktoren. Bei all dieser Komplexität sind Tiermodelle als experimentelle Systeme für kontrollierte vorhersagebasierte Untersuchungen erforderlich, und sie liefern Ansatzpunkte für klinische Schlußfolgerungen.

5.3 Modell der olfaktorischen Bulbektomie

Bedeutung des Modells als Beispiel für die empirische Validität

Das Modell der olfaktorischer Bulbektomie bei Nagetieren ist ein anschauliches Beispiel für die empirische Validität. Der Bulbus olfactorius bei der Ratte ist eine komplexe Struktur, die 4% des gesamten Hirngewichts ausmacht und in direkter Verbindung zu den Strukturen des limbischen Systems steht. Entfernt man den Bulbus, so zeigt das Tier danach typischerweise viele Verhaltensabnormitäten. Anhand der Lernverzögerung bei einer einfachen passiven Vermeidungsaufgabe kann man die Beeinträchtigung quantitativ erfassen. Dieses Modell weist keine Augenscheinvalidität auf, weil dieser Zustand dem einer Depression beim Menschen nicht gleicht. Und doch ist er ein Beispiel für die Möglichkeit, therapeutische Agenzien auf ihre Wirksamkeit hin zu überprüfen. 18 bekannte Antidepressiva verbesserten den Zustand, wenn sie über einen längeren Zeitraum verabreicht wurden; bei 9 Medikamenten, die keine Antidepressiva sind, war dies nicht der Fall. Ein Medikament, das kein Antidepressivum war, ergab einen „falsch-positiven" Befund, und ein bekanntes Antidepressivum einen „falsch-negativen" Befund.

5.4 Annäherungs-Vermeidungs-Modell und Bestrafungsmodell der Angst

Nagetiere, die mit der Möglichkeit konfrontiert werden, die Umwelt zu erkunden (offene versus abgeschlossene Teile eines Labyrinths mit 2 Paaren abgeschlossener und offener Teile), werden theoretisch einen Annäherungs-Vermeidungs-Konflikt erleben. Sind sie furchtsamer, werden sie vorzugsweise die abgeschlossenen Teile erkunden. Indikatoren für die Wirkung der Arzneimittel umfassen das quantitative Verhältnis von Erkundungen des offenen Teils zu Erkundungen des geschlossenen Teils. Klassische Anxiolytika wie Benzodiazepine lassen das Erkundungsverhalten im offenen Teil zunehmen, während angsterzeugende Mittel es abnehmen lassen und zu mehr Erkundungen im geschlossenen Teil führen. Es wurde in einer beträchtlichen Anzahl wissenschaftlicher Untersuchungen gezeigt, daß dies für eine breite Vielfalt von Arzneimitteln pharmakologisch zutrifft, welche die Aktivitäten des GABA-Rezeptors bzw. des Ionenstroms im Chloridkanal zunehmen oder abnehmen lassen.

Einfluß von Psychopharmaka

Rogers u. Cole (1994) weisen darauf hin, daß ein ethologischer Ansatz bei der Datenerhebung wichtig sei. So kann es von Bedeutung sein, ob das Tier eine typische Verteidigungshaltung einnimmt oder aufgrund seiner Ängstlichkeit nicht nur offene Bereiche von Labyrinthen meidet, sondern auch ein verringertes Aktivitätsniveau aufweist.

Bedeutung eines ethologischen Ansatzes

In weiteren Arbeiten an anderen Tiermodellen des Angstverhaltens wurde untersucht, wie Tiere auf externe Bedrohungen, Konflikte, Traumata etc. reagierten. Operante Konditionierungstechniken lösen hierbei zunächst ein Verhalten aus, das nach gefestigter Reaktion bestraft und damit unterdrückt wurde. Arzneimittel mit einer potentiellen Wirkung gegen die Angst können daraufhin untersucht werden, ob sie die Reaktion wieder auf ein Niveau bringen, wie es vor der Unterdrückung des Verhaltens vorhanden war. Dieser Ansatz hat sich für die Vorhersage der klinischen Ansprechbarkeit auf ein Medikament als valide erwiesen und wurde kürzlich für Forschungen zur Neurobiologie der Angst herangezogen. Die Reaktion in Bestrafungssituationen wird nicht mehr als passive Vermeidungsreaktion angesehen; nach den Befunden kommt vielleicht ein kleiner Teilbereich menschlicher Angst durch die passive Vermeidung sozialer Situationen zustande.

Operantes Konditionieren und Arzneimittelwirkung

Schließlich wurden bei Tierversuchen zur Neurobiologie der Flucht- oder Kampfreaktion Tiere eingesetzt, die mit Hilfe einer transneuronalen Etikettierungstechnik durch einen Doppelvirus infiziert wurden. Jansen et al. (1995) zeigten, daß der Hypothalamus und der Hirnstamm eine Gruppe zentralautonomer Kommandoneuronen enthalten; diese innervieren in dualer Weise die beiden sympathischen Neuronensysteme, welche für die Regulation kardiovaskulärer und adrenomedullärer Funktionen verantwortlich sind und im Notfall schnell gebraucht werden.

Transneuronale Etikettierungstechnik

6 Genetische Veränderungen als experimentelle Instrumente in der Psychiatrie: Bottom-up-Analysen

Bedeutung von fos-Genen für das Pflegeverhalten

Bei der Forschung nach dem Bottom-up-Paradigma geht es um Veränderungen von Zellen und Molekülen; dabei verwendet man beispielsweise Verhaltensindikatoren als abhängige Variablen, und es kommen Mutanten mit fehlenden Genen zum Einsatz. Umweltereignisse lassen unmittelbar frühe Gene aktiv werden, die ihre Wirkung schnell entfalten. So kommt etwa die fos-Familie von Genen in Hirnregionen zum Ausdruck, die Pflegeverhalten hervorrufen. Mutanten ohne die fosB-Variante gelingt es nicht, das normale Brutpflegeverhalten zu zeigen, obwohl der Fortpflanzungstrakt, der Hormonstatus und das Gehirn keine offensichtlichen Unterschiede aufweisen. Färbt man das Gehirn bezogen auf fosB ein, so zeigt sich bei normalen Tieren, daß die Schlüsselregionen der Bulbus olfactorius und der Cortex pyriformis sind, nicht jedoch die Hirnrinde allgemein, auch nicht die Amygdala oder der Hippocampus (Brown et al. 1996).

Knock-out-Verfahren

Bei einer neuen Technologie geht es darum, eine DNA-Sequenz ohne das untersuchte Gen in die Gene der Tiere (meist Mäuse) einzuschleusen. Gleichzeitig macht ein angehängter Bestandteil das Gen immun gegen einen injizierten Wirkstoff, so daß alle anderen Versionen des Gens beim Tier ausgeschaltet werden („knocked out"). Was das Genprodukt beim sich daraus ergebenden experimentellen Tier i. allg. leistet, kann man dann mit Hilfe einer Art Abtragungsverfahren erfassen. Bei männlichen Mäusen findet man beispielsweise keine Salpeteroxidsynthase, und bei ihnen nehmen aggressive und unangemessene sexuelle Verhaltensweisen zu (Nelson et. al. 1996). Darüber hinaus zeigt die Unempfindlichkeit gegen Kokain und Amphetamin bei Knock-out-Mäusen, denen das Dopamintransporterprotein fehlt, daß dieses Molekül i. allg. das Ziel dieser Drogen darstellt. Zudem liefert die Replikation von menschlichen Gendefekten bei Mäusen unmittelbar Modelle für die Erkrankung beim Menschen; wenn dies nicht der Fall ist, so treten durch die Unterschiede zwischen den beiden Arten neue Informationen über die Grundlagenbiologie zutage.

7 Schlußbemerkung

Die Grundlagenwissenschaften anderer medizinischer Fachgebiete definieren Krankheiten als Abweichungen von normalen biochemischen und physiologischen Prozessen. Neu entstehende Daten machen dies auch in der Psychiatrie möglich. Von dem Arbeitsgebiet, über das wir in diesem Kapitel einen Überblick gegeben haben, sind voraussichtlich weitere wichtige Beiträge in dieser Richtung zu erwarten.

8 Literatur

APA (1980) Diagnostic and statistical manual of mental disorders, 3rd edn (DSM-III). APA, Washington, DC

APA (1987) Diagnostic and statistical manual of mental disorders, 3rd edn revised (DSM-IIIR). APA, Washington, DC

APA (1994) Diagnostic and statistical manual of mental disorders, 4th edn (DSM-IV). APA, Washington, DC

Bowlby J (1969) Attachment and loss. I. Attachment. Basic, New York

Brown JR, Ye H, Bronson RT, Dikkes P, Greenberg ME (1996) A defect in nurturing in mice lacking the immediate early gene fosB. Cell 86:297-309

Chance MRA (ed) (1988) Social fabrics of the mind. Erlbaum, Hillsdale

Cooper SJ, Hendrie CA (eds) (1994) Ethology and psychopharmacology. Wiley, London

Darwin C (1859) On the origin of species by means of natural selection, or the preservation of favoured races in the struggle for life. Murray, London

Darwin C (1873) The expression of the emotions in man and animals. Murray, London

Eibl-Eibesfeldt I (1989) Human ethology. de Gruyter, New York

Gardner R (1997) Sociophysiology as the basic science of psychiatry. Theoret Med 18:335-356

Gardner R, Grossman WI (1975) Normal motor patterns in sleep in man. In: Weitzman ED (ed) Advances in sleep research, vol II. Spectrum, New York, pp 67-107

Henry JP, Stephens PM (1977) Stress, health, and the social environment: a sociobiological approach to medicine. Springer, Berlin Heidelberg New York

Hofer MA, Myers MM (1996) Animal models in psychosomatic research. Psychosom Med 58:521-522

Jansen ASP, Nguyen XV, Karpitsky V, Mettenleiter TC, Loewy AD (1995) Central command neurons of the sympathetic nervous system: basis of the fight-or-flight response. Science 270:644-646

Lorenz K (1965) Evolution and modification of behavior. Univ Chicago Press, Chicago

MacLean PD (1990) The triune brain in evolution: role in paleocerebral functions. Plenum, New York

McKinney WT, William T (1988) Models of mental disorders: a new comparative psychiatry. Plenum, New York

McKinney WT, Gardner R, Barlow GW, McGuire MT (1994) Conceptual basis of animal models in psychiatry: a conference summary. Ethol Sociobiol 15:369-383

Nelson RJ, Demas GE, Huang PL, Fishman MC, Dawson VL, Dawson TM, Snyder SH (1996) Behavioural abnormalities in male mice lacking neuronal nitric oxide synthase. Nature 378:383-386

Nemeroff C (1998) The neurobiology of depression. Sci Am 6:42-57

Price J (1967) Hypothesis: the dominance hierarchy and the evolution of mental illness. Lancet 2:243-246

Price J, Sloman L, Gardner R Jr, Gilbert P, Rohde P (1994) The social competition hypothesis of depression. Br J Psychiatry 164:309-315

Raleigh MJ, McGuire MT, Brammer GL, Pollack DB, Yuwiler A (1991) Serotonergic mechanisms promote dominance acquisition in adult male vervet monkeys. Brain Res 559:181-190

Rodgers RJ, Cole JC (1994) The elevated plus-maze: pharmacology, methodology, ethology. In: Cooper SJ, Hendrie CA (eds) Ethology and psychopharmacology. Wiley, London, pp 9-40

Salter FK (1995) Emotions in command: a naturalistic study of institutional dominance. Oxford Univ Press, Oxford

Sapolsky RM (1994) Why zebras don't get ulcers: a guide to stress, stress-related diseases and coping. Freeman, New York

Schelde T (1998) Major depression: behavioral markers of depression and recovery. J Nerv Ment Dis 186:141-149

Scott JP (1989) The evolution of social systems. Gordon & Breach, New York

Tinbergen N (1972) The animal in its world: explorations of an ethologist, 1932-1972, vol 2: Laboratory experiments and general papers. Harvard Univ Press, Cambridge, MA

Troisi A (1994) The relevance of ethology for animal models of psychiatric disorders: a clinical perspective. In: Cooper SJ, Hendrie CA (eds) Ethology and psychopharmacology. Wiley, London, pp 329-340

Yeh SR, Fricke RA, Edwards DH (1996) The effect on serotoninergic modulation of the escape circuit of crayfish. Science 271:366-369

KAPITEL 19
Evolutionsbiologie der Emotionen

D. PLOOG

> *Die Menschen müssen wissen, daß uns die Lüste und Freuden
> und Lachen und Scherzen aus keiner anderen Ursache als vom Gehirn
> ihren Ursprung nehmen und ebenso Betrübnis und Ärger und Miß-
> stimmungen und Jammer. ... Durch eben dieses verfallen wir Menschen
> auch in Raserei und werden irre, und Ängste und Schreckbilder treten
> uns vor die Seele...*
> HIPPOKRATES (ca. 460–375 v.Chr.): Über die heilige Krankheit

1	Einleitung	526
2	Funktion der Emotionen	526
3	Kanon der Emotionen	531
4	Emotion und Kommunikation	535
5	Hierarchie und Anpassung	536
6	Ethologie des Affekts	537
7	Bindung und Trennung	539
8	Trauer und Empathie	540
9	Neuroethologie des Erkennens sozialer (emotionaler) Signale	541
10	Depressive Syndrome	543
11	Angst	546
12	Schlußfolgerungen	548
13	Literatur	550

1 Einleitung

Historische Grundlagen

Der Gedanke, die in der Evolution abgelaufenen Prozesse auch zum Verständnis für psychische und psychopathologische Prozesse heranzuziehen, ist nicht neu, wenn auch angesichts der großen Erfolge der molekularen und zellulären Neuro- und Psychopharmakologie derzeit in den Hintergrund getreten. Kraepelin (1920) hat solchen Gedanken nachgehangen, wenn er schreibt, daß das Bild, das man sich von der Entstehungsgeschichte der Krankheitserscheinungen macht, „überaus roh und unvollkommen" ist. Er denkt über den stammesgeschichtlichen Aufbau der Persönlichkeit nach und empfiehlt zu prüfen, „wieweit in Krankheitszuständen verschollene Regungen aus der Vorzeit der persönlichen und stammesgeschichtlichen Entwicklung neues Leben gewinnen" (ebd., S. 29).

- Kraepelin

- Darwin

Kraepelin (1916) nimmt auch direkten Bezug auf Darwin, und zwar in seiner 19. Vorlesung über hysterische Geistesstörungen, in der er die Ausdrucksformen der Gemütsbewegungen als „Reste uralter Schutzeinrichtungen" betrachtet. Ebenso knüpft Ernst Kretschmer (1953) an die Evolutionslehre an, wenn er von „psychomotorischen Schablonen" spricht. Er meinte damit genormte Bewegungsabläufe, die phylogenetisch vorgebildete „Reflex- und Instinktformeln" sind. Wir sprechen von vorprogrammierten Bewegungsabläufen (Ploog 1957, 1958), die, soweit sie nicht erlernt und automatisiert worden sind, den Instinktbewegungen Konrad Lorenz' (1937, 1953, 1992) entsprechen.

2 Funktion der Emotionen

Evolutionsbiologische Konzepte

In den Begriff der Emotion sind die Affekte als meist kürzer dauernde „Gemütsbewegungen" eingeschlossen; beiden liegt dasselbe zerebrale System zugrunde. In der Fachsprache werden die Begriffe nicht systematisch getrennt. Im Folgenden wollen wir dem üblichen medizinischen ein evolutionsbiologisches Konzept an die Seite stellen und uns dabei im wesentlichen auf Emotionen beschränken, wenngleich dieses Konzept im Bereich der Psychopathologie auch im kognitiven Bereich Anwendung finden kann. Es war bekanntlich Darwin (1872), der mit seinem Buch *Der Ausdruck der Gemüthsbewegungen bei dem Menschen und den Thieren* den Grundstein für alle folgenden Überlegungen zur Evolutionsbiologie menschlicher Ausdrucksformen und Emotionen legte. Er hatte die Idee, daß Emotionen bei vielen Tierarten wichtige biologische Anpassungsantworten darstellen.

Emotionen als biologische Anpassung

Die Bedeutung evolutionärer Prozesse für die biologischen Grundlagen der menschlichen Emotionen im Kontext unseres Sozialverhaltens ist bisher in der Psychopathologie kaum beachtet oder doch unterschätzt worden; Ausnahmen machen z.B. Bowlby (1969) und Trivers (1985). Das Thema ist auch heute noch nicht erschöpft und wird von Psychologen, Anthropologen, Humanethologen und Soziobiologen mit z.T. kontroversen Argumenten diskutiert (Frijda 1986; Reeve 1992; Oatley u. Jenkins 1996). Für die Psychiatrie ist es in bezug auf den ethologischen und evolutionsbiologischen Aspekt schon in den 60er Jahren formuliert worden (Ploog 1964; Plutchik 1962, 1994) und wurde jetzt durch McGuire u. Troisi (1998) wiederbelebt.

Unklar bleibt, in welchem funktionalen Verhältnis Emotion und Motivation sowie Emotion und Kognition zueinander stehen, welche Korrespondenz zwischen subjektiv erlebter Emotion und ihrem Ausdruck besteht und schließlich, welche Emotionen zu den primären und welche zu den sich daraus ableitenden sekundären Emotionen gehören (Schneider u. Scherer 1988).

Motivation und Emotion

Quer durch diese Fragen zieht sich seit William James (1890) der Streit über die Ursache der Emotionen. Nach der James-Lange-Theorie löst ein geeigneter Reiz eine physiologische Reaktion aus, die als Emotion innerlich wahrgenommen wird; das emotionale Erlebnis folgt der körperlichen Veränderung. Dem widersprach als erster in einer langen Reihe der Physiologe Walter Cannon (1927). Er konnte u. a. zeigen, daß das Erlebnis einer Emotion schneller eintritt, als die durch das autonome Nervensystem ausgelöste physiologische Reaktion einsetzen kann. Im Austrag der Argumente trat eine weitere Komplizierung durch die Hypothese von Schachter u. Singer (1962) auf. Danach entsteht eine Emotion durch eine Interaktion zwischen einer reizbedingten Erregung und dem Erkennen des auslösenden Reizes. Seine Bewertung (z. B. „gefährlich") bestimmt die Art der erlebten Emotion (z. B. Angst), das Ausmaß der Erregung hingegen die Intensität der Emotion. Kognitive Konzepte über die Verursachung von Emotionen stehen auch heute noch den biologischen gegenüber (Buck 1988; Reeve 1992 etc.).

Ursachen der Emotionen

Während die „Nativisten" sich auf Darwin stützen und einen genetisch programmierten Verbund von basalen Emotionen und deren Ausdrücken annehmen (Izard 1977; Tomkins 1962; Zivin 1989), gehen die „Kognitivisten" davon aus, daß die emotionalen inneren Zuständlichkeiten („states"), an die sich schließlich die emotionalen Ausdrücke binden, gradweise aus einer amorphen Matrix hervorgehen, die unter dem Einfluß der kognitiven Entwicklung und des sozialen Lernens steht (Emde et al. 1976; Sroufe 1979). Wenn die nativistischen und die kognitivistischen Theorien sich auch heute noch gegenüberstehen, so stimmen sie doch darin überein, daß Emotionen (als innere Zuständlichkeiten) psychophysiologische Entitäten im Organismus und die basalen emotionalen Ausdrücke ihre artspezifischen äußeren Manifestationen sind. Plutchik (1985) betrachtet diese theoretische Debatte als nutzlos; Emotionen seien das Ergebnis eines dynamischen Prozesses zwischen biologischen und kognitiven Faktoren, abgesehen davon, daß auch kognitive Prozesse biologisch begründet sind und ihre Evolutionsgeschichte haben.

Biologische vs. kognitive Faktoren

Wolff (1987, 1993) steht beiden soeben skizzierten Ansätzen kritisch gegenüber und beruft sich auf seine experimentellen Erfahrungen mit Säuglingen. Ein bestimmtes Umweltereignis kann eine Reihe qualitativ unterschiedlicher motorischer Äußerungen hervorrufen, und ein und dieselbe motorische Ausdrucksweise kann von qualitativ unterschiedlichen Umweltereignissen produziert werden. Der innere Zustand („state"), in dem sich das Kind gerade befindet, bestimmt, welche koor-

Auslösender Reiz und motorische Antwort

dinierte motorische Antwort realisiert wird (Prechtl 1974). Die Beziehung zwischen einem sozial relevanten Ereignis und dem emotionalen Ausdruck kann besser und bestimmter durch eine nichtlineare Beziehung zwischen einer auslösenden Reizkonstellation und mehreren motorischen Ausdrücken bzw. einem motorischen Ausdruck und mehreren auslösenden Reizkonstellationen beschrieben werden als durch eine isomorphe, vorprogrammierte Korrespondenz zwischen Reizkonstellation und motorischem Ausdruck. Wolff kommt zu einem für das Verständnis des ganzen komplexen Systems wichtigen Resultat, daß es nämlich unmöglich ist, Grenzen zwischen Emotionen als „innerem Zustand" und „auswärts" gerichtetem motorischem Ausdruck zu ziehen.

Emotionsspezifische Programme

Für die Psychopathologie ist in diesem Zusammenhang die sog. Facialfeedback-Hypothese besonders interessant, in der es um den funktionalen Zusammenhang zwischen den subjektiven (erlebten) Emotionen und den zugehörigen mimischen Ausdrucksbewegungen geht (Steiner 1974). Nach Tomkins (1963) erlebt man bestimmte Emotionen, wenn bestimmte mimische Ausdrucksbewegungen ins Bewußtsein zurückgemeldet werden. Genauer gesagt, können Gefühle durch mimische Bewegungen und die damit verbundenen Änderungen in der Gesichtsmuskulatur hervorgerufen werden. Diese Bewegungen werden durch subkortikale Zentren aktiviert. Dort sind emotionsspezifische „Programme", unterschiedlich für jede Emotion, lokalisiert. Diese sind genetisch fixiert und phylogenetisch alt. Einerseits können die emotionsspezifischen Programme die spezifischen Ausdrucksbewegungen aktivieren und andererseits wiederum diese die Programme.

Prüfung der Facial-feedback-Hypothese

Viel experimentelle Energie ist auf die Prüfung der Facial-feedback-Hypothese verwandt worden. Einen Nachweis der von Tomkins geforderten funktionalen Zusammenhänge haben zuerst Ekman et al. (1983) erbracht. Bestimmte autonome Reaktionsmuster konnten bestimmten mimischen Ausdrucksbewegungen und gleichzeitig erlebten Gefühlen zugeordnet werden.

Reeve (1992) hat dazu ein Schaltkreisschema entworfen, das die neuronale Grundlage des Feedbacks wiedergibt (Abb. 1). Tatsächlich ist der neuronale Schaltkreis viel komplexer, und es ist auch zu bezweifeln, daß beim internen Anstoß des mimischen Ausdrucks (linkes oberes Kästchen) der Kortex primär beteiligt ist. Inzwischen läßt sich mit der funktionellen Magnetresonanztomographie klar nachweisen, daß mit einfühlender Betrachtung von Bildern trauriger oder freudiger Gesichtsausdrücke entsprechende Emotionen induziert werden können, die z. B. in der Aktivierung der Amygdala ihr neuronales Korrelat haben (Morris et al. 1996; Schneider et al. 1998a, b). Mit diesen und ähnlichen Untersuchungen ist die Facial-feedback-Hypothese verifiziert.

Emotionen als treibende Kräfte

Tomkins (1970) und Frijda (1986) waren es auch, die in der Motivationslehre der amerikanischen Psychologie nicht die physiologischen Triebe – v. a. Hunger und Durst –, sondern die Emotionen als die treibenden Kräfte motivierten Verhaltens erkannten. Nicht die Triebe, sondern die Emotionen sind die Determinanten des primären Motivationssystems (s. unten).

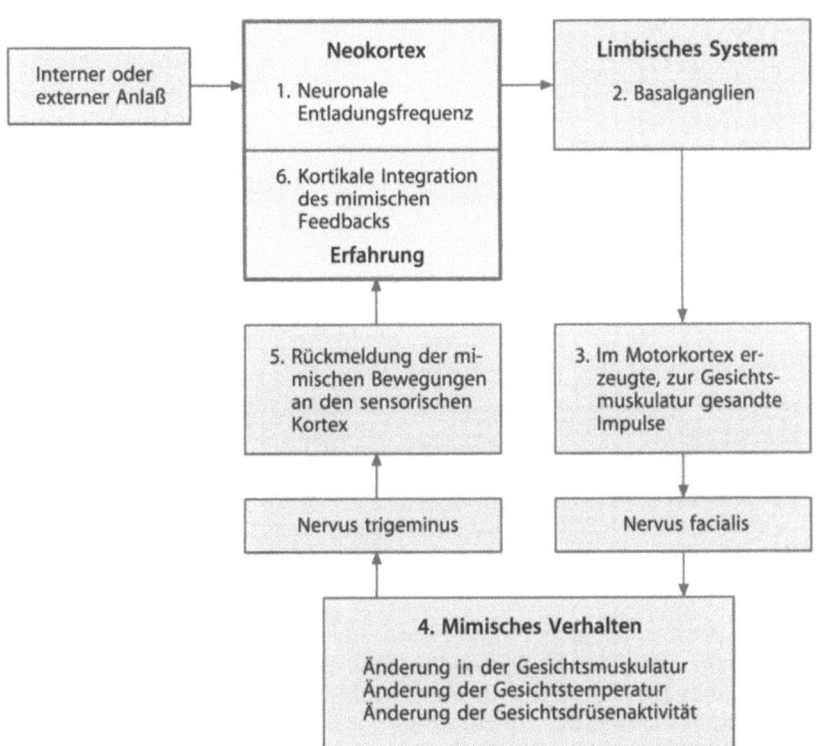

Abb. 1.
Sequenz neuronaler Ereignisse
beim mimischen Feedback.
(Nach Reeve 1992)

Dieses Konzept wird im wesentlichen mit 3 Argumenten begründet:
1. Emotionen beeinflussen Triebe: Der Hunger vergeht bei Angst und Enttäuschung; Durst vergeht bei Ekel vor stinkendem Wasser; Erregung und Freude fördern sexuelles Verhalten, Angst und Ärger hemmen es.
2. Triebe wirken in periodischem Ablauf und sind zeitlich begrenzt. Emotionen haben (im vorläufig gemeinten Sinne) keine zeitliche Begrenzung; man kann für einen Moment oder für lange Zeit ängstlich sein. Triebe haben eine limitierte Funktion, die sich auf Homöostase und reguliertes Sexualverhalten beschränkt, während die motivationale Funktion der Emotionen alle Lebensbereiche durchdringt.
3. Emotionen sind anders als Triebe ständig in wechselnder Qualität und Intensität bewußtseinsfähig, während Triebe homöostatische Imbalance signalisieren (z. B. Hunger, Durst, Müdigkeit, sexuelle Disposition).

Die Emotionen, die das primäre Motivationssystem konstituieren, werden auch fundamental oder basal genannt, da inzwischen selbst von den kognitiven Psychologen angenommen wird, daß sie eine angeborene Grundlage haben, allen Menschen eigen und phylogenetischer Abstammung sind (Eibl-Eibesfeldt 1984). Die Erkenntnis, daß die Emotionen eine Evolutionsgeschichte haben, beinhaltet die Frage nach der Funktion einer Emotion und damit die Frage nach ihrem Anpassungswert. Welchen Beitrag leistet eine Emotion zur Anpassung eines Lebewesens an seine physische und soziale Umwelt? Eine Evolutionstheorie der Emotio-

Emotionen als Ausdruck und Signal

Tabelle 1.
Drei Ausdrucksweisen zur Beschreibung emotionaler Zustände.
(Aus Plutchik 1984)

Subjektive Ausdrucksweise	Verhaltensbeschreibung	Funktionale Beschreibung
Angst, Schrecken	Sich zurückziehen, entkommen	Beschützen
Ärger, Wut	Angreifen, beißen	Zerstören
Freude, Entzücken	Sich paaren, Besitz ergreifen	Reproduktion
Traurigkeit, Kummer	Weinen	Reintegration
Bestätigung, Vertrauen	Sich binden, pflegen	Vereinigung, dazugehören
Abscheu, Ekel	Erbrechen, defäzieren	Ablehnung
Erwartung	Prüfen	Erkundung
Überraschung, Erstaunen	Innehalten, erstarren	Orientierung

nen sollte nicht nur auf den Menschen, sondern auch auf alle Wirbeltiere zutreffen. Die Annahme Darwins, daß Emotionen die Überlebenschancen eines Individuums verbessern *und* in ihrem Ausdruck gleichzeitig Verhaltensintentionen signalisieren, ist auch heute noch der Ausgangspunkt aller evolutionsbiologischen Überlegungen.

Sprachliche, verhaltensmäßige und funktionale Korrespondenzen von Emotionen

Die Korrespondenzen unserer subjektiven Sprache, mit der wir Emotionen aufgrund allgemeinmenschlichen Erlebens benennen, das Verhalten, das die Emotion anzeigt und die Funktion, mit der sie dem Organismus dient, sind in Tabelle 1 dargestellt (Plutchik 1984). Die Doppelbenennung in der 1. Spalte zeigt an, daß Emotionen in ihrer Intensität variieren. Angst und Schrecken in subjektiver Sprache entsprechen Rückzug und Flucht in der Verhaltensbeschreibung und dienen dem Schutz des Individuums (funktionale Beschreibung). Traurigkeit und Weinen rufen Hilfeverhalten hervor usw.

Proximate und ultimate Ursachen

Fragt der Verhaltensbiologe nach den Ursachen einer phylogenetischen Entwicklung, hat er stets 2 Kategorien von Ursachen im Sinn. Die eine betrifft die Frage nach den Mechanismen (molekulare, zelluläre, neuronale), die einem Verhalten (oder seiner Störung) zugrunde liegen, die andere Frage betrifft den Zweck, den das Verhalten hat. Erstere sind die sog. proximaten, letztere die ultimaten Ursachen. Beide sind für die Erklärung eines Evolutionsprozesses erforderlich; die Wie-Frage und die Wozu-Frage gehören zusammen. Beide haben wir in früheren Beiträgen wiederholt behandelt (z.B. Ploog 1964, 1980a, 1988), letztere soll jedoch hier im Vordergrund stehen. Die Antworten können immer nur mehr oder weniger plausibel ausfallen, weil teleologische Fragen nicht empirisch beantwortet werden können.

Definition der Adaptation

Für das Verständnis der Funktion des emotionalen Systems ist ein Wort zum Begriff der Adaptation angebracht. Sowohl Darwins „survival of the fittest" als auch sein Begriff der „adaptation" hat in der deutschen

Übersetzung schon früh einen falschen Akzent bekommen oder gar zu Mißverständnissen geführt, auf die man noch heute trifft. Nicht der Stärkste überlebt, sondern der am besten Angepaßte. Anpassung bedeutet die bestmögliche Adaptation eines Lebewesens an die gegebenen Lebensumstände – soziale und umweltbedingte – entsprechend den eigenen Kräften und Fähigkeiten zum Zwecke des eigenen Überlebens und der für das Individuum besten Reproduktionschancen. Dieses Ziel wird dadurch erreicht, daß das Individuum in der Auseinandersetzung mit seiner physischen und sozialen Umwelt den für sich größtmöglichen Gewinn zieht. Dies bedeutet zugleich eine Optimierung der Reproduktionschancen, d. h. eine bestmögliche Verbreitung der eigenen Gene. Das Reproduktionsgeschäft dient also nicht ganz allgemein der Erhaltung der Art, wie es im klassischen Darwinismus heißt, sondern der möglichst effektiven Weitergabe der eigenen Gene (Dawkins 1976, 1988).

Gewinnmaximierung

Der Wirkungsgrad, den ein Lebewesen bei der Verbreitung seiner Gene und damit seiner Nachkommenschaft erzielt, bestimmt seine „inklusive Fitneß". Die Verhaltensstrategien, die das Individuum benutzt, um dieses Ziel zu erreichen, werden seit Ende der 60er Jahre von den Soziobiologen untersucht (Hamilton 1964, 1975; Wilson 1975). Die in der Soziobiologie angewandten Methoden erlauben empirische Aussagen auch über die ultimaten Ursachen des Verhaltens. Die gefundenen Erkenntnisse erstrecken sich auf sozial organisierte Lebewesen mehrerer Phyla. Es ist schon aus diesem Grunde klar, daß es sich bei den adaptiven Verhaltensstrategien, den ultimaten Ursachen des Verhaltens, nicht um Bewußtseinsprozesse handelt; adaptives Verhalten ist auch beim Menschen zum geringsten Teil ein Bewußtseinsprozeß. Daß aber einem jeden, der in einer hierarchisch gegliederten Gesellschaft lebt – die universale Lebensform des Menschen –, dauernd adaptives Verhalten abverlangt wird, ist sicher. Die in Abb. 2 dargestellte Verhaltensanalyse einer depressiven Patientin illustriert einen zur Krankheit führenden Anpassungsprozeß in extremer Form.

Optimierung der Reproduktionschancen

Adaptives Verhalten, dem stets Emotionen zugrunde liegen, findet sich natürlich nicht nur bei Primaten, sondern hat eine lange Evolutionsgeschichte. Prototypische Verhaltenssequenzen, in denen sich primäre Emotionen manifestieren, sind in Tabelle 2 aufgeführt (Plutchik 1984). In der 1. Spalte findet man typische Auslöserreize, die eine Verhaltenssequenz in Gang setzen. In der 2. Spalte ist die angenommene Bedeutung des Auslösers aufgeführt. Der auslösende Reiz wird angeborenermaßen erkannt oder kann als konditionierter Reiz wirksam werden. In der 3. Spalte sind die primären Emotionen, die zu dem jeweils adaptiven Verhalten gehören (4. Spalte), das eine angeborene Basis hat und einen Zweck erfüllt (5. Spalte).

Prototypische Verhaltenssequenzen

3 Kanon der Emotionen

Welches sind nun aber die Emotionen, die dem primären oder fundamentalen Motivationssystem zugrunde liegen? Carroll Izard (1977) hat Tomkins Ideen weiterentwickelt und eine differentielle Emotionstheorie

Abb. 2.
Verhaltensanalyse einer depressiven Patientin. (Nach Sulz 1993)

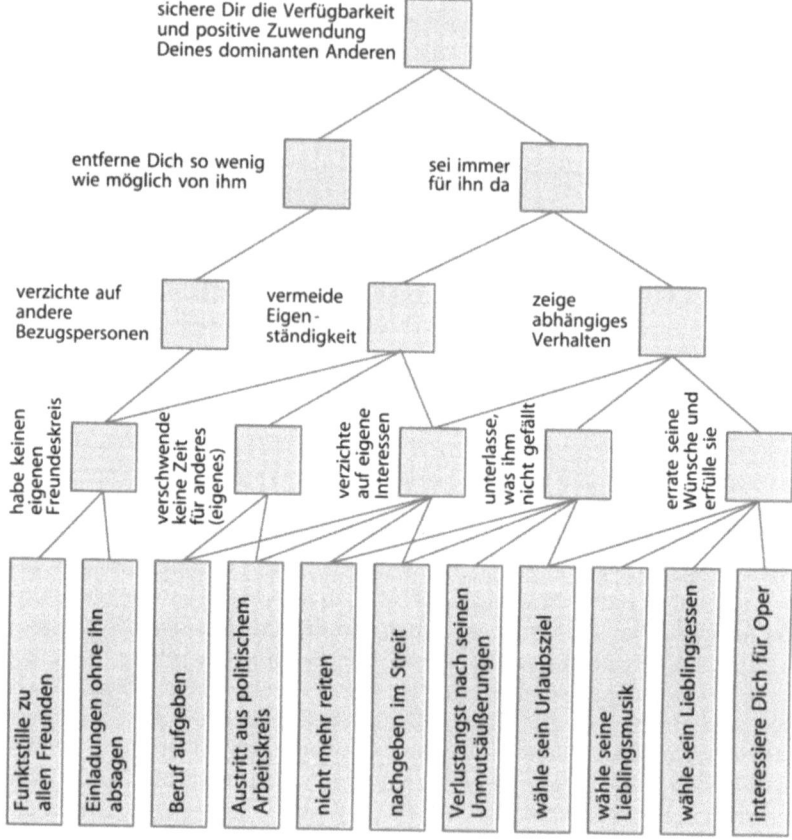

Tabelle 2.
Komplexe, probabilistische Ereignissequenzen beim Zustandekommen einer Emotion. (Aus Plutchik 1984)

Reiz	Erkennen	Fühlen	Verhalten	Wirkung
Drohen	„Gefahr"	Angst, Schrecken	Wegrennen, -fliegen	Schutz
Hindernis	„Feind"	Ärger, Wut	Beißen, schlagen	Zerstörung
Möglicher Geschlechtspartner	„Besitz"	Freude, Entzücken	Werben, begatten	Reproduktion
Verlust eines Nahestehenden	„Verlassensein"	Traurigkeit, Kummer	Weinen	Reintegration
Gruppenmitglied	„Freund"	Bestätigung, Vertrauen	Pflegen, teilen	Dazugehören
Abscheulicher Gegenstand	„Gift"	Abscheu, Ekel	Erbrechen, wegstoßen	Ablehnung
Neues Territorium	„Was ist los?"	Erwartung	Prüfen, organisieren	Erkundung
Unerwartetes Objekt	„Was ist das?"	Überraschung	Innehalten, aufmerken	Orientierung

aufgestellt. Danach sind die fundamentalen Emotionen solche, die differentielle Motivationen schaffen. Jede dieser fundamentalen Emotionen hat eine spezifische subjektive Qualität und einen spezifischen dazugehörigen Gesichtsausdruck. Für jede Emotion wird ein spezifisches neuronales Entladungsmuster angenommen, das die Emotion ins Bewußtsein bringen kann, und jede Emotion führt zu spezifischen Verhaltensdispositionen.

Fundamentale Emotionen

Über die Zahl der fundamentalen Emotionen besteht allerdings keine Einigkeit. Panksepp (1982) beschränkt sich in seiner psychobiologischen Theorie der Emotionen auf 4 „primitive", aus der frühen Entwicklung des Säugerhirns stammende Emotionen, die in mindestens 4 viszeral-limbischen Schaltkreisen erzeugt werden und entsprechende Verhaltensweisen aktivieren: Erwartung (Neugier), Wut, Angst und Panik. Tomkins (1962, 1963) führt 8 basale Emotionen auf, nämlich Interesse, Überraschung und Freude als positive Emotionen, Ärger, Angst, Scham, Ekel und Wut als negative Emotionen. Izard (1977) nimmt 10 basale Emotionen an.

Anzahl fundamentaler Emotionen

Seit Spinoza und Descartes gibt es viele Aufzählungen und Gruppierungen menschlicher Emotionen, meist ohne Begründung. Die ersten empirischen und z. T. auch experimentellen Studien von emotionalen Ausdrücken stammen von Darwin (1872). In experimentellen Studien zum Gesichtsausdruck im psychiatrischen Bereich (u. a. Ellgring 1989; Ellgring u. Smith 1998; Flack u. Laird 1998) hat sich die Liste von Ekman und Friesen (1978) eingebürgert:

Empirische Studien zum Gesichtsausdruck

- Überraschung („surprise")
- Ärger, Wut („anger")
- Angst („fear")
- Freude („happiness", „joy")
- Traurigkeit („sadness", „distress")
- Abscheu („disgust")

Klassifikation von Gesichtsausdrücken

Dazu kam später Verachtung („contempt").

Plutchik (1980/1994) rechnet noch 2 weitere Emotionen hinzu, die evolutionsbiologisch und ethologisch zu begründen sind, nämlich Neugier („expectancy") und Anerkennung („acceptance"). Neugierverhalten ist für Säugetiere ein wesentlicher „Trieb", der der Umweltbewältigung dient; das Anerkanntwerden wird in jeder hierarchisch gegliederten Gesellschaft, v. a. bei Primaten, einschließlich des Menschen, angestrebt und gehört zu den wirksamsten Belohnungen. Ob Scham- und Schuldgefühl zu den fundamentalen menschlichen Emotionen gehören, ist umstritten, hauptsächlich weil sich im pankulturellen Vergleich keine Gesichtsausdrücke finden, die zweifelsfrei diesen Emotionen zugerechnet werden können (Ekman et al. 1969).

Man wird einwenden, daß mindestens die menschlichen Gefühle sich nicht in 4, 7, 8 oder 10 primären Emotionen erschöpfen. Es wird daher von sekundären Emotionen gesprochen, die Mischungen aus primären Emotionen sind, in Analogie vergleichbar den Mischungen aus reinen Farben (Plutchik 1980). Vom emotionalen Ausdruck her gesehen sind solche

Sekundäre Emotionen als Stimmungsüberlagerungen

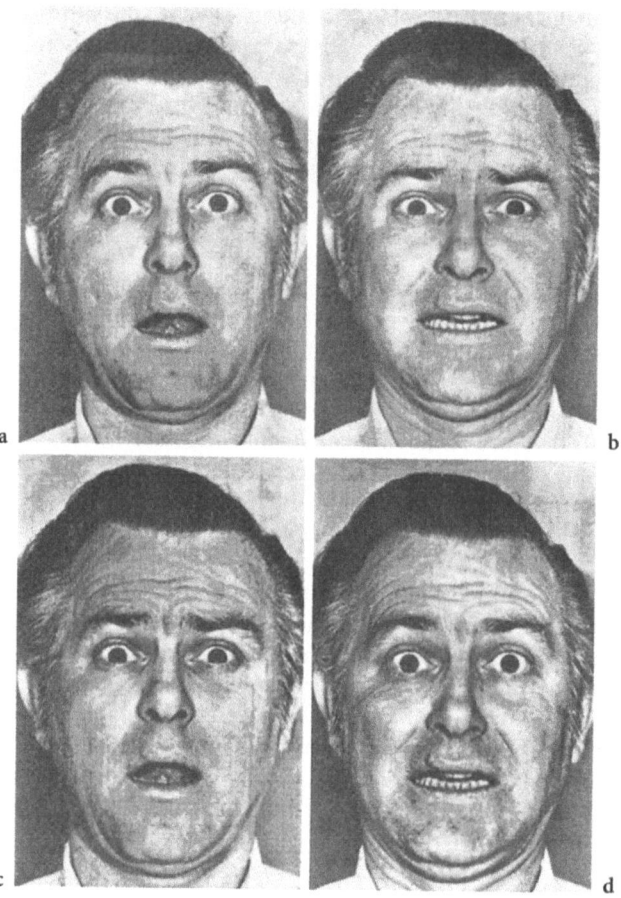

Abb. 3 a–d.
Überlagerungen von Stimmungen im Gesichtsausdruck. a reiner Ausdruck der Überraschung, b reiner Ausdruck der Furcht, c im Ausdruck überlagert sich Überraschung (Mund) und Furcht (Augen, Augenbrauen, Stirn), d Überlagerung von Überraschung (Augenbrauen, Stirn) und Furcht (Mund). (Aus Ekman 1973)

„Mischungen" von Ethologen als Stimmungsüberlagerungen beschrieben worden, z.B. von Schenkel (1947) bei Wölfen, von Lorenz (1963) beim Hund, von Leyhausen (1956) bei Katzen und von Chevalier-Skolnikoff (1973) bei Affen. Ein Spektrum des mimischen Ausdrucks entsteht z.B. durch Überlagerung verschiedener Intensitäten der Angriffs- und Fluchtbereitschaft. In entsprechender Weise gibt es solche „Mischungen" auch beim Menschen, am besten bekannt geworden durch die mimische Überlagerung von Überraschung und Furcht (Ekman 1973; Abb. 3).

Zerebrale Organisation der Emotionen

Aus ethologisch-evolutionsbiologischer Sicht sind aufgrund solcher Phänomene bestimmte Schlußfolgerungen in bezug auf die zerebrale Organisation der Emotionen zu ziehen (MacLean 1949, 1990; Ploog 1989). Es gilt der Grundsatz, daß jede periphere Struktur des Körpers eine zentralnervöse Entsprechung hat. Entwickelt sich eine periphere Struktur, z.B. die Gesichtsmuskulatur, zu einem zunehmend komplexeren Wirkungsgefüge, muß dieser Entwicklung eine zerebrale Organisation entsprechen, die den peripheren Apparat bedient. An diesem Grundsatz kann es heute keinen Zweifel mehr geben (Ciompi 1991).

Evolution des mimischen Ausdrucks

Der mimische Apparat hat im Laufe der Evolution der Säugetiere eine hervorragende Differenzierung erfahren. Man vergleiche die mimische

Ausdrucksmöglichkeit einer Ratte mit der eines Hundes oder eines Schimpansen. Bei den Primaten hat sich der Ausdruck der Emotionen nahezu gänzlich auf das Gesicht und die Stimme konzentriert (Ploog 1986a). Dementsprechend haben die Gesichtsmuskeln und der Kehlkopf bis in die jüngste Zeit der Menschwerdung hinein erhebliche strukturelle und funktionale Veränderungen erfahren, die ihre systematischen Entsprechungen im zentralen Nervensystem haben. Als Pars pro toto dieser evolutionären Systemveränderungen sei an die kortikale Repräsentation der Gesichts- und Zungenmuskulatur bei der Katze, dem Affen und dem Menschen erinnert.

Wenn die Prämisse stimmt, daß zu jedem Gesichtsausdruck – der bei den höheren Primaten auch unterdrückt werden kann – eine bestimmte Emotion gehört, kann kein Zweifel daran bestehen, daß der Kanon der Emotionen im Laufe der Evolution seine größte Differenzierung und seinen größten Umfang beim Menschen erreicht hat. Damit soll jedoch nicht gesagt werden, daß die Zahl der erlebbaren Emotionen auf die Zahl der mimischen Ausdrucksmöglichkeiten beschränkt ist (Leonhard 1997).

Differenzierung des Ausdrucks beim Menschen

Im Hinblick auf die im Laufe der Evolution zunehmende Komplexität der Emotionen und der Ausdifferenzierung der Morphologie und Physiologie der mimischen Ausdrucksmöglichkeiten ist es letztlich fragwürdig, ob die Vorstellung von primären und sekundären Emotionen dem heutigen neurobiologischen Systemverständnis angemessen ist. Das Muster der Verästelung, das in der Biologie große Verbreitung hat, ist den zugrundeliegenden Prozessen angemessener. In einem derartigen System der Verästelung ließe sich auch die Annahme einer für jede Emotion spezifischen zerebralen Repräsentanz mit einem Fokus an einem bestimmten Ort besser begründen als bei der Annahme eines primären und sekundären Systems der Emotionen. Diese vor kurzem noch theoretische Annahme läßt sich nunmehr mit Hilfe funktionaler bildgebender Verfahren experimentell verifizieren (Morris et al. 1996).

Entfaltung der Emotionen

4 Emotion und Kommunikation

Fragt man also, wozu sich der mimische und der stimmliche Apparat so auffällig entwickelt haben, liegt die Antwort auf der Hand. Mit jedem evolutiven Schritt der Veränderung verbesserte sich die innerartliche Kommunikationsfähigkeit (Jürgens u. Ploog 1976). Besonders bei den sozial lebenden Säugern und unter ihnen bei den subhumanen Primaten bot die außerordentliche Differenzierung der Kommunikationsprozesse Vorteile für das Zusammenleben und damit für das Überleben der Art. Es ist nicht auszumachen, ob die komplexer werdenden sozialen Systeme die differenziertere Kommunikation mit sich brachten oder ob es umgekehrt war. Wahrscheinlich gingen beide Entwicklungen in kleinen Schritten Hand in Hand. Jedenfalls kann man schließen, daß ein ständiger Selektionsdruck bezüglich der Weiterentwicklung von Kommunikationsmöglichkeiten geherrscht haben muß (Ploog 1997).

Verfeinerung der innerartlichen Kommunikation

Emotion als Ausdruck und Mitteilung

Bei den Primaten ist der Anteil der Kommunikationsmöglichkeiten, der eine soziale Funktion erfüllt, außerordentlich groß, der Anteil, der der Objektwelt gilt, sehr klein und im wesentlichen auf Warn- und Alarmlaute, vielleicht auch auf einige Hinweislaute beschränkt (Ploog 1972; Winter et al. 1973; Hopf et al. 1985). Mimik und Stimme, in geringerem Maße auch die Körperhaltung und einige vegetativ gesteuerte Funktionen (Stellung der Haare, Drüsensekrete, Urinduft), sind sowohl Ausdruck von Emotionen als auch Mitteilung an den Artgenossen. Der Ausdruck ist zugleich Signal, das fast immer mehrere Intensitätsstufen hat, die von einer für den Menschen kaum wahrnehmbaren, kurzen Intentionsbewegung bis zum lange und wiederholt gezeigten voll ausgebildeten Signal reichen können. Am bekanntesten sind die unterschiedlichen Intensitätsstufen der Drohung, vom leichten Kopfaufrichten über verschieden ausgeprägte mimische Ausdrücke und stimmliche Intensitäten bis zur unmittelbar bevorstehenden Attacke auf den Kontrahenten.

Nichtverbale Kommunikation beim Menschen

Wenn die Elemente der nichtverbalen Kommunikation beim Menschen auch im Vergleich zum Wort zurücktreten und v. a. im Bereich der Mimik zuzeiten willentlich eingesetzt oder unterdrückt werden können, so sind doch die alten Kommunikationsarten noch vorhanden, steuern unbemerkt den schon bei subhumanen Primaten möglichen Dialog (Ploog 1995) und zeigen Abwehr, Annäherung und andere Verhaltenstendenzen an. Als Psychiater machen wir diagnostischen Gebrauch von diesen nichtverbalen Ausdrucksmitteln; ob wir aber auch die darin verschlüsselten Mitteilungen ausschöpfen, erscheint fraglich (Ploog 1992, 1993). Vielleicht liegt in der mehr oder weniger gut ausgebildeten Fähigkeit, diese Mitteilungen zu erkennen, der früher oft beschriene und heute eher belächelte „klinische Blick" begründet.

5 Hierarchie und Anpassung

Das evolvierte differenzierte Kommunikationssystem bringt, wie bereits dargestellt, Vorteile für das Zusammenleben. Um diese Aussage zu untermauern, muß man sich dieses Zusammenleben – immer mit einem Seitenblick auf den Menschen – näher ansehen.

Kategorien des Sozialverhaltens

Van Hooff (1973) konnte bei unseren nächsten Verwandten, den Schimpansen, faktorenanalytisch fünf Kategorien des Sozialverhaltens identifizieren: das Spielsystem, das Aggressionssystem, das Submissionssystem, das Bindungssystem und das Erregungssystem. Nur in letzterem stecken auch nichtsoziale umweltbezogene Verhaltensweisen; alle anderen Systeme sind partner- bzw. gruppenbezogen. Niemand, der Schimpansen auch nur oberflächlich beobachtet, wird bezweifeln, daß die Tiere innerhalb jedes dieser Systeme Emotionen zeigen, die das Verhalten des jeweiligen Partners oder der Gruppe beeinflussen. Das Repertoire der kommunikativen Signale wird innerhalb der verschiedenen Systeme selektiv verteilt und verschieden eingesetzt.

Emotionalität und Rangordnung

Für alle Primaten gilt, wenn auch in Abwandlungen für jede Art, daß durch den Einsatz sozialer Signale eine hierarchische Ordnung der jeweiligen Gesellschaft hergestellt und ein Gutteil der sozialen Aktivität darauf verwandt wird, wer welchen Platz in der Rangordnung einnimmt und wer welche Rolle spielt. Die Aufrechterhaltung der Hierarchie ist ein dynamischer Prozeß über die ganze Lebenszeit hinweg und durch das jeweilige Alter der Tiere, durch Änderungen der Gruppenzusammensetzung und zahlreiche Umweltfaktoren ständig im Fluß.

Dies wurde Anfang der 60er Jahre mit Hilfe soziometrischer Methoden für die Totenkopfaffen beschrieben (Ploog et al. 1963; Hopf 1967; Castell u. Ploog 1967). Es trifft aber auch auf alle sonst beobachteten Affen der alten und neuen Welt zu. Wir werden später sehen, daß dieses alte Erbe für die Emotionalität des Menschen eine große Rolle spielt. Jedenfalls scheint die hierarchische Ordnung – trotz der großen Investitionen eines jeden einzelnen Mitgliedes – einen Fortpflanzungsvorteil zu bringen, so daß die Kosten-Nutzen-Rechnung der Soziobiologen so lange positiv ausfällt, wie die physische Umwelt es gestattet.

Beim Menschen drücken sich Gemütsbewegungen hauptsächlich in der Mimik und in der Stimme aus. Bei Tieren, insbesondere subhumanen Primaten, sind die Ausdrucksbewegungen denen des Menschen homolog, entsprechen angeborenen Bewegungsweisen und werden von phylogenetisch „vorprogrammierten" zerebralen Strukturen erzeugt. Der funktionale Zusammenhang zwischen subjektiven (erlebten) Emotionen und deren Ausdruck ist bidirektional: Die neuronalen Programme können die Ausdrucksbewegungen hervorbringen, und diese können das zentralnervöse Erregungsmuster aktivieren (Ploog 1989).

Beziehung von Emotion und Emotionsausdruck

Die Ausdrucksbewegungen haben eine Funktion. Sie treten v.a., wenn auch nicht ausschließlich, im sozialen Kontext auf und wirken als Signale, als Mitteilung, die den Artgenossen einerseits über den emotionalen Zustand des Senders informiert und damit andererseits sein Verhalten beeinflußt. Soziale Signale manipulieren also das Verhalten des Adressaten und haben damit eine adaptive Funktion, die sich in einer hierarchisch gegliederten Gesellschaft vielfältig auswirkt.

Adaptive Funktion von Emotionen

Am Beispiel der Ausdrucksbewegungen läßt sich die adaptive Funktion der Emotionen am deutlichsten sichtbar machen. Jedem adaptiven Verhalten liegen Emotionen zugrunde. Die ultimaten Ursachen der Emotionen ergeben sich aus dem Effekt adaptiven Verhaltens, z.B. dem eigenen Schutz, der Beschwichtigung oder dem Besiegen eines Gegners, der Fortpflanzung etc. (s. Tabelle 2). Wie das Appetenzverhalten beim Suchen nach Nahrung sind die Emotionen die Quelle motivierten adaptiven Verhaltens. Emotionen wirken als Triebfedern des Handelns.

Emotionen als Triebfedern des Handelns

6 Ethologie des Affekts

Bisher ist der Begriff der Emotion allgemein gefaßt und als Gemütsbewegung bezeichnet worden. Unterscheidungen der Sprache, in denen auch die zeitliche Dimension zum Ausdruck kommt, wie in den Worten Stimmung, Gefühlszustand, Gefühle, Affekte als länger oder kürzer dauernde

Affekt als zeitlich begrenzte intensive Emotion

innere Erfahrungen, wurden nicht getroffen. Im Folgenden sollen das Zustandekommen und die adaptive Funktion einer akuten, zeitlich begrenzten intensiven Gemütsbewegung – der Affekt – behandelt werden.

Negative und positive Affekte

Nach der Theorie von Salzen (1991) entspringt diese Form der Emotion einer begonnenen oder intendierten Instinkthandlung (z. B. Beutefang), die auf irgendeine Weise – oft durch einen Sozialpartner – vereitelt oder blockiert wird und dadurch einen unangenehmen Affekt hervorruft. Angenehme Affekte entstehen hingegen dadurch, daß sich der Block aufhebt oder das Hindernis beseitigt und auf diese Weise eine Instinkthandlung freigesetzt wird. Die bei diesem Vorgang auftretenden motorischen und autonomen Phänomene haben Signalcharakter für den Sozialpartner; sie können zu ritualisierten Bewegungen evolvieren (s. unten). Die Selbstwahrnehmung der ablaufenden präformierten Bewegung und der zugehörigen autonomen Veränderungen bedingen das Erlebnis, das Gewahrwerden der Emotion. Dieses wiederum ist die Basis für motiviertes Handeln und Lernen. Lorenz (1937) hat diesen Prozeß als Instinkt-Dressur-Verschränkung beschrieben und damit eine ethologische Erklärung für konditioniertes bzw. erlerntes Handeln geliefert.

Instinkt-Dressur-Verschränkung

Der Prozeß der Instinkt-Dressur-Verschränkung läßt sich auch in der Verhaltenstherapie nutzbar machen (Ploog 1969). Breland u. Breland (1966) haben experimentell zeigen können, daß die Ausführung von arteigenen präformierten Bewegungen (Erbkoordinationen) eine unentbehrliche Verstärkung im Lernprozeß darstellt. Am Ende einer Handlungskette mit einem erstrebten Ziel muß keineswegs immer Futter als Belohner (Verstärker) stehen, sondern es kann z. B. auch der Anblick eines länger entbehrten Artgenossen sein (Hupfer u. Maurus 1975).

Verstärkerfunktion von Emotionen

Viele Säugetierarten haben arteigene Laute entwickelt, die die Trennung von der Gruppe anzeigen, von dieser beantwortet werden und zur Reintegration mit ihr führen. In Lernversuchen mit Totenkopfäffchen haben wir diesen Trennungseffekt ausgenutzt. Das isolierte Tier zeigt seinen „Trennungsschmerz" durch einen angeborenen Laut an, den wir „Isolationspiepen" genannt haben (Winter et al. 1966) Er hört augenblicklich auf, wenn die Wiedervereinigung mit der Gruppe stattgefunden hat.

Emotionen und Lernen in Tierversuchen

Die Lernversuche zur Diskrimination von arteigenen gegenüber synthetischen Lauten verliefen bei Futter- oder Wasserbelohnung ergebnislos; die Tiere schienen nichts zu lernen. Wenn aber ein Gruppengenosse dem isolierten Tier auch nur für 10 s durch ein Fenster präsentiert wurde, stieg die Lernkurve rasch bis zu hoher Signifikanz an. Hier ist also der Anblick des Gruppengenossen der Verstärker (Belohner), der den Lernprozeß steuert (Hupfer et al. 1977). Die angeborene Bewegungsweise, das Isolationspiepen ist Ausdruck der Emotion und Signal für die Gruppe mit dem adaptiven Effekt der Reintegration des isolierten Tieres. Die Reintegration setzt wiederum emotionales Verhalten in Gang, nämlich ein Begrüßungsritual, bestehend aus wechselseitigen stereotypen Bewegungen und „positiven" Vokalisationen.

Modell der Separation und Reintegration

Mit dem Modell der Separation und Reintegration (Bowlby 1969, 1973) wurden 2 affektauslösende Situationen geschaffen: Im Fall der Separation wird das angeborene Streben nach Affiliation (Bindung) behindert, im Fall der Reintegration wird dieses Streben erfüllt. Für das Isolationspiepen und andere Vokalisationen gelingt es, wie sonst kaum, sowohl Funktion und Zweck des Verhaltens, also die ultimaten Ursachen, als auch die neuronalen Mechanismen des Verhaltens, die proximaten Ursachen, aufzudecken (Ploog 1979).

7 Bindung und Trennung

Bekanntlich haben die Deprivations- und Trennungsexperimente an Affen, vornehmlich an Makaken, als Modell für das depressive Syndrom des Menschen gedient (Harlow u. Harlow 1962; Harlow u. Suomi 1974). Die von ihren Müttern getrennten 4–7 Monate alten Affenkinder schrien laut, suchten nach der Mutter, rannten umher und waren ruhelos (Protest- und Verzweiflungsphase). Nach 1–2 Tagen setzte bei den Tieren ein Zustand ein, der als Depression beschrieben wird. Sie kauerten sich zusammen, nahmen von ihrer Umgebung keine Notiz und waren apathisch. Trennt man zusammen aufgewachsene 3 Monate alte Äffchen, so ergibt sich, auch bei vielfach wiederholten Trennungen, ein ähnliches Bild. Die „Freundschaftspaare" durchlaufen bei jeder Trennung das Protest- und Verzweiflungsstadium, und jede Wiedervereinigung führt zu neuer Bindung. Schließlich kommt es zu einem Stillstand in der Verhaltensentwicklung. Die Äffchen klammern sich aneinander, sind nicht neugierig, spielen nicht und zeigen kein Interesse an ihrer Umgebung (Suomi et al. 1970). Doch auch bei adoleszenten Affen von 3 Jahren läßt sich durch Isolation ein depressives Verhaltenssyndrom erzeugen.

Verhaltensexperimente mit Affen

Nimmt man die vielen Experimente an Affen verschiedener Altersstufen, unterschiedlicher Länge der sozialen Vorerfahrung und der Trennung zusammen, besteht kein Zweifel, daß die Trennungsprozeduren bei eng aneinander gebundenen Tieren zu schweren Störungen der Affektivität und des Sozialverhaltens führen (Kaufman u. Rosenblum 1969). Dabei wird meist nicht erwähnt, daß es große individuelle Unterschiede in der Ausprägung und in der Dauer der apathischen Verhaltensstörung gibt (Ploog 1980b).

Störung der Affektivität durch Trennung

Auch genetisch bedingte Unterschiede spielen eine Rolle. An 2 eng verwandten Makakenarten läßt sich zeigen, daß geringe arteigene Differenzen in der Sozialstruktur und im Mutter-Kind-Verhalten zu verschiedenen Ergebnissen der Separationsversuche führen. Hutmakaken hocken eng beieinander, während Schweinsaffen eine größere Distanz zueinander haben. Die Hutaffen bleiben mit ihrem Neugeborenen in engem Gruppenkontakt, während sich die Schweinsaffenmutter mit ihrem Kind abseits von der Gruppe hält. Werden die Hutäffchen von ihren Müttern getrennt, werden sie von allen Seiten bemuttert und von einer sog. Tante „adoptiert", während die Schweinsaffenkinder sich selbst überlassen bleiben und nicht selten von Gruppenmitgliedern davongejagt werden. Letztere entwickelten ein schweres depressives Syndrom, während die Hutaffenkinder zwar für eine Weile jammerten und erregt waren, aber weiter Interesse an ihrer unbelebten und sozialen Umwelt zeigten (Kaufman 1973).

Individuelle Unterschiede im Bindungs- und Trennungsverhalten

Genetische Disposition

Zweifellos gibt es auch beim Menschen große individuelle Unterschiede im Bereich des Bindungs-, Trennungs- und Trauerverhaltens. Wie Zwillingsuntersuchungen zeigen, spielt die genetische Disposition dabei eine bedeutende Rolle (Schepank 1982; Plomin et al. 1997; Segal u. Bouchard 1993).

Eingriffe in die adaptive Funktion einer Emotion

Es geht hier nicht um den Versuch einer Kausalanalyse depressiver Syndrome, sondern um die Veränderung der Emotionalität bei Eingriffen in die adaptive Funktion einer Emotion, in diesem Fall die Wiederherstellung der Bindung bzw. deren Verhinderung (Ploog 1986b; vgl. Tabelle 2). Die Reaktion des Protestes und der Verzweiflung mit den nachfolgenden emotionalen Störungen sind mehrfach determiniert, nämlich durch

Ursachen emotionaler Störungen

- die Veränderung der sozialen Umwelt mit dem Verlust eines eng verbundenen Artgenossen,
- den Zeitpunkt des Verlustes im Lebenslauf,
- die individuelle Disposition für das Ereignis und
- genetische Determinanten des Sozialverhaltens.

Hypothesen zur Erklärung depressiven Verhaltens

Jede dieser Determinanten hat zu Erklärungsversuchen depressiver Störungen beim Menschen geführt; in diesem Zusammenhang sind die Life-event-Hypothese, die ontogenetische, die Vulnerabilitäts- und Persönlichkeitshypothese sowie die genetische Hypothese zu unterscheiden. Wahrscheinlich treffen sie alle in verschiedenen Konstellationen zu. Eine evolutionsbiologische Hypothese ist bisher nur von wenigen versucht worden (z. B. Price 1969; Sloman 1976; Gardner 1982; Price u. Sloman 1987; McGuire u. Essock-Vitale 1982; Pedersen et al. 1988; McGuire et al. 1992; Gilbert 1992); sie wird nachfolgend behandelt.

Die Macht der Emotionen

Wir wollen festhalten, daß es sich bei den Emotionen in evolutionsbiologischer Sicht um phylogenetisch fundamentale adaptive Prozesse handelt, die die individuelle Fitneß regeln und arterhaltend wirken: Zum einen wird der Organismus über die Körperinnenvorgänge und die Bedeutung der aktuellen Außenwelt unterrichtet, zum anderen bekommt er eine Meldung über die Zweckmäßigkeit seines Verhaltens. Unangenehme Emotionen bewirken eine Veränderung des auf ein Ziel gerichteten Verhaltens, angenehme Emotionen bestärken den Organismus in seiner Zielverfolgung und erhöhen damit seine Fitneß. Gefühlen des Anerkanntwerdens, des Geliebtwerdens, des Liebens, des Glücks, des Triumphes und der Macht stehen Gefühle der Enttäuschung, der Traurigkeit, der Angst, der Machtlosigkeit, des Ärgers und des Abscheus gegenüber. Diese und alle anderen Emotionen bestimmen unser Verhalten und sind bekanntlich mächtiger als die Vernunft. Im Hinblick auf die depressiven Erkrankungen des Menschen wird man fragen müssen, welchen Anpassungswert der depressive Affekt hat (Nesse 1998).

8 Trauer und Empathie

Genetisch bedingte individuelle Differenzen der Trauerintensität

Auf der Suche nach dem Anpassungswert des depressiven Affekts im psychopathologisch relevanten Sinne wollen wir uns zunächst der Trauer, dem Traueraffekt, zuwenden, der durch den Verlust einer geliebten, nahestehenden Person ausgelöst wird und dem pathologischen depressiven Affekt wohl am engsten verwandt, wenn auch nicht mit ihm identisch ist.

Hierzu gibt es eine Untersuchung in der Minnesota Twin Study (Segal et al. 1993) über die Trauerintensität beim Verlust eines eineiigen Zwillings und anderer naher Verwandter. Der Traueraffekt, so lautet die Hypothese, sollte mit zunehmender genetischer Verwandtschaft des Verstorbenen intensiver werden. In einem standardisierten Interview wurden 49 eineiige und 19 zweieiige überlebende Zwillinge sowie Mütter, Väter, Großeltern und andere Verwandte über ihre Trauer und deren Intensität befragt. Die signifikanten Ergebnisse bestätigen die Hypothese: Die Trauerintensität des überlebenden eineiigen Zwillings war größer als die des zweieiigen. Die Trauerintensität aller Zwillinge überstieg die der Mütter, der Väter und Großeltern. Bei aller Vorsicht, die die Autoren in der mehrdimensionalen Bewertung dieses Ergebnisses äußern, ist wohl gesichert, daß es genetisch bedingte individuelle Differenzen der Trauerreaktion gibt, die in dieser Studie hoch mit dem Grad der genetischen Verwandtschaft korrelierte.

Zwillingsstudie

Eng zum Traueraffekt gehört der Empathieaffekt (Brothers 1989). Darwin (1872, S. 12) schreibt dazu: „When we witness any deep emotion, our sympathy is so strongly excited that close observation is forgotten or rendered almost impossible." Vielleicht hat Darwin lediglich an eine „Ansteckung", an eine Stimmungsübertragung gedacht. Aus anderen Textstellen geht aber hervor, daß die Kommunikation eines emotionalen Zustandes gemeint ist.

Aufgrund vieler entwicklungsbiologischer und experimenteller Daten, die während der menschlichen Ontogenese gewonnen wurden, muß man annehmen, daß die Fähigkeit zur Empathie über verschiedene Entwicklungsstadien heranreift (Grossmann 1989; Grossmann u. Grossmann 1991; Papoušek u. Papoušek 1974).

Ontogenese der Empathie

Nach den überzeugenden Untersuchungen von Bischof-Köhler (1989) entsteht das empathische Verstehen des Kommunikationspartners zwischen dem 20. und 24. Lebensmonat und steht in striktem Zusammenhang mit der einsetzenden Fähigkeit, sich selbst im Spiegel zu erkennen. Demgegenüber steht der „Empathiedefekt" des autistischen Kindes, das soziale Signale nicht oder fehlerhaft wahrnimmt, und die Alexithymie erwachsener Patienten (Krystal 1979; v. Rad 1983), die wohl auf der primären Unfähigkeit beruht, der eigenen Gefühle gewahr zu werden.

Empathiefähigkeit

9 Neuroethologie des Erkennens sozialer (emotionaler) Signale

Bisher haben wir nicht explizit zwischen dem Senden und dem Erkennen sozialer Signale unterschieden. Gerade in der Koevolution der Sende- und der Empfängerapparate für soziale Signale liegt das faszinierende und noch kaum gelöste Problem der biologischen Kommunikationsprozesse. Wieso kann der menschliche Säugling bestimmte universale

Koevolution von Ausdruck und Eindruck

Phoneme der Sprache schon in der ersten Lebenswoche unterscheiden und mit autonom gesteuerten Antworten (Saugfrequenz, Herzfrequenz) darauf reagieren (Eimas et al. 1971)? Wieso kann er bestimmte Gesichtsbewegungen (Zunge herausstrecken) (Meltzoff u. Moone 1983) oder Stimmodulationen (Papoušek u. Papoušek 1986) wahrnehmen *und* nachmachen? Bestimmte Neuronengruppen im Frontalhirn von Affen feuern nicht nur, wenn der Affe eine (Hand-)Bewegung intendiert, sondern auch, wenn er diese Bewegung (des Experimentators) beobachtet (Rizzolatti et al. 1996).

Neuronale Antworten auf Gesichter

Für den Bereich der Emotionen interessiert die neuronale Grundlage des Mimikerkennens ganz besonders. Mitte der 80er Jahre wurden in mehreren Labors unabhängig voneinander Neuronen im mittleren Bereich des Sulcus temporalis superior und der Amygdala von Affen entdeckt, die in verschiedener Weise nur auf Bilder von Affengesichtern reagierten, und zwar mit Präferenzen für identische Gesichter. Bestimmte Zellen des Kortex im Sulcus temporalis antworteten auch auf einzelne Bestandteile des Gesichts, wie die Augen oder den Haaransatz; doch feuerten dieselben Zellen stärker bei Darbietung des ganzen Gesichts. Dabei zeigte sich eine gewisse Selektivität innerhalb der Gesichtszüge, so daß einige Zellen stärker auf die Augen, andere auf den Mund oder den Haaransatz reagierten. Schließlich, und für unseren Zusammenhang am wichtigsten, gab es signifikante Unterschiede der Zellantworten auf verschiedene Gesichtsausdrücke, auf Blickrichtungen und Orientierungen des Gesichts.

Analyseapparat für Gesichtsausdrücke

Man kann heute kaum daran zweifeln, daß es sich bei den involvierten Neuronenpopulationen um den Analyseapparat für Gesichtsausdrücke handelt (Baylis et al. 1985; Leonard et al. 1985; Rolls u. Baylis 1986; Perrett et al. 1982, 1984, 1985; Hasselmo et al. 1989). Inzwischen ist auch gesichert, daß Schädigungen der Amygdala zu selektiven Ausfällen der Wahrnehmungen von Gesichtsausdrücken führen. Eklatant ist der Fall eines Patienten, der von Adolphs et al. (1994) studiert wurde. Die strikt auf beide Mandelkerne beschränkte totale Zerstörung dieser phylogenetisch alten Struktur durch Kalziumablagerungen (Urbach-Wiethe-Krankheit) verursachte, daß der Patient unfähig war, den Ausdruck der Angst und anderer Gesichtsausdrücke wahrzunehmen, deren Unterscheidung normalen Personen keine Schwierigkeiten macht. Eine Patientin mit beidseitiger partieller Schädigung der Amygdala, ebenfalls sehr gestört im Erkennen von Gesichtsausdrücken, hatte größere Schwierigkeiten zu erkennen, ob sie von jemandem angeblickt wurde oder nicht (Young et al. 1995).

Experimente zum Angeblicktwerden

Experimente zur Frage des Angeblicktwerdens, die an Gesunden und paranoid-schizophrenen Patienten durchgeführt wurden, ergaben, daß Gesunde bis zu einer Distanz von 80 cm sicher unterscheiden können, ob ihnen ins Auge geblickt wird, während die paranoiden Patienten sich auch aus erheblich weiterer Entfernung noch angeblickt fühlten (Ploog 1970). In der sozialen Kommunikation – gleich ob Mensch oder subhumaner Primat – signalisiert die Blickrichtung denjenigen, der gemeint ist, während der Gesichtsausdruck die Verhaltensbereitschaft, die Intention des Senders übermittelt. Wenn der Augenkontakt hergestellt ist, ist die reziproke Schleife zwischen Sender und Empfänger hergestellt. Die Amygdala mit ihren polysensorischen kortikalen Eingängen und ihren

Ausgängen in Hypothalamus und Hirnstamm (Aggleton u. Mishkin 1986; LeDoux 1998) ist ohne Zweifel ein Knotenpunkt in der komplexen Anatomie der Emotionen und der sozialen Kommunikation.

Einen Hinweis darauf, daß das Erkennen von sozialen Signalen (Gesichtsausdrücken) auch differentiell gestört sein kann, geben Berndl et al. (1986), Harrington et al. (1989) und Grüsser et al. (1990) bei Schizophrenen und Sprengelmeyer et al. (1996) bei der Huntington-Chorea. Diese Patienten waren in bezug auf die Blickrichtungswahrnehmung leicht gestört, konnten den Ausdruck des Ärgers nicht von dem der Furcht unterscheiden und waren gänzlich unfähig, den Ausdruck des Abscheus zu erkennen. Die Autoren erwägen zu Recht, ob bestimmte Emotionen ihnen zugeordnete neuronale Substrate haben. Aufgrund eigener Studien zur vokalen Kommunikation von Affen sind wir dieser Zuordnung gewiß (Jürgens 1979; Ploog 1981).

Wahrnehmungsstörungen emotionaler Gesichtsausdrücke

10 Depressive Syndrome

Kehren wir so vorbereitet zur Frage zurück, welchen Anpassungswert der depressive Affekt hat (Price 1998). Die Wahrscheinlichkeit, daß sich ein depressives Syndrom entwickelt, steigt bei überhöhten oder zu hohen Lebensanforderungen (Streß), bei starken materiellen Einbußen, beim Verlust von geliebten Menschen, bei Ehescheidungen oder Partnerverlust, nach verlorenem Kampf (z. B. im Sport), bei Verlust von gesellschaftlichem Ansehen und von Macht (im Sinne des Kontrollverlustes über andere Menschen und Güter). Auf einen Nenner gebracht, handelt es sich um Lebensumstände, die Bindungen zerstören, erwartete Lebensziele in Frage stellen und die erreichte Rangordnung in der Gesellschaft bedrohen. Eine Einbuße an Fitneß ist das Resultat. Dann wäre die depressive Emotion also eine suboptimale Anpassung an widrige Lebensumstände; eine Anpassung also, die das Optimum nicht mehr erreichen kann.

Anpassungswert des depressiven Affektes

In der Tat ruft der depressive Affekt mit seinen Symptomen – gleich ob exogener, neurotischer oder endogener Natur – empathische Reaktionen bei den Mitmenschen hervor. Die Symptome wirken als Signale für Hilfeleistung, führen zum temporären Dispens von materiellen oder sozialen Leistungsforderungen, bewahren den betroffenen Menschen in seinen Familienbanden und belassen ihn in seiner sozialen Ordnung. Der depressive Affekt bringt also einen Aufschub, Defizite auszugleichen, und verschiebt das Geben und Nehmen im materiellen, personalen und sozialen Bereich zugunsten des Nehmens oder doch zur Reduktion der Forderungen der Umwelt an den Betroffenen.

Auslösung empathischer Reaktionen

Man kann dagegen einwenden, daß in ähnlicher Weise jedes Leiden und Kranksein Mitleid hervorruft und mitmenschliche Hilfe auf den Plan ruft, daß also der depressive Affekt keine besonderen Auslösersignale zur Empathie und Hilfeleistung auslöst und daher auch keinen spezifischen adaptiven Effekt hat. Dem kann man jedoch entgegenhalten, daß die riesige Organisation gegen das Kranksein, die unsere moderne Kulturgesellschaft entwickelt hat, aus biologischen Wurzeln stammt und wahrscheinlich auf der Ko-Evolution von Leidensausdrücken und empathischen, angeborenen Reaktionen auf diese Signale beruht.

Spontane evolvierte Urängste

Um allerdings länger oder lang anhaltende Depressionen und zudem bipolare Störungen auf evolutionsbiologische Weise erklären zu wollen, wird man Zusatzhypothesen aufstellen müssen. Man wird zu erklären haben, wie die evolvierten Urängste – nicht mit den übermächtigen Anforderungen fertigzuwerden, seinen Besitz einzubüßen, machtlos zu werden oder sich schuldig und wertlos zu fühlen, die einem am nächsten Stehenden und die Achtung der Gesellschaft zu verlieren – auch spontan und gänzlich ohne Anlaß emporsteigen oder ausbrechen können. Dazu wären proximate biochemische Hypothesen heranzuziehen (Nemeroff 1998).

Proximate und ultimate Ursachen

Läßt man die ultimaten evolutionsbiologischen Ursachen zusammen mit den proximaten gelten, müßten die Befunde, die die proximaten Ursachen stützen, uminterpretiert werden. Was gemessen wird, wären nicht defizitäre biochemische oder zerebrale Störungen, sondern zentralnervöse Kompensationsleistungen des Organismus, um eine suboptimale Anpassung zu erzielen.

Begrenzter Zeitverlauf von Emotionen

Auch die zeitliche Dimension der depressiven Verstimmung verlangt eine Erklärung. Emotionen haben einen begrenzten Zeitverlauf. Sie entstehen meist plötzlich und klingen wieder ab. Der depressive Affekt, der die depressive Verstimmung unterhält, behält jedoch seine Dynamik über längere oder auch über lange Zeit; die Zeitdauer macht die Pathologie aus. Bei längerer Dauer oder Chronifizierung der Depression schlägt die Zuwendung der Mitmenschen nicht selten in Abwendung um. Die depressiven Signale, die anfänglich Empathie erzeugten, habituieren.

Evolutionsbiologische Erklärung der menschlichen Depression

Price et al. (1994) haben eine evolutionsbiologische Hypothese zur Erklärung der menschlichen Depression entwickelt, die dem Zeitverlauf depressiver Erkrankungen Rechnung tragen könnte. Auch diese Hypothese knüpft an die Tatsache an, daß der Mensch – wie die meisten landlebenden Vertebraten – in eine hierarchisch geordnete Gesellschaft hineingeboren wird, in der er lebenslänglich dem Konkurrenzkampf um seinen Platz ausgesetzt ist. Daß ihm dabei fortgesetzt Anpassungsleistungen abverlangt werden, wurde schon in einem extremen Beispiel in Abb. 2 dargestellt. In diesem Schema wird die fortschreitende Subordination einer Ehefrau bis zur Selbstaufgabe beschrieben, der eine sehr starke emotionale Bindung zugrunde liegt (Grossmann 1993).

Hypothese des sozialen Wettstreits

– Anerkennung und Bestätigung

Hier setzt die „Hypothese des sozialen Wettstreits" an. Zum Wettstreit gehört nicht nur der Wunsch, „besser" oder erfolgreicher als der nächste in der Rangordnung zu sein, sondern auch das Bestreben, sich Bundesgenossen zu schaffen, die einen im Aufwärtsstreben unterstützen, wie auch das Bestreben, Anerkennung und Bestätigung zu erhalten. Gleichzeitig, und zunächst paradox klingend, können sich zu jeder Lebenszeit enge Bindungen ausbilden, die zwar in erster Linie den Familienclan (Eltern, Kinder, Geschwister, Geschwisterkinder etc.), aber darüber hinaus außerfamiliäre Freundschaften betreffen. Das scheinbar Paradoxe in diesem gesellschaftlichen Geflecht ist die Tatsache, daß das Bindungsverhalten sowohl fördernd als auch hindernd auf den sozialen Anpassungsprozeß wirken kann.

– Bindung und Anpassung

Die hier gewählte Beschreibung der engeren gesellschaftlichen Umgebung eines Individuums trifft in jedem Punkt nicht nur auf die menschliche Gesellschaft, sondern auch auf die unserer nächsten Primatenverwandten zu (de Waal 1993). Nur vom Menschen können wir allerdings erfahren, was Anerkennung bedeutet und welch starke Emotion damit verbunden ist. Von denen bewundert oder anerkannt zu werden, die gleich oder gar höher im gesellschaftlichen Ansehen oder Rang stehen, hebt die Stimmung und das Selbstbewußtsein mehr als Anerkennung oder Bewunderung von denen, deren Status man als niederer erachtet (Gilbert 1992). Dennoch trägt die Bewunderung vieler, um nicht zu sagen der Massen, stark zum (dann oft überhöhten) Selbstbewußtsein bei.

Was nun den Zustand der erwähnten Ehefrau betrifft, so hat sie sich nach und nach in eine Position manövriert, in der sich ein hoffnungsloser Verlierer befindet, der nicht mehr aufmuckt. Die submissive Haltung drückt sich in der chronifizierten depressiven Symptomatik aus. Diesem Modell der Depression steht ein anderes zur Seite, das ein agonistisches Verhalten beschreibt, das keine Beendigung findet. Die dazu gehörenden Patienten können sich, obwohl sie meist die Verlierer sind, nicht vom interindividuellen Machtkampf mit ihren Nächsten lösen und bleiben mit ihren Ehepartnern, ihrer Familie oder anderen nahestehenden Personen im Clinch, der immer wieder zu einer zur Routine gewordenen „Unterwerfung" führt und mit entsprechenden Gefühlen der Wertlosigkeit, des Versagens, des eigenen Unvermögens und der Hilflosigkeit verbunden ist.

Submissives vs. agonistisches Modell der Depression

In einem normalen Entwicklungsverlauf lernt das Kind, sich im Rahmen der Familienhierarchie, des Kindergartens, der Schule realistisch einzuschätzen und Niederlagen in Kauf zu nehmen. Auch im Erwachsenenalter gibt es gute und schlechte Verlierer. Letztere kommen immer wieder in den Konflikt, ob sie kämpfen oder nachgeben sollen. Bei Zuspitzung des Konflikts in Dauer und Intensität geraten sie in die Depression, die sie der Lösung des Konflikts enthebt. In einer reibungslos funktionierenden Hierarchie beenden die Gewinner im Streit ihre Aggression und die Verlierer ihr submissives Verhalten. Den zum depressiven Verhalten disponierten Personen fehlt hingegen die Fähigkeit, die Signale zu erkennen, die die Beendigung der Auseinandersetzung anzeigen. Sie verhalten sich so, als ob sie jederzeit wieder angegriffen werden könnten und geraten daher leichter als andere in einen Circulus vitiosus, in dem Angriffs- und Einlenkungsmanöver nahe beieinander liegen.

Konsequenzen eines persistierenden Beziehungskonfliktes

In diesem Depressionsmodell werden auch evolutive Selektionsmechanismen in Betracht gezogen, die auf eine erbliche Disposition zur Depression hinauslaufen (Halliday 1983). Die Argumente gehen auf Darwins Prinzipien der sexuellen Selektion zurück (1871) und betreffen die Attraktivität eines Individuums bei der Partnerwahl (Sloman 1977). Wiederholter Erfolg im sozialen Wettstreit führt zu steigendem Selbstvertrauen und

Genetische Disposition

vermehrt die Erfolgschancen im weiteren Leben. Umgekehrt tritt eine Verminderung der Chancen für die wiederholten Verlierer ein.

Gewinner und Verlierer bei der Partnerwahl

Dies wirkt sich auch bei der Partnerwahl aus: Die Gewinner strahlen eine stärkere Attraktivität bei der Partnerwahl aus als die Verlierer. So entsteht eine differentielle Amplifikation von Eigenschaften („traits") und Statusverhalten, die darauf hinausläuft, daß es wahrscheinlicher ist, daß sich Gewinner mit Gewinnern und Verlierer mit Verlierern verpaaren.

Attraktivität und sozialer Erfolg

Die Disposition zu depressiven Verhaltensmustern kann familiär oder auch populationsgenetisch erklärt werden. Dies muß man aus der Retrospektive von einigen hunderttausend Jahren Menschheitsgeschichte sehen. Doch haben rezente Untersuchungen gezeigt, daß Attraktivität und sozialer Erfolg auch noch in unserer modernen Gesellschaft wirksame Parameter bei der Partnerwahl sind (Grammer 1995; Grammer u. Thornhill 1994).

Hierarchie und autonomes Nervensystem

Daß der Status in der Hierarchie sich auch in den Funktionen des autonomen Nervensystems und Endokriniums abbildet, haben wir vor Jahren bei ethologischen Studien am grünen Leguan buchstäblich vor Augen geführt bekommen. Diese Tiere leben in einer linearen Hackordnung. Das Alphatier trägt gewissermaßen als Rangabzeichen einen leuchtend weißen Kopf. Ein prächtig grünfarbig aussehender „Boß" mit weißem Kopf hatte sich zunehmend mehr gegen seinen nächstrangigen Herausforderer zu wehren. Eines Tages verlor er einen großen Herausforderungskampf, wurde unmittelbar danach zunehmend braun-grau und büßte seine weiße Kopffarbe ein. Er verkroch sich in eine Ecke und blieb für die Dauer der Beobachtung über Monate submissiv (Ploog 1970).

Sapolsky (1990) beschrieb Hyperkortisolismus bei subordinierten Pavianen in freier Wildbahn, und zahlreiche andere Untersuchungen an Säugetieren haben den Zusammenhang zwischen Rangposition und zentralnervösen Funktionen beschrieben. Ethologische und neuroethologische Untersuchungen können Beiträge sowohl zum State- als auch zum Trait-Konzept der Depression liefern.

11 Angst

Adaptationswert des Angstaffektes

Als häufigsten Begleiter des depressiven Affekts wollen wir zum Schluß den Angstaffekt unter evolutionsbiologischem Aspekt betrachten. Die neuroanatomische, neurophysiologische und neurochemische Basis der Angst wurde in diesem Jahrzehnt besonders intensiv bearbeitet (Charney et al. 1998; LeDoux 1998). Angstgefühle gehören zu den häufigsten psychopathologischen Symptomen und haben ohne Zweifel die verschiedensten Ursachen (Strian 1983, 1996). Es ist aber leicht einzusehen, daß die Angst ein Affekt ist, der für das Überleben des Individuums größte Bedeutung hat.

Entwicklung eines Warnsystems

Die Entwicklung eines Warnsystems, das dem Lebewesen Gefahr signalisiert und Kampf oder Flucht als Verhaltenskonsequenz nach sich zieht, ist eine frühe evolutionäre Errungenschaft von hohem Adaptationswert. Im Konzert der Emotionen übertönt der Angstaffekt alle anderen Emotionen und sichert damit die schnellste Reaktion auf Gefahr. Die Auslöser für den Angstaffekt mit der Verhaltenskonsequenz des Meidens oder Fliehens sind bei niederen Wirbeltieren ausschließlich angeboren. Bei Ratten kann man in wenigen Generationen „ängstliche" und „mutige" Tiere herauszüchten; sie reagieren dann angeborenermaßen unterschiedlich auf angstauslösende Reize (Liebsch et al. 1998). Selbst bei Affen lösen die arteigenen Warnlaute die angeborenen Verhaltensweisen des Schutzsuchens aus (Winter et al. 1966; Hopf et al. 1985). Aus zahllosen Versuchen an Ratten und vielen anderen Arten geht aber auch hervor, daß Angstreaktionen konditioniert und dann durch nahezu beliebige Reize ausgelöst werden können. Die ursprünglichen, angeborenen Auslöser können durch Erfahrung und Lernen ersetzt werden, der Angstaffekt mit seinen Verhaltenskonsequenzen bleibt hingegen unverändert.

Angeborene und erworbene Auslöser des Angstaffekts

Bei menschlichen pathologischen Ängsten, deren Auslöser identifiziert werden können, z. B. bei Phobien oder sozialen Ängsten, lassen sich bekanntlich verhaltenstherapeutische Methoden erfolgreich einsetzen, während die Therapie undefinierbarer Angstzustände schwierig ist. Eine Ausnahme macht allerdings das posttraumatische Streßsyndrom (Strian u. Ploog 1992; Bronisch 1997). Hier ist der Auslöser, das traumatische Ereignis oder die Serie traumatischer Ereignisse bekannt, behält über lange Zeit seine Intensität und Leibhaftigkeit und löst bei Wiedererinnerung die gleichen psychischen und vegetativen Symptome der Angst aus. Verhaltenstherapeutische Versuche, die Auslösersituation zu neutralisieren, scheinen unwirksam zu sein.

Therapiemöglichkeiten bei pathologischen Ängsten

Unter den Patienten, die unter Angst oder Ängsten leiden, sind diejenigen mit sozialen Ängsten die häufigsten. In evolutionsbiologischer Sicht haben auch diese lebensgeschichtlich oft verständlichen Ängste eine phylogenetische Wurzel. Sie besteht in der Ausbildung hierarchischer Ordnungen der meisten gesellig (sozial) lebenden Vertebraten und aller tagaktiven Primaten. Offensichtlich bietet diese Gesellschaftsform die optimalen Chancen für das Überleben des Individuums und der Art.

Phylogenetische Wurzeln sozialer Ängste

Von klein auf lernt der Mensch, sich durch dominante und submissive Verhaltensweisen, durch Koalitionen und Verhaltensstrategien in die hierarchische Ordnung einzupassen und sich einen möglichst hohen Rang zu erobern. Jeder Tag in diesem Leben bringt Ängste mit sich. Jedenfalls sind Ausdrucksformen des Angstaffektes in Stimme, Mimik und autonom regulierten Funktionen schon in den ersten Lebenstagen zu beobachten, und man kann kaum daran zweifeln, daß es sich um einen wichtigen Teil des primär angeborenen Affektsystems handelt, das unser Sozialverhalten steuert (Ploog 1997). Alle Menschen haben soziale Ängste. Nur manche erleiden dadurch eine gravierende Einbuße ihres Handlungsspielraums, die zur sozialen Dysfunktion führt.

Häufigkeit sozialer Ängste

12 Schlußfolgerungen

Emotionen als arteigenes adaptives Verhalten

Emotionen in evolutionsbiologischer Sicht – Vergnügen, Mißvergnügen, Überraschung, Ärger, Wut, Angst und Furcht, Enttäuschung, Kummer und Trauer, Gefühl der Liebe, der Zugehörigkeit, des Hasses, des Ekels und alle übrigen Emotionen – sind allen Menschen eigen. Sie sind die erlebnisfähige, subjektive Seite phylogenetisch fundierten, arteigenen adaptiven Verhaltens und dienen dem Zweck der Erhaltung des Individuums und seiner Nachkommen. Sie finden ihren Ausdruck in über Jahrmillionen evolvierten Körperorganen, hauptsächlich in Mimik und Stimme. Sie haben ihre lokalisierbaren zerebralen Substrate und sind Produkte des zentralen und autonomen Nervensystems. Mimische Ausdrucksbewegungen sind primär angeboren und gehören zu den Erbkoordinationen oder Instinktbewegungen. Der emotionale Ausdruck macht Eindruck, wirkt als Signal auf den Empfänger und verändert dessen Verhalten; darin liegt die adaptive Funktion des Ausdrucksverhaltens. Der wechselseitige Austausch von Signalen macht den Kommunikationsprozeß aus, der der Steuerung und Regelung des Verhaltens der daran beteiligten Mitglieder dient. Der Mensch hat sein Ausdrucksverhalten unter voluntative Kontrolle gebracht und kann es manipulativ in seiner nichtverbalen und verbalen Kommunikation einsetzen.

Funktion von Emotionen

Die Funktion der Emotionen erschöpft sich nicht im Ausdrucksverhalten und in der Kommunikation, sondern ist die Triebfeder für adaptives Verhalten überhaupt. Der Mensch lebt in seinem sozialen System, ausgerüstet mit für seine Spezies typischem Verhalten, das ihn zur Verfolgung biologisch relevanter Ziele befähigt. Jedes Verhalten, das ihn diesen Zielen näher bringt, ist adaptiv. So außerordentlich vielgestaltig und zumeist erlernt die zielgerichteten menschlichen Handlungen auch sind, die sie treibenden oder sich bei Erfolg oder Mißerfolg einstellenden Emotionen sind in der bisher dokumentierten Menschheitsgeschichte erstaunlich universal und ohne Zweifel im Genom verankert. Der Kanon der Emotionen, die überhaupt erlebt werden können, ist dem Menschen angeboren. Emotionen können weder durch Nachahmung noch durch einen anderen Modus erlernt werden. Was erlernt, d. h. im Gedächtnis gespeichert wird, sind Gegenstände, Ereignisse, Personen und soziale Konstellationen, die bestimmte Emotionen ausgelöst haben und mit ihnen verknüpft bleiben. Das Erleben von Emotionen ist anderen Menschen nur durch die Sprache zu vermitteln, wahrscheinlich, wie die Traumberichte, nur als Abglanz der erlebten Wirklichkeit. Die Gefühle anderer verstehe ich nur dadurch, daß ich solche Gefühle selbst erlebt habe; ich verstehe primär durch Empathie, nicht durch Erfahrung. Nie werde ich wissen können, ob die Angst, die Traurigkeit oder die Freude des anderen genau der meinen gleicht.

Emotionen als Motor adaptiven Verhaltens im sozialen Kontext

In einer hierarchisch geordneten Gesellschaft, wie der der subhumanen Primaten und der Menschen, wird ein Gutteil der sozialen Aktivität darauf verwandt, einen möglichst vorteilhaften Rang zu erreichen und Rang und Rolle so lange wie möglich zu verteidigen. Das Ziel allen adaptiven Verhaltens liegt darin, den größtmöglichen Gewinn aus der sich bietenden physischen und sozialen Umwelt zu ziehen. Darin liegt zugleich auch die Wurzel menschlicher Psychopathologie. Der Motor für alles adaptive Verhalten sind die Emotionen, die motiviertem Handeln zugrunde liegen. Das im Genom verankerte Ziel der Gewinnmaximierung wird mit zunehmender Zahl der Menschen zugleich auch zur größten Bedrohung der eigenen Art. Die berechtigten Rufe nach der Begrenzung des Wachstums haben hier ihre biologische, in der Natur des Menschen begründete Wurzel.

13 Literatur

Adolphs R, Tranel D, Damasio H, Damasio A (1994) Impaired recognition of emotion in facial expressions following bilateral damage to the human amygdala. Nature 372:669–672

Aggleton JP, Mishkin M (1986) The amygdala: sensory gateway to the emotions. In: Plutchik R, Kellerman H (eds) Emotion. Theory, research, and experience, vol 3: Biological foundations of emotions. Academic Press, London New York Toronto, pp 281–299

Baylis GC, Rolls ET, Leonard CM (1985) Selectivity between faces in the responses of a population of neurons in the cortex in the superior temporal sulcus of the monkey. Brain Res 342:91–102

Berndl K, Cranach M von, Grüsser OJ (1986) Impairment of perception and recognition of faces, mimic expression and gestures of schizophrenic patients. Eur Arch Psychiatr Neurol Sci 235:282–291

Bischof-Köhler D (1989) Spiegelbild und Empathie. Die Anfänge der sozialen Kognition. Hans Huber, Bern

Bowlby J (1969) Attachment and loss, vol I: Attachment. Hogarth Press, London [Dt.: ders. (1975) Bindung: Eine Analyse der Mutter-Kind-Beziehung. Kindler, München]

**Bowlby J (1973) Attachment and loss, vol II: Separation: Anxiety and anger. Hogarth Press, London [Dt.: ders. (1976) Trennung: Psychische Schäden als Folge der Trennung von Mutter und Kind. Kindler, München]

Breland K, Breland M (1966) Animal behavior. Macmillan, New York

Bronisch T (1997) Posttraumatic stress disorder – Posttraumatische Belastungsstörung. Neuere Forschungsergebnisse. Fortschr Neurol Psychiatr 65:195–207

Brothers L (1989) A biological perspective on empathy. Am J Psychiatry 146:1–19

Buck R (1988) Human motivation and emotion. Wiley, New York

Cannon W (1927) The James-Lange theory of emotion: a critical examination and an alternative theory. Am J Psychol 39:106–124

Castell R, Ploog D (1967) Zum Sozialverhalten der Totenkopf-Affen (Saimiri sciureus): Auseinandersetzung zwischen zwei Kolonien. Z Tierpsychol 24:625–641

Charney DS, Grillon CCG, Bremner JD (1998) The neurobiological basis of anxiety and fear: circuits, mechanisms, and neurochemical interactions (part II). Neuroscientist 4:122–132

Chevalier-Skolnikoff S (1973) Facial expression of emotion in non-human primates. In: Ekman P (ed) Darwin and facial expression. Academic Press, New York, pp 11–89

Ciompi L (1991) Affects as central organizing and integrating factors. A new psychosocial/biological model of the psyche. Br J Psychiatry 159:97–105

Darwin C (1871) The descent of man and selection in relation to sex, 2 vols. Murray, London

Darwin C (1872) The expression of the emotions in man and animals. Murray, London [Dt.: ders. (1874) Der Ausdruck der Gemüthsbewegungen bei dem Menschen und den Thieren. Schweizerbart'sche Verlagshandlung, Stuttgart]

Dawkins R (1976) The selfish gene. Oxford Univ Press, Oxford

Dawkins R (1988) Auf welche Einheiten richtet sich die natürliche Selektion? In: Meier H (Hrsg) Die Herausforderung der Evolutionsbiologie. Piper, München, S 53–78

**Eibl-Eibesfeldt I (1995, ¹1984) Die Biologie des menschlichen Verhaltens. Grundriß der Humanethologie. Piper, München

Eimas PD, Siqueland ER, Jusczyk P, Vigorito J (1971) Speech perception in infants. Science 171:303–306

**Ekman P (ed) (1973) Darwin and facial expression: a century of research in review. Academic Press, New York London

Ekman P, Friesen WV (1978) Facial action coding system. Consulting Psychologists Press, Palo Alto, CA

Ekman P, Sorenson ER, Friesen WV (1969) Pan-cultural elements in facial display of emotion. Science 164:86–88

Ekman P, Levenson RW, Friesen WV (1983) Autonomous nervous system activity distinguishes between emotions. Science 221:1208–1210

Ellgring H (1989) Nonverbal communication in depression. Cambridge Univ Press, Cambridge

Ellgring H, Smith M (1998) Affect regulation during psychosis. In: Flack WF Jr, Laird JD (eds) Emotions in psychopathology. Theory and research. Oxford Univ Press, Oxford New York, pp 323–335

Emde RN, Gaensbauer TJ, Harmon RJ (1976) Emotional expressions in infancy. International Univ Press, New York

**Flack WF Jr, Laird JD (1998) Emotions in Psychopathology. Theory and Research. Oxford Univ Press, Oxford New York

*Frijda NH (1986) The emotions. Cambridge Univ Press, Cambridge

Gardner R (1982) Mechanisms of manic-depressive disorder, an evolutionary model. Arch Gen Psychiatry 39:1436–1441

Gilbert P (1992) Depression: The evolution of powerlessness. Lawrence Erlbaum, Hillsdale, NJ

Grammer K (1995) Signale der Liebe. 3. neubearb Aufl. Deutscher Taschenbuch Verlag, München

Grammer K, Thornhill R (1994) Human facial attractiveness and sexual selection: the roles of averageness and symmetry. J Comp Psychol 108:233–242

Grossmann KE (1989) Die Bindungstheorie: Modell und entwicklungspsychologische Forschung. In: Keller H (Hrsg) Handbuch der Kleinkindforschung. Springer, Berlin Heidelberg New York Tokio, S 31–61

*Grossmann KE (1993) Bindungsverhalten und Depression. In: Hell D (Hrsg) Ethologie der Depression. Fischer, Stuttgart Jena, S 65–79

Grossmann KE, Grossmann K (1991) Attachment quality as an organizer of emotional and behavioral responses in a longitudinal perspective. In: Parkes CM, Stevenson-Hinde J, Marris P (eds) Attachment across the life cycle. Tavistock & Routledge, London New York, pp 93–114

Grüsser OJ, Kirchhoff N, Naumann A (1990) Brain mechanisms for recognition of faces, facial expression, and gestures: Neuropsychological and electroencephalographic studies in normals, brain-lesioned patients, and schizophrenics. Res Publ Assoc Res Nerv Ment Disease 67:165–193

Halliday JR (1983) The study of mate choice. In: Bateson P (ed) Mate choice. Cambridge Univ Press, Cambridge, pp 3–32

Hamilton WD (1964) The genetical evolution of social behaviour. J Theoret Biol 7:1–52

Hamilton WD (1975) Innate social aptitudes of man: an approach from evolutionary genetics. In: Fox R (ed) Biosocial anthropology. Malaby, London, pp 133–135

Harlow HF, Harlow K (1962) Social deprivation in monkeys. Sci Am 207:137–146

Harlow HF, Suomi SJ (1974) Induced depression in monkeys. Behav Biol 12:273–296

Harrington A, Oepen G, Spitzer M (1989) Disordered recognition and perception of human faces in acute schizophrenia and experimental psychosis. Compr Psychiatry 30:376–384

Hasselmo ME, Rolls ET, Baylis GC (1989) The role of expression and identity in the face-selective responses of neurons in the temporal visual cortex of the monkey. Behav Brain Res 32:203–218

Hopf S (1967) Ontogeny of social behavior in the squirrel monkey. In: Starck D, Schneider R, Kuhn HJ (Hrsg) Neue Ergebnisse der Primatologie. Progress in Primatology. Fischer, Stuttgart, S 255–262

Hopf S, Herzog M, Ploog D (1985) Development of attachment and exploratory behavior in infant squirrel monkeys under controlled rearing conditions. Int J Behav Dev 8:55–74

Hupfer K, Maurus M (1975) Operant conditioning of the squirrel monkey with social reinforcement. Naturwissenschaften 62:42–43

Hupfer K, Jürgens U, Ploog D (1977) The effect of superior temporal lesions on the recognition of species-specific calls in the squirrel monkey. Exp Brain Res 30:75–87

Izard CE (1977) Human emotions. Plenum, New York

James W (1950, ¹1890) The principles of psychology, vol II. Dover Publications, New York

Jürgens U, Ploog D (1976) Zur Evolution der Stimme. Arch Psychiatr Nervenkr 222:117–137

Jürgens U (1979) Vocalization as an emotional indicator, a neuroethological study in the squirrel monkey. Behaviour 69:88–117

Kaufman IC (1973) The role of ontogeny in the establishment of species-specific patterns. Res Publ Assoc Res Nerv Ment Dis 51:381–397

Kaufman IC, Rosenblum LA (1969) Effects of separation from mother on the emotional behavior of infant monkeys. Ann NY Acad Sci 159:681–695

Kraepelin E (1916) Einführung in die psychiatrische Klinik, 3. Aufl. Barth, Leipzig

Kraepelin E (1920) Die Erscheinungsformen des Irreseins. Z Ges Neurol Psychiatr 62:1–29

Kretschmer E (1953) Der Begriff der motorischen Schablonen und ihre Rolle in normalen und pathologischen Lebensvorgängen. Arch Psychiatr Nervenkr 190:1–3

Krystal H (1979) Alexithymia and psychotherapy. Am Psychotherapy 33:17–31

**LeDoux J (1998) The emotional brain: The mysterious underpinnings of emotional life. Simon & Schuster, New York

Leonard CM, Rolls ET, Wilson FAW, Baylis GC (1985) Neurons in the amygdala of the monkey with responses selective for faces. Behav Brain Res 15:159–176

Leonhard K (1997) Der menschliche Ausdruck in Mimik, Gestik und Phonik, 3. Aufl. Wernicke-Kleist-Leonhard-Schriftenreihe, Würzburg

Leyhausen P (1973, ¹1956) Verhaltensstudien an Katzen. Parey, Berlin Hamburg

Liebsch G, Montkowski A, Holsboer F, Landgraf R (1998) Behavioural profiles of two Wistar rat lines selectively bred for high or low anxiety-related behaviour. Behav Brain Res 94:301–310

Lorenz K (1937) Über die Bildung des Instinktbegriffes. Naturwissenschaften 25:289–300, 307–318, 324–331

Lorenz K (1953) Über angeborene Instinktformen beim Menschen. Dtsch Med Wochenschr 78:1566–1569, 1600–1604

Lorenz K (1963) Das sog. Böse. Borotha-Schoeler, Wien

*Lorenz K (1992) Die Naturwissenschaft vom Menschen. Einführung in die vergleichende Verhaltensforschung. Das „Russische Manuskript". Piper, München Zürich

MacLean PD (1949) Psychosomatic disease and the „visceral brain". Psychosom Med 11:338–353

*MacLean PD (1990) The triune brain in evolution. Plenum, New York

McGuire MT, Essock-Vitale SM (1982) Psychiatric disorders in the context of evolutionary biology. The impairment of adaptive behavior during exacerbation and remission of psychiatric illness. J Nerv Ment Dis 170:9–20

**McGuire MT, Troisi A (1998) Darwinian psychiatry. Oxford Univ Press, New York Oxford

McGuire MT, Marks I, Nesse RM, Troisi A (1992) Evolutionary biology: a basic science for psychiatry? Acta Psychiatr Scand 86:89–96

Meltzoff AN, Moone MK (1983) Newborn infants imitate adult facial gestures. Child Dev 54:702–709

Meyer W-U, Schützwohl A, Reisenzein R (1997) Einführung in die Emotionspsychologie, Bd II: Evolutionspsychologische Emotionstheorien. Huber, Bern Göttingen Toronto Seattle, 222 S

Morris JS, Frith CD, Perrett DI, Rowland D, Young AW, Calder AJ, Dolan RJ (1996) A differential neural response in the human amygdala to fearful and happy facial expressions. Nature 383:812–815

Nemeroff CB (1998) The neurobiology of depression. Sci Am 278/6:28–35

Nesse R (1998) Emotional disorders in evolutionary perspective. Br J Med Psychol 71:397–415

Oatley K, Jenkins JM (1996) Understanding emotions. Blackwell, Cambridge/MA

Panksepp J (1982) Toward a general psychobiological theory of emotions. Behav Brain Sci 5:407–467

Papoušek H, Papoušek M (1974) Mirror image and self-recognition in young infants: I. A new method of experimental analysis. Dev Psychobiol 7:149–157

*Papoušek H, Papoušek M (1986) Structure and dynamics of human communication at the beginning of life. Eur Arch Psychiatr Neurol Sci 236:21–25

Pedersen J, Schelde JTM, Hannibal E, Behnke K, Nielsen BM, Hertz M (1988) An ethological description of depression. Acta Psychiatr Scand 78:320–330

Perrett DI, Rolls ET, Caan W (1982) Visual neurons responsive to faces in the monkey temporal cortex. Exp Brain Res 47:329–342

Perrett DI, Smith PAJ, Potter DD, Mistlin AJ, Head AS, Milner AD, Jeeves MA (1984) Neurones responsive to faces in the temporal cortex: studies of functional organization, sensitivity to identity and relation to perception. Hum Neurobiol 3:197–208

Perrett DI, Smith PAJ, Potter DD, Mistlin AJ, Head AS, Milner AD, Jeeves MA (1985) Visual cells in the temporal cortex sensitive to face view and gaze direction. Proc R Soc London Biol Sci 223:293–317

Plomin R, DeFries JC, McClearn GE, Rutter M (1997) Behavioral genetics, 3rd edn. Freeman, New York

Ploog D (1957) Motorische Stereotypien als Verhaltensweisen. Nervenarzt 28:18–22

Ploog D (1958) Endogene Psychosen und Instinktverhalten. Fortschr Neurol 26:83-98

*Ploog D (1964) Verhaltensforschung und Psychiatrie. In: Gruhle HW, Jung R, Mayer-Gross W, Müller M (Hrsg) Psychiatrie der Gegenwart, Bd I/1B. Springer, Berlin Göttingen Heidelberg New York, S 291-443

Ploog D (1969) Die Trieb-Dressur-Verschränkung in der Verhaltenstherapie. Prax Psychother 14:167-170

Ploog D (1970) Social communication among animals. In: Schmitt FO (ed) The neurosciences. Rockefeller Univ Press, New York, pp 349-361

Ploog D (1972) Kommunikation in Affengesellschaften und deren Bedeutung für die Verständigungsweisen des Menschen. In: Gadamer HG, Vogler P (Hrsg) Neue Anthropologie. Thieme, Stuttgart, S 98-178

Ploog D (1979) Phonation, emotion, cognition, with reference to the brain mechanisms involved. In: Brain and mind. Excerpta Medica, Amsterdam (Ciba Foundation series 69, pp 79-98)

*Ploog D (1980a) Soziobiologie der Primaten. In: Kisker KP, Meyer JE, Müller C, Strömgren E (Hrsg) Psychiatrie der Gegenwart, 2. Aufl, Bd I/2. Springer, Berlin Heidelberg New York, S 379-544

Ploog D (1980b) Verhaltensbiologische Ansätze zur Depressionsforschung. In: Heimann H, Giedke H (Hrsg) Neue Perspektiven in der Depressionsforschung. Hans Huber, Bern, S 18-26

Ploog D (1981) Neurobiology of primate audio-vocal behavior. Brain Res Rev 3:35-61

Ploog D (1986a) Biological foundations of the vocal expressions of emotions. In: Plutchik R, Kellerman H (eds) Emotion: theory, research and experience, vol III: Biological foundations of emotions. Academic Press, New York, pp 173-197

Ploog D (1986b) Zur Psychopathologie der Emotionen unter neuroethologischem Aspekt. In: Heimann H, Gaertner HJ (Hrsg) Das Verhältnis der Psychiatrie zu ihren Nachbardisziplinen. Springer, Berlin Heidelberg New York Tokio, S 15-31

Ploog D (1988) An outline of human neuroethology. Human Neurobiol 6:227-238

Ploog D (1989) Human neuroethology of emotion. Progr Neuropsychopharmacol Biol Psychiatr 13(Suppl):S15-S22

Ploog D (1992) Ethological foundations of biological psychiatry. In: Emrich HM, Wiegand M (eds) Integrative biological psychiatry. Springer, Berlin Heidelberg New York Tokyo, pp 3-35

Ploog D (1993) Psychopathologische Prozesse in neuroethologischer Sicht. In: Schüttler R (Hrsg) Organische Psychosyndrome. Springer, Berlin Heidelberg New York Tokio, S 1-28

Ploog DW (1995) Mutuality and dialogue in nonhuman primate communication. In: Marková I, Graumann CF, Foppa K (eds) Mutualities in dialogue. Cambridge Univ Press, Cambridge, pp 27-57

Ploog D (1997) Das soziale Gehirn des Menschen. In: Meier H, Ploog D (Hrsg) Der Mensch und sein Gehirn. Die Folgen der Evolution. Piper, München, S 235-252

Ploog D, Blitz J, Ploog F (1963) Studies on social and sexual behavior of the squirrel monkey (Saimiri sciureus). Folia Primatol 1:29-66

Plutchik R (1962) The emotions: facts, theories and a new model. Random House, New York

Plutchik R (1980) Emotion: a psychoevolutionary synthesis. Harper & Row, New York

Plutchik R (1984) Emotions: a general psychoevolutionary theory. In: Scherer KR, Ekman P (eds) Approaches to emotions. Lawrence Erlbaum, Hillsdale New Jersey London, pp 197-219

Plutchik R (1985) On emotion: the chicken-and-egg problem revisited. Motivation Emotion 9:197-200

*Plutchik R (1994) The psychology and biology of emotion. Harper-Collins, New York

Prechtl HFR (1974) The behavioral states of the newborn infant (a review). Brain Res 76:184-212

Price JS (1969) Neurotic and endogenous depression: a phylogenetic view. Br J Psychiatry 114:119-120

Price JS (1998): The adaptive function of mood change. Br J Med Psychol 71:465-477

Price JS, Sloman L (1987) Depression as yielding behavior: an animal model based on Schjelderup-Ebbe's pecking order. Ethol Sociobiol 8:85S-98S

Price J, Sloman L, Gardener R Jr, Gilbert P, Rohde P (1994) The social competition hypothesis of depression. Br J Psychiatry 164:309-315

Rad M von (1983) Alexithymie. Empirische Untersuchungen zur Diagnostik und Therapie psychosomatisch Kranker. Springer, Berlin Heidelberg New York Tokio (Monographien aus dem Gesamtgebiet der Psychiatrie, Bd 30)

*Reeve J (1992) Understanding motivation and emotion. Holt, Rinehart & Winston, Fort Worth Philadelphia San Diego

Rizzolatti G, Fadiga L, Gallese V, Fogassi L (1996) Premotor cortex and the recognition of motor actions. Cogn Brain Res 3:131-141

Rolls ET, Baylis GC (1986) Size and contrast have only small effects on the responses to faces of neurons in the cortex of the superior temporal sulcus of the monkey. Exp Brain Res 65:38-48

Salzen EA (1991) On the nature of emotion. Int J Comp Psychol 5:47-88

Sapolsky RM (1990) Stress in the wild. Sci Am 262:106-113

Schachter S, Singer JE (1962) Cognitive, social, and physiological determinants of emotional state. Psychol Rev 69:379-399

Schenkel R (1947) Ausdrucksstudien an Wölfen. Behaviour 1:81-129

Schepank H (1982) Ergebnisse zur Frage der Erblichkeit: 1. Berliner Sample In: Heigl-Evers A, Schepank H (Hrsg) Ursprünge seelisch bedingter Krankheiten. Eine Untersuchung an 100+9 Zwillingspaaren mit Neurosen und psychosomatischen Erkrankungen, Bd II: Ergebnisse. Vandenhoeck & Ruprecht, Göttingen, S 377-403

*Schneider F, Weiss U, Kessler C (1998a) Funktionelle Kernspintomographie von Emotionen bei psychiatrischen Patienten. In: Gaebel W, Falkai P (Hrsg) Zwischen Spezialisierung und Integration - Perspektiven der Psychiatrie und Psychotherapie. Springer, Wien New York, S 50-54

Schneider F, Weiss U, Kessler C, Salloum JB, Posse S, Grodd W, Müller-Gärtner HW (1998b) Differential amygdala activation in schizophrenia during sadness. Schizophr Res 35:133-142

Schneider K, Scherer KR (1988) Motivation und Emotion. In: Immelmann K, Scherer KR, Vogel C, Schmoock P (Hrsg) Psychobiologie. Grundlagen des Verhaltens. Fischer & Psychologische Verlagsunion, Stuttgart Weinheim, S 257-288

Segal NL, Bouchard TJ Jr (1993) Grief intensity following the loss of a twin and other relatives: Test of kinship genetic hypotheses. Human Biol 65:87–105

Sloman L (1976) The role of neurosis in phylogenetic adaptation, with particular reference to early man. Am J Psychiatry 133:543–547

Sloman L (1977) The role of attractiveness and mate selection in phylogenetic adaptation with particular reference to early man. Biol Psychiatry 12:487–494

Sprengelmeyer R, Young AW, Calder AJ et al. (1996) Loss of disgust. Perception of faces and emotions in Huntington's disease. Brain 119:1647–1665

Sroufe LA (1979) Socioemotional development. In: Osofsky J (ed) Handbook of infant development. Wiley, New York, pp 462–513

Steiner JE (1974) Innate, discriminative human facial expressions to taste and smell stimulation. Ann NY Acad Sci 237:229–233

Strian F (1983) Angst – Grundlagen und Klinik. Ein Handbuch zur Psychiatrie und Medizinischen Psychologie. Springer, Berlin Heidelberg New York Tokio

Strian F (1996) Angst und Angstkrankheiten, 2. Aufl. Beck, München

Strian F, Ploog D (1992) Post-traumatic stress disorder-neuronal damage from catastrophic events? In: Burrows GD, Roth Sir M, Noyes R Jr (eds) Handbook of anxiety, vol 5. Elsevier, Amsterdam New York, pp 365–386

Sulz SKD (1993) Verhaltenstherapie. In: Möller HJ (ed) Therapie psychiatrischer Erkrankungen. Klinische Psychologie und Psychopathologie, vol 58. Enke, Stuttgart, S 63–73

Suomi SJ, Harlow HF, Domek CJ (1970) Effect of repetitive infant-infant separation of young monkeys. J Abnorm Soc Psychol 76:161–172

Tomkins SS (1962) Affect, imagery, and consciousness: the positive affects, vol 1. Springer, New York

Tomkins SS (1963) Affect, imagery, and consciousness: the negative affects, vol 2. Springer, New York

Tomkins SS (1970) Affect as the primary motivational system. In: Arnold MB (ed) Feelings and emotions. Academic Press, New York, pp 101–110

Trivers RL (1985) Social evolution. Benjamin Cummings, Menlo Park

Van Hooff, JARAM (1973) A structural analysis of the social behavior of a semicaptive group of chimpanzees. In: Cranach M von, Vine I (eds) Social communication and movement. Academic Press, New York, pp 75–162

Waal F de (1993) Wilde Diplomaten. Versöhnung und Entspannungspolitik bei Affen und Menschen. Deutscher Taschenbuch Verlag, München

Wilson EO (1975) Sociobiology: the new synthesis. Harvard Univ Press, Cambridge, MA

Winter P, Ploog D, Latta J (1966) Vocal repertoire of the squirrel monkey (Saimiri sciureus), its analysis and significance. Exp Brain Res 1:359–384

Winter P, Handley P, Ploog D, Schott D (1973) Ontogeny of squirrel monkey calls under normal conditions and under acoustic isolation. Behaviour 47:230–239

Wolff PH (1987) The development of behavioral states and the expression of emotions in early infancy. Univ Chicago Press, Chicago

Wolff PH (1993) Behavioral and emotional states in infancy: a dynamic perspective. In: Smith IB, Thelen E (eds) A dynamic systems approach to development: applications. MIT, Cambridge, MA, pp 189–208

Young AW, Aggleton JP, Hellawell DJ, Johnson M, Broks P, Hanley JR (1995) Face processing impairments after amygdalotomy. Brain 118:15–24

Zivin G (1989) Some basic considerations in the field of expressive behavior development. Monogr Soc Res Child Dev 54:114–124

Kulturwissenschaften

KAPITEL 20
Philosophische Anthropologie als Grundlagenwissenschaft der Psychiatrie

H. M. EMRICH und W. SCHIEFENHÖVEL

1	Einleitung: Bedeutung der philosophischen Anthropologie für die Psychiatrie	558
2	Geschichte der philosophischen Anthropologie	560
3	**Allgemeine kognitive Anthropologie**	565
3.1	Intentionalität, Verstehen und Erklären	565
3.2	Konstruktivität und Bewußtsein	566
3.3	Zur Anthropologie der Kognitions-Emotions-Kopplung	568
4	**Evolutionäre Anthropologie**	570
5	Literatur	574

1 Einleitung:
Bedeutung der philosophischen Anthropologie für die Psychiatrie

Philosophische Anthropologie als Grundlagenwissenschaft der Psychiatrie

Die philosophisch-anthropologische Grundfrage nach der Natur, der Eigenart des Menschen ist in gewissem Sinne Ausgangspunkt jeder Wissenschaft; denn der Erwerb von Wissen, die Verständigung darüber, „was in Wahrheit ist" (Hegel 1807; vgl. Spaemann u. Löw 1981), kann nicht ganz von demjenigen Wesen absehen, das dieses Wissen erwirbt. Insofern waren alle wissenschaftlich fundierten und fundierenden Kulturepochen der Menschheit zumindest auch Epochen mit philosophisch-anthropologischen Fragestellungen. Für die Psychiatrie hat die Anthropologie neben diesem Fundamentalaspekt allerdings eine noch spezifischere Bedeutung: Die Anthropologie ist unabweisbar Grundlagenwissenschaft der Psychiatrie insofern, als psychiatrische Erkrankungen als Abweichungen von gesundem psychischem Leben immer zugleich Verweis auf das und Kontrapunkt zu dem sind, was es heißt, ein Mensch zu sein. Damit ergibt sich zugleich das Grundproblem jeder psychiatrischen Anthropologie, daß sie nämlich, ob sie will oder nicht, immer auch mit Idealtypologie zu tun hat, mit dem Aufstellen von Normalitätskriterien, so problematisch und sowohl Fehlverständnis wie auch Mißbrauch ermöglichend diese auch sein mögen (vgl. hierzu Weber 1993; Mitscherlich u. Mitscherlich 1987; Lifton 1988).

Normalitätskriterien des Mentalen

Heuristische Bedeutung der psychiatrischen Anthropologie

Andererseits kann die psychiatrische Anthropologie, wenn sie mit den Problemen der Normalitätserfassung angemessen umzugehen gelernt hat, die allgemeine Anthropologie und viele spezielle Anthropologien (wie z.B. die philosophische, phänomenologische und kognitive) befruchten, indem die besonderen Problemlagen bei psychiatrischen Erkrankungen gewissermaßen als „Abschattungsphänomene" verstanden werden: Vielfältige in der allgemeinen Anthropologie bereits angelegte Erklärungsansätze und -zusammenhänge können hier deutlicher herausgearbeitet werden, wie z.B. in der Anthropologie der Wahrnehmung bei Sartre (1989) und Merleau-Ponty (1966) oder in der Anthropologie der Zeit bei Theunissen (1992).

Kreativität und Psychose

So gesehen sind psychiatrische Krankheiten insofern nicht „Defektbildungen", gesundheitliche „Schäden" bzw. - wie Binding u. Hoche (1920) verantwortungslos sozialdarwinistisch und folgenreich (vgl. Lifton 1988) argumentierten - im Extremfall „Hüllenexistenzen", sondern bei psychiatrischen Erkrankungen handelt es sich neben den tiefgreifenden Störungen des mentalen Geschehens häufig lediglich um Normvarianten des psychischen Lebens, von denen zugleich ein überaus reiches geistiges Leben ausgehen kann. So ergeben sich insbesondere im Zusammenhang von Kreativität und Psychose Hinweise darauf, daß psychiatrische Auffälligkeiten einen integralen Bestandteil des kreativen mentalen Selbstseins von Menschen darstellen können (vgl. Jaspers 1922).

Zur Frage der „Normalität" im Bereich des Psychischen hat Blankenburg (1971) eine Übersicht vorgelegt, wonach die von Kurt Schneider für die Psychopathielehre geltend gemachte „Durchschnittsnorm" als „statisch gedachte Seinsnorm" unzureichend ist; so heißt es auch bei Spaemann

u. Löw (1981, S. 284): „Gesundheit ist ja selbst ein normativ-teleologischer Begriff. Er kann nicht meinen Tauglichkeit eines Organismus für irgend etwas, sondern ‚Tauglichkeit an sich selbst', gemessen an einem Maßstab von Normalität, der weder statistischer noch utilitaristischer Natur ist. Wenn 99% aller Menschen Kopfschmerzen hätten, wären Kopfschmerzen dennoch nicht ‚normal'." Entsprechend verweist Blankenburg auf den von Müller-Suur entwickelten Begriff der „eigentlichen Individualnorm" als die „durch die kollektive Werdensnorm begrenzte individuelle Werdensnorm", auf die hin Therapie vollzogen werde (zit. nach Blankenburg 1971).

Normativ-teleologische Bedeutung von psychischer „Gesundheit"

Die philosophische Anthropologie in der Psychiatrie kann also – wie überhaupt die gesamte Psychiatrie – das Problem der „Normalität" und ihrer Kriterien nicht ausklammern, sondern muß sich vielmehr der schwierigen Herausforderung stellen, deviantes kognitives und psychisches Geschehen auf eine nicht verurteilende Weise anerkennend zur Kenntnis zu nehmen, in einen wissenschaftlichen Kontext einzubeziehen und daraus therapeutische Umgehensformen mit den Patienten vorzuschlagen und weiterzuentwickeln.

Problem der „Normalität"

Insofern ist psychiatrische Anthropologie zugleich Gefahrenpol und ethische Herausforderung der Entwicklung einer nicht wertenden Systematisierung und Klassifikation kognitiv-psychischer anthropologischer Grundgegebenheiten.

Dabei fällt der philosophischen Anthropologie die sehr wesentliche und schwierige Aufgabe zu, einen metatheoretischen Hintergrund für Theorie und Praxis der Psychiatrie bereitzustellen. So stellte Sullivan (1980, S. 28) fest, es hätten „nur wenige Psychiater einen fundierten theoretischen Bezugsrahmen, innerhalb dessen sie Überlegungen anstellen über Lebensprobleme, deren Ursprung, deren zuverlässige Manifestationen oder deren relativ zuverlässige Besserungen". Ihm geht es dabei um die „Ebene des allen gemeinsamen Menschseins", die für eine „Erklärung psychischer Störungen" benötigt wird. Daß ein solches Konzept, dessen Schwierigkeit, wie Sullivan sagt, ihre Ursache hat „in der Tatsache, daß sich Psychiatrie mit dem Leben befaßt" (1980, S. 25), keine rein akademische Angelegenheit ist, formuliert Karl Jaspers folgendermaßen: „Wir müssen uns befreien von der Vorstellung, daß das Philosophieren an sich und wesentlich eine Professorenangelegenheit sei. Es ist eine Sache des Menschen, wie es scheint, unter allen Bedingungen und Umständen" (1978, S. 112).

Metatheorie der Psychiatrie

Interpersonalität in der psychiatrischen Anthropologie

Die Psychiatrie ist nun aber im Vergleich zu anderen medizinischen Disziplinen als „Sache des Menschen" in einem verstärkten Umfang einer derartigen Philosophie verpflichtet, weil das Philosophieren häufig ein mit psychischen Ausnahmezuständen eng verwandtes Geschehen darstellt. „Ursprüngliches Philosophieren zeigt sich wie bei Kindern so bei Geisteskranken. Es ist zuweilen – selten –, als ob die Fesseln der allgemeinen Verschleierungen sich lösten und ergreifende Wahrheit spräche. Im Beginn mancher Geisteskrankheiten erfolgen metaphysische Offenbarungen erschütternder Art, die zwar durchweg in Form und Sprache nicht von dem Range sind, daß ihre Kundgabe eine objektive Bedeutung gewönne, außer in Fällen wie dem Dichter Hölderlin oder dem Maler van Gogh. Aber wer dabei ist, kann sich dem Eindruck nicht entziehen, daß hier eine Decke reißt, unter der wir gemeinhin unser Leben führen. Manchem Gesunden ist auch bekannt die Erfahrung unheimlich tiefer Bedeutungen im Erwachen aus dem Schlafe, die sich bei vollem Wachsein wieder verlieren" (Jaspers 1978, S. 35 f.).

Ein Verständnis dieser Form philosophierender Ursprünglichkeit des Menschen, das Durchbrechen grundsätzlicher Fragen menschlicher Selbstinterpretation in der Psychiatrie ist nur möglich vor dem Hintergrund eines Wissens um die Besonderheiten menschlichen Selbstseins, wie sie die philosophische Anthropologie herausgearbeitet hat (von Weizsäcker 1982; Russell 1991).

2 Geschichte der philosophischen Anthropologie

Das Ganze der Philosophiegeschichte von zweieinhalb Jahrtausenden ist wie ein einziger großer Augenblick des Sich-bewußt-Werdens des Menschen.
JASPERS (1978, S. 112)

Die Darstellung des von Jaspers charakterisierten „Augenblicks" der Selbstentdeckung des menschlichen Geistes (vgl. Snell 1986) würde ein ganzes Lehr- und Handbuch der Philosophiegeschichte erfordern (vgl. z. B. Windelband-Heimsoeth 1976; Krings 1973). Hier können nur einige wenige zentrale Stichworte ausgeführt werden, die als Wegmarken zur Orientierung dienen sollen.

Grundverständnis philosophischer Anthropologie

Jaspers nennt Philosophie das „Konzentrierende, wodurch der Mensch er selbst wird, indem er der Wirklichkeit teilhaftig wird" (1978, S. 37) und Spaemann u. Löw (1981, S. 23) beschreiben Philosophie als „das Selbstverständnis des Menschen im Ganzen der Wirklichkeit". Die Philosophiegeschichte – und damit die Entwicklung der philosophischen Anthropologie – beschreibt die erheblichen Wandlungen, denen das Selbstverständnis des Menschen in den vergangenen ca. 2500 Jahren unterworfen war. Dabei stellt das Werk *De anima* des Aristoteles (384–322 v. Chr.) insofern einen wichtigen Ausgangspunkt des Denkens über die menschliche Psyche dar, als hier psychisches Leben als Lebendigkeit so aufgefaßt wird, daß es sich um ein irreduzibles Phänomen handelt, das nicht noch einmal auf eine andere Grundkategorie der Erkenntnis reduziert werden kann.

Aristoteles' „Anima"-Begriff als irreduzible Lebendigkeit

Descartes' Irreduzibilität des „Cogito"

Die *neuzeitliche*, am Bewußtsein orientierte Entwicklung der Selbstinterpretation des Menschen wird wesentlich auf die *Meditationen* von Descartes (1596–1650) bezogen. Dabei gelangt Descartes bei der drängenden Frage nach der Gewißheit von Wirklichkeit auf die Irreduzibilität des Cogito, das den unendlichen Regreß des Bezweifelns möglicher fiktionaler Wirklichkeiten zu beenden vermag im Moment der Nichtbezweifelbarkeit des Zweifels selbst. Damit wird für das moderne „subjektivistische" Philosophieren das Cogito, das Selbstbewußtsein, zum Angelpunkt der Erkenntnis, verbunden allerdings mit der bis in die Gegenwart reichenden prägenden Schwierigkeit der *Spaltung* zwischen „cogitatio" und „extensio", zwischen Bewußtsein und System, zwischen Seele und Leib, zwischen Psychischem und Physischem. Gerade für die Psychiatrie bedeutet dieser seit Descartes das Denken beherrschende Dualismus in Form des Leib-Seele-Problems eine zentrale und schwer zu bewältigende Herausforderung (vgl. hierzu Metzinger 1995).

Mit der *Kritik der reinen Vernunft* wird dann die von Immanuel Kant (1724–1804) entwickelte Methode der „transzendentalen Apperzeption" neue philosophische Grundlage, indem nach den apriorischen Bedingungen der Möglichkeit von Erfahrung gefragt wird und eine formale kategoriale Analyse des Mentalen vollzogen wird, deren Struktur für die gesamte nachfolgende Theoriebildung über Subjektivität und Bewußtsein ausschlaggebend ist. In diesem Sinne schreibt Hersch (1989, S. 190): „Durch Kant hat sich das philosophische Klima nicht nur in Deutschland, sondern ganz allgemein entscheidend verändert. Man kann nach Kant nicht mehr so philosophieren wie vor ihm." Dabei stellt der deutsche Idealismus eine der möglichen Reaktionsformen auf die Kantische Philosophie dar.

Kants „transzendentale Apperzeption"

Während nun Hegel 1807 mit der *Phänomenologie des Geistes* und 1812 mit der *Wissenschaft der Logik* in einem groß angelegten Versuch alle Daseinselemente miteinander geistig zu vermitteln versuchte, und zwar im Sinne eines Systembaues, in dem alle widersprüchlichen Momente des Wirklichen als dialektische Vermittlungen des universellen Geistes erscheinen, hat der philosophische Psychologe Franz Brentano eine eher bescheiden argumentierende, aber für die weitere Entwicklung der philosophischen Anthropologie wesentliche Konzeption der Unterscheidung zwischen Psychischem und Physischem vorgeschlagen, nämlich den Begriff der „Intentionalität". In seinem Werk *Psychologie vom empirischen Standpunkt* aus dem Jahre 1874 stellte er dar: „Jedes psychische Phänomen ist durch das charakterisiert, was die Scholastiker des Mittelalters die intentionale (auch wohl mentale) Inexistenz[1] eines Gegenstandes genannt haben, und was wir, obwohl mit nicht ganz unzweideutigen Ausdrücken, die Beziehung auf einen Inhalt, die Richtung auf ein Objekt (worunter hier nicht eine Realität zu verstehen ist) oder die immanente Gegenständlichkeit nennen würden. Jedes (psychische Phänomen) enthält etwas als Objekt in sich, obwohl nicht jedes in gleicher Weise" (ebd., S. 124f.).

Brentanos Begriff der „Intentionalität"

Jaspers (1978, S. 245) beschreibt Intentionalität folgendermaßen: „Wir sind bewußt auf Gegenstände, sie meinend, gerichtet. Es ist ein einzigartiges Gegenüber, das mit keiner Beziehung zwischen Gegenständen vergleichbar ist."

Der dänische Privatgelehrte, Theologe und Philosoph Sören Kierkegaard (1813–1855), sich auf Hegels Systemkonstruktion des Absoluten zugleich beziehend und sich mit ungeheurer Wucht davon abstoßend, entwickelte

Kierkegaards Subjektbegriff als „Synthese"

---
[1] Anmerkung der Autoren: Inexistenz = innere Existenz.

eine für die spätere Philosophieentwicklung des Existentialismus ausschlaggebende Konzeption des Subjekts als einer „Synthese von Seele und Körper, getragen von Geist" (Kierkegaard 1843). Wie Rohde (1992) in seiner Kierkegaard-Biographie hervorhebt, versuchte Kierkegaard dem Verschwinden der Subjektivität in den weltgeschichtlichen Perspektiven der herrschenden Hegelschen Philosophie entgegenzuwirken, wobei seine bahnbrechende Konzeption der subjektiven Freiheit im Jahre 1844 in seinem Werk *Der Begriff Angst* dargestellt wird. Die wesentlichen Begriffe zum Verständnis sind hier „Existenz" und „Augenblick" (s. Hersch 1989), wobei das Subjekt sich durcharbeitet zu dem Augenblick der „Wirklichkeit der Freiheit" als dem Zustand „Angst". Angst wird damit nicht eigentlich als Gefühlszustand, sondern als existentieller Zustand, als Daseinsform, als gesteigerte Form von Selbstsein des sich selbst ergreifenden Subjektes („Selbstwahl") begriffen, in der paradoxen Situation des „Sprungs" (vgl. Abschn. 3.3).

„Angst" als Freiheit in der „Selbstwahl"

Neben Franz Brentano kann man Sören Kierkegaard als Begründer der modernen (existentialistischen) philosophischen Psychologie bezeichnen. Während Kierkegaard wesentlich die französische Schule (Sartre, Merleau-Ponty, Camus) beeinflußte, ging von Brentano eine besonders intensive Wirkung auf seinen Schüler Husserl (1859-1938) aus, der die für die Psychiatriegeschichte wesentliche Schule der „Phänomenologie" begründete (Husserl 1950). Unter „phänomenologischer Reduktion" ist hierbei das Achten auf die „Art der Gegebenheit der Dinge" zu verstehen und damit auf die „Dinge als Phänomene". Dabei wird „durch die Methode der Reduktion die Welt ausgeklammert. Der Blick des Philosophen wird auf das Bewußtsein zurückgelenkt, in dem sich jeglicher Sinn bildet" (Hersch 1996, S. 190). Die Folge hiervon ist, daß die phänomenologische Analyse beim Bewußtseinsakt zu beschreiben versucht, wie der „entsprechende intentionale Gegenstand (also das Bewußtseins-Korrelat) beschaffen ist" (ebd., S. 298).

Husserls „phänomenologische Reduktion"

Eine weitere, für die philosophische Psychologie wesentliche Konzeption geht von der Sprachphilosophie Ludwig Wittgensteins (1889-1951) aus, in deren Mittelpunkt die Philosophie des „Sprachspiels" steht (Wittgenstein 1984). Die psychologischen und tiefenpsychologischen Aspekte der Spätphilosophie Wittgensteins wurden von Fischer (1991) herausgearbeitet.

Wittgensteins „Sprachspiel"

Die Bedeutung der Sprachphilosophie für die philosophische Anthropologie wird deutlich, wenn man mit Jaspers den „universalen Charakter der Sprache" verdeutlicht, wobei aber Sprache als „Werk des Menschen" erscheint: „Sprache ist ein Werk unter den anderen Werken des Menschen, aber von einzigartigem, weil universalem Charakter" (Jaspers 1978, S. 299). Dies bedeutet: das oben als „Philosophie" beschriebene Zu-sich-selbst-Kommen des Menschen ist nur möglich auf der Grundlage dieses selbstgeschaffenen Werkes der Sprache: „Sie ist Ausdruck, ist Werkzeug, ist Gemeinschaftsstiftung, ist ein selbständiges Werk (in der wenn auch nur beiläufig betriebenen Sprachkunst). Dieses alles läßt sich jeweils eine Sprache nennen, Sprache selbst aber ist keines von diesen im besonderen. Sie ist in ihrem Wesen keine Partikularität. Vielmehr ist Sprache ein Werk des ganzen Menschen. Wenn sie aber als dieses Werk

Jaspers' Konzept der Sprache als „Werk des Menschen"

allgegenwärtig ist, wo der Mensch wirkt und sich bewußt wird, ist sie doch zugleich wie verschwindend, weil sie nicht selbst adäquater Gegenstand der Aufmerksamkeit werden kann. In ihrer Universalität ist sie nicht als Sprache zum gemeinten Inhalt geworden, sondern überall ist der Mensch in der Sprache durch sie auf ein Anderes gerichtet. Wo die Sprache selbst Gegenstand wird, ist sie schon ein Partikulares, mag sie dann abergläubisch zu vermeintlich magischer Wirkung benutzt oder ästhetisch als spezifisches Kunstmaterial verwendet oder positivistisch als ein Produkt des Menschen unter anderem in Worten und Grammatik, in Motorik und Sensorik des Sprechens analysiert werden" (Jaspers 1978, S. 300).

Wesentliche Beiträge zur philosophischen Anthropologie wurden von Arnold Gehlen (1904–1976) erarbeitet, und zwar unter der besonderen Berücksichtigung der Handlungskomponente. Für Arnold Gehlen (1966) ist der Mensch – im Anschluß an Friedrich Nietzsche formuliert – das „nicht festgestellte Tier", wobei Gehlen das Menschenwesen als „handelnd" insofern interpretiert, als es sich seine Welt schafft, und zwar durch die Eigenschaft der Weltoffenheit. Möglich ist dies für Gehlen auf der Grundlage der für die Evolutionsbiologie problematischen Annahme des Menschen als „Mängelwesen" (vgl. hierzu Wetz 1994).

Gehlens Begriff des Menschen als „nicht festgestelltes Tier"

Ein für die philosophische Anthropologie grundlegendes Konzept der Selbstinterpretation des Menschen ist darüber hinaus das Werk von Helmuth Plessner (1892–1985), der eine gestufte Ordnung des Lebendigen in seinem Leitbegriff der „Positionalität" herausarbeitete. Im Gegensatz zum Tier, das eine „zentrische Positionalität" aufweist, lebt der Mensch „exzentrisch positional" (Plessner 1970). Wie Wetz (1994, S. 249) hervorhebt, „lebt der Mensch als Mitte, insofern er sich als Mitte weiß. Das Tier ruht in sich selbst, ohne um sich selbst zu wissen. Es lebt und erlebt, aber es erlebt nicht sein Erleben". Die subjekthafte Selbstrelativierungskompetenz des Menschen, die mit der exzentrischen Positionalität einhergeht, spielt für die Psychiatrie deshalb eine so entscheidende Rolle, weil Störungen dieser Kompetenz zu vielfältigen psychiatrischen Erkrankungen führen können, wie Verfolgungswahn, sensitivem Beziehungswahn sowie Affektstörungen (vgl. Emrich 1992).

Plessners Begriff der „exzentrischen Positionalität"

Gadamer (1972, S. 25) hebt an der Plessnerschen Konzeption die Kulturoffenheit des Menschen hervor: „Aus der exzentrischen Konzeption der menschlichen Lebendigkeit ergeben sich dann die differenzierten Weisen, in denen er seine Exzentrizität ausarbeitet und die wir seine Kultur nennen. ... Plessner faßt all dies in der Wendung zusammen, daß der Mensch ‚sich verkörpert'. Hier entspringt und ergießt sich jene andere Quelle von Menschheitwissen, welche der Naturwissenschaft bereits vorausliegt und dem Naturforscher seine mannigfachen Beiträge zum Wissen über den Menschen als Thema gegeben und geprägt hat. Denn dank diesem Wissen des Menschen von sich selbst ist die „Wissenschaft", die alles zu erkennen sucht, was ihm mit methodischen Mitteln zugänglich wird, in einer besonderen Weise mit dem Thema Mensch konfrontiert. Ihr wird ihre Erkenntnisaufgabe als eine ins Unendliche unabgeschlossene beständig vor Augen gestellt."

Sartres „existentielle Psychoanalyse": Freiheit

Für die Gegenwartskonzeptionen philosophischer Anthropologie ist der französische Existentialismus, wie er sich in dem Werk Jean-Paul Sartres (1905-1980) widerspiegelt, insbesondere in seinem philosophischen Hauptwerk *Das Sein und das Nichts*, besonders bedeutungsvoll. Unverkennbar ist ein unmittelbarer Kierkegaard-Bezug, insbesondere im Hinblick auf den Begriff der Freiheit, wie er bei Kierkegaard in *Der Begriff Angst* entwickelt ist, sowie den Begriff der „Selbstwahl", der bei Kierkegaard in dem Werk *Entweder - Oder* durchgängig thematisiert ist. Wie Bertrand Russell (1991, S. 411) hervorhebt, wird „bei Sartre die existentialistische Sicht menschlicher Freiheit bis zum Äußersten getrieben. Man wählt ständig sein eigenes Schicksal ... Jede neue Entscheidung bringt totale Verpflichtung mit sich."

Phänomenologische Analyse des „Blickes"

Ein weiterer, für die psychiatrische Anthropologie wesentlicher Aspekt in Sartres *Das Sein und das Nichts* ist die phänomenologische Analyse des „Blicks". Wie Sartre nachweist, bedeutet der Prozeß des „Anblickens" zunächst das Objektivieren des anderen, der „zu meinen Entfernungen" gehört. Es wird dann aber gezeigt, daß sich in der phänomenologischen Analyse Hinweise auf das Wirksamwerden des Plessnerschen Konzepts der exzentrischen Positionalität insofern ergeben, als das Weltbild des Betrachters durch das Subjektsein des Betrachteten wiederum „dezentriert" wird: „Die Erscheinung des Anderen in der Welt entspricht also einem regungslosen Entgleiten des ganzen Mikrokosmos, einer Dezentrierung der Welt" (Sartre 1989, S. 341). Darüber hinaus kann der Betrachtete durch die Spontaneität des Zurückblickens den Betrachter in den Zustand der „Scham" versetzen: „Die Scham aber ist ... Scham über sich, sie ist die Anerkennung dessen, daß ich wirklich dieses Objekt bin, das der Andere erblickt und beurteilt. Ich kann mich nur meiner Freiheit schämen, insofern sie mir entgeht und gegebenes Objekt wird" (ebd., S. 348).

Scham im Angeblicktwerden

Lévinas' Philosophie des Antlitzes: Interpersonalität, Sprache und Anerkennung des anderen

Eine Vertiefung und Radikalisierung dieser Sartreschen Analyse des Interpersonalverhältnisses wechselseitigen Anblickens ergibt sich in der Philosophie von Emmanuel Lévinas (1905-1995), in der das Interpersonalverhältnis als Philosophie des Antlitzhaften vorgestellt wird. Nach Lévinas' Analyse in seinem Hauptwerk *Totalität und Unendlichkeit* bedeutet das Anblicken einen Akt der „Totalisierung" im Sinne einer „Ontologie des Krieges". Sie ist – im Gegensatz zu Sartres Position – nur transzendierbar durch eine radikale ontologische Wende der Wirklichkeitsauffassung, nämlich durch das Aufscheinen der Konzeption von „Unendlichkeit". Die mit „Antlitz", der „Andersheit des Anderen", erschlossene Dimension ist für Lévinas letztlich „Sprache", verbunden mit Wahrhaftigkeit: „Die Epiphanie des Antlitzes ist selbst in gewisser Weise ein Ehrenwort. Alle Sprache als Austausch verbaler Zeichen bezieht sich schon auf dieses ursprüngliche Ehrenwort" (Lévinas 1987, S. 291). Diese Konzeption von Verantwortlichkeit in der interpersonalen Begegnung spielt für die Konzeption empathischen Vollzugs in der Patient-Arzt-Beziehung in der Psychiatrie eine entscheidende Rolle (vgl. Theunissen 1965, 1992, 1993).

3 Allgemeine kognitive Anthropologie

3.1 Intentionalität, Verstehen und Erklären

Ein Grundproblem der Philosophie besteht in der Frage nach der Differenz zwischen 2 Fragemöglichkeiten: einmal derjenigen des „Warum?", des Kausalitätsprinzips, d.h. der Frage nach der Beziehung zwischen Ursache und Wirkung, und zum anderen nach der Frage „Wozu?", dem Prinzip der Zielgerichtetheit, der Zweckorientierung, der Teleologie. Die naturwissenschaftliche Forschung hat sich weitestgehend auf die Herausarbeitung kausalmechanistischer Erklärungsprinzipien von Naturprozessen beschränkt und damit ihre entscheidenden Fortschritte erzielt. Spaemann u. Löw (1981, S. 284) stellen hierzu folgendes fest: „So verdankt z.B. die Medizin ihre gewaltigen Fortschritte in der Neuzeit vor allem der mechanischen Naturbetrachtung, der Entdeckung kausaler Zusammenhänge. Die Frage ist jedoch, ob bei radikaler Durchführung der Verdinglichung des menschlichen Körpers letzten Endes nicht auch wieder die Gesundheit zu Schaden kommt." Gerade in den wissenschaftlichen Bereichen, die humanwissenschaftliche und therapeutische Implikationen haben, läßt sich die teleologische Betrachtungsweise nicht ausklammern.

Kausalität und Finalität

Für die Grundintention, die „Warum"-Frage zu stellen, lassen sich dabei, wie Spaemann u. Löw (1981) hervorheben, 2 Erklärungsmuster angeben, die beide darauf abzielen, letztlich den Vertrautheitsgrad der Außenwirklichkeit zu vergrößern, der durch unerwartete Ereignisse (Unverstandenes) verringert worden war. Der eine Erklärungstypus ist der Modus des „Verstehens", der andere der Modus des „Erklärens". Karl Jaspers hat in seiner *Allgemeinen Psychopathologie* Verstehen und Erklären als die beiden grundsätzlich zueinander querstehenden Zugangsweisen zum psychischen Geschehen beschrieben, nämlich einmal den hermeneutischen einfühlenden Weg und zum anderen den naturwissenschaftlich kausalmechanistischen Explikationsprozeß, und dabei hervorgehoben, daß beide einander widersprechenden Methoden in der Psychiatrie in einem ausgewogenen Verhältnis angewandt werden müssen. Nach Spaemann u. Löw (1981) stellt der „Verstehensprozeß" die „Wiederherstellung des Vertrautseins durch den Nachvollzug einer intentionalen Struktur" dar, d.h. es wird psychisch die „Wollensstruktur" des anderen handelnden Menschen nachvollzogen. Der „Erklärensprozeß" dagegen wird als „Wiederherstellung des Vertrautseins durch Angabe einer Gesetzmäßigkeit" interpretiert (ebd., S. 17, 19).

Verstehen und Erklären: Erhöhung von „Vertrautheit"

Nachvollzug fremdpsychischer Intentionalität

Dabei spielt der Begriff der Intentionalität für die Entwicklung der philosophischen Psychologie des ausgehenden 19. Jh. bis heute eine entscheidende Rolle. Mimetische Prozesse der psychischen Wechselwirkung, wie sie weiter unten eingehender beschrieben werden, beruhen auf dem Nachvollzug fremdpsychischer Intentionalität und stehen damit mit dem Modus des „einfühlenden Verstehens" in Zusammenhang.

Eine der Hauptschwierigkeiten der gegenwärtigen kognitiven Anthropologie ist dabei die Frage nach dem Zusammenhang zwischen Verstehen und Erklären. Das psychoanalytische Projekt von Sigmund Freud hatte

Zusammenhang von Verstehen und Erklären

sich die Aufgabe gestellt, psychisches Verstehen und kausales Erklären auf einen Nenner zu bringen, d.h. die Psychoanalyse sollte zugleich verstehen und erklären: Sie sollte Hermeneutik und Neurophysiologie zugleich sein. Aber bereits Wittgenstein hatte gegen Freud eingewandt, er verwechsle Ursache und Motiv. Seine Begründung liegt auf derselben Linie wie die von Jaspers vorgenommene strikte Trennung zwischen „Verstehen und Erklären" in dem Satz, den man nach Fischer (1991, S. 114) im Wittgensteinschen Sinne so formulieren kann: „Physiologische oder neurologische Ursachen sind bei der Frage nach dem Sinn einer Handlung völlig irrelevant." In Übereinstimmung hiermit läßt sich formulieren, daß die gegenwärtige neurowissenschaftliche Grundlagenforschung noch keine überzeugenden neurophysiologischen Modelle für die Entstehung von Semantik entwickeln konnte. Erst die Aufklärung eines „bedeutungsgenerierenden Codes" (vgl. Emrich 1990) würde auch zur Vereinheitlichung von Verstehen und Erklären im Bereich des Psychischen führen können. Für die Theorie der Psychose (s. unten) bedeutet dies, daß derzeit noch eine „zweigleisige" Betrachtungsweise erforderlich ist, in der Verstehen und Erklären parallel zueinander angewendet werden. Vom Intentionalitätsbegriff her läßt sich dabei mit Wulff (1993) sagen, daß psychotisches Geschehen eine „sich selbst durchkreuzende Form von Intentionalität" darstellt. Dies bedeutet, daß die Konstituierung sinnhaften Vollziehens in der Psychose gestört ist, ein Tatbestand, der sich nach Fischer (1991) als „veränderte Grammatik" bei psychotischem Geschehen darstellen läßt.

3.2 Konstruktivität und Bewußtsein

„Subjektivität" als Thema der Anthropologie

Im ausgehenden 20. Jh. ist die Frage nach dem Menschsein im wesentlichen eine solche nach dem menschlichen *Bewußtsein* geworden. So heißt es in der Einleitung zu dem Sammelband *Theorie der Subjektivität* von Horstmann et al. (1987, S. 9): „Das Thema Subjektivität gehört in der Philosophie dieses Jahrhunderts zu den Bereichen größter Meinungsverschiedenheiten und härtesten Konflikts. Während einzelne Denker in Fortsetzung der neuzeitlichen Tradition noch einmal versuchten, die Subjektivität als Garant für absolute Selbst-Durchsichtigkeit, Freiheit und als Grundlage jeder möglichen Erkenntnis zu verteidigen, schlugen andere Philosophen den kompletten Verzicht auf die Annahme irgendeiner Entität dieses Namens vor. Das vereinfachende Etikett ‚Bewußtseinsphilosophie' stellt einen Restbestand dieser Auseinandersetzungsgeschichte dar."

„Konstruktivität" als Grundzug komplexer neuronaler Systeme

Im Zentrum der Frage nach dem Menschen steht damit die *kognitive Anthropologie*, und es ist zu prüfen, welche Beiträge diese zum Verständnis psychiatrischer Erkrankungen liefern kann. Bewußtseinsgenerierenden Systemen wird generell die Eigenschaft der „Konstruktivität" zugeschrieben (vgl. Roth 1992). Nach Roth wird die durch die Konstruktivität des ZNS generierte interne Wirklichkeit durch jeweilige Bewertungsprozesse beurteilt, und zwar aufgrund von Vorerfahrungen. Dieser interne Bewertungsprozeß erscheint dabei als die Quelle des Bewußtseins: „Sinneswahrnehmungen werden erst dann bewußt, wenn sie bewertet wurden, und zwar im Lichte früherer Erfahrungen" (Roth 1994, S. 310).

Interne Bewertung konstruktiver Leistungen

20 Philosophische Anthropologie als Grundlagenwissenschaft der Psychiatrie

Die hier zugrundeliegende neurobiologische Konstruktivismuskonzeption gehört in den Bereich eines derzeit gängigen Sammelbegriffs, der geeignet ist, eine Perspektive besonders hervorzuheben, die mit 2 Alternativmodellen zu tun hat. Entweder wird das menschliche Subjekt mehr als Senke, d. h. als rezeptives System zur Informationsverarbeitung der von außen einlaufenden Signale, aufgefaßt, oder das Subjekt wird stärker im „konstruktivistischen" Sinne als Quelle interpretiert, und zwar in der Weise, daß ein „Weltentwurf" generiert wird, der nach den jeweils einlaufenden Daten korrigiert bzw. modifiziert werden kann. Dabei kann man einen mehr psychologischen, einen physiologischen und einen philosophischen Konstruktivismus unterscheiden.

Konstruktives vs. rezeptives Modell

Der psychologische Konstruktivismus, beispielsweise von Watzlawick, stellt in besonderem Maße den projektiven Charakter der subjektiven Wirklichkeit heraus. Für Watzlawick (1985) ist der entscheidende Punkt die „wirklichkeitsschaffende Fiktion", auch als „Als-ob-Fiktion" bezeichnet [dies in Anlehnung an die *Philosophie des Als Ob* von Hans Vaihinger (1927)]. Der philosophische Konstruktivismus wird von v. Glasersfeld (1985) auf den italienischen Renaissancephilosophen Giambattista Vico zurückgeführt, der in seinem Werk *De antiquissima Italorum sapientia* (1710) schreibt: Wenn die Sinne „aktive" Fähigkeiten sind, so folgt daraus, daß wir die Farben machen, indem wir sehen, die Geschmäcker, indem wir schmecken, die Töne, indem wir hören, das Kalte und Heiße, indem wir tasten" (ebd., Kap. VII, Abschn. 3; vgl. auch v. Glasersfeld 1985).

Psychologischer Konstruktivismus

Philosophischer Konstruktivismus

Für den physiologischen Konstruktivismus ist Wahrnehmen ein „Bestätigen einer vorausgeträumten Wirklichkeit", wobei aber diese vorstrukturierenden Wirklichkeitshypothesen nun wieder ihrerseits auf den jeweils vorgängigen Erfahrungsmaterialien beruhen (Singer 1994; Roth 1992).

Physiologischer Konstruktivismus

Wie Kurthen (1990, S. 23) hervorhebt, ist das, „was als Bewußtsein bezeichnet wird, nichts Einheitliches, sondern ein Komplex heterogener Phänomene wie Wachheit, Gewahrsam, Selbstreflexion, kognitive Leistungsfähigkeit und anderes". Vom evolutionsbiologischen Standpunkt aus ist die Frage nach der Entstehung dieses komplexen Geschehens „Bewußtsein" als rekonstruierbarer Entwicklungsprozeß zu deuten, der durch paläoanthropologische und kulturanthropologische Studien aufklärbar ist.

Evolutionsbiologie von „Bewußtsein"

Nach Donald (1991) ist die Grundlage der Entwicklung, wie Wolfgang Köhlers Schimpansenexperimente zeigen, das episodische Gedächtnis, mit Hilfe dessen diese Tiere auch Problemlöseverhalten zeigen, wie z. B. die Benutzung von Kästen, um Bananen zu erreichen. Der nächste von Donald angenommene evolutive Schritt ist der Übergang von der „episodischen zur mimetischen Kultur". Hierunter versteht er eine archaische, aber im eigentlichen Sinne bereits menschliche Kultur im Sinne eines Übergangs vom Affen zum Menschen. Dies bezieht Donald auf den vor etwa 1,5 Mio. Jahren aufgetretenen Homo erectus, der bereits in der Lage war, eine Vielfalt von komplizierten Werkzeugen herzustellen und sich weit von seinem Ursprungsort Afrika zu entfernen. Der Homo erectus konnte Feuer benutzen, Nahrung kochen und komplexe Gesellschaf-

Episodisches Gedächtnis und „Mimesis"

ten stabil halten, innerhalb derer Kooperation von ausschlaggebender Bedeutung war, insbesondere beim gemeinschaftlichen Jagen, beim Unterricht in der Verwendung von Werkzeugen etc. Es wird angenommen, daß beim Homo erectus eine kognitive Fähigkeit entwickelt war, die sich noch nicht im eigentlichen Sinne als „Sprache" beschreiben läßt. Es wird die Hypothese aufgestellt, daß „Mimesis" eine kognitive Leistung darstellt, die vom episodischen Gedächtnis zu höheren Formen der Kommunikation und Repräsentation kognitiver Gehalte geführt hat.

Mimesis und soziale Kommunikation

Mimesis ermöglicht die Verwendung symbolischer Gesten in der sozialen Kommunikation oder im künstlerischen Ausdruck. Insbesondere wird Mimesis bis heute für die Übertragung sozialer und praktischer Fähigkeiten eingesetzt (vgl. Webb 1995).

Das „mythische" Stadium der Bewußtseinsevolution

Das dritte, erst beim Homo sapiens auftretende Stadium ist dann das mythische und das vierte das theoretische Stadium. Im mythischen Stadium entwickelt sich die Sprache und wird verwandt, um narrative Strukturen aufzubauen (mit dem Ziel, die Subjekte aus Einzelepisoden herauszuheben und ihnen geschichtliche Zusammenhänge zu vermitteln, die das menschliche Leben zu interpretieren geeignet sind). Donald geht dabei davon aus, daß diese Mythen eine wesentliche Rolle bei der Bildung und Stabilisierung von Gruppenidentitäten spielen (vgl. Webb 1995).

Die moderne, „theoretische" Bewußtseinsstruktur

Im Gegensatz dazu ist die moderne, „theoretische" Bewußtseinsstruktur mit externer symbolischer Repräsentation verbunden. Hierzu gehört Schreiben, Malen, das Verwenden von Graphiken etc. Voegelin (1988) spricht in diesem Sinne von einer noetischen Differenzierung des Bewußtseins.

3.3 Zur Anthropologie der Kognitions-Emotions-Kopplung

Korrespondenz von Kognition und Emotion

Eine Grunderfahrung des menschlichen Lebens besteht darin, daß Menschen nicht nur Wahrnehmungen machen und Gedanken haben, sondern in sich auch Gefühle vollziehen, die weder auf Gedanken noch auf Wahrnehmungen reduzierbar sind. Denn das Besondere an „Fühlwelten" besteht darin, daß sie jenseits des Begrifflichen stehen, d.h. vom Denken her nur unvollkommen beschrieben werden können. Insofern sind die für die Psychiatrie so wesentlichen Gefühlszustände begriffstranszendente Phänomene, so wie Wittgenstein (1984, S. 107) den Schmerz analysierte und ihn nicht als „Vorkommnis in der Welt" gelten ließ, sondern ihn als subjektive Größe in dem Sinne beschrieb: „Zahnschmerzen gibt es, sofern einer sie hat" („Die Frage: Bist du sicher, daß *du* es bist, der Schmerzen hat? wäre unsinnig"). Gefühlszustände gehören somit in den Bereich subjektiver Universalien.

Information und Bedeutung

Durch Computersimulationen von kognitiven Prozessen und Wahrnehmungsleistungen hat man in den letzten Jahren eine Menge über die Funktionsweise von Informationsverarbeitung im Gehirn gelernt. Dabei hat sich insbesondere gezeigt, daß im Gehirn nicht eigentlich Information, sondern eher Bedeutung generiert und prozessiert wird, d.h., daß es bei biologischer Information wesentlich auf Kontextualität ankommt und daß es dabei schließlich um interne Bewertungen geht. Diese aber werden wesentlich in Form von Emotionen freigesetzt. So zeigte z. B. der Kognitionsforscher und Neurobiologe Edelman (1987) in Robotikexperimenten, daß ein konnektionistisch gebauter sensomotorischer Roboter, den er „Darwin II" nannte, nur dadurch funktionsfähig gemacht wurde, daß man in ihn eine „interne Wertewelt" einbaute, d. h. interne kontextbezogene Bewertungsgrößen, die einen quasi emotionssimulierenden Charakter hatten. Insofern ist das Problem der Wahrnehmungs-Emotions-Kopplung eine zentrale Frage der kognitiven Anthropologie.

Zur Erklärung der Übergänge zwischen Wahrnehmung und Emotion wird in der Regel McLeans Modell des „triune brain", des dreiteiligen Gehirns, herangezogen, bei dem angenommen wird, daß als Folge der Säugerevolution sich im ZNS 3 Strukturen quasi übereinander gelagert haben, einmal das – für vegetative Leistungen – im Hirnstamm lokalisierte „Reptilhirn"; zweitens das darüber gelagerte limbische System, das auf urzeitliche Säugerhirne bezogen wird, und schließlich die neokortikalen Strukturen (McLean 1982). Die Übergänge zwischen den kortikalen Assoziationsstrukturen und dem limbischen System sind somit wesentlich für die Frage nach der Natur der Wahrnehmungs-Emotions-Kopplung. Während McLean noch den hermetischen Charakter der Grenzen zwischen den Systemen betont hat, wird allerdings heute größerer Wert auf die Erforschung der Übergänge zwischen den kortikalen und limbischen Strukturen gelegt (vgl. z. B. Roth 1992, 1994).

McLeans Schichtenmodell: „Übersetzungsstrukturen"

Evolutionsbiologisch besonders bedeutungsvoll ist dabei die Erkenntnis, daß das Riechhirn, das Rhinenzephalon, bei den höheren Säugern wohl eine Vorreiterrolle für die kortikale Evolution gespielt hat. Hierbei scheint es eine direkte Beziehung zu geben zwischen den Riechhirnfunktionen und dem „Belohnersystem" im basalen Vorderhirn, das beispielsweise für süchtiges Verhalten – wie Mikroinjektions- und Selbststimulationsversuche mit Elektroden gezeigt haben – von ausschlaggebender Bedeutung ist, darüber hinaus aber auch für die Regulation der Nahrungszufuhr wesentliche Funktionen ausübt.

Rhinenzephalon und „Belohnersysteme"

Es gibt 2 weitere Verbindungen zwischen kortikalen Strukturen und dem limbischen System, die die Neuropsychologie der letzten Jahre gut charakterisieren konnte: einerseits die sog. „hippocampalen Komparatorstrukturen", die im wesentlichen kontextabhängige interne Bewertungen ermöglichen, zum anderen die damit in Verbindung stehenden, im Temporallappen lokalisierten, Mandelkerne, deren Bedeutung für die Regulation des Affekts erst in den letzten Jahren deutlich geworden ist.

Hippocampale Komparatoren als „Bewertungsstrukturen"

Nach neuropsychologischen Untersuchungen, die insbesondere von den englischen Psychologen Gray u. Rawlins (1986) vorangetrieben wurden, besteht eine wesentliche Funktion hippocampaler Strukturen darin, ein mit der jeweiligen Situation kompatibles internes „mitlaufendes Weltmodell" zu generieren und jeweils Vergleichsfunktionen zwischen „erwarteter Wirklichkeit" und den jeweils einlaufenden Sinnesdaten auszuüben. Diese Vergleichsfunktion führt dazu, daß bei Überschreiten einer kritischen Schwelle ein internes „Alarmsignal" generiert wird, das dem lim-

Mitlaufendes Weltmodell und „Alarm"

bischen System als angstauslösendes Signal zugeführt wird. Aufgrund dieser tierexperimentell und neuropsychologisch gut gestützten Konzeption wird angenommen, daß angstlösende Medikamente die Schwelle für das Auftreten des internen Alarmsignals erhöhen bzw. die Alarmsignalamplitude verkleinern, so daß kontextabhängige Angstimpulse eine geringere Auftretenswahrscheinlichkeit haben.

Angst: GABA-Benzodiazepinrezeptorkomplexe und hippocampale Bewertung

Aus diesem Konzept läßt sich nicht nur eine in sich konsistente neuropsychologisch-biochemische Theorie der Angst entwickeln, sondern auch die hohe Besetzung des Hippocampus mit GABA-Benzodiazepin-Rezeptorkomplexen wird plausibel. In Übereinstimmung mit diesen Theorien läßt sich zeigen, daß Patienten mit Benzodiazepinabhängigkeit nach ihrem Entzug in Selbst- und Fremdbeurteilungsskalen hohe Angst- und Emotionsscores und eine Überintensität der Wahrnehmung zeigen, z. B. Licht- und Geräuschüberempfindlichkeit und Hyperarousal (vgl. Apelt u. Emrich 1990).

Diese hippocampalen Komparatorfunktionen stehen in einer engen Beziehung zur Funktion der im temporalen Kortex gelegenen Mandelkerne. Insbesondere der amerikanische Autor Aggleton (1992) konnte zeigen, daß eine wesentliche Funktion der Mandelkerne darin besteht, von den kortikalen Assoziationsstrukturen der verschiedenen Wahrnehmungssysteme aus eine „Eingangspforte", eine „Gate-Funktion" auszuüben. Bei Störungen dieser Funktion kann es zu abrupten Emotionsänderungen kommen bis hin zum Amoklauf etc.

Kognitions-Emotions-Kopplung im Medium der Sprache

Der auf diese Weise dargestellten neuropsychologischen Konzeption der Kognitions-Emotions-Kopplung läßt sich noch eine solche gegenüberstellen, die auf der Anthropologie der Sprache beruht. Die Sprache, in einem universellen Sinne nicht lexikalisch-grammatisch, sondern als allgemeine Ausdrucksfähigkeit verstanden, ist der Bereich, in dem sich die Kognitions-Emotions-Kopplung mental vollzieht. Eine mögliche Deutung hierfür ergibt sich aufgrund der von Girard (1992) entwickelten „mimetischen" Emotionskopplung, innerhalb derer die „Sprache" der mimetischen Wechselwirkungsprozesse innerhalb gesellschaftlich-kulturell bedingter Wertehierarchien die interne Feinabstimmung der Zuordnung von Emotionen zu kognitiven Leistungen hervorbringt. Da dieser Feinabstimmungsprozeß für das Auftreten oder Nichtauftreten psychiatrischer Erkrankungen von wesentlicher Bedeutung ist, spielen diese Vorgänge für die psychiatrische Anthropologie eine zentrale Rolle.

4 Evolutionäre Anthropologie

Der Mensch als Mängelwesen

Das Menschenbild in der deutschen Geistesgeschichte ist weitgehend mitbestimmt vom Konzept des Mängelwesens Mensch. Plessner (1970) gründet in Anlehnung an Herder (1772), Gehlen (1966) und andere Autoren seine Sicht des nicht nur moralisch, sondern auch und gerade biologisch defizitär ausgestatteten Homo sapiens auf alte Vorbilder. Bischof (1985, S. 513) vermutet, daß man seitens der Philosophie und Sozialwissenschaften mittels des Mythos vom Mängelwesen versuche, „die Befreiung von der biologischen Erblast zu erschleichen, indem man ihren angeblichen Verlust betrauert". Der persische Arzt Avicenna, eigentlich Ibn Sina, einer der großen arabisch sprechenden Vermittler der klassisch-griechischen Medizin, bezeichnet den Menschen als biologisches Mängelwesen, daher seien seitens der Ärzte ständig Gegenmaßnahmen erforderlich (Schipperges 1990). Dem Konzept der körperlichen Minderwertigkeit entspricht in den christlich beeinflußten Kulturen jenes der „Erbsünde", der grundsätzlichen moralischen Minderwertigkeit Adams, Evas und ihrer Nachkommen. Ähnliche Topoi finden sich in den Denktraditionen anderer Religionen.

Auch in der modernen Medizin, und hier in besonderer Weise, wirkt das Konzept des Mängelwesens fort: Die klinischen Lehrbücher beschäftigen sich notwendigerweise mit den Störungen des offenbar zu fehlerhaftem Funktionieren neigenden menschlichen Organismus. Auch wird, zumindest in Ansätzen, zunehmend deutlicher, welche einzelnen Gendefekte welche pathologischen Folgen haben und wo welche genau beschreibbaren Störungen sich in welcher Weise somatisch oder psychisch auswirken. Das Wunder des organischen Lebens allerdings, das durch die Evolution entstand und von einer unvorstellbaren Mannigfaltigkeit äußerst komplexer biokybernetischer Steuerungsprozesse in fein abgestimmter Funktionsbalance gehalten wird, steht meist nicht im Blickpunkt der Medizin.

Die Weiterentwicklung der v.a. auf Darwin (1859, 1872, 1871) fußenden Evolutionsbiologie erbrachte in den letzten Jahrzehnten Fortschritte insbesondere in der präzisen Formulierung theoretischer Positionen und der Entwicklung von Hypothesen und Modellen, deren inhärente prädiktorische Potenz Voraussagen auch über menschliches Verhalten ermöglichen oder zumindest gute weitere Voraussetzungen für empirische Untersuchungen liefern können.

Fortschritte moderner Evolutionsbiologie

Alexander (1974) und etliche andere Autoren (s. Sonderausgabe von *Ethology and Sociobiology* 1987 sowie Ploog 1993; Voland u. Voland 1989; Nesse 1994; Schelde 1994; Schelde u. Hertz 1994; Marks u. Nesse 1994) haben darauf hingewiesen, daß ein gemeinsamer Schnittpunkt psychologischer, psychiatrischer und evolutionärer, d.h. verhaltensbiologischer Perspektiven dort liegt, wo es um die Betrachtung und Bewertung basaler Konflikte und Störungen der Verhaltensentwicklung in phylogenetischer oder ontogenetischer Dimension geht. Für die Psychiatrie bedeutsam ist auch die derzeit geführte Debatte darüber, was als eigentliches Substrat der Anpassung (besser der Angepaßtheit) zu betrachten sei.

Phylogenetische und ontogenetische Betrachtung psychischer Störungen

Ein Kennzeichen der evolutionsbiologischen Interpretation von Lebensphänomenen ist die Suche nach Funktionalität, nach einem (in klassischer Weise) durch Mutation und Selektion hervorgebrachten Anpassungswert. Daß die Vergangenheit die Gegenwart erklärt, ist eine Zentralaussage der Evolutionsbiologie, die damit interessanterweise, wie die Geschichtswissenschaften oder die Archäologie, eine Disziplin ist, für die Geschehnisse in weit hinter uns liegenden Zeiträumen erklärende Kraft haben.

Psychische Störung als verhaltensbiologische Anpassung

"environment of evolutionary adaptedness"

In den letzten Jahren hat sich der Terminus „environment of evolutionary adaptedness" (EEA) für diese Weise der Betrachtung durchgesetzt. Damit ist ein im Pleistozän angesiedeltes Szenario gemeint, in dem vor 1,5 Mio. Jahren die ersten Vertreter der Gattung Homo entstanden, deren Nachfolger unsere altsteinzeitlichen Vorfahren waren. Die Tatsache, daß wir existieren, belegt, daß sie unter den damaligen Anforderungen klimatischer, ökologischer, sozialer, psychologischer und kognitiver Art nicht nur überlebt, sondern auch ausreichend Nachkommen gehabt haben. Es ist also sehr wahrscheinlich, daß diese „Umwelt evolutionärer Angepaßtheit" in Gestalt der für unsere Spezies typischen Anpassungsleistungen in uns fortlebt. Für morphologisch-anatomische Merkmale unseres Phänotyps wird das meist auch von Kritikern der Evolutionsbiologie des Menschen akzeptiert: Die Bipedie mit der (gemessen an infrahumanen Primaten) weitergehenden Befreiung der Hände von den Erfordernissen der Lokomotion, die (damit assoziierte?) Weiterentwicklung des Neokortex zum Vollbild des Homo sapiens und ähnliche eher äußerliche Charakteristika des Menschen gehören zu diesen weitgehend unstrittigen Bereichen.

Anlage oder Umwelt

Der weit in die Geschichte des Abendlandes zurückreichende Streit um „nature versus nurture", um genetisch bedingte Anlage versus durch Lernprozesse erreichte Anpassung an die Umwelt, wird v. a. dort brisant, wo es um psychosoziale und/oder kognitive Domänen, d. h. jene Bereiche geht, die traditionellerweise in geisteswissenschaftlichem Zugang untersucht und interpretiert wurden. Nach den Erkenntnisfortschritten in der Evolutionsbiologie im Allgemeinen und in der Humanethologie (Eibl-Eibesfeldt 1984) als Verhaltensbiologie des Menschen (Hassenstein 1973) sowie in der evolutionären Anthropologie (Durham 1992) und Psychologie (Tooby u. Cosmides 1989, 1990) im Besonderen kann man davon ausgehen, daß mittels dieser Art von Forschung in Zukunft weitere Weisen des Wahrnehmens, Denkens und Verhaltens als Auswirkung primär biologischer Mechanismen entdeckt werden können. Das muß den geisteswissenschaftlichen Zugang zum Verstehen menschlicher Lebensäußerungen keineswegs schmälern; im Gegenteil, je mehr biologisch und evolutionsbiologisch fundiertes Wissen wir erhalten, um so klarer werden die so nicht oder noch nicht zu lösenden Rätsel unserer Existenz (Chalmers 1996; zur Synthese zwischen Evolutionsbiologie und den Sozial- und Kulturwissenschaften vgl. Schiefenhövel et al. 1994).

Synthese geisteswissenschaftlicher und biologischer Positionen

Darwinistisch geprägte Psychologie

Neben weitgehender Übereinstimmung in der grundsätzlichen Richtigkeit der Darwinschen Hypothesen werden auch konträre Positionen bezogen. Derzeit wird z. B. diskutiert, was als das eigentliche Substrat der adaptiven Wahrnehmungs- und Verhaltensweisen des Menschen zu betrachten sei. Tooby u. Cosmides (1989, 1990) sowie andere Autoren gehen davon aus, daß in uns eine sehr große Zahl spezifischer, genetisch vermittelter Programme wirksam ist, die sich mittels einer „Darwinian psychology" beschreiben lassen und sich als universale Charakteristika in allen (oder zumindest doch den meisten) Mitgliedern unserer Spezies unabhängig von Geographie und Kultur wiederfinden müßten.

Bedeutung genetisch vermittelter Wahrnehmungs- und Verhaltenssteuerungen

Andere Evolutionsbiologen (vgl. MacDonald 1991) gehen davon aus, daß ein wesentlich limitierteres Set an genetisch vermittelten Wahrnehmungs- und Verhaltenstendenzen dazu ausreiche, daß sich Menschen in bestimmten Situationen „adaptiv" verhalten. MacDonald postuliert statt feingliedriger domänenspezifischer psychologischer Mechanismen für die Bewältigung der vielfältigen Alltagsprobleme „evolved motive dispositions", die als evolutionär entstandene Motivationsdispositionen unser Wahrnehmen und Verhalten in mehr allgemeiner Weise lenken. Auch weisen er und andere Autoren darauf hin, daß die Evolution des Homo sapiens nicht abgeschlossen ist und daß wegen der getrennten Entwicklung verschiedener Populationen auf der Erde (die sich in einer Art Koevolution zwischen Biologie und Kultur nach Erikson (1966) als „kulturelle Pseudospeciation" vollzieht) auch genetisch erklärbare Unterschiede im Verhaltensrepertoire zwischen den Populationen bestehen können.

Die evolutionsbiologisch inspirierte Suche nach dem jeweiligen Anpassungswert und den zugrundeliegenden Mechanismen hat auch in der Psychiatrie zu interessanten neuen Perspektiven geführt, die beinhalten, daß psychiatrische Krankheiten als Übersteigerungsformen evolutionsbiologischer Anpassungsleistungen interpretiert werden können. Insofern gewinnt gerade auch vom evolutionsbiologischen Standpunkt aus die philosophische Anthropologie Bedeutung als kulturbezogene und interkulturelle Wissenschaft.

Psychische Krankheiten als Übersteigerungsformen evolutionärer Anpassung

5 Literatur

Aggleton JP (1992) The functional effects of amygdala lesions in humans: a comparison with findings from monkeys. In: Aggleton JP (ed) The amygdala: neurobiological aspects of emotion, memory, and mental disfunction. Wiley, New York, pp 485-503

Alexander RD (1974) The evolution of social behavior. Annu Rev Ecol System 5:325-383

Apelt S, Emrich HM (1990) Sodium valproate in benzodiazepine withdrawal. Am J Psychiatry 147:950-951

Aristoteles (1995) Über die Seele. Meiner, Hamburg

Binding K, Hoche A (1929) Freigabe der Vernichtung unwerten Lebens. Leipzig

*Bischof N (1985) Das Rätsel Ödipus. Piper, München

Blankenburg W (1971) Der Verlust der natürlichen Selbstverständlichkeit. Ein Beitrag zur Psychopathologie symptomarmer Schizophrenien. Enke, Stuttgart

*Brentano F (1874) Psychologie vom empirischen Standpunkt, Bd 1. Duncker & Humblot, Leipzig

Chalmers DJ (1996) Das Rätsel des bewußten Erlebens. Spektrum der Wissenschaft 2:40-47

Cosmides L, Tooby J (1989) Evolutionary psychology and the generation of culture, part 2. Ethol Sociobiol 10:51-97

Darwin C (1859) On the origin of species by means of natural selection, or the preservation of favoured races in the struggle of life. Murray, London

Darwin C (1871) The descent of man and selection in relation to sex. Murray, London

Darwin C (1872) The expression of emotions in man and animals. Murray, London

Descartes R (1641) Meditationes de prima philosophia. Soly, Paris [Dt.: ders. (1972) Meditationen. Meiner, Hamburg]

Donald M (1991) Origins of the modern mind: three stages in the evolution of culture and cognition. Harvard Univ Press, Cambridge, MA

Durham WH (1992) Coevolution: genes, culture and human diversity. Stanford Univ Press, Stanford

Edelman GM (1987) Neural Darwinism. The theory of neuronal group selection. Basic Book, New York

Eibl-Eibesfeldt I (1984) Die Biologie des menschlichen Verhaltens. Grundriß der Humanethologie. Piper, München

Emrich HM (1990) Psychiatrische Anthropologie: Therapeutische Bedeutung von Phantasiesystemen/Wirklichkeitsrelativismus und Sinnfrage. Pfeiffer, München

Emrich HM (1992) Subjective error correction capacity, and the pathogenesis of delusions of reference. In: Spitzer M, Uehlein F, Schwartz MA, Mundt C (eds) Phenomenology, language and schizophrenia. Springer, Berlin Heidelberg New York Tokyo, pp 372-377

Erikson EH (1966) Ontogeny of ritualization in man. Philosoph Transact R Soc 251:337-349

Ethology and Sociobiology (1987) Vol 8 (special issue). Elsevier, New York

Fischer HR (1991) Sprache und Lebensform. Auer, Heidelberg

*Gadamer HG (1972) Theorie, Technik, Praxis - die Aufgabe einer neuen Anthropologie. In: Gadamer HG, Vogler P (Hrsg) Biologische Anthropologie, Bd 1. Thieme, Stuttgart

Gehlen A (1966) Der Mensch. Seine Natur und seine Stellung in der Welt. Athenäum, Frankfurt am Main

**Girard R (1992) Das Heilige und die Gewalt. Fischer, Frankfurt am Main

Glaserfeld E von (1985) Konstruktion der Wirklichkeit. In: Gumin H, Mohler A (Hrsg) Einführung in den Konstruktivismus. Oldenbourg, München (Schriften der C.F. v. Siemens-Stiftung, Bd 10, S 1-26)

Gray JA, Rawlins JNP (1986) Comparator and buffer memory: an attempt to integrate two models of hippocampal functions. In: Isaacson RL, Pribram KH (eds) The hippocampus. Plenum, New York, pp 151-201

Hassenstein B (1973) Verhaltensbiologie des Kindes. Piper, München

Hegel GWF (1807) Phänomenologie des Geistes. Goebhardt, Bamberg Würzburg

Hegel GWF (1986) Wissenschaft der Logik. Suhrkamp, Frankfurt am Main (1. Aufl: 1812)

Herder JG (1772) Abhandlungen über den Ursprung der Sprache. Berlin

Hersch J (1989) Das philosophische Staunen. Piper, München

Horstmann RP, Cramer K, Fulda HF, Posthast U (Hrsg) (1987) Theorie der Subjektivität. Suhrkamp, Frankfurt am Main

Husserl E (1950, 1952) Ideen zu einer reinen Phänomenologie und phänomenologischen Philosophie I und II. Nijhoff, Den Haag (Husserliana Bd III und IV)

*Jaspers K (1913) Allgemeine Psychopathologie. Springer, Berlin

Jaspers K (1922) Strindbergh und van Gogh. Barth, Leipzig

**Jaspers K (1978) Was ist Philosophie? Piper, München

Kant I (1781) Kritik der reinen Vernunft. Hartknoch, Riga

Kierkegaard S (1843) Entweder - Oder. Reitzel, Kopenhagen

Kierkegaard S (1992) Der Begriff Angst. Reclam, Stuttgart (1. Aufl: 1844)

Krings (1973) Handbuch philosophischer Grundbegriffe. Koesel, München

Kurthen M (1990) Das Problem des Bewußtseins in den Kognitionswissenschaften. Enke, Stuttgart

**Lévinas E (1987) Totalität und Unendlichkeit. Versuch über die Exteriorität. Alber, München

Levy V (1987) The maternity blues in post-partum and post-operative women. Br J Psychiatry 151:368-372

Lifton RJ (1988) Ärzte im Dritten Reich. Klett-Cotta, Stuttgart

MacDonald K (1991) A perspective on Darwinian psychology: the importance of domain-general mechanisms, plasticity, and individual differences. Ethol Sociobiol 12:449-480

McLean PD (1982) On the origin and progressive evolution of the triune brain. In: Armstrong E, Falk D (eds) Primate brain evolution. Plenum, New York London, pp 291-316

Marks IM, Nesse RM (1994) Fear and fitness: an evolutionary analysis of anxiety disorders. Ethol Sociobiol 15:247-261

*Merleau-Ponty M (1966) Phänomenologie der Wahrnehmung. de Gruyter, Berlin

Metzinger T (Hrsg) (1995) Bewußtsein - Beiträge aus der Gegenwartsphilosophie. Schöningh, Paderborn München Wien Zürich

Mitscherlich M, Mitscherlich A (1987) Medizin ohne Menschlichkeit. Fischer, Frankfurt

Nesse R (1994) An evolutionary perspective on substance abuse. Ethol Sociobiol 15:339-348

*Plessner H (1970) Philosophische Anthropologie. Fischer, Frankfurt
Ploog D (1993) Psychopathologische Prozesse in neuroethologischer Sicht. In: Schüttler R (Hrsg) Organische Psychosyndrome. Springer, Berlin Heidelberg New York Tokyo (Tropon-Symposium, Bd 8, S 1–28)
Rohde PP (1992) Kierkegaard. Rowohlt, Hamburg
Roth G (1992) Das konstruktive Gehirn: Neurobiologische Grundlagen von Wahrnehmung und Erkenntnis. In: Schmidt SJ (Hrsg) Kognition und Gesellschaft – Der Diskurs des radikalen Konstruktivismus, Band 2. Suhrkamp, Frankfurt am Main, S 277–326
Roth G (1994) Gehirn und Geist. In: Schiefenhövel W, Vollmer G, Opolka U (Hrsg) Vom Affen zum Halbgott. Thieme, Stuttgart
Russell B (1991) Denker des Abendlandes. Eine Geschichte der Philosophie. DTV, München
**Sartre JP (1989) Das Sein und das Nichts. Rowohlt, Hamburg [Frz. Erstauflage: ders. (1943) L'être et le néant. Gallimard, Paris]
Schelde T (1994) Ethological Research in Psychiatry. Ethol Sociobiol 15:349–368
Schelde T, Hertz M (1994) Ethology and Psychotherapy. Ethol Sociobiol 15:383–392
Schiefenhövel W (1994) Krankheit, Altern, Tod. In: Schiefenhövel W, Vogel C, Vollmer G, Opolka U (Hrsg) Der Mensch in seiner Welt, 3 Bde. Trias, Stuttgart, S 217–244
Schipperges H (1990) Die Kranken im Mittelalter. Beck, München
*Schneider K (1923) Die psychopathischen Persönlichkeiten. In: Aschaffenburg G (Hrsg) Handbuch der Psychiatrie, 7. Abteilung, 1. Teil. Deuticke, Leipzig Wien, S 1–96
Singer W (1994) Gehirn und Bewußtsein. Spektrum, Heidelberg
Snell B (1986) Die Entdeckung des Geistes: Studien zur Entstehung des europäischen Denkens bei den Griechen. Vandenhoeck & Ruprecht, Göttingen
Spaemann R, Löw R (1981) Die Frage Wozu? Piper, München
Sullivan HS (1980) Die interpersonale Theorie der Psychiatrie. Fischer, Frankfurt am Main
**Theunissen M (1965) Der Andere. de Gruyter, Berlin
Theunissen M (1993) Der Begriff Verzweiflung. Suhrkamp, Frankfurt am Main
Theunissen M (1992) Negative Theologie der Zeit. Suhrkamp, Frankfurt am Main
Tooby J, Cosmides L (1989) Evolutionary psychology and the generation of culture, part I. Ethol Sociobiol 10:29–49
Tooby J, Cosmides L (1990) The past explains the present. Emotional adaptations and the structure of ancestral environments. Ethol Sociobiol 11:375–424
Vaihinger H (1927) Die Philosophie des Als Ob und das Leben. Scientia, Aalen
Vico G (1710) De antiquissima Italorum sapientia. Neapel [Dt.: ders. (1979) Über die älteste Wissenschaft Italiens. Fink, München]
Voegelin E (1978) Reason: the classic experience. In: Voegelin E, Niemeyer G (eds). Anamnesis. University of Notre Dame Press, London
Voegelin E (1988) Ordnung – Bewußtsein – Geschichte. Klett-Cotta, Stuttgart
Voland E, Voland R (1989) Evolutionary biology and psychiatry: the case of anorexia nervosa. Ethol Sociobiol 10:223–240
Watzlawick P (1985) Die erfundene Wirklichkeit. Piper, München
Webb E (1995) Mimesis, evolution, and differentiation of consciousness. Paragrana 4/2:151–165
Weber MM (1993) Ernst Rüdin – Eine kritische Biographie. Springer, Berlin Heidelberg New York Tokio
Weizsäcker CF von (1982) Der Garten des Menschlichen. Hanser, München Wien
Wetz J (1994) Der Mensch in der neuzeitlichen Philosophie. In: Schiefenhövel W, Vogel C, Vollmer G, Opolka U (Hrsg) Gemachte und gedachte Welten. Thieme, Stuttgart
Windelband-Heimsoeth (1976) Lehrbuch der Geschichte der Philosophie. Mohr, Tübingen
Wittgenstein L (1984) Tractatus logico-philosophicus. Suhrkamp, Frankfurt am Main (1. Aufl: 1921)
Wulff E (1993) Sich-selbst-durchkreuzende Intentionalität. Wahnsinn als Aushebelungsversuch aus Gesellschaft und Geschichte. Argument 197:91–104

KAPITEL 21
Phänomenologisch-anthropologische Psychiatrie

A. KRAUS

1	Einleitung	578
2	Anthropologischer Ansatz	578
3	Phänomenologische Methode	582
4	Phänomenologische Ansätze	583
4.1	Deskriptive Phänomenologie	583
4.2	Eidetisch-wesensphänomenologische und konstitutionsphänomenologische Ansätze	584
4.3	Lebenswelt	587
4.4	Daseinsanalytische und existenzanalytische Ansätze	589
5	Psychotherapie und Rehabilitationstherapie	591
6	Phänomenologisch-anthropologische sowie daseinsanalytische Ansätze und empirisch-objektivierende Wissenschaften	594
7	Phänomenologie, kognitive Theorie und kognitive Neurowissenschaft	595
8	Diagnostik und Klassifikation	597
9	Literatur	599

1 Einleitung

Beschäftigung mit phänomenologisch-anthropologischer Psychiatrie

Über das Gegenstandsgebiet liegt eine Reihe von Übersichten in Zeitschriften und Buchbeiträgen (Boss 1951; Kuhn 1963; Lanteri-Laura 1963; Straus 1963; Zutt 1963a,b; Natanson 1963; Edie 1966; Wyss 1976; Blankenburg 1977, 1979b, 1980a,b, 1991b; Rovaletti 1994; Mooij 1995; Kimura 1996; Figueroa-Cave 1996a,b, 1997a,b; Schmidt-Degenhard 1997; Naudin et al. 1997) und in einigen monographischen Darstellungen vor (Spiegelberg 1972; Tatossian 1979; Kruger 1981; De Koning und Jenner 1982; Tellenbach 1987; Herzog u. Graumann 1991; Kimura 1997; Dörr-Zegers 1995; Lopes 1996; Fédida u. Schotte 1991; Braun 1992–1994; Holzhey-Kunz 1994a; Passie 1995). Die Herkunft dieser ausgewählten Übersichten bestätigt den Eindruck, daß über den weitgehend deutschsprachigen Ursprung hinaus die unter dem Titel einer phänomenologisch-anthropologischen Psychiatrie zusammengefaßten Richtungen heute v. a. in Frankreich und Italien, in den spanischsprachigen Ländern, in Japan und neuerdings in den USA Fuß gefaßt haben und die Zahl der Arbeiten auf diesem Gebiet weltweit über die Jahrzehnte hinweg zunimmt.

Verschiedene Ansätze

Unter dem Titel einer phänomenologisch-anthropologischen Psychiatrie fassen wir unterschiedliche Ansätze zusammen, die von rein phänomenologischen über phänomenologisch-anthropologische zu rein anthropologischen reichen. Daseins- und existenzanalytische Richtungen verstehen sich zwar ebenfalls in methodischer Hinsicht als phänomenologisch, aber nicht immer auch als anthropologisch.

2 Anthropologischer Ansatz

Definition Phänomenologie und Anthropologie

Sowohl der Begriff der Phänomenologie als auch jener der Anthropologie kann sehr verschiedene Bedeutungen haben. Vor allem der Begriff der Anthropologie ist außerordentlich weit und wird im angelsächsischen Sprachraum nur selten in dem hier gebrauchten Sinne verstanden. Die naturwissenschaftliche Anthropologie beschäftigt sich mit der Naturgeschichte des Menschen als einem Gattungswesen. Als Ethnologie und Kulturanthropologie stützt sich die Anthropologie v. a. auf soziologische und sozialpsychologische Methoden.

Grundlagen der psychiatrischen Anthropologie

Für die anthropologische Medizin und v. a. für die phänomenologisch-anthropologische Psychiatrie wurde in erster Linie die philosophische Anthropologie Schelers (1976), Plessners (1928), Gehlens (1966), Buytendijks (1967), die Lebensphilosophie von Bergson, Dilthey, Klages und Bollnow sowie die Phänomenologie Husserls (1950), die Fundamentalontologie Heideggers (1963) und die Existenzphilosophie Sartres (1962), Merleau-Pontys (1966), Levinas und Ricoeurs bedeutsam. Am meisten wurde die phänomenologisch-anthropologische Richtung in der Psychiatrie bis in die neueste Zeit von Heidegger (1963) und Husserl (1950) sowie von den französischen Phänomenologen Sartre (1962) und Merleau-Ponty (1966) inspiriert. Sie wurde überwiegend begründet von Binswanger (s. Braun 1992–1994), Straus (1963, 1978a,b) und von Gebsattel (1954). Weitere Hauptvertreter der älteren Generation sind u. a. Zutt (1963a,b), Kuhn

(1963), von Baeyer (1978), Blankenburg (1971), Tellenbach (1968, 1983, 1987), Bräutigam (1961), Boss (1951), Condrau (1963), Wyss (1973, 1976), Callieri u. Castellani (1981), Kimura (1995, 1996, 1997), Lanteri-Laura (1982), Kunz (1962), v. Uslar (1991) und Tatossian (1979, 1996).

Anthropologische Ansätze sind weiterhin v. a. von v. Weizsäcker (1986) und anderen in die innere Medizin eingeführt worden und sind auch in der Existenzanalyse Frankls (1959, 1984) und in der Psychoanalyse bei Schilder (1968) und Lacan (s. Lang 1973) sowie in der humanistischen Psychologie und deren therapeutischen Methoden u. a. bei Rogers (1973) zu finden. Einflüsse der phänomenologisch-anthropologischen Psychiatrie sind auch im strukturdynamischen und menschenkundlichen Ansatz Janzariks (1959, 1988) sowie in der interaktionalen Psychopathologie Glatzels (1978, 1981a,b) erkennbar. Heimann (1994) plädiert für eine neurobiologische Anthropologie.

Anthropologische Ansätze in der Medizin

Binswanger bezeichnete seine damals neue methodische Orientierung „phänomenologische Anthropologie", hat aber seine spätere „Daseinsanalyse" ebenfalls als anthropologisch verstanden. Damit wollte er sie als existentiale Anthropologie von Heideggers (1963) Daseinsanalytik mit ihrer philosophischen Intention einer Fundamentalontologie abgegrenzt wissen.

Wenn wir versuchen, zunächst die wichtigsten Ziele einer anthropologischen Orientierung in der Psychiatrie aufzuzeigen, so sei betont, daß sich diese in methodischer Hinsicht fast ausschließlich als phänomenologisch versteht. Mit dem Aufkommen des großen Interesses, das derzeit ethische Probleme nicht nur in der Psychiatrie, sondern auch in der übrigen Medizin finden, besteht die Gefahr, den anthropologischen Ansatz vordergründig lediglich im Sinne eines ethischen Anliegens bzw. eines Appells zu einem humanen Umgang mit dem Patienten oder eines mitfühlenden Betroffenseins etc. zu verstehen. Damit wäre jedoch noch kein neuer psychopathologischer Erkenntnisweg beschritten. Zwar ist eine Humanisierung der Psychiatrie ein letztes Ziel wohl aller anthropologischen Bemühungen in der Psychiatrie, dies soll aber geschehen über eine dem Wesen des Menschen angemessene Methodologie und ein ihm entsprechendes Verständnis psychiatrischer Störungen. Weil die Psychiatrie generell nicht vom Menschen als Ganzem, d.h. seiner Individualität, Subjektivität, Freiheit und Geschichtlichkeit, absehen kann, stellte sich die Frage, wie Psychiatrie als Wissenschaft vom psychisch kranken Menschen überhaupt möglich ist. Mit den anthropologischen Ansätzen verbindet sich damit das generelle Problem der Qualitätssicherung wissenschaftlicher Methodik hinsichtlich der Angemessenheit an ihren Gegenstand.

Ziele einer anthropologischen Orientierung in der Psychiatrie

Wenn in der phänomenologisch-anthropologischen Psychiatrie das Wesen des Menschen zum Auslegungsort der Psychiatrie und das Menschliche in uns zum Organ der Erfahrung (Blankenburg 1979b) gemacht wird, dann geht es hier weniger um das Ganze des Menschseins im Sinne einer inhaltlichen Sinnbestimmung, das nach Jaspers (1965) nicht zu fassen und auch nicht Gegenstand einer wissenschaftlichen Psychopathologie sein kann, sondern vielmehr um formale Bestimmungen des Menschseins in ihrer Bedeutung für ein Wesensverständnis psychiatri-

Das Wesen des Menschen als Auslegungsort der Psychiatrie

scher Störungsbilder. Nur so sind anthropologische Ansätze vor einem Abgleiten in Weltanschauung gefeit.

Bedeutung einer angemessenen Methodologie

Die Frage nach der dem psychiatrischen Patienten bzw. seinen Störungen angemessenen Methodologie stellt dabei immer wieder jene methodische Offenheit her, die uns vor einseitigem anthropologischem bzw. ontologischem Reduktionismus bewahren soll und die uns zugleich ermöglicht, den methodologisch notwendigerweise reduzierten Gegenstand der objektivierenden Einzelwissenschaften zu rekontextualisieren. Es ist der phänomenologisch-anthropologischen Psychiatrie hierdurch aber auch möglich, neue Forschungsanstöße zu geben und neue therapeutische Ansätze zu initiieren.

Phänomenologisch-anthropologische Psychiatrie als unverzichtbares Grundlagenfach

Da diese Richtung den objektivierenden Einzelwissenschaften in der Psychiatrie deren epistemischen Ort zuzuweisen und diese hierdurch zueinander in Verhältnis zu bringen vermag, stellt sie, worauf Kisker (1964), Blankenburg (1991b) und Tatossian (1996) hinweisen, das unverzichtbare Grundlagenfach der Psychiatrie schlechthin dar. Da sie darüber hinaus außerhalb des Bereichs psychiatrischer Krankheiten kaum mögliche existentielle Grenzerfahrungen in das Wesensverständnis des Menschen einbringt, hat sie aber auch wichtige Rückwirkungen auf die philosophische Anthropologie, von der sie zugleich inspiriert ist.

Begriff der Person

Im Zentrum aller anthropologischen Richtungen in der Medizin steht der Begriff der Person und korrespondierend jener ihrer Welt. Die Person wird dabei verstanden als das Subjekt der Beziehung des Menschen zur Welt bzw. als irreduzibles Zentrum intentionaler Akte. Dabei kann Hegels (1952) Satz „Die Individualität ist, was ihre Welt als die ihrige ist" als Leitmotiv des Forschens von Binswanger aber auch für andere phänomenologisch-anthropologische Richtungen gelten. Will man Themenschwerpunkte jüngerer phänomenologisch-anthropologischer Ansätze angeben, so könnte man am ehesten jene des Selbst bzw. der Identität, auch der Rolle (Kraus 1977, 1982a,b, 1996c,d, 1997b; Blankenburg u. Haltenhoff 1994) und des Leibes (Blankenburg u. Haltenhoff 1994; Blankenburg 1983, 1995; Fuchs 1998; Schmitz 1987; Schmoll u. Koch 1989; Schmoll 1992) („embodyment") sowie der Zeit und des Raumes (s. unten) in ihrer Bedeutung bei verschiedenen psychiatrischen Erkrankungen und für verschiedene Therapieansätze nennen.

Themenschwerpunkte

Phänomenologisch-anthropologische Richtungen zum Verständnis psychischer Erkrankungen
– Vergleich von psychopathologischen mit normalpsychologischen Phänomenen

Im Mittelpunkt v.a. der phänomenologisch-anthropologischen Ansätze unter Einschluß jener einer existentialanthropologischen Orientierung steht, schizophrene, melancholische, phobische, anankastische, süchtige und andere Patienten von apriorischen Strukturen menschlichen Seins her zu verstehen und zu beschreiben. Dabei sind zwei unterschiedliche Richtungen zu beobachten. Die eine versucht, psychopathologische Phänomene durch Vergleich mit normalpsychologischen Phänomenen – etwa den Wahn mit der Imagination des Traumes, das Oneiroid mit der kreativen Imagination (Schmidt-Degenhard 1986, 1991, 1994, 1995) oder mit archaischen bzw. paläologischen Wirklichkeitserfahrungen (Storch 1965; Resch u. Oppholzer 1988) – zu verstehen. Neurotische, aber auch psychotische Erscheinungen werden dabei meist als einfache Steigerungen normaler Erlebnisweisen aufgefaßt.

Einen anderen Weg phänomenologisch-anthropologischer Forschung hat v. a. Binswanger (1994) aufgezeigt, indem er Formen des Wahns, der Schizophrenie, der Manie, der Depression, der Neurosen, der Psychopathien etc. als im Wesen menschlichen Welt- und Selbstverhältnisses begründete Abwandlungsmöglichkeiten bzw. als „faktische" (und zwar qualitative) Abwandlungen der „apriorisch freigelegten" Struktur des In-der-Welt-Seins oder des Daseins auffaßte. Dieses Vorgehen läßt zunächst außer acht, daß es sich hierbei um Formen des geistigen oder seelischen Krankseins handelt.

– psychische Störungen als Abwandlungen des Daseins

Obwohl hier die Unterscheidung gesund und krank unterlaufen wird, sind diese Analysen, wie wir später zu zeigen versuchen, für die psychiatrische Klassifikation nicht ohne Bedeutung, weil es bei dieser zweiten Richtung u. a. auch darum geht, aufzuweisen, worin sich Patienten mit unterschiedlichen „psychiatrischen Störungen" von Gesunden und untereinander unterscheiden. Das heißt, von einem solchen Wesensverständnis „psychiatrischer Störungen" her läßt sich die Frage nach den psychopathologischen Einheiten neu stellen (s. unten).

Frage nach der psychopathologischen Einheit

Besonders fruchtbar hat sich dabei Binswangers (1955b) Ansatz bei den anthropologischen Proportionen einer Höhen- und Breitendimension menschlichen Daseins erwiesen, die in seiner Nachfolge von anderen Autoren (Blankenburg 1972, 1980a,b; Kraus 1977 u. a.) auf weitere Proportionen wie Selbstrealisation und Weltrealisation, Individuation und Gemeinschaftsbezogenheit, Ambiguitätstoleranz und Ambiguitätsintoleranz, Überidentifikation und Nichtidentifikation etc. erweitert wurden. Der besondere Vorteil dieser Betrachtungsweise ist, daß damit, wie Blankenburg (1980a,b) zeigte, psychopathologisch Abnormes nicht nur an einer Norm, sei es an einer Real-, Ideal- oder Durchschnittsnorm, gemessen wird, von der her sich Abnormes als solches darstellt, sondern daß „Abnormes" genauso wie „Normales" in einem polar durch einander entgegengesetzte Idealnormen strukturierten Feld angesiedelt wird, in welchem es stets zumindest nach 2 Seiten hin „Deviationen" geben kann. Da hiermit keine absolute anthropologische Wesensnorm mehr gesetzt ist, sondern unterschiedliche Proportionen auch im Bereich des Nichtpathologischen möglich sind, besteht hier eine mögliche Variabilität des Maßstabes, was v. a. für transkulturelle Untersuchungen mit Hinblick auf eine kulturspezifische Relativität psychiatrischer Abnormität von Bedeutung ist.

Frage nach der Norm

Ablehnung einer absoluten anthropologischen Wesensnorm

Eine wirklich neue Sichtweise psychopathologischer Phänomene ergibt sich, wie Blankenburg (1981, 1987) zeigte, jedoch nicht schon, wenn diese lediglich unter dem Aspekt einer Defizienz bestimmter dem Menschsein als wesenseigen zugesprochener Strukturen und Funktionen gesehen werden, sondern erst, wenn in einer dialektischen Betrachtungsweise, etwa auf den Wahn bezogen, dieser positiv aus einer Verselbständigung einzelner integrierender und beim Gesunden zugleich integrierter Radikale der menschlichen Wirklichkeit begriffen wird. So kann nach Blankenburg (1987) z. B. eine Theorie des Wahns nur dann „anthropologisch" genannt werden, wenn es im Wesen realitätsfundierender intentionaler Akte liegt, wahnhaft entgleisen zu können. Das heißt, die normale Vorstellungs- und Urteilsbildung muß sich darstellen lassen als eine fortwährend im statu nascendi aufgehobene Wahnbildung.

Dialektische Betrachtungsweise am Beispiel des Wahns

Hier wird offenkundig, welch völlig anderes Verständnis von anthropologischen Aspekten in der Psychiatrie dort vorliegt, wo die Auffassung vertreten wird, an sich sinnfremde Strukturen füllten sich in der Psychose lediglich aus der „anthropologischen Matrix" (Weitbrecht 1971) mit anthropologischen Inhalten. Das Problem aller anthropologischen Ansätze ist, ob mit dem Bezug auf anthropologische Radikale nur eine quantitative Abnormität oder auch, und gerade hierdurch, eine qualitative Abnormität erfaßt und beschrieben werden kann.

3 Phänomenologische Methode

Die anthropologisch orientierte Psychiatrie bedient sich überwiegend phänomenologischer Methoden (Übersichten: Strasser 1964; Spiegelberg 1972; Herzog u. Graumann 1991; Waldenfels 1992; Azorin 1996; Gros Azorin 1997; Embree et al. 1997). Phänomenologisch und Phänomenologie sind in der Psychiatrie häufig sehr unterschiedlich gebrauchte Begriffe. In der phänomenologisch-anthropologischen Psychiatrie steht der methodische Aspekt dieser Begriffe ganz im Vordergrund, und zwar im Sinne der Kennzeichnung einer bestimmten Methodenlehre der Psychiatrie. Eine Mehrdeutigkeit des Begriffs Phänomen geht bis ins griechische Altertum zurück, wo Phänomen einerseits das ist, was offen zutage liegt, andererseits, was als Schein vorgibt, etwas zu sein, was es nicht ist. Ein anderes Verständnis von Phänomen liegt dort vor, wo wie in der Medizin von Krankheitsphänomenen oder Krankheitssymptomen die Rede ist. Hier indizieren die Phänomene, die Symptome genannt werden, etwas, nämlich eine Krankheit, die als solche sich gerade nicht zeigt. Demgegenüber meint Phänomen in der phänomenologisch-anthropologischen und der daseinsanalytisch-existenzanalytischen Psychiatrie stets das Sich-an-ihm-selbst-Zeigende. Aus diesem Grunde verbietet sich hier ein sonst sehr verbreiteter promiskuöser Gebrauch von Phänomen und Symptom.

Begriffsdefinition Phänomenologie bzw. Phänomen

Bei Heidegger (1963, S. 34) beinhaltet Phänomenologie „das, was sich zeigt, so wie es sich von ihm selbst her zeigt, von ihm selbst her sehen zu lassen". Das „Sich-an-ihm-selbst-Zeigende" kann allerdings in einem zweifachen Sinne verstanden werden. Einerseits als das Offenbare, zweifelsfrei Beobachtbare, andererseits als das, was noch zum Erscheinen zu bringen ist, also erst noch hervorgebracht werden muß.

Doppeldeutigkeit des Phänomenbegriffs

Blankenburg (1991b) hat auf diese Doppeldeutigkeit des Phänomenbegriffs hingewiesen, die offenbar zu unterschiedlichen phänomenologischen Richtungen, aber auch zu vielen Mißverständnissen geführt hat. So ist Phänomenologie im erstgenannten Sinne gewöhnlich das, was man unter deskriptiver Phänomenologie, v. a. jener von Jaspers (1965), versteht. In diesem Verständnis wird phänomenologisch mit deskriptiv gleichgesetzt. Die Phänomenologie als Wissenschaft, die den Logos des Phänomens erst zur Erscheinung bringen und das Wesen des Erfahrenen und die Strukturen der Erfahrung aufzeigen soll, ist dagegen v. a. in den verschiedenen Richtungen der hermeneutischen Psychiatrie bedeutsam geworden.

Wenn wir im folgenden auf unterschiedliche phänomenologische Ansätze eingehen, die sich in deskriptive, eidetisch-wesenswissenschaftliche, konstitutionsphänomenologische, daseins- und existenzanalytische gliedern lassen, dann sei noch auf weitere Unterschiede des Begriffssinnes von Phänomen hingewiesen. Die wichtige Entdeckung der sinnstiftenden Bedeutung des Subjekts in der Phänomenologie hat nämlich zu einer Polarisierung des Phänomenbegriffs in der Weise geführt, daß einmal mehr der subjektive Sinn des Phänomens, also die Rezeption durch das Subjekt (wie bei Husserl 1950, Sartre 1962 etc.), ein anderes Mal mehr der objektive Sinn des Phänomens, das Sich-Zeigen des Objekts im Vordergrund steht (wie bei Heidegger etc.).

4 Phänomenologische Ansätze

4.1 Deskriptive Phänomenologie

Jaspers' (1965) deskriptive Phänomenologie hat mit allen anderen genannten Ansätzen das Absehen von allen theoretischen Vorannahmen gemeinsam. Jaspers' phänomenologischer Ansatz ist v. a. für die Psychiatrie dadurch bedeutsam geworden, daß hierdurch „die subjektiven Erscheinungen des kranken Seelenlebens" (ebd., S. 47), also subjektive Symptome gegenüber objektiven, in der Psychiatrie zu der ihnen gebührenden Bedeutung gekommen sind. Gegenüber dem gegenwärtig vorherrschenden „externalized approach", einer Orientierung der Forschung überwiegend an äußeren Beobachtungsdaten, wie sich dies in der Glossardiagnostik und Klassifikation psychiatrischer Störungsbilder niederschlägt, scheint Jaspers' Phänomenologie noch immer und zunehmend eine Herausforderung darzustellen (Schwartz u. Wiggins 1987; Wiggins et al. 1992).

Jaspers' deskriptive Phänomenologie

Methodisch stützt sich die deskriptive Phänomenologie im Sinne von Jaspers (1965) auf die anschauliche Vergegenwärtigung von Fremdseelischem durch ein Sich-Hineinversetzen in den Kranken im Sinne eines einfühlenden, d. h. empathischen Verstehens, wobei es Jaspers (1965) v. a. auf die Formen ankommt, in denen das vom Kranken Erlebte gegeben ist. Dabei hat Jaspers (1965) allerdings die ganze Problematik, wie Fremdseelisches, das nicht wie die Eigenerfahrung des Seelischen originär, sondern immer nur vermittelt durch die Interpretation des Patienten wie auch des Untersuchers zugänglich gemacht werden kann, übergangen oder nicht erkannt (Schäfer 1996). Damit konnte er aber auch nicht die Bedeutung des Prozesses einer wechselseitigen Verständigung für die Befunderhebung erkennen, wie diese v. a. in den konstitutionsphänomenologischen Ansätzen, aber u. a. auch in Glatzels (1978, 1981a) interaktionaler Psychopathologie, herausgearbeitet wurde.

Empathisches Verstehen des Kranken

Wenngleich Jaspers (1965) seine Phänomenologie von eidetischen und konstitutionsphänomenologischen Ansätzen im Sinne Husserls (1950) absetzen wollte, finden sich bei ihm jedoch durchaus auch wesensphänomenologische Einsichten und ein methodisches Vorgehen, das im Erarbeiten des in den variierenden psychopathologischen Einzelphänomenen

Einfluß wesensphänomenologischer Ansätze

Identischen dem Muster der Eidetik Husserls folgt (Schäfer 1996). Dies zeigt sich z. B. deutlich in seiner Wesensanalyse des Hysterischen. Die für die Psychiatrie so wichtige, durch Jaspers (1965) inaugurierte Hervorhebung der Form gegenüber dem Inhalt des Erlebten, d. h. einer formalen Taxonomie der Modalitäten des Erlebten unabhängig von jeder Nosologie, ist eine weitere Übereinstimmung mit der Phänomenologie Husserls. Unterschiede beider Phänomenologien wurden u. a. von Blankenburg (1980b, 1991b) herausgestellt.

4.2 Eidetisch-wesensphänomenologische und konstitutionsphänomenologische Ansätze

Husserls Wesensphänomenologie

Die Bedeutung der Phänomenologie Husserls für die Psychiatrie liegt in ihrem besonderen empirischen Zugang zu den Erlebnissen des welthabenden Subjekts. Nach Husserl (1950, S. 68) gehört zu den empirischen „objektiven Wissenschaften ... auch eine Wissenschaft von der Subjektivität, aber von der objektiven, der Welt zugehörigen Subjektivität". In diesem Satz wird schon deutlich, daß für Husserl das Bewußtsein nicht wie im naturwissenschaftlichen Verständnis eine Art Container ist, sondern stets sich selbst überschreitet auf die Dinge bzw. auf die Welt hin, also charakterisiert ist durch ein Außer-sich-selbst-Sein bei den Dingen. Indem es sich so selbst überschreitet, überschreitet es auch die Dinge auf die Einheit eines Sinnes hin. Diese Überschreitungen nennt Husserl (1950) Transzendenz. Bewußtsein ist somit Transzendenz. Die Überschreitungen geschehen in intentionalen Akten, die zugleich konstitutive Akte sind, weil durch sie die Gegenstände des Bewußtseins konstituiert werden.

Bedeutung der Intentionalität

Weil das Bewußtsein stets gerichtet ist, charakterisiert Intentionalität (nicht zu verwechseln mit Absicht) die Seinsweise des Bewußtseins. Intentionalität bildet mit dem, was in ihr geschaffen wird, eine Einheit. Weil „Sehen" und „Gesehenes" voneinander nicht getrennt werden können, ist Phänomen für Husserl nichts anderes als das „Bewußtsein von", die Erscheinung von den jeweiligen Dingen. Ihren empirischen Anspruch entnimmt Husserls Phänomenologie der Evidenz des im Bewußtsein unmittelbar Gegebenen. Ähnlich wie die Evidenz des „Ego cogito" bei Descartes ist für Husserl jede originäre Wahrnehmung evident, d. h. „selbstverständlich". Evidenz tritt so nach der Interpretation Husserls durch Szilasi (1959) nicht zu dem Erfahrungsinhalt hinzu. Evident sein und erfahren sein sind vielmehr identische Bezeichnungen.

Prozeß der eidetischen Variation

Was in der Psychiatrie und Psychologie als eidetische bzw. wesensphänomenologische und auch qualitative Methoden bezeichnet wird, steht mit dem, was bei Husserl (1950) unter Eidetik verstanden wird, oft nur in einer losen Verbindung. Charakteristisch ist jedoch der von Husserl methodisch herausgestellte Prozeß freier imaginativer Variation, von einer Tatsache zum Wesen einer Tatsache, von einer sinnlichen zu einer kategorialen Anschauung zu gelangen. Im Durchspielen verschiedener Erfahrungsbedingungen und Erfahrungskontexte können wir zum Wesen der Sache, d. h. zu dem vordringen, was sich als invariant behauptet (vgl. Waldenfels 1992). Ziel der eidetischen Variation ist, zu jener Einheit zu gelangen, die alle möglichen faktischen Abweichungen und alle individuellen Fälle umschließt.

So kann sich z. B. als einheitliches Wesen einer großen Anzahl von Phänomenen Hysterischer formelhaft ausgedrückt ein „Scheinen statt Sein" (Jaspers 1965) herausstellen. Durch Vergleich psychopathologischer Phänomene untereinander und mit vergleichbaren normalen Phänomenen ergibt sich so eine differentielle Phänomenologie des Pathologischen. In ihr geht es weniger um das Was als vielmehr um das Wie eines Erlebnisses, also der Gegebenheitsweise etwa einer halluzinatorischen Erfahrung (Merleau-Ponty 1966; van den Berg 1982; Naudin 1997; Kraus 1994; Silva u. Silva 1975).

Differentielle Phänomenologie des Pathologischen

Die konstitutive Phänomenologie geht, indem sie die sog. transzendentale bzw. phänomenologische Epoché (Einklammerung) anwendet, über die hier genannten deskriptiven und wesensphänomenologischen Ansätze hinaus, indem hier nicht nur das thematisiert wird, als was etwas erscheint, sondern das Auftreten des „etwas als etwas" seinerseits hinterfragt wird (Waldenfels 1992, S. 31). Während die eidetische Reduktion auf das Wesen einer Sache im Seinsglauben einer vermeintlich vom Subjekt unabhängigen realen Existenz der Welt und der Dinge stattfindet, enthält man sich in der transzendentalen Reduktion dieses Seinsglaubens. Transzendental meint eben dieses Absehen von den mundanen Inhalten der Bewußtseinsakte. Durch Einklammerung (Epoché) des in den intentionalen Akten intendierten Gegenständlichen sollen die Bewußtseinsakte als solche, also die synthetischen Leistungen des konstituierenden Bewußtseins in ihrer Eigentümlichkeit, untersucht werden können. Nicht das faktische Erfahren, sondern die transzendentalen Bedingungen der Möglichkeit des Erfahrens sind hier Gegenstand der Untersuchung.

Konstitutive Phänomenologie

Bedeutung transzendentaler Leistungen

Daraus wird deutlich, daß die phänomenologische Epoché, die Konstitutionsanalyse psychopathologischer Phänomene, v. a. als Organ für das Verständnis von so „unverständlichen" Erfahrungen wie jener Psychotischer von ausschlaggebender Bedeutung ist. Dies setzt allerdings voraus, daß wir auch unser eigenes Weltverhalten in gewisser Weise einklammern, zum Thema einer Konstitutionsanalyse machen, um jenen Freiraum zu gewinnen, der uns ermöglicht, uns unvoreingenommen einem als pathologisch beurteilten Weltverhältnis zuzuwenden und uns ihm aufzuschließen (Blankenburg 1979).

Phänomenologische Epoché

Wenn von konstituierenden Leistungen des Bewußtseins gesprochen wird, so liegt nahe, hier nur an eine aktive Konstitution zu denken. Insbesondere in seinem Spätwerk hat Husserl jedoch neben einer aktiven auch eine passive Konstitution, d. h. passive Synthesen thematisiert. Konstitution bedeutet hier, daß für eine bestimmte Person etwas als etwas so erscheint bzw. ist.

Unterscheidung von aktiver und passiver Konstitution

Im konstitutionsphänomenologischen Ansatz geht es nicht mehr wie im deskriptiven oder eidetischen Ansatz darum, etwa nur die Welt des Manikers oder Wahnkranken zu beschreiben, sondern darum, deren Aufbauelemente kennenzulernen. Daraus resultiert eine völlig verschiedene Sichtweise z. B. manischen Verhaltens. So kann sich objektiv undistan-

Bedeutung der konstitutiven Elemente psychischer Krankheiten ziertes Verhalten in der Manie als „adäquat" im Verhältnis zur gewandelten Intersubjektivität erweisen, der eine andere mitmenschliche Distanz entspricht (Kraus 1998a). Manie und Depression erscheinen dann nicht mehr wie üblicherweise von ihrer Stimmung her, sondern als Störungen der temporalen Konstitution (Binswanger 1960). Bestimmte psychopathologische Phänomene, insbesondere Psychosen, weisen damit auf eine Abwandlung der „transzendentalen Organisation" hin, wie Blankenburg (1971) dies bei der symptomarmen Schizophrenie beschrieben hat. Binswanger (1960) sah die Untersuchung der transzendentalen Leistungen für die Psychiatrie als so bedeutungsvoll an, daß er die Bedeutung der Phänomenologie Husserls für die Psychiatrie mit jener der Biologie für die Körpermedizin gleichsetzte. Die Tragweite dieser nicht unanfechtbaren These hat er nicht nur bei der Melancholie und bei der Manie (1960), sondern auch beim Wahn (1965) aufzuzeigen versucht.

Fremdseelische Erkenntnis

Ein besonders schwieriges Problem stellt für die Phänomenologie die fremdseelische Erkenntnis bzw. die Konstitution des anderen dar. Der für die Psychiatrie entscheidende Beitrag der Phänomenologie zu Fragen der Kommunikation und Interaktion mit dem Patienten, aber auch zu pathologischen Kommunikations- und Interaktionsweisen, ist, daß jede konkrete Begegnung bereits eine intersubjektive Bezogenheit auf den anderen bzw. auf die Gemeinschaft voraussetzt und diese überhaupt erst ermöglicht. Diese Problematik wird bei Husserl (1950, Bd. XIII–XV, Zusammenfassung in Bd. I) unter dem Titel einer transzendentalen Intersubjektivität abgehandelt. Ähnliches ist mit dem Begriff des Mit-Seins als Existential bei Heidegger (1963) intendiert.

Intersubjektivität

Solche transzendentale Intersubjektivität ist von einer faktischen Personalitätsbezogenheit zu unterscheiden. Pathologische Kommunikations- und Interaktionsweisen Psychotischer sind so meist auf eine abgewandelte Intersubjektivität zu beziehen. Die Tragweite des Intersubjektivitätsproblems wird daran erkennbar, daß nicht nur die gemeinsame Lebenswelt, sondern auch das Selbst und der Leib intersubjektiv konstituiert sind. Die transzendentale Intersubjektivität als Bedingung der Ermöglichung von faktisch-konkretem Bezogensein auf den anderen und von Begegnung verhalten sich zueinander ähnlich wie Vertrautheit und Vertrauen (Blankenburg 1991a). Eine Unterscheidung, die v.a. für Zutt (1963a,b) sowie Zutt u. Kulenkampff (1958) insbesondere für das Verständnis des paranoiden Syndroms besonders wichtig geworden ist.

Bedeutung der Intersubjektivitätsbezogenheit

Intersubjektivitätsbezogenheit ermöglicht es nicht nur, uns und die Welt auch mit den Augen der anderen zu sehen, und erweitert so unser Gesichtsfeld, sondern sie ermöglicht es auch, die eigene Sichtweise zu relativieren. Eine Beeinträchtigung der Intersubjektivitätsbezogenheit kann im Zusammenhang vieler Wahnphänomene aber auch generell bei schizophrenen Störungen (Kimura 1975, 1980, 1997) angenommen werden. In der Beziehung zum anderen und zur Gesellschaft erfahre ich, indem ich zum Objekt des anderen bzw. normativer (Rollen-)Erwartungen werde, eine Seinsveränderung, wächst mir eine Identität (Rollenidentität) zu, die durch Fremdbestimmung gekennzeichnet ist, die es mir aber zugleich ermöglicht, mich gesellschaftlich und auf den anderen bezogen zu verhalten.

Es entsteht darüber hinaus die Frage, inwieweit die eigene „Veranderung" (Theunissen 1965) eine Voraussetzung für die Erfahrung des anderen darstellt. Hier ergeben sich Verbindungen zwischen der Phänomenologie und der sozialpsychologischen Rollentheorie, die auch im Rahmen der phänomenologisch-anthropologischen Psychiatrie wichtig geworden sind. Rollentheoretische Aspekte wurden u. a. bei Manisch-Depressiven (Kraus 1982a, 1996c,d, 1997b), Schizophrenen, bei Persönlichkeitsstörungen und beim Alkoholismus herausgestellt (Übersicht: Kraus 1980b, 1982b). Intentionale (Mundt 1984, 1985, 1988) und präintentionale Störungen (Parnas u. Bovet 1991) wurden v. a. bei der Schizophrenie beachtet und auch der empirischen Forschung zugänglich zu machen versucht (Mundt et al. 1985).

Rollentheoretische Aspekte

4.3 Lebenswelt

Das Problem der Intersubjektivität erweitert sich im Spätwerk Husserls zu dem der intersubjektiv konstituierten Lebenswelt. Dieser schon von Jaspers (1965) aufgegriffene Begriff wurde u. a. von Heidegger (1963) als „Welt des alltäglichen Seins" und im Werk von Merleau-Ponty (1966) als In-der-Welt-Sein („etre-au-monde") und von Schütz (1962–1966) sowie von Schütz u. Luckmann (1979) für die Sozialwissenschaften weiterentwickelt. Unter anderem über Natanson (s. Wiggins 1995), Callieri u. Castellani (1981) und Blankenburg (1979) hat der Begriff der Lebenswelt dann Eingang in die Psychiatrie gefunden. Es ist davon auszugehen, daß sich die „Gegenstände" des Bewußtseins nicht als einzelne, sondern als Gegenstände der Welt als dem unabschließbaren Gesamthorizont konstituieren.

Intersubjektiv konstituierte Lebenswelt

Diese Welt, in die wir ständig in naiv-natürlicher Einstellung hineinleben, nennt Husserl (1950, insbes. 1954) Lebenswelt. Es ist dies die kulturell-geschichtlich und durch praktische Bezüge alltäglicher Besorgungen bestimmte, vorgegebene Welt, mit der unser Bewußtsein über unseren Leib immer schon ursprünglich und untrennbar verbunden ist. Durch den Leib ist das Bewußtsein immer schon mit seiner Welt vereint, an seine jeweilige Situation und deren Horizont gebunden. Da wir auf sie passiv-pathisch immer schon bezogen sind, besteht jedoch eine Spannung zum aktiv-spontanen, intentionalen Sich-auf-etwas-Beziehen (Blankenburg 1987).

Schütz (1962–66) hat gezeigt, daß dieses unreflektierte Dahinleben in die Alltagswelt durch eine zur phänomenologischen Epoché I (s. oben) umgekehrte Epoché II gekennzeichnet werden kann. Während die Epoché I absichtlich die Naivität unseres „Weltglaubens" (Doxa), unser Aufgehen in ungeprüften Annahmen, Vorurteilen, Selbstverständlichkeiten, bis hin zum Glauben an die Realität überhaupt außer Vollzug zu setzen versucht, verhalten wir uns in der Epoché II, die unseren alltäglichen Lebensvollzug kennzeichnet, genau entgegengesetzt. Hier wird umgekehrt nicht nur die Realität, sondern auch der Sinn, den wir ihr geben, unbesehen hingenommen. Hier werden umgekehrt zur Epoché I alle Zweifel an der jeweils gelebten Lebenswelt, an der Gültigkeit ihrer Normen sowie das Bewußtsein ihres intersubjektiven Konstituiertseins eingeklam-

Bedeutung des Verwurzeltseins in der Lebenswelt

Epoché II

mert. Diese Einklammerung, welche die „natürliche Einstellung" charakterisiert, macht unser alltägliches Handeln, das Selbstverständlichkeiten voraussetzen muß, überhaupt erst möglich.

Selbst- und Weltverhältnis Schizophrener

Das Selbst- und Weltverhältnis Schizophrener dagegen ähnelt nach Blankenburg (1979) durch Verlust der natürlichen Selbstverständlichkeit der phänomenologischen Epoché I, wobei allerdings die Aufhebung der Selbstverständlichkeit bei ersteren erlitten, bei letzterer methodisch absichtlich herbeigeführt wird. Durch ein mangelndes Verwurzeltsein in der Lebenswelt geraten Bewandtniszusammenhänge, Relevanzen durcheinander, was sich nicht nur im Wahn, sondern auch in der Verstiegenheit und Verschrobenheit schizophrener Patienten zeigt (Binswanger 1992).

Common sense

Ein besonderer Ausdruck des Verwurzeltseins in der Lebenswelt, geradezu deren Logik, ist der Common sense (Blankenburg 1969). Während Schizophrene, insbesondere Hebephrene, häufig eines inneren Maßstabes zu ermangeln scheinen, der ihnen ein den gesellschaftlichen Normen adäquates Verhalten ermöglichen würde, scheinen Melancholische und Manisch-Depressive eher zu stark dem Common sense verhaftet zu sein (Blankenburg 1969; Stanghellini 1997). Darauf weist schon ihr bereits prämorbid durch ein undistanziertes Verhältnis gegenüber den normativen Erwartungen gekennzeichnetes hypernomisches Verhalten (Kraus 1977, 1980b, 1991b) im Sinne des Typus melancholicus (Tellenbach 1983) und ihre Überidentifikation mit ihren jeweiligen sozialen Rollen im Sinne eines Übergewichts der Rollenidentität(en) gegenüber der Ich-Identität (Kraus 1977, 1991c, 1996c, d) hin.

Rollenidentität und Ich-Identität

Rollenidentität und Ich-Identität unterscheiden sich in dieser Sicht durch den Grad des Aufgehens bzw. Nicht-Aufgehens in der Lebenswelt. Schizophrene scheinen demgegenüber besondere Schwierigkeiten zu haben mit der Übernahme sozialer Rollen, in denen sie sich häufig entfremdet erleben. Dies hängt offenbar u.a. damit zusammen, daß jede Rollenübernahme wegen der Reziprozität jeder Rolle zu anderen Rollen die Fähigkeit beinhaltet, sich imaginativ in den anderen zu versetzen, dessen Sichtweise einzunehmen (Kraus 1982b).

Lebensweltanalysen bei psychischen Störungen

Durch die Epoché II der Lebenswelt mit ihren Typisierungen und ihrem vorherrschenden „Man-Selbst" wird die durch „Sein-zum-Tode" und damit durch Bedrohung, Angst, unvermeidliches Schuldigwerden und v.a. Alleinsein gekennzeichnete existentielle Situation des Menschen verdeckt. Es kann deshalb mit Wiggins (1995) im Anschluß an Natanson (1963) gefragt werden, ob v.a. Angstsyndrome, Neurosen und Psychosen überhaupt gegenüber dem Gesunden etwas Neues darstellen oder vielmehr durch ein Versagen der Epoché II, ähnlich den Urängsten bei Kurt Schneider (1950), lediglich aufgedeckt werden. Lebensweltanalysen sind grundsätzlich bei allen psychischen Störungsbildern möglich. Callieri u. Castellani (1981) haben z.B. sehr eindringlich die unterschiedlichen Lebensweltbezüge seniler, phobischer, depressiver, phobisch-zwanghafter, manischer und schizophrener Patienten (letztere auch Corin 1990) beschrieben.

4.4 Daseinsanalytische und existenzanalytische Ansätze

Einführende Darstellungen liegen u.a. von Kuhn (1963), Condrau (1992), Blankenburg (1977) und Holzhey-Kunz (1990, 1994a–c) vor.

Binswangers psychiatrische Daseinsanalyse als empirisch phänomenologische Methode unterscheidet sich von Heideggers Daseinsanalytik als philosophisch-phänomenologischer Ontologie, wenngleich sie auf ihr gründet. Heideggers Ausgangspunkt ist die grundsätzliche Verschiedenheit von daseinsmäßig Seiendem und nicht daseinsmäßig Seiendem. Ersteres ist durch die streng aufeinander angewiesenen sog. Existentialien, wie In-der-Welt-Sein, Man, Geschichtlichkeit, Befindlichkeit etc., gekennzeichnet, die sich von den als Kategorien bezeichneten Seinsbestimmungen des letzteren unterscheiden. Das In-der-Welt-Sein ist der Leitbegriff von Binswangers Daseinsanalyse (Holzhey-Kunz 1990). Mit diesem Begriff wird ein Sein des Menschen in der Welt wie in einem Gefäß abgewiesen. Das In-der-Welt-Sein ist vielmehr die grundlegende Dimension seines Seins selbst. Damit wird sowohl die Dichotomie von Subjekt/Objekt als auch jene von bewußt/unbewußt unterlaufen.

Heideggers Daseinsanalytik

Binswangers Daseinsanalyse

Obwohl Husserl in seinem Spätwerk (1954, 1986 etc.) mit seinem Begriff der Lebenswelt, der Betonung der primordialen, präreflexiven Welt der Alltagserfahrung und mit seinem Konzept der passiven Synthesen bahnbrechend für Heideggers Fundamentalontologie wurde, stellt letztere eine gewisse Reaktion auf Husserls Bewußtseinsphilosophie dar. Durch Hinwendung des Fokus zu den vorprädikativen bzw. präpositionalen Bestimmungen des Daseins, d.h. dessen nicht erlebtes, sondern gelebtes Entwerfend-Geworfensein bzw. In-Sein, Mit-Sein, Leib-Sein, „être-au-monde" (Merleau-Ponty 1966), „être-pour-soi" und „être-pour-l'autre" (Sartre 1962), ist in der psychiatrischen Daseinsanalyse – gleiches gilt für existenzanalytische Ansätze – anthropologisch gesehen mehr als in den konstitutionsphänomenologischen Ansätzen der ganze Mensch in seiner Existenz, in seiner Situation und Freiheit, in den leiblichen, interpersonalen, gesellschaftlichen und historischen Bedingungen seiner Existenz im Blick.

Diese Richtungen kennzeichnet daher meist eine größere Nähe zum individuellen Patienten, damit auch zur Therapie, während, wie wir sehen werden, die konstitutionsphänomenologischen Ansätze neuerdings in eine zunehmende Verbindung zu empirisch-experimentellen und kognitiven Forschungsansätzen treten. Auch wenn mit dem Begriff des Daseins ontologisch eine „transanthropologische Matrix" (Blankenburg 1967) intendiert ist, scheint uns das eher anthropologische, aber an einer „natürlich-ontologischen Erfahrung" (Szilasi 1961) orientierte methodische Vorgehen Binswangers zu berechtigen, seine Daseinsanalyse bei den phänomenologisch-anthropologischen Ansätzen einzuordnen. Auf die Problematik der Differenz des Ontischen und Ontologischen können wir hier nicht eingehen.

Kennzeichen daseinsanalytischer Ansätze

Die Daseinsanalyse versucht bei verschiedenen psychiatrischen Störungsbildern, die Abwandlung der Grundverfassung des Daseins, d.h. das In-

Hermeneutische Kommunikation mit dem Patienten

der-Welt-Sein in der Abwandlung seiner Strukturglieder, zu beschreiben. Solche Strukturglieder sind z. B. seine Geschehnischarakter aufweisende Zeitigung und Räumlichung, sein Selbst- und Mit-Seins. Durch „hermeneutische Kommunikation" (Binswanger 1958) mit dem Patienten versucht die Daseinsanalyse auf dem Hintergrund der allgemeinen, d. h. apriorischen Grundstruktur menschlichen Daseins, indem sie diese als Führungsregel bzw. Norm benutzt, die jeweilige Seinsweise bzw. Seinsverfassung von Patienten mit bestimmten klinischen Störungsbildern zu untersuchen, bzw. sie versucht aufzudecken, welche Möglichkeiten des Daseins hier jeweils erschlossen sind. Die Daseinsanalyse begnügt sich nicht damit, etwa bei einem manischen Patienten nur dessen Ideenflucht und damit verbundene seelische Abläufe zu beschreiben, sondern sie sucht jene Form des Menschseins zu bestimmen, welche Ideenflucht, aber auch Wahn, Halluzination etc. überhaupt erst ermöglicht.

Erkennen eines Ordnungsprinzips des Daseins

Bei der Beschreibung unterschiedlicher Formen des In-der-Welt-Seins einheitlicher Daseinsformen geht es um so etwas wie das Erkennen eines Ordnungsprinzips (Kuhn 1963), das aber nach Binswanger (1958) nicht als ein logisches Prinzip, sondern als ein Eidos oder anschauliches Schema aufzufassen ist. Soweit sich die Daseinsanalyse auf die Lebensgeschichte eines Patienten bezieht, geht es hier um die Aufdeckung eines Daseinsstils, um den Zusammenhang einer ganzen Lebensführung (Kuhn 1963), von der her bestimmte Erlebnisweisen und Motive verständlich werden.

Psychiatrische Daseinsanalyse

Mit der psychiatrischen Daseinsanalyse soll nach Binswanger (1958) der Verstehenshorizont auf seinen apriorischen Verstehenshorizont, d. h. auf die apriorische Gefügestruktur und den apriorischen Daseinsgang hin, überschritten werden. Sie versteht sich jedoch grundsätzlich als Erfahrungswissenschaft „mit einer eigenen Methode und einem eigenen Exaktheitsideal" (Binswanger 1961, S. 191; hierzu Szilasi 1961). Auf die Daseinsanalyse im Sinne von Boss (1951), für den Phänomenologie eine „methodenfreie Wesensschau der Dinge" ist (Holzhey-Kunz 1990, S. 94) können wir hier nicht eingehen.

Sartres „psychoanalyse existentielle"

Von den vielfältigen Einflüssen französischer Phänomenologen, wie Merleau-Ponty, Sartre, Ricoeur, Levinas und anderen auf die Psychiatrie, können wir hier nur auf Sartres (1962) „psychoanalyse existentielle" hinweisen, die neben seiner Problematisierung des Unbewußten, der Scham, der Schuld, der Emotionen und anderer wichtiger psychiatrischer Themen als empirische Methode für die Erhellung der psychischen Konstitution eines individuellen Daseins oder eines Daseinstypus für die phänomenologisch-anthropologische Psychiatrie bedeutsam geworden ist und darin – wenn auch weniger bekannt – durchaus mit der Daseinsanalyse verglichen werden kann. Die „psychoanalyse existentielle" geht davon aus, daß sich das Individuum trotz aller Heterogenität seiner ererbten und erworbenen biologischen und psychischen Eigenschaften und Dispositionen in jedem Moment als eine personale Einheit entwirft und begreift. Es gibt danach eine ursprüngliche Wahl („choix originelle") des Individuums, die in allen seinen Verhaltensweisen, Neigungen und Strebungen als Wahl einer Ganzheit, d. h. in einer bestimmten Art des Existierens, zum Ausdruck kommt. Diese nicht thetische, sondern präreflexive Wahl ist nach Sartre (1962), weil sie sich auf die Grundrelation des Seins bezieht, als Seinswahl viel grundlegender als etwa die Sexualität oder der Wille zur Macht.

Die Bedeutung der „psychoanalyse existentielle" für die Psychiatrie liegt u. a. darin, in den traditionellen Klassifikationseinheiten und darüber hinausgehend eidetische bzw. Wesenseinheiten im Sinne existentieller Typen (Kraus 1977, 1996c) aufzufinden. Als Kriterium eines solchen Typus dient die Anzahl der psychopathologischen Tatbestände, die unter der Hypothese einer bestimmten Seinsbeziehung auf einen Nenner gebracht werden können. Dabei bleibt die Frage der Bedingtheit bzw. der Kausalität eines solchen Typus ausgespart. Die „existentiellen Typen" können wie auch die Formen des In-der-Welt-Seins der Daseinsanalyse hinsichtlich des Selbst-Seins (Authentizität), des Mit-Seins mit anderen, des Leib-Seins, der Zeitlichkeit etc. sowohl lediglich strukturell als bestimmte Modi des jeweiligen In-der-Welt-Seins als auch im Sinne eines existentiellen Selbstvollzuges gelesen werden. Im letzteren Sinne können sie unmittelbare Hinweise für die Rehabilitation und Psychotherapie geben.

Bedeutung der „psychoanalyse existentielle" für die Psychiatrie

Kraus (1996c) hat Melancholiker und Hysteriker mit Hinblick auf deren Verhältnis zur sozialen Rolle, zu ihren Werthaltungen, im Verhältnis zu ihrem Leib, zu ihren Emotionen etc. als gegensätzliche existentielle Typen der Identitätsbildung dargestellt: Eine Tendenz zur Überidentifikation der Melancholiker steht einer solchen zur Nichtidentifikation Hysterischer gegenüber. In der Melancholie führt die hier gesteigerte Überidentifikation in eine Depersonalisation, die als Kern der melancholischen Störung aufgefaßt wird (Kraus 1991a, 1992).

Störungsbilder als existentielle Typen

Mit Bezug auf die „psychoanalyse des choses" Bachelards (1987) und die existentielle Analyse der dinglichen Metaphorik des Schmutzes in der Schmutzphobie (Kraus 1996a) sowie die Metaphorik bestimmter Raumqualitäten in der Agora- und Klaustrophobie (Kraus 1997a) wie auch des Technischen im technischen Wahn (Kraus 1994) lassen sich diese Störungsbilder ebenfalls als existentielle Typen bestimmter Selbst-Welt- und Mit-Welt-Bezüge charakterisieren.

5 Psychotherapie und Rehabilitationstherapie

Schon früh und bis heute hat sich die phänomenologisch-anthropologische Psychiatrie (von Gebsattel 1954; Bräutigam 1961; Condrau 1963, 1990, 1992; Blankenburg 1982, 1987, 1990; Csef 1990; Wyss 1990; Lang 1990, 1997; Holzhey-Kunz 1994c; Holm 1997) intensiv um Probleme der Psychotherapie und der Rehabilitation bzw. der Rehabilitationstherapie bemüht. Dabei stehen meistens Reflexionen über die Arzt-Patient-Beziehung und über Therapiemöglichkeiten gegenüber der Ausarbeitung von therapeutischen Techniken im Vordergrund. Der Therapeut ist hier v. a. Daseinspartner. Psychotherapie soll durch „reale" Beziehungsstiftung, durch Empathie und Erfahrung existentieller Wahrheit (Wyss 1990) wir-

Bedeutung der Arzt-Patient-Beziehung

ken. Dies hat eine besondere Kultur des Umganges mit dem Patienten (Mundt 1989) hervorgebracht, die sich über diese psychiatrische Richtung hinaus ausgewirkt hat.

Das Ansetzen bei den apriorischen Grundstrukturen des Menschseins, den anthropologischen Proportionen Binswangers als polaren Strukturen der Daseinsentfaltung, ermöglicht es dem Therapeuten, sich mit den Patienten partiell zu identifizieren (Blankenburg 1980a) und so in eine besondere Art „hermeneutischer Kommunikation" mit ihm einzutreten (Binswanger 1958).

Konstitutive Psychotherapie

Blankenburg (1982) sieht in der phänomenologischen Konstitutionsanalyse die Möglichkeit einer „konstitutiven Psychotherapie". Diese fragt sowohl danach, wie sich etwas als etwas für jemanden konstituiert, als auch danach, wie sich jemand als jemand für jemanden konstituiert. Es geht darum, eine Epoché (Einklammerung) der Selbst- und Weltbezüge des Patienten zu vollziehen, um Prozesse des Aufbaus von Wirklichkeit für ihn zu realisieren und an ihnen zu arbeiten, auch um evtl. Konstitutionshilfe zu leisten. Entscheidend ist aber, daß auch der Therapeut zu einer Epoché seines eigenen Selbst- und Weltverhältnisses bereit ist, um jenen besonderen Raum herzustellen, der es ihm ermöglicht, in die andersartige Form des In-der-Welt-Seins etwa Psychotischer „überzusetzen" (Blankenburg 1979, 1982). Blankenburg (1987, 1991a) sieht auch Möglichkeiten, von phänomenologischen Ansätzen her Verfahren eines Intentionalitätstrainings und einer Provokation von Perspektivenbeweglichkeit zu entwickeln, die etwa bei halluzinatorischen und wahnhaften Patienten mit ihrer Fixierung auf ein bestimmtes Thema bzw. mit ihrer „Wahrnehmungsstarre" (Matussek, s. Blankenburg 1987) eingesetzt werden können.

Intentionalitätstraining und Perspektivenbeweglichkeit

Paradoxe Intervention

Phänomenologisch-anthropologisch orientierte Psychotherapieformen sind mehr als konditionsanalytische Psychotherapien auf die Eigenverantwortlichkeit des Patienten ausgerichtet. Sie betonen seine zumindest relative Autonomie, indem sie ihm neue Seinsmöglichkeiten zumuten und zuspielen (Blankenburg 1997). So wird etwa in der von Frankl (1959) eingeführten und von Blankenburg (1990) in abgewandelter Form propagierten paradoxen Intervention, einer quasi aktiven Hervorbringung des vorher passiv erlittenen Symptoms, an die Autonomie des Patienten appelliert. Der Therapeut sieht sich als jemand, der Zukunftweisendes ermöglicht. Diese therapeutischen Ansätze sind daher weniger an der Vergangenheit als an der Zukunft orientiert (Blankenburg 1989), entsprechend der großen Bedeutung, welche dem Zeiterleben und der Zeitigung (Alonso-Fernandez 1982; Bollnow 1963; Bühler 1986; Kobayashi 1989; Kraus 1985, 1998a; Minkowski 1971, 1972; Mooij 1995; Mundt et al. 1998; Kimura 1982; Pauleikhoff 1979; Csef 1985) sowie dem Raumerleben und der Räumlichung (Tellenbach 1987; Fuchs 1994, 1998) bei Neurosen und Psychosen von phänomenologisch-anthropologischen Autoren eingeräumt wird.

Prätherapie

Ganz in der Tradition der phänomenologischen Psychologie und Psychiatrie stehend, betrachtet sich die von Prouty begründete und von Van Werde und Pörtner (Prouty et al. 1998) weiterentwickelte Prätherapie. Sie sieht ihre Indikation v. a. bei langjährig hospitalisierten chronifizierten Schizophrenen. Ausgehend von Minkowskis (1971, 1972) These der mangelnden vitalen Kontakte zwischen Person und Realität als Hauptmerkmal der Schizophrenie versucht diese Therapieform, den Patienten durch sog. Kontaktreflexionen (Ansprechen der Situation bzw. des Gesichtsausdrucks, Wiedergeben der Körperhaltung, wörtliches Wiederholen des vom Patienten Gesprochenen etc.) wieder in Kontakt mit der Realität, mit sich selbst und mit anderen zu bringen und dann diese Kontaktfunktionen zu stärken.

Die „psychoanalyse existentielle" Sartres (1962) stellt bisher noch wenig genutzte Möglichkeiten zur Verfügung, um die „ursprüngliche Wahl" (s. oben), den grundlegenden Entwurf eines Individuums bzw. von Menschen mit bestimmten Neurosen (Kraus 1996c, 1997a, 1998b), Persönlichkeitsstörungen und Psychosen (Kraus 1996c, 1977, 1998a) zu erhellen, um von dort her jeweilige konkrete typische Verhaltens- und Erlebensweisen zu verstehen und damit einen therapeutischen Leitfaden für neue Seinsmöglichkeiten zu finden. Kraus (1997b) hat auf der Basis der „psychoanalyse existentielle" eine Identitätstherapie Melancholischer und Manisch-Depressiver entwickelt, die von der schon genannten Überidentifikation dieser Patienten mit ihren sozialen Rollen, raumzeitlichen Gegebenheiten (Wohnung) etc. ausgeht. Diese äußert sich auch im Sozialverhalten dieser Patienten, nämlich in einer hypernomischen, d.h. übergenauen Erfüllung sozialer Normen bzw. Rollenerwartungen und in einer emotionalen und kognitiven Ambiguitätsintoleranz (Kraus 1988), die der Aufrechterhaltung der in bestimmten Rollenbezügen gefundenen eigenen Identität dient. Anhand dieses auch empirisch abgesicherten Konzeptes ist es möglich, eine theoriegeleitete psychotherapeutische Führung dieser Patienten vorzunehmen und bestimmte Maßnahmen für die Phasenprävention und Rehabilitation dieser Patienten zu ergreifen.

Identitätstherapie

Es sind v.a. Analysen der transzendental-intersubjektiven Konstitution der Lebenswelt bzw. der Identitätsbildung bei den endogenen Psychosen, die zu praktischen Folgerungen für die Rehabilitation dieser Patienten geführt haben. Der Begriff des „leistenden Lebens", worunter Husserl (1954, 1986) in seinem Spätwerk das gesamte Strukturgefüge sinngebender Akte, die eine Welt bzw. „Welthabe" konstituieren, versteht, bzw. Heideggers (1963) In-der-Welt-Sein als Leistung haben Blankenburg (1970) veranlaßt, für einen umfassenderen, solche kategoriale Leistungen einschließenden Leistungsbegriff zu plädieren. Durch diesen ist es möglich, v.a. Leistungseinbußen und Erschöpfungszustände in schizophrenen Defektsyndromen, z.B. das Apathiesyndrom (Mundt 1985), unter dem Aspekt einer Defizienz kategorialer Leistungen so zu kennzeichnen, daß diese genauer von rein körperlich bedingter Leistungsinsuffizienz und Erschöpfung abgegrenzt werden können, als dies etwa unter dem Aspekt eines energetischen Potentialverlustes (Conrad 1958) oder einer dynamischen Insuffizienz (Janzarik 1959) möglich ist.

Notwendigkeit der Erweiterung des Leistungsbegriffs

Schizophrene müssen nach Blankenburg (1970) die Kohärenz von Ich und Welt, die für Gesunde grundgegebene natürliche Selbstverständlichkeit der Einbettung einer Leistung in der gemeinsamen Lebenswelt, den Zugang zur Realität bzw. zum Alltag, als kategoriale Leistung zur eigentlichen konkreten Leistung noch „mitleisten", wodurch sie häufig überfordert sind. Dies führt zu einem Ineinandergreifen von körperlicher und kategorialer Erschöpfung in der Weise, daß kategoriales Versagen als körperliche Schwäche, körperliche Anstrengung als Ich-Verlust erfahren wird.

6 Phänomenologisch-anthropologische sowie daseinsanalytische Ansätze und empirisch-objektivierende Wissenschaften

Beziehung von empirischen und eidetischen Wissenschaften

Zwischen Wesenswissenschaft und Tatsachenwissenschaft besteht in gewissem Sinne ein einseitiges Verhältnis, insofern als nach Husserl (1954) jede eidetische Wissenschaft prinzipiell von Tatsachenwissenschaften unabhängig sein kann, keine empirische Wissenschaft jedoch ganz frei sein kann von eidetischen Erkenntnissen. Die empirischen Wissenschaften können von eidetischen Wissenschaften nicht ganz unabhängig sein, weil jede Tatsachenwissenschaft wesentliche theoretische Fundamente in eidetischen Ontologien hat (z. B. die Naturwissenschaften in der Ontologie der Natur) (Husserl 1950, Bd. I, S. 111). Sie schöpfen nicht nur ihre Grundkategorien direkt oder indirekt aus der Lebenswelt (Husserl 1954), auch die Interpretation empirischer Daten ist häufig auf einen Bezug zu dieser angewiesen.

Problem des Reduktionismus

Empirisch-objektivierende Ansätze werden häufig als reduktionistisch, phänomenologisch-anthropologische als ganzheitlich charakterisiert. Es muß dabei jedoch zwischen einem methodischen und einem ontologischen Reduktionismus unterschieden werden. Methodisch verhalten sich die empirischen Wissenschaften beim Menschen als Untersuchungsobjekt häufig zwangsläufig reduktiv, sofern sie von seiner vollen Wesenswirklichkeit, etwa von seiner Subjektivität und Geschichtlichkeit, abstrahieren. Der Gefahr eines ontologischen Reduktionismus ist jedoch eine Wesenswissenschaft nicht weniger als eine empirische Wissenschaft ausgesetzt.

Zirkelverhältnis problemorientierter und methodenzentrierter empirischer Forschung

Durch ihre primär heuristische Ausrichtung auf das Wesen des Menschen kommt der phänomenologisch-anthropologischen bzw. daseinsanalytischen Psychiatrie im Rahmen der wissenschaftlichen Bemühungen in der Psychiatrie allerdings insofern eine Sonderstellung zu, als es eine ihrer Aufgaben ist, den Reduktionismus empirisch-objektivierender Ansätze aufzuzeigen, um für diese durch Hinweis auf das umfassendere „Wesen" eines Sachverhaltes neue Fragen und Dimensionen zu erschließen, aber auch um die jeweilige Objektrelevanz einer Objektivität aufzuzeigen. In diesem Zusammenhang sei an die von Jaspers (1965) herausgestellte heuristische Funktion der phänomenologisch-eidetisch gewonnenen Idealtypen für die empirische Forschung erinnert. Insofern besteht zwischen problemorientierter (z. B. phänomenologisch-anthropologischer) und methodenzentrierter empirischer Forschung ein Zirkelverhältnis. Mundt (1989) spricht von einem Wechselschrittverhältnis zwischen hermeneutisch-ganzheitlichem Sehen und empirisch-entfremdendem Objektivieren. Häufig geht die qualitative Forschung einer quantitativen Forschung voraus, kann ihr aber auch in der Interpretation der Ergebnisse folgen.

Daß die psychiatrischen Partialwissenschaften in Teilbereichen oft zunehmend anthropologischer, d. h. dem Wesen des Menschen adäquater, geworden sind, hängt nicht nur mit dem Einfluß phänomenologisch-anthropologischer oder anderer „humanistischer" Ansätze zusammen, sondern hat sich häufig aus den Aporien der eigenen Befunde heraus entwickelt. Als Beispiel erwähnen wir nur die Life-event-Forschung, die sich zunehmend gezwungen sah, die persönlichkeitsspezifische Sensitivität für traumatische Ereignisse zu berücksichtigen.

„Anthropologisierung" psychiatrischer Untersuchungsfelder

Da jedoch der Mensch kein ausschließliches Naturobjekt sein kann und daher eine „grundsätzliche Nichtobjektivierbarkeit alles Seelischen" (Herzog 1994) besteht (die jedoch u. E., sofern man Seelisches und Psychisches unterscheidet, nur für Seelisches in einem engeren Sinne gelten kann), kann die phänomenologisch-anthropologische bzw. daseinsanalytische Psychiatrie in ihrer Orientierung an der Subjektivität und Freiheit des Menschen neben ihrer auxiliären Funktion für die empirischen Wissenschaften nicht nur eine methodische, sondern auch eine systematische Selbständigkeit beanspruchen.

Wissenschaftliche Selbständigkeit der phänomenologisch-anthropologischen Psychiatrie

Gegenüber der Festlegung des Menschen auf eine jeweils auf verschiedene Weise vorher bestimmte Objektivität in den empirischen, adäquater als objektivierend gekennzeichneten Wissenschaften lassen die oben genannten Wissenschaften den Menschen in all seinen Überstiegsmöglichkeiten sein, was er ist. Sie treten damit in eine Offenheit des Fragens ein, die nicht nur ihre Stärke, sondern, etwa durch die größeren Schwierigkeiten ihrer Planbarkeit z. B. im Rahmen von Forschungsprojekten, auch ihre Schwäche ist. Von den vielfältigen fruchtbaren Beziehungen von phänomenologisch-anthropologischen und objektivierenden Forschungsansätzen sei hier nur auf die Persönlichkeitsforschung bei Manisch-Depressiven (s. Mundt et al. 1996; Kraus 1991c, 1996d) und auf empirische Untersuchungen zum Zeiterleben und zur Zeitlichkeit Melancholischer (Mundt et al. 1998) und Manischer hingewiesen.

7 Phänomenologie, kognitive Theorie und kognitive Neurowissenschaft

Zwischen den phänomenologischen Richtungen und kognitiven Ansätzen in der Psychologie und Psychiatrie bestehen vielfache, noch unzureichend aufgedeckte historische und systematische Beziehungen. So hat die relativ frühe Hervorhebung der individuellen Erfahrungen und der Bedeutungssetzungen des Subjekts bei Husserl (1950), Jaspers (1965), Binswanger (u. a. 1955a, 1961), Minkowski (1971, 1972), Straus (1963, 1978a) und anderen Vertretern phänomenologisch-anthropologischer Richtungen später ihre Entsprechung u. a. in der „personal construct theory" Kellys (1955) und in der kognitiven Theorie von Beck (1970) gefunden. Wir erwähnen nur Straus, der mit seiner in der frühen Monographie *Geschehnis und Erlebnis* (1978a, erste Auflage 1930) und in sei-

Vorläufer der zeitgenössischen kognitiven Psychologie

nem Hauptwerk *Vom Sinn der Sinne* (1978b, erste Auflage 1956) vertretenen Auffassung einer individuell und kulturell konstituierten Erfahrungswelt sowie mit seinem Konzept einer „repräsentativen Bedeutung" traumatischer Ereignisse als einer der Vorläufer der zeitgenössischen kognitiven Psychologie angesehen werden kann.

Wechselseitige Beeinflussung von Phänomenologie und Kognitionswissenschaft

Wechselseitig sich befruchtende Beziehungen werden v. a. zwischen der Phänomenologie, hier v. a. der Konstitutionsphänomenologie im Sinne Husserls, in ihrer ursprünglichen Gestalt geradezu als Kognitionswissenschaft angesehen, und den kognitiven Neurowissenschaften gesehen, so von Baumgartner et al. (1996), Wiggins u. Spitzer (1997), Gallagher (1997), Moss (1981) und Naudin et al. (1997).

„Internalismus" vs. „Externalismus"

Phänomenologische, insbesondere existentialanthropologische Ansätze stellen jedoch nach wie vor eine große Herausforderung für die kognitiven Wissenschaften dar. Ein Hauptunterschied besteht in dem dualen Status des Mentalen und der Welt, den die Phänomenologie nicht übernimmt, da das Bewußtsein in gewissem Sinne immer schon verkörperlicht und sozialisiert „in der Welt" ist. Die kognitiven Wissenschaften tendieren demgegenüber mit Worten von Gallagher (1997) zumindest implizit zum „Internalismus". Die Phänomenologie wäre demgegenüber eher als „Externalismus" zu kennzeichnen, wie dies an Heideggers (1963) Begriff des In-der-Welt-Seins und dem der verkörperten Existenz (Merleau-Ponty 1966) besonders deutlich wird. Kognitives Verhalten ist nicht primär, sondern sekundär im Verhältnis zu einem primären Involviertsein in eine bereits präkognitiv bedeutungsvolle Welt.

Kritische Revision kognitiver Ansätze

Aus der Analyse des präkognitiven, präprädikativen Welt- und Mit-Welt-Bezuges resultiert bei einer Reihe von phänomenologisch-anthropologischen Autoren eine kritische Revision kognitiver Ansätze u. a. beim Wahn (Sass 1992; Kraus 1991a, 1994, 1996b; Lopez-Ibor 1982; Schwartz u. Wiggins 1992), bei den Halluzinationen (Blankenburg 1987; van den Berg 1982; Naudin 1997) sowie bei der Manie (Kraus 1998a). Wenn in den Kognitionswissenschaften einerseits eine Tendenz zu wissenschaftlichen Erklärungen auf der subpersonalen Ebene besteht, so werden nach Gallagher (1997) zugleich subpersonale bzw. subintentionale Prozesse im Sinne eines Isomorphismus häufig so behandelt, als würden sie von intentionalen Regeln gesteuert mit der Gefahr, diese zu anthropomorphisieren und zu intentionalisieren.

Neurophänomenologie

Es ist Varela (1996), der eine Neurophänomenologie vorschlägt, sicherlich zuzustimmen, wenn er sagt, es käme darauf an, nicht nur Korrespondenzen und Korrelationen, sondern auch Gegensätze zwischen phänomenologischen und kognitiven Ansätzen – einschließlich der kognitiven Neurowissenschaften – aufzuzeigen, damit beide Forschungsorientierungen einander bereichern, gegenseitig erhellen, sich aber auch voneinander abgrenzen können.

8 Diagnostik und Klassifikation

Die von dem Philosophen Hempel (1965) auf der Basis des logischen Empirismus vorgezeichnete Glossardiagnostik des DSM (APA 1994), aber auch analog jene der ICD (Dilling et al. 1991), hat durch Anwendung der Verfahren der multivariaten Statistik, wie der Faktoren- und der Clusteranalyse, aber auch durch Konsens- und Kompromißbildung zu ganz neuen diagnostischen Einheiten geführt, die im Verhältnis zu den traditionellen Einheiten zu einer zunehmenden Taxonomiekrise geführt haben.

DSM und ICD

Die Glossardiagnostik setzt an die Stelle intuitiv-eidologischer Akte weitgehend die Generierung sog. Diagnosekriterien und die Einführung algorithmischer Entscheidungsbäume. Damit wird die ursprünglich „hermeneutische Natur des diagnostischen Prozesses" (Spitzer 1994) mit ihren im Verhältnis von Teil und Ganzem antizipatorisch-proleptischen und rückläufigen Akten hintangesetzt (Kraus 1996b).

Vernachlässigung der hermeneutischen Natur des diagnostischen Prozesses

Phänomenologisch ist davon auszugehen, daß uns in der diagnostischen Ausgangssituation in der Psychiatrie primär Phänomene eines bestimmten In-der-Welt-Seins und Krankseins gegeben sind, die wir erst mit Bezug auf das medizinische Krankheitsmodell auf Symptome bzw. Kriterien einer Krankheit reduzieren. Diese erste Intuition des Ganzen eines bestimmten In-der-Welt-Seins ist mehr als nur eine charakteristische Symptomkombination, wie u.a. Wyrsch (1946) und Kraus (1996b) gezeigt haben. Dieses Ganze drückt sich nicht nur in sog. Ausdruckssymptomen, sondern auch in einer bestimmten Daseinsweise aus. Es kann als das Schizophrensein, Manischsein, Depressivsein der Person der Schizophrenie, Manie, Depression als Krankheit gegenübergestellt werden.

Problem der Reduktion von Phänomenen auf Symptome

Es ergeben sich damit 2 Formen der Diagnostik, eine phänomenologische und eine symptomatologisch-kriteriologische (Kraus 1991d; Ballerini 1997). Beide Diagnostiken ergänzen sich, stehen aber auch in einem gewissen Spannungsverhältnis zueinander. Was die Intuition als solche nur vage erfaßt, kann anhand der phänomenologischen Kategorien der Zeitigung, der Räumlichung, der Verkörperung, der Beziehung zum Selbst und zum anderen etc. derart typologisch differenziert werden, daß die so erfaßten Einheiten z.B. als existentielle Typen voneinander abgrenzbar sind (Kraus 1991b,d; Mishara 1994). Die Bedeutung dieser phänomenologischen Diagnostik liegt zunächst darin, daß durch diesen Bezug auf die Form des In-der-Welt-Seins ein hoher Grad an phänomenologischer Spezifität erreicht werden kann, worauf Rümke (1958), Wyrsch (1946), Müller-Suur (1958) sowie Dörr-Zegers u. Tellenbach (1980) hinwiesen, gegenüber einer weitgehenden symptomatologischen Unspezifität (Weitbrecht 1957). Solche existentiellen Typen bzw. Wesenseinheiten können ebenso wie die Idealtypen im Sinne von Jaspers (1965) zum Auffinden realer, d.h. ätiologisch begründeter Krankheitseinheiten beitragen. Durch ihren Bezug zur Lebenswelt des Kranken sind sie besonders wichtig für rehabilitative und therapeutische Maßnahmen.

Unterschiedliche diagnostische Herangehensweisen

Zusammengefaßt besteht der Beitrag der phänomenologisch-anthropologischen Richtungen in der Psychiatrie zur Diagnostik und Klassifikation u.a. darin,

Beiträge der phänomenologisch-anthropologischen Psychiatrie zur Diagnostik

1. den bisher viel zu wenig beachteten Vorgang des Diagnostizierens selbst genauer zu analysieren,
2. idealtypische und wesenstypologische Einheiten zu generieren,
3. eine kritische Reflexion bisheriger Beschreibungskategorien hinsichtlich evaluativer Elemente durchzuführen,
4. eine das vorprädikative Welt- und Mitweltverhältnis berücksichtigende phänomenologische Diagnostik voranzutreiben,
5. zur Entwicklung eines eigenen Krankheitskonzeptes für die Psychiatrie beizutragen.

Die Methoden in der Psychiatrie mögen wechseln, die Frage nach den Bedingungen der Ermöglichung psychischen Krankseins im Wesen des Menschen und nach einer diesen Bedingungen gerecht werdenden Methodik wird immer bestehen bleiben.

9 Literatur

Alonso-Fernandez F (1982) Space and time for the manic person. In: De Koning AJJ, Jenner FA (eds) Phenomenology and psychiatry. Academic Press, London, pp 165–172

APA (1994) Diagnostic and statistical manual of mental disorders, 4th edn (DSM-IV). APA, Washington, DC

Azorin JM (1996) Position du psychiatre phénoménologiste par rapport aux psychoses et aux névroses. In: Confrontations psychiatriques: Epistémologie et Psychiatrie, No. 37. Specia Rhone-Poulenc Rorer

Bachelard G (1987) Poetik des Raumes. Fischer, Frankfurt am Main

Baeyer W von (1978) Über die Bedeutung psychiatrischer Schlüsselwörter moderner Psychiatrie. In: Kraus A (Hrsg) Leib, Geist, Geschichte. Brennpunkte anthropologischer Psychiatrie. Hüthig, Heidelberg, S 29–44

Ballerini A (1997) La diagnosi in psichiatria. La nuova Italia Scientifica, Roma

Baumgartner E (ed) (1996) Phenomenology and cognitive science. Röll, Dettelbach

Beck A (1970) The core problem in depression: the cognitive trial. In: Massermann JH (ed) Depression: theories and therapies. Grune & Stratton, New York, pp 47–55

Berg JH van den (1982) On hallucinating: critical-historical overview. In: De Koning AJJ, Jenner A (eds) Phenomenology and psychiatry. Academic Press, London Toronto Sydney, pp 97–110

Binswanger L (1955a) Ausgewählte Vorträge und Aufsätze. Francke, Bern

Binswanger L (1955b) Vom anthropologischen Sinn der Verstiegenheit. Ausgewählte Vorträge und Aufsätze. Francke, Bern

Binswanger L (1958) Psychiatrisches Denken der Gegenwart in der Schweiz. J Psychol Psychother 6:175–192

Binswanger L (1960) Melancholie und Manie. Neske, Pfullingen

Binswanger L (1961) Ausgewählte Vorträge und Aufsätze, 2. Aufl. Francke, Bern

Binswanger L (1965) Wahn. Beiträge zu seiner phänomenologischen und daseinsanalytischen Erforschung. Neske, Pfullingen

Binswanger L (1992) Formen mißglückten Daseins. In: Herzog M (Hrsg) Ludwig Binswangers Ausgewählte Werke, Bd 1. Asanger, Heidelberg, S 1–443

Binswanger L (1994) Der Mensch in der Psychiatrie. In: Holzhey-Kunz A (Hrsg) Ludwig Binswanger. Ausgewählte Werke, Bd 4. Asanger, Heidelberg, S 57–72

Blankenburg W (1969) Ansätze zu einer Psychopathologie des ‚common sense'. Confinia Psychiatr 12:144–163

Blankenburg W (1970) Zur Leistungsstruktur bei chronischen endogenen Psychosen. Nervenarzt 41/12:577–587

**Blankenburg W (1971) Der Verlust der natürlichen Selbstverständlichkeit. Enke, Stuttgart

Blankenburg W (1972) Grundsätzliches zur Konzeption einer ‚anthropologischen Proportion'. Z Klin Psychol Psychother 22:322–333

Blankenburg W (1977) Die Daseinsanalyse. In: Eicke D (Hrsg) Freud und die Folgen. Kindler, Zürich (Die Psychologie des 20. Jahrhunderts, Bd III/2, S 942–964)

Blankenburg W (1979a) Phänomenologische Epoché und Psychopathologie. In: Sprondel WM, Grathoff R (Hrsg) Alfred Schütz und die Idee des Alltags in den Sozialwissenschaften. Enke, Stuttgart, S 125–139

Blankenburg W (1979b) Towards a more man-centered psychiatry. In: Schäfer KE (ed) A new image of man in medicine, vol 3. Futura, Mt. Kisko New York

**Blankenburg W (1980a) Anthropologisch orientierte Psychiatrie. In: Peters UW (Hrsg) Ergebnisse für die Medizin, Teil 2: Psychiatrie. Kindler, Zürich (Die Psychologie des 20. Jahrhunderts, Bd X, S 182–197)

Blankenburg W (1980b) Phenomenology and psychopathology. J Phenomenol Psychol 1:50–78

Blankenburg W (1981) Wie weit reicht die dialektische Betrachtungsweise in der Psychiatrie. Z Klin Psychol Psychopathol Psychother 29:45–66

Blankenburg W (1982) Zur Indikation hermeneutischer Methoden in der Psychotherapie am Paradigma der Daseinsanalyse. In: Helmchen H, Linden M, Rüger U (Hrsg) Psychotherapie in der Psychiatrie. Springer, Berlin Heidelberg New York, S 41–46

Blankenburg W (1983) Der Leib als Partner. Psychother Psychosom Med Psychol 33:206–212

**Blankenburg W (1987) Phänomenologisch-anthropologische Aspekte von Wahn und Halluzination. In: Olbrich HM (Hrsg) Halluzination und Wahn. Springer, Berlin Heidelberg New York Tokio, S 77–101

Blankenburg W (1989) Futur-II-Perspektive in ihrer Bedeutung für die Erschliessung der Lebensgeschichte des Patienten. In: Blankenburg W, Heinrich K, Peters UH, Neundörfer B (Hrsg) Biographie und Krankheit. Thieme, Stuttgart, S 76–84

Blankenburg W (1990) Wirkfaktoren paradoxen Vorgehens in der Psychotherapie. In: Lang H (Hrsg) Wirkfaktoren der Psychotherapie. Springer, Berlin Heidelberg New York Tokio, S 122–138

Blankenburg W (1991a) Perspektivität und Wahn. In: Blankenburg W (Hrsg) Wahn und Perspektivität. Enke, Stuttgart, S 4–28

Blankenburg W (1991b) Phänomenologie als Grundlagendisziplin der Psychiatrie. Fundam Psychiatr 5:92–101

Blankenburg W (1995) Das Sich-Befinden zwischen Leiblichkeit und Gefühl. In: Grossheim M (Hrsg) Leib und Gefühl. Beiträge zur Anthropologie. Akademieverlag, Berlin, S 201–214

Blankenburg W (1997) „Zumuten" und „Zumutbarkeit" als Kategorien psychiatrischer Praxis. In: Krisor M (Hrsg) Was du nicht willst, dass man dir tut … . Roderer, Regensburg, S 21–48

Blankenburg W, Haltenhoff H (1994) Selbst und Leib. Psycho 20:48–51

Bollnow OF (1963) Mensch und Raum. Kohlhammer, Stuttgart

Boss M (1951) Beitrag zur daseinsanalytischen Fundierung des psychiatrischen Denkens. Schweiz Arch Neurol Psychiatr 67/1:15–19

Braun HJ (Hrsg) (1992–1994) Ludwig Binswanger. Ausgewählte Werke, Bd 1–4. Asanger, Heidelberg

Bräutigam W (1961) Psychotherapie in anthropologischer Sicht. Enke, Stuttgart

Bühler KE (1986) Zeitlichkeit als psychologisches Prinzip. Über Grundfragen der Biographie-Forschung. Janus, Köln

Buytendijk FJJ (1967) Prolegomena einer anthropologischen Physiologie. Müller, Salzburg

Callieri B, Castellani A (1981) On the psychopathology of the life-world. In: Bello AA (ed) Analecta Husserliana. Reidel, Dordrecht London, pp 172–202

Condrau G (1963) Daseinsanalytische Psychotherapie. Huber, Bern Stuttgart

Condrau G (1990) Heilfaktoren in der daseinsanalytischen Psychotherapie. In: Lang H (Hrsg) Wirkfaktoren der Psychotherapie. Springer, Berlin Heidelberg New York Tokio, S 150–155

Condrau G (1992) Daseinsanalyse. In: Battegay R (Hrsg) Handwörterbuch der Psychiatrie. Enke, Stuttgart, S 101–105

Conrad K (1958) Die beginnende Schizophrenie. Thieme, Stuttgart

Corin EE (1990) Facts and meaning in psychiatry. An anthropological approach to the lifeworld of schizophrenics. Cult Med Psychiatry 14:153–188

Csef H (1985) Zum Zeiterleben des Zwangskranken. In: Bühler KH, Weiss H (Hrsg) Kommunikation und Perspektivität. Königshausen & Neumann, Würzburg, S 127–138

Csef H (1990) Anthropologisch-integrative Psychotherapie. Fundam Psychiatr 4:18–26

De Koning AJJ, Jenner FA (eds) (1982) Phenomenology and psychiatry. Academic Press, London

Dilling H, Mombour W, Schmidt MH (1991) Internationale Klassifikation psychischer Störungen: ICD-10. Huber, Göttingen

Dörr-Zegers O (1995) Psychiatría antropológica. Editorial Universitaria, Santiago de Chile

Dörr-Zegers O, Tellenbach H (1980) Differentialphänomenologie des depressiven Syndroms. Nervenarzt 51:113–118

Edie JM (1966) Phenomenology and psychiatry: the need for a „subjective method" in the scientific study of human behavior. In: Baeyer W von, Griffith RM (Hrsg) Conditio Humana. Springer, Berlin Heidelberg New York, pp 55–73

Embree L, Behnke EA, Carr D et al. (1997) Encyclopedia of phenomenology. Kluwer, Dordrecht Boston London

Fédida P, Schotte J (1991) Psychiatrie et existence, 2nd edn. Millon, Grenoble

Figueroa-Cave G (1996a) Hacia una antropología psiquitrica. Rev Chil Neuropsiquiatr 34:131–137

Figueroa-Cave G (1996b) Los fundamentos filosophicos. Rev Chil Neuropsiquiatr 34:381–390

Figueroa-Cave G (1997a) Hacia una antropologia psiquitrica. III. Los hallazgos psiquitricon. Rev Chil Neuropsiquiatr 35:7–15

Figueroa-Cave G (1997b) Towards a psychiatric anthropology. III. The psychiatric findings. Rev Chil Neuropsiquiatr 35:7–15

Frankl VE (1959) Grundriß der Existenzialanalyse und Logotherapie. In: Frankl VE, Gebsattel VE, Schultz JH (Hrsg) Handbuch der Neurosenlehre und Psychotherapie. Urban & Schwarzenberg, München

Frankl VE (1984) Der leidende Mensch, 2. Aufl. Huber, Bern Stuttgart Toronto

Fuchs T (1994) Die Welt als Innenraum. Kafkas „Bau" als Paradigma paranoider Räumlichkeit. Nervenarzt 65:470–477

Fuchs T (1998) Phänomenologie des Leib- und Raumerlebens. Habilitationsschrift, Universität Heidelberg

Gallagher S (1997) Mutual enlightment: recent phenomenology in cognitive science. J Consciousn Stud 4/3:195–214

Gebsattel V von (1954) Prolegomena einer medizinischen Anthropologie. Springer, Berlin Göttingen Heidelberg

Gehlen A (1966) Der Mensch. Athenäum, Frankfurt am Main Bonn

Glatzel J (1978) Allgemeine Psychopathologie. Enke, Stuttgart

Glatzel J (1981a) Spezielle Psychopathologie. Enke, Stuttgart

Glatzel J (1981b) Zum Problem der Krankheitseinsicht in der Psychiatrie seit Jaspers. In: Burchard JM (Hrsg) Psychopathologie. Schattauer, Stuttgart, S 133–145

Gros Azorin C (1997) Phénoménologie et expérience psychiatrique chez Ludwig Binswanger. Thèse de Doctorat, Université de Paris XII-Val de Marne

Hegel GWF (1952) Phänomenologie des Geistes (Sämtliche Werke, Bd 5; Hoffmeister, Hamburg)

Heidegger M (1963, ^{1}1927) Sein und Zeit, 10. Aufl. Niemeyer, Tübingen

Heimann H (1994) Psychiatrie und Anthropologie in Geschichte und Gegenwart. Fundam Psychiatr 8:60–64

Hempel CG (1965) Fundamentals of taxonomy. In: Neurath O, Carnap R, Morris C (eds) Aspects of scientific explanation and other essays in the philosophy of science. The Free Press, New York, pp 137–154

**Herzog M (1994) Weltentwürfe. Ludwig Binswangers phänomenologische Psychologie. de Gruyter, Berlin New York

Herzog M, Graumann CF (Hrsg) (1991) Sinn und Erfahrung. Phänomenologische Methoden in den Humanwissenschaften. Asanger, Heidelberg

Holm-Hadulla R (1997) Die psychotherapeutische Kunst. Vandenhoeck & Ruprecht, Göttingen

Holzhey-Kunz A (1990) Ludwig Binswanger: Daseinsanalyse als wissenschaftlich exakte Untersuchung von Weltentwürfen. Daseinsanalyse 7:81–101

**Holzhey-Kunz A (1994a) Die Daseinsanalyse und ihre Aufgabe einer Hermeneutik psychopathologischer Phänomene. Passagen, Wien

Holzhey-Kunz A (1994b) Einleitung der Herausgeberin. In: Holzhey-Kunz A (Hrsg) Ludwig Binswanger. Ausgewählte Werke. Der Mensch in der Psychiatrie. Ansanger, Heidelberg, S 1–55

Holzhey-Kunz A (1994c) Leiden am Dasein. Die Daseinsanalyse und die Aufgabe einer Hermeneutik psychopathologischer Phänomene. Passagen-Verlag, Wien

Husserl E (1950–1996) Husserliana, Bd I–XXIV. Nijhoff, Den Haag

Husserl E (1954) Die Krisis der europäischen Wissenschaften und die transzendentale Phänomenologie. Eine Einleitung in die Phänomenologie. (Husserliana, Bd VI; Nijhoff, Den Haag)

Husserl E (1986) Phänomenologie der Lebenswelt. (Ausgewählte Texte, Bd II; Reclam, Stuttgart)

Janzarik W (1959) Dynamische Grundkonstellationen in endogenen Psychosen. Springer, Berlin Göttingen Heidelberg

Janzarik W (1988) Strukturdynamische Grundlagen der Psychiatrie. Enke, Stuttgart

Jaspers K (1965, ^{1}1913) Allgemeine Psychopathologie, 8. Aufl. Springer, Berlin Heidelberg New York

Kelly GA (1955) The psychology of personal constructs. Norton, New York

Kimura B (1975) Schizophrenie als Geschehen des Zwischenseins. Nervenarzt 46:434–439

Kimura B (1980) Phänomenologie des Zwischen – Zum Problem der Grundstörung der Schizophrenie. Z Klin Psychol Psychopathol Psychother 28:34–42

Kimura B (1982) Zeit und Psychose. In: Janzarik W (Hrsg) Psychopathologische Konzepte der Gegenwart. Enke, Stuttgart, S 117–126

Kimura B (1995) Zwischen Mensch und Mensch. Strukturen japanischer Subjektivität. Wissenschaftliche Buchgesellschaft, Darmstadt

Kimura B (1996) Mögliche Beiträge des japanischen Denkens zur phänomenologischen Psychopathologie. In: Peters UH, Schifferdecker M, Krahl A (Hrsg) 150 Jahre Psychiatrie. Martini, Köln, S 98–100

Kimura B (1997) Ecrits de psychopathologie phénoménologique. Presse Universitaires de France, Paris

Kisker KP (1964) Kernschizophrenie und Egopathien. Nervenarzt 35:286–294

Kleinman A (1980) Major conceptual research issues for cultural (anthropological) psychiatry. Cult Med Psychiatry 4:3–13

Kobayashi T (1989) Melancholie und Zeit. Stroemfeld, Basel Frankfurt am Main

*Kraus A (1977) Sozialverhalten und Psychose Manisch-Depressiver. Enke, Stuttgart

Kraus A (1980a) Bedeutung und Rezeption der Rollentheorie in der Psychiatrie. In: Peters UW (Hrsg) Ergebnisse für die Medizin, Teil 2: Psychiatrie. Kindler, Zürich (Die Psychologie des 20. Jahrhunderts, Bd X, S 125–148)

Kraus A (1980b) Vom Umgang Manisch-Depressiver mit sozialen Normen. Med Mensch Gesellsch 5:250–255

Kraus A (1982a) Identity and psychosis of the manic depressive. In: De Koning AJJ, Jenner FA (eds) Phenomenology and psychiatry. Academic Press, London, pp 201–216

Kraus A (1982b) Rollenkonzepte in der Psychiatrie. In: Janzarik W (Hrsg) Psychopathologische Konzepte der Gegenwart. Enke, Stuttgart, S 107–116

Kraus A (1985) Zeitlichkeit in der prämorbiden Verfassung Melancholischer. In: Bühler KE, Weiss H (Hrsg) Kommunikation und Perspektivität. Königshausen & Neumann, Würzburg, S 183–191

Kraus A (1988) Ambiguitätsintoleranz als Persönlichkeitsvariable und Strukturmerkmal der Krankheitsphänomene Manisch-Depressiver. In: Janzarik W (Hrsg) Persönlichkeit und Psychose. Enke, Stuttgart, S 140–149

Kraus A (1991a) Der melancholische Wahn in identitätstheoretischer Sicht. In: Blankenburg W (Hrsg) Forum der Psychiatrie. Wahn und Perspektivität. Enke, Stuttgart, S 68–80

Kraus A (1991b) Methodological problems with the classification of personality disorders: the significance of existential types. J Pers Disord 5/1:82–92

Kraus A (1991c) Neuere psychopathologische Konzepte zur Persönlichkeit Manisch-Depressiver. In: Mundt C, Fiedler P, Lang H, Kraus A (Hrsg) Depressionskonzepte heute: Psychopathologie oder Pathopsychologie? Springer, Berlin Heidelberg New York Tokio, S 42–54

**Kraus A (1991d) Phänomenologische und symptomatologisch-kriteriologische Diagnostik. Fundam Psychiatr 5:102–109

Kraus A (1992) Lügenmotiv und Depersonalisation. In: Schmitt W, Hofmann W (Hrsg) Phänomen – Struktur – Psychose. Roderer, Regensburg

Kraus A (1994) Phenomenology of the technical delusion in schizophrenics. J Phenomenol Psychol 25/1:51–69

Kraus A (1996a) Das Problem der Freiheit im Zwang. In: Nissen G (Hrsg) Zwangserkrankungen. Prävention und Therapie. Huber, Göttingen, S 75–82

Kraus A (1996b) Die Bedeutung der Intuition für die psychiatrische Diagnostik und Klassifikation. In: Sass H (Hrsg) Psychopathologische Methoden und psychiatrische Forschung. Fischer, Jena Stuttgart, S 156–169

Kraus A (1996c) Identitätsbildung Melancholischer und Hysterischer. In: Seidler GH (Hrsg) Hysterie heute. Enke, Stuttgart, S 103–110

*Kraus A (1996d) Role performance, identity structure and psychosis in melancholic and manic-depressive patients. In: Mundt C, Goldstein MJ, Hahlweg K, Fiedler P (eds) Interpersonal factors in the origin and course of affective disorders. Gaskell, London, pp 31–47

Kraus A (1997a) Existential and differential aspects of anxiety. In: Boer JA de (ed) Clinical management of anxiety. Decker, New York Basel, pp 63–78

Kraus A (1997b) Identitätstherapie Melancholischer. In: Mundt C, Linden M, Barnett W (Hrsg) Psychotherapie in der Psychiatrie. Springer, Wien New York, S 111–115

Kraus A (1998a) Der Sinn der Manie in identitätstheoretischer Sicht. In: Csef H (Hrsg) Sinnverlust und Sinnfindung in Gesundheit und Krankheit. Königshausen & Neumann, Würzburg

Kraus A (1998b) Das Problem der Freiheit im Zwang. In: Nissen G (Hrsg) Zwangserkrankungen. Huber, Göttingen

Kruger D (1981) An introduction to phenomenological psychology. Duquesne Univ Press, Pittsburgh

Kuhn R (1963) Daseinsanalyse und Psychiatrie. In: Gruhle HW, Jung R, Mayer-Gross W, Müller M (Hrsg) Psychiatrie der Gegenwart, Bd I/2: Grundlagen und Methoden der Klinischen Psychiatrie. Springer, Berlin Göttingen Heidelberg, S 853–902

Kunz H (1962) Die eine Welt und die Weisen des In-der-Welt-Seins. Psyche 16:58–221, 378–464, 544–560, 705–720

Lang H (1973) Die Sprache und das Unbewußte. Suhrkamp, Frankfurt am Main

Lang H (1990) Beziehung und Gespräch als psychotherapeutische Wirkfaktoren. In: Lang H (Hrsg) Wirkfaktoren der Psychotherapie. Springer, Berlin Heidelberg New York Tokio, S 36–48

Lang H (1997) Hat die Hermeneutik noch eine Chance? In: Mundt C, Linden M, Barnett W (Hrsg) Psychotherapie in der Psychiatrie. Springer, Wien New York, S 33–48

Lanteri-Laura G (1963) La psychiatrie phénoménologique. P.U.F., Paris

Lanteri-Laura G (1982) Phenomenology and a critique of the foundations of psychiatry. In: De Koning AJJ, Jenner FA (eds) Phenomenology and psychiatry. Academic Press, London, pp 51–62

Lopes RG (1996) A escolha de si-proprío. II. Encontro de antropologia fenomégica e existencial. Hospital do conde de ferreira, Porto

Lopez-Ibor J (1982) Delusional perception and delusional mood. A phenomenological and existential analysis. In: De Koning AJJ, Jenner FA (eds) Phenomenology and psychiatry. Academic Press, London, pp 135–154

Merleau-Ponty M (1966) Phänomenologie der Wahrnehmung. de Gruyter, Berlin

Minkowski E (1971) Die gelebte Zeit, Bd 1: Über den zeitlichen Aspekt des Lebens. Müller, Salzburg

Minkowski E (1972) Die gelebte Zeit, Bd 2: Über den zeitlichen Aspekt psychopathologischer Phänomene. Müller, Salzburg

Mishara AL (1994) A phenomenological critique of commonsensical assumption in DSM III-R: the avoidance of the patient's subjectivity. In: Sadler JZ, Wiggins OP, Schwatz MA (eds) Philosophical perspectives on psychiatric diagnostic classification. John Hopkins Univ Press, Baltimore London, pp 148–162

Mooij A (1995) Towards an anthropological psychiatry. Theor Med 16:73-91

Moss D (1981) Phenomenology and neuropsychology: two approaches to consciousness. In: Valle R, Eckartsberg R (eds) The metaphors of consciousness. Plenum, New York, pp 153-166

Müller-Suur H (1958) Die schizophrenen Symptome und der Eindruck des Schizophrenen. Fortschr Neurol Psychiatr 26:140-150

Mundt C (1984) Der Begriff der Intentionalität und die Defizienzlehre von den Schizophrenien. Nervenarzt 55:582-588

Mundt C (1985) Das Apathiesyndrom der Schizophrenen. Springer, Berlin Heidelberg New York Tokio

Mundt C (1988) Zur intentionalen Struktur einer schizophasischen Selbstdarstellung. In: Spitzer M, Uehlein FA, Oepen G (eds) Psychopathology and philosophy. Springer, Berlin Heidelberg New York Tokio, pp 85-95

Mundt C (1989) Psychopathologie heute. In: Kisker KP, Lauter H, Meyer JE, Müller C (Hrsg) Psychiatrie der Gegenwart, 3. Aufl, Bd 9: Brennpunkte der Psychiatrie. Springer, Berlin Heidelberg New York Tokyo, S 148-180

Mundt C, Goldstein MJ, Hahlweg K, Fiedler P (1996) Interpersonal factors in the origin and course of affective disorders. Dorset, Dorchester

Mundt C, Richter P, Hees H van, Stumpf T (1998) Zeiterleben und Zeitschätzung depressiver Patienten. Nervenarzt 69:38-45

Mundt C, Fiedler P, Pracht B, Rettig R (1985) InSka (Intentionalitätsskala) - ein neues psychopathometrisches Instrument zur quantitativen Erfassung der schizophrenen Residualsymptomatik. Nervenarzt 56:146-149

Natanson M (1963) Philosophische Grundfragen der Psychiatrie. In: Gruhle HW, Jung R, Mayer-Gross W, Müller M (Hrsg) Psychiatrie der Gegenwart, Bd I/2: Grundlagen und Methoden der Klinischen Psychiatrie. Springer, Berlin Göttingen Heidelberg, pp 903-925

Naudin J (1997) Phenomenology and psychiatry. The voices and the thing. PUM, Toulouse

Naudin J, Azorin JM, Stanghellini G et al. (1997) An international perspective on the history and philosophy of psychiatry: the present day influence of Jaspers and Husserl. Curr Opin Psychiatry 10:390-394

Parnas J, Bovet P (1991) Autism in schizophrenia revisited. Compr Psychiatry 32(1):7-21

Passie T (1995) Phänomenologisch-anthropologische Psychiatrie und Psychologie. Pressler, Hürtgenwald

Pauleikhoff B (1979) Person und Zeit. Im Brennpunkt seelischer Störungen. Hüthig, Heidelberg

Plessner H (1928) Die Stufen des Organischen und der Mensch. de Gruyter, Berlin Leipzig

Prouty G, Van Werde D, Pörtner M (1998) Prätherapie. Klett-Cotta, Stuttgart

Rogers CR (1973) Die klientenbezogene Gesprächspsychotherapie. Kindler, München

Rovaletti ML (ed) (1994) Psicologia y psiquiatria fenomenologica. Hipólito Irigoyen, Buenos Aires

Rümke HC (1958) Die klinische Differenzierung innerhalb der Gruppe der Schizophrenien. Nervenarzt 29:49-53

Sartre JP (1962) Das Sein und das Nichts. Rowohlt, Hamburg [Frz. Erstauflage: Sartre JP (1943) L'être et le néant. Gallimard, Paris]

Sass H (1992) Phenomenological aspects on „Zerfahrenheit" and incoherence. In: Spitzer M, Uehlein F, Schwartz MA, Mundt C (eds) Phenomenology, language and schizophrenia. Springer, New York, pp 147-159

Schäfer ML (1996) Philosophie und Psychiatrie. Die Gegebenheit des Fremdseelischen - Versuch einer epistemischen Analyse der Einfühlung. In: Peters UH, Schifferdecker M, Krahl A (Hrsg) 150 Jahre Psychiatrie. Martini, Köln, pp 315-322

Scheler M (1976) Die Stellung des Menschen im Kosmos. Nymphenburger, München

Schilder P (1968) Deskriptiv-psychologische Analyse der Depersonalisation. In: Meyer JE (Hrsg) Depersonalisation. Wissenschaftliche Buchgesellschaft, Darmstadt, S 46-141

Schmidt-Degenhard M (1986) Oneiroides Erleben bei intensivbehandelten panplegischen Polyradikulitis-Patienten. Nervenarzt 57:712-718

Schmidt-Degenhard M (1991) Zum Problem der oneiroiden Erlebnisform. Fundam Psychiatr 5:165-171

Schmidt-Degenhard M (1994) Das Imaginäre in den phantastischen Erlebniszusammenhängen. Überlegungen zu einem wenig beachteten Aspekt des Wahnproblems. Nervenarzt 65:293-295

Schmidt-Degenhard M (1995) Wahn und Imagination. Fortschr Neurol Psychiatr 63:350-357

Schmidt-Degenhard M (1997) Zur Standortbestimmung einer anthropologischen Psychiatrie. Fortschr Neurol Psychiatr 65:473-480

Schmitz H (1987) Der vergessene Leib. Z Klin Psychol Psychopathol Psychother 35:270-275

Schmoll D (1992) Vom symbiotischen Leib zum zerschnittenen Körper. Fundam Psychiatr 6:180-189

Schmoll D, Koch T (1989) Leibgefühlsstörungen in der schizophrenen Psychose. Eine Kasuistik. Nervenarzt 60:619-627

Schneider K (1950) Aufdeckung des Daseins durch die cyclothyme Depression. Nervenarzt 21:192-194

Schütz A (1962-1966) Collected papers I-III. Nijhoff, Den Haag

Schütz A, Luckmann T (1979) Strukturen der Lebenswelt, Bd 1. Suhrkamp, Frankfurt am Main

Schwartz MA, Wiggins OP (1987) Diagnosis and ideal types: a contribution to psychiatric classification. Compr Psychiatry 28/4:277-291

Schwartz MA, Wiggins OP (1992) The phenomenology of schizophrenic delusions. In: Spitzer M, Uehlein F, Schwartz MA, Mundt C (eds) Phenomenology, language and schizophrenia. Springer, New York, pp 305-318

*Spiegelberg H (1972) Phenomenology in psychology and psychiatry. Evanston, Illinois

Spitzer M (1994) The basis of psychiatric diagnosis. In: Sadler JZ, Wiggins OP, Schwartz M (eds) Philosophical perspectives on psychiatric diagnostic classification. John Hopkins Univ Press, Baltimore London, pp 163-177

Stanghellini G (1997) For an anthropology of vulnerability. Psychopathology 30:1-11

Storch A (1965) Wege zur Welt und Existenz des Geisteskranken. Hippokrates, Stuttgart

Strasser S (1964) Phänomenologie und Erfahrungswissenschaft vom Menschen. de Gruyter, Berlin

Straus E (1963) Philosophische Grundfragen der Psychiatrie. In: Gruhle HW, Jung R, Mayer-Gross W, Müller M (Hrsg) Psychiatrie der Gegenwart, Bd I/2: Grundlagen und Methoden der Klinischen Psychiatrie. Springer, Berlin Göttingen Heidelberg, S 926-1036

Straus E (1978a) Geschehnis und Erlebnis. Zugleich eine historiolo-

gische Deutung des psychischen Traumas und der Renten-Neurose. Springer, Berlin Heidelberg New York
Straus E (1978b) Vom Sinn der Sinne. Ein Beitrag zur Grundlegung der Psychologie. Springer, Berlin Heidelberg New York
Szilasi W (1959) Einführung in die Phänomenologie Edmund Husserls. Niemeyer, Tübingen
Szilasi W (1961) Die Erfahrungsgrundlage der Daseinsanalyse Binswangers. Schweiz Arch Neurol Psychiatr 67:74-82
Tatossian A (1979) Phénoménologie des psychoses. Masson, Paris New York Barcelona Mailand
Tatossian A (1996) La phénoménologie: une épistémologie pour la psychiatrie. Epistemol Psychiatr 37:177-196
Tellenbach H (1968) Geschmack und Atmosphäre. Müller, Salzburg
Tellenbach H (1983) Melancholie. Problemgeschichte, Endogenität, Typologie, Pathogenese, Klinik, 4. erw Aufl. Springer, Berlin Heidelberg New York Tokio
**Tellenbach H (1987) Psychiatrie als geistige Medizin. Verlag für angewandte Wissenschaften, München
Theunissen M (1965) Der Andere. de Gruyter, Pfullingen
Uslar D v (1991) Sein und Deutung. Bd 1: Grundfragen der Psychologie, 2. Aufl 1989, Bd 2: Das Bild des Menshcen in der Psychologie, 1989. Bd 3: Mensch und Sein, 1991. Hirzel, Stuttgart

Varela F (1996) Neurophenomenology. A methodological remedy for the hard problem. J Conscious Stud 4:330-349
Waldenfels B (1992) Einführung in die Phänomenologie. Fink, München
Weitbrecht HJ (1971) Was heißt multikonditionale Betrachtungsweise bei den Schizophrenien? In: Huber G (Hrsg) Ätiologie der Schizophrenien. Schattauer, Stuttgart New York, S 181-200
Weitbrecht JH (1957) Zur Frage der Spezifität psychopathologischer Symptome. Fortschr Neurol Psychiatr 25:41-56
Weizsäcker V von (1986) Gesammelte Schriften, Bd 1-10. Suhrkamp, Frankfurt am Main
Wiggins OP (1995) Natanson on phenomenology in psychiatry. In: Crowell SG (ed) The prism of the self. Kluwer, Dordrecht, pp 31-41
Wiggins OP, Schwartz MA, Spitzer M (1992) Phenomenological/descriptive psychiatry: The method of E. Husserl and K. Jaspers. In: Spitzer M, Uehlein F, Schwartz MA, Mundt C (eds) Phenomenology, language and schizophrenia. Springer, New York, pp 46-69
Wiggins OP, Spitzer M (1997) Cognitive science. In: Embree L, Behnke EA, Carr D et al. (ed) Encyclopedia of phenomenology. Kluwer Academy Publishers, Dordrecht Boston London, pp 101-104
Wyrsch J (1946) Über die Intuition bei der Erkennung des Schizo-

phrenen. Schweiz Med Wochenschr 46:1173-1176
Wyss D (1973) Beziehung und Gestalt. Entwurf einer anthropologischen Psychologie und Psychopathologie. Vandenhoeck & Ruprecht, Göttingen
Wyss D (1976) Die anthropologisch-existenzialontologische Psychologie und ihre Auswirkungen insbesondere auf die Psychiatrie und Psychotherapie. In: Balmer H (Hrsg) Die europäische Tradition: Tendenzen, Schulen, Entwicklungslinien. Kindler, Zürich (Die Psychologie des 20. Jahrhunderts Bd I, S 460-569)
Wyss D (1990) Heilfaktoren in der anthropologisch-integrativen Psychotherapie. In: Lang H (Hrsg) Wirkfaktoren der Psychotherapie. Springer, Berlin Heidelberg New York Tokio, S 156-163
Zutt J (1963a) Auf dem Weg zu einer anthropologischen Psychiatrie. Springer, Berlin Göttingen Heidelberg
Zutt J (1963b) Über verstehende Anthropologie. In: Gruhle HW, Jung R, Mayer-Gross W, Müller M (Hrsg) Psychiatrie der Gegenwart, Bd I/2: Grundlagen und Methoden der Klinischen Psychiatrie. Springer, Berlin Göttingen Heidelberg, S 763-852
Zutt J, Kulenkampff C (Hrsg) (1958) Das paranoide Syndrom aus anthropologischer Sicht. Springer, Berlin Göttingen Heidelberg

KAPITEL 22
Entwicklung, Bindung und Beziehung – Neuere Konzepte zur Psychoanalyse

H. KÄCHELE, A. BUCHHEIM, G. SCHMÜCKER und K. H. BRISCH

1	Einleitende Bemerkungen	606
2	Entwicklung	608
2.1	Komplexe Kompetenzen eines Säuglings	609
2.2	Implikationen für die psychoanalytische Auffassung von Entwicklung	612
2.3	Mutter-Kind-Psychotherapie: eine neue Entwicklung in der Therapiewelt	615
3	Bindung	616
3.1	Grundbegriffe und Methoden der Bindungstheorie	617
3.2	Klinische Relevanz der Adult-Attachment-Forschung	621
4	Interpersonale Beziehungsmuster	622
5	Auswirkungen	624
6	Literatur	627

1 Einleitende Bemerkungen

In dem vergangenen Jahrzehnt hat die Bezeichnung Tiefenpsychologie viel von ihrer Faszination verloren, weder im *Lehrbuch der psychoanalytischen Therapie* (Thomä u. Kächele 1996a,b) noch im *Lehrbuch der Psychotherapie* (Heigl-Evers et al. 1993) findet diese Bezeichnung im Sachverzeichnis ihren Niederschlag. Klinisch-therapeutisch hat international die Bezeichnung psychodynamische bzw. psychoanalytische Therapie viel operational-empirischen Boden gewonnen. 1984 wurden 3 Manuale publiziert, die alle, wenn auch unterschiedlich, dem Umfeld der interpersonellen, dynamischen Denkweise verbunden waren und die zugleich demonstrieren konnten, daß die Gegenüberstellung von psychodynamisch und nichtempirisch schon lange obsolet ist (Luborsky 1984; Strupp u. Binder 1984; Klermann et al. 1984).

Grundbegriffe und Paradigmen der Psychoanalyse

Die systematisierte Psycho(patho)logie des Konflikts von Freud (1917), „Menschliches Verhalten unter dem Gesichtspunkt des Konflikts betrachtet", charakterisiert das wissenschaftsgeschichtliche Paradigma der Psychoanalyse, das in den unscheinbaren Worten enthalten ist: „Wir wollen die Erscheinungen nicht bloß beschreiben und klassifizieren, sondern sie als Anzeichen eines Kräftespiels in der Seele begreifen" (ebd., S. 62).

- Konflikt

Die bedeutsame Annahme der psychoanalytischen Theorie liegt darin, daß sie den menschlichen Lebenszyklus vom ersten Tag an unter dem Gesichtspunkt des Konflikts und seiner Auswirkungen auf das Zusammenleben und das persönliche Befinden betrachtet. Definiert man die Konflikte und ihre Rolle bei der Entstehung von seelischen oder psychosomatischen Erkrankungen einseitig als innerseelische – anstatt auch als zwischenmenschliche – Prozesse, engt man die Reichweite der Theorie ebenso ein wie die ihr zugeordnete Behandlungstechnik.

- Entwicklung

Die Psychoanalyse und die analog konzipierten anderen tiefenpsychologischen Schulen von Jung und Adler gehen grundlegend von einem Entwicklungsgedanken aus. Zum traditionellen psychoanalytischen Verständnis eines Symptoms ist es unerläßlich, seine Ursprünge in der Lebensgeschichte aufzusuchen. Dieser genetische Standpunkt steht nicht im Widerstreit mit Kurt Lewins Satz, daß nur Kräfte und Bedingungen, die jetzt und hier vorhanden sind, im Hier und Jetzt eine Wirkung ausüben können; er besagt einfach nur, daß vieles von dem, was hier und jetzt im Individuum „vorhanden ist", nur durch eine genetische Erforschung dessen, was vorausging, erkannt werden kann (Rapaport 1970, S. 47).

- Rekonstruktion

Das Hauptaugenmerk dieser entwicklungspsychologischen Dimension besteht hier in der Rekonstruktion. Freud begründete die psychoanalytische Theorie aus der Behandlung und Beobachtung Erwachsener und beobachtete nur zufällig kleine Kinder. Eine bekannte Kinderbeobachtung findet sich in *Jenseits des Lustprinzips* (Freud 1920), wo er das Garnrollenspiel seines eineinhalbjährigen Neffen schildert, mit dessen Hilfe dieser nach Freuds Interpretation das Verlassenwerden durch die Mutter bewältigt. Emde (1998) bewertet diesen Beitrag als bemerkenswert fortschrittlich, da Freud hier dem Kleinkind aktive Fähigkeiten zuschreibt, indem es die Erfahrung von Trennung und Wiederkehr in einem Spiel wiederholt, um so seine Spannung zu meistern.

Grundsätzlich wurde jedoch in der traditionellen psychoanalytischen Entwicklungspsychologie der Säugling als ein passives, undifferenziertes, seinen Trieben ausgeliefertes Wesen beschrieben (Dornes 1993).

Unser Wissen über die Entwicklungsvorgänge in der frühen Kindheit hat sich in den letzten 30 Jahren weitreichend verändert. Die empirische Forschung, im Zusammenhang mit den frühen Mutter-Kind-Beziehungen begann mit Spitz, der bereits 1935 hunderte von Säuglingen, die in Heimen aufwuchsen, direkt beobachtete und das Hospitalismussyndrom aufgrund affektiver Deprivation beschrieb (Krause 1998). Vielfältige Untersuchungen zur *Naturgeschichte der Mutter-Kind-Beziehungen im ersten Lebensjahr* von Spitz (1965) hatten in den 60er Jahren neue Gedanken in die bis dahin weitgehend konstruierte oder auch rekonstruierte psychoanalytische Säuglings- und Kinderwelt hineingetragen. Die Tradition von Spitz setzte Mahler in ihrer, für viele wegweisenden, Monographie *Die psychische Geburt des Menschen* (1975) fort. Sie beschäftigte sich – neben der Behandlung und Beobachtung psychotischer Kinder (Mahler 1958, 1968) – mit den Auswirkungen der Loslösung von der Hauptbezugsperson auf die Entwicklung von Kindern und konzeptualisierte eine überwiegend pathomorph formulierte Entwicklungstheorie. Bowlby (1969) war in seiner Zeit der erste Psychoanalytiker, der sich ethologischer Begriffe bediente, um seine Beobachtung einer biologisch vorgegebenen Bindungsbereitschaft des Säuglings zu seiner wichtigen Bezugsperson zu beschreiben. Er begreift die frühkindliche Bezogenheit als primäres, eigenständiges Entwicklungsziel, das keinem physiologischen Bedürfnis, wie etwa dem Hunger, nachgeordnet ist (s. auch Künzler 1969).

Untersuchungen zu Entwicklungsvorgängen in der frühen Kindheit

Diese Weiterentwicklungen sehen den Säugling schon mehr aus einem interaktionellen Blickwinkel, und der Beziehungsaspekt wird deutlicher hervorgehoben. Anstelle des einseitigen Trieb-Konflikt-Modells tritt das Konzept des dyadischen Zusammenspiels. Man könnte sagen, die „Tiefe" als Markenzeichen einer dynamischen, konfliktorientierten Psychologie zur Beschreibung des seelischen Funktionierens wurde durch die zeitgemäßeren Konzepte Entwicklung, Bindung und Beziehung erweitert. Die neueren Theorien über die kindliche Entwicklung haben parallel zu der Integration der Ethologie sowie der Kommunikations- und Handlungstheorien deutliche Auswirkungen auf die Psychoanalyse und andere psychodynamische Schulen gehabt (s. auch Stern 1998; Dornes 1997; Krause 1998).

Entwicklung, Bindung und Beziehung

Im folgenden werden diese 3 Konzepte näher beleuchtet, wobei u. E. jedes für sich zu einer neuen psychoanalytischen Denkweise beigetragen hat.

2 Entwicklung

In den Veränderungen der heutigen Sichtweise der kindlichen Entwicklung steckt mehr als ein in Einzelheiten verändertes Wissen. Vielfältige Beobachtungsmethoden aus der Säuglingsforschung haben zu diesem vermehrten Wissen beigetragen (Dornes 1993).

Wechsel von retrospektiver Analyse zu direkter Beobachtung

Wurde zunächst in der Psychoanalyse der direkten Beobachtung nur die Aufgabe der Korrektur des aus den therapeutischen Analysen retrospektiv gewonnenen Wissens zugewiesen, so werden Psychoanalytiker heute mit der Aufgabe konfrontiert, das aus der direkten Beobachtung vielfältig empirisch und experimentell gewonnene Wissen auf seine Konsequenzen für die Konzeptualisierung des klinischen, retrospektiv gewonnenen Wissens zu durchdenken. Daniel Stern hat dieses Spannungsmoment mit den Schlagworten „das beobachtete Kleinkind" und das „klinisch rekonstruierte Kleinkind" gekennzeichnet (1992, S. 323). Dabei überprüft Stern traditionelle psychoanalytische Konzepte wie „normaler Autismus" (Mahler 1958), Oralität, Undifferenziertheit bzw. „normale Symbiose" (Mahler 1968) und Spaltungsvorgänge in „gut" und „böse" (Klein et al. 1952; Kernberg 1968) vor dem Hintergrund der Erkenntnisse der Säuglingsforschung und führt die klinischen Konstrukte zum Teil ad absurdum.

Überprüfung traditioneller psychoanalytischer Konzepte

Lichtenberg (1991) faßt diese Sichtweise für den Säugling im 1. Lebensjahr folgendermaßen zusammen: „Erstens ist der Säugling zu vielem fähig, was man bisher nicht für möglich gehalten hat, und zweitens kann er einiges nicht, was man ihm bislang zugeschrieben hat. Über Tätigkeiten, die durch Affekte verstärkt und gelenkt werden, ist er zu komplexen Lernschritten fähig, aber noch wichtiger ist ... daß er die Fähigkeit zur symbolischen Vorstellung weder benötigt noch besitzt" (ebd., S. 127).

Das Erkenntnisinteresse der klinischen Rekonstruktion dient primär der Erschließung der subjektiven Erfahrung. Das der direkten Beobachtung zielt auf die Feststellung, was in der Kindheit real der Fall ist bzw. war, soweit dies von außen beobachtbar ist. Allerdings sind Therapeuten immer in Gefahr, die aus den Mitteilungen der Patienten erschlossenen Erfahrungen zu reifizieren, d. h. sie für ein tatsächliches Bild des abgelaufenen Geschehens zu nehmen.

Problem der nachträglichen Bedeutungsverleihung

Freud hat sich mit diesem heiklen Problem der nachträglichen Bedeutungsverleihung im Zusammenhang mit der Konzeption der psychischen Kausalität immer wieder geplagt: „Ich gebe zu, daß diese Frage die heikelste der ganzen analytischen Lehre ist. Ich habe nicht der Mitteilungen von Adler oder Jung bedurft, um mich mit der Möglichkeit kritisch zu beschäftigen, daß die von der Analyse behaupteten, vergessenen Kindererlebnisse – in unwahrscheinlich früher Kindheit erlebt! – viel mehr auf Phantasien beruhen, die bei späteren Anlässen geschaffen werden" (Freud 1918, S. 137).

Allerdings, der Weg führte „unaufhaltsam vom Zurückphantasieren zum Zurückdatieren der Entstehungsbedingungen seelischer und psychosomatischer Erkrankungsbedingungen bis zur ersten Stunde und davor"

(Thomä u. Kächele 1996b, S. 115). Die normale, psychologische Entwicklung wurde aus der Analyse psychopathologischer Entwicklungen unkritisch erschlossen (Peterfreund 1978, S. 437). Diese Eigenart der bisherigen psychoanalytischen Theoriebildung macht sich besonders darin bemerkbar, daß die Charakteristika des Säuglings als defiziente Modi der Erwachsenenwelt beschrieben wurden. Neben diesem sog. Adultomorphismus ist auch noch der sog. Pathomorphismus weit verbreitet, wobei der Säugling in den Kategorien der Psychopathologie beschrieben wird. Darin steckt die Annahme, die Natur der formativen Prozesse, mit denen die Entwicklung vor sich geht, könne aus der Beobachtung pathologischer Zustände hergeleitet werden; das bedeutet, der Schlüssel zur Entdeckung der frühen Phasen des psychischen Lebens sei in den aus Fixierungen und Regressionen gewonnenen Daten zu finden (s. z.B. Tustin 1994).

Adultomorphismus

Pathomorphismus

Im folgenden werden einige Konzepte näher ausgeführt, die die psychoanalytische Sichtweise der Entwicklung des Säuglings zum Kleinkind erheblich modifiziert haben.

2.1 Komplexe Kompetenzen eines Säuglings

Freuds Auffassung, daß das Spannungsabfuhrprinzip bzw. das Lust-Unlust-Prinzip das fundierende Moment der frühen Entwicklungsvorgänge darstellt, ist nicht mehr aufrechtzuerhalten. Entwicklungspsychologen betonen seit den 80er Jahren, daß das Neugeborene mit einer fundamentalen Aktivität ausgestattet ist, die in sich die Tendenz hat, den Organismus zu wachsender psychologischer Komplexität anzuregen (Brazelton et al. 1974; Stern 1974; Emde 1998). Dafür kommt der Neuankömmling mit einem beträchtlichen Repertoire von Verhaltensmöglichkeiten in die Welt, die von der Evolution bereitgestellt wurden und die ihn für eine interaktive Beziehung mit der pflegenden Umwelt bereit machen.

Betonung der Aktivität des Neugeborenen

Statt die Entwicklung unter dem Aspekt des Entropiemodells zu sehen, wie es das Trieb-Abfuhr-Modell tat, arbeitet die heutige Entwicklungspsychobiologie mit der Vorstellung, daß die schon neurobiologisch gesicherte Komplexität, bei einer Zahl von 10^{10} Neuronen mit tausenden von Querverbindungen, für Unbestimmtheit, Ungewißheit und beschränkte Vorhersagbarkeit von Verhalten sorgt (Spitzer 1997). Ein solcher Grad an Komplexität bürgt für Individualität und sichert zugleich Selbstbestimmung (Emde 1998). Komplexität wächst im Laufe der Entwicklung, und dem Menschenwesen wird zugesprochen, daß es sich selbst in die es umgebende unbelebte und belebte Welt hinein sozialisiert. Endogen generierte Aktivität stellt damit ein fundamentales Prinzip dar, das die Trieb-Abfuhr-Hypothese relativiert oder z.T. ersetzt.

Neurobiologische Komplexität

Gleichermaßen kritisch müssen Vorstellungen betrachtet werden, die das Kleinkind als Wesen betrachten, das als psychologisches Nichts auf die Welt kommt und durch die elterlichen Sozialisierungspraktiken erst geformt wird. ‚Vielmehr erkennen wir, daß das Verhalten eines Babys von Anfang an Ordnung und Organisation zeigt und daß das brodelnde Durcheinander ein Ausfluß unseres eigenen Denkens und unserer Auf-

Psychologische Komplexität

zeichnungstechniken war, aber nicht im Kleinkinde selbst zu suchen ist' (Schaffer 1982, S. 50). Die Entdeckung dieser Komplexität verdanken wir der detaillierten Untersuchung einzelner Verhaltensbereiche, bei welchen jeder für sich seine eigene Komplexität aufweist.

Methodische Innovationen der Kleinkindforschung

Die „Revolution in der Kleinkindforschung" (Stern 1992, S. 38) wurde nicht zuletzt durch methodische Innovationen ermöglicht. Das Problem, welche Fragen man stellen könne, wurde durch eine Umkehrung des Vorgehens gelöst. Man fragt heute, welche Reaktionen ein Säugling zeigt, die als Antwort auf die den Forscher interessierenden Fragen verwendet werden können. Dabei hat sich gezeigt, daß Säuglinge bereits von Anfang an präferieren, habituieren oder sich überraschen lassen. Aus diesen Signalen haben sich Forschungsparadigmen entwickelt, die auf die komplexen Fähigkeiten von Säuglingen schließen lassen.

Wahrnehmungsfähigkeiten des Säuglings
- olfaktorische

Es hat sich gezeigt, daß der Säugling ausgezeichnete olfaktorische Fähigkeiten besitzt, die ihn den Geruch der Mutter von anderen bereits am 8. Lebenstag unterscheiden lassen (Brazelton u. Cramer 1991).

- visuelle

Auch die visuellen Fähigkeiten der Säuglinge wurden lange Zeit unterschätzt. Wie sich experimentell mit Ultraschalluntersuchungen zeigen ließ, wenden sich Kinder schon intrauterin einer mäßig intensiven Lichtquelle zu und von einer intensiven ab (Brazelton 1981).

- auditive

Auch die postnatalen auditiven Fähigkeiten sind bemerkenswert. Schon in den ersten Stunden nach der Geburt bewegen Neugeborene überzufällig oft Kopf und Augen in die Richtung, aus der ein Ton, Geräusch oder eine Stimme – bevorzugt die der Mutter – ertönt (Condon u. Sander 1974).

Intersensorische Koordination

Säuglinge verfügen zudem über die Fähigkeit der intersensorischen Koordination oder kreuzmodalen Wahrnehmung. Das bedeutet, daß der Säugling Sinneswahrnehmungen aus verschiedenen Sinneskanälen (sehen, hören, tasten) miteinander koordinieren kann. Diese erstaunlich komplexe Fähigkeit wurde experimentell vielfach untersucht (z.B. Meltzoff u. Borton 1979). Man kann daraus schließen, daß Säuglinge „Objekte einheitlich wahrnehmen und nicht in einer Welt separierter Empfindungen leben" (Dornes 1993, S. 43). Die psychoanalytische Entwicklungspsychologie geht von der Vorstellung aus, daß Selbst- und Objektwahrnehmung anfänglich fragmentiert sind. Die Ergebnisse zur kreuzmodalen Kompetenz legen nahe, daß von Anfang an einzelne Sinnesdaten zueinander in Beziehung gesetzt werden können und keine getrennten Teilobjekte nebeneinander wahrgenommen werden.

Komplexe interaktive Fähigkeiten

Schon das Neugeborene ist bereits so organisiert, daß es sofort eine komplexe Interaktion mit der belebten wie unbelebten Welt aufnehmen kann. Die dieser Interaktion innewohnende Regulation prägt die Muster der Verteilung von Schlafen- und Wachsein, der Nahrungsaufnahme und des sozialen Austauschs. Die Etablierung dieser frühen Regulation vollzieht sich v.a. in den ersten 2 Monaten in der Form sich ablösender Phasen von wacher Aufmerksamkeit, ruhiger Wachheit, Erregtheit, Schreien, REM- und Nicht-REM-Schlaf wie auch in der Suche nach Stimuli verschiedenster Art (Greenspan 1989). Mit dem Konzept der Selbstregulation als einem basalen Entwicklungsmotiv ist auch das gut belegte Wissen über die Fähigkeit des Organismus verbunden, durch Forderungen oder Störungen verursachte Defizite wieder auszugleichen (Clarke u. Clarke 1976).

Ein weiteres starkes Motiv der Entwicklungsagenda des Kleinkindes ist die angeborene Bereitschaft zur sozialen Passung. Die entwicklungspsychologische Forschung überrascht mit der Feststellung eines hohen Ausmaßes dieser Voreinstellung für eine Teilnahme an sozialer Interaktion. Viele der für diese Interaktion notwendigen Fähigkeiten sind bereits bei der Geburt verfügbar und schließen z. B. eine Präferenz für Augenkontakt ein oder eine zustandsabhängige Empfänglichkeit für die Aktivierung und Beruhigung durch mütterliches Gehalten-, Berührt- und Gewiegtwerden. Auch in der Wahrnehmung von Schallereignissen ist das Baby von vornherein besonders auf menschliche Reize eingestellt.

Bereitschaft zur sozialen Passung

Soziale Präadaptation findet sich in einer Vielzahl von kommunikativen Kanälen. Nach Papousek (1981) gründet die soziale Präadaptation auf der Fähigkeit, Kontingenzen im Reizangebot zu entdecken und zu meistern, was auf eine biologische Verankerung schließen läßt. Ergänzend zu einer Beschreibung des kindlichen Verhaltens ist jedoch das von Papousek u. Papousek (1993) als „intuitives Elternverhalten" beschriebene Eingehen der Eltern auf die kindlichen Angebote zu nennen, welches artspezifisch, nicht bewußt und nicht das Produkt individueller Erfahrung zu sein scheint. Synchronizität bzw. Reziprozität des Verhaltens ist das Stichwort, unter dem viele Befunde der Mikrointeraktion von Mutter und Kind subsumiert werden können (Esser et al. 1989).

Soziale Präadaptation

Das psychoanalytische Lust-Unlust-Prinzip hat seinen spekulativ ökonomischen Charakter verloren. Es wird heute als affektives Monitoring konzipiert. Dies stellt ein basales Motivationssystem dar, welches affektive Erfahrungen nach der analogen Qualität von lustvoll oder unlustvoll bewertet (Emde 1981). Säuglinge klassifizieren ihre Welt nicht in 2 Kategorien, sondern abstrahieren täglich eine Fülle von abgestuften lustvoll-unlustvollen Erfahrungen. Diese veranlassen sie zur allmählichen Bildung von Schemata im Sinne Piagets, bei denen kognitive Elemente eine nicht minder große Rolle zu spielen scheinen als die emotionale Qualität.

Affektives Monitoring

Bildung von Schemata

Dieses Motivationssystem leitet sowohl die Handlungen der Mutter als auch die des Kindes. Schon im Alter von 3 Monaten lassen sich konsistente Organisationsformen für Emotionen beschreiben, deren 3 Dimensionen hedonische Qualität, Aktivierung und internale vs. externale Orientierung umfassen. Aus der frühen Kohärenz der emotionalen Erfahrungen bildet sich der affektive Kern des Selbstgefühls (Emde 1983), was die große Bedeutung unterstreicht, die der emotionalen Zuwendung der pflegenden Person in der frühen Kindheit zukommt.

Organisation von Emotionen

In diesen Gefühlsaustauschprozessen nimmt die Affektabstimmung („attunement") eine spezielle Bedeutung ein (Stern 1992). Besonders ab dem 9. Monat sorgt eine Folge von dialogischen Sequenzen in verschie-

Affektabstimmung

denen Kommunikationskanälen für diese Abstimmung. Stern geht davon aus, daß in dieser Zeit das subjektive Selbst entsteht und das gemeinsame Erleben affektiver Zustände in den Vordergrund rückt: Die Mutter greift eine Interaktion des Säuglings auf dem motorischen Kanal auf (z. B. Strampeln mit den Beinen in einem bestimmten Rhythmus) und antwortet auf dem verbalen Kanal (z. B. mit „lalala"), indem sie den Rhythmus unverändert läßt, aber verbal variiert.

Empathie

Das von der Behandlungstechnik Kohuts her bekannte Spiegeln (Kohut u. Wolf 1978) scheint dem Affektabstimmungsprozeß am nächsten zu kommen. Sein Behandlungskonzept der Empathie umfaßt darüber hinaus noch weitere sehr verschiedene affektiv-kognitive Prozesse. Empathie ist weitaus mehr mit kognitiven Prozessen verbunden, als dies in der nicht bewußt ablaufenden Affektabstimmung der Fall ist (Moser u. Zeppelin 1991; Basch 1983). In allen Ansätzen zur Erforschung der frühen Mutter-Kind-Interaktion kehren somit die Prozesse der Reziprozität, der Intersubjektivität, der Intentionalität und Mitteilungsbereitschaft wieder, die die Kennzeichen der frühen Kommunikationsprozesse darstellen. „Das Kind ist von Anfang an für soziale Interaktion ausgestattet, und es nimmt am wechselseitigen Austausch mit den Pflegepersonen teil. Wir können die Mitmenschen nicht als statische Triebziele betrachten, und aus diesem Blickwinkel sind Begriffe wie die Objektbeziehung wegen ihres Bedeutungshofes unpassend" (Emde 1983, S. 218).

2.2 Implikationen für die psychoanalytische Auffassung von Entwicklung

Bedeutung der affektiven Wechselseitigkeit

Mit diesen Erkenntnissen wird eine fundamentale Position der Triebtheorie der klassischen Psychoanalyse aufgegeben, deren Kritik schon lange in den sog. psychoanalytischen Objektbeziehungspsychologien von z. B. Balint und Winnicott vorbereitet war. Die Libidotheorie deckt diese Prozesse affektiver Wechselseitigkeit nicht ab. Freud betrachtete das libidinöse Objekt ganz vorwiegend vom Standpunkt des Kindes (und seiner unbewußten Wünsche) aus und nicht auf dem Hintergrund der wechselseitigen Beziehung zwischen Mutter und Kind. Diese Tradition hat sich so tief eingegraben, daß Kohut (1973) die Selbstobjekte aus der hypothetischen narzißtischen Sicht- und Erlebnisweise des Säuglings abgeleitet hat. Auch die Selbstpsychologen gehen „stillschweigend von einer für die Entwicklung bedeutsamen Phase der Undifferenziertheit zwischen Selbst und anderen aus" (Stern 1992, S. 337).

Demgegenüber liegt es aus heutiger Sichtweise nahe, das „innere Objekt" nicht als isolierten Gegenstand zu sehen, sondern als ein Erinnerungsbild, das von einem Handlungskontext eingerahmt ist. Die Objektabbildungen vollziehen sich von Geburt an innerhalb eines qualitativ vielfältigen Handlungskontextes. Durch wiederholte kommunikative Akte entstehen unbewußte Schemata, die eine große Stabilität erreichen können.

Repräsentationen generalisierter Interaktionen

Stern (1992) nennt diesen aktiven Prozeß Repräsentation von generalisierten Interaktionen („representations of interactions that have been generalized"; RIG) und entwickelt die Annahme, daß der Säugling den Fluß von Interaktionen in Episoden (z. B. Füttern) segmentiert, aus den wiederholten Gemeinsamkeiten (Invarianten) einen Prototyp oder ein Schema bildet und generalisiert. Dieses Schema steuert seine Erwartung und sein Verhalten für die folgenden Interaktionssequenzen. Neuerdings erweitert er seine Theorie der Interaktionsrepräsentierung, indem er von der subjektiven Sicht des Säuglings ausgeht.

Stern (1996) konzipierte ein Modell der Säuglingsrepräsentation, das sich weniger mit dem Handeln, sondern mehr mit den Gefühlen des Säuglings befaßt. Die generalisierten Interaktionsrepräsentationen nennt er nun „schemas-of-being-with". Dabei werden vom Säugling in jeder Interaktionsepisode verschiedene Perioden von Gefühlserfahrungen gemacht (z. B. subjektives Hungerempfinden, negativer Affekt, taktiler Kontakt mit der Mutter, Beinbewegungen, Nachlassen des Hungers), die in Form von „protonarrative envelopes" – also Hüllen, die eine narrationsähnliche Struktur (Abfolge von Ereignissen gemäß eines Narrativs) aufweisen – interpunktiert und gespeichert werden. „Zugespitzt heißt das, daß der Säugling die Welt der Interaktionsereignisse unvermeidlich und natürlicherweise als geschichtenähnlich strukturiert erlebt" (Dornes 1997, S. 132).

Repräsentationen von Gefühlserfahrungen

Der wesentliche Unterschied zwischen Sterns Konzeption und derjenigen der Psychoanalyse liegt darin, daß die traditionelle Psychoanalyse dem Säugling unbewußte Phantasien zuschreibt, die von seinen Trieben herstammen. Stern dagegen geht davon aus, daß der Säugling seine Repräsentation aus realen Interaktionserfahrungen aktiviert und daß sein Denken nicht durch einen Mangel- oder Spannungszustand motiviert wird, sondern sich allgegenwärtig in jedem Moment neu gestaltet und bearbeitet wird (Dornes 1997).

Inwieweit wird das psychoanalytisch-klinische Denken, theoretisch und praktisch, durch die hier nur skizzierte Reichhaltigkeit der frühen Eltern-Kind-Interaktion verändert werden? Man kann die Auffassung vertreten, daß diese frühen Prozesse zwar in sich hochinteressant seien, aber auf die komplizierten Prozesse der Symptombildung in Neurosen und anderen Störungen deshalb keinen wesentlichen Einfluß haben dürften, weil die psychologische Organisationsweise des Erwachsenen sich grundlegend davon unterscheide. Die frühen Erfahrungen würden durch die mit der Sprachentwicklung verbundenen Symbolisierungsprozesse so umgeformt, daß der dem Psychotherapeuten vertraute Boden davon nicht grundlegend berührt würde. Dem entspricht in gewisser Weise ein ebenfalls aus der Entwicklungspsychobiologie belegtes Phänomen, daß der Kontext der Entwicklung des Kindes sich im Sinne einer fortlaufenden Entwicklungslinie ständig wandelt und man späteres Verhalten nicht aufgrund früherer Ereignisse, die zu einer festgelegten sensiblen Phase passiert sind, vorhersagen kann.

Bedeutung der Reichhaltigkeit der frühen Eltern-Kind-Interaktion

Immerhin wäre dann die Konsequenz zu ziehen, daß wir Säuglinge nicht als Pseudoerwachsene betrachten dürfen, indem wir ihnen die Fähigkeit zur Symbolisierung schon im 1. Lebensjahr zuschreiben (Lichtenberg 1991), wie dies z. B. der Phantasiebegriff Kleins und/oder die Theorie der Spaltung als einer frühen Abwehrform impliziert (Klein et al. 1952).

Spaltungskonzept

Kernbergs (1991) Gebrauch des Spaltungskonzepts als einem erklärenden Konzept der frühen Ontogenese erscheint aus Sicht der neuen Erkenntnisse fragwürdig. Dementsprechend ist der Säugling, wenn er gut und böse spalten soll, zu einer „doppelten Buchführung" (Stern 1992, S. 346) gezwungen, die seinen kognitiven Fähigkeiten zu diesem Entwicklungszeitpunkt nicht entspricht. Davon ist auch der klinische Nutzen des Konzepts der Spaltung zur Beschreibung psychopathologischer Zustände berührt (Reich 1995). Denn diese Zustände erfordern einen Grad von Symbolisierung, von einer Indexierung von Erinnerungen und von einer kognitiven Umorganisation, daß diese Spaltungsprozesse das Produkt einer späteren Entwicklungsphase sein dürften, in der symbolische Transformationen von Erfahrungen möglich sind.

Konzept einer undifferenzierten Phase von Es und Ich

Symbiosekonzept

Auch das Konzept einer undifferenzierten Phase von Es und Ich, in der sich die innere Welt des Säuglings aus Inseln disparater Elemente allmählich aufbaut, hat theoretisch keine große Überlebenschance; ein ähnliches dürfte für den Mahlerschen Begriff des normalen Autismus und der Symbiose gelten (Stern 1992; Lichtenberg 1991). Auch wenn Mahler ihr Verständnis von Symbiose als nicht biologisch konzipiert, so legen vorliegende Forschungsergebnisse auf relativ deutliche Fähigkeiten des Säuglings zur Unterscheidung von Selbst und Nicht-Selbst auf einer Wahrnehmungs-Handlungs-Ebene es nahe, den Begriff der symbiotischen Verschmelzung als eine angemessene Kategorie des frühen Erlebens kritisch zu durchdenken. Begriffe wie primärer Narzißmus oder Objektlosigkeit werden gleichermaßen zu Bestimmungsstücken – vermutlich überholter – theoretischer Positionen (Eagle 1988).

Bedeutung der Offenheit der Entwicklung

Für die gesunde Entwicklung betont die entwicklungspsychologische Forschung den Charakter der Offenheit von Entwicklung und den geringen Grad von Vorhersagbarkeit des Übergangs von einer Lebensphase in die nächste, besonders wenn einzelne Verhaltensbereiche betrachtet werden. Die pathologische Entwicklung wird in Übereinstimmung mit den Auffassungen der psychodynamischen Theorie durch die Verfestigung motivationaler, beziehungsregulierender Strukturen geprägt, die Freud im Übertragungsbegriff ansatzweise zu erfassen gesucht hatte (Thomä u. Kächele 1996a).

Entwicklungsphasen als funktionale Kontexte

Bereiche der Selbstempfindung

Anstelle ätiologischer Annahmen darüber, aus welcher Entwicklungsphase eine bestimmte Störung stammt, kann man heute festhalten, daß die verschiedenen Entwicklungsschritte – die Freud als Phasen bezeichnet hatte – zwar zeitlich-linear entstehen, aber als funktionale Kontexte parallel weiter interagieren. Sterns (1992) Konzeption von 4 Selbstempfindungen relativiert das epigenetische Modell Eriksons (1950). So können Störungen zu irgendeiner Lebenszeit in einem der 4 Bereiche seiner Selbstempfindung, des auftauchenden Selbst, des Kernselbst, des subjektiven Selbst und des verbalen Selbst, entstehen. Die vereinfachende Verknüpfung von schwerer Störung mit früher Genese wird gelöst, was therapeutisch erhebliche Implikationen hat (Stern 1992). Statt die Entstehung von Störungen auf kritische Perioden zu fixieren, sollte man die gesamte Kette der interagierenden Einflüsse berücksichtigen und darf nicht nur das erste und das letzte Glied berücksichtigen. Die Entstehung psychopathologischen Verhaltens kann so durch eine Akkumulierung von pathologischen Interaktionsmustern verstanden werden (Blatt 1990).

Die Fruchtbarkeit dieser entwicklungsorientierten objektpsychologischen Ansätze für die Therapieevaluation zeigen die Reanalysen des Menninger und des NIMH-Depressions-Projektes (Blatt 1992, 1995), bei welchen eine differentielle Wirkung von Therapieformen im Hinblick auf spezifische entwicklungspsychologisch-psychoanalytische Konfigurationen bei Patienten (anaklitisch vs. introjektiv) gezeigt werden konnte.

2.3 Mutter-Kind-Psychotherapie: eine neue Entwicklung in der Therapiewelt

Sanders Entwicklungstheorie der ersten 3 Lebensjahre geht davon aus, daß im frühen Mutter-Kind-System eine enge Verzahnung von gegenseitiger Regulation („mutual regulation") und Selbstregulation besteht (Sander 1989). Das Aushandeln von Selbstwahrnehmung, Selbstbestimmung und Initiative sind die wesentlichen Kernprobleme, die ein Säugling mit seiner Bezugsperson im Zuge seiner zunehmenden Kompetenzen zu lösen hat. Diese Konfigurationen werden zu den überdauernden adaptiven Strategien des Individuums (Quinton u. Rutter 1988), deren Auswirkung wir in Übertragungsmustern wiederfinden können (Luborsky u. Crits-Christoph 1990). Dieser Prozeß der Passung und die Erfahrung, was in einer Beziehung möglich ist, gewinnt seine bzw. ihre klinische Relevanz dann, wenn die Bezugsperson ihre neurotischen Anteile in die frühe Interaktion mit einbringt und maladaptive Interaktionsmuster entstehen.

Gegenseitige Regulation und Selbstregulation im Mutter-Kind-System

Erste Ansätze einer Mutter-Baby-Psychotherapie, in der solche von der Mutter ausgehenden Störfaktoren therapeutisch aufgelöst werden können, beschreibt Cramer (1991). Cramer geht in seinem psychoanalytisch geprägten Therapiekonzept davon aus, daß die Mutter eigene ungelöste Konflikte, die durch die Geburt des Kindes und seine Verhaltensweisen aktiviert werden, auf das Kind projiziert und somit die Interaktion verzerrt und belastet.

Mutter-Baby-Psychotherapie

Stern (1998) vergleicht in seinem neuesten Werk die unterschiedlichen psychotherapeutischen Ansätze der Mutter-Kind-Psychotherapie und diskutiert kritisch deren theoretische Fundierungen. Er entwickelt selbst ein theoretisches Modell der Mutterschaftskonstellation, das Ausgangspunkt für eine umfassende Sicht einer Mutter-Kind-Psychotherapie sein sollte.

Modell der Mutterschaftskonstellationen

Er definiert diese Konstellation als eine Art basaler psychischer Organisation von Müttern, die in der therapeutischen Beziehung gewürdigt werden und im Vordergrund stehen sollte. Themen, die dabei eine wesentliche Rolle spielen, sind: Kann diese Mutter das Leben und Gedeihen des Babys gewährleisten, eine emotionale Beziehung aufnehmen, sich ein Unterstützungssystem schaffen, dem Baby zu einer Selbstidentität verhelfen? Es entsteht eine neue Trilogie: die Mutter der Mutter, die Mutter selbst und das Baby. Diese Mutterschaftstrilogie ist in jeder Phase der therapeutischen Intervention von zentraler Bedeutung. Er plädiert für eine grundsätzlich positive und unterstützende Übertragung in Mutter-Kind-Psychotherapien, um einer zusätzlichen Verwundung und Verunsicherung der Mütter entgegenzuwirken.

Interventionskonzept für Eltern von Frühgeborenen

Ein umfassendes Konzept einer präventiven Interventionsform speziell für Eltern von sehr kleinen Frühgeborenen wurde von uns konzeptualisiert. Dieses Betreuungsprogramm besteht aus 4 Interventionskomponenten (Brisch et al. 1996), die den Eltern zu einer besseren Bewältigung ihrer Verunsicherung und ihrer Ängste um das Überleben des Kindes verhelfen sollen. Darüber hinaus soll der Beziehungsaufbau zwischen Eltern und Kind positiv beeinflußt werden.

Den Eltern werden direkt nach Geburt des Kindes Einzelgespräche angeboten, um reaktivierte Verlust- und Trennungserlebnisse aus der eigenen Geschichte reflektieren zu können, die u. U. einer ungestörten Kontaktaufnahme zu dem Frühgeborenen im Weg stehen könnten. Der Schwerpunkt einer fortlaufenden Elterngruppe soll Möglichkeiten zu emotionalem Austausch und zur Unterstützung bieten. Ein Hausbesuch nach Entlassung des Kindes bietet die Möglichkeit zur Vermittlung von Information durch eine Kinderkrankenschwester, um Verunsicherungen mit medizinischen Fragen entgegenzuwirken. Die letzte Betreuungsform ist ein Videotraining, um den feinfühligen Umgang mit dem Kind zu verbessern.

Bedeutung einer feinfühligen Mutter-Kind-Interaktion

Die feinfühlige Interaktion zwischen Mutter und Kind gewährleistet nach den Erkenntnissen der Bindungsforschung eine sichere Entwicklung des Kindes. Diese bedeutsame Forschungsrichtung werden wir im folgenden näher beleuchten.

3 Bindung

Bindungstheorie

Die Bindungstheorie wurde von dem Psychiater und Psychoanalytiker John Bowlby in den 60er Jahren (1975, 1979, 1983) formuliert. Er wandte sich zu seiner Zeit von der traditionellen Auffassung der Psychoanalyse zum kindlichen Phantasieleben ab und lenkte sein Augenmerk auf die Wirkung von tatsächlichen Ereignissen wie Trennung und Verlust auf die emotionale Entwicklung des Kindes. Deshalb war Bowlbys Theorie unter den Psychoanalytikern lange umstritten (Bretherton u. Waters 1985; Bretherton 1995).

Bindungsmotivation

Inzwischen ist der eigenständige Charakter eines Motivationsfaktors für Bindung, der unabhängig von Hunger und Sexualität die Herstellung sozialer Beziehungen sicherstellt, weitgehend akzeptiert. Die Ansicht Freuds, soziale Beziehungen erwüchsen primär aus dem Nährzusammenhang, ist nach einhelliger Auffassung aller auf diesem Felde arbeitender Wissenschaftler nicht länger haltbar (Grossmann et al. 1989). Die Bindungstheorie hat teilweise bereits bekanntes psychoanalytisches Gedankengut aufgegriffen, teilweise neues entwickelt (vgl. Diamond u. Blatt 1994). Im Gegensatz zur psychoanalytischen Entwicklungstheorie hat sie einen empirischen Zugang gefunden, der wichtige Aspekte unmittelbar im dyadischen Miteinander (auch prospektiv) beobachtbar macht und in eine systematische Beschreibung und Operationalisierung überführt.

3.1 Grundbegriffe und Methoden der Bindungstheorie

Die Bindungstheorie begreift das Streben nach engen emotionalen Beziehungen als ein spezifisch menschliches, schon beim Neugeborenen angelegtes, bis ins hohe Alter vorhandenes Grundelement mit Überlebensfunktion. Im Säuglings- und Kindesalter sichert die Bindung an die Eltern Schutz und Zuwendung. Komplementär bzw. analog zum Bindungsstreben des Kindes wird die feinfühlige, sensitive Fürsorge der Eltern als Hauptaufgabe verstanden. Beide Systeme sind fein aufeinander abgestimmt und entwickeln sich in einer bestimmten Abfolge.

Bindung als Streben nach engen emotionalen Beziehungen

Über das Bindungsverhalten und die Reaktionen der Bindungsfiguren entwickelt das Kind in der 1. Hälfte des 1. Lebensjahres eine innere Repräsentation von Bindung, das sog. innere Arbeitsmodell von Bindung (Bowlby 1969, 1979, 1983). Die Arbeitsmodelle basieren somit auf den Erfahrungen, die ein Kind in der täglichen Interaktion mit seinen Bindungsfiguren macht. Die Erfahrungen, wie die Bindungsfiguren reagieren, werden in ein Gesamtbild integriert. Beim Kind wird dieses Modell als die grundlegende Organisation von Erwartungen und den damit verbundenen Gefühlen angesehen, die es von einer Situation zur anderen trägt. Auch wenn sich das Verhalten des Kindes in den verschiedenen Situationen verändert, so bleibt diese Organisation grundsätzlich erhalten (Fremmer-Bombik 1995).

Entwicklung eines inneren Arbeitsmodells von Bindung

Das innere Arbeitsmodell wird aus bindungstheoretischer Sicht als eine im Laufe des Lebens immer komplexer werdende Konstruktion aufgefaßt, wobei der Schwerpunkt dabei ausschließlich auf den Beziehungen zu Bindungsfiguren liegt. Die Annahme einer Internalisierung von Beziehungserfahrungen erinnert einerseits an andere psychoanalytische Theorien, insbesondere die Objektbeziehungstheorie, unterscheidet sich jedoch insofern, als die Bindungstheorie ihre Begrifflichkeit ausschließlich auf Bindungserfahrungen mit spezifischen Bindungsfiguren einengt und operationalisierbar macht.

Internalisierung von Beziehungserfahrungen zu Bindungsfiguren

Die schematheoretisch zu verstehende Begrifflichkeit „Arbeitsmodell" entspricht formal sowohl den „basic assumptions" von Beck (1981) als auch den „representations of interactions that have been generalized" (RIG) von Stern (1992), die von ihm neuerdings als „schemas-of-being-with" (Stern 1996, 1998) bezeichnet werden, sowie den „role relationship models" und „self-other-schemas" von Horowitz (1991).

Die Bindungsqualität zwischen Mutter und Kind findet ihre individuelle Ausprägung in der 2. Hälfte des 1. Lebensjahres durch die Erfahrungen des Kleinkindes, ob die Bindungsfigur *feinfühlig* auf seine Signale und Bedürfnisse reagiert und es sich deren Verfügbarkeit sicher sein kann. Eine feinfühlige Mutter ist aufmerksam und bemerkt die Signale des Kindes, sie interpretiert diese richtig und reagiert prompt und angemes-

Entwicklung der Bindungsqualität zwischen Mutter und Kind

sen auf die Bedürfnisse des Kindes (Ainsworth et al. 1974). Aus diesem Dialog erwachsen dem Kind die innere Sicherheit, die Flexibilität in Konfliktsituationen, das Vertrauen auf seine sich ausweitende Kompetenz, emotionale Reaktivität und Sensibilität und gleichzeitig die Kraft zur Selbstbehauptung (z. B. Grossmann et al. 1988).

Elterliche Bindungserfahrung und Bindungsentwicklung des Kindes

Die Zusammenhänge zwischen elterlicher Sensitivität und sicherer Bindungsentwicklung des Kindes sind mäßig (r=0,32; van Ijzendoorn 1995). Die Zusammenhänge zwischen der elterlichen Fähigkeit, über ihre Geschichte zu reflektieren (s. unten) und einer sicheren Bindungsentwicklung des Kindes sind, im Sinne eines transgenerationalen Modells, von erheblicher Aussagekraft (r=0,47, k=0,49; Main et al. 1985; Grossmann et al. 1989; Fonagy et al. 1991a). Die Transmissionslücke, also *auf welche Weise* interaktionell Bindungserfahrungen weitergegeben werden, ist noch nicht geschlossen (van IJzendoorn 1995).

Operationalisierung der Bindungsqualität

Um die Bindungsqualität des Kindes zu seiner Bindungsfigur operationalisieren zu können, entwickelten Ainsworth und ihre Mitarbeiter (Ainsworth u. Wittig 1969) die sog. „Fremde Situation". In dieser standardisierten Laborsituation wird in 8 Episoden á 3 min das Verhalten von 12–18 Monate alten Kindern bei Kontakt zu einer fremdem Person, bei 2maliger kurzer Trennung (3 min) von einer Bindungsfigur und 2 anschließenden Wiedervereinigungen mit der Bindungsfigur, beobachtet. Die Trennungssituation soll das Bindungssystem aktivieren und Bindungsverhalten (Anklammern, Nähesuchen, Weinen etc.) auslösen. Das Bindungs- und das Explorationsverhalten von Kindern sind die wesentlichsten Paradigmen der Bindungsforschung, die sich im optimalen Fall die Waage halten sollen. Ziel der Auswertung ist zu beurteilen, wie die beobachteten Kinder unterschiedlich in der Wiedervereinigung reagieren, was eine reliable Beurteilung der Qualität der bisherigen Interaktionsgeschichte zuläßt (kasuistischer Überblick bei Buchheim et al. 1998).

Muster der Bindungsqualität

Nach heutigem Forschungsstand können 4 Muster der Bindungsqualität des Kindes klassifiziert werden, die sich interkulturell nachweisen lassen:

– sicher-gebunden

1. *Sicher-gebunden* (B-Muster): Dies sind Kinder, die eine zuverlässige Bindungserfahrung gemacht haben. In der Trennungssituation zeigen sie offen ihren Kummer, lassen sich in der Regel schnell von ihrer Bindungsfigur trösten und wenden sich bald wieder ihrem Spiel zu. Sie zeigen eine ausgewogene Balance zwischen Bindungsverhalten und Exploration.

– unsicher-vermeidend

2. *Unsicher-vermeidend* (A-Muster): Die Kinder dieser Gruppe haben in der Regel eine zwar vorhersagbare, aber zurückweisende Erfahrung mit ihren Bindungsfiguren gemacht, gerade wenn es um das Zeigen negativer Gefühle geht. Sie umgehen diese Zurückweisung, indem sie sich auf ihr Spiel scheinbar unberührt konzentrieren und beim Verlassen oder Wiederkehren der Bindungsfigur keinen Kummer oder Nähebedürfnisse zeigen. Kortisoluntersuchungen von Spangler (1995) belegen, daß diese Kinder äußerst gestreßt sind und ihre Vermeidungsstrategie demnach als maladaptiv bezeichnet werden kann.

– unsicher-ambivalent

3. *Unsicher-ambivalent* (C-Muster): Diese Kinder haben unvorhersagbare Erfahrungen mit ihrer Bindungsfigur gemacht, die einmal sehr fein-

fühlig und ein anderes Mal sehr unfeinfühlig auf ihre Bedürfnisse reagierte. Sie weinen heftig bei der Trennung und lassen sich charakteristischerweise schlecht beruhigen, im Gegenteil zeigen sie Ärger und Wut oder passive Verzweiflung als Ausdruck ihrer Ambivalenz. Ihre Aufmerksamkeit ist größtenteils auf das Bindungsverhalten gerichtet.

4. *Desorganisiert/desorientiert* (D-Muster): Dieses Muster, das erst in den 80er Jahren formuliert wurde (Main u. Solomon 1986) wird separat zu den anderen Klassifikationen bewertet. Die Kinder haben während der Trennung keine Bewältigungsstrategie, sie können weder Nähe zur Bindungsfigur herstellen (wie B und C) noch sich ablenken (vermeiden wie A). Sie zeigen während der Wiedervereinigung unvereinbare Verhaltensweisen wie z. B. stereotype Bewegungen nach dem Aufsuchen von Nähe, Phasen der Starrheit, sog. „freezing", und Angst gegenüber einem Elternteil. Desorganisiertes Verhalten findet sich u. a. bei mißhandelten (Carlson et al. 1989), vernachlässigten Kindern (Lyon-Ruth et al. 1993) oder bei Kindern, deren Eltern eigene Trauerprozesse noch nicht verarbeitet haben (Main u. Hesse 1990).

– desorganisiert/ desorientiert

Die international typische Häufigkeitsverteilung der Bindungsmuster beträgt für das B-Muster (sicher) 66%, für das A-Muster (vermeidend) 20% und für das C-Muster (ambivalent) 12% (s. z.B. Baltimore-Studie von Ainsworth et al. 1978). In nichtklinischen Stichproben beträgt der Anteil des D-Musters 15–35% (Main 1995). In klinischen Stichproben mit mißhandelten Kindern beträgt die Häufigkeit des D-Musters ca. 80% (Main 1995).

Häufigkeitsverteilung der Bindungsmuster

Die bis dato vorliegenden Ergebnisse von Längsschnittstudien belegen eine replizierbare Stabilität der Bindungsqualität des Kindes von 1–10 Jahren (Grossmann u. Grossmann 1991) und liefern Hinweise für den hohen prognostischen Wert, den die Bindungserfahrungen bzw. Bindungsdefizite im 1. Lebensjahr für die emotionale und soziale Entwicklung des Kindes, sein Selbstbild, Selbstwertgefühl und seine soziale Kompetenz sowie seine kognitive Begabung in späteren Entwicklungsphasen haben kann (Grossmann u. Grossmann 1991).

Ergebnisse zur Stabilität der Bindungsqualität

Eine sichere frühkindliche Bindung kann als Schutzfaktor im Hinblick auf Entwicklungsstörungen angesehen werden (Bowlby 1988, 1995). Frühe vermeidende oder ambivalente Bindungserfahrungen mit den Bindungsfiguren mögen hingegen eher einen negativen Kreislauf anstoßen, der zu einer Verhärtung von unangepaßten psychischen Strukturen führen kann (Fonagy 1993). Gleichzeitig können sich frühe Erfahrungen durch spätere Belastungen ändern, und es erscheint sicherlich zu simpel, eine einfache Stabilität frühkindlich erworbener Bindungssicherheit anzunehmen. Bowlby sprach nie von einem deterministischen Ausgang früher Bindungserfahrungen. Der kurzsichtige Schluß „einmal sicher, immer sicher bzw. einmal unsicher, immer unsicher" bildet nicht Bowlbys Vorstellung eines flexiblen Entwicklungsverlaufs von Bindungsorganisation ab (Bowlby 1988/1995).

Bedeutung einer sicheren frühkindlichen Bindung

Es muß vielmehr in Betracht gezogen werden, daß die Bindungsqualität im Verlaufe der lebenszyklischen Entwicklung durch intensive emotio-

Beeinflußbarkeit der Bindungsqualität in der lebenszyklischen Entwicklung

nale Erfahrungen, wie z.B. bei Trennungen oder Verlusten, verändert werden kann und diese Erfahrungen zu Verunsicherungen des eigenen Selbstwertgefühls führen können (Zimmermann et al. 1995). Umgekehrt kann man davon ausgehen, daß bei einer primären unsicheren Bindungserfahrung das innere Arbeitsmodell durch neue positive Erfahrungen mit einem Partner oder korrigierende Erfahrungen in einer psychoanalytischen Therapie reorganisiert werden kann (Fonagy et al. 1995).

Die konzeptionelle Erfassung und systematische Beschreibung von kindlichen Beziehungserfahrungen ermöglichte auch die lebenszyklische Fortschreibung von bindungstheoretischen Perspektiven (z.B. Ainsworth u. Bowlby 1991). Die Auffassung, daß die frühen Bindungserfahrungen auch die Beziehungsgestaltung des erwachsenen Individuums beeinflussen, führte zu einem verstärkten Forschungsinteresse an den gegenwärtigen Bindungshaltungen von Erwachsenen. Ein ganz wesentlicher weiterer Schritt dabei war der sog. „move to the level of representation", den Main et al. (1985) vornahm. Sie begann, die Bindungsrepräsentation von 6jährigen Kindern (Strage u. Main 1985; Main u. Cassidy 1988; Grossmann u. Grossmann 1991) sowie von Erwachsenen (Main et al. 1985) über die Sprache zu erfassen. Für die Untersuchung der Bindungsrepräsentationen bei Erwachsenen wurde das *Adult Attachment Interview* (George et al. 1985) entwickelt[1]. Die Themen kreisen entsprechend der Trilogie von Bowlby um Beziehung, Trennung und Verlust.

Das semistrukturierte *Adult Attachment Interview* erfaßt mit 18 Fragen die *aktuelle* Repräsentation von Bindungserfahrungen bezüglich Vergangenheit und Gegenwart. In der Auswertung steht weniger der Inhalt der Erzählung im Vordergrund als die *Art und Weise* der sprachlichen Organisation und Verarbeitung, d.h. der Grad der Kohärenz des Diskurses im linguistischen Sinn ist bedeutsam (s. Grice 1975).

Die elterlichen Bindungsrepräsentationen werden ebenfalls in 4 Gruppen klassifiziert (Main et al. 1985; Main 1991; Grossmann et al. 1988; Ainsworth u. Eichberg 1991) und entsprechen konzeptuell und empirisch den Bindungsqualitäten der Kinder:

1. Die autonomen Erwachsenen erzählen auf offene, kohärente und konsistente Weise von ihren Kindheitserinnerungen. Sie sind in der Lage, positive und negative Beispiele in ein insgesamt wertschätzendes Gesamtbild zu integrieren und während des Interviews über ihre Erfahrungen zu reflektieren.
2. Die bindungsdistanzierten Erwachsenen geben unvollständige, inkohärente Angaben über ihre Erfahrungen und zeigen oft Erinnerungslücken, gerade wenn es um die Erinnerung konkreter Ereignisse geht. Um das Auftauchen von schmerzlichen Erinnerungen abzuwehren, werden Bindungspersonen von ihnen entweder idealisiert oder von vornherein entwertet.
3. Die bindungsverstrickten Erwachsenen erzählen in ausufernder, oft ärgerlicher Art und Weise über erlebte Konflikte mit ihren Bezugs-

---

[1] Eine kritische Übersicht zu alternativen Methoden zur Erfassung der Bindungshaltung von Erwachsenen findet sich bei Crowell u. Treboux (1995) und Buchheim et al. (1998).

personen. Sie wirken noch deutlich verstrickt und erwecken den Eindruck, als ob ihre Erfahrungen gerade erst gestern passiert wären. Charakteristisch ist, daß diese Personen zwischen positiven und negativen Bewertungen hin und her oszillieren, ohne daß ihnen dieser Widerspruch bewußt wird.
4. Die Erzählungen von Eltern mit ungelöster Trauer werden separat ausgewertet und beziehen sich im speziellen auf Passagen im Interview, in denen über traumatische Ereignisse (Verlust- oder Mißbrauchserfahrungen) berichtet wird, die emotional bisher nicht verarbeitet wurden. Die sprachliche Darstellung wirkt desorganisiert (Verwechslung von Zeit oder Raum, extrem lange Schweigepausen, ungewöhnliche Details) und inkohärent, z. T. sogar irrational.

– ungelöste Trauer

Ergebnisse aus Längsschnittuntersuchungen zeigen einen deutlichen Zusammenhang zwischen den mütterlichen Bindungsrepräsentationen und der beobachtbaren Bindungsqualität zum eigenen Kind (Main 1991; Fonagy et al. 1991a). Demnach ist der transgenerationale Aspekt von Bindung ein gesichertes Ergebnis.

Der statistische Beleg für die Weitergabe von Bindungserfahrungen ist zufriedenstellend. Die Übereinstimmung zwischen der Kategorie der jeweiligen Bindungsrepräsentation der Erwachsenen und der Kategorie der Bindungsqualität der Kinder wurde in 18 Studien (854 Dyaden) überprüft (van IJzendoorn 1995). Die Übereinstimmung (sicher vs. unsicher) liegt bei 75% (k=0,49; Main 1995). Am deutlichsten zeigt sich die prädiktive Validität des *Adult Attachment Interview* an der Studie von Fonagy et al. (1991a), der anhand der vorgeburtlich erhobenen Bindungsrepräsentationen schwangerer Mütter (n=100) die Bindungsqualität des Kindes mit k=0,44 (69%) vorhersagen konnte. Diese Ergebnisse konnten inzwischen mehrmals repliziert werden (Radojevic 1992; Benoit u. Parker 1994; Ward u. Carlson 1995).

Weitergabe von Bindungserfahrungen

3.2 Klinische Relevanz der Adult-Attachment-Forschung

Die Anwendbarkeit des *Adult Attachment Interviews (AAI)* im klinischen Bereich hat sich ebenfalls als nützlich erwiesen. Eine Metaanalyse von van IJzendoorn u. Bakermans-Kranenburg (1996) ergab, daß die Verteilung der unsicheren Bindungsrepräsentation eindeutig in den klinischen Gruppen höher repräsentiert ist als in nichtklinischen Stichproben. Somit konnten anhand des AAI klinische und nichtklinische Gruppen unterschieden werden, wenn auch eine spezifische differentielle Zuordnung von unsicherer Bindung und Psychopathologie bisher nicht möglich ist.

Metaanalyse

Da in der Auswertung des AAI der Grad der Verarbeitung von bindungsrelevanter Information und die sprachliche Darstellung dieser Information ganz im Vordergrund steht, werden die abwehrbedingten Prozesse mit in die Analyse und Bewertung einbezogen. Mit dem semistrukturierten Interview kann das Unbewußte überrascht werden. Deshalb sollte die systematische Schulung zur adäquaten Nutzung dieses Instruments Teil einer klinischen Ausbildung werden.

Berücksichtigung abwehrbedingter Prozesse

Bedeutung für die Analyse der Borderlinestörungen

Besonders der Bereich der aktuellen psychoanalytischen Forschung zur Borderlinepersönlichkeitsstörung profitiert bereits erheblich von den Befunden der Bindungsforschung (Clarkin et al. 1992). Ein Mangel an Einfühlungsvermögen, ein Unbeteiligtsein gegenüber den Gefühlen anderer, eine mangelnde Beziehungsfähigkeit sind phänomenologische Charakteristika der dissozialen und narzißtischen Persönlichkeitsstörung sowie des Borderlinetypus. Für diese wird auch, neben anderen Faktoren, eine entwicklungspsychopathologische Komponente diskutiert, bei der – aus objektpsychologischer Sicht – Störungen des „containment" (Bion 1962) angenommen werden.

Möglichkeiten therapeutischer Einflußnahme

Empirische Überprüfungen mit dem *Adult Attachment Interview* zeigen, daß Personen mit Borderlinestörungen in kontrollierten Vergleichsuntersuchungen in ihrer Geschichte ungelöste traumatische Erfahrungen und ein deutliches Überwiegen des Klassifikationstypus „verstrickt" (Patrick et al. 1994) sowie eine ungenügende metakognitive Fähigkeit zur Selbstreflexion („self-reflective function"; Fonagy et al. 1991b, 1995) aufzeigen. Eine erfolgreiche psychoanalytische Therapie verbessert meßbar die Fähigkeit zur Selbstreflexion, also die Kompetenz, sich in die Bewußtseinslage des anderen hineinzudenken. Durch die konstante, sich wiederholende Evaluation des Bewußtseinszustandes von Therapeut und Patient in der Übertragungssituation wird es dem Patienten möglich, eine angemessene kohärente Repräsentation von sich und dem anderen zu entwickeln (Fonagy et al. 1995).

Der nächste Abschnitt wird sich mit dem psychoanalytischen Kernkonzept der Übertragung aus interpersoneller Perspektive und deren Methoden zur Operationalisierung befassen.

4 Interpersonale Beziehungsmuster

Seit Anfang der 70er Jahre wurde mit großem Erfolg das „Schibboleth" der Psychoanalyse, die Übertragung, theoretisch und empirisch differenziert untersucht. Eine Vielzahl von unterschiedlichen Methoden für die Erfassung dieser interaktiven Regulationsprozesse wurde entwickelt.

Untersuchungsmethoden

Vom methodischen Ansatz her unterscheidet sich die *Strukturale Analyse sozialen Verhaltens* (SASB; Benjamin 1993; Tress et al. 1990) – bei der jede Sprechhandlung einer therapeutischen Interaktion zum Gegenstand der Untersuchung wird – von den Verfahren, die aus dem verbalen Austausch systematische Informationen über subjektive Relevanzstrukturen entnehmen, wie dies im *Zentralen Beziehungskonfliktthema* (ZBKT; z.B. Luborsky u. Crits-Christoph 1990), in der Methode *Zyklisch maladaptive Muster* (Strupp u. Binder 1984), der *Plan-Diagnose* (Weiss u. Sampson 1986), der *FRAME*-Methode (Dahl 1988) und der *Rollen-Beziehungskonflikt-Konstellation* (Horowitz 1991) der Fall ist. Fokus der Beobachtung ist die Identifizierung situativ funktionaler und dysfunktionaler beobachtbarer oder erlebter Interaktionen, die therapeutisch zu beeinflussen sind. Dabei reicht das Spektrum von der mikroanalytischen Untersuchung einzelner Sprechakte *(SASB)* über die Beschreibung einzelner

Komponenten der Interaktion *(ZBKT)* zu verschiedenen – zum Teil parallelen – intrapsychischen und interpersonellen Schemata bis hin zu sehr globalen Instrumenten, die komplexe konfliktpsychologische Abläufe erfassen (z. B. *Plan-Diagnose, FRAME*).

Diese Verfahren der Interaktionsanalyse zur Erfassung von interpersonellen Beziehungsmustern konvergieren, wenn auch nicht methodisch, so doch im Erkenntnisinteresse, mit der in den letzten Jahrzehnten neu belebten biographischen Methode (Jüttemann u. Thomae 1987). Die auf dem interpersonalen Kreismodell beruhende *Structural Analysis of Social Behavior (SASB)* ermöglicht die Analyse von Zusammenhängen zwischen interpersonalen und intrapsychischen Prozessen durch die Einführung der 3 Fokusebenen transitiv (aktiv, bei anderen etwas bewirken), intransitiv (reaktiv, anderen etwas über sich mitteilen) und introjektiv (auf das Selbst gerichtet) (Benjamin 1974). Die systematische Anwendung des *SASB*-Modells für die psychiatrische Diagnostik und Klassifikation (Benjamin 1993) exemplifiziert die Reichweite des Ansatzes. Andere Ansätze setzen auf die Verwendung narrativen Materials.

Erfassung von interpersonellen Beziehungsmustern

Der bekannteste Ansatz, mit dem Material für die systematische Analyse der individuellen Übertragungsbereitschaften(-dispositionen) bzw. Übertragungsmuster erschlossen wurde, ist das von Luborsky entwickelte *Zentrale Beziehungskonflikt-Thema (ZBKT)* (Luborsky u. Kächele 1988). Dieses *ZBKT*-Verfahren arbeitet mit der Grundannahme, daß Narrative des Patienten lebensgeschichtlich „geronnene" subjektiv bedeutsame interpersonelle Beziehungserfahrungen verdichten und transportieren. Auf diese Weise können sie prägnante Subjekt-Objekt-Handlungsrelationen wie „eingebrannte Klischees" sichtbar machen.

Analyse individueller Übertragungsmuster

Dieses klinischen Schlußfolgerungsprozessen nahestehende Instrument zur Beurteilung eines erlebten Beziehungsgeschehens bereitet narratives Material methodisch so auf, daß die prägenden internalisierten Beziehungsstrukturen, die sich im individuellen Verhalten auffinden und messen lassen, transparent werden. Die Beziehungswelt eines Individuums wird in einer Art überdauerndem lebensgeschichtlichem „Motto", einer „Chiffre" oder auch einem „Schema" abgebildet. Der feiner zu wählende Abbildungsmaßstab einer neueren Weiterentwicklung, der Methode der *Zentralen Beziehungsmuster (ZBM;* Albani et al. 1994), erlaubt noch differenziertere Einblicke in die „makromolekularen" Beziehungsstrukturen, deren variable Gestaltung mit verschiedenen Objekten und Kontexten, ihre lebensgeschichtliche Genese sowie Regulation, und vermag zugleich ihre therapeutische Veränderbarkeit zu demonstrieren (Luborsky et al. 1995).

Analyse narrativen Materials

Aus dem Material werden Erzählungen über Interaktionen, sog. Beziehungsepisoden, herausgefiltert, aus denen sich jeweils 3 Komponenten herauspräparieren lassen, die als sequentielles Ablaufschema vorgestellt werden: Der *Wunsch* des erzählenden Subjektes an das Objekt ruft eine eher befriedigende oder eher frustrierende *Reaktion des Objektes* hervor, die wiederum von einer entsprechenden *Reaktion des Subjektes* darauf gefolgt wird. Entweder man verbleibt bei dieser Methode im ideographischen Raum, dann werden die Formulierungen in der Sprachwelt des Pa-

Analyse der Komponenten von Beziehungsepisoden

tienten belassen, oder man transformiert die Äußerungen auf eine mehr oder weniger abstrakte kategoriale Ebene, die vorformulierte Aussagen anbietet, auf der die individuelle Aussage abgebildet wird.

Es gehört zu den verblüffenden Ergebnissen dieser Forschungsrichtung, daß sich differenzierte Muster geronnener Beziehungserfahrungen im Prinzip um so deutlicher herausschälen, je mehr Beziehungsepisoden mit verschiedenen Objekten aus Vergangenheit und Gegenwart erzählt werden (Luborsky u. Crits-Christoph 1990). Untersuchungen zur konvergenten und diskriminanten Validität an Therapietranskripten bestätigen den Wert der Verfahren zur Analyse von interpersonellen Beziehungsmustern und öffnen weitreichende Perspektiven für die Analyse klinischen Materials in Diagnostik und Verlauf (Luborsky u. Barber 1995; Kächele u. Dahlbender 1993).

Selbstbeurteilungsmethoden

Ergänzend wurden auch Selbstbeurteilungsmethoden interpersonalen Verhaltens und Erlebens entwickelt, wie z. B. das von Horowitz et al. (1988) vorgestellte *Inventory of Interpersonal Problems* (IIP; Horowitz et al. 1988; deutsche Version: Horowitz 1994). Das Instrument basiert in seiner theoretischen Orientierung auf der interpersonalen Theorie, wie sie von Sullivan (1953) formuliert wurde, und den daraus abgeleiteten Zirkumplex- oder auch Kreismodellen interpersonalen Verhaltens.

Kreismodelle interpersonalen Verhaltens

Das Kreismodell basiert auf der Annahme, daß sich alle interpersonalen Verhaltensweisen durch 2 orthogonale und bipolare Dimensionen abbilden lassen: Die Dimension der Kontrolle erfaßt die Spannbreite von dominant-kontrollierendem bis zu submissiv-unterwürfigem Verhalten, die Dimension der Affiliation erfaßt liebevoll-zugewandtes bis feindselig-distanziertes Verhalten. Im Modell von Leary (1957) sind insgesamt 16 interpersonale Kategorien bzw. Segmente definiert, die um die beiden orthogonalen Dimensionen angeordnet sind. Ausgehend von diesem Modell entwickelten verschiedene Forschergruppen weitere Modelle zur Taxonomie interpersonalen Verhaltens, die sich zum Teil durch die Anzahl ihrer Kreissegmente unterscheiden (z. B. Wiggins 1982; Kiesler 1983).

Empirische Zusammenhänge von Bindungsstil und Personenschemata unterstreichen die Konstruktverknüpfung beider aus verschiedenen Theorietraditionen stammenden Konzepte (Horowitz 1994; Strauß u. Schmidt 1997).

5 Auswirkungen

Die Konzepte Entwicklung, Bindung und Beziehung nehmen auf die psychoanalytische Therapie wie auch die einfacher strukturierten Therapien einen spürbaren Einfluß. Wir haben gelernt, daß der tatsächliche Entstehungspunkt für psychopathologische Störungen überall auf einer fortlaufenden Entwicklungslinie liegen kann (Stern 1992). Der Umweltaspekt ist in der modernen Psychoanalyse ebenso anerkannt wie in der Bindungstheorie. Anstatt des Lust-Unlust-Prinzips rückten Konzepte wie Spiegelung, Kommunikation, Affektaustausch und Körperkontakt zum Zwecke

Anerkennung der Bedeutung von Umwelteinflüssen in der modernen Psychoanalyse

der Erlangung eines Gefühls von Sicherheit in den Vordergrund. Die entwicklungspsychopathologische Forschung untermauert diese neuen Konzepte mit eindrücklicher Evidenz. Die Ergebnisse der Bindungstheorie weisen plausibel die Bedeutung von Bindungsbedürfnissen für die weitere Persönlichkeitsentwicklung nach.

Wenn auch noch die stringente empirische Bestätigung aussteht, daß das Wissen um die Bindungsmuster differentielle therapeutische Strategien nach sich ziehen muß, so ist bereits jetzt wohl begründet, daß sich hier eine Achse-II-orientierte störungsspezifische Therapie bewährt.

Das Wissen um die Folge von Verlusten und um den Einfluß von Todesfällen auf die Entwicklung von Kindern wird von Köhler (1995) als hilfreich angesehen, um diffuse Assoziierungen seitens des Patienten bei diesem Thema nicht als Widerstand, sondern als entwicklungsbedingtes Defizit der Aufmerksamkeits- bzw. Konzentrationsfähigkeit zu verstehen.

Es kann nicht darum gehen, daß der Therapeut seinen Patienten unmittelbar als Säugling behandelt und ihm mütterliche Pflege angedeihen lassen sollte. Wohl aber dürfte es förderlich sein, wenn der Verstehensprozeß der kindlichen Anteile im Patienten mit den Bildern angereichert wird, die die neuere Entwicklungspsychologie zur Verfügung stellen kann. Die aktuelle Interaktion in der therapeutischen Situation in ähnlicher Differenziertheit zu begreifen, wie dies die Untersuchung der Mutter-Kind-Beziehung verdeutlicht, führt auf eine Vielfältigkeit der Kommunikations- und Interaktionsprozesse, die eine Bereicherung der klinischen Konzeptualisierung darstellt (Emde 1991).

Einbeziehung der kindlichen Anteile des Patienten in den Verstehensprozeß

So konkretisiert sich der Vorgang der empathischen Abstimmung durch eine Fülle von präverbalen Prozessen, die sich in der Regulation des Blickkontaktes, der Körperhaltung, des stimmlichen Ausgleichs vollziehen. Die Redewendung, mit dem eigenen Unbewußten das Unbewußte des Patienten zu entziffern, dürfte ohne diese mikrostrukturellen Austauschprozesse (Krause 1998) kaum mehr als eine leere Metapher sein. Wir können annehmen, daß empathisches Verständnis und intuitives Erfassen von Therapeuten auf bewußt oder unterschwellig wahrgenommenen affektiven und motorischen Mustern gründen, die auf eigene Erfahrungen mit frühen Mutter-Kind-, Vater-Kind- und oft auch Geschwister-Kind-Interaktionen zurückgehen (Lichtenberg et al. 1992).

Bedeutung des empathischen Verständnisses durch den Therapeuten

Die enormen Fortschritte der Kleinkindforschung demonstrieren, welche Anstrengungen notwendig sein werden, um die Grammatik der nonverbalen Interaktionen zu entziffern (Krause 1990). Die Ergebnisse dieser Untersuchungen schärfen auch den Blick für die Rolle der situativen Faktoren, die in die Gestaltung der dyadischen oder gruppentherapeutischen Situationen eingehen.

Berücksichtigung situativer Faktoren in der therapeutischen Situation

Auf der Ebene der Herstellung einer hilfreichen Beziehung als Voraussetzung einer guten Therapie – steht doch die wechselseitige Wertschätzung auch auf dem gesicherten Boden der Therapieforschung (Henry et al. 1994) – können wir verschiedene kommunikative – verbale und nonverbale – Teilprozesse ins Auge fassen, deren Bedeutung in der Mutter-

Kind-Beziehung gesichert ist und die vermutlich auch für die hilfreiche Therapiebeziehung von Wichtigkeit sein dürften.

Die Bedeutung der neuen Einsichten in die frühe Entwicklung, Bindung und Beziehung für die therapeutische Arbeit läßt sich mit dem Hinweis zusammenfassen, daß diese uns relevante Fakten und plausible Modelle zur Verfügung stellen, mit denen wir die aktuelle Beziehungsgestaltung unter notwendigem Rückgriff auf das sog. Gegenwartsunbewußte und auch das Vergangenheitsunbewußte (Sandler u. Sandler 1985) anreichern und neu gestalten können (Bornstein u. Masling 1998).

6 Literatur

Ainsworth M, Bowlby J (1991) An ethological approach to personality development. Am Psychol 46:333–341

*Ainsworth MDS, Eichberg CG (1991) Effects on infant-mother attachment of mother's unresolved loss of an attachment figure, or other traumatic experience. In: Parkes CM, Stevenson-Hinde J, Marris P (eds) Attachment across life cycle. Tavistock/Routledge, London New York, pp 160–183

Ainsworth MDS, Witting B (1969) Attachment and the exploratory behavior of one-year-olds in a strange situation. In: Foss BM (ed) Determinants of infant behavior. Basic Books, New York, pp 113–136

Ainsworth MDS, Bell SM, Stayton DJ (1974) Infant-mother attachment and social development: 'socialisation' as a product of reciprocal responsiveness to signals. In: Richards MPM (ed) The integration of a child into a social world. Cambridge Univ Press, New York, pp 99–135

**Ainsworth MDS, Blehar MC, Waters E, Wall S (1978) Patterns of attachment. A psychological study of the strange situation. Erlbaum, Hillsdale, NJ

Albani C, Pokorny D, Dahlbender R, Kächele H (1994) Vom Zentralen Beziehungs-Konflikt-Thema (ZBKT) zu Zentralen Beziehungsmustern (ZBM). Eine methodenkritische Weiterentwicklung der Methode des „Zentralen Beziehungs-Konflikt-Themas". Psychother Psychosom Med Psychol 44:89–98

Basch MF (1983) Empathic understanding. J Am Psychoanal Assoc 31:101–126

Beck AT (1981) Die kognitive Therapie der Depression. Urban & Schwarzenberg, München

Benjamin LS (1974) Structural analyses of social behavior (SASB). Psychol Rev 81:392–425

Benjamin LS (1993) Interpersonal diagnosis and treatment: the SASB approach. Guilford, New York

Benoit D, Parker KHC (1994) Stability and transmission of attachment across three generations. Child Dev 65:1444–1456

Bion WR (1962) Learning from experience. Heinemann, London

Blatt S (1990) Interpersonal relatedness and self-definition. In: Singer J (ed) Repression and dissociation: implications for personality theory, psychopathology and health. University of Chicago Press, Chicago, pp 299–336

Blatt S (1992) The differential effect of psychotherapy and psychoanalysis with anaclitic and introjective patients: the Menninger Psychotherapy Research Project revisited. J Am Psychoanal Assoc 40:691–724

Blatt S, Quinlan D, Pilkonis P, Shea MT (1995) Impact of perfectionism and need for approval on the brief treatment of depression: the NIMH treatment of Depression Collaborative Research Program revisited. J Consult Clin Psychol 63:125–132

Bornstein RF, Masling M (1998) Empirical perspectives on the psychoanalytic unconscious. American Psychological Association, Washington

**Bowlby J (1969) Attachment and loss, vol 1: Attachment. Basic Books, New York [Dt.: ders. (1975) Bindung. Kindler, München]

**Bowlby J (1979) The making and breaking of affectional bonds. Tavistock, London

**Bowlby J (1983) Verlust – Trauer und Depression. Geist und Psyche. Fischer, Frankfurt am Main

Bowlby J (1988) A secure base: parent-child attachment and healthy human development. Basic Books, London [Dt.: ders. (1995) Elternbindung und Persönlichkeitsentwicklung: Therapeutische Aspekte der Bindungstheorie. Dexter, Heidelberg]

Bowlby J (1995) Bindung: Historische Wurzeln, theoretische Konzepte und klinische Relevanz. In: Spangler G, Zimmermann P (Hrsg) Die Bindungstheorie. Grundlagen, Forschung und Anwendung. Klett-Cotta, Stuttgart, S 17–29

Brazelton TB (1981) Precursors for the development of emotions in early infancy. In: Plutchik R, Kellerman H (eds) Emotion, theory, research and experience. Academic Press, New York

Brazelton TB, Cramer BG (1991) Die frühe Bindung. Klett-Cotta, Stuttgart

Brazelton TB, Koslowski B, Main M (1974) The origins of reciprocity: the early mother-infant interaction. In: Lewis M, Rosenblum LA (eds) The effect of the infant on it's caregiver, vol 4. Wiley, New York London Sydney Toronto, pp 49–76

Brisch KH, Buchheim A, Köhntop B, Kunzke D, Kächele H, Pohlandt F (1996) Early preventive psychotherapeutic intervention program for parents after the delivery of a very small premature infant: the Ulm Study. Infant Behav Dev 19:356 (special issue)

Bretherton I (1995) Die Geschichte der Bindungstheorie. In: Spangler G, Zimmermann P (Hrsg) Die Bindungstheorie. Grundlagen, Forschung und Anwendung. Klett-Cotta, Stuttgart, S 27–49

Bretherton I, Waters E (1985) (eds) Growing points of attachment theory and research. Monographs of the Society for Research. Child Development 50:3–35

Buchheim A, Brisch KH, Kächele H (1998) Einführung in die Bindungstheorie und ihre Bedeutung für die Psychotherapie. Psychother Psychosom Med Psychol 48:128–138

Carlson V, Ciccheti D, Barnett D, Braunwald KG (1989) Finding order in disorganization: lessons from research on maltreated infants' attachments to their caregivers. In: Cicchetti D, Carlson V (eds) Child maltreatment. Cambridge Univ Press, Cambridge, MA, pp 494–528

Clarke AM, Clarke ADB (1976) Early experience, myth and evidence. Free Press, New York

Clarkin J, Marziali E, Monroe-Blum H (eds) (1992) Borderline personality disorder: clinical and empirical perspectives. Guilford, New York

Collins WA, Read SJ (1990) Adult attachment, working models and relationship quality in dating couples. J Pers Soc Psychol 58:644–663

Condon W, Sander L (1974) Neonate movement is synchronized with adult speech: interactional participation and language acquisition. Science 183:99–101

Cramer B (1991) Frühe Erwartungen. Unsichtbare Bindungen zwischen Mutter und Kind. Kösel, München

Crowell J, Treboux D (1995) A review of adult attachment measures: implications for theory and research. Soc Dev 4:294–327

Dahl H (1988) Frames of mind. In: Dahl H, Kächele H, Thomä H (eds) Psychoanalytic process research strategies. Springer, Berlin Heidelberg New York Tokyo, pp 51–66

Diamond D, Blatt SJ (1994) Internal working models and the representational world in attachment and psychoanalytic theories. In: Sperling MB, Berman WH (eds) Attachment in adults. Clinical and developmental perspectives. Guilford, New York London, pp 72–97
*Dornes M (1993) Der kompetente Säugling. Fischer, Frankfurt am Main
*Dornes M (1997) Die frühe Kindheit: Entwicklungspsychologie der ersten Lebensjahre. Fischer, Frankfurt am Main
Eagle M (1988) Neuere Entwicklungen in der Psychoanalyse: Eine kritische Würdigung. Verlag Internationale Psychoanalyse, München Wien
Emde RN (1981) Changing models of infancy and the nature of early development. Remodeling the foundation. J Am Psychoanal Assoc 29:179–219
*Emde RN (1983) The prerepresentational self and its affective core. Psychoanal Stud Child 38:165–192
Emde RN (1998) Individuelle Bedeutung und wachsende Komplexität: Die Beiträge Sigmund Freuds und René Spitz zur Entwicklungspsychologie. Psychother Psychosom Med Psychol 48:114–127
Emde R (1991) Positive emotions for psychoanalytic theory: Surprises from infancy research and new directions. J Am Psychoanal Assoc 39:5–44
Erikson EH (1950) Childhood and society. Norton, New York
Esser G, Scheven A, Petrova A, Laucht M, Schmidt MH (1989) Mannheimer Beurteilungsskala zur Erfassung der Mutter-Kind-Interaktion im Säuglingsalter (MBS-MKI-S). Z Kinder Jugendpsychiatr 17:185–193
Fonagy P (1993) Psychoanalytic and empirical approaches to developmental psychopathology: An object-relations perspective. In: Shapiro T, Emde R (eds) Research in psychoanalysis: Process, development, outcome. International Universities Press, New York, pp 245–260
Fonagy P, Steele H, Steele M (1991a) Maternal representations of attachment during pregnancy predict the organization of infant-mother attachment at one year of age. Child Dev 62:891–905
*Fonagy P, Steele M, Steele H, Moran GS, Higgitt AC (1991b) The capacity for understanding mental states: the reflective self in parent and child and its significance for security of attachment. Infant Ment Health J 12:201–218
Fonagy P, Steele M, Steele H, Leigh T, Kennedy R, Mattoon G, Target M (1995) Attachment, the reflective self, and borderline states: the predictive specificity of the adult attachment interview and pathological emotional development. In: Goldberg S, Muir S, Kerr J (eds) Attachment theory: social, developmental, and clinical perspectives. Analytic Press, Hillsdale New York, pp 233–278
Fremmer-Bombik E (1995) Innere Arbeitsmodelle von Bindung. In: Spangler G, Zimmermann P (Hrsg) Die Bindungstheorie. Grundlagen, Forschung und Anwendung. Klett-Cotta, Stuttgart, S 109–119
Freud (1917) Vorlesungen zur Einführung in die Psychoanalyse. (Gesammelte Werke, Bd 11; Fischer, Frankfurt am Main)
Freud S (1918) Aus der Geschichte einer infantilen Neurose. GW Bd 12, S 27–157
Freud S (1920) Jenseits des Lustprinzips. GW Bd 13, S 1–70
George C, Kaplan N, Main M (1985) The Adult Attachment Interview, 3rd edn. Department of Psychology, University of California, Berkeley (unpublished)
Greenspan SI (1989) The development of the ego: implications for personality theory, and the psychotherapeutic process. Int Univ Press, Madison
Grice H-P (1975) Logic and conversation. In: Cole P, Morgan J (eds) Syntax and semantics, vol 3: Speech acts. Academic Press, New York San Francisco London, pp 41–58
Grossmann K, Fremmer-Bombik E, Rudolph J, Grossmann KE (1988) Maternal attachment representations as related to child-mother attachment patterns and maternal sensitivity and acceptance of her infant. In: Hinde RA, Stevenson-Hinde J (eds) Relations within families. Oxford Univ Press, Oxford, pp 241–260
**Grossmann K, August P, Fremmer E et al. (1989) Die Bindungstheorie: Modell und entwicklungspsychologische Forschung. In: Keller H (Hrsg) Handbuch der Kleinkindforschung. Springer, Berlin Heidelberg New York Tokio, S 31–55
Grossmann K, Grossmann K (1991) Attachment quality as an organizer of emotional and behavioral responses in a longitudinal perspective. In: Parkes CM, Stevenson-Hinde J, Marris P (eds) Attachment across the life cycle. Tavistock/Routledge, London New York, pp 93–114
Heigl-Evers A, Heigl F, Ott J (Hrsg) (1993) Lehrbuch der Psychotherapie. Fischer, Stuttgart Jena
**Henry W, Strupp HH, Schacht TE, Gaston L (1994) Psychodynamic approaches. In: Bergin AE, Garfield SL (eds) Handbook of psychotherapy and behavior change. Wiley, New York, pp 467–508
Horowitz LM, Rosenberg SE, Baer AE, Ureno G, Villasenor VS (1988) Inventory of interpersonal problems: psychometric properties and clinical applications. J Consult Clin Psychol 56:885–892
Horowitz LM (1994) Personenschemata, Psychopathologie und Psychotherapieforschung. Psychotherapeut 39:61–72
**Horowitz MJ (1991) Person schemas. In: Horowitz MJ (ed) Person schemas and maladaptive interpersonal patterns. University of Chicago Press, Chicago London, pp 13–31
Horowitz LM, Rosenberg SE, Bartholomew K (1993) Interpersonale Probleme in der Psychotherapie. Gruppenpsychother Gruppendyn 29:170–197
Horowitz LM, Strauß B, Kordy H (1994) Manual zum Inventar zur Erfassung interpersonaler Probleme (IIP-D). Beltz, Weinheim
IJzendoorn MH van (1995) Adult attachment representations, parental responsiveness and infant attachment: A meta-analysis on the predictive validity of the Adult Attachment Interview. Psychol Bull 117:387–403
IJzendoorn MH van, Bakermans-Kranenburg MJ (1996) Attachment representations in mothers, fathers, adolescents and clinical groups: A meta-analytic search for normative data. J Consult Clin Psychol 64:8–21
Jacobson E (1964) The self and the object world. Int Univ Press, New York
Jüttemann G, Thomae H (Hrsg) (1987) Biographie und Psychologie. Springer, Berlin Heidelberg New York Tokio
Kächele H, Dahlbender R (1993) Übertragung und zentrale Beziehungsmuster. In: Buchheim P, Cierpka M, Seifert T (Hrsg) Lindauer Texte. Springer, Berlin Heidelberg New York Tokio, S 84–103
Kernberg O (1968) The treatment of patients with borderline personality organization. Int J Psycho-

anal 49:600-619 [Dt.: ders. (1975) Borderline-Störungen und pathologischer Narzißmus. Suhrkamp, Frankfurt am Main]
**Kernberg O (1991) Schwere Persönlichkeitsstörungen. Theorie, Diagnose, Behandlungsstrategien. Klett-Cotta, Stuttgart
**Kernberg OF (1993) Psychodynamische Therapie bei Borderline-Patienten. Huber, Bern
Kiesler DJ (1983) The 1982 interpersonal circle: a taxonomy for complementarity in human transactions. Psychol Rev 90:185-214
**Klein M, Heimann P, Isaacs S, Riviere J (1952) Developments in psychoanalysis. Hogarth, London
Klermann GL, Weissman MM, Rounsaville BJ (1984) Interpersonal psychotherapy of depression. Basic Books, New York
Köhler L (1995) Bindungsforschung und Bindungstheorie aus der Sicht der Psychoanalyse. In: Spangler G, Zimmermann P (Hrsg) Die Bindungstheorie: Grundlagen, Forschung und Anwendung. Klett-Cotta, Stuttgart, S 67-85
Kohut H (1973) Narzißmus. Eine Theorie der psychoanalytischen Behandlung narzißtischer Persönlichkeitsstörungen. Suhrkamp, Frankfurt am Main
Kohut H, Wolf ES (1978) The disorders of the self and their treatment: an outline. Int J Psychoanal 59:413-425
Krause R (1990) Psychodynamik der Emotionsstörungen. In: Scherer K (Hrsg) Psychologie der Emotion. Hogrefe, Göttingen (Enzyklopädie der Psychologie, Bd 3, S 630-705)
*Krause R (1998) Allgemeine Psychoanalytische Krankheitslehre, Bd 2: Modelle. Kohlhammer, Stuttgart
Künzler E (1969) Zwei Hypothesen über die Natur der frühkindlichen Sozialbeziehungen. Psyche 23:25-57
Leary T (1957) Interpersonal diagnosis of personality. Ronald, Chicago
*Lichtenberg DJ (1991) Psychoanalyse und Säuglingsforschung. Springer, Berlin Heidelberg New York Tokio
Lichtenberg J, Lachmann F, Fosshage J (1992) Self and motivation systems. Analytic Press, Hillsdale/NJ
*Luborsky L (1984) Principles of psychoanalytic psychotherapy. A manual for supportive-expressive treatment. Basic Books, New York [Dt.: ders. (1988) Einführung in die analytische Psychotherapie. Springer, Berlin Heidelberg New York Tokio]

Luborsky L, Barber J (1995) Perspectives on seven transference-related measures applied to the interview with Mr. Smithfield. Psychother Res 4:152-155
*Luborsky L, Crits-Christoph P (1990) Understanding transference, 2nd edn. American Psychological Association, Washington, Basic Books, New York
Luborsky L, Kächele H (1988) Der zentrale Beziehungskonflikt. PSZ, Ulm
Luborsky L, Luborsky E, Diguer L et al. (1995) Extending the core conflictual relationship theme into childhood. In: Noam G, Fisher K (eds) Development and vulnerability in close relationships. Erlbaum, Hillsdale, NJ, pp 287-308
Lyons-Ruth K, Alpern L, Repacholi B (1993) Disorganized infant attachment classification and maternal psychosocial problems as predictors of hostil-aggressive-behavior in preschool classroom. Child Dev 64:572-585
Mahler M (1958) Autism and psychosis: two extreme disturbances of identity. In: Mahler M (ed) Infantile psychosis and early contributions. Aronson, New York London (The selected papers of Margret Mahler, Bd 1, pp 169-181)
Mahler M (1968) Symbiose und Individuation. Klett, Stuttgart
Mahler M, Pine F, Bergmann A (1975) The psychological birth of the human infant. Basic Books, New York [dt.: Mahler M, Pine F, Bergmann A (1978) Die psychische Geburt des Menschen. Fischer, Frankfurt am Main]
Main M (1991) Metacognitive knowledge, metacognitive monitoring, and singular (coherent) vs. multiple (incoherent) model of attachment: Findings and directions for future research. In: Parkes CM, Stevenson-Hinde J, Marris P (eds) Attachment across the life cycle. Routledge, London, pp 127-159
*Main M (1995) Recent studies in attachment: Overview with selected implications for clinical work. In: Goldberg S, Muir R, Kerr J (eds) Attachment theory: social developmental and clinical perspectives. Erlbaum, Hillsdale, NJ, pp 407-474
Main M, Hesse E (1990) Parents' unresolved traumatic experiences are related to disorganized attachment status: is frightened and/or frightening parental behavior the linking mechanism? In: Greenberg MT, Cicchetti D, Cummings EM (eds) Attachment

in the preschool years. University of Chicago Press, Chicago, pp 161-182
Main M, Solomon J (1986) Discovery of an insecure disorganized/disoriented attachment pattern: procedures, findings and implications for the classification of behavior. In: Brazelton TB, Yogman M (eds) Affective development in infancy. Ablex, Norwood, NJ, pp 95-124
Main M, Cassidy J (1988) Categories of response to reunion with the parent at age six: predicted from attachment classifications and stable over a one-month period. Dev Psychol 24:425-426
Main M, Kaplan N, Cassidy J (1985) Security in infancy, childhood, and adulthood: a move to the level of representation. In: Bretherton I, Waters E (eds) Growing points in attachment theory and research. Monogr Soc Res Child Dev 50:66-106
Meltzoff A, Borton R (1979) Intermodal matching by human neonates. Nature 282:403-404
Moser U, Zeppelin I von (1991) Kognitive-affektive Prozesse. Springer, Berlin Heidelberg New York Tokio
Papousek H (1981) The common in the uncommon child: comments on the child's integrative capacities and on parenting. In: Lewis M, Rosenblum LA (eds) The uncommon child. Plenum, New York, pp 317-328
*Papousek H, Papousek M (1983) Interactional failures. Their origins and significance in infant psychiatry. In: Call JD, Galenson E, Tyson RL (eds) Frontiers of infant psychiatry. Basic Books, New York, pp 31-37
Patrick M, Hobson RP, Manghan B (1994) Personality disorder and the mental representation of early social experience. Dev Psychopathol 6:375-388
Peterfreund E (1978) Some critical comments on psychoanalytic conceptualizations of infancy. Int J Psychoanal 59:427-441
Quinton D, Rutter M (1988) Parenting breakdown: The making and breaking of intergenerational links. Gower, Brooksfield/VT
Radojevic M (1992) Predicting quality of infant attachment to father at 15 months from prenatal paternal representations of attachment: an Australian contribution. (Lecture, 25th International Congress of Psychology, Brussels)
Rapaport D (1970) Die Struktur der psychoanalytischen Theorie. Ver-

such einer Systematik. Klett-Cotta Stuttgart

Reich G (1995) Eine Kritik des Konzeptes der „primitiven Abwehr" am Begriff der Spaltung. Forum Psychoanal 11:99–118

Sander LW (1989) Infant and environment as a biological system. In: Greenspan S, Pollock G (eds) The course of life, vol 1: Infancy. Int Univ Press, Madison, pp 359–392

Sandler J, Sandler AM (1985) Vergangenheits-Unbewußtes und Gegenwarts-Unbewußtes und die Deutung der Übertragung. Psyche 39:800–829

Schaffer R (1982) Mütterliche Fürsorge in den ersten Lebensjahren. Klett-Cotta, Stuttgart

Spitz R (1965) The first year of life. A psychoanalytical study of normal and deviant development of object relations. Int Univ Press, New York

*Spitzer M (1997) Geist im Netz. Spektrum der Wissenschaften, Heidelberg

Stern DN (1974) Mother and infant at play: The dyadic interaction involving facial, vocal, and gaze behaviors. In: Lewis M, Rosenblum LA (eds) The effect of the infant on its caregiver. Wiley, New York, pp 187–213

**Stern DN (1992) Die Lebenserfahrung des Säuglings. Klett-Cotta, Stuttgart [Originalausgabe: ders. (1985) The interpersonal world of the infant. Basic Books, New York]

Stern DN (1996) Ein Modell der Säuglingsrepräsentation. Forum Psychoanal 12:187–203

Stern DN (1998) Die Mutterschaftskonstellation. Klett-Cotta, Stuttgart

Strage M, Main M (1985) Attachment and parent-child discourse patterns. (Lecture, Biennal meeting of the Society for Research in Child Development, Toronto)

Strauß B, Schmidt S (1997) Die Bindungstheorie und ihre Relevanz für die Psychotherapie. Psychotherapeut 42:1–16

Strupp HH, Binder J (1984) Psychotherapy in a new key. A guide to time-limited dynamic psychotherapy. Basic Books, New York [Dt.: ders. (1991) Kurzpsychotherapie. Klett-Cotta, Stuttgart]

Sullivan HS (1953) The interpersonal theory of psychiatry. Norton, New York

**Thomä H, Kächele H (1996a) Lehrbuch der psychoanalytischen Therapie, Bd 1: Grundlagen, 2. Aufl. Springer, Berlin Heidelberg New York Tokio

**Thomä H, Kächele H (1996b) Lehrbuch der psychoanalytischen Therapie, Bd 2: Praxis, 2. Aufl. Springer, Berlin Heidelberg New York Tokio

Tress W, Henry P, Strupp H, Reister G, Junkert B (1990) Die Strukturale Analyse sozialen Verhaltens (SASB) in Ausbildung und Forschung. Ein Beitrag zur „funktionellen Histologie" des psychotherapeutischen Prozesses. Z Psychosom Med Psychoanal 36:240–257

Tustin F (1994) The perpetuation of an error. J Child Psychother 20:3–23

Ward MJ, Carlson EA (1995) Associations among adult attachment representations, maternal sensitivity, and infant-mother attachment in a sample of adolescent mothers. Child Dev 66:69–79

*Weiss J, Sampson H (1986) The psychoanalytic process: theory, clinical observation, and empirical research. Guilford, New York

Wiggins JS (1982) Circumplex models of interpersonal behavior in clinical psychology. In: Kendall PC, Butcher JN (eds) Handbook of research methods in clinical psychology. Wiley, New York

Zimmermann P, Spangler G, Schieche M, Becker-Stoll F (1995) Bindung im Lebenslauf: Determinanten, Kontinuität, Konsequenzen und künftige Perspektiven. In: Spangler G, Zimmermann P (Hrsg) Die Bindungstheorie: Grundlagen, Forschung und Anwendung. Klett-Cotta, Stuttgart, S 311–334

KAPITEL 23
Psychoanalyse in der Praxis

R. MICHELS

1	Einführung	632
2	Grundprinzipien	633
3	Praktische Grundsätze	640
4	Psychoanalytische Psychotherapie	645
5	Psychoanalyse heute	648
6	Literatur	649

Übersetzung: K. Dilling

1 Einführung

Die Psychoanalyse entwickelte sich aus der klinischen Erfahrung und den theoretischen Annahmen Sigmund Freuds, eines Wiener Arztes, der 1856 geboren wurde. 1883 erzählte ihm Joseph Breuer, einer seiner älteren Kollegen, von einer faszinierenden Patientin, einer intelligenten, jungen Deutschen, Bertha Pappenheim, die in späteren Jahren die psychiatrische Sozialarbeit mitbegründen sollte. Breuers klinische Beobachtungen an dieser Patientin, die an den Symptomen der damals so benannten Hysterie litt, führte zu einer neuen Theorie über das Wesen dieser Störung und zu Vorschlägen für eine neue Behandlung (Breuer u. Freud 1895). Breuer selbst arbeitete auf diesem Gebiet nicht weiter, teilweise vielleicht auch deshalb, weil er beunruhigt war über seine intensiven persönlichen Gefühle, die in der Beziehung zu dieser Patientin entstanden waren und die er nicht verstehen konnte. Freud erforschte Breuers Methode auch weiterhin an anderen Patienten, entwickelte die Theorie weiter, und mit der Zeit konnte er auch die Bedeutung von Breuers Beunruhigung verstehen. Die Theorie und die darauf aufbauende Behandlungsmethode waren die Anfänge der Psychoanalyse und der psychoanalytischen Psychiatrie (Freud 1925).

Anfänge der Psychoanalyse und psychoanalytischen Psychiatrie

Bertha Pappenheim, wie auch weitere Patientinnen und Patienten mit der Diagnose Hysterie, hatte vielfältige Symptome, die mehrere Organsysteme betrafen, veränderte Bewußtseinszustände, Störungen des Denkens und der Gefühle und der Kommunikation. Die Psychiatrie des 19. Jh. hatte dieses so aufgefaßt, als reflektierten sie Normabweichungen des Nervensystems, z. B. als Anzeichen für eine zugrundeliegende Neuropathologie, die noch nicht identifiziert worden war. Zuerst wandten Breuer und später Freud eine Technik an, die weit mehr aus einer medizinischen als aus der psychiatrischen Tradition des 19. Jh. entstammte: Sie nahmen sich viele Stunden Zeit, um mit den Patienten zu sprechen, oder, genauer gesagt, ihnen zuzuhören. Dabei erkannten sie, daß eine Beziehung zwischen den Symptomen der Patienten bestand und dem, was diese innerlich beschäftigte, und – besonders aufregend – sie entdeckten, daß die Symptome tatsächlich durch das Sprechen über diese Themen beeinflußt wurden.

Breuer und Freud

Freud und Breuer begannen nun, die Symptome eher als Mitteilungen aufzufassen – als symbolischen Ausdruck für Gedanken und Erinnerungen, die dem Patienten möglicherweise gar nicht bewußt waren – und nicht als Anzeichen für eine Störung des Nervensystems. Kurz gesagt, die Bedeutung der Symptome und die Ursache und Behandlung der Störung sollte eher durch den Dialog zwischen dem Patienten und dem Therapeuten aufgedeckt werden als durch eine Zergliederung des Gehirns und des Nervensystems. Die psychoanalytische Psychiatrie sollte die Wissenschaft des Seelenlebens werden. Nach Freuds berühmter Formulierung litten die Patienten nicht an einer Erkrankung des Gehirns, sondern an „Reminiszenzen" (Erinnerungen) (Breuer u. Freud 1895).

Einfluß verschiedener anderer Disziplinen auf Freuds Werk

Freuds Hintergrund als Neurologe und Neurobiologe formte wesentlich sein frühes Denken; er versuchte anfangs, seine Theorie als Neuropsychologie darzustellen, ein Projekt, das aber bald wegen des noch in den

Anfängen verhafteten Verständnisses für das Nervensystem in Schwierigkeiten geriet (Freud 1895). Freud interessierte sich auch für Evolutionsbiologie, Kulturanthropologie und Geschichte, und jedes dieser Gebiete, wie auch das Denken der positivistischen Naturwissenschaften des späten 19. Jh., läßt sich in seinem Werk nachweisen.

Die psychoanalytische Theorie war also angereichert durch die damaligen geistigen Strömungen, die ihre Begründer und das intellektuelle Umfeld, in dem sie entstand, beeinflußten. In den letzten Jahren hat die Entwicklungspsychologie (Mahler et al. 1975; Stern 1985) in größerem Umfang die Neurobiologie (Reiser 1984) und die Evolutionsbiologie als Grundlage psychologischer Konzepte ersetzt. Gleichzeitig haben Linguistik (Shapiro 1979), kognitive Neuropsychologie (Benjamin u. Freidrich 1991; Stinson u. Palmer 1991), Gruppendynamik und klinische Psychopathologie zu den psychoanalytischen Denkmodellen beigetragen.

Nach Freud umfaßt die Psychoanalyse dreierlei: eine psychologische Theorie, eine Behandlungsmethode und eine Untersuchungsmethode (Freud 1923). Wir werden zuerst die Prinzipien der psychoanalytischen Psychologie diskutieren, die grundlegend für die Behandlung sind (Michels 1995), dann die klinischen Konzepte, die zentrale Bedeutung für die gegenwärtige psychoanalytische Praxis haben (Greenson 1967), und schließlich die Möglichkeiten der heutigen psychoanalytischen Psychotherapie und Psychoanalyse (Michels 1997).

Psychoanalyse als psychologisches Konzept, Behandlungs- und Untersuchungsmethode

2 Grundprinzipien

Mentalismus

Die Psychoanalyse befaßt sich mit der Psyche, d.h. der menschlichen Seele, also mit Gedanken, Gefühlen, Erfahrungen, Wünschen, Ängsten, Phantasien und Erinnerungen. Sie handelt nicht vom Gehirn oder vom Körper, außer sie werden als Substrate geistiger Tätigkeit gesehen, wenn sie nämlich auf den Verstand einwirken oder in geistigen Bildern repräsentiert werden. Ihr Thema ist auch nicht das Verhalten, „objektiv" und von außen gesehen wie von einem Verhaltensforscher, der die Aktivität eines Organismus beobachtet, ohne den Bereich der subjektiven Erfahrung einzubeziehen. Die moderne Psychiatrie treibt den neurobiologischen Reduktionismus oft ins Extrem, wenn sie annimmt, daß sich die mentalistischen Konzepte auf Epiphänomene beziehen, während sie das „reale" Handeln auf der Ebene des Nervensystems ansiedelt (Kandel 1979).

Psychische Phänomene werden in der Psychoanalyse als Hauptthema betrachtet, und deshalb ist es von größter Wichtigkeit, die Welt der inneren Erfahrungen zu begreifen. Die Psychoanalyse ist kein bedeutendes Werkzeug, um eine Hirndysfunktion, Anfallsphänomene oder psychische Störungen zu verstehen, die durch krankhafte biologische Veranlagung verursacht, den schweren Psychosen zugrunde liegen. Doch sie ist das wichtigste Instrument, um Wünsche, Ängste, Phantasien und ihre Ver-

Psychische Phänomene als Thema der Psychoanalyse

flechtung untereinander zu ergründen – wie diese Phänomene aus den frühesten Erfahrungen entstehen, sich im Laufe der Entwicklung wandeln, zur Voraussetzung für angepaßtes und unangepaßtes Verhalten werden und sich als Reaktion auf wichtige menschliche Beziehungen verändern. Um das seelische Leben und psychische Symptome zu verstehen, müssen wir uns mentalistischer Modelle bedienen (Michels 1995).

Psychischer Determinismus

Mentalistische Herangehensweise

Die herkömmliche Psychologie ist, wie die Psychoanalyse, mentalistisch; anders ausgedrückt, sie erklärt die Menschen und ihr Verhalten durch Gedanken, Wünsche, Ängste und Phantasien und deren Zusammenspiel. Diese Psychologie ist jedoch, anders als das wissenschaftliche Denken, nicht streng deterministisch; obwohl sie vieles erklärt, akzeptiert sie, daß manches nicht erklärt werden kann – es passiert einfach. Viele Menschen z. B. essen, weil sie hungrig sind, und hören auf, wenn sie genug haben; ihr Verhalten reflektiert eine geistige Erfahrung. Manche Menschen hören jedoch auf zu essen, obwohl sie noch hungrig sind, während andere weiteressen, auch wenn sie schon satt sind. Diese Verhaltensweisen können als pathologisch bezeichnet werden – anorektisch oder bulimisch – und einem Abweichen von der neurobiologischen Norm oder einer unspezifischen „Krankheit" zugeordnet werden, doch es gibt in der herkömmlichen Psychologie keine Erklärung dafür.

Beispiel: Freudsche Versprecher

Noch bekannter sind die sog. Freudschen Versprecher (Psychoanalytiker nennen sie Fehlleistungen). Meist sagen wir dabei wirklich, was wir denken, aber manchmal „machen wir auch nur einen Fehler". Andere psychische Phänomene, die durch die herkömmliche Psychologie mit Hilfe des psychischen Determinismus nicht erklärbar erscheinen, sind die Träume und die meisten Formen der neurotischen Symptomatologie, wie etwa Zwänge oder Phobien.

Unterschiede zwischen psychoanalytischer Theorie und herkömmlicher Psychologie

Die psychoanalytische Theorie unterscheidet sich von der herkömmlichen Psychologie dadurch, daß sie von einem stringenten allumfassenden psychischen Determinismus ausgeht: Alle geistigen Vorgänge können eher als das Ergebnis vorhergegangener psychischer Ereignisse verstanden werden und nicht als Epiphänomene von Vorgängen im Gehirn (außer vielleicht den Verhaltenskomponenten eines Anfalls) und sicher nie als zufällig oder ohne eine Ursache. Ein Mensch, der nicht ißt, phantasiert möglicherweise unbewußt, daß Essen Gift sei, während jemand, der sich überißt, Essen als Liebesbeweis ansieht, ohne sich dessen bewußt zu sein. Kurz gesagt, Träume und Symptome sind symbolische Ausformungen verborgener Gedanken und Phantasien.

Psychischer Determinismus der Psychoanalyse

In der psychoanalytischen Theorie wird die Ansicht vertreten, daß der psychische Determinismus in die Tiefe geht und damit wird eingestanden, daß die Eigenwahrnehmung oder das Bewußtsein in Wirklichkeit nur teilweise vorhanden und lückenhaft sind, während die herkömmliche Psychologie dieses Charakteristikum des geistigen Daseins als universal und dauerhaft erachtet. Der anorektische oder bulimische Mensch, der Träumer und der Mensch mit einer Neurose, alle nehmen nur ungenügend die psychischen Kräfte wahr, die ihre Erfahrungen lenken und dadurch auch ihr Verhalten. Aus psychoanalytischer Sicht ist das Verhalten dieser Menschen völlig festgelegt, obwohl die Determinanten für sie unbewußt sind. Die psychoanalytische Methode ermöglicht uns den Zugang zum unbewußten psychischen Leben und damit werden wir auch befähigt, die Lücken des unvollständigen psychischen Determinismus der herkömmlichen Psychologie zu schließen.

Psychodynamik

Die psychoanalytische Methode ist nicht nur „Psycho", d.h. mentalistisch, sondern auch „dynamisch", d.h. sie handelt von Triebkräften, Motiven und unausweichlich (denn vielfältige Kräfte haben vielfältige und disparate Ziele) auch vom Konflikt. Das psychoanalytische Denken sieht das psychische Leben als Produkt widerstreitender psychischer Triebkräfte, Wünsche, Ängste und Emotionen, die alle Druck ausüben und zusammen die Gedanken und das Verhalten steuern. Einer der beständigen theoretischen Dialoge der Psychoanalyse bezieht sich darauf, welches Konzept diese Kräfte am besten zusammenfassen kann.

Triebkräfte, Motive und Konflikte

Freud stellte sich diese psychodynamischen Komponenten als biologisch verwurzelte Triebe vor, die sich in einem weitgehend vorbestimmten Reifungsprozeß entfalteten. Andere wieder betonten die sozial und kulturell determinierten Haltungen und Wünsche (Kardiner 1945). Die Klassifikation psychischer Kräfte, ihr Ursprung in der Biologie oder der sozialen Erfahrung, ihre Entwicklung im Laufe des Lebens, ihre Plastizität und ihr ursprünglicher Gehalt – Sexualität, Aggression, Machtstreben, Neugier, Selbstverwirklichung etc. – sind bis heute Themen des psychoanalytischen Diskurses (Rapaport u. Gill 1959). Viele Auseinandersetzungen über die psychoanalytische Theorie beziehen sich auf das Grundlegende dieser Kräfte. Viel größere Übereinstimmung findet sich, wenn man die Theorie beiseite läßt und die klinischen Phänomene betrachtet, die zentrale Rolle der Wünsche und Ängste, die sich aus den erwähnten Kräften entwickeln und das psychische Leben der Patienten bestimmen (Brenner 1982).

Klassifikation psychischer Kräfte

Das Unbewußte

Die Erkenntnis unbewußter psychischer Prozesse läuft der Psychoanalyse lange voraus. Menschen erinnern sich häufig an Dinge, die sie schon vergessen hatten und die sie in der Zwischenzeit irgendwo in ihrem Gedächtnis „aufbewahrt" haben müssen. Zudem kann in der Hypnose oder auch durch einfachere Techniken, wie etwa Verhaltensreaktionen auf unbewußte Stimuli, nachgewiesen werden, daß Personen etwas wissen, was ihnen aber nicht bewußt war. Den unbewußten psychischen Vorgängen kommt jedoch im psychoanalytischen Denken eine einzigartige Bedeutung zu, denn nicht nur beiläufige Erinnerungen, sondern auch größere dynamische Kräfte – die Wünsche und Ängste, die unser Leben gestalten, besonders aber auch unsere neurotischen Symptome und Charakterzüge – werden für unbewußt gehalten (Arlow 1969).

Frühe Erkenntnisse zum Unbewußten

Unterscheidung von Vorbewußtem und Unbewußtem

Daß psychische Prozesse ablaufen können, ohne uns bewußt zu werden, wußte schon Aristoteles; daß uns viele Determinanten für die größeren Entscheidungen in unserem Leben unbekannt sind, und uns trotzdem – oder gerade aus diesem Grunde – entscheidend beeinflussen, war eine von Freuds großen Entdeckungen. Die Psychoanalytiker differenzieren die unbewußte psychische Aktivität noch weiter in „Vorbewußtes" (d.h. außerbewußt, aber leicht zugänglich, wenn die Aufmerksamkeit darauf gelenkt wird) und „Unbewußtes" im engeren Sinn (d.h. für den Menschen unter normalen Umständen nicht zugänglich). Die klinische psychoanalytische Methode mit ihrer freien Assoziation (Kris 1982) und Traumdeutung (Altman 1978) zielt darauf ab, die Erforschung der unbewußten psychischen Aktivität dadurch zu erleichtern, daß sie vorbewußt gemacht wird und dadurch für das Bewußtsein zu erschließen ist.

Verdrängung und Abwehr

Verdrängung

Warum sind psychische Themen unbewußt? Die naheliegende Antwort – von unserer herkömmlichen Psychologie weitgehend akzeptiert – ist, daß sie wahrscheinlich vergessen werden, wenn sie unwichtig sind. Dies kann jedoch nicht erklären, weshalb bedeutende dynamische Triebkräfte, die unser Leben bestimmen, unbewußt sind. Freud erkannte, daß die dynamischen unbewußten Triebfedern gerade deshalb unbewußt bleiben, weil sie wichtig sind und beunruhigend wirkten, wenn sie bewußt würden. Der psychologische Impetus oder Mechanismus, der durch sein Einwirken intensive und möglicherweise beunruhigende Wünsche oder Ängste unbewußt hält, wird Verdrängung genannt.

Psychische Mechanismen zur Vermeidung bewußten Leidens

Zuerst kam Freud selbst, dann seine Tochter Anna und andere Psychoanalytiker zu der Erkenntnis, daß die Verdrängung nur einer der möglichen psychischen Mechanismen ist, um bewußtes Leiden, das durch das Auftauchen beunruhigender unbewußter psychischer Themen entsteht, abzuwehren. Der Begriff Abwehr wurde eingeführt, um all diese Mechanismen, von denen die Verdrängung der Prototyp ist, zusammenzufassen. Nach gegenwärtiger psychoanalytischer Auffassung ist die Abwehr eine Funktion, die sich fast jeder psychischen Aktivität bedient, soweit sie verhindert, daß ein beunruhigendes psychisches Thema bewußt wahrgenommen wird. Während die frühen psychoanalytischen Therapiemodelle mehr darauf ausgerichtet waren, den Menschen zu einer bewußteren Erkenntnis ihrer verbotenen unbewußten Wünsche und Ängste zu verhelfen, ist man heute der Ansicht, daß die Menschen darin unterstützt werden sollten, ihre Abwehrstrategien zu verstehen und damit die Macht zu verringern, die diese auf ihr psychisches Leben ausüben.

Die Gegenwart und die Vergangenheit

Die Psychoanalyse befaßt sich mit den psychodynamischen Kräften, die das Verhalten bestimmen, Kräfte, die sich auf die Gegenwart intensiv auswirken. Sie interessiert sich nicht für die Vergangenheit, abgesehen davon, daß die Vergangenheit in den aktuellen dynamischen Kräften weiterbesteht. In ihren frühesten Erforschungen der unbewußten Kräfte, die psychopathologischen Symptomen zugrunde liegen, waren Breuer und Freud nicht speziell an der Kindheitsgeschichte interessiert. Doch nach einigen Jahren entdeckte Freud (und unzählige Psychoanalytiker nach ihm bestätigten dies), daß seit Kindheit bestehende Wünsche und Ängste die wesentlichen Themen des unbewußten Seelenlebens ausmachen. So wurde die Psychoanalyse, die Erforschung der unbewußten psychischen Kräfte, notwendigerweise zur Erforschung der Psychologie der Kindheit. Der Einfluß des Unbewußten auf das Verhalten ist der Einfluß immer noch wichtiger Themen aus dem Seelenleben des Kindes auf den Erwachsenen.

Erforschung der Psychologie der Kindheit

Eine der wichtigsten methodologischen Fragen im modernen psychoanalytischen Denken ist die Beziehung zwischen der direkten Beobachtung und der wissenschaftlichen Erforschung der Kindheit sowie der Analyse der Themen, die bis in die Kindheit zurückverfolgt werden können, im Seelenleben der Erwachsenen. Die innere subjektive Erinnerung an die Vergangenheit ist nicht dasselbe wie eine Vergangenheit, die von einem damals anwesenden Zuschauer beobachtet worden wäre. Die Erinnerung wird im Laufe der Entwicklung geformt, ausgestaltet und wieder abgeändert und dann wieder maßgeblich beeinflußt durch die Umstände, in denen sie schließlich erzählt wird. Obwohl auf diese Weise die Kenntnis der Entwicklungspsychologie für die Psychoanalyse wichtig ist, handelt es sich dabei nur um eine der Quellen für die Angaben, die zur praktischen Erforschung der aus der Kindheit fortgeführten Themen des unbewußten Seelenlebens wichtig sind.

Veränderung der Erinnerung im Laufe der Entwicklung

Der Begriff Übertragung bezieht sich auf ein besonders wichtiges Beispiel, an dem die Rolle der Vergangenheit bei der Gestaltung der Gegenwart deutlich wird. Emotional gefärbte persönliche Beziehungen, wie etwa die zwischen dem Patienten und seinem Arzt, werden in Beziehungsfähigkeit und -stil immer dem entsprechen, das der Patient in seiner Kindheit erworben hat. Vergleichen läßt sich dies mit dem Akzent, der sich immer bemerkbar macht, wenn wir eine Sprache sprechen, die wir erst als Erwachsene gelernt haben. Die Artikulation und Charakteristika der Muttersprache formen immer die Laute jeder späteren mit. Alle wichtigen Beziehungen wiederholen bis zu einem gewissen Grad die Primärbeziehungen, und die Beziehung eines Patienten oder einer Patientin zum Arzt reflektiert das Verhältnis zu früheren Bezugspersonen, besonders das zu den Eltern. Die Einsicht in diesen Übertragungsprozeß ist entscheidend für das Arbeitsverständnis unserer Therapie, wie sie den Patienten hilft und weshalb sie sich häufig dagegen wehren (Michels 1985).

Das Konzept der Übertragung

Kindliche Leidenschaften

Erwachsene nehmen meist an, daß Kinder freundliche und harmlose Gedanken haben, wenn sie ihnen überhaupt Gedanken zugestehen. Die Wahrheit scheint aber ganz anders auszusehen, soweit sie auf den Beobachtungen erfahrener Kinderbetreuer und Entwicklungspsychologen basiert und am wichtigsten aber auf den noch fortdauernden unbewußten Phantasien der Erwachsenen. Im Seelenleben des Kindes finden sich ele-

Gewährung und Versagen elementarer Bedürfnisse als zentrale Kategorien des kindlichen Erlebens

mentare Leidenschaften und primitives Entsetzen, unkontrolliert vom Realitätssinn, über den der Erwachsene verfügt. Das Kind erlebt die äußere Welt in der Form, in der ihm elementare Lebensbedürfnisse gewährt oder versagt werden.

Freud betonte die sinnliche Lust des Körpererlebens; er faßte sie unter dem Begriff der Sexualität zusammen, der körperlichen Lust, die zentral im Erleben des Erwachsenen steht. Andere Psychoanalytiker haben auch den Aggressionstrieb ebenso wie den Sexualtrieb sowie die psychologische Bedeutung von Bindung und Verlust früher Bezugspersonen hervorgehoben. Diese Themen – sexuelle, aggressive, haltenwollende und autonomiesuchende Wünsche und Phantasien, die aus dem Seelenleben der Kindheit stammen und als unbewußte dynamische Kräfte der Erwachsenen weiterbestehen – sind die Bausteine für die psychoanalytischen Modelle psychischer Konflikte.

Psychische Strukturen

Die psychoanalytischen Modelle konzentrieren sich vorwiegend auf die dynamischen Gesichtspunkte psychischer Vorgänge. Doch es gibt auch bestimmte, über lange Zeiträume stabile Muster psychischer Wirksamkeit, und das Strukturkonzept erscheint angemessener als das der dynamischen Kräfte, um solche stabilen Muster zu beschreiben. Motivationssysteme wie Sexualität und Aggression, von denen viele annehmen, sie entstammten der neurobiologischen Organisation des Nervensystems, sind Strukturen. Auch die Abwehrmuster, die auf das angeborene Wesen und die Erfahrungen im Laufe der Entwicklung zurückgeführt werden, sind Strukturen.

Freuds Strukturmodell

Freuds sog. Strukturmodell organisierte den psychischen Apparat in 3 sich überwölbende Strukturen (Arlow u. Brenner 1964).

– Es
1. Das Es, in dem die organismisch und biologisch verwurzelten Triebe und ihre psychologischen Repräsentanzen zusammengefaßt wurden.

– Ich
2. Das Ich, bei dem es um die kognitiven Fähigkeiten der Anpassung und Realitätserfassung ging; darin eingeschlossen sind Wahrnehmung, Erkenntnis, Gedächtnis, Kontrolle der Motorik und angepaßtes Verhalten sowie die Abwehrprozesse.

– Über-Ich
3. Das Über-Ich, ein spezialisierter Teil des Ichs, das eher als zusammenhängendes organisiertes System funktioniert und oft in Konflikt zum Ich und zum Es steht; das Über-Ich umfaßt Wertvorstellungen und Normen – gut und böse, richtig und falsch, Zustimmung und Mißbilligung – und ist der innere Ursprung von Schuld, Scham und Stolz.

Die herkömmliche psychologische Vorstellung von Gewissen beschränkt sich auf den begrenzten, bewußt funktionierenden Aspekt des Über-Ichs. Die psychoanalytische Entwicklungstheorie sieht den Ursprung des Über-Ichs in der inneren psychologischen Repräsentation der Eltern – annehmend und ablehnend, liebend und kritisierend, belohnend und strafend. Einige psychoanalytische Autoren trennen die positiven Ideale von den kritischen Verboten des Über-Ichs und sprechen vom ersteren als dem „Ich-Ideal".

Die Anpassungsfunktion des Verhaltens

Die herkömmliche Psychologie sieht das Verhalten meist als angepaßt, nur gewisse Verhaltensweisen weichen ab; sie sind dann ein Fehler, falsch, dumm oder pathologisch. Vielfach ergibt sich dieser Blickwinkel aus der Meinung, daß manche Verhaltensweise keine bestimmte Absicht verfolgt. Aus der Perspektive des normalen Menschenverstandes ist psychopathologisches Verhalten nicht angepaßt; es ist falsch, und das Behandlungsziel sollte sein, es zu tilgen und durch richtiges Verhalten zu ersetzen.

Die psychoanalytische Psychologie ist anderer Ansicht. Jedes, auch das pathologische Verhalten, wird als adaptiv angesehen. Statt ein Fehler zu sein, bedeutet das pathologische Verhalten die wirksame Verfolgung von Zielen, die dem Patienten selbst und der restlichen Umgebung verborgen sein können. Solches Verhalten besteht aus der adaptiven Komponente einer unbewußten Strategie. Das wichtigste Behandlungsziel besteht nun nicht darin, das „fehlerhafte" Verhalten abzustellen, sondern vielmehr dessen versteckte Absicht zu erkennen und ans Tageslicht zu bringen. Werden die Ziele des pathologischen Verhaltens dem Patienten bewußt, kann er sie freier in sein übriges Leben integrieren, sie entweder entschärfen oder ganz lassen, doch ihre Störwirkung ist abgeschwächt.

Adaptive Funktion pathologischen Verhaltens

Zentrales Behandlungsziel

Die moderne klinische Psychiatrie klassifiziert die phänomenologische Psychopathologie den bekannten klinisch-diagnostischen Kriterien entsprechend. Im Gegensatz dazu sieht die psychoanalytische Psychiatrie die Verhaltensphänomene als das Produkt zugrundeliegender psychischer Einflüsse. Während eine klinische psychiatrische Diagnose die pathologischen Phänomene zusammenfassend beschreibt, stellt die psychoanalytische Formulierung die wichtigen psychischen Thematisierungen und ihre Entwicklungsgeschichte fest, die Wünsche, Ängste, Konflikte und Kompromisse, die das aktuelle Verhalten bestimmen (Perry et al. 1987). Diagnosen zeigen Grenzen und die Bruchstellen zwischen Gesundheit und Krankheit auf; im Unterschied dazu bezeichnen die psychoanalytischen Diagnosen die Zusammenhänge und die Ähnlichkeiten, die eine ursprüngliche Verbindung zwischen den gesunden und den pathologischen Anteilen im psychischen Leben der Patienten aufdecken.

Pathologisches Verhalten als Produkt psychischer Einflüsse

Konflikt und Kompromiß – Symptom und Charakter

Die psychoanalytische Psychologie sieht das Verhalten als ein Zusammenspiel widerstreitender und häufig unbewußter psychischer Motive. Psychologische Konflikte führen zu inneren Signalen möglicher Unlust, Angst und Depression, Signalen, die bewußtes Leiden und Funktionsverlust nach sich ziehen, wenn nicht andere psychische Strategien mit ins Spiel gezogen werden. Meist verhelfen diese Gefühlssignale zu Bewältigungsstrategien, wie den sog. Abwehrmechanismen – Strategien, die Kompromisse zwischen den widerstreitenden dynamischen Motiven, Wünschen und Ängsten schließen können.

Bewältigungsstrategien

Typisch ist, daß mit Hilfe dieser Kompromisse die vielleicht beunruhigendsten Bestrebungen unbewußt bleiben können, gleichzeitig aber teilweise und symbolisch Wünsche erfüllt und Ängste beschwichtigt werden. Diese Kompromißbildungen können eine Anpassung an die Realität vermindern, um bewußte Bedürfnisse zu befriedigen, und in einem solchen Fall können sie pathologisch werden. Werden diese Kompromißstrukturen in die Selbsterfahrung eines Menschen integriert, werden sie als Charakterzüge bezeichnet (Auchincloss u. Michels 1983). Bleiben sie aber psychologisch abgespalten und selbstentfremdet, werden sie als Symptome angesehen.

Kompromißstrukturen

Paradoxerweise ist ein frühes Ziel bei der psychoanalytischen Therapie von Symptomen, dem Patienten oder der Patientin zu verdeutlichen, daß die Symptome bedeutsame Produkte innerer psychischer Motive sind (d.h. mit dem Charakter zusammenhängen), während die Psychotherapie pathologischer Charakterzüge mit dem Versuch beginnt, im Selbstgefühl der Patienten ein Ungleichgewicht herzustellen (d.h. ein mögliches Selbstbild ohne das unerwünschte Fehlverhalten zu stärken).

Psychotherapie von Symptomen

Psychotherapie pathologischer Charakterzüge

3 Praktische Grundsätze

Anfänglich richtete sich das Hauptinteresse der psychoanalytischen Studien auf die überraschenden neuen psychologischen Entdeckungen. Viele von Freuds berühmten frühen Schriften – über Träume, Fehlleistungen, den Witz, über Sexualität, Kunst, Kultur und auch Psychopathologie – hatten wenig mit der Psychoanalyse als Therapieform zu tun. Es war so, als genüge das psychologische Wissen, um auch eine Therapie durchzuführen, und als ob keine weiteren Konzepte erforderlich seien. Doch bald ergaben sich Probleme, und dementsprechend wurden die Grundkonzepte der psychoanalytischen Praxis festgelegt und weiterentwickelt. Heute befassen sich psychoanalytischer Diskurs und Literatur mehr mit Fragen der therapeutischen Praxis als mit den psychologischen Grundlagen.

Vorrang der therapeutischen Praxis

Beziehung

Anfangs richtete sich das klinische Interesse auf den Inhalt der Therapiesitzungen – die Träume, die Phantasien und Erinnerungen des Patienten – in der Hoffnung, daß ihre Erforschung zur Wiederentdeckung unterdrückter Kindheitserinnerungen führe und sich ein zusammenhängender Bericht über die vergessene Vergangenheit rekonstruieren ließe.

Doch bald wurde deutlich, daß die Beziehung zwischen dem Patienten und dem Psychoanalytiker, in der diese Erforschung stattfand, ebenso wichtig war, vielleicht sogar noch wichtiger als der Inhalt des Besprochenen. Heutzutage wird allgemein anerkannt, daß die therapeutische Wirkung der Psychoanalyse wie auch die aller anderer Psychotherapien vorrangig von der Beschaffenheit der Patienten-Therapeuten-Beziehung abhängt.

Bedeutung der Beziehung zwischen Patient und Psychoanalytiker

Arbeitsbündnis

Die früheren Festlegungen dieser Beziehung betonten 2 Aspekte:
1. die Übertragungsbeziehung zwischen den regressiven kindlichen neurotischen Motiven im Patienten und die Seiten der Therapeutenpersönlichkeit, die darauf reagierten, und
2. die Beziehung zwischen den reifen, rational-erwachsenen, sich selbst erforschenden und hilfesuchenden Motiven des Patienten und den darauf reagierenden fachlich geschulten Gesichtspunkten des Therapeuten.

Übertragungsbeziehung

„Reife" Beziehung oder Arbeitsbündnis

Diese zuletzt genannte „reife" Beziehung wurde zunächst von der Übertragung differenziert und als „therapeutisches" oder „Arbeitsbündnis" bezeichnet. Es wurde als der grundsätzliche Rahmen für den erfolgreichen psychoanalytischen Prozeß gesehen. Heute steht eine breitere Auffassung der Übertragung im Vordergrund, bei der die Übertragung als Ursache für alle Beziehungen betont wird, sowohl die angepaßten wie auch die schlecht angepaßten, und somit auch für die des Bündnisses.

Übertragung

Mit Übertragung bezeichnet man die Wirkung unbewußter psychischer Motive, die Kindheitsbeziehungen entstammen, auf das Erleben und die Gestaltung aktueller Beziehungen.

Während Übertragungsphänomene zum Verständnis unbewußter Motivationsfaktoren bei allen menschlichen Beziehungen wichtig sind, spielen sie bei denen, die stark emotional gefärbt sind, eine besonders ausgeprägte Rolle und lassen, wie bei der zwischen Patient und Analytiker, frühere Eltern-Kind-Beziehungen wieder aufleben. In den meisten Lebenssituationen und unter vielen therapeutischen Gegebenheiten versuchen wir, die äußere Realität zu betonen und den Einfluß der Übertragung abzuschwächen oder zu unterdrücken. In der Psychoanalyse handeln wir entgegengesetzt, wenn wir versuchen, die determinierende Wirkung der aktuellen äußeren Gegenwart so zu kontrollieren, zu begrenzen und abzuschwächen, daß die durch die Übertragung bestimmten Verhaltensweisen sowohl für den Patienten als auch für den Therapeuten klar und lebendig werden.

Abschwächung der determinierenden Wirkung der aktuellen äußeren Realität

Übertragungsphänomene sind grundsätzliche Voraussetzung für das Verständnis der motivierenden und der abwehrenden Faktoren in jeder, einer biologischen, einer psychoanalytischen oder einer anderen Behandlung. Doch bei den psychoanalytischen Therapien kommt ihnen eine zusätzliche Bedeutung zu. Da sich die Behandlung selbst um eine Erforschung der Übertragung dreht, wird eher versucht, die dauerhaften unbewußten Triebkräfte zu erforschen und zu entdecken, von denen die Beziehung des Patienten oder der Patientin zum Therapeuten getragen wird, anstatt nur ihre positive oder negative Auswirkung auf den therapeutischen Prozeß auszuwerten oder zu kontrollieren. Die Auswirkung dieser Thematik auf die Übertragungsbeziehung zu erforschen, ist die Grundidee der Psychoanalyse und der psychoanalytischen Psychotherapie.

Erforschung der dauerhaften unbewußten Triebkräfte

Erforschung der Entwicklung von Übertragungsphänomenen

Übertragungsreaktionen werden durch den Einfluß der aktuellen äußeren Realität ebenso gestaltet wie durch die unbewußten Determinanten aus der Vergangenheit. Deshalb entwickelt sich die Übertragung in der Psychoanalyse teilweise als Reaktion auf den psychoanalytischen Prozeß selbst. Es geht bei der psychoanalytischen Behandlung primär um die Erforschung dieses Übertragungsaspekts, die Entwicklung der Übertragungsphänomene in der Patienten-Therapeuten-Beziehung und weniger um die Erforschung der anfänglich in der Übertragung festgelegten Haltung dem Therapeuten gegenüber.

Übertragungsneurose

Der Begriff der „Übertragungsneurose", den manche von grundlegender Bedeutung und andere als überflüssig ansehen, bezieht sich auf die integrierte, dauerhafte Übertragung, die sich im Verlauf der Psychoanalyse entwickelt und die zentrale Themen aus der Psychopathologie des Patienten einschließt in der neu entwickelten Beziehung zwischen dem Patienten und dem Analytiker – einer Konstellation, die in mancher Hinsicht einen Ersatz für die neurotischen Symptome des Patienten bedeuten kann.

Klassifikation von Übertragungsphänomenen

Bei jedem Aspekt des psychischen Lebens können Übertragungsreaktionen vorkommen, z.B. Wünsche, Phantasien, Emotionen, Abwehr, bestimmte Einstellungen und Muster im Verhältnis zu anderen. Und weiter können Übertragungen aus jeder der verschiedenen Entwicklungsphasen stammen. Übertragungen können positiv oder negativ gefärbt sein. Sie können den Patienten motivieren oder Abwehr hervorrufen. Sie können erotisch oder aggressiv sein. Zeitweilig kann man sie vielleicht auf besonders frühe Beziehungen zurückführen; zu anderen Zeiten kann man feststellen, daß sie aus Mischungen von Charakteristika mehrerer unterschiedlicher Beziehungen bestehen. Übertragungen werden all diesen Charakteristika entsprechend klassifiziert, und für bestimmte Zwecke kann jeder dieser Typen nützlich sein.

Obwohl üblicherweise angenommen wird, daß die Psychotherapie die Verbindungen zwischen der Vergangenheit und der Gegenwart erforscht, sind diese Verbindungen bereits in der Übertragung hergestellt, und es ist die Übertragung, die in der Psychoanalyse und in vielen aufdeckenden Psychotherapien an zentraler Stelle steht. Häufig wird die Psychoanalyse dahingehend mißverstanden, daß sie die Arbeit an der Vergangenheit und ihre Bedeutung für die aktuelle äußere Realität zum Hauptthema mache. Findet diese Diskussion über die Vergangenheit jedoch an einem anderen Schauplatz als dem der Übertragung statt, kommt es nur selten zur emotionalen oder Überzeugungskraft wie in der Analyse der Übertragung. Es wurde behauptet, die einzigen wirkungsvollen Interpretationen seien die Übertragungsinterpretationen. Wie weit dies stimmt, wie weit Übertragungsinterpretationen tatsächlich qualitativ weit überlegen sind oder demgegenüber nur als häufig wichtig eingestuft werden, darüber wird gegenwärtig eine Kontroverse ausgetragen.

Übertragungsinterpretationen

Untersuchung der aktuellen Situation

Die Erforschung der Übertragung wirft nicht nur Licht auf die Reaktion des Patienten, die unbewußten Motive, die sie gestalten, und ihre Ursprünge in der Vergangenheit, sondern auch auf die aktuelle Situation, in der die Übertragung hervorgerufen wurde. Alle Übertragungsreaktionen sind wirkliche Reaktionen auf aktuelle Stimuli; sie sind alle mehr oder weniger angemessen. Einige der wichtigsten Übertragungsphänomene sind völlig realistisch und angepaßt. Wenn etwas durch die Übertragung mit ihren unbewußten psychischen Faktoren ausgelöst wird, bedeutet das nicht, daß es falsch, pathologisch oder unangepaßt ist, denn alle menschlichen Beziehungen sind in ihrer Übertragung durch unbewußte Faktoren bestimmt (Michels 1985).

Gegenübertragung

Ebenso wie die Reaktion des Patienten auf den Therapeuten seit langem bestehende unbewußte Inhalte reflektiert, trifft dies auch auf die Reaktion des Therapeuten auf den Patienten in Form der Gegenübertragung zu. Das muß sich folgerichtig aus unserer Vorstellung vom Übertragungsphänomen in jeder Beziehung ergeben. Wie die Übertragung kann auch die Gegenübertragung sowohl motivierend wie auch abwehrend sein. Zudem ist sie, wie die Übertragung, Reaktion auf aktuelle Determinanten, z. B. auf den Patienten oder die Patientin. Folglich kann sie zu einer wertvollen Informationsquelle über die psychischen Vorgänge des Patienten werden.

Gegenübertragung als Reaktion auf aktuelle Determinanten

Das erste und lebhafteste Anzeichen für die Übertragung des Patienten tritt womöglich eher beim Therapeuten als beim Patienten zutage; deshalb erschließt man sich eine wichtige Informationsquelle für die Übertragung des Patienten, indem man die Gegenübertragung des Therapeuten untersucht. Drückt der Patient seine Übertragung aus, so bewirkt das, daß er durch Anspruch, Provokation oder Verführung beim Therapeuten Reaktionen hervorrufen will. Wie weit es hier um ganz besondere psychische Mechanismen geht, wie weit diese eine zentrale praktische Bedeutung haben, besonders bei der Behandlung schwerer gestörter Patienten, und wie weit die enge Verbindung zwischen dieser Vorstellung und bestimmten technischen Erkenntnissen zu unterschiedlichen Schulen psychoanalytischen Denkens führte, all diese Fragen werden gegenwärtig noch diskutiert (Sandler et al. 1992).

Anzeichen und Bedeutung der Gegenübertragung

Widerstand

Als Widerstände werden die Kräfte bezeichnet, die der Patient einsetzt, um gegen die Behandlung anzugehen. Sie reflektieren die Abwehrmechanismen und die Charakterstruktur des Patienten in der Behandlungssituation und manifestieren sich in unterschiedlichen Verhaltensweisen wie etwa, nicht zur Behandlung zu kommen, sich zu verspäten, zu schweigen, Gefühle nicht zuzulassen, über Trivialitäten zu grübeln, Tagesereignisse reportagehaft zu berichten, Geheimnisse zu hüten, zu vergessen, nicht zu bezahlen und auf Übertragungsgeschenke vom Analytiker zu spekulieren, und dieses alles selbst auf das Risiko hin, die Behandlung zu zerstören.

Unterschiedliche Verhaltensweisen als Ausdruck von Widerstand

Widerstand zeigt sich früh in jeder Therapie und wurde früh in der Geschichte der Psychoanalyse erkannt. Die ursprüngliche Antwort auf diese

Widerstand als therapeutische Möglichkeit

Erkenntnis war eine offensichtliche, und zwar die Entwicklung von unterschiedlichen Techniken, um den Widerstand zu überwinden; z. B. rationales Argumentieren, Ausnützen der positiven Übertragung, Hypnose. Mit der Zeit stellten die Psychoanalytiker fest, daß im Widerstand auch eine therapeutische Möglichkeit lag und nicht nur ein Hindernis, denn die dynamische Charakterstruktur des Patienten konnte so erforscht werden, wie sie sich im therapeutischen Umfeld offenbarte. So wandte sich die Aufmerksamkeit ab vom Thema des Widerstandes einschließlich der damit verbundenen Anstrengungen, den Widerstand aufzulösen, zu überwinden, zu untergraben oder zu umschiffen, und das Augenmerk richtete sich auf die Erforschung des Widerstandes selbst mit dem Ziel, seine Form und Geschichte zu erfassen und sein Potential als Modell für die Charakterstruktur des Patienten im therapeutischen Prozeß zu nutzen.

Deutung

Unterschiedliche Definitionen der Deutung

Die Deutung ist die wichtigste spezifische Aufgabe des Psychoanalytikers und einer der wesentlichen Bestandteile der psychoanalytischen Psychotherapie. Die Deutung ist vielfach definiert worden. Für einige bedeutet jede Intervention mit dem Ziel, die Einsicht und das Verständnis des Patienten oder der Patientin zu erweitern oder die Wahrnehmung zu schärfen, eine Deutung. Für andere wieder müssen sich Deutungen unterscheiden von den vorläufigen Schritten einer Erklärung oder Konfrontation oder dem umfassenderen Prozeß der Konstruktion und Rekonstruktion. Der Begriff Deutung kann sich auf den Aufdeckungsprozeß, auf die Dekodierung und Übersetzung latenter und verborgener Bedeutungen beziehen oder darauf, daß die Ergebnisse dieses Prozesses dem Patienten mitgeteilt werden.

Bedeutungszuschreibung

Die Psychoanalytiker entdeckten, daß die Bedeutungen, die Menschen bestimmten Ereignissen zuschreiben, viel bedeutungsvoller sein können als die eigentlichen Geschehnisse, die diese Bedeutungen hervorrufen. Dies trifft sowohl für eine Deutung als auch auf andere Vorgänge zu. Der Analytiker mag annehmen, daß das Hier und Jetzt oder die Vergangenheit gedeutet wird, doch der Patient wird die Deutungen des Analytikers seinen eigenen psychischen Komplexen entsprechend anhören, die zu dieser Zeit sein eigenes psychisches Leben oder eine bestimmte Therapiephase und die entsprechende Übertragung gerade bestimmen.

Wenn wir also wissen wollen, wovon eine Deutung handelt, kann es wichtiger sein zu erfahren, was z. Z. der Deutung in der Analyse und in den Gedanken des Patienten vor sich ging, als den genauen Wortlaut zu erfahren, den der Analytiker geäußert hatte. Die meiste Zeit eines erfolgreichen analytischen Prozesses ist der Patient von gemischten Gedanken und Gefühlen besetzt: Er macht sich Gedanken über die gegenwärtige Beziehung zum Analytiker oder zur Analytikerin, er ist beunruhigt über Erinnerungen an frühere Beziehungen, die durch die gegenwärtige reaktiviert werden, er sorgt sich über die Wirkung der aktuellen Beziehung auf seine Erinnerungen und ist in einem endlosen Prozeß widerhallender Resonanz verhaftet.

Die einzelnen Deutungen können auf die eine oder andere der dringlichen Fragen abzielen, auf die Vergangenheit, das Hier und Jetzt oder auf deren Interaktionen. Sind sie erfolgreich, dann jedoch deshalb, weil sie Teil des widerhallenden Prozesses werden und ihn damit wieder beeinflussen.

Eine Deutung der aktuellen Situation muß deshalb entweder im Bezug zu den Erinnerungen und Phantasien des Patienten aus der Vergangenheit stehen oder zumindest für sie offen sein, damit es möglich ist, mit ihrer Hilfe das Erleben des Patienten im Hier und Jetzt zu erweitern und mit neuem Sinn zu erfüllen.

Deutungen mit Bezug auf die Gegenwart

Auf ähnliche Weise sollte sich die Deutung einer Begebenheit aus der Vergangenheit auf die lebendige Vergangenheit, die für den Patienten die Gegenwart gestaltet und formt, beziehen, damit sie therapeutisch wirken und die Gegenwart verändern kann. Bei manchen Deutungen gelingt beides gleichzeitig. Manche dürftigen Deutungen können zwar „wahr" sein, doch sie sind Wahrheiten ohne psychische Relevanz. Solche Aussagen über die psychische Entwicklung und das psychische Funktionieren des Patienten können vielleicht einen Psychodynamiker oder Psychogenetiker interessieren, doch wirken sie sich nicht auf die innere Welt des Patienten aus. Es geht auch nicht um die Frage, ob sich eine gezielte Deutung an die Gegenwart oder an die Vergangenheit richtet, sondern ob sie Teil eines Netzes von Deutungen ist, eines zeitlich beide umfassenden Prozesses. Und gerade das Wesen eines solchen Prozesses charakterisiert die Psychoanalyse und nicht so sehr der Brennpunkt einer spezifischen Deutung (Michels 1983).

Deutungen der Vergangenheit

4 Psychoanalytische Psychotherapie

Viele andere Behandlungsformen haben sich aus den verschiedenen Komponenten von Freuds frühen Experimenten und dem vielfältig zusammenwirkenden Geschehen, das sich dann ergibt, wenn ein therapeutisches Gespräch stattfindet, entwickelt. Bei manchen dieser Behandlungsformen in der Freud-Nachfolge stehen die Symptome des Patienten im Vordergrund; bei anderen die störungsbedingten kognitiven Strategien; bei wieder anderen die zwischenmenschlichen Beziehungen; manche haben die therapeutische Beziehung selbst oder das Verfassen einer Geschichte über die Vergangenheit zum Hauptthema. So finden sich also symptomorientierte Behandlungstechniken, kognitive Therapien, interpersonelle Therapien, Beziehungs- und existentielle Therapien und rekonstruktive Therapien, in denen Geschichten über die frühen Erlebnisse entstehen, welchen pathogene Bedeutung zugeschrieben wird.

Sekundäre Therapieformen

All diese Therapieformen sind parallel zu der weiteren Entwicklung der psychoanalytischen Psychotherapie und Psychoanalyse entstanden (Michels 1997). Gewisse aktuelle Themen sind besonders wichtig. Ein vorrangiger Trend von technischen Neuerungen soll die Behandlung „verbraucherfreundlicher" machen und weniger das schmerzhafte Bewußtsein für die verleugneten Aspekte des Selbst betonen. Statt dessen soll der Schmerz und das bei tieferer Selbsterkenntnis auftretende Leiden ge-

Trends der neueren psychoanalytischen Psychotherapie – Verbesserung der Erträglichkeit des therapeutischen Prozesses für den Patienten

mildert werden. Die moderne psychoanalytische Psychotherapie bemüht sich eher darum, den therapeutischen Prozeß für die Patienten erträglicher zu gestalten.

- genaue Definition der Ziele

Ein weiterer Trend verfolgt eine genaue Definition der Therapieziele. Heutzutage sind nur wenige psychoanalytische Psychotherapeuten und Psychoanalytiker der Meinung, daß versucht werden soll, eine vollständige Darstellung der frühen Kindheit zu erarbeiten, alle psychischen Konflikte zu lösen oder alle Dimensionen der Übertragung zu verstehen. Eines der Behandlungsziele – vorherrschend in der früheren Geschichte der Psychoanalyse, das im mittleren Drittel dieses Jahrhunderts verlorenging und nun wiederentdeckt wird – ist, die Behandlung zu beenden.

- erweiterter Wirkungskreis psychischer Theorien

Ein dritter Trend bezieht sich auf einen erweiterten Bereich psychischer Theorien, die den Inhalt der psychoanalytischen Psychotherapie von ihrem ursprünglichen Fokus der sexuellen Motivationen oder Wünsche zu einem breiteren Interesse an andersartigen Motiven (z. B. Aggression), an Selbst- und Objektrepräsentanzen und an psychischen Strukturen anstelle von Motiven verlagern. Der moderne psychoanalytische Therapeut verfügt über einen größeren Vorrat an Metaphern, auf den er bei seinen deutenden Interventionen zurückgreifen kann.

Unterschiede zwischen psychoanalytischer Psychotherapie und Psychoanalyse

Der psychoanalytische Psychotherapeut hört anders als der Psychoanalytiker mit mehr gerichteter und fokussierter Aufmerksamkeit zu. Seine Zielsetzung unterscheidet sich von der des Psychoanalytikers, bei dem es um eine vollständige Erfassung und Kommunikation geht. Beide, der Therapeut und der Analytiker, sind Reiseführer, doch der Analytiker ist Führer in einem noch nicht kartierten Gelände, während der psychoanalytische Psychotherapeut ein Führer mit einer Landkarte und einer Reiseroute ist.

- Ziele

Das Ziel der Psychoanalyse ist die Veränderung, oft verstanden als Fortsetzung und Wiederaufnahme eines angehaltenen Entwicklungsverlaufs, wobei die sichtbare Verhaltensänderung als ein Ergebnis und als Anzeichen für eine grundsätzlichere, tiefergehende Veränderung mit einer damit verbundenen Integration bis dahin unintegrierter Erfahrungen gewertet wird. Die Ziele anderer Psychotherapiemethoden können ebenfalls intrapsychische oder Verhaltensänderungen sein. Auch bei ihnen wird Erleichterung oder Besserung oder Unterstützung betont. Wird durch andere Therapieformen Veränderung angestrebt, kann, aber muß dies nicht durch Einsicht geschehen (Wallerstein u. Nemetz 1979).

- Techniken

Im allgemeinen neigt die Psychotherapie dazu, dasselbe technische Angebot zu verwenden wie die Psychoanalyse. Doch herrschen in der Psychotherapie Techniken ohne Deutung vor. Die Techniken werden den speziellen Therapiezielen entsprechend gewählt. Selbsteinsicht ist nicht der bevorzugte Weg zur Änderung; was am besten wirkt, wird vorgezogen.

- Therapieprozesse

Die Psychoanalyse unterscheidet sich von der Psychotherapie mehr durch den Prozeß als durch die verschiedenen angewandten Techniken. Der Prozeß der Psychoanalyse besteht aus der relativ spontanen Entwicklung einer regressiven Übertragung mit der Absicht, sie zu verstehen und aufzulösen. In den meisten Psychotherapien wird darauf hingewirkt, die Übertragung zu steuern oder zu beeinflussen oder den therapeutischen Prozeß an einem anderen Aspekt des Erlebens des Patienten oder der Patientin festzumachen. Dies kann durch die Störung des Patienten, die Fähigkeit des Therapeuten oder unterschiedliche situative Gegebenheiten bedingt sein. Die diagnostische Untersuchung kann den Therapeuten veranlassen, eine bestimmte Thematik aus der Kindheit nicht aufzuarbeiten, wenn sie zu einer stabilen Anpassungsleistung im Erwachsenenleben beiträgt.

Die psychoanalytischen Therapierichtungen haben an Bedeutung gewonnen und gehören inzwischen zu den wichtigsten Behandlungstechniken der modernen Psychiatrie. Die Reihe der Störungen, bei denen sie angewandt werden, hat sich erweitert, so daß heute eine große Anzahl von Menschen potentielle Patienten bei niedergelassenen Psychoanalytikern oder psychoanalytischen Psychotherapeuten sein können.

Anwendung psychoanalytischer Therapien

Ein großer Teil der Literatur erweckt den Eindruck, als sei die Psychoanalyse für gesündere und die psychoanalytische Psychotherapie für kränkere Menschen geeignet. Diese Formulierung ist nicht nur irreführend, sondern auch unklug. Nicht jeder, der analysiert werden kann, wird auch am besten analysiert. Ist die Indikation für eine psychoanalytische Psychotherapie günstig, so könnten auch andere psychotherapeutische Methoden für die Behandlung in Frage kommen, es könnte der Nutzen nicht deutender und nicht gedeuteter Techniken erwogen werden und auch Ziele, die nicht durch Selbsteinsicht und Integration zu erreichen sind.

Heute ist die psychoanalytische Psychotherapie eine anerkannte Behandlungsform bei einer Anzahl von Angststörungen, allerdings nicht der Zwangsstörung. Psychoanalytische Therapien sind bei nichtpsychotischen affektiven Störungen und bei gemischten Angst- und depressiven Syndromen wirksam. Sie bleiben die vorherrschende Behandlungsform bei Persönlichkeitsstörungen, abgesehen von der antisozialen Persönlichkeit.

– Angststörungen

Die psychoanalytische Psychotherapie ist eine wichtige Technik, um Menschen zu behandeln, die mit ihrem Leben Probleme haben, denen es schwer fällt, Belastungssituationen standzuhalten, sich auf somatische oder psychiatrische Behinderungen einzustellen, verordnete Behandlungen oder eine Rehabilitation durchzuhalten oder sich in einer anderen Situation befinden, in der unterschwellige Persönlichkeitszüge Zufriedenheit und eine erfolgreiche Anpassung verhindern. Die psychoanalytische Psychotherapie ist wahrscheinlich dann am erfolgreichsten, wenn Patienten zwar an keiner zerstörerischen Psychopathologie, aber doch an psychologischen Einschränkungen leiden. Die Therapie kann ihnen dann zu einem wirkungsvolleren Dasein verhelfen.

– unterschwellige Persönlichkeitsstörung

Schließlich ist sie, mit der biologischen Therapie kombiniert, eine höchst wirksame Unterstützung für die chronischen und über lange Zeit psychisch Kranken, indem sie die Bereitschaft für die übrigen Behandlungen stärkt und die sekundären Stimmungsschwankungen erleichtert.

– chronische psychische Krankheit

5 Psychoanalyse heute

Die klassische Psychoanalyse im engeren Sinn ist erst ungefähr 70 Jahre alt und entwickelte sich über mehrere Jahrzehnte zu der offiziellen Geschichte der Psychoanalyse. Vorher, vom späten 19. Jh. an bis zum Ende der 20er Jahre des 20. Jh., wurde die Therapie Psychoanalyse genannt und entsprach eher unserer heutigen psychoanalytischen Kurzzeittherapie als der gegenwärtigen Psychoanalyse. Erst als diese Disziplin eine 30jährige Geschichte hinter sich hatte und entdeckt worden war, daß der Übertragungs- und Widerstandsanalyse eine zentrale Rolle zukam als der Rekonstruktion der Kindheitserlebnisse, kamen die Patienten routinemäßig nach ihren ersten Sommerferien für ein zweites Behandlungsjahr zurück. Die zeitgenössische Psychoanalyse ist somit eher als ein Abkömmling als eine direkte Weiterentwicklung der ursprünglichen Behandlung anzusehen (Michels 1994).

Zeitgenössische Analyse als Abkömmling der ursprünglichen Behandlung

Überlegungen zur Wahl der Therapie

Die klassische Psychoanalyse wird viel seltener durchgeführt als die verschiedenen psychoanalytischen und anderen Therapien, die von ihr abstammen. Sie beansprucht mehr Zeit und Kosten, und deshalb führen praktische Erwägungen häufig statt dessen zur Wahl einer anderen Psychotherapie. Doch der Wirkungsbereich der Psychoanalyse ist breiter, ihr Potential größer, und wenn die Hauptindikation für die Therapie die Veränderung einer gestörten Persönlichkeitsstruktur ist, und der Patient fähig, die Enttäuschungen und Versagungen des Prozesses zu ertragen, dann ist sie häufig die Behandlung der Wahl. Für manche Patienten mit schwerer Persönlichkeitsstörung ist sie möglicherweise die einzige Therapieform, die eine echte Möglichkeit zu einer Veränderung bietet, auch wenn die Prognose ungewiß ist. Und schließlich ist sie immer noch die ergiebigste Quelle neuer Vorstellungen und Gedanken für das gesamte Gebiet der Psychotherapie und auch für die weiteren Bereiche der angewandten Psychoanalyse (Cooper u. Michels 1978; Michels 1988).

6 Literatur

Altman L (1978) The dream in psychoanalysis. International Univ Press, New York

Arlow J (1969) Unconscious fantasy and disturbances of conscious experience. Psychoanal Q 38:1–27

*Arlow J, Brenner C (1964) Psychoanalytic concepts and the structural theory. International Univ Press, New York

Auchincloss E, Michels R (1983) Psychoanalytic theory of character. In: Frosch J (ed) Current perspectives on personality disorders. American Psychiatric Press, Washington DC, pp 2–17

Benjamin LS, Freidrich FJ (1991) Contributions of structural analysis of social behavior to the bridge between cognitive science and a science of object relations. In: Horowitz MJ (ed) Person schemas and maladaptive interpersonal patterns. University of Chicago Press, Chicago, pp 379–412

*Brenner C (1982) The mind in conflict. International Univ Press, New York [Dt.: ders. (1994) Elemente des seelischen Konflikts: Theorie und Praxis der modernen Psychoanalyse. Fischer, Frankfurt am Main]

Breuer J, Freud S (1895) Studien über Hysterie. In: Freud S, Gesammelte Werke, Band I, 5. Aufl (1977). S Fischer, Frankfurt, S. 75–312

Cooper A, Michels R (1978) Psychoanalysis and future growth. In: Quen J, Carlson E (eds) American psychoanalysis: origins and development. Brunner/Mazel, New York, pp 189–209

Dührssen A (1994) Ein Jahrhundert psychoanalytische Bewegung in Deutschland. Vandenhoeck & Ruprecht, Göttingen

Dührssen A (1998) Wesentliche anthropologische Konzepte in der psychoanalytisch orientierten Psychotherapie. Z Psychosom Med Psychoanal 4: 304–310

Freud S (1895 Die Abwehr-Neuropsychosen. In: Freud S, Gesammelte Werke, Band I, 5. Aufl (1977). S Fischer, Frankfurt, S. 57–74

Freud S (1923) Psychoanalyse und Libidotheorie. In: Freud S. Gesammelte Werke, Band XIII, 9. Aufl (1987). S Fischer, Frankfurt, S 209–233

Freud S (1925) Selbstdarstellung. In: Freud S, Gesammelte Werke, Band XIV, 5. Aufl (1976). S Fischer, Frankfurt, S 31–96

Freud S (1952) Gesammelte Werke in Deutsch, chronologisch geordnet, 18 Bände u. Nachtragsband. Imago, London (Deutsch von S. Fischer sowie gekürzte Fassung Studienausgabe von Freuds Werken in Deutsch)

Greenson RR (1967) The technique and practice of psychoanalysis, vol 1. International Univ Press, New York [Dt.: ders. (1995) Technik und Praxis der Psychoanalyse, 7. Aufl. Klett-Cotta, Stuttgart]

Hoffmann SO (1983) Psychoanalyse. In: Corsini RJ (Hrsg) Handbuch der Psychotherapie, 2 Bände. Beltz, Weinheim, S. 987–1007 (Original in Englisch 1981, Wiley, New York)

Hoffmann SO, Liedtke R, Schneider W, Senf W (1999) Psychosomatische Medizin und Psychotherapie. Denkschrift zur Lage des Faches an den Hochschulen der Bundesrepublik Deutschland. Schattauer, Stuttgart New York

Kandel E (1979) Psychotherapy and the single synapse: the impact of psychiatric thought on neurobiologic research. New Engl J Med 301:1028–1037

Kardiner A (1945) The psychological frontiers of society. Columbia Univ Press, New York

Kris A (1982) Free association: method and process. Yale Univ Press, New Haven

Lockot R (1994) Die Reinigung der Psychoanalyse. Untertitel: Die deutsche psychoanalytische Gesellschaft im Spiegel von Dokumenten und Zeitzeugen (1933-1951). edition diskord, Tübingen

Mahler MS, Pine F, Bergman A (1975) The psychological birth of the human infant: symbiosis and individuation. Basic Books, New York

Mertens W (1993) Schlüsselbegriffe der Psychoanalyse. Klett Cotta, Stuttgart

Michels R (1983) Contemporary psychoanalytic views of interpretation. In: Grinspoon L (ed) Psychiatry update: the American Psychiatric Association annual review, vol II. American Psychiatric Press, Washington DC, pp 3–11

Michels R (1985) Transference: an introduction to the concept. In: Schwaber E (ed) The transference in psychotherapy: clinical management. International Univ Press, New York, pp 13–19[1]

Michels R (1988) The future of psychoanalysis. Psychoanal Q 57:167–185

Michels R (1994) Psychoanalysis enters its second century. In: Winer J (ed) The annual of psychoanalysis, vol XXII. Analytic, Hillsdale, pp 37–45

*Michels R (1995) Basic principles of psychodynamic psychiatry. In: Schwartz H, Bleiberg E, Weissman S (eds) Psychodynamic concepts in general psychiatry. American Psychiatric Press, Washington DC, pp 3–11[1]

Michels R (1997) Psychodynamic psychotherapy in modern psychiatry. J Pract Psychiatry Behav Health 3:95–98[1]

Perry S, Cooper A, Michels R (1987) The psychodynamic formulation: its purpose, structure and clinical application. Am J Psychiatry 144:543–550

Rapaport D, Gill M (1959) The points of view and assumptions of metapsychology. Int J Psychoanal 40:153–162

Reiser MF (1984) Mind, brain, body: toward a convergence of psychoanalysis and neurobiology. Basic Books, New York

Sandler J, Dare C, Holder A (1992) Countertransference. In: Sandler J, Dare C, Holder A (eds) The patient and the analyst, 2nd edn. International Univ Press, Madison, pp 81–98

Schepank H (1990) Das Paradigma von Freud und was daraus geworden ist. In: Kögerler R, Zapotoczky G (Hrsg) Dimensionen der Psyche. Bewußtes und Unbewußtes. Forum St. Stephan. Niederösterreichisches Pressehaus, St Pölten Wien, S 57–76

Senf W, Broda M (Hrsg) (1996) Praxis der Psychotherpaie. Untertitel: Ein integratives Lehrbuch für Psychoanalyse und Verhaltenstherapie. Thieme, Stuttgart

---

[1] Auszüge aus dieser Veröffentlichung wurden im vorliegenden Kapitel verwendet und mit Erlaubnis des Verlegers nachgedruckt.

Shapiro T (1979) Clinical psycholinguistics. Plenum, New York

Stern D (1985) Interpersonal world of the infant. Basic Books, New York [Dt.: ders. (1998) Die Lebenserfahrung des Säuglings, 6. Aufl. Klett-Cotta, Stuttgart]

Stinson CH, Palmer SE (1991) Parallel distributed processing models of person schemas and psychopathologies. In: Horowitz MJ (ed) Person schemas and maladaptive interpersonal patterns. University of Chicago Press, Chicago, pp 339-377

Thomae H, Kächele H (1985) Lehrbuch der psychoanalytischen Therapie, 2 Bände. Springer, Berlin Heidelberg New York

Themenheft (1989) Forschung im Bereich Psychosmatik, Psychotherapie in der Bundesrepublik. Ergebnisse aus 4 Sonderforschungsbereichen. Z Psychosom Med Psychoanal 35/4: 297-402

Themenheft (1990) Die Psychotherapie zum Ende des 20. Jahrhunderts im deutschsprachigen Raum – Eine Übersicht. Z Psychosom Med Psychoanal 36/2: 101-191

Wallerstein R, Nemetz S (1979) Conceptualizing the nature of the therapeutic action of psychoanalytic psychotherapy. J Am Psychoanal Assoc 27:127-144

Sachverzeichnis

A
AAD (Aminosäuredecarboxilase) 183
Abwehr 636, 643
AChE (Azetylcholinesterase) 180, 197
ACT (assertive community treatment) 466
Adaption 530
Adenosin 159, 208
Adenylylzyklase 182, 191
Adult Attachment Interview 620
Adultomorphismus 609
Affekt 34
Affektabstimmung 611
Affektivität 539
Affektsystem 547
Aggression 19, 149
- Beuteverhalten 150
- mütterliche 150
- Serotonin 153
- streßinduzierte 150
- territoriale 150
- Trieb 638
- Umweltfaktoren 151
- Verteidigung 150
Agnosie 287
Agreeableness 372
Aktionspotential 216
Alkohol 262
Alkoholabhängigkeit 90, 98
- zelluläre Veränderungen 225
Alkoholismus 186
- Typ-II 153
Alter, zelluläre Veränderungen 226
Altersparanoide 20
Alzheimer-Demenz 18, 329, 334, 339
Alzheimer-Erkrankung 139, 198, 316, 341, 352
Alzheimer-Krankheit 99, 282, 289
Amantidin 189
Amenorrhoe 246
γ-Amino-Buttersäure s. GABA
Aminosäuredecarboxilase s. AAD
Amitryptilin 192
Amnesie 287
amnestisches Syndrom 391
Amphetamin 332, 340, 347
Amplifikation 136

Amygdala (Mandelkern) 185, 190, 282, 283, 284, 329, 346, 396, 512, 542, 569, 570
Amygdala-Hippocampus-Komplex 292
Amyloid 290
Anforderungs-Kontroll-Modell 434
Angel dust 202
Angelman-Syndrom 126, 517
Angst 164, 237, 328
- Behandlung 422
- Bewahrung 420
- existentielle Aspekte 21
- prädisponierende Variablen 422
- soziale 547
- Zwei-Faktoren-Theorie 420
Angststörungen 165, 338, 341, 352, 647
Anhedonie 265
Annihilationsreaktion 317
Anomiekonzept 431
Anpassung 531, 571
Anpassungsleistungen 544
Anthropologie, evolutionäre 572
Anticholinergika 262
Antidepressiva 192
- pharmakologische Mechanismen 229
Antidepressivagabe, zelluläre Veränderungen 226
Antipsychotika
- atypische 189
- typische 188
Antisense-Gene 141
Antisense-Technik 227
Antizipation 126
Antriebslosigkeit 402
Antriebsmangel 406
Apathiesyndrom 593
Aphasie 287, 390, 397
Apomorphin 189, 326
Appetenzverhalten 537
Apraxie 287, 395, 397
Arachnoidalzysten 298
Arbeitsbelastung 431, 435
Arbeitsgedächtnis 345, 346, 388, 395
Arbeitslosigkeit 448, 489
- und Gesamtprävalenz 490
- psychische Erkrankungen 490
- Suizid 490

- Verlauf psychischer Störungen 490
Aristoteles 560
Aromatase 160
Arsen 496
Arzt-Patient-Beziehung 591
Aspartat 201
Assertive community treatment s. ACT
Assessment, behavioral 377
Assoziation, freie 636
Assoziationsareale 344
- heteromodale kortikale 301
- kortikale 294, 295, 301
- polymodale 287
- polymodale kortikale 283
- sekundäre unimodale sensorische 282
- supramodale 287
- supramodale kortikale 283, 302
- tertiäre 283
Assoziationskortex 282, 287
- heteromodaler 295
Assoziationsstudien 63
Astrozyten 174
Asymmetrie, zerebrale 300
Ätiologie 48
Atrophie
- Alzheimer-Typ 15
- Binswanger-Typ 15
- kortikale 289
- zerebelläre 289
Attraktivität 545
Attributionsmuster 418
Attunement 611
Aufmerksamkeit
- fokussierte 646
- gerichtete 646
Aufmerksamkeitsleistung, P300-Amplitude 265
Ausdruck, mimischer 535
Authentizität 591
Autismus, normaler 614
Autoimmunmechanismus 124
Axon 216
Azetylcholin 175, 196
- Metabolismus 197
- Synthese 197
Azetylcholinesterase s. AChE
Azetylcholinrezeptoren, nikotinerge 198

B

Bahn
- mesolimbisch-kortikale 184
- tuberoinfundibuläre 184

Bahnungseffekt, semantischer 30
Basalganglien 187, 298, 300, 303, 315
Baselineuntersuchungen 321
Basic assumptions 617
BDNF (brain-derived nerve growth factor) 210
Bedürfnisse
- latente 446
- manifeste 446

Behandlungskosten 442
Behandlungsplätze 464
Behandlungsstandard 449
Behavior 366
- imitation 401
- utilization 401

Behinderung 61
Belastungen, chronische 17
Belastungsstörung, posttraumatische (posttraumatic stress disorder) 329, 492, 493
Benzamide 188
Benzodiazepin 172, 200, 262, 320, 328, 340, 341
- Abhängigkeit 570

Benzodiazepingabe, Wirkung 225
Benzotropine 199
Betroffene 59
Bettenzahl 464
Bevölkerungsdaten 47
Bewältigungsstil 434
Bewältigungsstrategie 639
Bewußtsein 23, 252, 389, 566, 584, 634
- Evolution 568
- Struktur 568

Beziehungsaspekt 607
Bidirektionalität 236
Bindung
- frühkindliche 619
- Haltungen 620
- Motivation 616
- Muster 619
- Qualität 617, 618
- Repräsentation 620
- Theorie 616
- Verhalten 514
- Verlust 518

Binocular rivalry 26
Binswanger 581
Biofeedback 416
Biographieforschung 21
bipolare affektive Erkrankungen, zelluläre Veränderungen 226
bipolare Störung 126
Blankenburg 581
Blei 496, 498
Blood-Oxygenation-Level-Dependent-(BOLD-)Kontrast 342
Blutfluß, regionaler zerebraler s. rCBF
Borderlinepersönlichkeiten 622
Brain maps 28
Brain-derived nerve growth factor s.BDNF
Brentano, Franz 562
Breuer, Joseph 632

Broca-Region 344
Bromkriptin 189
Brunner-Syndrom 152, 154
Buchstabentask, sequentieller 345
Buffalo-Creek-Syndrome 493
Buspiron 196
Butryphenon 189

C

C-L-Dopa 334
Ca^{++}-Oszillation 222
CAMDEX 68
CaMKII (Kalzium-Kalmodulin-Kinase II) 157
cAMP (zyklisches Adenosinmonophosphat) 215
Canberra Interview for the Elderly s.CIE
Cannabenoide 209
Carbaryl 497
cDNS 119
Charakter 640, 643
Chemical shift 348
Chinese boxes 501
Cholezystokinin 204
Cholinergika 262
Cholinesteraseinhibitor 329, 335
Chromosom 132
Chromosom 18 121
Chronizität 491
CIDI (Composite International Diagnostic Interview) 6, 67
CIE (Canberra Interview for the Elderly) 68
CIS-R (Clinical Interview Schedule) 67
Clinical Interview Schedule s. CIS-R
Clozapin 189, 262, 323, 330, 509
CNV (contingent negative variation) 262, 267, 268
Common sense 588
Compliance 451
Composite International Diagnostic Interview s. CIDI
Computersimulationen 32
Conscientiousness 372
Contingent negative variation s. CNV
Coping-Konzepte 22
Corpus callosum 315
Corpus striatum 200
Cosmide 118
CRF-Neurone 178
CRH-overdrive-Hypothese 242
CRH-Rezeptor-Antagonisten 243
CRH-Rezeptoren 243
CRH-Test 241
Cross-fostering-Methode 83

D

D_2-Rezeptor 330, 331
Daily Living Programme s. DLP
Darwin 513, 526
DAS (Disability Assessment Schedule) 68
Daseinsanalyse 589
Datenquelle 370
Datenschutz 73
- Kommission 73

Delinquenz 478

Demenz 7, 329, 334, 341, 352, 447
- Alzheimer-Typ 398
- degenerative 398
- Diagnostik 15
- subkortikale 407
- vaskuläre 316, 329, 339
- zelluläre Veränderungen 226

Demokratisierung 430
Dendrit 216
Depolarisierung 174
Depression 164, 238, 241, 338, 341, 419, 478, 485, 514, 518, 520, 539, 586
- agonistisches Modell 545
- CRH-overdrive 224
- neuroendokriner Regelkreis 224
- neurotische 480
- Norepinephrin 172
- reaktive 492
- reserpinassoziierte 178
- Serotonin 172
- submissives Modell 545

Depressionsentstehung 16
Deprivation
- auf Rezeptorebene 286
- sensorische 285

Deprivationsexperiment 539
Deprivationsforschung 285
Descartes 560
Desensitisierung
- heterologe 191
- homologe 191

Determinanten, soziale 433
Determinismus, psychischer 634
Deutung 644
- der Gegenwart 645
- der Vergangenheit 644

Dexamethason-Suppressionstest 241
Diagnostic Interview Schedule s. DIS
Diagnostik
- phänomenologische 597
- symptomatologisch-kriteriologische 597

Dichotomie
- bewußt/unbewußt 589
- morphologische 303
- Subjekt/Objekt 589

Dipole 258
DIS (Diagnostic Interview Schedule) 67
Disability Assessment Schedule s. DAS
Disposition, genetische 540, 545
Dissimilarität 257
Dissoziation 295
Distanz
- genetische 112
- physikalische 112

Distanzlosigkeit 401
DLP (Daily Living Programme) 467
DNS-Pooling 115
DNS-Sequenz 111
Dopamin 184, 189, 331
Dopamin-β-N-Methyltransferase s.PNMT
Dopaminagonisten 263
- indirekte 189

Dopaminhypothese 173
Dopaminrezeptoren, Klassifikation 186

Sachverzeichnis

Dopaminsystem 28
Doppelaufgaben, kognitive 405
Doxepin 192
DSM-IV 4, 58, 101
DSM-Klassifikation 597
Dualismus 561
Durchschnittskosten 469
Dynorphine 206
Dyskinesien 189
dysthyme Störungen 372
dystone Erkrankungen 139
Dystrophie, myotone 95

E
ECA-Studie (Epidemiologic-Catchment-Area-Program-Studie) 49, 487, 491
Echo-Planar-Imaging s. EPI
Echolalie 401
EEG 253
- affektive Erkrankungen 267
- - P300-Komponente 268
- - Schlaf-EEG 267
- Alkoholismus 270
- Alzheimer-Typ 268
- Angststörungen 269
- Artefaktkontrolle 256
- Demenz 268
- - P300-Komponente 269
- digitale Filterung 255
- Makrozustände 257
- Mikrozustände 257
- Parameterkonstellation 259
- Persönlichkeitsstörungen 269
- - P300-Amplitude 269
- Rigidität 263
- Schizophrenie 263
- - N400-Komponente 266
- - P300-Amplitude 266
- - P50-Komponente 264
- - Schlaf-EEG 264
- Schlaf 260
- topographische Veränderungen 265
- Zwangserkrankungen 269
Effizienz 445, 469
Eklektizismus 382
Elektroenzephalographie 252
Elektroporation 144
Eltern-Kind-Beziehung 641
Emotion 526
- adaptive Funktion 537
- Affekt 537
- basale 533
- fundamentale 531
- Funktion 529
- Lernen 538
- primäre 533
- primitive 533
- Rangordnung 536
- sekundäre 533
- Ursache 527
- Verstärkerfunktion 538
- zerebrale Organisation 534
Emotionalsphäre 301
Emotionsforschung 16
Emotionsmuster 418
Empathie 612
- Affekt 541
- Defekt 541

- Fähigkeit 541
- Ontogenese 541
Empfindlichkeit s. Vulnerabilität
Empirismus 11
Encephalitis disseminata 407
Endomorphin 206
Endorphin 206
- analgetische Wirkung 158
Energiemetabolismus 318
Enhancer-Proteine 227
Enhancer-Region 133, 222
Enkephalin 206
- analgetische Wirkung 158
Entwicklung 606
- emotionale 619
- soziale 619
Entwicklungsländer 488
Entwicklungsphase 374
Entwicklungspsychologie 477, 633
- interaktionistische 375
Environment of evolutionary adaptedness (EEA) 572
EPI (Echo-Planar-Imaging) 342
Epidemiologic-Catchment-Area-Program-Studie s. ECA-Studie
Epilepsie 341
Equity s. Gerechtigkeit
ereigniskorrelierte Potentiale
- N100-Komponente 261
- N400-Komponente 261
- P50-Komponente 260
- P300-Komponente 261
Erfahrung, subjektive 608
Erhebungsinstrumente 5
Erkrankungen 419
Erkrankungsrisiko 47
Es 638
Eßstörungen 478
Etikettierungstechnik, transneuronale 521
Evaluation 377, 382
- wirtschaftliche 450
Evaluationsforschung, soziologische 437
Event related fMRI 343
Evidence-based 437, 454
Evidenz, klinische 10
Evolutionsbiologie 567, 571, 633
Existentialismus 562
- französischer 564
Existentialphilosophen 19
Exon trapping 119
Exons 133
Exposition 100
Expressed emotions 436
Expressed-Emotion-(EE-)Verhalten 489
Expression, selektive 132
Externalismus 596
Extinktion 414
Extraversion 64, 137, 372, 373

F
Facial-feedback-Hypothese 528
Faktoren
- biologische 100
- nosokomiale 501
- psychosoziale 100, 101
- umweltbedingte 100
Fall-Kontroll-Studien 55, 57

Fallidentifikation 59
Familienvideo 18
Family History-Research Diagnostic Criteria s. FH-RDC
Fast-Fourier-Transformation s. FFT
Fehlerkorrekturen 58
Fehlleistungen 634
Felddiagnostik 378
Feldforschung 369
Feldstärke, globale 256
Feldstudien 53
Fenfluramin 327, 332
- Test 19
Fetanyl 205
FFT (Fast-Fourier-Transformation) 254, 256, 268
FH-RDC (Family History-Research Diagnostic Criteria) 82
Fibrillen 289
Finalität 565
Fine mapping 114
Fluoxetin 196, 339, 462
- Kosten-Wirksamkeit 463
Fluphenazin 188
Fluphenazinhydrochlorid 323
Fluvoxamin 353
fMRI 253
Folk-psychology 21
follikelstimulierendes Hormon s. FSH
Forschungsparadigmen 16
Fos-Gene 522
Fourier-Transformation 313
Fragile-X-Syndrom 95, 139, 517
Freud, Sigmund 632
Freudscher Versprecher 634
Frontalhirnsyndrom 398
Frontallappen 315, 349, 406
Frühgeborene 616
FSH (follikelstimulierendes Hormon) 245
Functional brain mapping 344
Fundamentalontologie 589

G
G-Protein-gekoppelte Rezeptoren s. GPCR
GABA (γ-Amino-Buttersäure) 200
GABA-Rezeptoren 200
Gap-junction 217
Gaschromatographie 178
Geburtenkoharteneffekt 84
Geburtskomplikationen 297
Gedächtnis
- autobiographisches 392, 398
- deklaratives 390
- episodisches 345, 389-392
- explizites 390
- implizites 390
- nondeklaratives 390
- primäres 388, 391
- prozedurales 390
- sekundäres 388
- semantisches 389-395, 397
Gedächtnismodelle 15
Gedächtnisstörungen 349
Gegenübertragung 643
Gehirnkarten 28
Gehlen, Arnold 563
Gen 132
- Amplifikation 136

653

- Expression 147
- Manipulation 140
- Mutation 139, 149
- Regulation 132
- Sequenz 135
General Health Questionnaire s. GHQ
Genetik
- rückwärtsgerichtete 138
- vorwärtsgerichtete 138
Genexpression 132, 147
- Regulation 222
Genom 117, 132, 511, 548
Gensequenz 119
Gen-Targeting 141
Gentechnologie 135
Gen-Umwelt-Interaktion 93
Gerechtigkeit (equity) 445
Geriatric Mental State Examination s. GMS
Geriatrie 244
Geschwisterpaare 114
Gesichtsausdruck 542
- Wahrnehmungsstörungen 543
Gestaltpsychologie 25
Gesundheit 475
Gesundheitsfürsorge 61, 442
Gesundheitspsychologie 367
Gesundheitsreformgesetz 443
Gesundheitssoziologie 431
Gesundheitsstrukturgesetz 443
Gesundheitssysteme 444
Gesundheitsversorgung 47, 442
- primäre 53
Gesundheitsversorgungssysteme 454
Gewinnmaximierung 531
GFP 256
GH (growth hormon) 244
GHQ (General Health Questionnaire) 60, 64, 435
GHRH (Growth-hormon-releasing-Hormon) 244
- Test 244
Gliose 297
Glukosemetabolismus 319
Glutamat 219
- Synthese 201
Glyzin 199
GMS (Geriatric Mental State Examination) 68
GnRH (Gonadotropin-releasing-Hormon) 245
Gonadotropin-releasing-Hormon s. GnRH
GPCR (G-Protein-gekoppelte Rezeptoren) 180, 181
Gratifikationskrise 435
Grenzkosten 470
GRG 452
Groningen Social Disabilities Schedule 70
Großhirnrinde 29
Growth associated protein 43 286
Growth hormon s. GH
Growth-hormon-releasing-Hormon s. GHRH
Gruppeneffekte 500
GSG 452
Gyrus cinguli 406

H
Halluzinationen 25
- akustische 323
Halluzinogen 325
Haloperidol 188, 263, 323, 330
Hämatome, subdurale 298
Hausarztmodell 453
Hegel 561
Heidegger 582, 589
Hemisphäre, linke 397
Heritabilität 84
Herpes-simplex-Enzephalitis 287, 398
Heterorezeptoren 180
Hilflosigkeit, erlernte 412
Hippocampus 32, 185, 190, 282–284, 396, 398
Hippocampus-Amygdala-Komplex 290
Hirnatrophie 314, 316
Hirnentwicklungsstörung 297
- pränatale 300
Hirnerkrankung, progressive degenerative 296
Hirnmythologie 23
Hirnpathologie 279, 280
Hirnschäden, alkoholbedingte 288
Hirnsubstanzanomalien 300
Hirnventrikel 302
Histamine, Wirkung 208
HLA-Komplex 123
HMPAO (^{99m}TC-Hexamethylpropilen-aminooxim) 336
Holocaust 494
Homologie 510, 511
Homöostase 529
Homorezeptoren 180
Hopkins Symptom Checklist s. HSCL
Hormone
- aminerge 237
- Peptid- 237
- psychotrope Wirkung 237
- Schilddrüsen- 237
- Steroid- 237
Hospitalisierung 432
Hospitalismussyndrom 607
HSCL (Hopkins Symptom Checklist) 64
5-HT$_2$-Rezeptoren 194
5-HT$_3$-Rezeptoren 195
Humanethologie 508, 515, 572
Humoralpathologie 236
Huntington-Chorea 125
Huntington-Erkrankung 95
Huntington-Krankheit 139
Hyperkortisolismus 240, 242, 302, 546
Hypervigilanz 264
Hypnose 635, 644
Hypofrontalität 322, 338
Hypothalamus 237, 283, 284
Hypothese des sozialen Wettstreits 544
Hysterie 632
Hysteriker 591

I
ICD-10 4, 58, 101
ICD-Klassifikation 597
Ich 638
Ich-Ideal 638
Ich-Identität 588
Identität 580
Identitätstherapie 593
IGF (Insulin like growth factors) 243
Imipramin 192
Immunhistochemie 279
Impulskontrolle 401
In-situ-Hybridisierung 279
Individualnorm 559
Industrialisierung 430, 480
Industrieländer 488
Informationsspeicherung, Mechanismus 223
Informationsverarbeitung 376
- kortikale 282, 304
- visuelle 26
Inkongruenz, semantische 261
Instinkt-Dressur-Verschränkung 538
Instinkthandlung 538
Instrumentalisierung 10
Insulin like growth factors s. IGF
Integration, soziale 499
Intelligenz, flüssige 400
Intelligenzminderung 152
Intentionalität 561, 565, 584
Intentionalitätsmodell 12
Intentionalitätstraining 592
Interaktion
- Eltern-Kind 613
- generalisierte 612
- Repräsentationen 613
- soziale 611
Interaktionismus 373
Interaktionsanalyse 623
Internalismus 596
International Personality Disorder Examination s. IPDE
Intersubjektivität 20, 587
- transzendentale 586
Intervention, paradoxe 592
Interventionsmethode
- biologische 33
- pharmakologische 33
- psychologische 33
Interview 378
- teilstrukturiertes 66
- vollstrukturiertes 66
Intoxikation
- akute 495
- chronische 495
Introns 133
Introversion 372
Inventory of Interpersonal Problems 624
Ionenkanäle 216
- genetische Kodierung 228
Ionenkanalproteine 181
Ionenkanalrezeptoren s. IR
Ionenpermeabilität 175
IPDE (International Personality Disorder Examination) 6
IR (Ionenkanalrezeptoren) 180, 181

J
Jaspers, Karl 4, 559, 583

K

Kafka 20
Kalium 216
Kalzium 215
Kalzium-Kalmodulin-Kinase II s. CaMKII
Kanäle
- ligandenkontrollierte 217
- second-messenger-abhängige 217
- spannungsabhängige 217
Kant, Immanuel 561
Kaskadentheorie 240
Katecholamine
- Metabolismus 184
- Synthese 182
kategoriespezifische Störungen 394
Kausalattribution 417
Kausalität 565
Kausalitätsmodell 375
Keimbahntransmission 145
Kernspintomographie, funktionelle s. fMRI
Ketamin 324, 333
Ketone 497
Kierkegaard, Sören 561
Kindheitserlebnisse 70
Kindling 226
Klasse, soziale 476
Klassifikation 377
- Reliabilität 4
- Validität 4, 7
Klassifikationsmanual 5
Klassifikationssysteme 4, 9, 10
- Relativierung 11
Kleinkindforschung 610
klinisch-psychologische Intervention 379
Klonierung 135
Klonierungssystem 118
Klonierungsvektoren 118
Klüver-Bucy-Syndrom 287
Knappheit 444
Knock-in-Technik 143
Knockout
- gewebespezifischer 148
- steuerbarer 148
Knockout-Technik 141
Knockout-Verfahren 149
Kodon 135
Koffein 159
Kognition 527
Kognitions-Emotions-Kopplung 570
Kohärenzanalyse 255
Kohlenstoffdisulfid 497
Kohortenstudien 55, 57
Kokain 195
Koma 495
Kommunikation
- hermeneutische 590
- interzelluläre 174
- nonverbale 536
Kompensation 148
Kompetenz, kreuzmodale 610
Komplementaritätsprinzip 367
Komplexität
- neurobiologische 609
- psychologische 609
Konditionieren, operantes 521
Konditionierung 372
- instrumentelle 412
- klassische 376, 412
- operante 376, 412
Konfabulationen 391
Konflikt 606, 635, 639
Konkordanzrate 82, 87
Konstitutionsanalyse 585
Konstitutionsphänomenologie 596
Konstrukt 370
Konstruktivismus
- physiologischer 567
- psychologischer 567
Kontext 477
Kontrolle, homöostatische 239
Kontrollverlust 543
Konvergenz 510
Koordination, intersensorische 610
Kopplung 112
Kopplungsanalyse 111, 113
Kopplungsareal 122
Kopplungsungleichgewicht 115, 128
Kopplungsungleichgewichtsmethode 111
Körper-Geist-Problem 301
Körperhaltung 536
Korsakow-Syndrom 392, 396
Kortex
- frontale 297
- orbitofrontale 404
- temporale 297
- zinguläre 297
Kortexareale, primäre sensorische 282
Kosten-Gewinn-Analyse 457, 470
Kosten-Nutzen-Analyse 457, 470
Kosten-Nutzen-Verhältnis 454
Kosten-Wirksamkeit-Analyse 456, 470
Kosten-Wirksamkeit-Evaluation 455
Kostenaufrechnungsanalyse 456, 470
Kostenbewußtsein 453
Kostenkontrolle 452
Kostenmessung 459
Kostenminimierungsanalyse 456, 470
Kraepelin 4, 526
- Kategorien 6
- Praktikabilität 6
Krampfanfälle 495
Krankenhausaufenthalt 447
Krankheitsgene 110
Kraus 591
Kreativität 558
Kreismodell 624
Kretinismus 236
Kretschmer 526
Kriminalität 151
Krisenwirtschaft 430
Kurzzeitgedächtnis 287, 388

L

L-Dopa 173
Labeling-Theorie 433
Lähmung, progressive supranukleäre 407
Längsschnittstudie, prospektive 55
Langzeit-Krankenhauspopulation 466
Langzeitgedächtnis 388
Lärmbelastung
- psychiatrische Morbidität 498
- Wahnsymptome 498
Larmorfrequenz 313
Läsionen
- dorsolaterale 403
- frontobasale 396
- funktionelle 282
- orbitofrontale 403
- strukturelle 282
- thalamische 398
Lateralität 407
Lebensanforderung 543
Lebensereignisse 90, 433
Lebensqualität 22, 23
Lebensraum 474
Lebenszeitprävalenz 81
Lebensziele 23
Leib-Seele-Problem 367, 561
Lernen
- assoziatives 203
- räumliches 203
- soziales 417
Lernfähigkeit 32
Lernpsychologie 372
Lerntheorien 376
Levinas, Emmanuel 564
LH (luteinisierendes Hormon) 245
Libidotheorie 612
Life event 50, 374, 477, 478, 485
Life-event-Forschung 595
Life-event-Hypothese 540
limbisches System 195, 279, 280, 287, 512
Liquorräume 292
- äußere 300
- innere 300
Lithium 86, 173, 262, 353
- neuromodulatorische Wirkung 229
Lithiumkarbonat 173
Locus coeruleus 190, 512
LOD-Score 116, 121, 122
logischer Empirismus 4
Long-term potentiation s. LTP
- Entstehung 219
Lorenz 513, 538
Lösungsmittel 495
LSD (Lysergsäure-Diäthylamid) 172, 195
LTP (long-term potentiation) 202
- Bedeutung 220
- hippocampale 221
- intrazelluläre Ca^{++}-Freisetzung 221
- Störungen 223
Lust-Unlust-Prinzip 609
luteinisierendes Hormon s. LH
Lysergsäure-Diäthylamid s. LSD

M

m-RNS (Messenger-RNS), Translation 135
Magnetenzephalographie s. MEG
Major-Depression 17, 90, 96
Managed care 443, 451, 452
Mandelkern s. Amygdala
Mangan 496
Manie 586

MAO-A
- Mangel 152
- Mutation 153
MAO-A-Hemmer 153
MAO-B-Gen 152
MAO-Hemmer s. MAOI
MAOI (MAO-Hemmer) 192
Marchiafava-Syndrom 288
Marihuana 209
Massenspektrometrie 178
Mechanismus, Darwinscher 511
medizinische Psychologie 367
Medulla 283
MEG (Magnetenzephalographie) 253
Melancholiker 591
Melatoninmangel 147
Membranpotential 215
Mentalismus 633
Merkmalsanalyse, quantitative 139
Merkmalsniveau 10
Messenger-RNS s. m-RNS
Metaanalyse 382
Metatheorie 559
Methodendualismus 4, 21
Methodenlehre, psychologische 368
Migranten 491
Migrationsbewegung 476
Milieueinflüsse 22
Milieutherapie 38
Mimesis 568
Mimik 536
Mimikparadigma 16
Mind 366
Mini-Mental State Examination s. MMSE
Mismatch-negativity s. MMN
Mißbrauch 71
MMN (mismatch-negativity) 261, 266
MMSE (Mini-Mental State Examination) 64
Modell
- Angst 521
- Annäherungs-Vermeidung 521
- Bestrafung 521
- erlernte Hilflosigkeit 519
- olfaktorische Bulbektomie 520
Modellernen 372, 376, 412, 416
Molekularbiologie 511
Molekulargenetik 62, 110
Monoaminooxidase-A-(MAO-A-)Gen 152
Morbidität 60
- psychiatrische 476
Morbiditätsentwicklung 480
Morbiditätsrisiko 81, 85
Morbus Parkinson 403, 406, 407
Morphium 204
Motivation 527, 533
Motivationssystem 529
MRI, funktionelle 253
Multimodalität 370
Muskeldystrophie 139
Mutagene, O 143
Mutation, dynamische 125
Mutter-Kind
- Interaktionen 616
- Psychotherapie 615
- System 615

Mutterdeprivation 519
Mutterschaftskonstellationen 615
myotone Dystrophie 5

N
N-back-task 345
N-Hexane 497
Narkolepsie 347
Narzißmus, primärer 614
National Comorbidity Survey 49
Negativliste 452
Negativsymptome
- primäre 13
- sekundäre 13
Neokortex 510
Nervenbahn
- adrenerge 190
- cholinerge 196
- noradrenerge 190
- serotonerge 193
Nervensystem, autonomes 527
Netzwerke
- assoziative 30
- neuronale 31
- semantische 30
Neurobiologie 33, 633
Neuroglia 174
Neurohormonveränderungen 279
Neuroimaging 39
Neurokinin-1-(NK1-)Rezeptor 158
Neuroleptika 38, 262, 297-299, 323, 330, 353
Neurometrics-System 259
Neuromodulation 24, 33, 34
Neuromodulatoren 177
- Acetylcholin 33
- Beispiele 218
- - Kortikotropin-releasing-Hormon 218
- - Noradrenalin 218
- Dopamin 33
- Monoamine 33
- Noradrenalin 33
- Serotonin 33
Neuronal sprouting 30
Neuronenverlust, altersbedingter 188
Neuropathologie 278
Neuropeptide 178, 218
Neurophänomenologie 596
Neuropharmakologie
- molekulare 526
- zelluläre 526
Neuroplastizität 24, 36, 285
- Definition 29
- Mechanismen 29
Neuropsychologie 28
Neurorezeptoren 319
Neurose 278, 492
- institutionelle 479
- neurasthenische 493
Neurosteroide 246
Neurotensin 204
Neurotizismus 62, 71, 137, 372, 373, 486, 499
Neurotoxine 495
Neurotransmission 33
Neurotransmitter 172, 175, 214, 318, 319
- Definition 217

- Dysregulation 435
- Hypothese 172
- System 279
Neurowissenschaften, kognitive 39
Nichtbetroffene 59
Nikotin 198
NMDA-Antagonisten 227
nNOS (neuronale Stickoxidsynthase) 156
NO (Stickoxid) 156, 208
Non-NMDA-Rezeptoren 220
Norepinephrin 190
Norm, Deviation 581
Nosologie, Kraepelinsche 92
Nucleus suprachiasmaticus 238

O
O-Mutagene 143
Objektbeziehungstheorie 617
Objektrepräsentanz 646
Oddball-Paradigma 261
Odds Ratio 56
Ökologie 474
Olanzapin 330
Olanzepin 189
Oligodendrozyten 174
Oligophrenie 152
Omega-Mutagen 143
One-trial-Lernen 421
Oneirodynie 20
Ontogenese 147
Openness 47
operantes Lernen 372
Opiate, endogene 204
Opiatpeptide 206
Opiatrezeptoren 207
Opportunitätskosten 470
Ordnungsprinzipien 9
Organophosphate 497
Östradiol 245
Östrogen 160
Östrogenrezeptoren 160
Oszillatoren
- Membrano- 222
- zytosolische 222
Oxytozin 161
- Rezeptoren 161

P
Pallidum 187
Panikattacke 338
- EEG 269
Panikstörung 96, 352
Paradigma
- idiographisches 46
- nomothetisches 46
Parental Bonding Instrument s. PBI
Parkinson 188
Parkinson-Krankheit 173, 184
Partnerwahl 546
PAS (Psychogeriatric Assessment Scales) 68
Patch-clamp-Technik 214
Pathogenese 374
Pathomorphismus 609
Patienten-Therapeuten-Beziehung 640
Pawlow 413, 513

Sachverzeichnis

PBI (Parental Bonding Instrument) 70
PCP (Phencyclidin) 324
PCR (Polymerase-Kettenreaktion) 112, 136
Peptide 204
Perseverationen 400
Person 580
Persönlichkeit 137
Persönlichkeitsebene 8
Persönlichkeitseigenschaften (traits) 372
Persönlichkeitsforschung 371
Persönlichkeitshypothese 540
Persönlichkeitskonzept
- biopsychologisches 373
- psychoanalytisches 371
Persönlichkeitsmerkmale 63
Persönlichkeitsstörung 8, 18, 287, 371, 647, 648
- antisoziale 151
- paranoide 91
- schizotype 91
Persönlichkeitstypologie 9
Persönlichkeitsveränderungen 287
Persönlichkeitszüge 63
- latente 72
Perspektivenbeweglichkeit 592
Pestizide 199
PET (Positronenemissionstomographie) 253
Pflegekosten 442
Pflegestandard 449
Pflegeverhalten 522
Phagen 118
Phänomen 582
Phänomenologen 19
Phänomenologie 578, 582
- deskriptive 583
- Epoché 585
- Epoché I 587
- Epoché II 587
- konstitutive 585
- „psychoanalyse existentielle" 590
pharmakologische Brücke 224
Pharmakotherapie 35
Phasen, sensible 286
Phencyclidin s. PCP
Phenylketonurie 182
Phobien 328, 547
Phospholipase C s. PLC
Physostigmin 330
PINV (postimperative negative Variation) 262
Placeboeffekt 382
Plaques, amyloidhaltige 289
Plasmide 118, 136
Plazidität 402, 406
PLC (Phospholipase C) 182
Plessner, Helmuth 563
Pneumoenzephalographie 313
PNMT (Dopamin-β-N-Methyltransferase) 183
Polymerase-Kettenreaktion s. PCR
Polymorphismus 112, 120
POMC (Pro-Opio-Melanocortin) 207
Populationsstudien 57
positionelles Klonieren 111

Positiv-Negativ-Dichotomie 12, 13
Positiv-Negativ-Modell 13
Positronenemissionstomographie s. PET
postimperative negative Variation s. PINV
Posttraumatic stress disorder 492, 493
Potential
- elektrisches 174
- ereigniskorreliertes 260
- evoziertes 260
Präadaptation, soziale 611
Prader-Labhart-Willi-Syndrom 517
Prader-Willi-Syndrom 126
Prädisposition 374
Prägnanztypen 10
Prägung, genomische 125
Prätherapie 592
Prävalenz 60
- Rate 447, 448
Prävention 48
Praxisnetzwerk 453
Präzessionsbewegung 313
Preiswettbewerb 448
Present State Examination s. PSE
Primärbeziehung 637
Primary care general practitioners 443
Primer 136
Pro-Opio-Melanocortin s. POMC
Problemlösestörungen 399
Prognose 377
Prolaktin 185
Promotor-Region 134, 222
Proteine
- Kern 215
- Membran 215
- zytosolische 215
Prozeß 646
PSE (Present State Examination) 5
Pseudodemenz, depressive 339
Psilocybin 325
Psychiatrie, endokrinologische 236
Psychiatrie-Enquête-Kommission 442
Psychoanalyse 35, 566, 632
- Techniken 646
- Therapieprozesse 646
- Ziel 646
Psychodynamik 635
Psychogeriatric Assessment Scales s. PAS
Psychologie
- Entwicklung 637
- der Kindheit 637
- kognitive 595
- mentalistische 634
Psychopathielehre 558
Psychopathologie 231
- phänomenologische 639
Psychopharmakologie 509
- molekulare 526
- zelluläre 526
Psychose 408
- affektive 278
- schizophrene 292

Psychoseforschung, hirnbiologische 305
Psychosyndrom
- exogenes 495
- hirnorganisches 279
Psychotherapeutengesetz 368
Psychotherapie 11, 35, 380, 455
- humanistische 373
- konditionsanalytische 592
- konstitutive 592
- psychoanalytische 645
Psychotizismus 373
Public health 438
Purine 208

Q

QALY (quality-adjusted life-year) 457, 459
QTL-Analyse 139
Qualitätssicherung 450
Quality-adjusted life-year s. QALY
Qualtätswettbewerb 448
Quecksilber 495, 496
Querschnittstudien 54

R

Rabies 287
Radioisotope 178
Radiotracer 317
Rangordnung, soziale 514
Rapid cycling 86, 226
Ratio-Ansatz 337
rCBF (Blutfluß, regionaler zerebraler) 319, 322, 326
Reaktionsmuster 508
Reaktionszeitmessung 24
Reduktionismus 580
- methodischer 594
- ontologischer 594
Reintegration 538
Reiz
- auslösender 531
- konditionierter 531
Reiz-Reaktions-Psychologie 412
Reizdiskrimination 414
Reizgeneralisierung 414
Reizwortassoziationsaufgaben 30
Rekombination 112, 128
- homologe 141
Rekonstruktion 606
Relaxation 313
Remissionschance 47
Reorganisationsvorgänge, neuronale 29
Repeat expansion detection 126
Replikationen 117
Reproduktionschancen 531
Reserpin 192
Ressourcen 451
Restriktionsenzyme 137
retrograde Störungen 392
Rezeptoren 214
- Adenosin-A2 159
- adrenerge 190
- AMPA 203
- cannabenoide 209
- cholinerge 197
- GABAg 200
- Glukokortikoid 239

Sachverzeichnis

- Glutamat 201, 219
- Histamin 208
- 5-HT$_4$ 195
- 5-HT$_6$ 195
- 5-HT$_7$ 195
- ionotrope 201
- IP$_3$ 221
- Kainat 203
- Mineralokortikoid 239
- muskarine 198
- NMDA 201
- NMDA-Rezeptoren 219, 220
- Non-NMDA 219
- postsynaptische 180
- präsynaptische 180
- Purin 208
- serotonerge 194
- Steroidhormon 246
Rezidivgefährdung 47
Reziprozität 611
Rhinenzephalon 569
Ribonukleinsäure s. RNS
Rinde
- dorsale präfrontale 406
- orbitale präfrontale 406
- präfrontale 403
Risikofaktoren, genetische 80
RNS (Ribonukleinsäure), Modifikation 133
Rolle, soziale 476
Rollenidentität 586, 588
Rollentheorie 587
Rotation, mentale 25

S

Salutogenese 22
Sartre, Jean-Paul 564, 590
Säuglingsforschung 608
SCAN (Schedule for Clinical Assessment in Neuropsychiatry) 5, 66
Schedules for Clinical Assessment in Neuropsychiatry s. SCAN
Schicht, soziale 486
Schichtenmodell 569
Schichtzugehörigkeit 476
Schizophrenie 8, 12–16, 80, 96, 124, 126, 202, 278, 314, 321, 331, 337, 340, 346, 349, 408, 434, 464, 487, 586, 593
- Basissymptome 12
- Chromosom 22 123
- Chromosom 6p24-p22 123
- Dopaminhypothese 172
- Epidemiologie 48
- Externalisierungsphase 12
- Initialphase 12
- Konkretisierungsphase 12
- Neuropsychologie 231
- NMDA-Hypofunktion 227
- Pseudodemenz 14
- Selbstverhältnis 588
- Subtypen 15
- Vulnerabilitätsmodell 14
- Weltverhältnis 588
Schizophrenieforschung, neuropathologische 280
Schizophreniespektrum 102
Schizophreniespektrumerkrankungen 91

Schlaf-Wach-Zyklus 240
Schlafregulation 244
Schlafstörungen 244
Schlafverhalten 516
Scopolamin 326
Screening 509
Sebsthilfegruppen 450
Second messenger 215
Second-messenger-System 177, 220
Seitenventrikelsystem 292
Selbst 580
- subjektives 612
Selbstbeteiligung 451
Selbstbeurteilungsmethoden 624
Selbstgefühl 611
Selbstrepräsentanz 646
Selbstvertrauen 545
Selektion
- natürliche 510
- soziale 486
Sensitivität 65
Sensory gating 284
Separation 538
Septumzysten 298
Sequenzverhalten 117, 120
Serotonin 193, 515
- Synthese 193
Serotoninagonisten 153
Serotoninmangel 147
Serotoninrezeptoren 154
Serotoninrückaufnahmehemmer s. SSRI
Serotoninvorläufersubstanzen 172
Serotoninwiederaufnahmehemmer s. SSRI
Sertralin 328
Sexualität 638
Sexualtrieb 638
Sib-pair-Analyse 121
Signal-Rausch-Abstand 36, 342
Signalverarbeitung, akustische 32
Silent connections 30
Single-Photon-Emissions-Computertomographie s. SPECT
Skinners 414
Social-drift-Hypothese 476
Soma 216
Somatostatin 244
soziale Ängste 547
soziales Lernen 417
Sozialisationphase 374
Sozialpsychiater 20
Sozialverhalten 161, 536, 539
Sozialversicherungssystem 452
Soziopathie 372
Spaltungskonzept 614
Sparsamkeit 445
Spätdyskinesie 298, 509
SPECT (Single-Photon-Emissions-Computertomographie) 290
Spektrophotofluorometer 177
Spektrumerkrankung, depressive 90
Spezifität 65
Sprachproduktion 31
Sprachregionen
- prämotorische 395
- temporookzipitale 395
Sprachverarbeitung 344
Sprachverständnis 31

SSRI (Serotoninrückaufnahmehemmer) 196, 328, 339, 461, 515
Stadtsoziologie 474
Stammzellen, pluripotente embryonale 143
Stichproben, repräsentative 53
Stickoxid s. NO
Stickoxidsynthase, neuronale (nNOS) 156
Stigmatisierung 432
Stimme 536
Störung
- affektive 99, 100, 315, 326, 334, 338, 341, 351
- bipolare 126
γ-Strahlen 317, 335
Stressoren 150
Streß 513, 514, 543
- psychischer 492
Streßkaskade 239
Streßreaktion, akute 492
Streßregulation 239
Streßreize 224
Streßsyndrom, posttraumatisches 547
Striatum 187
Strukturverformung 37
Strychnin 199
Studien, pharmakologische 464
Subjekt 580
Substanz P 158, 204
Substanzdefekte, neuroanatomische 286
Substanzdefizite, limbische 297
Sucht, zelluläre Veränderungen 225
Suizid, Typologie 431
Suizidalität 194, 478, 500
Sulcuserweiterungen 292
Suszeptibilität 114
- Gen 122
Symbiose 614
Sympatikuszentren 285
Symptomatologie, neurotische 634
Symptome, extrapyramidale 184
Symptomebene 8
Synapse 175, 179, 217
Synaptophysin 286
Synchronizität 611
Syndrome
- amnestische 396
- dysexecutive 398, 399
- pseudoneurasthenische 495
Syntänie 119
System, limbisches 569

T

T1 313
T2 313
Tacrin 329, 335
Tagesklinik 447
Tau-Protein 290
Täuschungen, optische 26
^{99m}Tc-Hexamethylpropilenaminooxim s. HMPAO
TCE (Trichlorethylen) 497
Temporallappenepilepsie 287
Terminologie 7
Test, psychologischer 378
Testosteron 160, 245

Thalamus 294, 396
Therapie, integrative 436
Thiothixen 188
Thymidinkinase 145
Tiermodelle 509
Toleranzentwicklung, zelluläre Veränderungen 225
Toluen 497
Traits (Persönlichkeitseigenschaften) 113, 372
Transgene 141
Transkription 133
Translation 135
Transmission
- dopaminerge 124
- serotonerge 124, 327
- vertikale kulturelle 93
Transmissionslücke 618
Transmitter 318
- Veränderungen 279
Transzendenz 584
Trauerreaktion 541
Traumatheorie 9
Traumdeutung 636
Trennungsexperiment 539
Trial-and-error-Handlungen 412
Trichlorethylen s. TCE
Trieb-Konflikt-Modell 607
Triebe 529, 635, 638
- physiologische 528
Triebkräfte 635
Trinukleotidwiederholungen 125
Trizyklika 262
Tryptophan-Hydroxylase-Polymorphismus 99
Tumoren 298
Tyrosinhydroxilase 182

U
Über-Ich 638
Überlebenden-Syndrom 494
Übertragung 622, 637, 647
- Interpretation 642
- Muster 623
- Neurose 642
- Phänomen 641, 642
Umfeld 70
Umgebungsnoxen 492
Umgebungstraumata 492
Umwelt 475
- Bedingungen 83
- Einflüsse 624
- Faktoren 151, 537
Unbewußte, das 635
Unterstützung
- emotionale 499
- instrumentelle 499
- soziale 499
Urängste 544
Urbach-Wiethe-Krankheit 542
Ursachen

- proximative 530, 544
- ultimate 530, 544

V
Vaguskern 285
Vagusnerv 175
Validität, empirische 509, 520
Valproatsäure 173
Variablen 50
- abhängige 61, 369
- unabhängige 61, 369
VBR (ventricle-brain ratio) 299, 314, 315, 316
Ventricle-brain ratio s. VBR
Ventrikelerweiterungen 292, 300
Veränderung, endokrine 238
Verdrängung 636
Vererbung
- multifaktorielle 111
- oligogene 110
- polygene 110
- X-chromosomale 88
Vererbungsmodi 87
- phylogenetische 228
Vererbungsmuster 110
Verfahren
- elektrophysiologische 24
- funktionelle bildgebende 24
Verhalten 508, 639
- aggressives 149
- - Adenosin 159
- - Entwicklung 151
- - erhöhter Testosteronspiegel 160
- - Genetik 150
- - 5-HT$_{1B}$-Rezeptoren 155
- - Östrogen 160
- - Oxytozin 161
- - Stickoxid 157
- - Umwelteinflüsse 151
- Genetik 137
- Merkmale 137
- Muster 137
- Störungen 137
Verhaltensanalyse 516
Verhaltensdeterminanten 419
Verhaltenskontrolle 405
Verhaltensmedizin 367
Verhaltensstörungen 400
Verhaltenstherapie 328, 372, 381, 423
- kognitive 35, 373
Verlaufsprädiktoren 489
Verschreibungshäufigkeit 449
Versicherungsgesellschaften 73
Versorgungsangebote 449
Versorgungskosten 466
Verstärker
- positive 420
- primäre 415
- sekundäre 415
Vier-Felder-Kontingenztafel 55
Vigilanz 34

Vorbewußtsein 636
Vorderhirn, basal 396
Vorhersagekraft 114
Vorstellung 25
Vulnerabilität (Empfindlichkeit) 61, 62, 71, 80, 100, 101, 113, 240, 374, 376, 540
- lineare 94
Vulnerabilitätsfaktor 301, 305, 434, 485, 494
Vulnerabilitäts-Streß-Modell 12, 438

W
Wahn
- akuter 36
- chronischer 36
Wahrnehmung 25
- visuelle 26
Warnsystem 547
Watzlawick 567
Weaver-Gen 228
Wechselschrittmodell 4
Werdensnorm 559
Wernicke-Enzephalopathie 288
Wernicke-Korsakow-Syndrom 288, 304
Wernicke-Region 344
Wesensphänomenologie 584
White matter lesions 302
Whole-cell-patch-clamp-Technologie 177
Widerstand 643
Williams-Syndrom 517, 518
Wirtschaftskrisen 431
Wisconsin-Card-Sorting-Test 295
Wittgenstein, Ludwig 562
Wohnungsgebung 487

X
X-Chromosom 122

Y
Y-BOCS (Yale-Brown Obsessive Compulsive Scale) 97
Y-Chromosom 151
Yale-Brown Obsessive Compulsive Scale s. Y-BOCS

Z
Zelltod 202
Zerebellum 190
Zinn 495
Ziprasidon 330
Zuchtparadigmen 127
Zwangserkrankung 316, 328, 339
Zwangsstörung 27, 347
Zwillingsstudie 541
zyklische Adenosinmonophosphat s. cAMP
zykloide Psychose, Amplitudenerhöhung 266

Springer und Umwelt

Als internationaler wissenschaftlicher Verlag sind wir uns unserer besonderen Verpflichtung der Umwelt gegenüber bewußt und beziehen umweltorientierte Grundsätze in Unternehmensentscheidungen mit ein. Von unseren Geschäftspartnern (Druckereien, Papierfabriken, Verpackungsherstellern usw.) verlangen wir, daß sie sowohl beim Herstellungsprozess selbst als auch beim Einsatz der zur Verwendung kommenden Materialien ökologische Gesichtspunkte berücksichtigen.
Das für dieses Buch verwendete Papier ist aus chlorfrei bzw. chlorarm hergestelltem Zellstoff gefertigt und im pH-Wert neutral.

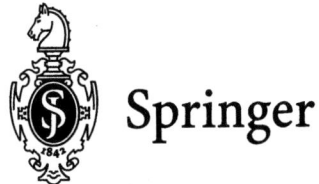

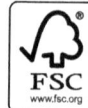

MIX
Papier aus verantwortungsvollen Quellen
Paper from responsible sources
FSC® C105338

If you have any concerns about our products,
you can contact us on
ProductSafety@springernature.com

In case Publisher is established outside the EU,
the EU authorized representative is:
Springer Nature Customer Service Center GmbH
Europaplatz 3, 69115 Heidelberg, Germany

Printed by Libri Plureos GmbH
in Hamburg, Germany